핵심 신경의학 3판

Essential Neuroscience

핵심 신경의학 3판

Essential Neuroscience

Allan Siegel · Hreday N. Sapru

대표역자 한 재 희

Wolters Kluwer

BIOSCIENCE (주)바이오사이언스출판

이 도서의 국립중앙도서관 출판시 도서목록 (CIP)는 e-CIP 홈페이지
(http://www.nl.go.kr/cip.php)에서 이용하실 수 있습니다.
(CIP 제어번호: CIP2015017818)

핵심 신경의학 3판

초판 인쇄: 2015년 9월 01일
초판 발행: 2015년 9월 05일

저 자: Allan Siegel, Hreday N. Sapru
역 자: 한 재 희
발행인: 문 정 구
발행처: (주)바이오사이언스출판
주 소: 137-060 서울특별시 서초구 효령로2길 10, 201호
(방배동, 호산빌딩)
전 화: (02)581-4057~8
팩 스: (02)581-4059
이메일: inquiry@biosciencepub.com
홈페이지: http://www.biobooks.co.kr
ISBN: 978-89-6824-040-9 93510
등록번호: 제22-3079호
값 45,000원

(주)바이오사이언스출판

Dedication

This book is dedicated to our wives, Carla Siegel, of blessed memory, and Millie Sapru.

"We have learned much from our teachers and from our colleagues more than from our teachers, but from our students, more than from them all."

역자 소개

대표역자 **한재희**
경상대학교 의과대학 생리학교실

역자 **강다원**
경상대학교 의과대학 생리학교실

강상수
경상대학교 의과대학 해부학교실

권오영
경상대학교 의과대학 신경과학교실

김봉조
경상대학교 의과대학 정신건강의학교실

노구섭
경상대학교 의과대학 해부학교실

박종성
전남대학교 의과대학 생리학교실

방효원
중앙대학교 의과대학 생리학교실

백선용
부산대학교 의과대학 해부학교실

손승남
경상대학교 의과대학 신경과학교실

장인석
경상대학교 의과대학 흉부외과학교실

전제열
조선대학교 의과대학 생리학교실

한 진
인제대학교 의과대학 생리학교실

홍성근
경상대학교 의과대학 생리학교실

역자 서문

이 책은 신경과학을 잘 가르쳐 보겠다는 두 분 저자의 열정의 결과물이다. 또한 신경과학에 이끌려 자기주도학습을 통해 공부하면서 겪었던 역자의 좋은 책에 대한 열망의 산물이기도 하다. 이 핵심신경의학(의과대학 학생들이 신경과학을 좀 더 가깝게 인식하고 활용하기를 희망하는 의미에서 책의 한글 제목은 핵심신경의학으로 정하였음)이 신경과학을 공부하는 이들에게 약간이라도 도움이 된다면 역자로서 한없는 영광이겠다.

스스로 뭔가를 알아가는 과정은 느리고 비효율적이어서 언제 목표에 도달할지 도무지 짐작하기조차 어려울 때가 많다. 그럴 때 쉽게 설명한 좋은 책이 있으면 많은 도움이 되는 것 같다. 이 책을 번역해야겠다고 생각한 이유는 역자가 처음 신경과학 공부하면서 겪었던 어려움과 장벽에 대한 기억 때문이다. 대략 25년 전에 아무런 이유 없이 발동한 호기심(매우 중요하고 재미있을 것 같은)에 이끌려 신경과학 공부를 시작하였다. 이른바 자기주도학습을 통한 공부는 너무나 지루하였고 도무지 원하는 목표에 도달할 수 있을 것 같지 않았다. 그렇게 많은 시간이 흐르는 동안 신경과학 지식이 조금씩 조금씩 머리 속에서 정리되고 있었다.

그 때 가졌던 생각은 신경과학을 쉽고 간결하게 설명한 책이 있으면 얼마나 좋을까하는 것이었다. 우연히 이 책 2판을 발견하게 되었다. 이 책을 보자 왠지 느낌이 좋았다. 책 표지에 '참 좋은 책이다'라고 메모를 붙여 놓고 많이 읽었다. 번역을 하게 되면 신경과학 공부를 시작하는 학생들(25년 전의 나처럼)에게 도움이 될 것 같았다. 우연히 이 책 3판을 번역할 기회를 얻었다. 번역하는 내내 행복한 마음을 떨칠 수가 없었다. 그러면서도 한편으로는 좋은 책을 어설픈 번역으로 망쳐버리지나 않을까하는 걱정을 하지 않을 수 없었다. 나는 이 책이 새로이 신경과학 공부를 시작하는 학생들에게 도움이 되는 좋은 책으로 기억되기를 희망한다.

용어 선택은 번역하는 내내 깊은 고민에 빠지게 하는 문제였다. 대체적으로는 의학용어5집과 신경과학회용어집을 따랐지만, 일부는 한자어를 기반으로 하는 용어를 사용한 경우도 있다. 시간이 지나면서 용어들이 한 방향으로 정리되기를 희망할 뿐이다.

이 책이 출판되기까지 친절한 많은 사람들의 도움이 있었다. 특히 우리말을 너무나 잘 하고 잘 쓰는 재미교포 백나영씨의 도움은 잊지 못할 것이다. 또한 경상대학교 의학전문대학원의 2학년 학생들(민회식, 이제환, 류소미, 황형주, 조희선, 김민준, 김은주, 김종원, 김용이, 노태길, 문병선, 양원정, 이다솜, 이은창)과 4학년 학생들(김가현, 김민주, 신문경, 황민희)에게도 고마움을 전한다. 이들은 최선을 다해 문장을 다듬어 주었고, 오탈자를 찾아 주었으며, 오역이나 의미가 잘 통하지 않는 부분을 꼼꼼하게 지적해 주었다. 이들의 도움이 없었다면 '핵심신경의학'이 번역되어 출간되기 어려웠을 것이다. 또한 바이오사이언스 문정구 대표님의 좋은 책을 출판하려는 열정에 감사드린다. 문 대표님의 노력과 지원이 없었다면 이 책은 빛을 보지 못했을 것이다. 그리고 번역하는 내내 끊임없이 긍정적인 피드백을 준 아내와 아들에게도 고마움을 전한다. 번역 중 투병하시다 돌아가신 아버지께는 죄송한 마음을 금할 길이 없다. 바쁘다는 핑계로 좀 더 자주 찾아뵙지 못한 것이 후회스럽다.

2015년 5월 칠암동 교정에서

대표역자 한 재 희
jheehan@gnu.ac.kr

저자 서문

1판에서 언급한대로, 지난 수십 년 동안 신경과학 분야의 정보량은 폭발적으로 증가하였다. 신경과학 지식의 증가는 신경과학을 가르치는 우리들에게 큰 과제를 제시하였는데, 그것은 다양한 분야를 포함하고 있는 신경과학을 명료하고 효과적인 방법으로 가르칠 수 있는 논리 정연한 방법을 개발하는 것이었다. 우리들에게 부여된 이러한 도전 과제를 해결하기 위해 핵심신경과학(역자 주: 의과대학 학생들이 신경과학을 좀 더 가깝게 인식하고 활용하기를 희망하는 의미에서 책의 한글 제목은 핵심신경의학으로 정하였음) 교재를 계획하게 되었는데, 이 책의 의도는 기초신경과학 주제를 모두 다루지만 주제와 관련 없는 산만하거나 혼란스러운 정보는 배제함으로써 학생들이 핵심 개념 및 지식에 집중할 수 있도록 하는 것이었다. 이러한 의도에 맞게 각 장에서는 먼저 학습목표를 제시한 후 간결한 방식으로 관련 주제를 설명하였다. 지식을 통합할 수 있도록 임상적 고찰에서는 생리적 측면의 내용을 포함하여 설명하였다. 각 장의 말미에는 요약표를 실어서 해당 장에서 다루었던 가장 중요한 내용 및 개념을 다시 정리하게 함으로써 공부한 내용을 쉽게 그리고 효율적으로 복습할 수 있도록 하였다. 또한 임상증례와 연습문제를 제공함으로써 의사국가시험 준비에 활용할 수 있도록 하였다.

이 책에서는 신경과학 분야의 최근 연구결과도 함께 다루었다. 예를 들면, 지난 20년간 신경발생에 관여하는 분자수준의 기초 지식이 매우 많이 밝혀졌다. 따라서 신경계 발생을 다루는 2장에 해당 부분이 추가되었으며, 이 부분에서 발생 기전에 대한 주요 내용을 다루고 있다. 또한 최근에는 다양한 질환들이 신경전달물질의 기능 이상에 의해 발생한다는 것이 알려졌다. 따라서 정신질환에 관여하는 신경전달물질과 이들의 기능 이상을 다룬 장도 추가하였다. 이와 유사하게 특정 질환(예, 낭성섬유증, 조현병, 헌팅턴무도병)과 연관된 유전적 이상들도 간략하게 다루고 있다. 특정 질환(예, 램버트-이튼증후군, 다발성경화증, 중증근무력증)과 연관된 면역계 이상도 해당 부분에서 다루고 있다.

이 책은 30년 전 저자들이 가졌던 소망, 즉 의과대학생 및 대학원생에게 어렵지만 매우 중요한 신경과학을 쉽게 가르쳐 보겠다는 노력의 결과물이라고 말할 수 있다. 다양한 방식을 시도한 후 내린 결론은 관련된 내용을 모아 설명하는 접근방식(구성요소별 설명방식)이 매우 효과적이라는 사실이었다. 이러한 접근방식에 맞추어 이 책은 뉴런에 대해 먼저 설명한 후, 이어서 이 뉴런들이 어떻게 정보를 서로 전달하는지를 설명하였다. 이어서 척수와 뇌의 해부학적 구조에 대해 설명한 후, 이어지는 장에서는 감각계와 운동계, 통합계에 대해 자세히 설명하였다. 이러한 설명방식은 학생들과 교수들에게 모두 도움이 되는 것으로 여겨졌다. 또한 이러한 구성요소별 설명방식은 미국 의사국가시험 및 임상실습 후 치르는 신경과학 시험에서 학생들의 학업 성취도를 향상시켰다.

이 책은 본문(1장~28장)과 용어사전으로 구성되어 있다. 1장부터 3장까지(중추신경계 훑어보기; 신경계 발생; 뇌척수막과 뇌척수액)는 뇌와 척수의 해부학적 구조에 대해서 다루고 있다. 또한 1장부터 3장에서는 신경계의 기능 및 임상질환에 대한 심층적 분석에 필요한 기초 지식도 다룬다.

뇌와 척수의 육안 해부 및 일반적 기능에 대한 기초 지식을 익힌 학생들에게는 이어서 신경계의 기본 요소와 신경계를 통한 정보 소통을 설명하기 위해서 몇 가지 주제를 설명한다. 이들 주제에 대해서는 4장부터 7장(신경계의 조직구조, 신경세포의 전기생리학, 신경전달물질)에서 다룬다. 이들 장에서 다루는 기본적인 생리학적 과정은 신경계의 다양한 기능을 이해하는데 필요하다. 8장부터 12장(척수; 뇌간 I: 연수; 뇌간 II: 교뇌와 소뇌; 뇌간 III: 중뇌; 전뇌)에서는 학생들에게 중추신경계의 구조에 대해 체계적으로 설명한다. 학생들은 신경축의 각 위치에 존재하는 핵심 구조물과 이들의 기능을 익힌 후, 어떤 구조물이 손상되었을 때 어떤 이유로 여러 이상 증상들이 나타나는지를 배우게 된다. 뇌신경은 매우 중요하고 의사국가시험에도 많이 출제되기 때문에 13장에서 각 뇌신경의 구조적·기능적 특성뿐만 아니라 손상 시 나타나는 이상 증상과 징후에 대해서도 설명한다.

신경계 공부를 시작한 학생들은 이제 중추신경계의 해

부학적 구조와 이들의 생리학적 기능 및 신경화학에 대한 기초 지식을 알게 되었다. 따라서 학생들은 여러 가지 기본 지식들을 알고 있으므로 이제 감각계와 운동계, 통합계에 대한 공부를 시작할 준비가 되었다. 14장부터 17장(체성감각계; 시각계; 청각계 및 전정계; 후각 및 미각)에서는 감각계의 구조적·기능적 특성에 대해 설명한다.

다음 부분에서는 운동계에 대해 18장부터 20장(상위운동신경원, 기저핵, 소뇌)에 걸쳐 설명한다. 이들 장에서는 대뇌피질과 기저핵, 소뇌, 뇌간, 그리고 척수와 연관된 정상 운동 및 운동장애의 구조적·기능적·신경화학적 기초에 대해 통합적으로 설명한다.

이 책의 마지막 부분(21장~28장)에서는 매우 복잡한 신경계의 다양한 기능에 대해 다룬다. 21장부터 24장(자율신경계, 그물체, 시상하부, 변연계)에서는 내장기능과 수면, 각성에 대해 다룬다. 또한 시상과 대뇌피질을 다룬 25장에서는 대뇌피질의 해부학적 구조와 생리학적 기능, 그리고 이들의 기능 이상에 대해 설명한다. 3판에서는 26장(중추신경계 혈액 공급)과 27장(혈관증후군)을 이어서 설명함으로써 학생들이 더 심층적으로 뇌간증후군을 이해할 수 있게 배려하였다. 중추신경계 혈액 공급(26장)과 혈관증후군(27장)을 이어서 설명한 이유는 학생들이 더 효과적으로 혈액 공급과 혈관증후군을 공부할 수 있도록 하기 위함이며, 이 주제는 미국 의사국가시험에 자주 출제되는 분야이다. 마지막으로 28장에서는 정신행동장애(조현병, 우울증, 불안장애, 강박장애)를 다루었다. 정신행동장애는 신경계 및 신경화학물질의 기능과 명확한 상관관계를 나타내므로 신경과학 분야에서 중요한 부분에 해당한다. 또한 이들 주제는 미국 의사국가시험에서도 많이 출제되고 있다.

핵심신경의학은 학생들과 교수들에게 매우 효과적인 도구가 될 것이다. 따라서 이 교재의 목적은 저자들이 경험하였던 신경과학 공부 방식을 완성하는 것이다. 예를 들면, 각 장에서 제시된 기초 및 임상 양상을 잘 설명하기 위해 수많은 MRI 영상사진을 추가하였다. 또한 몇 개의 장에서 새로운 내용을 추가하였는데, 이러한 경우로는 섭식과정(24장)과 자폐증(28장)을 예로 들 수 있다. 또한 2판에서 반영하였던 새로운 지식들은 그대로 유지하였다. 그러한 경우로는 신경과학의 주요 용어와 개념을 들 수 있는데(2판에서 2배로 늘어났고, 3판에서도 늘어남), 이들은 각 장에서 굵은 글씨로 표시하여 강조하였고 용어사전에서 자세히 설명하였다.

또한 2판에서 시도하였던 변화에 대해 우리들이 받았던 긍정적 피드백으로 인해 3판에서도 각 장의 말미에 요약표를 실었다. 요약표는 해당 장의 공부를 마친 학생들이 각 장을 정리하는데 도움을 줄 뿐만 아니라 시험을 준비할 때 해당 장의 내용을 공부하고 복습하는데 매우 소중한 자료로 활용할 수 있다. 또한 140개의 문항과 문항에 대한 정답, 그리고 정답과 오답의 이유를 인터넷에서 볼 수 있게 하였다.

2판에서와 마찬가지로 3판에서도 그림을 컬러로 실었으며, 2판의 그림에 대해 많은 찬사를 받았지만 우리는 3판의 그림이 좀 더 나아졌다고 생각한다. 그 외에도 140개의 문항과 정답, 설명을 이 판의 온라인상의 부록에도 실어 놓았다.

일부 선별된 주제(해마형성체와 변연피질의 기능적 관계와 기억기능, 그리고 외측화; 기저핵[특히 정신행동장애와 관련된]과 변연계와의 관계; 뇌하수체 전·후엽의 발생; 클로이츠펠트-야콥병과 연관되어 있는 프라이온에 대한 고찰; 기타)는 적절히 상세하게 다루었다.

중요한 개념을 이해하는 데 도움을 주는 내용들은 여러 부분에서 보완하여 설명하였다. 예를 들면, 대뇌피질과 연관된 기능적 상관관계는 감각계와 운동계와도 연관되어 있다. 관련된 내용을 다루는 각 장에서 이러한 사실을 광범위하게 언급하였다.

이 책을 저술한 목적은 신경과학을 공부하려는 의과대학 학생에게 도움을 주고자 하는 것이었지만, 이들뿐만 아니라 신경과 전공의 그리고 생명과학을 전공하는 학부생 및 대학원생들도 신경과학을 공부할 때 많은 도움을 받을 수 있을 것이다. 3판에서는 특별한 주제에 대해서 치과대학 학생들의 관점을 반영하였다. 예를 들면, 삼차신경핵은 그 성분을 세분하여 자세히 설명하였다.

핵심신경의학 Essential Neuroscience 3판은 신경과학을 다루는 다른 책과 비교하여 간결하며, 임상과 연관된 신경과학(해부학·생리학·생물학·생화학 내용을 조화롭게 다룸) 교재이다. 교육학적 관점에서도 이 교재는 지적 호기심을 불러일으키는 신경과학을 학생들이 통달할 수 있게 하는데 도움을 줄 것으로 믿으며 신경과학에 대한 지적 탐험을 계속하기를 희망한다.

알렌 시걸 Allan Siegel

흐레데 사프루 Hreday N. Sapru

차 례

뇌 육안해부

Gross Anatomy of the Brain

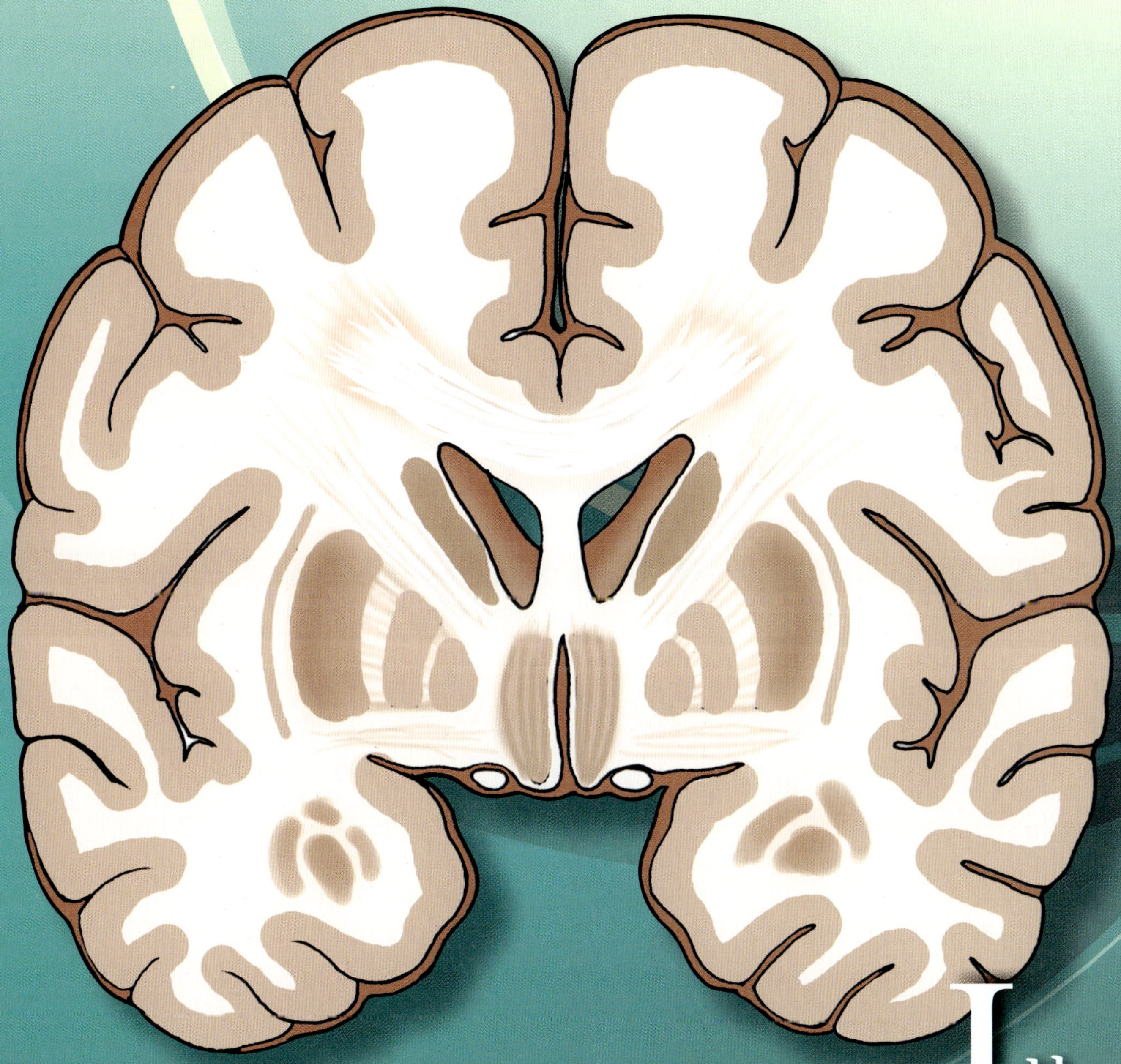

I부

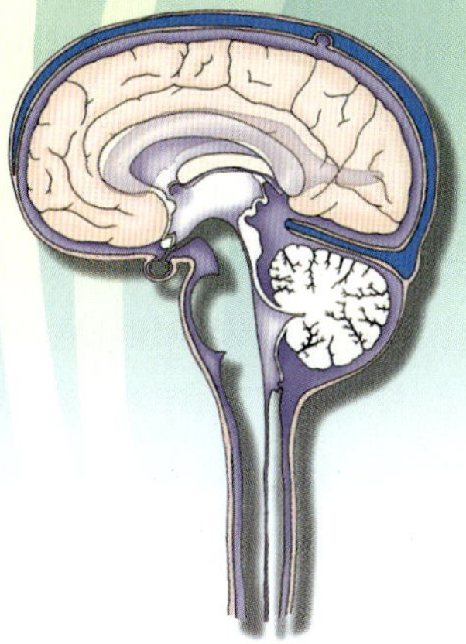

1

중추신경계 훑어보기
Overview of the Central Nervous System

개요

- 뇌 육안해부 Gross Anatomy of the Brain
- 신경해부 용어 Neuroanatomical Terms
- 중추신경계 구성 Components of the Central Nervous System
- 대뇌 국소해부 Cerebral Topography
  - 뇌 외측면 Lateral Surface of the Brain
    - 전두엽 이마엽 · *Frontal Lobe*
    - 두정엽 마루엽 · *Parietal Lobe*
    - 후두엽 뒤통수엽 · *Occipital Lobe*
    - 측두엽 관자엽 · *Temporal Lobe*
  - 뇌 내측면 Medial Surface of the Brain
  - 대뇌피질 배쪽면 Inferior (Ventral) Surface of the Cerebral Cortex
  - 대뇌피질 뒷면: 측두엽과 후두엽 Posterior Aspect of the Cerebral Cortex: Temporal and Occipital Lobes
- 뇌 수평단면 및 관상단면에서 보이는 전뇌 구조물 Forebrain Structures Visible in Horizontal and Frontal Sections of the Brain
  - 뇌실 Ventricles
  - 기저핵 바닥핵 · Basal Ganglia
  - 간뇌 사이뇌 · Diencephalon
  - 변연구조물 Limbic Structures
- 소뇌와 뇌간의 국소해부 Topography of the Cerebellum and Brainstem
  - 소뇌 Cerebellum
  - 뇌간 뇌줄기 · Brainstem
  - 뇌간 등쪽면 Dorsal View of the Brainstem
  - 뇌간 배쪽면 Ventral View of the Brainstem
    - 대뇌다리기저부 *Crus Cerebri*
    - 교뇌와 연수 *Pons and Medulla*
- 임상 증례
  - 병력
  - 진찰
  - 설명
- 연습문제
  - 질문
  - 정답 및 설명

학습목표

이 장을 공부한 학생들은

1. 신경해부학에서 사용하는 기본 표현과 용어를 설명할 수 있어야 한다.
2. 대뇌피질의 주요 부위(중심앞피질, 전전두엽피질, 중심뒤피질, 측두엽피질, 후두엽피질 등으로 구성)와 각 부위의 대략적 기능을 설명할 수 있어야 한다.
3. 전뇌에 위치하는 피질하구조물(뇌실, 간뇌, 기저핵, 변연계 등)의 주요 기능을 설명할 수 있어야 한다.
4. 뇌간 배쪽면에서 보이는 구조물(대뇌다리, 피라미드, 하올리브핵)과 등쪽면에서 보이는 구조물(중뇌 둔덕, 교뇌 얼굴신경둔덕)을 찾을 수 있어야 한다.
5. 소뇌 구조물(소뇌와 뇌간을 연결하는 구조물 및 소뇌피질의 주요 엽)을 찾을 수 있어야 한다.

뇌 육안해부 Gross Anatomy of the Brain

신경과학은 신경해부학과 신경생리학, 신경학, 신경병리학, 신경약리학, 행동과학, 세포생물학을 포함한 여러 분야로 이루어져 있다. 신경과학을 공부하기 위해서는 신경계의 해부구조를 이해하고 있어야 한다. 신경계의 해부구조를 익히기에 앞서, 신경해부 공부에 필요한 일부 필수 기본 용어의 정의와 의미를 아는 것이 도움이 될 것이다.

신경해부 용어 Neuroanatomical Terms

뇌와 척수의 공간적 관계를 설명할 때, 대개 5쌍의 용어(내측–외측, 앞쪽–뒤쪽, 입쪽–꼬리쪽, 등쪽–배쪽, 위쪽–아래쪽) 중 하나 이상을 이용한다(그림 1.1).

내측안쪽·medial**–외측**가쪽·lateral: **내측**은 정중면median plane에 더 가까이 있다는 것을 의미하고, **외측**은 정중면에서 더 멀리 떨어져 있다는 것을 의미한다.

앞쪽전·anterior**–뒤쪽**후·posterior: 중뇌보다 상부에서 **앞쪽**은 뇌의 앞쪽을 향한다는 것을 의미하고, **뒤쪽**은 뇌의 뒤쪽을 향한다는 것을 의미한다. 중뇌 및 중뇌 하부에서, **앞쪽**은 신체의 배쪽면ventral surface을 향한다는 것을 의미하고, **뒤쪽**은 신체의 등쪽면dorsal surface을 향한다는 것을 의미한다.

입쪽부리쪽·rostral**–꼬리쪽**caudal: 중뇌보다 상부에서 **입쪽**은 뇌의 앞쪽을 향한다는 것을 의미하고, **꼬리쪽**은 뇌의 뒤쪽을 향한다는 것을 의미한다. 중뇌 및 중뇌 하부에서, **입쪽**은 대뇌피질을 향한다는 것을 의미하고, **꼬리쪽**은 척수의 엉치부 말단을 향한다는 것을 의미한다.

등쪽dorsal**–배쪽**ventral: 중뇌보다 상부에서 **등쪽**은 뇌 꼭대기를 의미하고, **배쪽**은 뇌 바닥을 의미한다. 중뇌 및 중뇌 하부에서, **등쪽**은 신체의 뒷면을 향한다는 것을 의미하고, **배쪽**은 신체의 앞면을 향한다는 것을 의미한다.

위쪽상·superior**–아래쪽**하·inferior: 중뇌 상·하부에서 **위쪽**은 대뇌피질 꼭대기를 향한다는 것을 의미하고, **아래쪽**은 척수 끝 부위를 향한다는 것을 의미한다.

신경해부학에서 흔히 사용되는 기타 용어들은 다음과 같다.

동측같은쪽·ipsilateral**–반대측**반대쪽·contralateral: 특정 지점을 기준으로 하였을 때, **동측**은 같은쪽을 의미하고, **반대측**은 반대쪽을 의미한다.

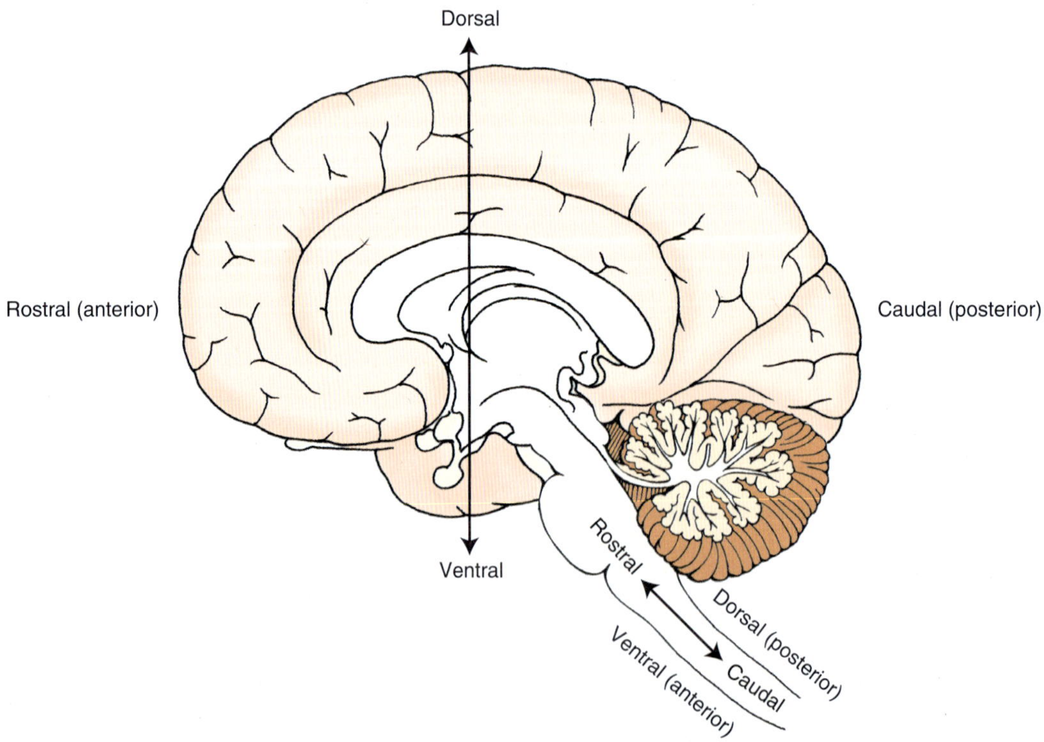

그림 1.1 중추신경계에서는 방향을 나타내는 다양한 용어들이 사용되고 있다. 해부학적 기준면을 정하기 위해 이용하는 고정축은 상하축과 전후축이다. 중추신경계 내의 위치에 따라 다른 축을 이용하기도 한다.

맞교차교련 · commissure–**교차**decussation: **맞교차**는 뇌의 동측과 반대측을 연결하는 신경다발을 나타내며, **교차**는 맞교차섬유들이 반대측으로 교차되어 넘어가는 부위를 나타낸다.

뉴런신경세포 · 신경원 · neuron: **뉴런**은 신경계의 구조적 · 기능적 단위로서 신경세포체nerve cell body와 수상돌기dendrites(다른 뉴런으로부터 신호를 받아들임), 축삭axon(다른 뉴런으로 신호를 전달함)으로 이루어져 있다.

핵nucleus: **핵**은 뇌 또는 척수의 특정 부위에 존재하는 일련의 신경세포군을 일컫는데, 일반적으로 핵은 모양이 유사하며 비슷한 원천으로부터 정보를 받아들이고, 이들의 축삭은 비슷한 역할을 하는 표적으로 투사하며 비슷한 역할을 한다.

신경로tract: **신경로**는 수많은 축삭들이 함께 모여 형성된 것으로, 대개 정해진 핵으로부터 공통표적 부위 또는 여러 부위로 향한다.

백색질백질 · white matter과 **회색질**회질 · gray matter: 뇌 또는 척수를 육안으로 보면 누구나 흰색으로 보이는 조직과 회색으로 보이는 조직을 구분할 수 있다. 흰색으로 보이는 부위를 **백색질**, 회색으로 보이는 부위를 **회색질**이라 부른다. 백색질이 흰색으로 보이는 이유는 이 부위에 주로 수많은 **말이집축삭**myelinated axons(지질막이 축삭 주변을 감싸고 있음)이 분포하기 때문이다. 반면 회색질은 주로 신경세포체핵로 이루어져 있으며, 말이집축삭은 별로 분포하지 않는다.

신경아교세포신경교세포 · 아교세포 · 교세포 · glial cell: 이들은 비신경세포이며 신경계의 간질조직을 형성한다. 신경아교세포는 **별아교세포**astrocyte와 **희소돌기아교세포**핍지교세포 · oligodendrocyte, **미세아교세포**소교세포 · microglia, **뇌실막세포**ependymal cell를 포함하는 세포들의 통칭이다. 각 신경아교세포의 자세한 역할에 대해서는 4장에서 다룬다.

중추신경계central nervous system [CNS]와 **말초신경계**peripheral nervous system [PNS]: **중추신경계**CNS는 뇌와 척수로 이루어져 있으며, **수막**뇌척수막 · meninges이라 불리는 세 층의 결합조직에 의해 보호받고 있다. 중추신경계 내부에는 액체로 채워진 공간(뇌실ventricle이라 함)이 있다. 두개골skull과 척주vertebral column가 각각 뇌와 척수를 둘러싸고 있다. **말초신경계**PNS는 척수신경spinal nerve과 뇌신경cranial nerve으로 이루어져 있으며 중추신경계 바깥에 존재한다.

자율신경계autonomic nervous system와 **체성신경계**somatic nervous system: 자율신경계와 체성신경계는 신경계를 기능적으로 분류한 것이다(앞의 구분은 해부학적 분류임). 자율신경계와 체성신경계는 중추신경계와 말초신경계에 모두 존재한다. **자율신경계**는 평활근과 분비샘에 분포하며, **체성신경계**는 주로 근골격구조물과 피부감각기관에 분포한다.

중추신경계 구조물의 기능을 이해하기 위해서는 각 구조물을 식별하고 그 위치를 아는 것이 중요하다. 수많은 뇌 및 척수 구조물의 명칭과 위치를 공부하는 것이 처음에는 매우 힘들 수 있지만, 그것을 알아야만 신경과학을 재미있게 공부할 수 있다. 이 책의 뒷부분에서 자세한 내용을 다루므로 처음부터 모든 구조와 기능을 암기할 필요는 없다.

이제 대뇌피질 구조물들의 구조적 · 기능적 관계를 알 수 있는 국소해부학적 방법으로 중추신경계의 주요 구조물들에 대한 공부를 시작해 보자. 주요 구조물들은 여러 방향에서 뇌를 관찰함으로써 확인할 수 있다.

중추신경계 구성

Components of the Central Nervous System

앞에서 설명한 대로, 중추신경계 공부는 뇌와 척수를 대상으로 한다. 이 장에서는 뇌와 척수에 대해 개략적으로 다룬다. 척수의 구조 및 기능에 관한 더 자세한 내용은 8장에서 다루며, 9장부터 11장까지는 연속적으로 **연수**숨뇌 · medulla와 **교뇌**다리뇌 · pons, **중뇌**중간뇌 · midbrain에 포함되어 있는 구조물들에 대해 다룬다.

척수spinal cord는 가늘고 긴 원주모양의 구조물로서 뇌를 기점으로 아래로 내려가면서 다섯 부위로 이루어져 있다. 뇌에 가장 가까이 있는 **목척수**경수 · cervical cord는 8쌍의 척수신경을 포함하고 있다. 목척수의 꼬리쪽에 **가슴척수**흉수 · thoracic cord가 위치하며 12쌍의 척수신경을 포함하고 있다. 그 아래에 있는 **허리척수**요수 · lumbar cord는 5쌍의 척수신경을 포함하고 있다. 꼬리쪽에 가장 가까운 척수를 **엉치척수**천수 · sacral cord라고 부르며 5쌍의 척수신경을 포함하고 있고, 척수의 꼬리쪽 말단 부위를 **꼬리부위**coccygeal region라고 부르며 한 쌍의 척수신경을 포함하고 있다. 목척수와 허리척수는 더 많은 수의 신경세포체와 신경로를 포함하고 있기 때문에 다른 부위보다 더 굵으며,

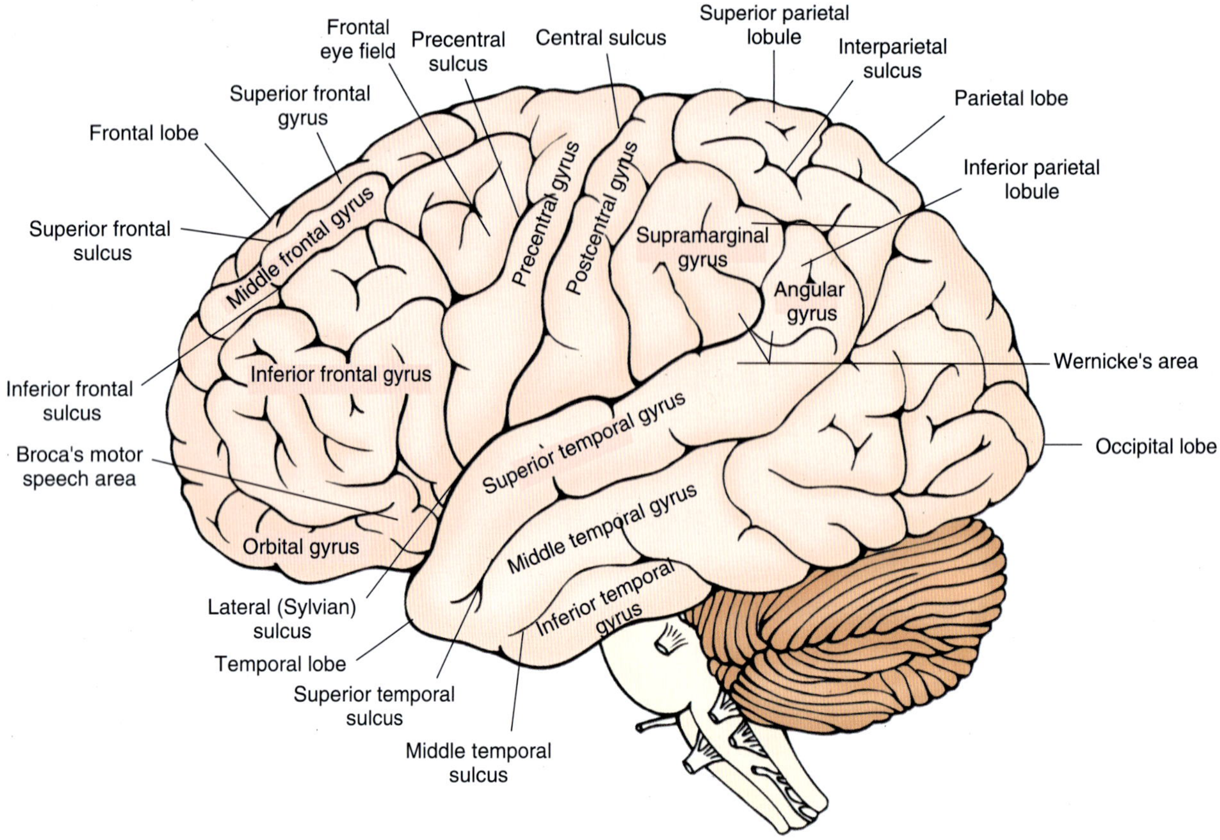

그림 1.2 주요 이랑과 고랑을 볼 수 있는 대뇌피질의 옆모습. 주요 구조물로 중심고랑과 중심앞이랑(일차운동피질), 전운동이랑, 중심뒤이랑(일차체성감각피질)을 볼 수 있다. 또한 전운동이랑의 앞쪽에서 안와이랑(고도의 인지기능을 조정하고, 감정행동을 조절하는 데 관여함)을 포함한 여러 이랑들을 볼 수 있다. 브로카운동언어영역과 베르니케영역(언어 이해)은 언어와 연관되어 있는 중요한 부위이다. 측두엽을 이루는 3개의 이랑 중 상측두이랑은 청각기능에 중요하며, 중간측두이랑 및 하측두이랑은 복잡한 시각기능에 중요하다. 두정엽을 다른 관점에서 보면, 일차체성감각피질 바로 뒤에 위치하므로 고도의 감각기능을 통합하는 역할을 하며, 후두엽은 일차 시각영역을 포함하고 있다.

각각 팔과 다리를 담당하고 있다.

뇌brain는 뇌간뇌줄기·brainstem과 소뇌cerebellum, 대뇌반구cerebral hemispheres로 이루어져 있다. **뇌간**brainstem은 3부위, 즉 연수(척수 바로 위에 위치함)와 교뇌(연수 바로 위에 위치함), 중뇌(교뇌 바로 위에 위치하며, 간뇌diencephalon로 이어짐)로 이루어져 있다. **소뇌**는 교뇌의 뒷부분을 덮고 있으며, 3쌍의 매우 큰 신경다발인 **소뇌다리**소뇌각·cerebellar peduncle에 의해 뇌간과 연결되어 있다. **대뇌반구**는 대뇌피질cerebral cortex(수 밀리미터 두께로 대뇌 표면을 덮고 있음)과 심부구조물(뇌들보corpus callosum, 간뇌diencephalon, 기저핵basal ganglia, 변연구조물limbic structures, 속섬유막internal capsule 등)로 이루어져 있다.

대뇌 국소해부 Cerebral Topography

중추신경계의 구조적·기능적 관계는 신경과학을 공부하는 동안 꼭 기억해야 하는 중요한 부분 중의 하나이다. 대부분의 감각 및 운동 기능의 경우, 좌측 뇌가 기능적으로 신체의 우측을 담당하고 있다. 따라서 좌측 신체로부터 올라가는 감각은 우측 대뇌피질에서 의식적으로(어떤 감각이 들어오는지 자각할 수 있다는 의미임) 감각된다. 이와 비슷하게, 우측 사지팔다리의 운동 조절은 좌측 대뇌피질에 있는 뉴런들에 의해 조절된다.

뇌 외측면 Lateral Surface of the Brain

뇌 외측면가쪽면에서는 대뇌피질의 4개 엽lobe, 즉 **전두엽**이마엽·frontal lobe과 **두정엽**마루엽·parietal lobe, **측두엽**관자엽·temporal lobe, 일부 **후두엽**뒤통수엽·occipital lobe을 관찰할 수 있다(그림 1.2). 대뇌피질의 엽lobe은 운동기능과 감각기능, 자율기능, 지적기능intellectual process을 통합하며, 기능별로 배열되어 있다. 대부분의 대뇌피질에서 엽lobe은 **고랑**sulcus이

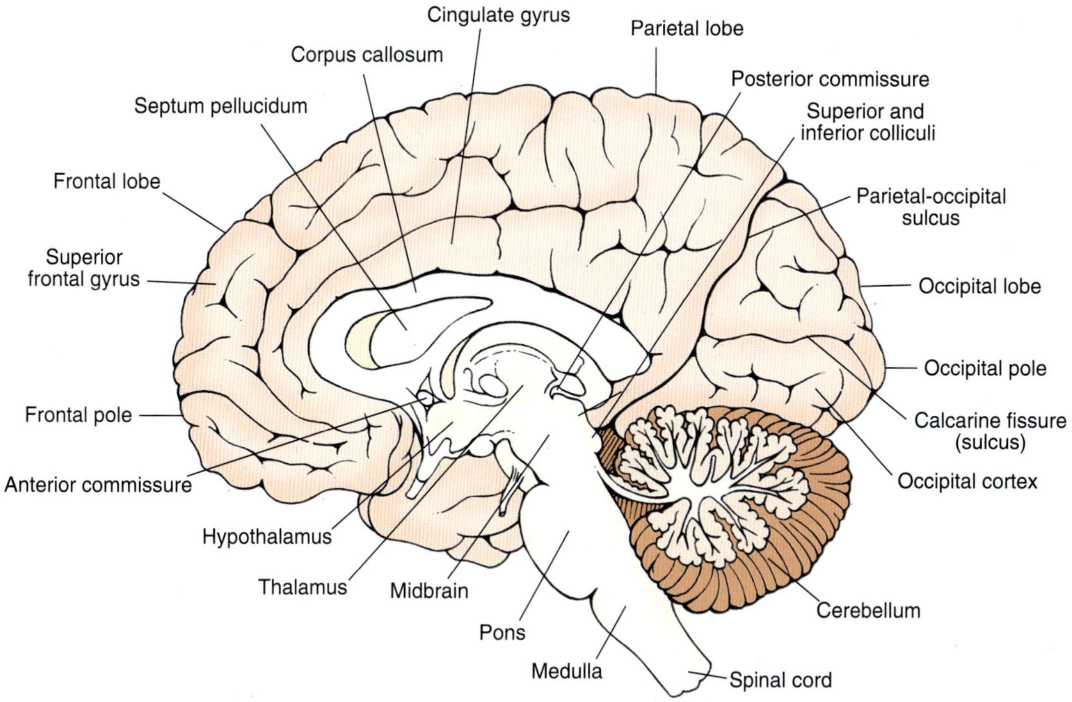

그림 1.3 뇌의 정중시상면 모습. 대뇌피질 내측면에 위치하는 구조물을 볼 수 있으며, 뇌들보와 투명중격, 뇌활, 간뇌, 뇌간 구조물을 포함한 일부 피질하구조물도 볼 수 있다.

라 불리는 틈새에 의해 나뉘어져 있다. 또한 한 쌍의 고랑이 **이랑**gyrus이라 불리는 능선의 경계를 형성하고 있다.

피질을 구성하는 성분은 신경세포와 신경섬유이다. 세포 성분은 피질의 회색질gray matter을 이루며 신경섬유보다 표층(즉 피질 표면 쪽)에 위치한다. 원칙적으로, 피질의 백색질white matter을 이루는 신경섬유는 서로 다른 피질 부위를 상호 연결하므로 대뇌피질 간의 소통을 촉진한다. 또한 백색질의 다양한 섬유들은 피질과 다른 중추신경계 부위를 서로 양방향으로 연결한다.

전두엽 이마엽·Frontal Lobe

뇌 외측면에 보이는 주요 구조물을 확인하는 첫 단계는 **중심고랑**중심구·central sulcus을 찾는 것인데, 중심고랑은 전두엽의 후방 경계이다(그림 1.2). 이 고랑은 세로틈새longitudinal fissure(대뇌반구 사이에 있는 중간선으로 그림 1.2에서는 보이지 않음) 근처에서 시작하여 아래쪽으로 거의 **외측고랑**lateral cerebral sulcus·Sylvian sulcus까지 이어져 있다. **전두엽**은 가장 큰 대뇌엽으로 중심고랑으로부터 앞쪽으로 확장하여 전두극이마극·frontal pole까지 이어져 있다. 전두엽은 아래쪽으로는 외측고랑까지 뻗어 있다. 또한 전두엽은 뇌의 내측면으로도 확장되어 있으며, 내측면에서는 뇌들보뇌량·corpus callosum가 아래쪽 경계가 된다(그림 1.3).

뒤쪽 전두엽에서 가장 뚜렷한 구조물은 중심앞이랑중심전이랑·precentral gyrus인데, 이 구조물의 앞쪽에서는 중심앞고랑중심전고랑·precentral sulcus이, 뒤쪽에서는 중심고랑central sulcus이 경계를 이룬다(그림 1.2). 중심앞이랑은 여러 뇌부위로부터 오는 운동신호를 통합하는 역할을 한다. 이 부위는 반대측 신체의 수의운동을 조절하는 일차운동피질이다. 중심앞이랑에 있는 뉴런들은 신체 부위별로 배열되어 있다. 신체 부위별로 배열되어 있다는 것somatotopic arrangement은 중심앞이랑의 특정 부위와 신체 부위가 기능적·구조적으로 연관되어 있다는 의미이다. 뇌간 및 반대측 척수로 들어가는 중심앞이랑의 출력 역시 이와 유사한 기능적 배열을 나타낸다. 외측고랑에 가장 가까운 부위(중심앞이랑의 아래 부위)는 얼굴과 머리의 수의운동 조절과 연관되어 있다. 팔과 다리의 운동조절과 연관된 뉴런들은 각각 점점 더 등쪽면 및 내측면에 존재한다. 다리를 조절하는 운동뉴런은 대뇌반구의 내측면까지 확장되어 있다. 각 신체부위를 대뇌피질(그 신체 부위를 담당하는)에 그려보면 신체의 크기와 비례가 맞지 않는 그림이 그려지는데, 이를 **호먼큘러스**homunculus라고 부른다(자세한 내용은 18장과 25장을 볼 것). **운동호먼큘러스**motor homunculus는 해부학적으로 신체의 한 부분과 연관된 중추신경계의 신경세포 수가 신체의 다른 부분과 연관된 신경세포 수보다 얼마나 많은지를 나타낸다. 또한 그림으로 나타내면 특정 신체 부위와 연관된 신경세포 수의 상대적 크기를 알 수 있다.

중심앞이랑precentral gyrus의 바로 앞에 위치하고 있는 **전운동영역**전운동피질·premotor area·premotor cortex은 외측고랑 근처에서부터 뇌 내측면까지 뻗어 있으며(뇌 외측면에 더 많이 분포하며, 뇌 외측면에서는 중심앞이랑과 대략 평행하게 주행함), 이 영역을 **보조운동영역**supplemental motor area이라고도 부른다(역자 주: 일반적으로 뇌 외측면 부위를 전운동영역, 뇌 내측면 부위를 보조운동영역이라 함). 이 피질 영역은 운동을 개시하게 하고, 운동순서를 정하는데 중요한 역할을 함으로써 반대측 신체의 운동을 조절한다. 전운동피질 바로 앞에는 3개의 이랑, 즉 상전두이랑superior frontal gyrus과 중간전두이랑middle frontal gyrus, 하전두이랑inferior frontal gyrus이 앞뒤 방향으로 배열되어 있다(그림 1.2). 중간전두이랑으로부터 하전두이랑으로 확장된 부위이면서 전운동영역 바로 앞에 있는 구역을 **전두안구영역**frontal eye field이라 부른다. 이 부위는 수의적으로 안구의 동향운동conjugate movement (수평안구운동horizontal movement)을 조정한다. 이들 이랑의 일부분은 운동과정의 통합에도 관여한다. 예를 들면, 우세(좌)반구의 하전두이랑 일부는 **브로카운동언어영역**Broca's motor speech area이며, 이 영역은 언어의 운동요소를 구성하는데 중요하다. 이 부위가 손상된 환자는 사물의 이름대기naming objects와 따라 말하기repeating words에 장애를 보이는 반면, 언어 이해 능력은 정상인 **브로카실어증**운동실어증·Broca's aphasia·motor aphasia을 나타낸다. 이 영역 앞쪽에는 **전전두엽**이마앞엽·prefrontal lobe이 있는데, 이 영역은 전두엽의 배쪽면안와이랑·orbital gyri과 내측면, 외측면을 포함하고 있으며, 지적기능intelectual event 및 감정기능emotional event을 처리하는 데 중요한 역할을 한다. 외측고랑 깊숙한 곳에는 **뇌섬엽**대뇌섬·insula이라 불리는 대뇌피질 부위가 있는데, 뇌섬엽은 외측고랑을 중심으로 측두엽과 나머지 대뇌피질 사이를 벌리면 보인다. 이는 측두엽과 두정엽, 전두엽 피질이 한 곳으로 수렴됨을 나타내며, 미각의 인식과 통합, 내장감각 인식, 통각 처리, 그리고 전정감각 기능과 연관되어 있다.

두정엽 마루엽·Parietal Lobe

두정엽은 **체성감각**somatic sense을 인식하고 처리하는 부위이다. 이 엽은 중심고랑으로부터 뒤쪽으로 후두엽 경계까지 확장되어 있다(그림 1.2). 두정엽은 **중심뒤이랑**중심후이랑·postcentral gyrus을 포함하고 있는데, 중심뒤이랑은 앞쪽의 중심고랑central sulcus과 뒤쪽의 중심뒤고랑postcentral sulcus 사이에 위치한다. 중심뒤이랑은 주로 말초(몸통·사지)로부터 오는 **체성감각**(운동감각kinesthetic sense, 촉각tactile sense) 정보를 받아들이는 일차체성감각영역이다. 체성감각을 받아들일 때, 한쪽 대뇌피질은 신체 반대측 정보를 받는다. 운동피질과 마찬가지로, 중심뒤이랑은 신체 부위별 대응배열을 나타내며, 이것을 그림으로 표시한 것이 **감각호먼큘러스**sensory homunculus(운동호먼큘러스와 유사함)이다. 두정엽은 **두정엽내고랑**마루엽속고랑·intraparietal sulcus을 경계로 위쪽의 상두정소엽위마루소엽·superior parietal lobule과 아래쪽의 하두정소엽아래마루소엽·inferior parietal lobule으로 이루어져 있다. 하두정소엽은 2개의 이랑, 즉 모서리위이랑supramarginal gyrus과 모이랑각회·angular gyrus으로 이루어져 있다. **모서리위이랑**은 외측고랑의 뒤쪽 연장 부위의 바로 윗부분이며, **모이랑**은 모서리위이랑의 바로 뒷부분으로 흔히 상측두고랑의 뒤쪽 연장부위와 연관되어 있다(그림 1.2). 이들 영역은 청각피질과 시각피질로부터 입력을 받으며, 복잡한 감각을 구분하고 통합하는 역할을 하는 것으로 여겨진다. 모서리위이랑 및 모이랑의 배쪽 부위와 상측두이랑이 만나는 부위가 **베르니케영역**Wernicke's area이다. 이 영역은 음성 언어를 이해하는 데 매우 중요하다. 이 부위가 손상되면 다른 유형의 실어증, 즉 **베르니케실어증**감각실어증·Wernicke's aphasia·sensory aphasia(음성언어 이해comprehension 및 따라 말하기repetition에 장애를 보이지만, 언어는 유창fluent함)이 생긴다. 상두정소엽은 감각 및 운동 기능을 통합하며 전운동피질과 연관되어 있는 복잡한 운동기능의 편성을 보조한다. 이 영역이 손상되면 운동실행증apraxia 및 감각무시sensory neglect와 같은 중추신경계 장애가 발생한다(18장, 25장 참조).

후두엽 뒤통수엽·Occipital Lobe

대뇌피질 외측면에서 후두엽 일부를 볼 수 있기는 하지만, 대부분의 후두엽은 대뇌반구 내측면에 위치한다.

측두엽 관자엽·Temporal Lobe

측두엽의 가장 중요한 기능 중 하나는 청각신호를 인식

하는 것이다. 외측고랑 하부에 위치하는 측두엽은 상측두이랑superior temporal gyrus과 중간측두이랑middle temporal gyrus, 하측두이랑inferior temporal gyrus으로 이루어져 있다. 상측두이랑의 위쪽면에는 **헤쉴이랑**transverse gyri of Heschl (그림 1.2에서는 보이지 않음)이 위치하는데, 헤쉴이랑은 일차청각영역primary auditory area이다. 측두엽의 다른 부분인 중간측두이랑과 하측두이랑은 각각 시야에서 움직이는 물체 인식 및 얼굴 인식과 연관되어 있다(자세한 내용은 25장 참조).

뇌 내측면 Medial Surface of the Brain

뇌 내측면안쪽면의 주요 구조물들은 **정중시상면**midsagittal plane에서 대뇌반구를 분리한 후 관찰하면 잘 보인다(그림 1.3). 대뇌피질 내측면에서 후두엽을 가장 명확하게 관찰할 수 있다. 후두엽은 일차시각영역을 포함하는 시각피질이다. 일차시각피질primary visual cortex은 **새발톱고랑**calcarine sulcus·calcarine fissure(두정엽과 후두엽을 나누는 **마루뒤통수고랑**parieto-occipital sulcus과 직각으로 만나는 내측면에서 보이는 뚜렷한 고랑)의 상·하 부위에 위치한다(그림 1.3).

후두엽 바로 앞에 위치하면서 중심앞피질과 중심뒤피질, 전운동피질의 바로 아래에 위치하는 부위가 **띠이랑**대상이랑·대상회·cingulate gyrus이다. 띠이랑의 배쪽 경계는 **뇌들보**뇌량·corpus callosum이다. 일반적으로, 띠이랑은 변연계 구조물의 일부로 간주되며, 변연계는 감정행동과 내장기능 조절, 그리고 학습에 관여한다(24장 참조).

내측면에서 뚜렷하게 보이는 다른 구조물은 뇌들보corpus callosum인데, 이 구조물은 각 대뇌반구의 같은 부위를 서로 연결하여 소통시키는 매우 굵은 신경다발이다. **투명중격**septum pellucidum은 뇌들보 바로 아래에 위치하며 앞쪽이 가장 뚜렷하다. 투명중격은 얇은 두 장의 막으로 이루어져 있으며, 두 장의 막 사이에 좁은 틈새, 즉 투명중격강cavum of septum pellucidum이 존재한다. 투명중격은 외측뇌실가쪽뇌실·lateral ventricle의 내측벽을 이룬다. 투명중격은 배쪽 경계부위에서 뇌활fornix에 붙어 있다.

뇌활fornix은 **해마형성체**hippocampal formation(측두엽의 내측 심부에 위치함)의 주요 출력 신경로이다. 뇌활은 해마형성체에서 기원하여 후방으로 진행하고, 이어서 시상 주변을 따라 등쪽내측 방향으로 주행(뇌들보의 내측 하부 및 시상의 바로 상부에 위치함)한다(그림 1.6 참조). 뇌활의 기본 기능은 해마형성체의 출력정보를 **중격구역**septal area과 **시상하부**hypothalamus에 전달하는 것이다. 간뇌사이뇌·diencephalon는 뇌활 하부에 위치하며, 두 부분으로 이루어져 있다(그림 1.3). **시상**thalamus(좀 더 큼)은 감각과 운동, 자율기능, 감정기능과 관련된 여러 구조물로부터 다양한 대뇌피질 부위로 정보를 전달하고 통합하는 역할을 한다. 시상하부(좀 더 작음)는 시상의 아래 및 약간 앞에 위치한다. 시상하부는 체온, 내분비기능, 섭식, 수분 섭취, 감정행동, 성행동 같은 내장기능을 조절하는 역할을 한다. 시상하부의 아래 부위는 뇌기저부를 형성하며, 시상하부에는 뇌하수체pituitary gland가 매달려 있다.

대뇌피질 배쪽면
Inferior (Ventral) Surface of the Cerebral Cortex

뇌의 해부학적 구조를 잘 이해하기 위해 배쪽면에서 관찰되는 구조물을 살펴보는 것이 도움이 된다.

전전두엽피질 앞부분 내측에 **곧은이랑**gyrus rectus이라고 불리는 부위가 존재한다(그림 1.4). 곧은이랑의 외측에는 **후각망울**olfactory bulb이 위치하는데, 후각망울은 원시피질archicortex에 해당하며 신경세포체와 축삭, 시냅스로 이루어져 있다. 후각망울은 제1뇌신경인 후각신경olfactory nerve으로부터 정보를 받아 **후각로**olfactory tract라고 불리는 신경로를 형성한다. 후각로 신경섬유는 **내측후각선조**medial olfactory striae와 **외측후각선조**lateral olfactory striae로 나뉜다. 외측후각선조는 측두엽 및 변연구조물(측두엽 내에 위치함)로 후각정보를 전달하는 반면, 내측후각선조는 내측 변연구조물과 반대측 후각구조물(**앞맞교차**전교련·anterior commissure라고 불리는 신경로를 통함; 17장 참조)로 후각정보를 전달한다.

대뇌피질 뒷면: 측두엽과 후두엽 Posterior Aspect of the Cerebral Cortex: Temporal and Occipital Lobes

후두측두이랑occipitotemporal gyrus은 **하측두이랑**inferior temporal gyrus의 내측에 위치하며, 후두측두이랑 내측에는 **곁고랑**collateral sulcus이 위치한다. **해마곁이랑**해마옆이랑·parahippocampal gyrus은 곁고랑 내측에 위치한다. 해마곁이랑의 앞쪽 끝이 내측으로 확장된 부위에 **갈고리이랑**uncus이 위치한다. 해마형성체와 **편도체**amygdala(이 장의 뒷부분에서 설명함)는 해마곁이랑 및 갈고리이랑의 심부에 위치한다(그림 1.4~6). 이들 구조물은 뇌전증 발작 역치가 매우 낮아 흔히 측두엽뇌전증temporal lobe epilepsy의 발작병소가 된다.

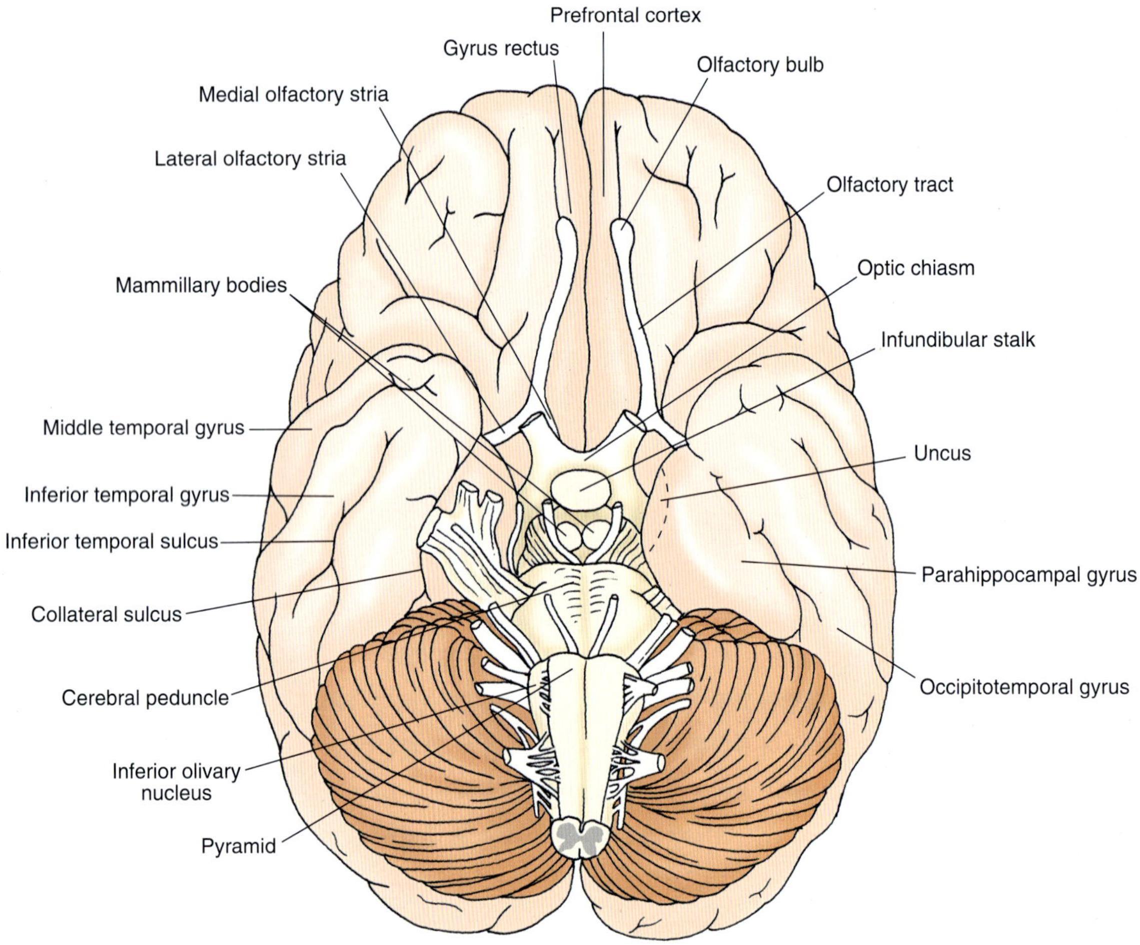

그림 1.4 대뇌피질의 주요 이랑과 고랑을 볼 수 있는 뇌 배쪽면. 배쪽면에서는 중뇌와 교뇌, 소뇌 일부, 연수를 명확히 볼 수 있다.

뇌 수평단면 및 관상단면에서 보이는 전뇌 구조물

Forebrain Structures Visible in Horizontal and Frontal Sections of the Brain

뇌실 Ventricles

뇌 수평단면 및 관상단면에 나타낸 대로(그림 1.5), 각 대뇌반구 속에 있는 공간을 뇌실ventricles이라 부르며, 뇌실 속에는 **뇌척수액**cerebrospinal fluid [CSF]이 포함되어 있다(3장 뇌척수액 참조). 간단히 설명하면, 뇌척수액CSF은 **맥락얼기**choroid plexus(주로 뇌실 천장에 분포)라고 불리는 특수한 상피세포로부터 분비된다. 뇌척수액CSF은 중추신경계에 필요한 전해질의 원천으로 작용하며, 뇌를 보호하고 지지하는 역할을 하고, 신경활성물질 및 대사물질의 전달통로 역할을 한다.

외측뇌실가쪽뇌실·lateral ventricle은 각 대뇌반구에 하나씩 존재하는 공간이다(그림 1.5). 외측뇌실은 여러 부위, 즉 앞뿔anterior horn(전두엽의 입쪽 심부에 위치)과 뒤뿔posterior horn(후두엽 속으로 확장된 부위), 몸통body(앞뿔과 뒤뿔을 연결하는 부위로 뇌실사이구멍interventricular foramen으로부터 뒤뿔까지 확장되어 있음), 아래뿔inferior horn(몸통과 뒤뿔이 만나는 경계부위에서 배쪽 앞쪽 방향으로 측두엽 속에서 확장하여 편도체amygdala·amygdaloid complex 근처에서 끝남)로 이루어져 있다(그림 1.5~6).

간뇌사이뇌·diencephalon 속에는 **제3뇌실**셋째뇌실·third ventricle이라 불리는 다른 공간이 존재한다. 제3뇌실은 간뇌의 정중선을 따라 위치하며, 시상과 시상하부가 벽(시상이 등쪽 벽, 시상하부가 배쪽 벽)을 형성한다. 제3뇌실은 전체 간뇌로 확장되어 있으며, 앞부분에 있는 뇌실사이구멍을 통해 좌·우 외측뇌실과 연결되어 있다. 간뇌-중뇌 경계부에서 뒤쪽 방향으로 **대뇌수도관**cerebral aqueduct(뇌척수액CSF을 제3뇌실로부터 **제4뇌실**넷째뇌실·fourth ventricle로 유통시킴)과 연결되어 있으며(그림 1.5), 이곳에서 뇌척수액은 외측구멍

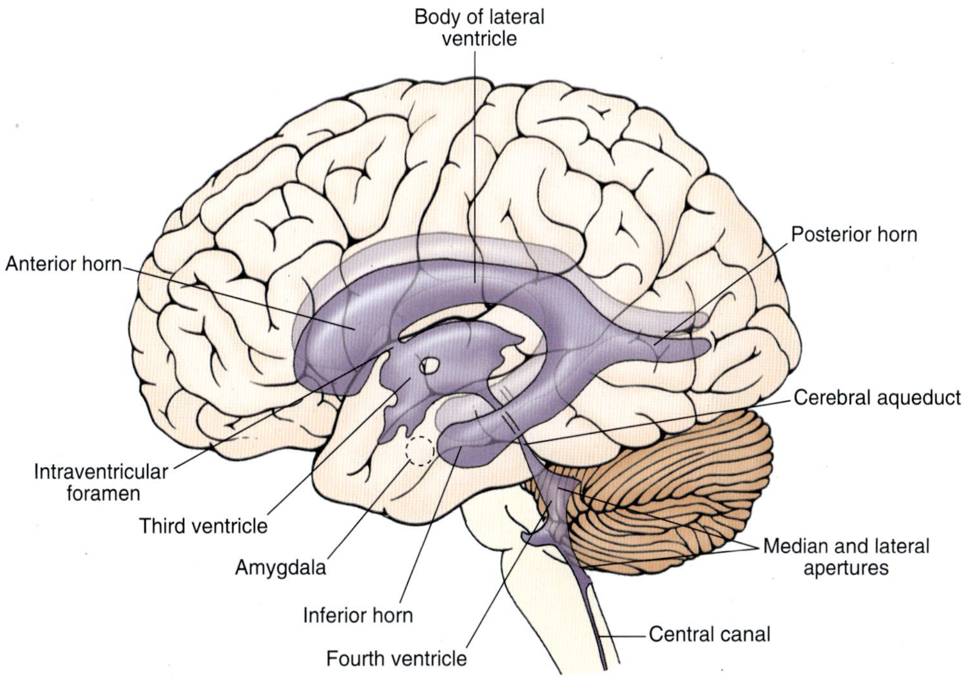

그림 1.5 뇌실의 위치와 관계를 보여주는 옆모습. 두 개의 외측뇌실은 매우 크며 뒤뿔과 아래뿔, 앞뿔 부위로 구분할 수 있다는 점에 주목하자. 뇌척수액은 외측구멍과 정중구멍을 통해 뇌 밖으로 배출될 수 있다.

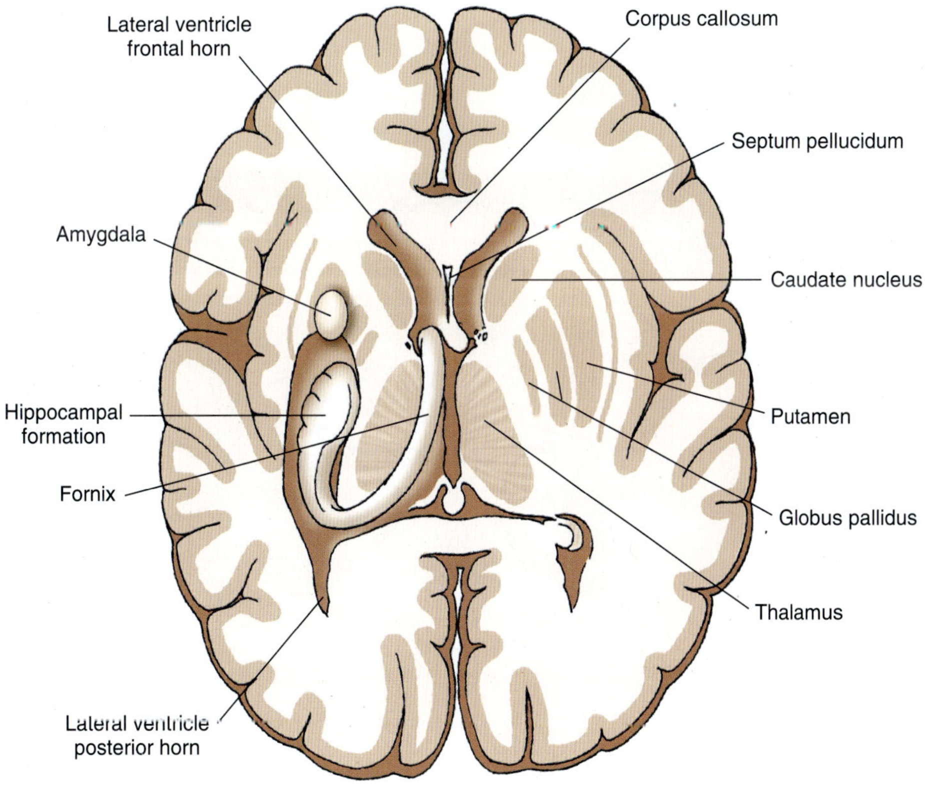

그림 1.6A 전뇌의 내부구조물을 볼 수 있는 수평단면(일부 대뇌피질 제거). 꼬리핵과 시상, 뇌활, 해마, 편도체가 보인다. 해마의 모양과 방향, 해마와 편도체간의 관계에 주목하고, 속섬유막의 외측에 있는 창백핵과 조가비핵의 위치(그림 1.7에 표시되어 있음) 및 속섬유막의 내측에 있는 시상의 위치도 기억해 두자.

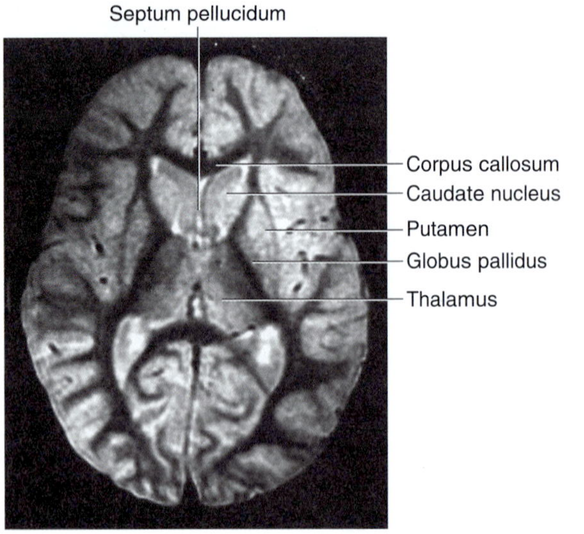

그림 1.6B 정상인의 뇌 수평단면(그림 1.6A와 거의 같은 높이)에서 반전회복영상으로 변환한 자기공명영상. (From Atlas SW. SW: Magnetic Resonance Imaging of the Brain and Spine, Vol. 1. Philadelphia: Lippincott Williams & Wilkins, 2009, p. 39.))

lateral aperture과 정중구멍median aperture을 통해 뇌실계ventricular system로부터 **지주막하공간**거미막밑공간·subarachnoid space으로 빠져 나가게 된다.

기저핵 바닥핵·Basal Ganglia

기저핵은 대뇌피질과 연관된 운동 통합 과정에 중요한 역할을 한다. 기저핵이 손상되면 **운동이상증**dyskinesia(안정 시 운동장애)이라 불리는 운동장애가 초래된다. 기저핵을 구성하는 주요 구조물은 **꼬리핵**미상핵·caudate nucleus과 **조가비핵**피각·putamen, **창백핵**담창구·globus pallidus [GP]이다(그림 1.6~7).

그 외에 **시상밑핵**subthalamic nucleus과 **흑색질**흑질·substantia nigra도 주요 기저핵 구조물과의 구조적·기능적 관계를 고려하여 기저핵에 포함시킨다(19장 참조).

꼬리핵은 많은 세포로 이루어져 있으며, 외측뇌실 앞뿔과 인접한 전뇌 앞부분에서 가장 크며, 세 부분으로 나눌 수 있다(그림 1.8). 가장 큰 부위인 꼬리핵 머리head of caudate nucleus는 간뇌의 입쪽 부위에 해당하는 전뇌 앞쪽에 위치한다. 꼬리핵은 꼬리방향으로 확장되어 있는데, 주행 방향은 외측뇌실 몸통 및 아래뿔과 인접해 있고 꼬리핵 머리에서 멀어질수록 점점 가늘어진다. 꼬리핵의

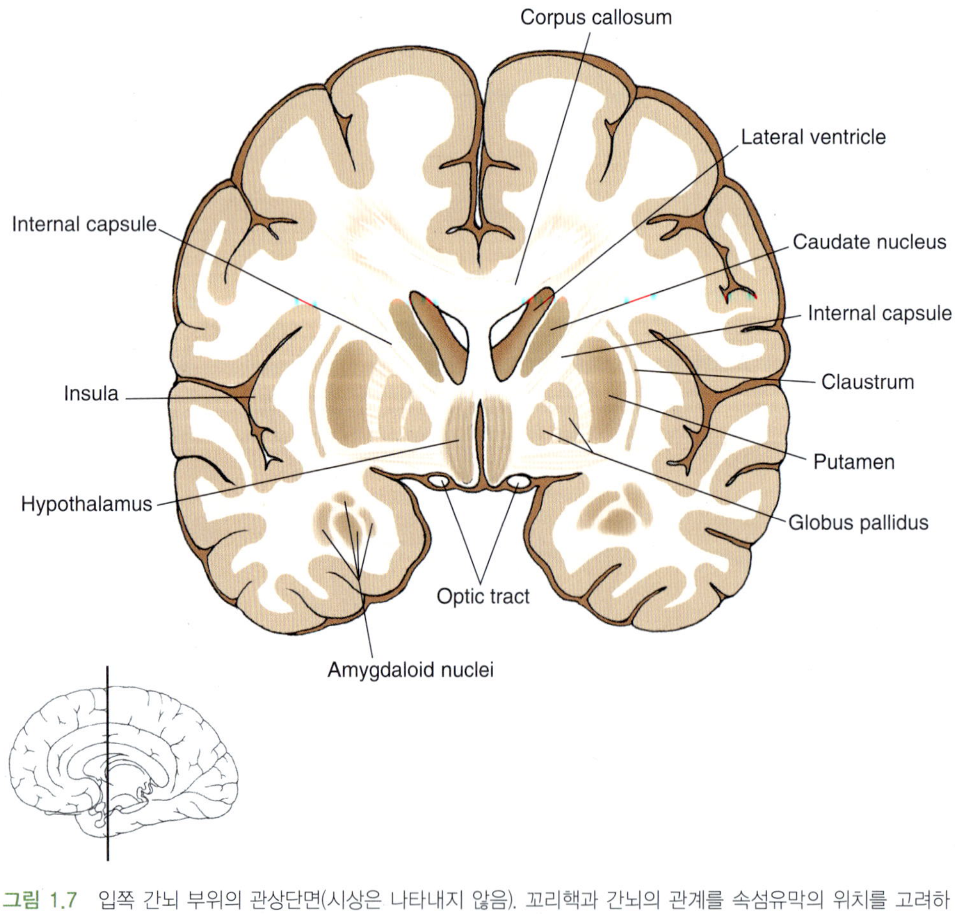

그림 1.7 입쪽 간뇌 부위의 관상단면(시상은 나타내지 않음). 꼬리핵과 간뇌의 관계를 속섬유막의 위치를 고려하면서 창백핵과 조가비핵과 비교하여 다시 기억하자. 그림 아래 부분에 관상단면 전-후 축의 위치를 나타내었다.

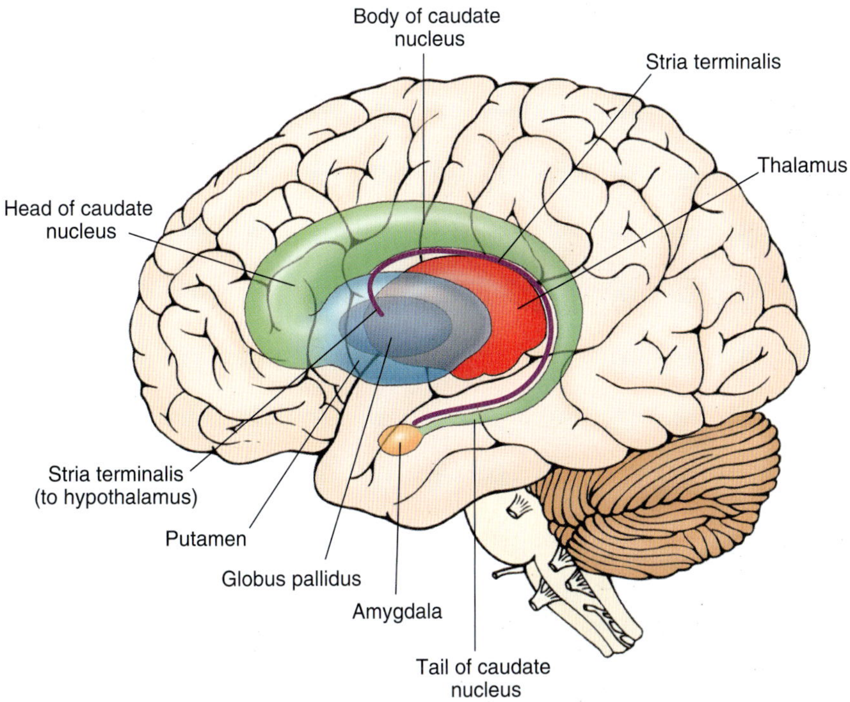

그림 1.8 꼬리핵의 성분 및 다른 구조물(시상, 속섬유막, 창백핵, 조가비핵, 뇌간)과의 관계를 나타낸 모식도. 해부학적으로 꼬리핵과 근접해 있기 때문에 분계선조(시상하부로 향하는 편도체의 주요 출력경로)도 함께 나타내었다.

머리와 멀리 떨어져 위치하는 좁은 부위를 꼬리핵 꼬리tail of caudate nucleus라고 부른다. 꼬리핵의 머리와 꼬리 사이에 위치한 부위를 꼬리핵 몸통body of caudate nucleus이라 부른다. 꼬리핵의 몸통과 꼬리는 시상의 등쪽외측 부위에 가까이 위치한다.

조가비핵은 기저핵에서 가장 큰 부위이며, 전뇌 앞쪽 절반 속의 외측부에 위치하고 있다. 조가비핵의 외측 경계는 기느다란 백색질인 바깥섬유막external capsule이며, 내측 경계는 창백핵이다(그림 1.6~7).

창백핵은 창백외핵lateral segment of GP과 창백내핵medial segment of GP으로 이루어져 있다. 창백핵은 조가비핵의 바로 내측 및 속섬유막internal capsule(대뇌피질을 전뇌, 뇌간, 척수와 상호 연결하는 매우 굵은 신경다발)의 바로 외측에 위치한다(그림 1.6~8).

간뇌 사이뇌·Diencephalon

앞에서 설명한 대로, 주로 간뇌는 등쪽에 위치한 시상과 배쪽에 위치한 시상하부로 이루어져 있다. 간뇌의 내측 경계는 제3뇌실이며, 외측 경계는 속섬유막이다. 배쪽 경계는 뇌 기저부이며, 등쪽 경계는 시상의 천장부이다. 일반적으로 간뇌의 앞쪽 경계는 앞맞교차전교련·anterior commissure(많은 후각섬유와 측두엽섬유를 포함하는 굵은 신경다발; 그림 1.3)와 **종말판**lamina terminalis(셋째뇌실의 입쪽 경계, 그림 1.3에는 표시되어 있지 않음)으로 생각한다. 간뇌의 뒤쪽 경계는 뒤맞교차후교련·posterior commissure(간뇌와 중뇌 사이의 정중선을 교차하는 신경다발)이다.

변연구조물 Limbic Structures

변연구조물은 감정행동조절, 단기기억과정, 그리고 대개 시상하부와 관련된 여러 기능(자율신경 기능, 내장 기능, 호르몬 기능)을 조절하는데 중요한 역할을 한다. 일부 저자들은 변연구조물을 합쳐서 독립된 엽lobe으로 분류하기도 하지만, 이 책에서는 변연구조물로 표현한다. 변연계에 속한 여러 구조물들을 전뇌 단면에서 뚜렷하게 관찰할 수 있다. 이들 중 두 가지 중요한 변연구조물은 측두엽 속에 위치하고 있는 편도체amygdala와 **해마**hippocampus이다(그림 1.6). 편도체는 해마 바로 앞에 위치한다. 편도체와 해마는 중요한 신경다발을 내는데, 이들 신경다발은 먼저 시상 뒷부분 주위의 외측뇌실 아래뿔을 따라 뒤쪽 등쪽 방향으로 주행한 후 이어서 외측뇌실 몸통을 따라 앞쪽으로 주행한다.

해마와 관련된 신경다발은 뇌활fornix이며, 이 신경다발은 뇌들보뇌량·corpus callosum 바로 아래에 위치한다(그림 1.3). 편도체와 관련된 신경다발은 분계선조종말줄·stria terminalis이며, 이 신경다발은 꼬리핵 꼬리의 배쪽내측에 위치한다(그림 1.8). 분계선조의 주행경로는 꼬리핵 꼬리와 평

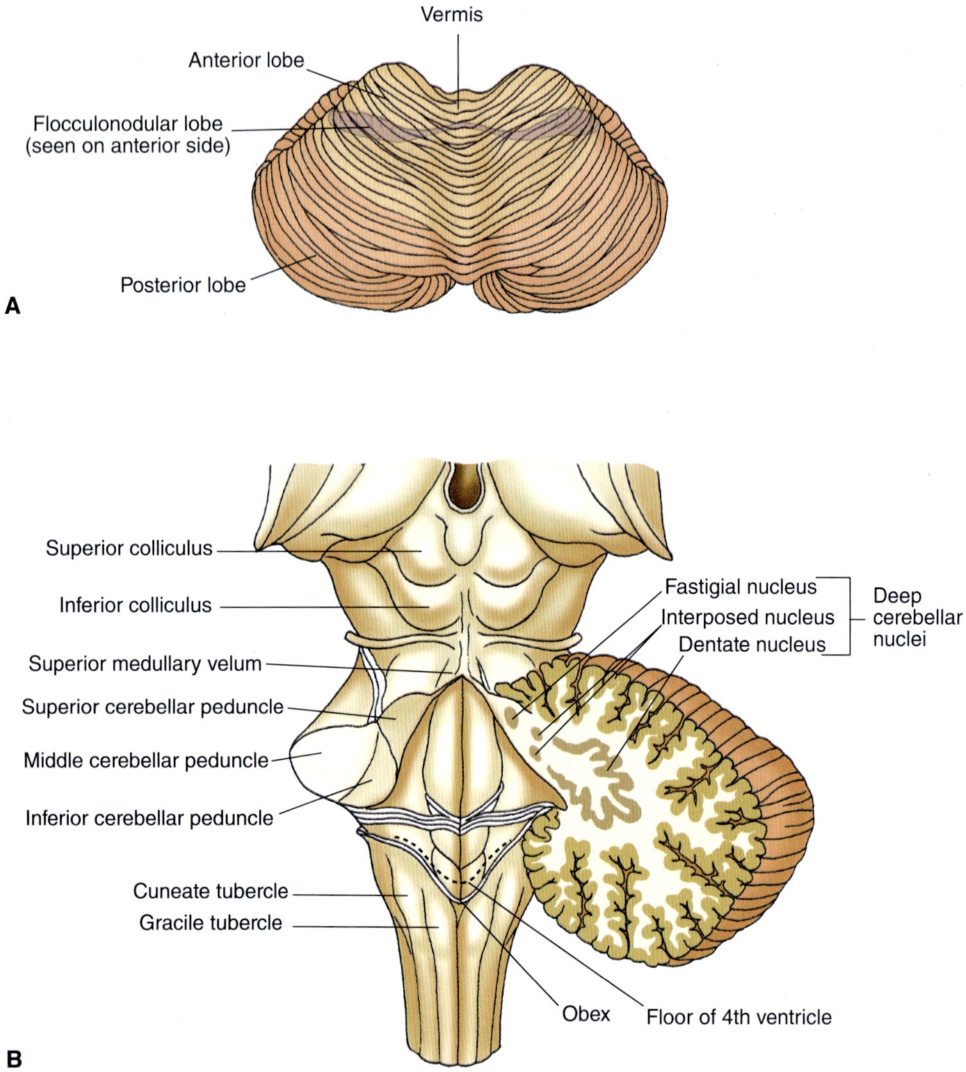

그림 1.9 소뇌와 뇌간. **(A)** 소뇌전엽과 소뇌후엽, 타래결절엽, 그리고 정중구조물인 소뇌벌레를 볼 수 있는 소뇌의 뒷모습. **(B)** 소뇌 일부를 제거한 후 관찰한 뇌간의 뒷모습. 뇌간과 소뇌는 위·중간·아래 소뇌다리를 통해 연결되어 있다.

행하게 달린다. 두 신경다발은 결국 다른 시상하부 부위에 종지한다(12장, 23장, 24장 참조). 변연계에 속하는 다른 구조물로는 띠이랑대상이랑·cingulate gyrus과 전전두엽피질prefrontal cortex, 중격구역septal area을 들 수 있다.

소뇌와 뇌간의 국소해부

Topography of the Cerebellum and Brainstem

소뇌 Cerebellum

소뇌는 운동과정을 통합integration하고 조절regulation하며, 근육들의 협동운동coordination에도 중추적 역할을 한다. 소뇌가 손상된 경우, 균형소실loss of balance과 협동운동소실loss of coordinated movement, **근긴장저하**hypotonia, 의도한 운동 실행 시 운동오차errors in movement가 발생한다. 소뇌는 소뇌다리소뇌각·cerebellar peduncle(3쌍의 매우 큰 신경다발)를 통해 뇌간에 부착되어 있다. 위소뇌다리superior cerebellar peduncle [SCP](맨 위에 있는 한 쌍의 소뇌다리)는 상부 교뇌에 입쪽 방향으로 붙어 있다. 아래소뇌다리inferior cerebellar peduncle [ICP](맨 아래에 있는 한 쌍의 소뇌다리)는 상부 연수의 등쪽외측에 부착되어 있다. 중간소뇌다리middle cerebellar peduncle [MCP](중간에 있는 한 쌍의 소뇌다리)는 교뇌 외측면에 부착되어 있다(그림 1.9B).

소뇌(20장 참조)는 양쪽이 대칭인 소뇌반구를 포함하고 있으며, 소뇌반구는 정중 구조물인 **소뇌벌레**vermis를 통해 서로 이어져 있다. 소뇌반구는 세 부위로 나뉜다. **소뇌전엽**anterior lobe은 중뇌 쪽에 위치한다. **소뇌후엽**posterior lobe

은 소뇌전엽으로부터 뒤쪽아래쪽으로 확장되어 있으며, 소뇌에서 가장 큰 엽이다. 가장 작은 부위인 **타래결절엽**편엽소절엽 · flocculonodular lobe은 가장 아래에 위치하고 있으며, 소뇌후엽에 의해 일부가 덮여 있다. 중요한 점은 소뇌의 각 엽이 말초 및 특정 중추신경계 부위로부터 각각 다른 종류의 입력신호를 받는다는 것이다. 예를 들면, 타래결절엽은 주로 전정계vestibular system로부터 입력을 받으며, 소뇌전엽은 주로 척수spinal cord로부터 입력을 받고, 소뇌후엽은 주로 대뇌피질cerebral cortex로부터 입력을 받는다.

뇌간 뇌줄기 · Brainstem

뇌간 등쪽면 Dorsal View of the Brainstem

중뇌의 등쪽면에서는 2쌍의 융기를 볼 수 있다(그림 1.9B). 상부에 보이는 융기는 위둔덕상구 · superior colliculus으로 시각기능과 연관되어 있고, 하부에 보이는 융기는 아래둔덕하구 · inferior colliculus으로 청각기능과 연관되어 있다. 교뇌와 연수의 등쪽면은 제4뇌실의 바닥을 형성한다 (그림 1.9B). 제4뇌실 벽은 **위소뇌다리**SCP에 의해 형성되고, 제4뇌실 천장은 **상연수천장**supeior medullary velum(위소뇌다리에 부착되어 있음)에 의해 형성된다.

연수의 꼬리쪽 절반에서 제4뇌실이 끝나며, 이 부위에서 제4뇌실은 점점 좁아져 결국에는 중심관central canal(폐쇄연수 및 척수 속에 있는 공간으로 뇌척수액으로 채워져 있음)으로 이어진다. 제4뇌실에서 중심관으로 이행되는 부위를 **빗장**obex이라 부른다. 제4뇌실을 포함하고 있는 연수를 개방연수open medulla라고 하며, 중심관을 포함하고 있는 연수를 폐쇄연수closed medulla라고 한다. 꼬리쪽 연수의 등쪽면에서 2개의 융기가 보이는데, 이를 각각 널판결절얇은다발결절 · gracile tubercle과 **쐐기결절**설상결절 · cuneate tubercle(이 결절은 널판결절의 바로 외측에 위치하며 그림 1.9에도 표시되어 있음)이라 한다. 이들 결절에는 말초로부터 연수로 올라가는 감각섬유들과 연관된 중계뉴런 및 통합뉴런이 포함되어 있다.

뇌간 배쪽면 Ventral View of the Brainstem

대뇌다리기저부 Crus Cerebri

중뇌 높이에서 굵은 신경다발이 대뇌반구로부터 하부 구조인 뇌간과 척수로 내려간다(그림 1.10). 이 신경다발이 대뇌다리기저부대뇌각기저부 · crus cerebri이며, 이 신경다발은 대뇌피질의 운동신호를 뇌간과 척수에 전달한다.

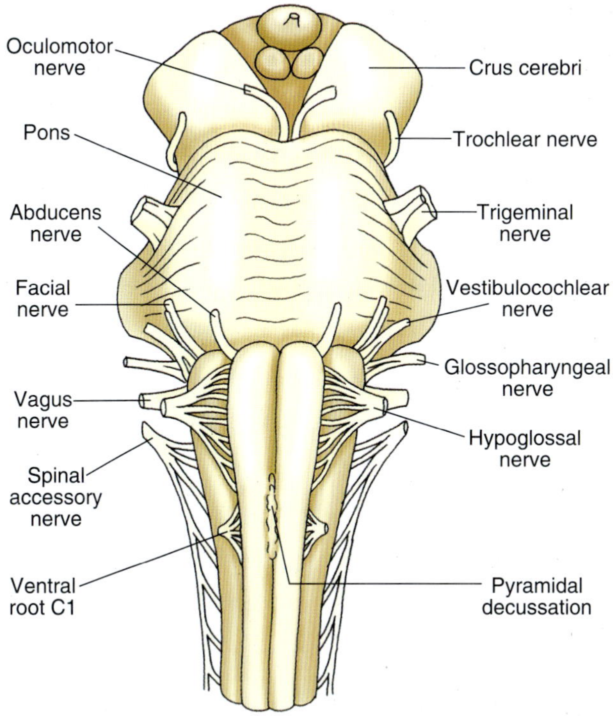

그림 1.10 뇌간의 앞모습. 대뇌다리와 교뇌기저부, 피라미드, 피라미드교차(목척수 바로 위에 위치함), 하올리브핵(피라미드 외측에 위치함), 뇌신경뿌리섬유의 위치를 기억하자.

교뇌와 연수 Pons and Medulla

교뇌는 두 부분으로 이루어져 있는데, 등쪽 절반을 **피개**tegmentum라 하고, 배쪽 절반을 **교뇌기저부**basilar pons라 한다. 교뇌기저부는 육안으로 관찰하였을 때 보이는 앞쪽으로 돌출된 교뇌 부위이다(그림 1.10). 피개는 뇌간의 수평절단면에서만 볼 수 있다(11장 참조). 연수 높이에서는 좁은 틈새들에 의해 나눠진 몇 개의 융기를 관찰할 수 있다. 가장 내측에 융기된 구조물이 **피라미드**pyramid이며, 피라미드는 뇌기저부를 따라 입쪽에서 꼬리쪽 방향으로 주행한다. 피라미드에 포함되어 있는 축삭들은 대뇌피질에서 기원한 것이므로 대뇌반구와 중뇌 높이에서 각각 관찰하였던 속섬유막과 대뇌다리cerebral peduncle에 포함되었던 것과 동일한 섬유들이 많이 포함되어 있다. 이런 방식으로 피라미드는 대뇌피질 신호를 운동기능을 조절하는 모든 척수부위로 전달하는 역할을 한다.

피라미드는 교뇌로부터 꼬리쪽 방향으로 대부분의 연수를 통과해 내려간다. 목척수와 만나는 연수의 꼬리쪽 말단 높이에서는 배쪽면에서 더 이상 피라미드를 관찰할 수 없게 된다. 그 이유는 피라미드에 포함되었던 대부분의 신경섬유들이 하부 연수에서부터 등쪽외측경로를 통해 반대편으로 교차하기 때문이며, 이 교차 부위를 피라미드교차pyramidal decussation라고 부른다. **외측피질척수로**lateral corticospinal tract라 불리는 이 신경로는 전 척수 높이까지 하행한다(10장, 19장 참조). **피라미드교차**pyramidal (motor) decussation는 꼬리쪽 연수의 수평단면에서 더욱 명확하게 관찰할 수 있다. 피라미드는 바로 외측에 있는 작은 고랑에 의해 **올리브**olive와 경계를 이룬다. 올리브는 **하올리브핵**inferior olivary nucleus에 의해 형성되는데, 하올리브핵은 상부 연수에 존재하는 가장 큰 핵군이다(그림 1.10). 올리브는 척수와 일부 뇌간으로부터 소뇌로 입력되는 중요한 중계핵을 포함하고 있다.

뇌간 배쪽면에서 보이는 그 외의 특징으로는 뇌신경뿌리를 관찰할 수 있다는 것이며, 뇌신경에 대한 자세한 내용은 13장에서 다루게 된다. 뇌간 배쪽면에서 관찰되는 뇌신경으로는 중뇌에서 보이는 눈돌림신경동안신경·oculomotor nerve [CN III]과 도르래신경활차신경·trochlear nerve [CN IV], 교뇌에서 보이는 삼차신경trigeminal nerve [CN V]과 외전신경갓돌림신경·abducens nerve [CN VI], 얼굴신경안면신경·facial nerve [CN VII], 피라미드와 올리브 사이의 연수 배쪽면에서 보이는 혀밑신경설하신경·hypoglossal nerve [CN XII], 연수 외측면에서 보이는 속귀신경전정와우신경·vestibulocochlear nerve [CN VIII]과 혀인두신경설인신경·glossopharyngeal nerve [CN IX], 미주신경vagus nerve [CN X], 부신경더부신경·accessory nerve [CN XI]을 들 수 있다(그림 1.10).

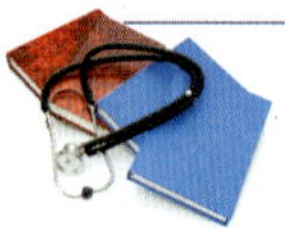

임상 증례

이 책에서 소개하는 임상 증례의 목적은 각 장에서 다룬 일부 신경해부학적 개념을 알게 하려는 것이다. 여러분들에게 환자의 상태를 진단하게 한다거나 환자를 치료하는 데 필요한 수술이나 약물을 제안하라는 것이 아니다. 그 대신, 저자들은 이 증례를 해결해 나가면서 기초적인 신경과학 지식이 매우 현실적으로 임상 양상과 연관되어 있다는 것을 증명해 보이고자 한다.

병력

사울Saul은 75세의 남성으로 최근에 내과의사로부터 자신의 심박동이 불규칙하다는 사실을 듣게 되었다. 그는 심박수를 조절하는 약을 처방받았으며, 의사는 며칠 후 다시 병원에 올 것을 요청하였지만, 그는 겁이 나서 다시 병원에 가지 못했으며 처방전도 받을 수 없었다. 병원에 다녀온 3주 후 어느 날 아침, 잠에서 깬 후 침대에서 일어나려고 하였지만 좌측 팔다리를 움직일 수 없었다. 그는 우측 손으로 119에 전화를 걸었다. 교환원이 응답하였을 때, 자신의 상황을 설명하려 하였지만 발음이 불분명하여 교환원은 그의 말을 이해할 수 없었다. 교환원은 그에게 전화번호를 추적할 수 있도록 전화를 끊지 말고 기다리라고 하였다. 잠시 후 구급차가 도착하였고 사울은 가까운 응급실에 도착하였다.

진찰

응급실 의사는 사울에게 부정맥이 있다는 점에 주목했다. 신경과의사가 와서 확인한 결과, 그는 말이 매우 불분명하여 마치 술 취한 사람이 말하는 것과 같았지만, 문법에 맞게 그리고 논리적으로 말하였다. 그의 혈중 알코올 농도는 0.0이었다. 그는 불분명하게 말하였지만, 3단계 명령수행three-step command과 따라 말하기repetition는 할 수 있었다. 그가 미소 지으려고 하였을 때, 왼쪽 입술이 처졌다. 이마에 주름을 잡게 하였을 때, 그의 이마는 대칭적으로 주름이 잡혔다. 그의 좌측 팔은 완전히 마비되었지만, 좌측 다리는 아주 약하게 움직일 수 있었다. 사울은 치료를 위해 집중치료실에 입원하였다.

설명Explanation

사울이 앓고 있는 부정맥은 **심방세동**atrial fibrillation(심장이 불규칙적으로 그리고 전형적으로 빨리 박동함)이다. 심방세동이 있으면 심장에 수많은 작은 혈전피떡·blood clot이 만들어질 수 있으며, 이 혈전들이 떨어져 나와 뇌혈관을 막음으로써 뇌졸중을 일으킬 수 있다.

사울의 상태는 중심앞이랑precentral gyrus(일차운동피질primary motor cortex)을 침범하는 우측 전두엽피질 뇌졸중에 해당한다. 어눌한 언어 및 팔다리의 근력약화와 같은 운동 증상들은 해당 대뇌피질영역이 침범되어 발생한다. 중심앞이랑에 있는 각 영역에는 신체 각 부위가 기능적으로 질서정연하게 배열(호먼큘러스homunculus)되어 있다. 환자의 증상들은 주로 중간대뇌동맥middle cerebral artery(내경동맥의 분지이며, 흔히 색전emboli이 일어나는 부위임)이 막혔을 때 나타나는 변화인데, 그것은 이 동맥이 침범된 부위의 대부분에 혈액을 공급하기 때문이다. 그러나 이 부위의 상부는 부분적으로 전대뇌동맥anterior cerebral artery에 의해 혈액을 공급받는다. 임상 증상이 환자의 다리에도 나타나지만 팔보다 증상이 경미한 것으로 보아 이런 사실을 알 수 있다. 얼굴의 하부 2/3에 근력약화가 나타났지만 이마는 침범되지 않았는데, 그것은 이마 부위는 양쪽 대뇌피질에 의해 지배받고 있기 때문이다. 대부분의 사람들은 오른손잡이고 왼쪽 대뇌가 우세(언어기능을 기준으로 정함)하므로 사울의 언어장애는 오로지 운동기능에 국한되어 있으며, 지시를 수행하고 올바르게 문장을 만들 수 있었다. 사울은 집중치료실로 옮겨졌다. 그는 약 4주간 병원에 입원한 후, 그 뒤에는 가까운 재활시설로 이송되어 그곳에서 재활훈련을 통해 언어를 포함한 기본적인 운동기능 대부분을 회복할 수 있었다.

연습문제

질문

각 문항에서 가장 알맞은 답을 고르시오.

문항 1과 2

어떤 79세 여성이 그녀의 아파트에서 의식을 잃어 응급실에 왔다. 의식이 회복된 후 시행한 신경학적 검사에서 우측 팔다리 마비 및 언어장애를 나타내는 뇌졸중으로 밝혀졌다.

1. 뇌졸중이 발생해 다리가 마비되었다면, 뇌 어느 부위가 침범되었을 가능성이 가장 높은가?
   a. 전전두엽피질prefrontal cortex
   b. 중심앞이랑precentral gyrus
   c. 중심뒤이랑postcentral gyrus
   d. 상측두이랑superior temporal gyrus
   e. 두정엽parietal lobe

2. 이 환자의 언어장애는 주로 어느 부위의 손상 때문에 생기는가?
   a. 상전두이랑superior frontal gyrus
   b. 하측두이랑inferior temporal gyrus
   c. 하전두이랑inferior frontal gyrus
   d. 후두엽피질occipital cortex
   e. 두정엽피질 내측부위medial aspect of parietal cortex

3. 어떤 75세 남성이 충수염appendicitis 수술을 받던 중, 폐로부터 떨어져 나온 혈전clot에 의해 뇌졸중이 발생하여 1주일 동안 의식을 잃었다. 의식을 회복했을 때, 환자는 자신이 균형을 잡을 수 없을 뿐 아니라 의도한 운동을 할 때 떨림tremor이 나타난다는 것을 알게 됐다. 또한 환자의 운동은 부드럽지 않고 갑자기 홱 움직여졌으며 협동운동이 어려웠다. 어느 부위의 손상일 가능성이 가장 높은가?
   a. 척수spinal cord　b. 연수medulla
   c. 교뇌pons　d. 중뇌midbrain
   e. 소뇌cerebellum

4. 뇌기저부 종양이 의심되는 어떤 60세 여성 환자의 자기공명영상MRI 사진을 보았더니, 종양이 뇌하수체 바로 앞에 위치하여 주변 신경조직을 침범하고 있었다. 이 종양 때문에 발생할 가능성이 가장 높은 장애는?
   a. 팔 운동장애　b. 언어장애
   c. 호흡곤란　d. 감정 변화
   e. 통각 소실

5. 어떤 45세 남성이 수 주 간 지속적으로 재발하는 두통으로 병원에 왔다. 검사 결과, 외측뇌실 앞뿔 외측벽을 따라 위치하는 종양이 발견되었으며, 수두증hydrocephalus은 동반되지 않았다. 종양이 직접적으로 영향을 미치는 부위는 어느 곳인가?
   a. 꼬리핵caudate nucleus　b. 조가비핵putamen
   c. 창백핵globus pallidus　d. 해마hippocampus
   e. 띠이랑cingualate gyrus

정답 및 설명

1. 정답: b
일차운동피질은 중심앞이랑에 위치하며, 몸 형태 배열을 나타낸다. 팔과 다리의 기능은 중심앞이랑의 서로 다른 부위에 분포되어 있다. 중심뒤이랑은 말초로부터 입력되는 통각과 온도감각, 압력감각, 운동감각, 촉각을 담당하는 일차감각영역이다. 상전두이랑도 운동기능에 관여하는 특정 신경세포군(보조운동영역supplementary motor area, 전운동영역premotor area)을 포함하고 있지만, 일차운동영역은 아니다. 상두정소엽은 감각식별과정 및 전운동피질로 보내는 신호 편성과 연관되어 있다. 후두정엽피질posterior parietal cortex [PPC]은 감각운동 통합과 복잡한 반응 양상의 조직화를 담당한다.

2. 정답: c
하전두이랑에는 브로카운동언어영역이라 불리는 부위가 존재한다. 브로카영역이 손상되면 운동실어증이 생기는데, 운동실어증이 있으면 자신의 생각을 의미 있는 말로 표현하지 못한다. 상부 전두엽피질은 다리 운동과 연관되어 있으며, 하측두이랑은 인식기능과 연관되어 있고, 후두엽은 시각 기능과 연관되어 있으며, 두정엽 내측면은 다리를 포함한 체성감각 기능과 연관되어 있다.

3. 정답: e
척수와 연수, 교뇌, 중뇌는 모두 운동 기능에 중요한 역할을 하지만, 소뇌는 일차적으로 운동기능을 조절한다. 소뇌가 손상되면 균형소실과 협동운동소실, 떨림이 나타난다. 소뇌와 달리, 뇌의 다른 부위는 위의 기능들을 직접적으로 조절하지는 않는다.

4. 정답: d
시신경은 시상하부보다 훨씬 앞부분에서 뇌로 들어간다. 뇌 기저부의 이 부위에 생긴 종양은 흔히 시상하부에 영향을 미치는데, 시상하부는 감정행동과 자율신경 기능을 조절하는 중요한 역할을 한다. 사지 운동은 속섬유막이나 중심앞이랑의 손상에 의해 영향을 받고, 언어장애는 하전두이랑 또는 상측두이랑 손상에 의해 영향을 받으며, 호흡은 하부 뇌간에 의해 영향을 받고, 통각은 뇌간 일부와 시상, 중심뒤이랑 손상에 의해 영향을 받는다.

5. 정답: a
꼬리핵 머리는 외측뇌실 앞뿔의 외측에 인접하여 위치한다. 따라서 이 부위에 생긴 종양은 꼬리핵 머리를 침범하게 된다. 조가비핵과 창백핵은 외측뇌실에서 더 외측으로 떨어져 꼬리핵 외측에 위치하며, 해마는 외측뇌실 아래뿔에 인접하여 위치하고, 대상이랑은 외측뇌실과 떨어져 뇌들보 위에 위치한다.

요 약

뇌의 주요 구조물과 각 구조물의 기능

뇌 부위	구조물	일반적 기능	관련 질환
대뇌피질			
전두엽(이마엽) (Frontal lobe)	중심앞이랑	신체(사지·몸통)와 머리 부위 근육의 수의운동 조절	신체(사지·몸통)와 머리 부위의 수의운동 소실
	전운동영역	신체(사지·몸통)의 수의운동을 돕고 통합함	실행증(신체와 머리 부위의 복잡한 운동수행능력 소실)
	전두안구영역	안구의 수의적 수평운동 조절	수평안구운동의 수의적 조절 상실(안구를 병변 반대쪽으로 돌릴 수 없음)
	전전두엽피질	지적기능, 감정기능	지적기능 및 감정기능 장애
	브로카운동언어영역	언어의 운동측면을 조절함	운동실어증
두정엽(마루엽) (Parietal lobe)	중심뒤이랑	체성감각의 의식적 인식	체성감각 인식 소실
	베르니케영역	언어 감각 통합	감각실어증
	상두정소엽	감각과 운동 통합, 운동반응 편성	후두정엽증후군; 감각무시; 실행증
측두엽(관자엽) (Temporal lobe)	상측두이랑	청각 인식	소리를 인식하지 못함
	중간측두이랑	움직이는 물체 인식	움직이는 물체를 인식하지 못함
	하측두이랑	얼굴 인식	얼굴을 인식하지 못함
후두엽(뒤통수엽) (Occipital lobe)	새발톱고랑의 상·하 부위	시각 인식	양쪽 눈의 반대편 시야의 부분 또는 전체 시각 소실(시각피질을 침범한 정도에 따라 달라짐)
심부구조물			
뇌실 (Ventricles of the brain)	외측뇌실, 제3뇌실, 제4뇌실, 대뇌수도관	중추신경계 속의 뇌척수액 유통; 전해질의 원천 및 신경활성물질과 대사물질의 유·출입 경로	수두증
기저핵(바닥핵) (Basal ganglia)	꼬리핵, 조가비핵, 창백핵, 시상밑핵, 흑색질	대뇌피질과 연관된 운동기능 조절	운동이상증
간뇌(사이뇌)			
시상 (Thalamus)	시상핵	다른 중추신경계로부터 들어오는 신호를 감각과 운동, 인지, 감정 기능을 담당하는 대뇌피질로 전달	감각과 운동, 기타 기능의 소실
시상하부 (Hypothalamus)	시상하부핵	내장 기능(섭식 기능, 수분섭취 기능, 자율신경 기능, 내분비 기능, 성행동, 감정행동)	내장기능과 감정기능의 장애(소실 또는 변화) 초래
변연구조물 (Limbic structures)	해마, 편도체, 중격구역, 대상이랑, 전전두엽피질	시상하부기능 조절, 감정행동 조절, 단기기억	측두엽 뇌전증, 감정과 연관된 조절 소실, 단기기억 소실
소뇌와 뇌간			
	소뇌: 소뇌전엽, 소뇌후엽, 타래결절엽	운동을 담당하는 중추신경계 모든 부위와 관련된 운동기능의 통합	균형 소실, 운동실조, 근긴장저하, 의도한 운동을 할 때 나타나는 운동장애
	중뇌	감각과 운동, 자율신경 기능의 조절 및 전달 (CN III & CN IV)	CN III 및 CN IV와 연관된 장애 및 감각과 운동, 자율신경 기능 장애
	교뇌	감각과 운동, 자율신경 기능의 조절 및 전달 (CN V~VII)	CN V~VII과 연관된 장애 및 감각과 운동, 자율신경 기능 장애
	연수	감각과 운동, 자율신경 기능의 조절 및 전달 (CN VIII, CN IX, CN X, CN XII)	CN VIII, CN IX, CN X, CN XII와 연관된 장애 및 감각과 운동, 자율신경 기능 장애(호흡 포함)

CN, 뇌신경 cranial nerve

2

신경계 발생
Development of the Nervous System

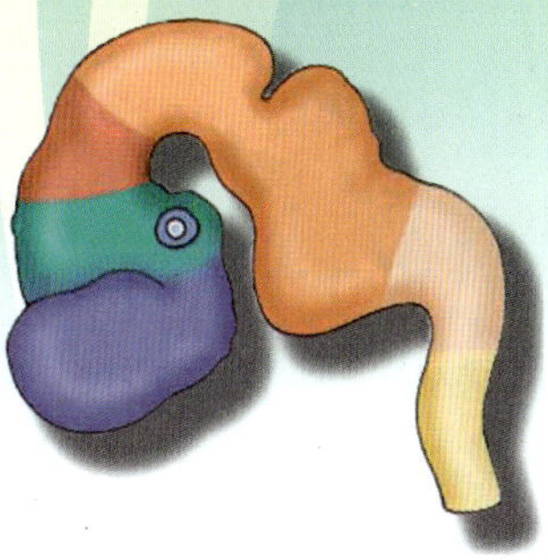

개요

- 초기 발생 Early Aspects of Development
- 중추신경계 형태형성 Morphogenesis of the Central Nervous System
  - 척수 The Spinal Cord
  - 뇌 The Brain
    - 수뇌 숨뇌·연수·Myelencephalon (Medulla)
    - 후뇌 Metencephalon
      - 교뇌 Pons
      - 소뇌 Cerebellum
    - 중뇌 중간뇌·Mesencephalon (Midbrain)
    - 전뇌 앞뇌·Prosencephalon (Forebrain)
      - 간뇌 사이뇌·Diencephalon
      - 종뇌 Telencephalon
      - 기저핵 바닥핵·Basal Ganglia
      - 속섬유막 Internal Capsule
      - 해마형성체 및 관련 구조물 Hippocampal Formation and Related Structures
      - 맞교차 교련·Commissure
  - 중추신경계의 말이집형성 Myelination in the Central Nervous System
- 신경계 발생 이상 Abnormalities in Development of the Nervous System
  - 이분척추 척추갈림증·Spina Bifida
  - 척수공동증 척수물구멍증·Syringo(hydro)myelia
  - 척수속박증 Tethered Cord
  - 뇌탈출 뇌류·Encephalocele
  - 댄디-워커증후군 Dandy-Walker Syndrome
  - 무뇌증 뇌없음증·Anencephaly
  - 신경관결손 예방을 위한 엽산 치료 Folate Therapy for Prevention of Neural Tube Defects
- 신경발생을 조절하는 세부기전 Mechanisms Underlying Neural Development
  - 신호유도와 신경세포 분화 Signal Induction and Neural Cell Differentiation
  - 뉴런의 생성과 사멸 Neuronal Generation and Cell Death
  - 뉴런의 생성과 생존에 영향을 미치는 요인들 Factors Affecting Formation and Survival of Neurons

학습목표

이 장을 공부한 학생들은

1. 일차뇌소포 형성을 포함한 초기 뇌발생을 설명할 수 있어야 한다.
2. 척수와 뇌간이 어떻게 형성되는지 설명할 수 있어야 한다.
3. 척수와 뇌간에 존재하는 감각구조물과 운동구조물, 자율신경 구조물의 위치를 서로 비교하여 설명할 수 있어야 한다.
4. 소뇌의 육안 구조와 각 구조물이 어떻게 형성되는지 설명할 수 있어야 한다.
5. 간뇌, 기저핵, 변연계와 같은 전뇌구조물이 어떻게 형성되는지 설명할 수 있어야 한다.
6. 뇌실계가 어떻게 형성되고 구성되어 있는지 설명할 수 있어야 한다.
7. 비정상 발생과 관련하여 선천기형이 나타날 수 있는 이유를 설명할 수 있어야 한다.

개요 (계속)

초기 발생 Early Aspects of Development

신경계는 **외배엽**ectoderm(배아조직의 표층)으로부터 발생한다. 배아발생 3~4주까지는 **척삭**notochord(중배엽 원천mesodermal origin)이 **신경판**neural plate의 발달을 유도한다(그림 2.1A).

이 기간 동안에 세포증식이 매우 활발하게 일어난다. 세포가 증식함에 따라 중배엽 원천인 척삭의 앞부분이 두꺼워지므로 배아기fetal life 3주에 신경판이 형성된다(그림 2.1A). 이후 1주 동안 신경판은 두꺼워지고 외측으로 확장된다. 신경판이 확장될 때, 더 빠르게 성장하는 신경판의 외측부위가 등쪽에 축적되어 **신경주름**neural fold이 만들어진다(그림 2.1B). 신경판이 성장하고 확장할 때 세로축longitudinal axis을 따라 얕은 고랑이 형성되는데 이를 **신경고랑**neural groove이라 부른다(그림 2.1B). 신경판의 뒤쪽 끝 부위(앞쪽 끝 부위 보다 더 가늚)는 결국 척수spinal cord가 되고, 더 넓은 앞부위는 뇌brain가 된다. 신경관은 신경판으로부터 형성되며, 이 과정을 **일차신경관형성**primary neurulation이라 부른다. 이 과정이 일어나는데 관여할 수 있는 일부 분자적 기전들은 이 장의 뒷부분에서 설명할 것이다.

신경판이 길어지고 넓어지면서 신경고랑은 더욱 깊어진다. 신경고랑이 형성되고 깊어지는 과정 중에 신경고랑의 외측경계부에 위치하는 일부 세포들이 분리되어 등쪽 부위로 이주함으로써 **신경능선**neural crest이 된다(그림 2.1B). 배아가 자라면서 신경주름은 정중선을 따라 융합되어 **신경관**neural tube이 된다(그림 2.1C).

신경능선세포는 독립적인 신경세포 그룹으로 분화하게 된다(그림 2.1D). 한 그룹은 뇌신경절cranial nerve (CN) ganglion(머리 부위에 분포하는 CN V와 CN VII, CN IX, CN X 성분)의 감각뉴런과 **후근신경절**뒤뿌리신경절·dorsal root ganglion(사지·몸통 성분)로 분화한다. 두 번째 그룹은 자율신경절autonomic ganglion(교감신경계의 **척추옆신경절**paravertebral ganglion 및 **척추앞신경절**prevertebral ganglion의 절후신경절뉴런과 내장기관에 위치하는 부교감신경계의 절후신경절뉴런; 21장 참조)로 분화한다. 다른 신경능선세포는 **친크롬세포**크롬친화세포·chromaffin cell(부신수질에 분포)와 **슈반세포**Schwann cell(말초신경의 말이집 형성), **멜라닌세포**melanocyte가 된다. 그 외에, 신경관를 따라 분포하는 중배엽세포 그룹인 **체절**몸분절·somite은 골격근과 척추뼈, 피부진피층으로 발달하게 된다(그림 2.1D).

입쪽 신경판은 초기에는 3개의 뇌소포brain vesicles를 형성한 후, 결국 5개의 뇌소포로 발생하게 된다. 세 개의 뇌소포는 전뇌앞뇌·prosencephalon와 중뇌중간뇌·mesencephalon, 능형뇌마름뇌·rhombencephalon이며, 뇌소포의 꼬리쪽 부위는 척수spinal cord로 발달하게 된다(그림 2.2A). 세 뇌소포는 5개의 뇌소포가 되는데, 입쪽의 **전뇌**prosencephalon·forebrain는 **종뇌**끝뇌·telencephalon와 **간뇌**사이뇌·diencephalon로(망막retina으로 발생하는 세포도 간뇌에 포함됨)로, **중뇌**mesencephalon는 **중뇌**midbrain로, 꼬리쪽의 **능형뇌**rhombencephalon는 **후뇌**metencephalon와 **수뇌**숨뇌·연수·myelencephalon·medulla로 나눠지만, 척수는 꼬리쪽 신경관으로부터 형성된다(그림 2.2B). 외측면에서 보면, 각 뇌소포와 연관된 굴곡flexure을 볼 수 있다(그림 2.2C). 뒤에서 설명한 대로, **전신경공**앞신경구멍·anterior neuropore이 막히지 않으면 **무뇌증**anencephaly이 되고, **후신경공**뒤신경구멍·posterior neuropore이 막히지 않으면 **이분척추**spina bifida가 된다.

중추신경계 형태형성 Morphogenesis of the Central Nervous System

이 장 끝부분에 요약되어 있는 표 2.1을 참조할 것.

척수 The Spinal Cord

척수를 형성하는 신경관neural tube은 세 층으로 이루어져 있으며, 안쪽층을 **뇌실층**ventricular layer(신경관 내강과 접촉하고 있음)이라 부르고, 중간층을 **외투층**mantle layer이라 부르며, 바깥층을 **변연층**marginal layer이라 부른다(그림 2.3A). 뇌실층은 주로 증식이 일어나는 층이면서 신경관이 발생할

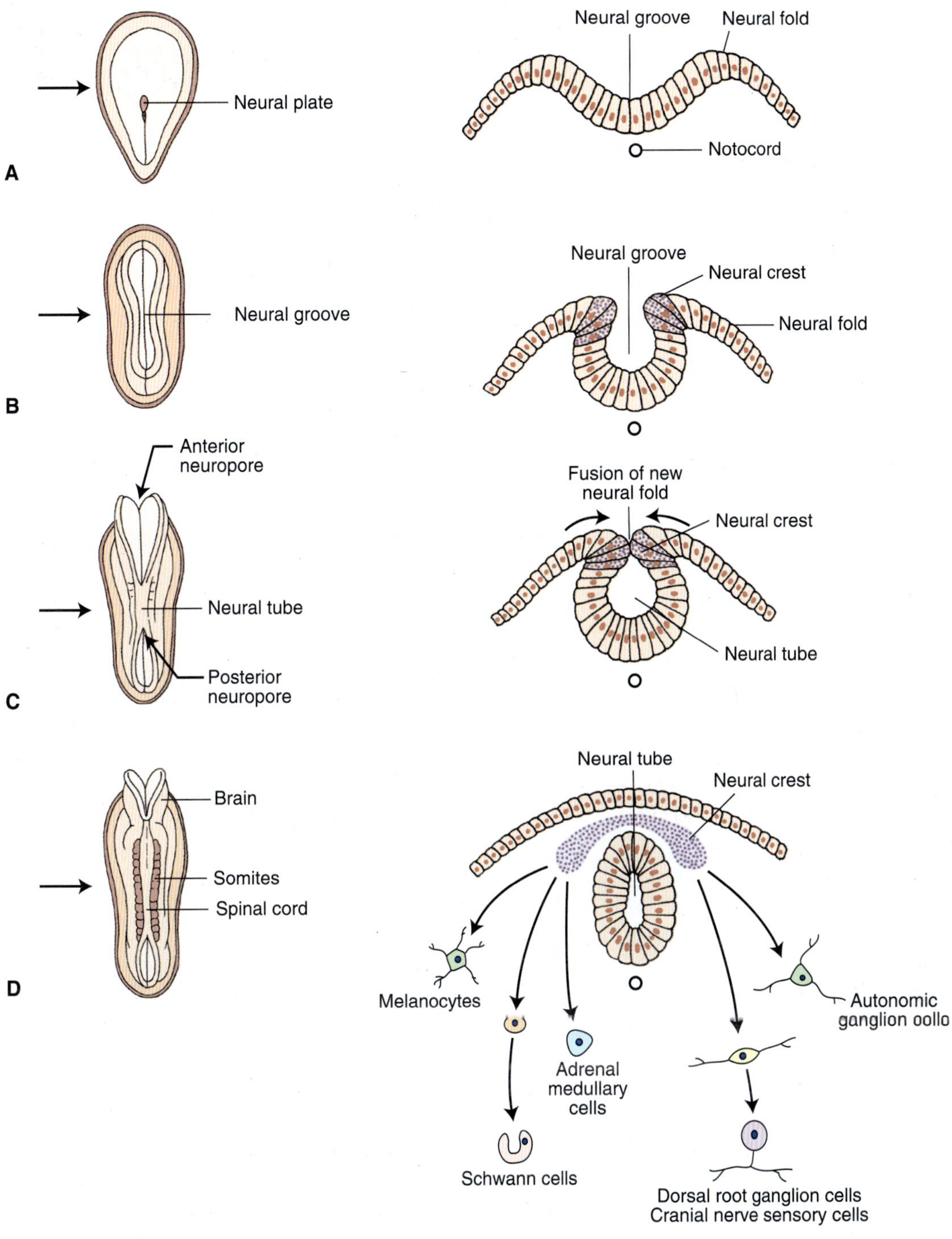

그림 2.1 중추신경계의 초기 배아발생. 패널 **A~D**는 초기(임신 3~4주) 발생 과정을 나타낸 것으로, 배아의 등쪽면으로부터 **(A)** 신경판, **(B)** 신경고랑, **(C)** 신경관이 형성된다. 각 패널의 좌측에는 등쪽에서 관찰한 발생 중인 배아를 나타내었고, 우측에는 화살표로 표시한 높이의 신경계 절단면을 나타내었다. **(D)** 신경능선으로부터 분화되는 세포들도 함께 나타내었다. (자세한 내용은 본문을 참조할 것)

때 가장 먼저 생성되는 층이기도 하다. 두 번째로 형성되는 층은 변연층이며, 이어서 외투층이 형성된다. 발생 초기에 신경수관neural canal 벽이 두꺼워지는데, 신경수관 벽의 비후에는 외투층에 있는 분화가 끝나지 않은 미성숙 신경세포immature neuron(종종 neurocyte라고도 함)의 형성이 일부 관여한다. 외투층은 뉴런의 일차세포체를 포함하고 있어 결국 척수의 회색질gray matter이 된다. 외투층에 존재하는 세포와 연관된 축삭들은 변연층 속으로 자라게 된다. 후신경공posterior neuropore의 바로 꼬리쪽 부위에서, **이차신경관형성**secondary neurulation에 의해 신경관이 형성된

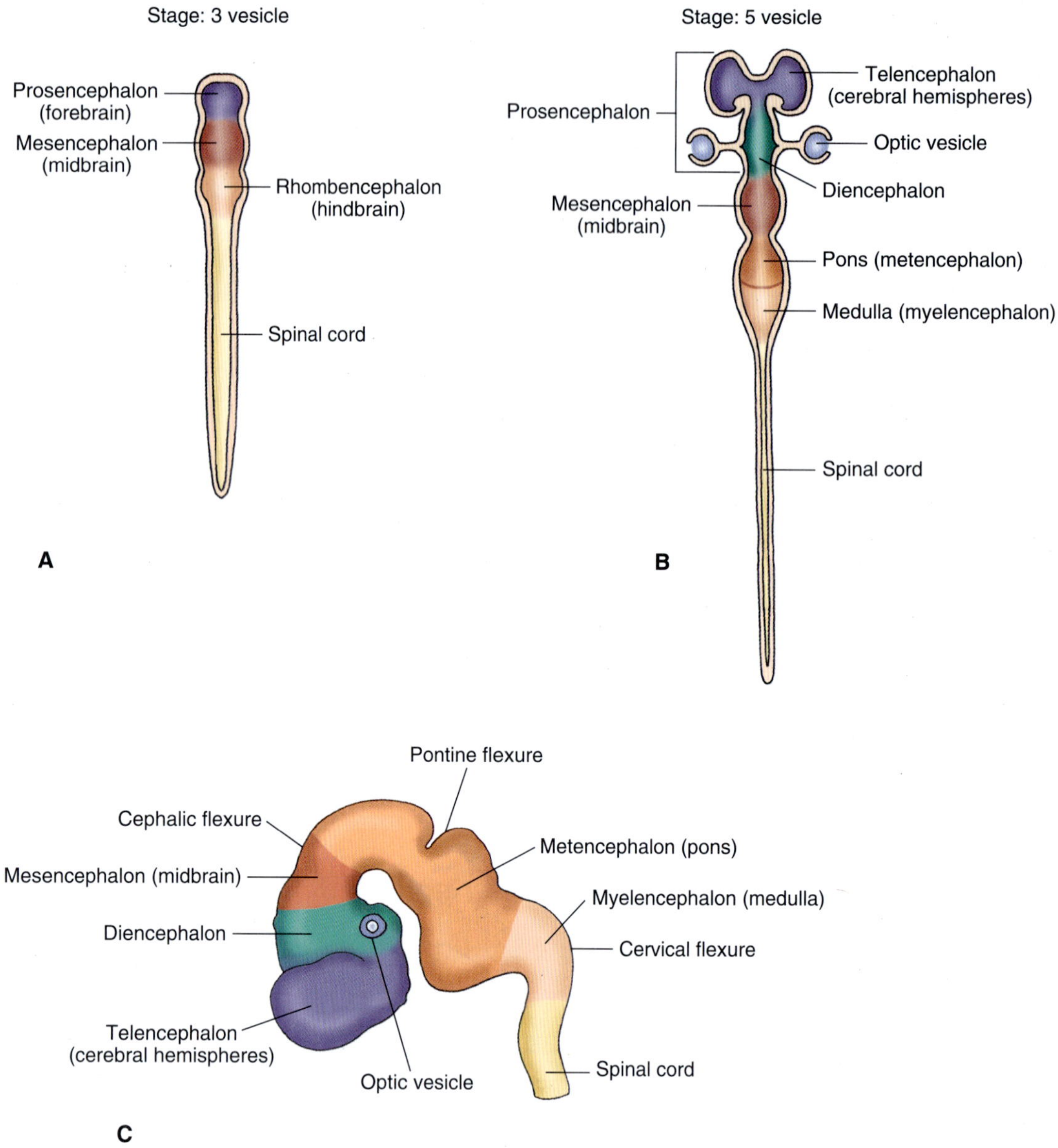

그림 2.2 뇌소포 형성. 그림은 (A) 3개로 이루어진 뇌소포가 (B) 5개로 이루어진 뇌소포로 분화할 때, 전뇌는 종뇌와 간뇌로, 중뇌는 그대로 중뇌로, 능형뇌는 후뇌와 연수로 변하는 것을 보여주고 있다. 이들 그림은 두 시기에 등쪽에서 관찰한 신경관을 나타낸 것이며 굴곡은 나타내지 않았다. 패널 C는 측면에서 관찰한 모습을 나타낸 것이다. 굴곡이 생성되는 이유는 크기가 한정되어 있는 두개골 내에서 대뇌반구와 뇌간에 존재하는 세포들이 증식하기 때문이다.(자세한 내용은 본문을 참조할 것)

다. 이곳에서 중간엽세포mesenchymal cell가 형성되고 응집되며, 중간엽세포 복합체 내에 빈 공간이 생기고, 이 빈 공간은 결국 중심관central canal이 된다. 일차신경관형성의 결과로서 후신경공의 폐쇄에 의해 형성되는 중심관은 이어서 중간엽세포로부터 형성되는 중심관과 연결된다.

신경관은 추가로 분화가 일어나는데, 신경관에서 일어나는 분화는 신경관 단면을 관찰해 보면 잘 알 수 있다. 미성숙신경세포neurocyte 증식이 일어나는 동안 한 쌍의 고랑groove이 신경수관의 대략 외측 경계 중간지점을 따라 나타난다. 이 고랑을 **경계고랑**sulcus limitans(그림 2.3A)이라 하는데, 경계고랑은 중추신경계 기능영역의 후기발생과 관련된 중요한 해부학적 표지이다. 결국, 미성숙신경세포가 경계고랑을 기준으로 여러 부위에 축적된다. 경계고랑의 등쪽으로 이주하는 미성숙신경세포는 **날개판**alar plate을 형성하는 반면, 경계고랑의 배쪽으로 이주하는 미성숙신경세포는 **기저판**basal plate을 형성한다(그림 2.3A). 더구나 경계고랑에 인접한 중간부위에서 발생 중인 세포들은 자율신경세포로 분화하게 된다. 따라서 날

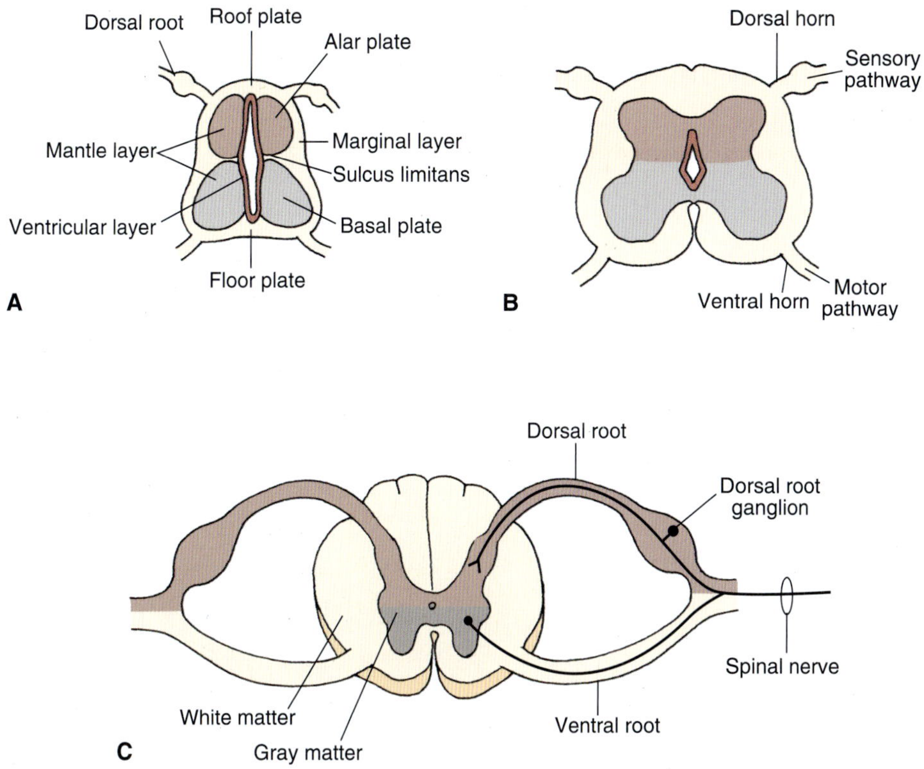

그림 2.3 척수 발생을 (A) 초기단계, (B) 중간단계, (C) 후기단계로 나타내었다. 패널 A에는 날개판과 기저판, 지붕판, 마루판의 위치를, 패널 B와 패널 C에는 이들로부터 분화되는 구조물을 나타내었다. (자세한 내용은 본문을 참조할 것)

개판과 기저판은 신경수관의 벽을 이루게 된다. 신경수관의 등쪽 중간부위에 존재하는 세포들은 **지붕판**roof plate이라 불리며, 배쪽 중간부위에 존재하는 세포들은 **마루판**floor plate이라 불린다(그림 2.3A). 날개판과 기저판에 존재하는 세포들은 각각 감각경로와 운동경로에 관여한다(그림 2.3B). 신경관에 있는 축삭의 성장 방향은 외투층에 있는 세포체의 특정 위치에 따라 결정된다. 일반적으로 외투층 내에서 약간 더 배쪽에 위치(기저판basal plate)하는 축삭들은 체절몸분절·somite이라 불리는 인접부위에 분포하게 되는데, 체절은 신체의 여러 부위로 발달하게 된다. 체절에 분포하는 축삭들은 외투층으로부터 나온 신경섬유에 의해 기능적으로 연결되어 척수**전근**ventral root을 형성하게 된다(그림 2.3C). 이렇게 됨으로써, 이들 축삭은 신경계의 운동뉴런으로 발달하게 된다. 이들 축삭은 초기에는 척수의 입쪽 방향이나 꼬리쪽 방향, 뇌 방향으로 자라는 변연층에서 발견된다. 그 중 일부는 척수 회색질에 있는 신경세포체로부터 나오며, 일부는 후근신경절dorsal root ganglion [DRG]로부터 나오고(이 축삭들이 척수후근dorsal root을 형성함), 얼마 후에 일부 축삭이 뇌로부터 내려오게 된다(그림 2.3C). 발생 과정 중에 축삭이 빠른 속도로 추가되면서 특징적인 바깥쪽 척수 백색질을 형성하게 된다(그림 2.3C). 발생 중인 척수신경은 여러 가지 기능적 성분, 즉 **일반체성구심뉴런**general somatic afferent (GSA) neuron과 **일반체성원심뉴런**general somatic efferent (GSE) neuron, **일반내장원심뉴런**general visceral efferent (GVE) neuron, **일반내장구심뉴런**general visceral afferent (GVA) neuron을 포함하고 있다. 일반체성구심뉴런GSA neuron으로는 말초로부터 뇌로 감각 정보를 전달하는 신경세포를 들 수 있다. 이들은 온도 변화, 유해 자극, 촉각, 압력감각, 고유감각(**고유감각기**proprioceptor가 담당하는 근육·인대의 신전이나 체위 감각)과 같은 정보를 전달한다. 일반체성원심섬유GSE fiber는 중추신경계로부터 골격근으로 향하는 정보를 전달한다. 일반내장원심섬유GVE fiber(경계고랑 근처에서 출발함)는 중추신경계로부터 평활근과 심장근, 분비샘으로 향하는 자율신경 정보를 전달한다. 일반내장구심섬유GVA fiber는 내장구조물로부터 기원하여 이들 내장 정보와 연관된 정보를 중추신경계에 제공한다.

척수 발생에 있어서 중요한 특징 중 하나는 척주vertebral column와 비교하여 척수의 성장속도가 상대적으로 느린 것과 연관되어 있다. 척수와 척주의 성장속도는 태령 첫 3개월까지는 거의 같지만, 그 다음 4개월 동안에는 차이가 나타난다. 특히, 뒤 4개월(첫 3개월 이후) 동안 척주의 성장속도는 척수에 비해 상당히 빠르다. 성장속도의 차이 때문에 척수는 출생 시 전체 척주관vertebral canal을 채우지 못하며, 그 대신 척수 하단 높이는 세 번째 허리척추L3 높이에 위치해 있게 되며, 성인이 되었을 때 척수 하단 높이는 두 번째 허리척추L2 높이 도달하게 된다. 이러한 성장속도의 차이는 척수로부터 나오는 신경섬유의 방향도 바뀌게 만든다. 척수의 더 입쪽 높이에서 기원하는 신경섬유는 대략 90° 각도를 이루고 있지만, 더 꼬리쪽 높이에서 기원하는 척수신경은 더 길어져 훨씬 더 배쪽을 향하고 있다(그림 8.2 참조).

뇌 The Brain

수뇌 숨뇌·연수·Myelencephalon (Medulla)

외투층의 날개판alar plate과 기저판basal plate(날개판과 기저판은 얕은 고랑인 경계고랑sulcus limitans에 의해 나누어져 있음)이 발생 중인 신경계의 신경수관neural canal 벽을 형성한다는 점을 상기하자. 신경수관의 크기는 발생 중인 척수에 비해 상대적으로 작지만, 뇌간brainstem에서는 그렇지 않다. 발생 중인 뇌간에는 제4뇌실이 존재하는데, 이 부위에서는 지붕판roof plate이 매우 크게 발달하므로 날개판이 기저판의 외측에 위치하게 된다(그림 2.4, A와 B).

앞에서 설명한 것을 기반으로, 우리는 운동기능과 연관된 구조물은 감각기능과 연관된 구조물보다 내측에 위치하는 경향이 있다는 것을 알 수 있다. 좀 더 자세히 설명하면, 운동뉴런과 감각뉴런은 내측 대 외측으로 나뉜 양상을 보이는 기둥형태로 배열되어 있다. 이런 구조를 묘사한 것이 바로 다음 설명이다. 뇌신경운동핵(체절somite로부터 유래한 골격근을 지배하는 뉴런으로서 설하신경핵을 예로 들 수 있음)은 일반체성원심섬유GSE fiber로 분류되며, 정중선 근처에 위치한다(그림 2.4C). 또한 설인신경CN IX 및 미주신경CN X 핵과 같은 뇌신경운동핵은 인두굽이pharyngeal arch로부터 유래한 골격근을 지배하는 축삭을 내보낸다. 이들은 운동신경이 존재하는 신경기둥에서 상대적으로 더 외측에 위치함에도 불구하고 감각뉴런보다는 내측에 위치한다. 이러한 뉴런은 **특수내장원심뉴런**special visceral efferent (SVE) neuron으로 분류된다.

발생 중인 척수에서와 마찬가지로, 자율신경기능을 매개하는 구조물들은 경계고랑 근처에 위치한 미성숙신경세포neurocyte로부터 발생한다. 자율신경기능을 매개하는 뉴런들은 감각구조물과 체성운동구조물 사이에 위치하고 있다. 이 신경기둥은 내장기관과 분비샘을 지배하는 뉴런을 포함하고 있으며, 제VII뇌신경(후뇌에 위치함; 다음 부분 참조)과 제IX뇌신경(연수에 위치함), 제X뇌신경(연수에 위치함) 성분을 포함하고 있다. 이들 뉴런은 일반내장운동뉴런GVE neuron으로 분류된다.

경계고랑 바로 외측에는 다음 신경기둥이 위치하는데, 이곳에는 일반내장구심뉴런GVA neuron 및 **특수내장구심뉴런**special visceral afferent (SVA) neuron으로 분류되는 한 군의 감각뉴런이 포함되어 있다. 일반내장구심뉴런GVA neuron은 자율신경기능(혈압 및 심박수 변화를 감지하는 **압력수용체**baro-receptor와 같은)과 연관되어 있으며, 혈압 및 신체내장기능 변화와 관련한 정보를 제IX뇌신경 및 제X뇌신경으로부터 받아들인다. 특수내장구심뉴런SVA neuron은 제VII뇌신경과 제IX뇌신경, 제X뇌신경을 통해 말초**화학수용체**peripheral chemorecepor(신체의 화학적 환경 변화를 감지하는 수용체)로부터 정보를 받아들인다.

삼차신경trigeminal nerve의 주 감각기능은 **연수**medulla의 더 외측에 위치한 감각기둥에 존재하며, 일반체성구심뉴런GSA neuron으로 분류된다. 가장 외측에 위치하는 감각기둥은 특수감각과 연관된 뉴런이다. 뇌간에서, 이 감각기둥은 제VIII뇌신경의 청각핵auditory nuclei과 전정핵vestibular nuclei을 포함하고 있으며, 이들은 **특수감각구심뉴런**special somatic afferent (SSA) neuron으로 분류된다. 뇌신경의 구조와 기능에 대한 더 자세한 내용은 13장에 설명되어 있다.

신경수관neural canal은 이제 매우 크게 확장되며, 이 공간은 장차 **제4뇌실**fourth ventricle이 된다(그림 2.4D). 지붕판roof plate 역시 매우 넓게 확장되며, 그렇게 됨으로써 외측부위에서 날개판alar plate의 외측면과 연결되게 된다. 유일하게 마루판floor plate만 원래 위치에서 상대적으로 고정된 채 유지된다.

장차 제4뇌실이 될 내강의 벽은 **중간엽**조직mesenchymal tissue을 포함하고 있어 혈관이 매우 풍부하게 발달하게 된다. 이 조직은 뇌실의 뇌실막 벽에 부착하게 되며, **연질막**연막·pia mater을 형성하게 된다. 이 혈관성 조직은 뇌실 지붕의 중심부위를 따라 상대적으로 뚜렷하게 발달하여 발생 중인 뇌실 속으로 함입되어 **맥락얼기**choroid plexus가

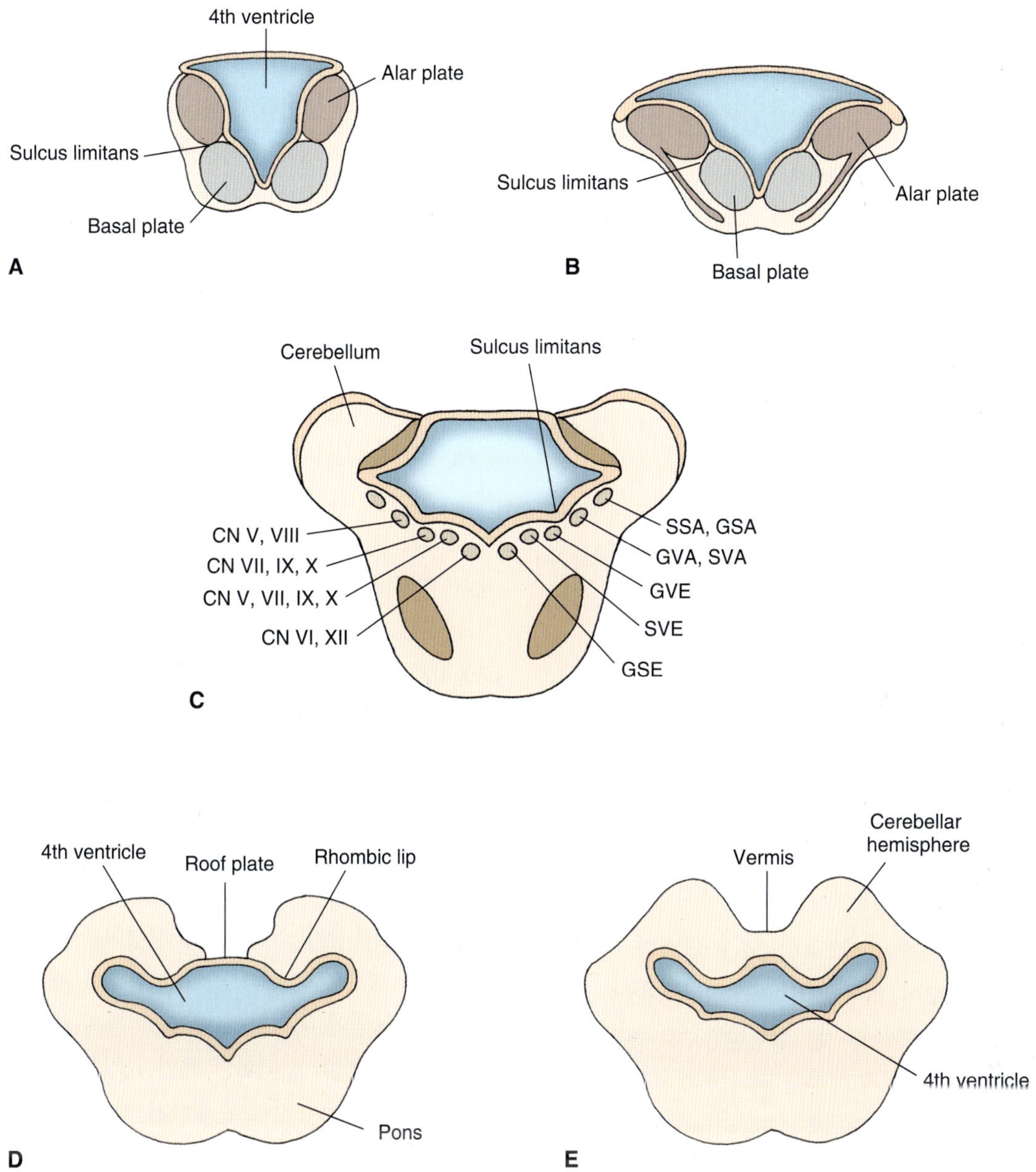

그림 2.4 뇌간의 발생. 패널 **A~C**는 하부 뇌간의 발생을 나타낸다. 핵의 배열은 패널 **B**와 **C**에 나타낸 것과 같이 내측 대 외측 방향으로 배열되어 있다(척수에서는 등쪽 대 배쪽 방향으로 배열되어 있음). 패널 **C**는 뇌신경핵이 뇌간에서 어떻게 내측-외측 방향으로 전개되는지를 보여준다. 운동신경핵(GSE, SVE)은 경계고랑의 내측에 위치하고, 감각신경핵(SSA, GSA)은 경계고랑의 외측에 위치하며, 자율신경핵(GVA, SVA, GVE)은 경계고랑 인접부위에 위치한다. 패널 **D**와 **E**는 소뇌의 발생을 나타낸 것이다. 정중선에서 합쳐지는 마름뇌입술로부터 소뇌가 형성되고 발생하는 것에 주목하자. (자세한 내용은 본문을 참조할 것)

된다. 후기(4~5개월) 발생 과정 동안, 한 쌍의 작은 구멍foramen이 뇌실 지붕을 따라 발달한다. 외측에 위치한 구멍은 외측구멍외측공·lateral aperture 또는 **루쉬카공**foramen of Luschka이라 불린다. 내측에 위치하는 다른 구멍은 정중구멍정중공·median aperture 또는 **마장디공**foramen of Magendie이라 불린다.

발생 중인 연수의 변연층은 상당량의 백색질을 포함하고 있다(발생 중인 척수와 유사하게). 특히, 연수 배쪽면에서 쉽게 확인할 수 있는 매우 큰 축삭 덩어리를 볼 수 있는데, 이 구조물은 대뇌피질에 있는 주요 세포인 **피라미드세포**pyramidal cell로부터 내려와 뇌간과 척수에 분포하는 축삭을 포함하고 있다. 연수 높이에서 이 신경섬유는 피라미드pyramid라고 불린다. 또한 연수 외측면에도 변연층에 해당하는 신경섬유가 포함되어 있는데, 이들 중 일부는 척수의 변연층에 포함된 신경섬유들이 확장된 것이다. 따라서 변연층은 척수로부터 올라오는 상행신경로

(**척수소뇌로**spinocerebellar pathway 및 **척수시상로**spinothalamic pathway와 같은)를 포함하게 된다.

후뇌 Metencephalon

후뇌는 두 구조물, 즉 교뇌pons와 **소뇌**cerebellum로 이루어져 있다. 교뇌는 두 부위, 즉 **피개**tegmentum(등쪽 부위로 수뇌가 확장된 것)와 **교뇌기저부**basilar pons(배쪽 부위)로 나뉜다.

교뇌 Pons

피개tegmentum에 대해서는 앞서 연수의 구조를 설명하기 위해 적용하였던 동일한 원리가 교뇌에서도 그대로 적용된다. 일반적으로 기저판basal plate에 있는 발생 중인 뉴런은 피개의 내측 절반을 차지하는 경향을 보이는 반면, 날개판alar plate 부분에 있는 뉴런은 피개의 더 외측부 전체에 거의 분포한다. 이런 경향에 따라 운동뉴런(GSE: 외전신경핵GSE; SVE: 안면신경핵, 삼차신경 운동핵)은 감각뉴런(예, GSA: 외측전정핵, 상전정핵, 삼차신경 척수핵, 삼차신경 주감각핵, 삼차신경 중뇌핵)에 비해 상대적으로 더 내측의 대각면diagonal plane을 따라 위치하게 된다. 게다가 교뇌의 자율신경핵(GVE: 안면신경핵)은 감각뉴런과 체성운동뉴런을 포함하는 면 사이에 이들과 다소 겹쳐져 대각면에 위치하는 경향을 나타낸다(그림 2.4C).

교뇌기저부basilar pons(그림 2.4D)는 주로 날개판으로부터 이주한 뉴런들로부터 유래한 것이다. 이 부위에서 발견되는 미성숙신경세포neurocyte는 수평방향으로 자라는 축삭을 내는데, 대개 교뇌의 몸통을 지나며 계속 자라서 **중간소뇌다리**중소뇌각·middle cerebellar peduncle라고 불리는 소뇌와의 주요 연결다리를 형성한다. 이 경로는 이어서 교뇌로부터 소뇌로 입력되는 정보를 전달하는 주요 경로가 된다. 교뇌기저부에는 대뇌피질에서 유래하여 하행하는 축삭들도 포함되어 있으며, 이들은 하부 뇌간 및 척수에 있는 신경핵에 종지하게 된다. 따라서 이들 신경세포는 대뇌피질의 발달과 함께 진화해 왔으며, 이 장의 뒷부분에서 다루게 된다.

소뇌 Cerebellum

소뇌는 날개판alar plate의 등쪽면으로부터 유래한다. 날개판에서 유래한 세포들은 더 외측으로 그리고 등쪽으로 이주하여 각각 발생 중인 제4뇌실 외측벽의 등쪽외측부위와 제4뇌실 지붕의 외측면에 위치하게 된다(그림 2.4D). 발생 중인 제4뇌실 지붕의 내측면이 더 내측으로 구부러짐에 따라 지붕은 더욱 얇아져 제4뇌실의 좁은 지붕판을 형성하게 된다. 날개판과 지붕판의 이행부위를 **마름뇌입술**능형뇌입술·rhombic lips이라 부른다. 마름뇌입술이 증식함에 따라 지붕판을 지나 확장하게 되며, 점점 양쪽에서 증식해온 세포들이 서로 접하게 된다. 배아발생 3개월 후, 이 두 군의 세포들은 만나 합쳐진다(그림 2.4E). 중심부위에 형성된 세포들을 **소뇌벌레**vermis라고 부르고, 외측부위에 형성된 세포들을 **소뇌반구**cerebellar hemisphere라고 부른다. 소뇌벌레부위는 거의 더 이상 자라지 않는 반면, 소뇌반구는 뚜렷하게 성장한다. 배아발생 4개월째에 많은 여러 틈새fissures가 소뇌전엽에서 발달하기 시작하며, 7개월째에는 소뇌반구의 다른 부분들이 출현한다.

소뇌의 세포발생은 다양한 방식으로 일어난다. 일부 세포 유형들(발생 중인 소뇌피질 표면 근처에서 발견되는 세포들)은 안쪽으로 이주하여 과립층granule cell layer을 형성한다. **조롱박세포**푸르킨예세포·Purkinje cell(아주 초기에도 나타남)는 과립층의 바로 위에 조롱박세포층푸르킨예세포층·Purkinje cell layer이라 불리는 뚜렷한 세포층을 형성함으로써 소뇌피질의 발생에 기여한다. 바깥층outer lyer은 주로 **과립세포**granule cell의 축삭과 조롱박세포의 꼭대기쪽 수상돌기apical dendrite(소뇌피질 표면을 향하여 수직으로 뻗어 있음)를 포함하고 있다. 과립세포의 축삭이 소뇌피질과 평행하게 주행하므로 이들 축삭을 **평행섬유**parallel fiber라고 부른다. 평행섬유는 소뇌피질의 표면에 위치하는 반면, 이들의 세포체는 안쪽으로 이주해 있다. 소뇌피질 표면 근처에는 세포체가 드물고 신경섬유들이 많이 존재하기 때문에 이 층을 **분자층**molecular layer이라 부른다. 소뇌피질 신경세포는 소뇌 바깥으로 투사하지 않는다. 그러나 이들 세포 중 몇 개는 다른 세포들과 소통할 수 있는데, 이는 이들 세포가 원래 위치에서 거의 이주하지 않고 제4뇌실 근처에 남아 있다는 것을 나타낸다. **소뇌심부핵**deep cerebellar nuclei은 소뇌 바깥, 즉 뇌간과 전뇌로 투사하는 축삭을 낸다. 예를 들면, 발생 중인 치아핵dentate nucleus과 중간위치핵interposed nucleus의 신경세포들은 신경다발 속에서 자라며, 발달 후기에는 이 신경다발을 **위소뇌다리**상소뇌각·superior cerebellar peduncle라 부른다. 중간위치핵에서 나온 신경섬유는 중뇌를 향하여 자라서 적색핵적핵·red nucleus(운동기능에 관여)에 도달하며, 치아핵으로부터 나온 신경섬유는 중뇌를 지나 **외측 시상**lateral thalamus까지 연결된다(13장, 26장 참조). 꼭지핵fastigial nucleus에서 유래한 다른 신경섬유는 치아핵 및 중간위치핵 축삭과 다른 성장 궤적을 나타낸다. 다발을 이루어 소뇌에서 나온 꼭지핵 세포의 축삭은 아래소뇌다리하소뇌각 · inferior cerebellar peduncle에 가까이 붙어 하부 뇌간에 도달한 후 이곳에서 교뇌 및 연수에 있는 그물체 및 전정핵의 뉴런들과 시냅스를 형성한다.

중뇌 중간뇌 · Mesencephalon (Midbrain)

중뇌는 세 부위, 즉 **덮개**tectum · tectal region(등쪽에 위치함)와 피개tegmentum(중간부위에 위치하며, 교뇌피개 및 연수피개와 연결되어 있는 부위임), **대뇌다리**cerebral peduncle · peduncular region(배쪽에 위치함)로 나눌 수 있다(12장 참조).

상부 연수 및 교뇌 높이에서 발견되는 큰 제4뇌실에 비해, 중뇌 소포의 내강은 좁으며, 좁은 내강은 뇌척수액CSF이 전뇌로부터 제4뇌실로 흐르는 통로가 된다. 이 관을 **대뇌수도관**cerebral aqueduct 또는 **실비우스수도관**aqueduct of Sylvius이라 부른다.

이 높이에 있는 기저판basal plate으로부터 발생하는 미성숙신경세포neurocyte는 동안신경눈돌림신경 · oculomotor neurve 및 외전신경abducens nerve의 운동뉴런(일반체성원심성분GSE)과 피개tegmentum 일부로 분화한다. 동안신경 축삭은 배쪽 방향으로 주행한 후 중뇌 배쪽면의 내측을 통해 뇌를 빠져나간다. 그러나 외전신경 축삭은 뇌 등쪽면으로 빠져나가며 **상연수천장**superior medullary velum 내에서 완전히 반대편으로 교차한 후 **아래둔덕**하구 · inferior colliculus 바로 밑에서 뇌를 빠져나간다. 기저판으로부터 발생하는 다른 뉴런들은 동안신경의 부교감신경핵(일반내장원심성분GVE)으로 분화한다. 이 뉴런들은 동공수축과 원근조절반응에 관여하는 반사에 중요한 역할을 한다.

날개판alar plate으로부터 발생하는 미성숙신경세포는 덮개tectum(위둔덕과 아래둔덕으로 이루어져 있음)에 분포하는 뉴런으로 분화한다. 이 뉴런들은 감각과 연관되어 있는데, **위둔덕**상구 · superior colliculus은 안구운동 조절과 연관되어 있고, 아래둔덕은 상행 청각로 정보를 전달하는 역할을 한다. 날개판으로부터 발달하는 다른 미성숙신경세포는 **삼차신경 중뇌핵**mesencephalic nucleus of CN V으로 분화하거나, 흑색질substantia nigra과 적색핵red nucleus으로 분화하기도 한다.

중뇌의 다리부위는 기저판의 변연층으로부터 유래한 구조물이며, 대뇌피질에서 출발해 중뇌와 교뇌, 연수, 그리고 척수로 하행하는 신경섬유로 이루어져 있다.

전뇌 앞뇌 · Prosencephalon (Forebrain)

배아발생 약 4주 또는 5주에, 가장 입쪽에 있는 뇌소포인 전뇌는 선별적인 변화를 나타내기 시작한다. 그 변화 중 하나는 앞쪽 전뇌의 배쪽면에 눈소포안포 · optic vesicle가 형성되는 것이다. 눈소포는 덮고 있는 외배엽을 향하여 밖으로 확장하는데, 확장하는 동안 전뇌와의 연결부위(눈소포줄기optic stalk라고 함)는 수축된다. 이렇게 수축되어 형성된 신경다발을 시각교차 앞까지는 **시신경**optic nerve이라 하고, 시각교차 이후 부분은 **시각로**시삭 · optic tract라 하는데, 시각로는 간뇌사이뇌 · diencephalon에 종지한다. 눈소포는 눈소포를 덮고 있는 표면 외배엽에 작용하여 **수정체기원판**lens placode을 형성하게 하며, 수정체기원판은 나중에 안구의 수정체가 된다. 눈소포의 입쪽에 위치한 전뇌 부분은 종뇌telencephalon가 된다(그림 2.2C 참조). 특히, 외측에 위치한 종뇌 부분은 대뇌반구cerebral hemisphere를 형성하게 된다. 내측에 위치한 나머지 종뇌 부분은 간뇌diencephalon를 형성하게 된다.

간뇌 사이뇌 · Diencephalon

간뇌는 신경수관neural canal의 외측면이 부풀어 올라 형성된다. 이 부위에서 신경수관은 원래 큰 내강을 이루고 있었다. 이 큰 내강은 등쪽의 시상과 배쪽의 **시상하부**hypothalamus가 커지면서 점점 좁아지게 된다(그림 2.5). 간뇌의 발달에 대해서는 다소 논란이 있다. 그러나 간뇌는 주로 날개판alar plate으로부터 발생한 것으로 여겨지는데 그것은 이 부분에는 바닥판이 나타나지 않기 때문이다. 또한 간뇌는 마루판floor plate은 포함하고 있지 않지만, 지붕판roof plate은 포함하고 있는데, 지붕판은 연질막pia mater에 부착된 후 맥락얼기choroid plexus로 분화하게 된다.

간뇌에서는 시상이 가장 많이 성장하므로 시상은 간뇌의 가장 큰 부분이 된다. 시상세포들은 여러 세포군으로 분화하게 되어 다양한 시상핵군을 형성한다. 실제로, 시상의 빠른 성장에 따라 양쪽 시상 사이에 종종 **시상간접합부**massa intermedia · interthalamic adhesion가 형성되어 연결된다(그림 2.5D).

제3뇌실 벽의 배쪽은 등쪽에 비해 훨씬 덜 확장된다. 이 배쪽 부위는 시상하부hypothalamus가 되며, 시상에 비해 해부학적으로 잘 구분된 핵들의 수도 적다. 그러나 다른 구조물들은 시상하부와 연관될 것이다. 이들 구조물로는 시각교차optic chiasm(시상하부의 입쪽 부위에 형성되는 구조물로서

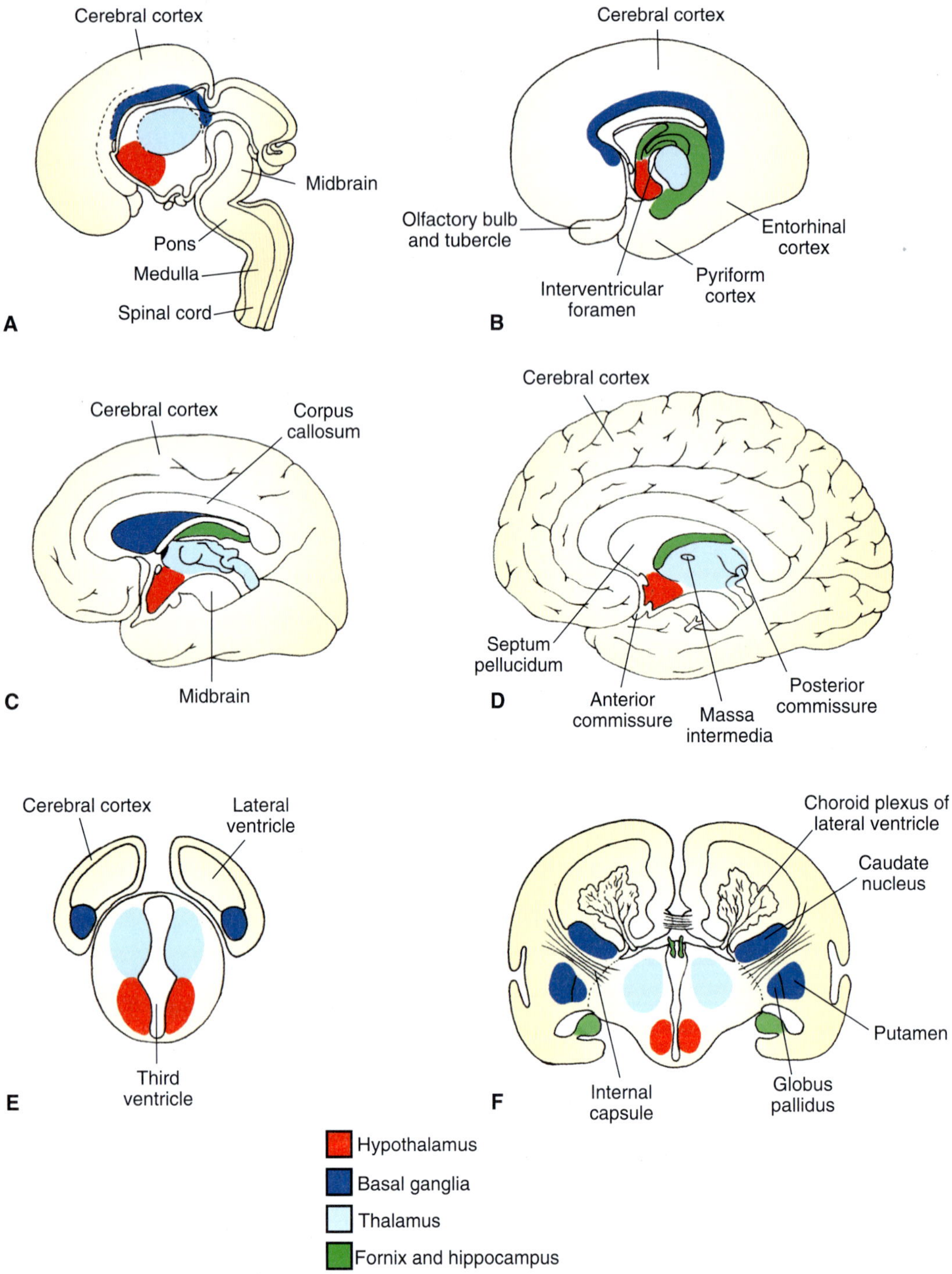

그림 2.5 전뇌의 발생. 패널 **A~D**는 내측면을 나타낸 것으로 대뇌반구의 발달과 간뇌의 접합을 나타내는 서로 다른 네 시기를 보여준다. 해마와 뇌활뿐 아니라 나중에 기저핵으로 발달될 부분을 포함한 종뇌 구조물이 C형으로 배열되어 있는 점에 주목하자. 패널 **E**와 **F**는 패널 **A**와 **D**에 표시된 높이에서 얻은 횡단면 그림으로 대뇌반구의 시기에 따른 발생을 보여준다. 패널 **F**에 나타낸 것처럼 맥락얼기가 뇌실 지붕으로부터 발생한다는 것에 주목하자.

망막섬유가 성장하여 형성됨)와 **유두체**mammillary body, **회색융기**tuber cinereum, **깔때기**누두·infundibulum·infundibular stalk를 들 수 있으며, 모두 시상하부의 배쪽면에 위치하고 있다(24장 참조). 깔때기에는 뇌하수체줄기pituitary stalk와 신경뇌하수체neurohypophysis(뇌하수체후엽)가 매달려 있다. 뇌하수체전엽은 **라트케낭**Rathke's pouch이라 불리는 외배엽성 곁주머니로부터 유래하며, 라트케낭은 깔때기와 만난다. 라트케낭은 결국 뇌하수체전엽(선뇌하수체adenohypophysis)으로 발달한다. 제3뇌실의 입쪽 경계는 **종말판**lamina terminalis이며, 종말판 앞쪽에 종뇌telencephalon가 위치한다.

종뇌 Telencephalon

전뇌forebrain 등쪽면으로부터 종뇌 소포가 성장한 후, 원시적인 주머니와 유사한 구조물이 발생 중인 뇌의 각 대뇌피질 속에 형성된다. 이들 구조물은 외측뇌실lateral ventricle이 되며, 외측뇌실은 **몬로공**interventricular foramen of Monro이라 불리는 작은 통로를 통해 제3뇌실과 연결된다(그림 2.5B).

대뇌피질은 발생 3~4개월 동안 앞쪽 및 등쪽 방향으로 일어나는 대뇌반구의 지속적인 성장에 의해 형성된다(그림 2.2B 참조). 앞쪽과 등쪽 방향의 확장에 의해 전두엽이마엽·frontal lobe이 발생한다. 외측 및 등쪽 방향의 확장에 의해 두정엽마루엽·parietal lobe이 발생하며, 뒤쪽 및 배쪽 방향의 확장에 의해 측두엽관자엽·temporal lobe과 후두엽뒤통수엽·occipital lobe이 발생한다. 피질 내부에서 미성숙신경세포neurocyte가 분화함에 따라 서로 다른 세포군을 형성한다. 대부분의 대뇌피질은 조직학적으로 뚜렷하게 구분되는 6층으로 이루어져 있으며, 이런 대뇌피질을 **신피질**neocortex이라 부른다(신피질은 고등한 척추동물에서 발견됨). 형성되는 세포 중의 한 종류인 피라미드세포pyramidal cell는 대뇌피질의 다른 부위로 뻗어나가는 축삭을 내어 속섬유막내포·internal capsule을 형성한다(속섬유막 단락에서 설명함). 따라서 이 세포군은 대뇌피질이 다른 중추신경계 영역(척수를 포함한)과 서로 소통할 수 있는 주된 신경다발을 형성한다. 다른 세포들도 형성되는데, 가장 흔한 세포는 과립세포granule cell(이 세포는 주로 다른 시상 영역으로부터 입력신호를 받음)이다.

대뇌피질이 입쪽 및 등쪽 방향으로 성장함에 따라 지붕판은 연질막과 융합되고, 이곳에는 외측뇌실의 맥락얼기를 형성하는 혈관중배엽유래조직이 포함되어 있다(그림 2.5F). 성장이 계속됨에 따라 맥락얼기는 외측뇌실 내에 가장 많아지게 된다. 대뇌반구가 확장하면서 외측뇌실도 확장하므로 대뇌반구의 지속적인 성장과 연장에 기여한다.

기저핵 바닥핵·Basal Ganglia

꼬리핵미상핵·caudate nucleus과 **조가비핵**putamen, **창백핵**globus pallidus을 포함하는 **기저핵**의 주요 성분은 종뇌 바닥과 뇌실사이구멍interventricular foramen 외측에 위치하는 미성숙신경세포neurocyte가 증식함에 따라 형성된다. 기저핵의 성장과 함께 분화도 일어난다. 한 가지 세포군인 **꼬리핵**은 등쪽내측 위치를 차지하고 있다. 두 번째 세포군이 같은 부위에 출현하지만 배쪽으로 이주하여 편도핵복합체amygdaloid complex를 형성한다(1장 참조). 또 다른 세포군인 **렌즈핵**lentiform or lenticular nucleus(조가비핵과 창백핵으로 구성)은 뚜렷하게 성장하고 발달하며, 꼬리핵에 비해 배쪽 외측 부위에 위치하고 있다. 조가비핵은 창백핵의 바로 외측에 위치하고 있다(그림 2.5F).

꼬리핵의 주 몸통main body의 위치(꼬리핵의 머리head와 몸통body이 될 부위)는 처음과 거의 같지만, 뒤쪽 부위(꼬리핵의 꼬리tail가 될 부위)는 대뇌피질의 성장과 함께 길어진다. 그 결과 꼬리핵의 꼬리는 외측뇌실의 성장패턴을 따르게 되며, 순차적으로 간뇌의 성장 속도보다는 대뇌피질의 빠른 성장에 의해 방향이 정해진다. 이런 방식으로, 꼬리핵 꼬리tail of caudate nucleus는 먼저 후두엽 방향으로 뒤쪽을 향하다가 그 다음은 아래쪽으로 향하며, 마지막으로 외측뇌실의 아래뿔inferior horn과 함께 약간 앞쪽으로 향한다. 따라서 두 구조물은 기본적으로 시상의 후방경계를 따라 주행한다.

속섬유막 내포·Internal Capsule

대뇌피질과 연관된 뉴런은 꼬리쪽 방향에 있는 기저핵과 시상, 뇌간, 척수로 향하는 축삭을 낸다. 이와 같이 발생 중인 뉴런은 **속섬유막**을 형성하여 시상과 렌즈핵(창백핵과 조가비핵으로 구성; 그림 2.5F) 사이를 지나게 된다. 전두엽과 연관된 뉴런 대부분은 축삭을 내어 속섬유막 앞다리anterior limb를 이룬다. 중심앞이랑precentral gyrus과 중심뒤이랑postcentral gyrus으로 발생할 피질영역 및 다른 두정엽에 위치한 뉴런은 축삭을 내어 속섬유막 뒤다리posterior limb를 이룬다. 측두엽에 위치하는 속섬유막 섬유는 **속섬유막 렌즈밑성분**sublenticular component of the internal capsule이라 불린다. 게다가 속섬유막은 시상에서 기원하여 대뇌피질로 향하는 섬유(대뇌피질 여러 부위에 분포함)에 의해서도 형성된다.

해마형성체 및 관련 구조물 Hippocampal Formation and Related Structures

원시피질원시외투·archipallium인 **해마형성체**는 종뇌 소포의 내측면으로부터 형성된다. **구피질**구외투·paleopallium인 **내후각피질**entorhinal cortex과 **조롱박피질**piriform cortex은 종뇌의 배쪽면으로부터 형성되어 좀 더 배쪽내측방향으로 이동하여 해마형성체에 인접한 측두엽의 내측배쪽면에 위치 (내후각피질은 조롱박피질의 꼬리쪽에 위치함)하게 된다(그림 2.5B).

측두엽 신피질temporal neocortex의 성장과 함께 해마형성체는 꼬리방향으로 끌려가 외측뇌실 아래뿔 경로를 따라간다. 해마형성체의 축삭은 **뇌활**fornix이라 불리는 주요 경로를 형성하게 되는데, 뇌활은 앞맞교차전교련·anterior commissure를 향해 등쪽내측방향으로 주행한 후, 앞맞교차 부위에서 아래 및 꼬리방향으로 더 주행하여 시상하부핵으로 들어간다(그림 2.5D). 앞쪽 전뇌는 커져서 후각 기능과 직접적으로 연관되는 구조물을 형성하며, 이러한 구조물에는 후각망울olfactory bulb과 후각결절olfactory tubercle(앞쪽 전뇌의 배쪽면 근처 부위)이 포함된다(그림 2.5B).

맞교차 교련·Commissure

전뇌forebrain에서는 몇 개의 뚜렷한 **맞교차**를 확인할 수 있다. 맞교차에는 **뇌들보**뇌량·corpus callosum(그림 2.5C)와 **앞맞교차**전교련·anterior commissure(그림 2.5D), **뒤맞교차**후교련·posterior commissure(그림 2.5D)가 포함된다. 뇌들보는 가장 크고 가장 광범위한 맞교차이다. 뇌들보는 종말판lamina terminalis 위쪽에서 나타나기 시작해 시상 뒷면까지 확장되어 있다. 뇌들보는 대뇌피질의 피라미드세포로부터 기원하여 양쪽 뇌의 **상동부위**homotypical region를 광범위하게 연결한다.

앞맞교차anterior commissure는 종말판lamina terminalis을 통해 주행하며 양쪽 뇌의 측두엽과 후각피질, 후각망울 사이의 연결을 담당한다. 뒤맞교차는 중뇌와 간뇌의 경계부에 위치한다. 뒤맞교차posterior commissure는 입쪽 중뇌 양쪽에 있는 **덮개앞구역**pretectal area과 관련된 핵들을 상호 연결한다.

중추신경계의 말이집형성 Myelination in the CNS

중추신경계의 **말이집형성**수초화·myelination은 신호를 효과적으로 그리고 빠르게 전달하는데 필수적이다. 이 과정은 대략 태아발생 4개월째에 목척수cervical spinal cord 높이에서 개시된다. 그러나 척수에서의 말이집형성 과정은 출생 1년 후까지도 종료되지 않는다. 뇌에서의 말이집형성 과정은 대략 임신 6개월째에 개시되며 일반적으로 기저핵 부위에서만 일어난다. 이어서 상행신경섬유계에서 말이집형성이 일어나며 출생 후까지 계속된다. 놀랍게도 뇌 대부분은 말이집형성이 일어나지 않은 채 출생하게 된다. 예를 들면, 피질척수로corticospinal tract는 출생 후 6개월쯤에 말이집이 형성되며 완성되기까지는 몇 년이 더 걸린다. 다른 뇌 부위는 20세까지도 말이집형성이 완전히 이루어지지 않는 경우도 있다.

신경계 발생 이상
Abnormalities in Development of the Nervous System

이분척추 척추갈림증·Spina Bifida

이분척추spina bifida·myeloschisis는 **후신경공**posterior neuropore이 닫히지 못해 발생한다. 그 결과 척주관이 닫히지 못하게 되므로 이분척추가 발생하게 된다. 두 종류의 이분척추, 즉 잠재이분척추와 개방이분척추(낭성이분척추spina bifida cystica라고도 함)가 알려져 있다. **잠재이분척추**spina bifida occulta는 중배엽 유래의 단순 결함으로써 하나 이상의 척추가 닫히지 못해 발생한다(그림 2.6B). 잠재이분척추가 있을 때, 수막meninges이나 그 하부에 있는 척수는 침범되지 않으며, 병변 부위는 피부로 덮여져 있다. 따라서 척수의 발생이상이 있을 경우에는 방사선촬영으로 확인할 수 있다. 일반적으로 이 질환과 관련된 신경학적 증상은 노출된 척수가 뼈에 눌리거나 노출 부위에 지방이 축적될 때를 제외하고는 거의 없다.

개방이분척추spina bifida aperta는 수막만 노출(**수막탈출증**수막류·meningocele이라 함)되거나 수막과 함께 척수도 노출(**수막척수탈출증**수막척수류·meningomyelocele이라 함)된다.

수막탈출증meningocele은 전형적으로 척수의 허리부위 및 엉치부위에서 나타나며, 수막과 피부(수막을 덮고 있음)에 의해 덮여 있다. 운동 또는 감각 장애를 나타내는 경우는 거의 없지만, 척주vertebral column 및 하부 척수에 발생이상이 나타나는 경우(**척수형성이상증**myelodysplasia이라 함)는 있다.

수막척수탈출증meningomyelocele은 척수 (또는 뇌간)와 인접 수막이 결손된 척주를 통해 탈출되는 것이다. 수막척수탈출증은 수막탈출증보다 훨씬 더 흔하며, 척수의 특정 부위에 국한되어 발생하지 않는다. 실제로, 수막척수탈출증은 척수의 어느 부위에서나 발생할 수 있고, 심지어 뇌간에서도 발생한다. 수막척수탈출증은 수막탈출증보다 훨씬 더 심각한 장애를 나타낸다. 수막척수탈출증은 척수의 부분 절단 또는 완전 절단 증상을 나타내기도 하는데, 특히 목척수가 침범된 경우에 잘 나타난다. 이 병은 수두증hydrocephalus 및 감각신경과 운동신경, 자율신경 장애를 동반하기도 한다.

뇌간과 소뇌를 침범하는 관련 질환을 **아놀드-키아리**

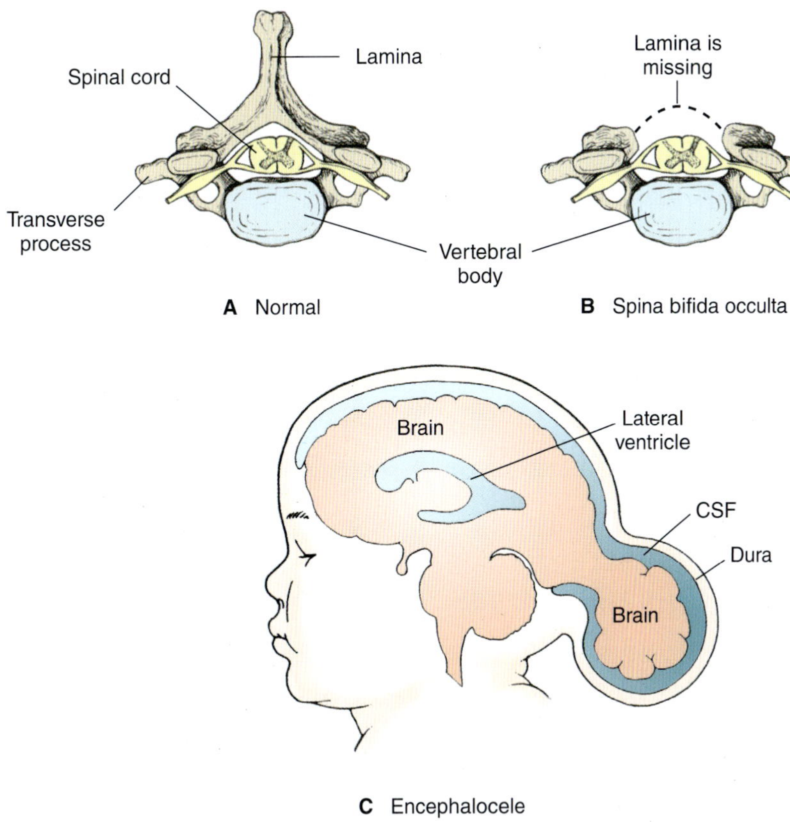

그림 2.6 뇌와 척수의 발생이상을 나타내는 예. **(A)** 척추 및 해당 척수의 정상 배열. **(B)** 후신경공이 폐쇄되지 못할 때 나타나는 척추와 신경관의 모습. 이것은 잠재이분척수의 예이다. 이 경우 특정 높이(또는 여러 높이)에서 척추후궁이 소실되고 이에 따라 수막이 노출된다. **(C)** 뇌탈출의 예로써, 두개골결손에 의해 일어난 후두엽 뇌탈출을 나타낸 것으로, 이 경우에는 뇌막으로만 둘러싸인 주머니가 불거져 나온 것이 보인다.

기형Arnold-Chiari malformation이라 부른다. 척주vertebral column는 척수spinal cord보다 더 빨리 성장하므로 소뇌와 일부 연수의 위치가 변하게 되어 대공foramen magnum을 통해 끌려 나오게 된다. 이에 따라 뇌척수액의 흐름(정상적으로는 제4뇌실 지붕으로부터 수조cisterns로 흘러감)이 막혀 수두증hydrocephalus(3장의 뇌척수액 유통 참조)이 발생하게 되며, 심할 경우에는 척수공동증syringomyelia(다음 단락 참조)이 발생하게 된다.

척수공동증 Syringo(hydro)myelia

중심관central canal 부위와 연관된 발생이상을 **척수공동증**이라 부른다. 이 질환에서는 중심관 부위에 뇌척수액CSF으로 채워진 공간이 존재하는데, 이 공간이 척수시상로spinothalamic tract의 교차부위를 손상시켜 통각과 온도감각을 분절성으로 소실시킨다(8장 참조). 임상적으로, 이러한 기형을 지닌 어린이에서는 척수를 통해 하행하는 피질척수로corticospinal tract 차단에 의해 운동장애가 나타나기도 한다. 대개 하부 척추의 자기공명영상촬영MRI에 의해 확진이 이루어진다. 이러한 이상을 나타내는 어린이에게 시행하는 전형적인 치료법은 손상부위를 외과적으로 폐쇄시키는 것이다.

척수속박증 Tethered Cord

척수속박증tethered cord은 엉치뼈sacrum에 붙어 있는 가장 하부 척수를 침범한다. 이 기형은 다리에서 감각이상 및 운동장애를 초래할 수 있으며, 방광조절장애bladder difficulties와 요통back pain, 척주측만증scoliosis을 초래할 수도 있다.

뇌탈출 뇌류 · Encephalocele

전신경공anterior neuropore이 폐쇄되지 않아 발생하는 **뇌탈출**은 두개골로부터 주머니가 튀어나오는 것으로, 이 주머니 속에는 뇌막meninges과 뇌척수액CSF 성분, 그리고 신경아교조직과 뇌 조직이 들어 있으며, 뇌실은 포함되어 있을 수도 있고 포함되어 있지 않을 수도 있다. 이 기형은 독립적으로 발생하는 경우는 드물며, 대개 대뇌반구와 소뇌, 중뇌의 이상을 동반한다. 임신 초기에 **기형유발물질**teratogens(임신 기간 동안 모체에 투여하였을 때 발생 이상을 초래하는 약물 또는 물질)에 노출된 실험동물에서 이와 유사한 기형이 발생하였다. 임상 양상은 튀어나온 주머니의 크기와 위치에 따라 다양하였지만, 이러한 기형을 가진 어린이들에게서 가장 흔히 발생하는 문제는 정신지체mental retardation와 피질척수로corticospinal tract 기능장애(예, 근력약화weakness)였다. 그림 2.6C에 후두엽 뇌탈출occipital encephalocele의 예를 보여 주고 있고, 그림 2.7에도 비슷한 예를 보여주고 있는데, 자기공명영상MRI에서 후뇌 기형과 후뇌가 상부 목척수 뒤로 탈출된 것을 볼 수 있다.

대뇌기형cerebral malformations은 결과적으로 신생아 및 영아에서 발작seizure을 유발할 수도 있다(영아 발작을 유발하는 요인은 대사이상과 저칼슘혈증hypocalcemia, 분만 시 손상 등 여러 요인이 있음). 발작은 뇌전증치료제항간질제·antiepilepic drugs로 치료할 수 있지만, 이러한 치료법은 발작이 뇌파 발사빈도 증가와 동반되지 않을 경우 문제가 될 수 있다.

신경관결손neural tube defects은 초음파검사와 양수천자amniocentesis를 포함한 여러 가지 방법으로 알아낼 수 있다. 양수천자는 태아 혈청의 주요성분인 알파태아단백질α-fetoprotein이 신경관이 닫히지 않을 경우 양수amniotic fluid로 유출되어 나온다는 가정 하에 하는 검사이다. 알파태아단백질의 유출에 의해 양수 내 농도가 상당히 증가하게 되면 발견이 가능해진다.

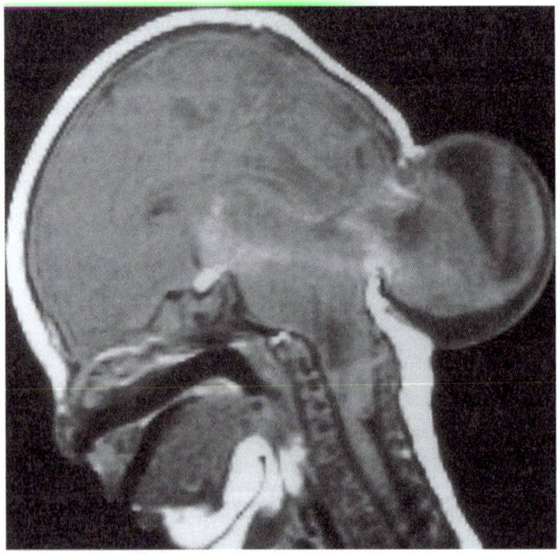

그림 2.7 뇌탈출을 볼 수 있는 시상면 T1강조 자기공명영상. 영상에서는 능형뇌 기형과 상부 목척수의 등쪽 탈출과 이에 따른 소뇌 기형을 관찰할 수 있다. (Reproduced with permission from Atlas SW, ed: Magnetic Resonance Imaging of the Brain and Spine, Vol 1., 4th ed. Philadelphia: Lippincott Williams & Wilkins, 2009, p. 234.)

댄디-워커증후군 Dandy-Walker Syndrome

댄디-워커증후군은 선천적으로 외측구멍lateral aperture (of Luschka)과 정중구멍median aperture (of Magendie)이 존재하지 않아 발생하며, 이에 따라 나머지 뇌실계와 소통이 되지 않으므로 수두증hydrocephalus의 한 원인이 될 수 있다. 이러한 기형에 의해 소뇌벌레cerebellar vermis가 부분적으로 또는 완전히 생성되지 못하며, 제4뇌실과 교통하는 뒤오목posterior fossa이 주머니 모양으로 확장cystic dilatation된다. 이러한 환자의 약 68%에서 다른 기형이 발견되는데, 동반되는 가장 흔한 기형은 뇌들보뇌량·corpus callosum가 존재하지 않는 것이다. 이 증후군에 속하는 질환을 기억하는데 도움이 되는 연상법이 있는데, **D**andy-**W**alker **S**yndrome댄디-워커증후군에서는 제4뇌실이 **확장**Dilated되어 있고, 뇌에 **물**Water이 차 있으며, 소뇌벌레가 **작다**Small(3장의 수두증과 관련된 질문에 대한 답 참조).

임상적으로 이 기형이 있을 때 관찰되는 가장 흔한 문제점은 **대두증**macrocephaly이다. 또 다른 문제점으로는 구토와 두통, 운동기술 획득속도 지연, 호흡장애, 몸통운동실조truncal ataxia(몸통의 조화운동 장애), 뇌신경 장애를 들 수 있다. 이러한 모든 증상과 징후는 수두증과 뒤오목 부위의 압박, 소뇌벌레 부재에 의해 나타난다. 머리 부위의 전산화단층촬영 또는 자기공명영상촬영을 통해 진단한다. 이 기형은 수술로도 치료할 수 있는데, 수술법으로는 낭종의 감압과 션트삽입술insertion of a shunt을 들 수 있으며, 션트삽입술은 뇌척수액을 신체 다른 부위(예, 복강)로 우회시켜 흡수시키는 방법이다.

무뇌증 뇌없음증·Anencephaly

무뇌증은 뇌의 일부 또는 전체가 존재하지 않는 기형으로 머리덮개뼈cranial vault 및 두피scalp 결손을 동반한다. 정상적으로 임신 약 25일경에 닫히는 전신경공anterior neuropore의 심한 폐쇄부전에 의해 발생한다(후신경공poterior neuropore은 임신 약 28일경 닫힘). 두개골 부위는 존재하지 않는 경우도 있으며, 하부에 노출된 조직은 퇴화된 신경조직 및 아교세포 조직을 포함하고 있는 섬유성 덩어리로 이루어져 있다. 소뇌와 뇌간, 척수는 존재하는 경우가 많지만, 대개 작고 기형을 나타낸다. 안구는 잘 발달되어 있지만 시신경은 대개 존재하지 않는다. 게다가 뇌하수체와 부신은 작거나 존재하지 않는 경우가 많다. 흔히, 팔이 다리에 비해 상대적으로 크다. 이 기형을 가진 아이는 생존할 수 없다.

신경관결손 예방을 위한 엽산 치료
Folate Therapy for Prevention of Neural Tube Defects

엽산folic acid은 다양한 음식으로부터 쉽게 섭취할 수 있지만, 초기 발생과정은 엽산 부족에 민감하다고 여겨지고 있다. 엽산 결핍은 탄수화물 섭취가 적을 때 나타날 수 있다. 엽산은 여러 아미노산 합성에 꼭 필요하므로 엽산 부족이 있으면 신경관이 폐쇄되는 시점에 일어나는 세포의 적정한 전환을 방해할 수 있다. 신경관결손을 예방하려면 임신한 여성은 엽산 또는 엽산보조제를 정상적으로 필요한 양보다 더 많이 섭취하여야 한다. 고엽산 식이가 신경관결손을 예방하는 데 효과가 있다는 것이 밝혀져 있다.

신경발생을 조절하는 세부기전
Mechanisms Underlying Neural Development

신경계 발생을 공부할 때, 어떻게 세포분화와 신경발생, 세포사멸이 유도되고, 어떻게 신경세포들이 각각의 표적으로 안내되며, 어떻게 시냅스가 형성되는지에 대한 기전을 아는 것이 도움이 된다. 이러한 각각의 기전을 여기서 간략하게 다룬다.

신호 유도와 신경세포 분화
Signal Induction and Neural Cell Differentiation

세포가 어떻게 분화할지는 특정 유도신호에 노출될 수 있는 배아에서의 세포 위치, 세포 내에 존재하는 전사인자의 종류, 그리고 세포 내에 존재하는 수용기와 물질의 유형에 따라 달라진다. 외배엽 조직(신경조직으로 분화할)이 신경 분화 과정에 돌입한다. 신경판 세포의 분화는 주조절단백질organizer protein(예, 폴리스타틴follistatin, 노긴noggin, 코르딘chordin)에 의해 직접적으로 결정되는데, 주조절단백질은 **골형성단백질**bone morphogenetic protein의 억제 효과를 차단하고 발생 중인 세포에서 전사인자 발현을 유도하는 역할을 한다.

신경 유도 후 세포가 어떻게 발생하는지는 내측-외측 축medial-to-lateral axis(결국 등쪽-배쪽 축dorsal-to-ventral axis으로 변형이 일어남)과 앞-뒤 축anterior-to-posterior axis을 따라 나타나는 그들의 위치에 의존한다. 이들 축 상의 위치는 이들 세포의 특정 성질을 결정하며, 이어서 이들의 신호특성을 조절하므로 나중에 척수와 뇌간, 전뇌로 발달할 세포들의 배열을 결정한다. 이러한 방식으로 중배엽 유래 세포들은 신경판의 배쪽면에서 신경세포의 운명을 결정하는 반면, 외배엽 유래 비신경세포들은 신경판의 등쪽면에 위치하는 세포들의 운명을 결정한다. 이와 같은 기전들은 신경판의 등쪽면에 존재하는 세포들이 왜 신경능선세포neural crest cell와 감각뉴런sensory neuron을 형성하는지, 그리고 배쪽면에 존재하는 세포들은 운동뉴런motor neuron을 형성하는지를 설명할 수 있다.

척삭notochord에 존재하는 세포들은 **소닉헤지호그**sonic hedgehog라 불리는 단백질을 유도하며, 이 단백질은 마루판세포floor plate cell와 배쪽 운동뉴런, 개재뉴런의 분화를 유도한다. 소닉헤지호그와 세포 내의 수용체복합체 간의 상호작용에 의해 여러 가지 단백질키나아제protein kinase의 조절이 유도됨으로써 일련의 전사인자가 활성화되고, 이에 따라 특정 농도의 소닉헤지호그 단백질이 운동뉴런과 마루판세포, 개재뉴런의 유도에 선별적으로 영향을 미친다. 뇌간이 발생할 때, 몇 개의 세포둔덕swelling이 신경관을 따라 출현한다. 이 세포둔덕을 **마름뇌분절**rhombomeres이라 한다. 이들 마름뇌분절에는 여러 인두굽이branchial arch에 분포하는 뉴런(감각 및 운동)이 포함되어 있다. **혹스유전자**Hox genes라고 불리는 한 그룹의 유전자들이 발생 중인 뇌간의 앞-뒤 축을 따라 여러 유전자 부위에서 발현되며 다른 마름뇌분절에서 이를 확인할 수 있다. 혹스유전자는 다른 전사인자에 의해 조절될 뿐만 아니라 중배엽조직의 주조절 부위에 존재하는 세포에 의해서도 조절될 가능성이 높으므로 이들의 분화 정도를 통제하는 것은 특정 유형의 뉴런이 위치하는 해부학적 위치에서 뿐만 아니라 뇌간과 전뇌에서도 일어나게 된다.

뉴런의 생성과 사멸 Neuronal Generation and Cell Death

세포가 뉴런으로 변하는 과정에는 아마도 여러 가지 복잡한 전사인자가 관여할 뿐만 아니라 다수의 단백질(이들은 부분적으로 세포표면에 분포함으로써 신호전달 및 조절기능을 수행하며, 노치유전자notch gene와 델타유전자delta gene에 의해 암호화되어 있음)과 이들의 상호작용도 관여할 것이다. 이들 두 단백질과 관련하여, 노치notch는 델타delta의 수용체 역할을 담당하므로 델타의 기능은 **리간드**ligand이다. 델타는 노치의 활성을 상당히 증가시킬 수 있으므로 세포가 뉴런으로 분화하는 것을 막을 수 있다. 반대로, 노치 활성이 낮을 경우, 뉴런으로 분화하는 세포는 증가하게 된다. 배아신경계는 매우 많은 뉴런들을 만들 수 있기 때문에 이것은 중요한 과정이다.

뉴런의 생성과 생존에 영향을 미치는 요인들

Factors Affecting Formation and Survival of Neurons

1. **골형성단백질**bone morphogenic protein. 이 단백질은 신경관 유도를 조절한다.
2. **뉴런 이주와 연관된 시점**timing associated with migration of neurons. 대뇌피질과 소뇌피질 부위의 발생 과정에서는 뉴런이 이주하여 특정 세포층에 위치하게 되는데, 이때 뉴런이 위치하게 될 세포층은 이주 시작시점에 의해 결정된다.
3. **뉴런의 표적으로부터 오는 신호의 영향**influences of signals from neuronal target. 축삭 말단부가 표적과 만나게 될 때, 이들의 접촉은 시냅스이전뉴런의 신경전달물질의 특성을 결정할 뿐만 아니라 이들의 생존성에도 크게 영향을 미친다. **신경성장인자**nerve growth factor와 같은 신경영양인자neurotrophic factor들이 여러 다양한 수용체군과 결합하고 상호 작용한다. 이러한 수용체군에는 티로신키나아제tyrosine kinase뿐만 아니라 특이성이 낮은 수용체(이들은 세포막 지질에 의존적인 신호전달경로를 통해 세포내 신호를 전달함)도 포함되어 있다. **신경영양인자**neurotrophic factor(뉴로트로핀neurotrophins이라고도 함)가 사라지면 세포는 죽게 된다. 이 과정을 **세포자멸사**apoptosis라고 부르며, 세포는 위축되고 잘게 쪼개져 세포막에 둘러싸인 소체로 바뀌어 포식된다. 세포자멸사는 여러 유전자의 전사가 관여하는 능동적인 생화학적 과정에 의해 유발되는 것으로 보이며, 세포자멸사를 유도하는 생화학적 과정의 활성을 막는 신경영양인자가 존재하는 것으로 보인다.

어떻게 축삭은 자신의 표적을 찾아가 시냅스를 형성하는 것일까: 신경화학적 특이성

How Axons are Directed to Their Targets and Synapses: Neurochemical Specificity

발생 중인 축삭과 이들 축삭의 표적 구조물 간에는 **신경화학적 특이성**neurochemical specificity이 존재한다. 성장하는 축삭이 미약한 신호인자를 감지할 수 있는 것은 축삭 끝부분(**성장원뿔**growth cone이라 함)이 특수한 모양으로 확장되어 있기 때문이다. 성장원뿔은 이 신호인자를 축삭골격이 표적 구조물로 향할 수 있게 조절하는 신호로 바꿀 수 있어 축삭의 성장 정도와 방향성을 조절할 수 있다. 성장원뿔의 감각특성은 수용체를 포함하고 있는 **사상위족**filopodia이라 불리는 수많은 실처럼 생긴 섬유에 의해 형성된다. 이들 수용체가 환경 신호에 의해 활성화되면, 이 수용체들이 성장 중인 축삭을 앞으로 계속 자라게 만들거나, 회전하게 하거나, 성장을 멈추게 한다. 또한 앞에서 설명한 기전 이외에, 두 번째 기전도 가능하다. 성장원뿔은 세포 표면 또는 **세포외기질**extracellular matrix(세포에 의해 생성된 물질로 이루어져 있지만 세포와 연결되어 있지는 않음)에 존재하는 특정 분자들과 접촉하게 될 수도 있다. 세포 표면에 존재하는 분자들과 관련하여, 한 군은 **카드헤린**cadherins이라 불리는 당단백질로 구성되어 있으며 칼슘Ca^{2+}에 의존적이다. 카드헤린 분자는 성장원뿔 및 세포 표면에 모두 존재하므로 두 개의 동일한 분자들이 서로 인식하여 결합할 수 있다. 성장원뿔과 세포간의 유착을 촉진하는 두 번째 그룹의 분자에는 면역글로불린 분자들이 포함되는데, 이들은 칼슘Ca^{2+}에 의존적이지 않다. 같은 종류의 면역글로불린 분자들은 서로 결합할 수 있는 것으로 보이며, 다른 종류의 분자들과도 결합할지 모른다. 세포외기질 속에는 **콜라겐**collagen, **섬유결합소**fibronectin, **라미닌**laminin과 같은 수많은 다른 분자군들이 포함되어 있다. 성장원뿔은 **인테그린**integrins이라 불리는 수용체를 포함하고 있어서 이들 물질과 결합할 수 있으며, 결합과정은 축삭이 필요한 방향으로 성장할 수 있게 해주는 일련의 과정을 개시시킨다. 축삭이 나타내는 방향성은 **억제신호**inhibitory signals에 의해서도 영향을 받는다. 축삭의 성장을 방해하는 억제신호는 세포 표면이나 세포외기질에 존재하는 것으로 보인다. 한 군의 이러한 억제물질을 **세마포린**semaphorins이라 부르며, 이 군의 수용체들은 면역글로불린이다. 정리하면, 환경적 신호에 대한 성장인자의 양성 반성과 억제신호에 대한 축삭의 반응은 결국 성장 중인 축삭의 성장 정도와 방향성을 결정하게 된다.

어떻게 시냅스가 형성되는지에 대한 이해는 신경근이음부NMJ와 관련한 연구로부터 가장 많이 얻어졌다. 시냅스형성의 중요한 과정은 축삭의 성장원뿔이 발생 중인 근섬유와 접촉할 때 일어난다. 이러한 접촉이 시냅스형성 과정을 개시하여 시냅스이전 및 시냅스이후 구조물이 형성되게 한다. 성장원뿔은 신경말단으로 변형되고, 신경말단(즉 시냅스이후 부위)과 접촉하는 근육부위는 특수한 성격으로 발생하기 시작한다. 여기서 설명하는 두 가지 특성을 기억해야 한다. 첫째는 이 과정이 아세틸콜린수용체 소단위를 암호화하는 유전자의 활성을 초래한다는 것이다. 둘째는 운동뉴런이 **아그린**agrin이라 불리는 단백질을 합성하는 것인데, 아그린은 축삭을 따라 아래로 이동하여 시냅스이후 수용체와 결합한다. 신경근이음부 형성 시, 아그린의 중요성은 아그린-결핍 생쥐 또는 아그린 항체를 투여한 신경-근 실험에서 신경근이음부의 숫자가 현저히 감소되는 결과로부터 알게 되었다. 티로신키나아제 수용체(근육-특이적 키나아제라고 부름)가 아그린의 주요 수용체로 작용할 수도 있다. 아그린은 근육-특이적 키나아제muscle-specific kinase에 직접 결합하지 않으므로 **랩신**rapsyn이라 불리는 두 번째 세포질 단백질 소단위가 필요한 것으로 보이는데, 랩신은 근육-특이적 키나아제를 더 효과적으로 만들며 또한 신경근육이음부의 분화과정의 신호전달에 필요하다. 발생 중인 신경근이음부에서 알려진 다른 특성은 시냅스이전뉴런이 **뉴레굴린**neuregulin이라 불리는 막관통단백질을 분비한다는 것이다. 뉴레굴린은 근육에서 아세틸콜린수용체의 발현을 증가시키거나 자극한다. 이러한 방법으로 뉴레굴린은 시냅스이후 수용체의 특성화에 기여한다.

발생 과정 동안, 시냅스는 계속해서 소실된다. 이것은 시냅스이전뉴런으로부터 들어오는 입력의 감소가 이런 현상(시냅스이전뉴런과 시냅스이후뉴런간의 연결이 실제로 소멸되는 것)의 기초 기전일지도 모른다는 것을 암시한다. 아마도 시냅스 소멸의 효과는 중추신경계에서 시냅스이후뉴런으로의 뉴런 입력의 집중과 분산의 정도 변화에 의해 나타나는 것으로 보인다.

임상 증례

병력

지미Jimmy는 만삭에 정상 분만으로 태어났고, 나이는 4개월 된 영아이다. 부모는 지미가 건강하다고 생각했는데, 잠에서 깨어나면서 발작을 하였다. 발작을 할 때면 목과 몸통의 근육과 함께 양쪽 팔다리의 근육이 갑자기 수축하였다. 발작은 여러 번 이어서 발생했는데, 20~30분에 걸쳐서 20초마다 발생하였다. 한 번 발생할 때 근육 수축은 1~2초 동안 짧게 일어났고, 긴장수축이 이어지는 일이 자주 있었다. 긴장수축이 발생할 때에는 머리와 몸통, 사지가 굽혀졌다. 발작들이 이어지는 사이사이에 지미는 자주 울었다. 지미의 부모는 지미에게서 비정상적인 안구운동을 관찰하였다.

진찰

소아신경과의사가 발작을 촬영한 비디오영상을 검토하고 지미를 진찰하였다. 지미는 나이에 비해 발달이 늦어서 최근에 들어서야 미소를 짓기 시작하였다. 지미의 운동긴장도는 전반적으로 다소 감소되어 있었다. 뇌파에는 무질서하게 보이는 비정상 파형이 관찰되었고, 진폭이 높은 서파와 극파가 무작위로 섞여 있었다(고진폭부정뇌피 hypsarrhythmia). 자기공명영상으로 점검한 지미의 뇌에서는 왼쪽 전두엽에 이소성 피질조직이 몇 군데의 표층백색질에서 관찰되었다. 의사는 뇌부종을 감소시킬 목적으로 코르티코스테로이드를 사용하였고, 지미는 발작을 멈추었다.

설명

지미의 증상은 뇌전증발작의 한 증상이고 영아연축infantile spasm이다. 전형적인 환자의 경우에 생후 4~7개월 사이에 첫 발작이 발생한다. 영아연축이 한번 발생하면 여러 번 이어서 발생하는 경우가 많다. 영아연축은 목과 몸통, 사지의 근육이 갑자기 수축하는 형태의 발작이다. 가장 흔한 유형은 굴곡연축flexor spasm인데, 갑자기 허리를 굽혀서 절하는 것 같은 양상을 설명하기 위해 흔히 살람연축salaam spasm이라고도 한다. 'Salaam'이라는 단어는 '상체를 깊게 굽히는 이슬람 제국의 경례'를 의미한다. 영아연축을 가장 흔히 관찰할 수 있는 뇌전증증후군은 웨스트증후군West syndrome이다. 영아연축을 정신지체 및 고진폭부정뇌파hypsarrhythmia와 함께 웨스트증후군의 세증후triad로 꼽을 정도이다. 그러나 영아연축은 다양한 문제들로 인해서 발생할 수 있다. 신생아에서 발생한 감염과 출산전·후의 무산소-저산소 손상이 영아연축의 원인이 되기도 한다. 그 밖에 대뇌기형, 광범위한 뇌손상, 대사질환, 유전질환도 원인이 된다. 영아연축이 나타나는 영아에서 발달이 지연되는 경우는 자주 있다. 회색질이소증gray matter heterotopia은 뇌의 발생과정에서 정상적으로는 피질로 이동해야 할 회색질 세포들이 중간에 이동을 멈추어서 발생하는 신경세포이주장애neuronal migration disorder이고 뇌의 피질발달기형malformation of cortical development이다. 다양한 독성질환과 대사질환, 감염질환이 회색질이소증의 원인이 될 수 있다. 임신 2개월째부터 출생 후까지의 기간에서 신경이주장애는 언제든지 발생할 수 있다.

연습문제

질문

각 문항에서 가장 알맞은 답을 고르시오.

문항 1과 2

생후 2개월 된 영아의 신체진찰에서 전신경공이 닫히지 않은 것이 발견되었다. 곧 여러 가지 심각한 결손징후가 나타났다.

1. 나타날 것으로 예상되는 결손징후에 해당하는 것은?
   a. 척수반사 소실 loss of spinal reflexes
   b. 연하장애 difficulty in swallowing
   c. 정신지체 mental retardation
   d. 촉각 소실 loss of tactile sensation
   e. 심혈관계 이상 cardiovascular abnormalities

2. 이 영아가 청소년으로 성장하면서 가장 손상받기 쉬운 부위는?
   a. 시상하부 hypothalamus
   b. 교뇌피개 pontine tegmentum
   c. 연수 medulla
   d. 대뇌피질 cerebral cortex
   e. 창백핵 globus pallidus

3. 어떤 소아가 큰 두개골과 소뇌손상, 두통, 구토, 운동술기 학습 및 유지 불능, 몸통의 협동운동 장애를 포함한 여러 가지 문제를 보인 후 검사를 위해 병원에 왔다. 이 장애를 가장 잘 설명할 수 있는 진단은?
   a. 수막척수탈출증 meningomyelocele
   b. 댄디-워커증후군 Dandy-Walker syndrome
   c. 무뇌증 anencephaly
   d. 이분척추 spina bifida
   e. 척수속박증 tethered cord

4. 출생 전 발생과정 동안 신경능선세포가 적절하게 이주하지 못하는 이상이 발생하였다. 그 결과, 여러 가지 다른 유형의 세포들이 발생하지 못한 반면, 다른 세포들은 정상적으로 발생하였다. 아래에 열거된 세포 유형 중에서 정상적으로 발생하는 세포는?
   a. 후근신경절 dorsal root ganglion
   b. 자율신경절세포 autonomic ganglion cells
   c. 친크롬세포 chromaffin cells
   d. 척수전각세포 ventral horn cells
   e. 슈반세포 Schwann cells

5. 설하신경핵 혀밑신경핵 · hypoglossal nucleus은 어디에서 유래하는가?
   a. 지붕판 roof plate
   b. 마루판 floor plate
   c. 날개판 alar plate
   d. 기저판 basal plate
   e. 신경능선세포 neural crest cells

정답 및 설명

1과 2 정답: 1-c, 2-d

전신경공의 폐쇄부전에 따라 뇌막과 뇌척수액, 신경아교세포, 관련 뇌조직이 노출된다. 이러한 장애는 대뇌반구와 소뇌, 중뇌의 상당한 손상과 연관되어 있다. 대뇌반구 손상은 거의 항상 정신지체를 유발하며 대개 생존할 수 없다. 문항 1의 다른 답가지는 하부 뇌간 또는 척수와 연결된 구조물과 연관된 기능을 침범하는 것이다. 문항 2와 관련하여, 대뇌피질은 이 질환에 의해 주로 침범되는 구조물이며, 다른 답가지는 거의 또는 전혀 손상을 입지 않았을 때 나타나는 것이다.

3. 정답: b

이 문항에 설명된 증상들은 댄디-워커증후군의 특징으로, 댄디-워커증후군은 주로 수두증과 함께 소뇌벌레가 소실되는 병이다. 이 증후군의 요소를 잘 설명하는 연상기호를 다시 떠올려보면, D는 제4뇌실의 확장 dilated을, W는 수두증 water on the brain을, S는 작은 small 소뇌벌레를 나타낸다. 다른 답가지들은 발생장애를 나타내는데, 대뇌피질과 뇌의 다른 부위(수막척수탈출증 meningomyelocele과 무뇌증 anencephaly)를 침범하거나, 척수를 침범하거나 다리의 감각 및 운동 장애 나타내는 것이며(이분척추 spina bifida와 척수속박증 tethered cord), 다른 질환 중 이 문항에 설명된 증상을 나타내는 것은 없다.

4. 정답: d

신경능선은 등쪽면에서 신경관과 분리되는 신경주름과 관련된 세포로부터 형성된다. 후근신경절세포와 자율신경절세포, 친크롬세포, 슈반세포는 신경능선으로부터 유래한다. 신경능선세포는 신경관과 분리되기 때문에 신경관 벽(날개판, 기저판, 마루판)으로부터 발달하는 세포들은 신경능선세포와 상관관계가 없다. 척수전각세포는 기저판으로부터 유래한다.

5. 정답: d

연수에서 경계고랑 내측에 위치하는 뇌조직은 기저판으로부터 유래한다. 이 부위에 위치하는 뇌신경핵은 운동기능과 연관되어 있으며 이러한 운동핵에는 설하신경핵과 미주신경핵, 설인신경핵(의문핵)이 있다. 경계고랑 외측에 위치하는 뇌신경핵은 감각기능과 연관되어 있다. 지붕판과 마루판은 뇌신경핵을 내지 않는다. 신경능선세포는 자율신경절과 뇌신경감각신경절, 슈반세포, 부신수질세포를 낸다.

표 2.1 발생 과정 동안 일어나는 신경관 분화

배아 파생물	척수	능형뇌(마름뇌), 수뇌(연수), 후뇌(교뇌와 소뇌)	중뇌(중간뇌)	전뇌(앞뇌): 간뇌와 종뇌
지붕판 (Roof plate)	후정중격막 부위	상연수천장	위둔덕 맞교차, 아래둔덕 맞교차	외측뇌실 및 제3뇌실의 맥락조직과 맥락얼기
날개판 (Alar plate)	척수후각	감각핵(삼차신경, 얼굴신경, 전정와우신경, 설인신경, 미주신경), 소뇌, 교뇌심부핵, 하올리브핵, 삼차신경 중뇌핵	위둔덕, 아래둔덕, 적색핵, 흑색질, 삼차신경 주감각핵, 일부 그물핵	간뇌 구조물(시상, 시상하부)과 종뇌 구조물은 날개판으로부터 유래하는 것으로 생각하고 있지만, 현재까지 불명확함
기저판 (Basal plate)	척수전각, 더부신경핵	운동핵(삼차신경, 외전신경, 얼굴신경, 설인신경, 미주신경, 설하신경), 그물핵	운동핵(동안신경, 활차신경), 그물핵	-
마루판 (Floor plate)	전정중틈새 부위	-	-	-

요 약

신경계의 비정상 발생

비정상 발생	설명	결손
잠재이분척추 (Spina bifida occulta)	후신경공 폐쇄 부전	골 결손은 있지만, 신경학적 징후는 거의 없음
수막탈출증 (Meningocele)	신경조직은 탈출되지 않은 채 수막만 탈출됨	대개 척수의 허리 및 엉치 부위 침범, 척주 발달 장애에도 불구하고 감각 또는 운동 장애는 거의 없음
수막척수탈출증 (Meningomyelocele)	결손된 척주를 통해 수막과 신경조직(척수 또는 뇌간)이 탈출됨	척수: 개방이분척추는 척수의 심각한 감각 및 운동 장애를 초래할 수 있음 뇌간: 아놀드-키아리기형(대공을 통해 연수 일부가 탈출됨)은 수두증과 주요 감각 및 운동 장애, 방광조절 소실을 초래할 수 있음
수두증 (Hydrocephalus)	폐쇄수두증(예, 대뇌수도관협착), 교통수두증(맥락얼기유두종)	이 표에서 설명한 다양한 발생이상(예, 아놀드-키아리기형, 뇌탈출, 댄디-워커증후군)은 감각계 및 운동계를 침범하는 장애와 정신지체, 뇌전증을 초래할 수 있음
척수공동증 (Syringomyelia)	척수중심관 주변에 공간이 생겨 뇌척수액으로 채워져 있음	신체 양측의 통각과 온도감각이 분절성으로 소실될 수 있음
척수속박증 (Tethered cord)	척수 맨 아랫부분이 엉치뼈에 부착되어 있음	다리의 일부 감각 및 운동 장애, 요통, 방광조절 장애
뇌탈출 (Encephalocele)	일부 전신경공 폐쇄 부전	발작과 정신지체, 운동기능 약화(피질척수로 이상)
댄디-워커증후군 (Dandy-Walker syndrome)	선천적으로 제4뇌실의 외측구멍과 정중구멍이 존재하지 않음	대두증과 소뇌벌레 무발생, 수두증, 구토, 두통, 운동술기 획득 지연, 호흡 문제
무뇌증 (Anencephaly)	전신경공 폐쇄 부전	부분적으로 또는 완전히 뇌가 없음, 사망함

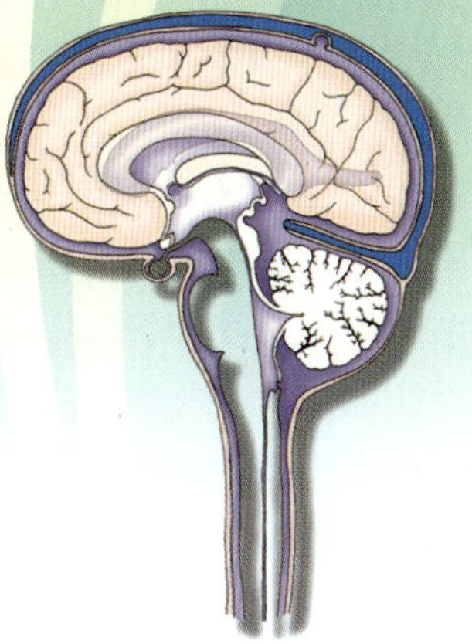

3

뇌척수막과 뇌척수액
Meninges and Cerebrospinal Fluid

개요

- 수막 뇌척수막·The Meninges
- 뇌막 Coverings of the Brain
  - 경질막 경막·Dura Mater
  - 거미막 지주막·Arachnoid Mater
  - 연질막 연막·Pia Mater
- 척수막 Coverings of the Spinal Cord
  - 척수 경질막 척수 경막·Spinal Dura Mater
  - 척수 거미막 척수 지주막·Spinal Arachnoid Mater
  - 척수 연질막 척수 연막·Spinal Pia Mater
  - 허리수조 Lumbar Cistern
- 뇌실계 Brain Ventricular System
  - 맥락얼기 The Choroid Plexus
- 뇌척수액 Cerebrospinal Fluid [CSF]
  - 생성 Formation
  - 순환 Circulation
  - 기능 Functions
  - 성분 Composition
    - 질병에 의한 뇌척수액의 변화 *Alteration of the Cerebrospinal Fluid in Pathological Conditions*
  - 혈액뇌장벽과 혈액뇌척수액장벽 The Blood-Brain Barrier [BBB] and Blood-CSF Barrier
  - 뇌척수막과 연관된 질병 Disorders Associated With Meninges
    - 수막염 *Meningitis*
    - 수막종 *Meningiomas*
  - 뇌척수액계 질환 Disorders of the Cerebrospinal Fluid System
    - 수두증 물뇌증·*Hydrocephalus*
    - 뇌압 증가 *Increase in Intracranial Pressure*
- 임상 증례
  - 병력
  - 진찰
  - 설명
- 연습문제
  - 질문
  - 정답 및 설명

학습목표

이 장을 공부한 학생들은

1. 뇌막의 구조와 기능에 대해 설명할 수 있어야 하고, 또한 이들과 정맥동 venous sinuses 및 수조 cisterns(거미막밑 뇌척수액 공간)와의 관계에 대해 설명할 수 있어야 한다.
2. 뇌막과 척수막의 차이점(허리수조 lumbar cistern의 구조적 특성 및 요추천자 lumbar puncture에서의 이들의 중요성 포함)을 설명할 수 있어야 한다.
3. 뇌실계와 맥락얼기 choroid plexuses의 구조적·기능적 특성과 뇌척수액 CSF의 생성·성분·순환·기능에 대해 설명할 수 있어야 한다.
4. 뇌척수액이 정맥동으로 흡수되는 과정에서 거미막융모의 역할과 병적상황에서 일어나는 뇌척수액의 변화에 대해 설명할 수 있어야 한다.
5. 혈액뇌장벽 BBB과 혈액뇌척수액장벽 blood-CSF barrier의 특성에 대해 설명할 수 있어야 한다.
6. 뇌척수액의 순환 및 흡수와 연관된 질환에 대해 설명할 수 있어야 한다.

수막 뇌척수막 · The Meninges

뇌와 척수를 구성하는 조직은 매우 약하므로 특별한 보호가 필요하다. 뇌와 척수는 두개골머리뼈 · cranial bone과 척주관vertebral canal, **수막**meninges(뇌막과 척수막을 합쳐서 수막 또는 뇌척수막이라 함)에 의해 보호된다. 두개강cranial cavity은 일반적으로 세 부위, 즉 앞머리뼈우묵전두개와 · anterior cranial fossa과 중간머리뼈우묵중두개와 · middle cranial fossa, 뒤머리뼈우묵후두개와 · posterior cranial fossa으로 나눌 수 있으며, 이 부위에는 각각 앞쪽 전두엽anterior frontal lobe과 측두엽temporal lobe, 그리고 소뇌cerebellum와 뇌간brainstem이 위치한다. 두개강 속의 뇌는 뇌막meninges에 감싸여져 있다. 뇌막은 세 층의 결합조직막(경질막경막 · dura mater, 거미막지주막 · arachnoid mater, 연질막연막 · pia mater)으로 이루어져 있다. 거미막과 연질막을 합쳐서 **연뇌막**leptomeninges이라고도 부르는데, 'lepto'는 그리스어로 얇고 가늘다는 것을 의미한다. 뇌를 감싸고 있는 뇌막meninges과 척수를 감싸고 있는 척수막meninges간에는 여러 가지 차이점이 존재하므로 각각 설명하기로 한다. 뇌척수막수막은 섬유모세포fibroblasts와 아교원섬유collagen fibrils로 구성되어 있다. 아교collagen 함량은 뇌척수막층에 따라 다르다. 예를 들면, 경질막은 많은 아교원섬유를 포함하고 있지만, 거미막은 아교콜라겐 · collagen를 포함하고 있지 않다.

뇌막 Coverings of the Brain

경질막 경막 · Dura Mater

뇌 **경질막**은 질긴 두 겹의 결합조직 층(골막층external periosteal layer, 경질막층inner meningeal layer)으로 이루어진 섬유성 막이다(그림 3.1). 이들 두 층은 경막정맥동dural venous sinuses (예, 상시상정맥동superior sagittal sinus)이 위치하는 부위를 제외하고는 붙어 있다. 경질막의 골막층periosteal layer은 두개골 내측면에 부착되어 있으며, 이곳에는 많은 혈관과 신경이 분포하고 있다. 경질막과 두개골 사이에는 공간이 없다(그림 3.1B). 따라서 **경막외공간**경질막바깥공간 · epidural space은 잠재적 공간(병적 상황에서만 체액이 채워질 수 있음)이다. 경막외공간(존재한다면)은 경질막의 골막층과 두개골 사이에 위치한다. 경질막의 **경질막층**경막층 · meningeal layer은 매끄러우며 혈관을 포함하지 않고, 안쪽면은 중피mesothelium(한 층으로 분포하는 편평세포와 유사한 납작한 세포들)로 덮여 있다. **대공**큰구멍 · foramen magnum(후두골 기저부에 있는 큰 구멍으로 이를 통해 연수가 척수와 연결됨) 위치에서 경질막의 경질막층은 척수 경질막과 연결된다.

경질막주름dural fold(**격막**septa이라 함)이 경질막의 경질막층으로부터 두개강 속으로 뻗어 있으며, 이들은 두개강을 몇 개의 구획(이들 구획은 서로 연결되어 있음)으로 나눈다. 이들 격막은 머리가 움직일 때 뇌의 이동을 줄이거나 막는 역할을 한다. 격막 중 하나인 **대뇌낫**falx cerebri은 수직방향으로 위치하며, 뇌를 좌우 절반으로 나누어 두 개의 대뇌반구를 분리시킨다. **소뇌천막**tentorium cerebelli의 등쪽 부위는 대뇌낫에 붙어 있고, 뒤쪽은 후두골 융기부위에 붙어 있다. 소뇌천막의 앞쪽은 다른 부위에 붙어 있지 않으며, 천막패임tentorial notch(이 속에 중뇌가 위치함)의 경계를 형성한다. 소뇌천막은 두개골 기저부에 있는 뒤머리뼈우묵posterior cranial fossa의 천장(천막처럼 덮고 있음)을 형성한다. 후두엽occipital lobe은 소뇌천막 상부에 위치하는 반면, 소뇌의 상부 표면은 소뇌천막 하부에 위치한다. **소뇌낫**falx cerebelli은 뒤머리뼈우묵을 향해 뻗어있는 수직방향의 삼각형 돌출물이다. 소뇌낫은 부분적으로 뒤머리뼈우묵에 위치하는 소뇌반구를 분리한다.

경질막의 앞부분은 전뇌막동맥anterior meningeal artery(안동맥눈동맥 · ophthalamic artery의 가지인 앞벌집동맥anterior ehmoidal branch에서 분지함)에 의해, 경질막의 뒷부분은 척추동맥vertebral artery과 후두동맥occipital artery에 의해, 외측부위는 중간뇌막동맥middle meningeal artery 및 그 가지에 의해 혈액을 공급받는다. 이들 혈관의 일부 가지는 두개골에도 혈액을 공급한다. 심각한 머리 부상에 의해 이들 혈관이 손상될 수 있으며 그럴 경우 혈종hematoma이 생기므로 다양한 신경학적 장애가 초래될 수 있다. 경질막을 통과한 혈액은 뇌막정맥meningeal veins(뇌막동맥과 나란히 주행함)으로 배출된다. 뇌척수막의 혈액 공급에 대한 더 자세한 내용은 26장에서 설명한다.

거미막 지주막 · Arachnoid Mater

거미막의 위치 및 거미막과 관련된 구조물을 그림 3.1에 나타내었다. 이 막은 경질막과 연질막 사이에 위치한다. 거미막은 가늘고 혈관이 분포하지 않는 막으로, 느슨하게 뇌를 감싸고 있다(고랑 사이에 돌기를 뻗지는 않음). **거미막밑공간**지주막하강 · subarachnoid space (거미막과 연질막 사이의 공간)은 **뇌척수액**cerebrospinal fluid [CSF]으로 채워져 있다. 뇌척수액

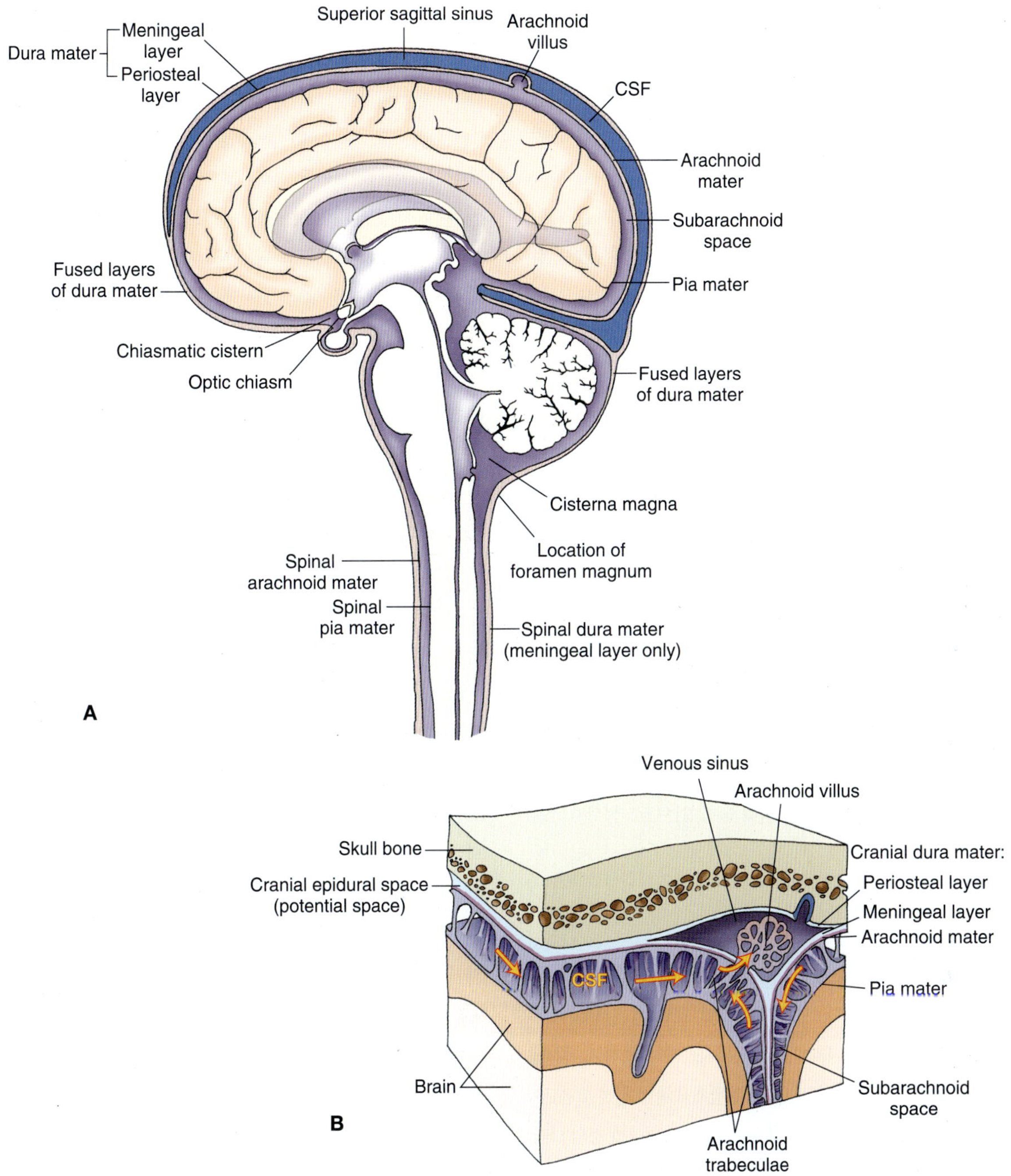

그림 3.1 뇌막과 척수막. **(A)** 뇌와 척수는 세 개의 막, 즉 경질막과 거미막, 연질막으로 싸여 있다. 뇌 경질막의 골막층과 경질막층은 경막정맥동 부위(예, 상시상정맥동)에서 분리되어 있다. 이외의 다른 부위에서는 경질막의 골막층과 경질막층이 융합되어 있다. 거미막과 연질막 사이의 공간은 거미막밑공간이라 불린다. 거미막밑공간은 일부 부위에서는 확장되어 있는데, 거대수조와 교차수조를 예로 들 수 있다. 거미막 조직으로 이루어진 작은 뭉치(거미막융모)가 경막정맥동으로 돌출되어 있다. 다른 구조물들은 방향을 나타내기 위해 표시하였다. CSF, 뇌척수액. **(B)** 경질막과 거미막, 연질막을 확대한 모습.

의 생성 및 분포에 대해서는 이 장의 뒷부분에서 설명한다. 거미막에서 기원한 **거미막지주**arachnoid trabeculae(가느다란 실 같은 결합조직)가 거미막밑공간을 통과해 연질막에 연결되어 있다. 거미막지주는 뇌가 뇌막 내에 떠 있도록 돕는다. 두개강 내의 여러 부위에서 거미막밑공간이 확장되어 있으며, 이렇게 확장된 공간을 **거미막밑수조**subarachnoid cisterns라고 한다. **소뇌연수수조**cerebellomedullary cistern(연수와 소뇌 사이에 위치함)는 가장 큰 수조이므로 **거대수조**cisterna magna라고도 불린다(그림 3.1). 병적 과정(예, 뇌종양)을 진단하기 위해 해당 거미막밑수조(병적 과정이 일어나는 부위로 의심되는 곳에 인접한)를 방사선을 이용하여 관찰하는 것이 도움이 된다. 예를 들면, 교차수조chiasmatic cistern는 시신경교차optic chiasm에 근접해 위치(그림 3.1)하므로 시신경교차 부근의 병변 진단을 위해서는 방사선을 이용하여 교차수조를 관찰하는 것이 도움이 된다.

거미막융모arachnoid villi(거미막 조직으로 이루어진 작은 뭉치)가 상시상정맥동superior sagittal sinus(그림 3.1)과 다른 **경막정맥동**경질막정맥굴·dural sinuses 속으로 돌출되어 있다. 거미막융모가 가장 많이 모여 있는 부위를 **거미막과립**arachnoid granulations이라 부른다. 거미막융모는 해면조직(수많은 소관들이 서로 연결되어 있음)으로 이루어져 있으며 일방향판막one-way valve으로 작용한다. 뇌척수액은 거미막밑공간으로부터 거미막융모를 통해 경막정맥동으로 유입되지만, 경막정맥동으로부터 나온 혈액은 이들 융모를 통해 다시 거미막밑공간으로 유입될 수는 없다. 정상적으로, 거미막밑공간의 압력(약 200 mmH_2O)은 경막정맥동 압력(80 mmH_2O)보다 높다. 이러한 압력차에 의해 뇌척수액은 거미막융모에 존재하는 가느다란 소관을 통해 경막정맥동으로 흘러가게 된다. 그러나 경막정맥동 압력이 거미막밑공간의 압력을 초과하더라도 거미막융모의 소관들이 허탈collapse(내용물이 없어 소관이 주위 압력에 의해 눌림)되므로 혈액이 역류하지는 않는다.

연질막 연막·Pia Mater

연질막의 위치는 그림 3.1에 나타내었다. 이 막은 뇌막 중 가장 안쪽에 있는 층이다. 연질막은 뇌 표면에 단단히 부착되어 있으며, 고랑sulci뿐 아니라 틈새fissures에까지 들어가 있다. 연질막은 작은 혈관 얼기(결합조직 속에 묻혀 있음)로 이루어져 있으며, 바깥은 중피세포mesothelial cells(한 층의 납작한 세포들)로 덮여 있다. 혈관의 작은 가지들이 뇌조직으로 뚫고 들어갈 때, 혈관가지는 짧게 연질막 및 거미막 띠와 함께 뇌로 들어가므로 혈관 주위에 혈관주위공간perivascular space이라 불리는 작은 공간이 형성된다. 이 공간은 거미막밑공간과 이어져 있다. 혈관주위공간은 뇌척수액이 뇌조직 속으로 이동하는 통로의 역할을 할 수 있다고 제안된 바 있지만, 정확한 기능은 확립되어 있지 않다.

척수막 Coverings of the Spinal Cord

척수원뿔conus medullaris(원뿔처럼 생긴 척수의 꼬리쪽 말단)은 제1요추L1 하단 또는 제2요추L2 상단에 위치한다(그림 3.2). 척수원뿔로부터 가느다란 잔섬유(연질막에 싸여 있으며 뇌실막세포ependymal cells와 별아교세포astrocytes로 구성; 이들 세포에 관한 설명은 4장 참조)가 출현한다. 이 잔섬유를 **내척수종말섬유**내종말끈·filum terminale internum라 부른다. 내척수종말섬유는 척수원뿔에서 나와 경막낭경질막주머니·dural sac(제2천추S2에서 끝남)의 꼬리쪽 끝까지 이어져 있다. 이 높이(제2천추)에서 척수 경질막spinal dura의 가느다란 꼬리쪽 확장부위(**꼬리인대**coccygeal ligament [**외척수종말섬유**외종말끈·filum terminale externum]라고 불림)가 내척수종말섬유를 감싸고 있다. 내척수종말섬유는 뻗어 나와 경막낭을 척주관vertebral canal에 고정시킨다.

척수 역시 세 개의 막, 즉 척수 경질막spinal dura과 척수 거미막spinal arachnoid, 척수 연질막spinal arachnoid에 의해 싸여있다(그림 3.2). 척수막meninges은 뇌막과 대체적으로 유사하다. 그러나 척수막과 뇌막 사이에는 몇 가지 차이점이 존재한다. 첫째, 척수 경질막은 한 층으로 되어 있으며, 뇌 경질막의 골막층이 존재하지 않는다. 둘째, 척수 경막외공간spinal epidural space은 실제 공간으로, 이 공간에는 정맥얼기가 분포하며, 임상적으로 척수옆신경차단paravertebral nerve block을 일으킬 목적으로 경막외마취제epidural anesthesia를 투여하는 공간이다. (뇌의 경막외공간은 병적 상태에서만 체액으로 채워지는 잠재적 공간이다.) 셋째, 척수 경막외공간은 경질막의 경질막층meningeal layer과 척추의 골막periosteum 사이에 위치하는 반면, 뇌 **경막외공간**(존재할 경우)은 경질막의 골막층periosteal layer과 두개골cranium 사이에 위치한다.

척수 경질막 척수 경막·Spinal Dura Mater

척수 경질막은 경질막층meningeal layer으로만 이루어져 있고, 뇌 경질막에 존재하던 골막층은 존재하지 않는다. 척수 경질막은 대공foramen magnum 경계에서 뇌 경질막의 경질막층과 만난다(그림 3.1). 척수 경막외공간은 척추 골막과 척수 경질막을 분리시키며 지방질 결합조직 및 정맥얼기로 채워져 있다. 꼬리쪽에서 척수 경질막은 제2천추S2 높이에서 끝난다(그림 3.2A). 앞에서 설명한 대로, 이 높이에서 경질막은 가느다란 줄(꼬리인대coccygeal ligament 또는 외척수종말섬유filum terminale externum)로 바뀌며, 체액으로 차 있는 척수 경질막을 척주관 바닥에 고정시키는 역할을 한다.

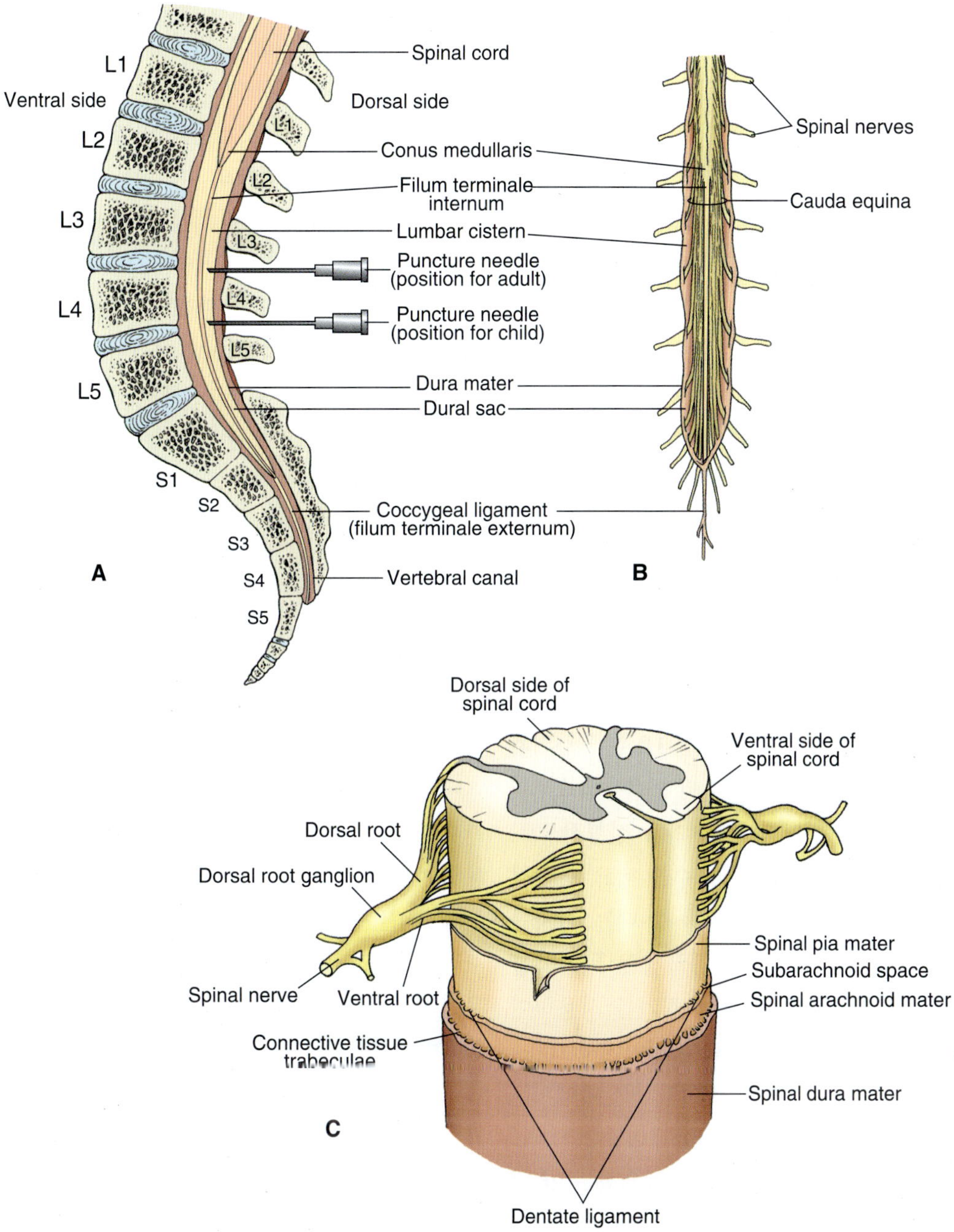

그림 3.2 척수. **(A)** 허리수조는 척수의 꼬리쪽 말단(척수원뿔)으로부터 제2천추까지 이어져 있다. 거미막밑공간(허리수조 중 가장 넓은 부위)에도 내척수종말섬유(가느다란 잔섬유)가 포함되어 있다. **(B)** 허리수조의 거미막밑공간에도 말총(제2요추 하부의 모든 척수신경의 신경뿌리 다발)이 포함되어 있다. **(C)** 척수의 세 가지 막: 경질막과 거미막, 연질막. 척수 앞·뒷면과 척수신경, 앞·뒤 척수신경뿌리. 후근신경절은 방향을 나타내기 위해 표시하였다.

척수 거미막 척수 지주막·Spinal Arachnoid Mater

척수 거미막은 척수를 감싸고 있으며 경질막과 결합조직 기둥에 의해 연결되어 있다(그림 3.2C). 척수 거미막은 입쪽에서 대공foramen magnum을 통해 지난 후 뇌 거미막과 연결되며, 이 막은 꼬리쪽에서 말총을 둘러싼다. **말총**cauda equina은 제2요추L2 이하의 모든 척수신경 뿌리들이 합쳐진 신경다발이다.

척수 연질막 척수 연막·Spinal Pia Mater

척수 연질막(그림 3.2C)은 뇌 연질막보다 두껍다. 이 막은 혈관성 막이며 척수의 앞쪽 틈새까지 뻗어 있다. **치아인대**dentate ligaments(치아 모양의 거미막 조직 인대)가 중간 중간

척수 측면에서 나오며, 치아인대는 척수를 거미막과 경질막(내측면)에 고정시키는 역할을 한다.

허리수조 Lumbar Cistern

허리수조는 척수의 꼬리쪽 말단에서부터 제2천추S2에 이르는 확장된 공간이다. 거미막밑공간(그림 3.2)은 이 부위에서 가장 넓으며 내척수종말섬유내종말끈·filum terminale internum 및 말총cauda equina의 신경뿌리들을 포함하고 있다. 거미막밑공간이 넓고 상대적으로 신경구조물이 적으므로 이 공간은 요추천자를 통해 뇌척수액을 채취하는 데 가장 적합하다. 요추천자lumbar puncture는 수막염meningitis과 같은 질병이 있을 때 뇌척수액의 세포 성분 및 화학적 성분에 대한 특정 정보를 얻기 위해 사용된다. 앞에서 설명한 대로, 정상 성인의 꼬리쪽 척수 말단은 제1요추L1 하단 또는 제2요추L2 상단에 위치한다. 따라서 성인 환자에서는 요추천자 바늘을 제3요추L3와 제4요추L4 사이에 삽입한다.

어린이의 척수 꼬리쪽 말단은 대개 제3요추L3에 위치한다. 따라서 어린이에서는 요추천자 바늘을 제4요추L4와 제5요추L5 사이에 삽입한다(그림 3.2A). 전형적으로, 5~15 ml의 뇌척수액을 채취하여 세포수를 세고, 단백질 분석과 미생물 검사를 한다. 요추천자를 할 때는, 환자를 옆으로 누인 채 상체를 숙여 허리를 둥글게 만든 자세를 취하게 하며, 뇌척수액 압력은 압력측정기를 사용하여 측정한다. 정상적으로, 뇌척수액 압력은 성인에서 100~150 mmH_2O (<200 mmH_2O)이며, 어린이와 신생아에서는 60~150 mmH_2O (<180 mmH_2O)이다. **두개내압**intracranial pressure [ICP]이 높은 경우에는 뇌척수액을 채취하면 안 되는데, 그것은 뇌척수액을 채취할 경우 대공foramen magnum을 통해 뇌 조직이 탈출될 수 있기 때문이다.

뇌실계 Brain Ventricular System

뇌에는 **뇌실**ventricles이라 불리는 4개의 공간, 즉 **외측뇌실**lateral ventricles과 **제3뇌실**third ventricle, **제4뇌실**fourth ventricle이 존재한다(그림 3.3A). 각 외측뇌실은 이들이 위치하고 있는 대뇌반구와 유사한 모양을 하고 있으며, 4개의 기본 요소를 갖고 있는데, 전각전두각·anterior (frontal) horn은 전두엽에, 몸통body은 두정엽에, 후각후두각·posterior (occipital) horn은 후두엽에, 더 배쪽에 있는 하각측두각·inferior horn은 측두엽에 위치한다.

두 개의 외측뇌실은 **뇌실사이구멍**뇌실간공·interventricular foramina 또는 **몬로공**foramina Monro이라 불리는 두 개의 짧은 통로를 통해서 제3뇌실과 연결된다(그림 3.3A). 제3뇌실은 시상 및 시상하부의 내측면을 형성한다(1장 참조).

제3뇌실 바닥은 일부 시상하부에 의해 형성된다. 앞쪽으로는 종말판 맥관기관organum vasculosum lamina terminalis [OVLT]이라 불리는 얇은 판 또는 벽이 있어 제3뇌실의 앞쪽 경계를 이룬다(그림 3.3B). 따라서 제3뇌실은 간뇌의 중간 부위를 차지하게 된다. 제3뇌실은 **대뇌수도관**cerebral aqueduct (실비우스수도관aqueduct of Sylvius)이라 불리는 상대적으로 짧고 좁은 통로를 통해 제4뇌실과 연결된다(그림 3.3A). 대뇌수도관은 중뇌의 입쪽-꼬리쪽 축 전체를 통과한다(1장 참조).

제4뇌실은 교뇌와 상부 연수의 뒤쪽 및 소뇌의 앞쪽에 위치한다. 제4뇌실 바닥은 편평하고 마름모꼴('마름오목능형와·rhomboid fossa'이라 불리기도 함)이며, 지붕은 천막처럼 생겼는데 천막 꼭대기(극점fastigium)는 소뇌를 향해 뻗어 있다. 제4뇌실은 두 개의 외측구멍(**루쉬카공**foramina of Luchka이라 불림; 양측의 외측오목lateral recess에 위치함)과 하나의 정중구멍(**마장디공**foramen of Magendie이라 불림; 제4뇌실의 아래쪽 지붕에 위치함)을 통해 거미막밑공간과 소통한다(그림 3.3A). 제4뇌실의 꼬리쪽 말단 부위에서 작은 **중심관**central canal이 전 척수로 뻗어 있지만, 상부 목분절에서만 내부 공간이 개방되어 있다.

맥락얼기 The Choroid Plexus

뇌척수액을 생성하는 맥락얼기는 각 뇌실에 존재한다. 각 외측뇌실의 맥락얼기는 내측벽에 위치하며 외측뇌실 하각으로부터 뇌실사이구멍으로 확장되어 있다(그림 3.3A). 제3뇌실 및 제4뇌실의 맥락얼기는 지붕에 위치한다(그림 3.3A). 맥락얼기는 세 층의 막으로 이루어져 있다. (1) 맥락모세혈관벽의 내피층endothelial layer(구멍이 존재함), (2) 연질막pial membrane, (3) 맥락상피세포층layer of choroidal epithelial cell(수많은 미토콘드리아를 함유하고 있고, 뇌실 내강을 향하고 있는 면에 기저주름과 미세융모가 존재함). 인접한 맥락상피세포 사이에 **치밀이음**tight junction ('뇌척수액 형성' 단락 참조)이 존재한다.

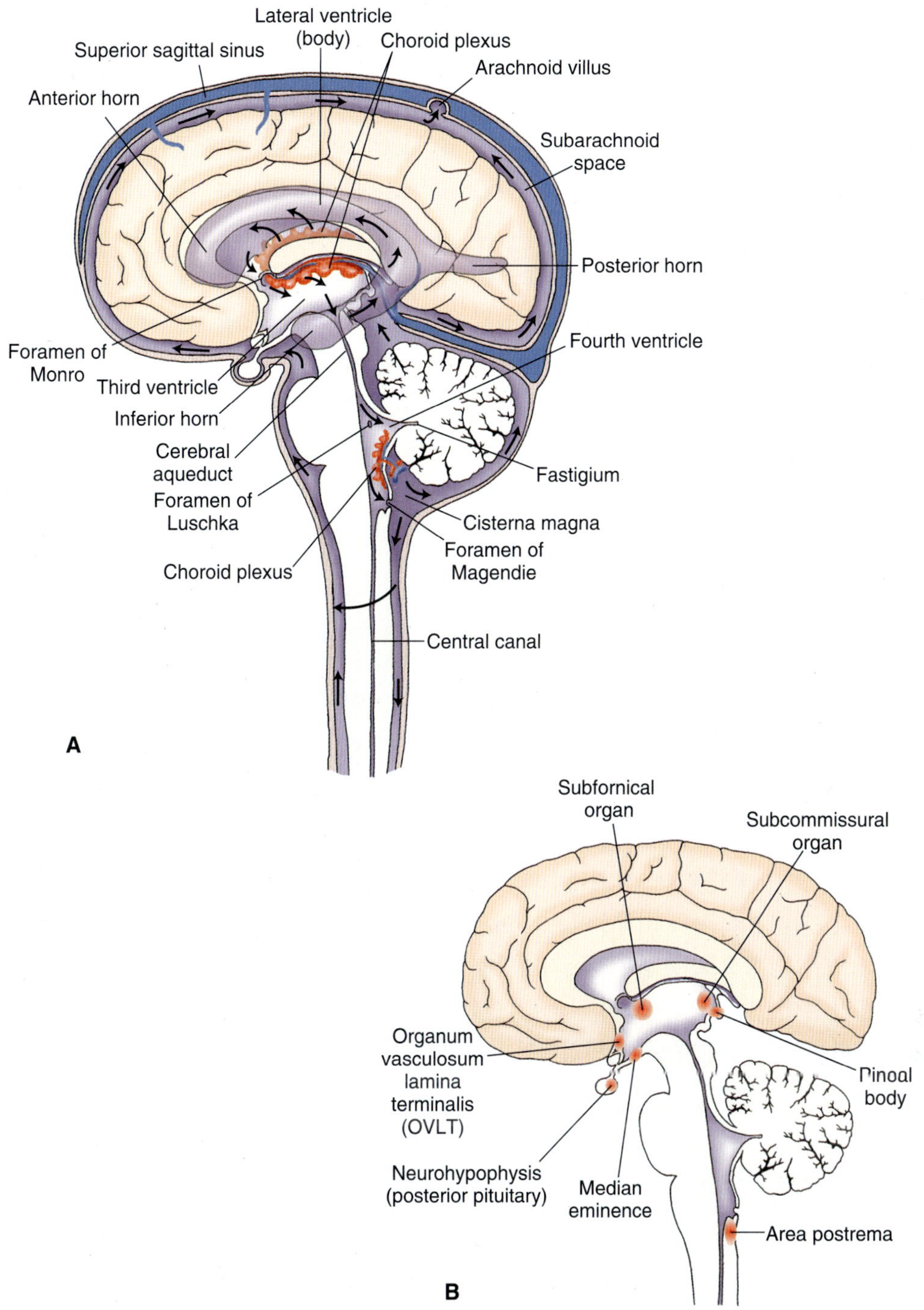

그림 3.3 뇌실의 위치와 뇌실 사이의 연결. **(A)** 외측뇌실(전각, 후각, 하각으로 구성)과 제3뇌실, 제4뇌실에 주목하자. 맥락얼기의 위치에도 주목하자. 검은색 화살표는 뇌척수액의 순환을 나타낸다. **(B)** 여러 뇌실주위기관의 위치.

뇌척수액 Cerebrospinal Fluid [CSF]

생성 Formation

뇌척수액의 약 70%는 뇌와 척수에 존재하며, 맥락얼기choroid plexus에서 생성된다. 나머지 30%의 뇌척수액은 뇌 실질parenchyma of the brain에서 분비되어 뇌실막세포ependyma(뇌실계를 덮고 있는 한 층의 섬모원주상피세포)를 통과하여 뇌실로 들어온다. 뇌척수액의 생성은 탄산탈수효소carbonic anhydrase와 특정 운반기전이 관여하는 역동적인 과정이다.

뇌척수액 생성에는 먼저 맥락모세혈관을 덮고 있는 내피세포의 구멍을 통해 혈액이 여과되는 과정이 관여한다. 그러나 이 여과액 중 펩티드와 단백질, 기타 거대분자는 치밀이음(맥락얼기의 바깥층을 형성하는 인접한 상피세포에 존재) 때문에 뇌척수액으로 유입되지 않는다. 맥락상피에는 에너지-의존적 능동운반기전이 존재(나트륨Na^+과 마그네슘Mg^{2+}을 뇌척수액으로 운반하고, 칼륨K^+과 칼슘Ca^{2+}을 뇌척수액으로부터 제거하기 위해)한다. 물이 삼투압 균형을 유지하기 위해 상피를 통해 이동한다. 정상적으로, 뇌척수액의 생성속도는 500 mL/day이며, 뇌척수액의 총량은 90~140 mL이고, 그중 약 23 mL 정도는 뇌실 속에, 나머지는 거미막밑공간에 분포한다. 정상적으로 뇌척수액과 혈장의 삼투압은 같다. 정상적으로 뇌척수액의 점성은 물과 비슷하지만, 혈장의 점성은 물의 3~4배 정도이다.

순환 Circulation

뇌척수액의 이동은 박동성으로 일어난다. 뇌척수액은 외측뇌실로부터 몬로공foramina of Monro(그림 3.3A; 화살표는 이동방향을 나타냄)을 통해 제3뇌실로 유입되어 더 많은 뇌척수액과 섞인다. 이어서, 뇌척수액은 대뇌수도관cerebral aqueduct (실비우스수도관aqueduct of Sylvius)을 통해 제4뇌실로 유입되며, 이곳에서 추가로 뇌척수액이 분비된다. 뇌척수액은 루쉬카공과 마장디공을 통해 제4뇌실로부터 빠져나와 소뇌연수수조cerebellomedullary cistern (거대수조cisterna magna)로 유입된다. 거대수조 속의 뇌척수액은 이어서 대뇌반구를 따라 입쪽 방향으로 순환한 후 거미막융모arachnoid villi로 흘러 들어간다(그림 3.1A). 이 장의 앞에서 설명한 대로, 거미막융모는 뇌척수액을 경막정맥동으로 흘러가도록 하지만 역방향으로의 이동은 허용하지 않는데, 그 이유는 거미막밑공간의 압력(대략 200 mmH_2O)이 경막정맥동 압력(대략 80 mmH_2O)에 비해 높기 때문이다. 거대수조 속의 뇌척수액은 또한 아래 방향으로 이동하여 척수의 거미막밑공간으로 흐른 후, 이어서 척수의 배쪽면을 따라 위로 올라가 뇌의 배쪽부분으로 들어가고 다시 위쪽으로 흘러 경막정맥동으로 유입된다(그림 3.1A).

기능 Functions

뇌척수액은 4가지 주요 기능을 수행한다. (1) 뇌와 척수는 뇌척수액 속에 떠 있는데, 이것은 중추신경계 구조물의 비중이 뇌척수액과 거의 같기 때문이다. 이러한 뇌척수액의 부력효과buoyant effect는 중추신경계와 연결된 신경과 혈관에 가해지는 견인력을 감소시키는 작용을 한다. (2) 뇌척수액은 중추신경계에 완충효과와 손상을 줄이는 효과를 제공한다. (3) 뇌척수액은 또한 중추신경계로부터 생성되는 노폐물을 제거하는 매개체 역할을 한다. (4) 정상적인 상황에서 뇌척수액은 중추신경계에 필요한 안정적인 이온 환경을 제공한다. 그러나 특수한 상황(예, 혈액뇌장벽BBB을 통과하는 약물 투여)에서는 뇌척수액의 화학적 조성이 변할 수 있다.

성분 Composition

뇌척수액에는 정상적으로 매우 적은 양의 단백질이 존재하는데, 이것이 뇌척수액과 혈청의 주요 차이점이다. 혈청과 비교했을 때, 뇌척수액에는 포도당뿐 아니라 칼슘Ca^{2+}과 칼륨K^+ 농도가 약간 낮고, 나트륨Na^+과 염소Cl^-, 마그네슘Mg^{2+} 농도는 약간 높다(표 3.1).

표 3.1 정상 혈장 및 뇌척수액의 성분

성분	혈청	뇌척수액
Protein (g/L)	60~78	0.15~0.45
Glucose (mmol/L)	3.9~5.8	2.2~3.9
Ca^{2+} (mmol/L)	2.1~2.5	1~1.35
K^+ (mmol/L)	4~5	2.8~3.2
Na^+ (mmol/L)	136~146	147~151
Cl^- (mmol/L)	98~106	118~132
Mg^{2+} (mmol/L)	0.65~1.05	0.78~1.26

질병에 의한 뇌척수액의 변화
Alteration of the Cerebrospinal Fluid in Pathological Conditions

정상 뇌척수액은 맑은 무색의 체액이다. 그러나 질병이 있을 경우, 특정 색깔이 나타나기도 한다. 예를 들면, 뇌척수액의 **황색변색증**xanthochromia(노란색)은 거미막밑출혈이 생긴 지 수 시간 후에 나타나는데, 출혈에 의해 뇌척수액으로 새어나온 적혈구가 파괴되어 빌리루빈이 형성됨으로써 황색으로 변색된다. 뇌척수액은 무균상태이므로 정상 뇌척수액의 미생물 검사 소견은 음성(림프구는 μL당 최대 5개 이내여야 하며, 적혈구는 존재하지 않아야 함)이어야 한다. 따라서 뇌척수액 속의 백혈구수 증가는 질병(세균수막염bacterial meningitis이나 바이러스뇌염viral encephalitis과 같은)이 있음을 나타내는 소견이다. 감마글로불린 농도는 다발성경화증multiple sclerosis(중추신경계의 백색질에서 일어나는 국소적 말이집탈락demyelination과 연관된 질병) 또는 중추신경계의 만성

감염 환자의 뇌척수액에서 증가되어 있다. 중추신경계에 급성 세균 감염과 만성 진균 감염이 있을 경우, 뇌척수액의 포도당 농도가 낮아진다. 이런 경우에 다형핵백혈구polymorphonuclear leukocyte에 의한 포도당 분해가 포도당 농도 감소의 원인이 될 수 있다. 한편, 중추신경계에 바이러스가 감염되었을 경우 뇌척수액의 포도당 농도는 대개 정상이다. 일부 병적 상황에서 나타나는 뇌척수액 조성의 변화를 이 장 끝부분의 요약표에 정리해 놓았다.

혈액뇌장벽과 혈액뇌척수액장벽

The Blood-Brain Barrier [BBB] and Blood-CSF Barrier

거대분자들은 혈액으로부터 중추신경계 간질액interstitial fluid [ISF]으로 들어갈 수 없다. 그 이유는 **혈액뇌장벽**blood-brain barrier(모세혈관벽과 뇌조직 사이에 존재함)이 존재하기 때문이다. 혈액뇌장벽은 다음과 같이 구성되어 있다. (1) 모세혈관벽을 덮고 있는 내피세포endothelial cells(이 내피세포들 사이에는 치밀이음tight junction이 존재함), (2) 별아교세포 돌기processes of astrocytes(인접 모세혈관에 혈관돌기혈관종말발·perivascular endfeet 형성; 4장 참조), (3) 모세혈관 기저막capillary basement membrane. 이러한 여러 가지 세포 또는 그들의 세포돌기의 배열은 혈액 속의 거대분자들이 세포외공간(신경세포와 신경아교세포 사이의 공간)으로 빠져나가는 것을 막으며, 이러한 배열이 혈액뇌장벽의 구조적 기반이 된다. 혈액뇌장벽의 유익한 기능 중 하나는 혈액 속의 이물질이 뇌조직 속으로 유입되는 것을 막는 것이다. 그렇지만 이 혈액뇌장벽은 또한 중추신경계로 약물이 전달될 때 문제점으로 작용한다. 다른 장기에서는 모세혈관을 덮고 있는 이웃한 내피세포 사이에 치밀이음tight junction이 존재하지 않는다.

거대분자들은 혈액blood으로부터 뇌척수액CSF으로도 들어가지 못한다. 이 이유는 혈액뇌척수액장벽blood-CSF barrier이 존재하기 때문이다. 맥락얼기에서는 모세혈관벽을 덮고 있는 이웃한 내피세포 사이에 치밀이음이 존재하지 않는다. 중추신경계의 다른 부위들과 달리, 맥락얼기의 모세혈관 내피세포는 구멍이 뚫려 있다. 따라서 거대분자들이 혈액으로부터 맥락얼기의 모세혈관 내피세포를 통과할 수 있다. 그러나 맥락얼기에는 가장 바깥쪽에 상피세포가 존재한다. 맥락얼기 상피세포 사이에는 치밀이음이 존재하므로 거대분자들이 혈액으로부터 뇌척수액으로 유입되는 것이 차단된다.

중추신경계에는 혈액뇌장벽BBB이 존재하지 않는 7개 구조물이 있다. 이들을 **뇌실주위기관**circumventricular organs이라 부르며, 여기에 속하는 구조물은 **맨아래구역**area postrema과 **솔과체**솔방울샘·pineal body, **맞교차밑기관**subcommissural organ, **뇌활밑기관**subfornical organ, 종말판 맥관기관OVLT, **신경뇌하수체**neurohypophysis(뇌하수체후엽posterior pituitary gland), **정중융기**median eminence이다(그림 3.3B). 이 구조물에 분포하는 모세혈관에는 치밀이음이 존재하지 않는다. 그 대신, 이들은 창모세혈관fenestrated capillaries과 모세혈관고리capillary loop, 커다란 혈관주위공간을 포함하고 있어 거대분자들이 인접 뇌조직으로 들어갈 수 있게 허용한다. 거대분자로 이루어진 일부 순환 호르몬은 뇌실주위기관을 통해 뇌 속의 표적구역에 도달하는 것으로 여겨진다. 예를 들면, 뇌활밑기관subfornical organ은 제3뇌실의 지붕에 위치한다. 혈액 속의 안지오텐신Ⅱ angiotensin Ⅱ는 쉽게 뇌활밑기관으로 들어갈 수 있으며(혈액뇌장벽BBB이 없으므로), 뇌활밑기관으로 들어간 안지오텐신Ⅱ는 전반적인 체액 균형과 심혈관계 항상성을 조절하기 위해 갈증을 유발한다.

뇌척수막과 연관된 질병

Disorders Associated With Meninges

수막염 Meningitis

수막염(수막뇌척수막의 감염)은 즉각 치료하지 않으면 생명을 위협할 수 있다. 연수막염leptomeningitis은 거미막arachnoid mater과 연질막pia mater이 감염된 것이다. 수막염은 가장 흔히 세균 감염과 바이러스 감염, 진균 감염에 의해 발생한다. 세균수막염bacterial meningitis은 가장 심각한 수막염이며 즉각 치료해야 한다. 세균수막염은 폐렴연쇄구균*Streptococcus pneumoniae*과 수막염균*Neisseria meningitidis*에 의해 가장 흔히 발생한다. 급성수막염acute meningitis의 경우는 증상이 신속하게(24시간 이내) 나타나며 며칠간 지속된다. 아급성수막염subacute meningitis의 경우는 증상이 늦게 나타나며 질병 경과가 더 길다(몇 주). 가장 두드러진 증상은 두통headache과 발열fever, 오한chills, 뻣뻣한 목stiff neck, 구토vomiting, 광선눈통증photophobia(밝은 빛에 대한 공포), 혼동착란·confusion이며, 이러한 환자의 1/3 정도는 발작seizure을 나타낸다. 이러한 증상과 함께 뇌척수액의 압력이 증가하며, 뇌척수액 조성이 변한다(뇌척수액이 혼탁해지며, 단백질 함량과 백혈구수, 세균수가 증가함). 세균수막염의 치료는 적절한 항생제(정맥주사; 감염 치료 목적)와 코르티코스테로이드(예, 덱사메타손dexamethasone; 염증과 뇌척수액 압력 감소 목적), 아세트아미노펜acetaminophen(발열 해소 목적), 항경련제(예, 페니토인phenytoin; 발작 방지 목적)를 투여하는 것이다. 바이러스 수막염은 증상이 느리게(며칠 소요) 나타난다. 바이러스수막염 치료제는 없다. 대개 발열과 통증을 완화시키기기 위한 치료제를 투여하며, 환자는 1~2주 이내에 회복된다. 수막염균에 의해 발생하는 수막염에 대한 백신이 개발되어 있다. 폐렴연쇄구균 백신은 폐렴연쇄구균에 의한 수막염을 예방할 수 있다.

수막종 Meningiomas

수막뇌척수막·meninges에서 발생하는 종양을 **수막종**이라 한다. 이들은 일반적으로 천천히 자라는 종양이다. 이들은 양성수막종benign meningioma(정형수막종typical meningioma), 비정형수막종atypical meningioma, 악성수막종malignant meningioma으로 분류된다. 양성수막종은 천천히 자라는 세포들로 이루어져 있고, 비정형수막종은 빠르게 자라는 세포를 포함하고 있으며, 악성수막종은 매우 공격적으로 자라는 세포들을 포함하고 있다. 수막종의 명확한 원인은 밝혀져 있지 않다. 그러나 수막종을 앓고 있는 많은 환자들은 22번 염색체(정상적으로 종양 성장을 억제함)에 이상을 나타낸다. 이들 환자에서는 다른 유전자 이상 역시 보고되어 있다. 예를 들면, 혈소판유래성장인자platelet-derived growth factor 수용체와 표피성장인자epidermal growth factor 수용체의 유전자 수가 늘어나 있는 것이 수막종 조직에서 발견되었다. 수막종의 치료 방법으로는 수술에 의한 외과적 절제와 방사선치료(종양 및 종양 주변부를 표적으로 외부에서 방사선을 조사함)를 들 수 있다.

뇌척수액계 질환
Disorders of the Cerebrospinal Fluid System

수두증 물뇌증·Hydrocephalus

뇌실 확장 또는 **수두증**은 뇌척수액 순환이 막히거나, 흡수는 일어나지 않는 채 뇌척수액이 일정한 속도로 계속 생성되는 경우에 발생한다. 이에 따라 뇌실 압력은 증가되고, 뇌실 압력 증가는 뇌실 확장을 일으킨다. 뇌실 확장은 주위 조직을 눌러 피질뇌간로corticobulbar tract와 피질척수로corticospinal tract 같은 구조물의 기능을 손상시키게 된다. 따라서 운동기능이 점진적으로 소실되게 된다. 수두증은 출생 전에도 발생할 수 있으며 대개 임신초기 몇 달 안에 진단된다.

뇌척수액이 뇌실계 밖으로 이동하는 것이 제한(예를 들면, 대뇌수도관이나 제4뇌실 출구가 막힘)되어 발생하는 수두증은 **무교통수두증**noncommunicating hydrocephalus (폐쇄수두증obstructive hydrocephalus)으로 분류된다. 무교통수두증의 경우, 외측뇌실에 추적염료를 주입하면 허리수조의 뇌척수액에서 이 추적염료가 나타나지 않는데, 이러한 소견은 뇌실경로를 통해 뇌척수액의 흐름이 막혀 있다는 것을 나타낸다. 거미막융모arachnoid villi 부위의 차단에 의해 뇌척수액이 경막정맥동으로 유입되는 것이 억제되거나 차단되어도 수두증이 발생하게 되는데, 이런 유형의 수두증은 **교통수두증**communicating hydrocephalus (개방수두증nonobstructive hydrocephalus)으로 분류된다. 뇌척수액의 압력이 정상인 수두증은 교통수두증의 특별한 유형에 해당한다. 교통수두증의 경우, 외측뇌실에 주입한 추적염료는 허리수조의 뇌척수액에서 나타나며, 이는 뇌실 안이나 바깥의 경로에서 뇌척수액의 흐름이 방해를 받거나 막히지 않았음을 나타낸다.

뇌압 증가 Increase in Intracranial Pressure

두개척수공간craniovertebral cavity과 경질막은 폐쇄 공간을 형성한다. 따라서 두개강 내의 어떠한 구조물의 크기나 부피가 증가하면 뇌압intracranial pressure [ICP]이 상승하게 된다. 예를 들면, 뇌압ICP은 다음과 같은 경우에 증가할 수 있다. (1) 뇌조직의 용적이 전반적으로 증가(광범위한 대뇌부종에 의해 일어남)한 경우, (2) 뇌조직의 용적이 국소적으로 증가(뇌내 출혈 또는 종양)한 경우, (3) 뇌척수액 용적이 증가(뇌척수액의 흐름이 막힘)한 경우, (4) 정맥폐색에 의해 뇌조직의 혈액량이 증가한 경우.

다음 증상이 뇌압 증가와 동반되어 나타난다. 두통(뇌에 있는 통증에 민감한 구조물의 신전에 의해 나타남), 구역nausea과 구토vomiting(맨아래구역area postrema 근처에 위치하는 화학수용체 유발구역chemoreceptor trigger zone의 활성에 의해 나타남), 서맥bradycardia(연수에 분포하는 의문핵nucleus ambiguus과 미주신경 등쪽핵dorsal motor nucleus of vagus에 가해지는 압력 증가로 인해 나타남), 전신 혈압 증가(혈관운동중추가 위치하는 배쪽외측연수ventrolateral medulla에 가해지는 압력 증가로 인해 나타남), 의식소실. 의문핵과 미주신경 등쪽핵은 **부교감신경 절전뉴런**을 포함하고 있으며, 이들의 축삭은 미주신경을 따라 주행한 후 심장에 분포한다. 시신경유두optic disk의 경계부위가 상승하거나 흐릿해지는 현상(**시신경유두부종**papilledema)이 나타날 수 있는데, 그것은 시신경 주위를 따라 존재하는 거미막밑공간의 압력이 증가하기 때문이다.

임상 증례

병력

찰스Charles는 77세 남성으로 보행장애와 요실금 증상이 지난 6개월 동안 있었다. 그는 의사를 만나기를 꺼려했지만 딸이 설득해서 신경과의사에게 왔다. 그의 딸은 찰스의 상태가 점점 나빠진다고 믿고 있었는데, 그 이유는 지난 달 혹은 그 이전부터 그의 단기기억이 악화되었던 것과 수금대행회사로부터 미지급이나 잘못된 납부를 이유로 찰스가 경고를 받았던 것을 알아차렸기 때문이다. 그는 계단을 오르는 데 어려움을 나타내었고 이유 없이 잘 넘어졌다. 찰스는 한국전쟁 중 매우 가까운 곳에 터진 수류탄에 의해 거미막밑출혈subarachnoid hemorrhage을 겪었다. 신경과의사는 찰스가 최근 이 증상들이 나타나기 전까지도 활동적이고 건강하며 똑똑하고 논리적인 사람이었다는 것을 그의 딸로부터 들었다.

진찰

신경과의사가 세 개의 무작위적이고 관련이 없는 사물을 기억하라고 한 5분 후, 찰스는 아무것도 기억하지 못했다. 그는 1.75달러가 되려면 몇 개의 쿼터(25 센트 동전)가 있어야 하는지 알지 못했고, 'world'란 단어의 철자를 제대로 말하지 못했다. 쥐기반사(손바닥을 가볍게 치는 것에 대한 반사작용으로 검사자의 손을 움켜잡는 반응)가 일어났다. 양측 팔다리의 운동 강도는 정상적이었으나, 걸어보라는 요청에 찰스는 앞으로 나가지 못하고 제자리에서 많은 걸음을 걷다가 넘어졌다. 그의 뇌신경과 감각, 소뇌 검사소견은 정상이었다.

설명

이 증례는 뇌척수액의 압력이 정상인 수두증(교통수두증communicating hydrocephalus의 특별한 형태)의 예이다. 다양한 뇌척수막 및 뇌실막세포에서 일어난 질병(만성 뇌수막염과 이전의 거미막밑출혈과 같은)이 뇌척수액의 흡수를 막으면서 유발될 수 있다. 결과적으로 뇌척수액의 생성이 약간 감소하지만 흡수도 줄어든다. 초기의 높은 압력과 뇌척수액의 부피 증가를 보상하기 위해 뇌실이 확장되고 새로운 평형상태가 만들어진다. 만약에 지속적으로 폐쇄가 존재한다면 자체적으로 이러한 과정이 반복될 것이다. 그 결과, 확장된 뇌실에서 발생하는 힘이 뇌실 주변의 백색질에 존재하는 신경로에 장애를 유발하는 원인으로 작용하게 된다. 전두엽 백색질은 피질의 회색질과 피질하구조물들을 보호하기 위해 뇌실 확장으로 유발된 힘을 최대한 흡수한다. 그 결과, 환자는 전두엽 기능에 이상(보행실행증gait apraxia[보행장애가 근력약화, 소뇌의 문제, 감각의 문제 등으로 설명되지 않음]과 요실금[방광의 이상이 없는], 치매)을 나타내게 된다. 전두엽 이상은 정상적으로는 출생 직후 소실되는 원시반사(예, 쥐기반사grasp reflex)를 나타나게 하는데, 그것은 전두엽이 이들 반사를 억제하는 역할을 하고 있기 때문이다. 나중에는 요실금이 심해지고(어린아이와 같이 조절을 전혀 못하게 됨) 무감각해지기도 한다. 이러한 형태의 수두증에서 두통은 드물게 나타나는데, 그 이유는 천천히 뇌실이 확장되며 뇌압 상승이 일시적으로 나타나기 때문이다. 이 질병의 증상들(예, 요실금, 보행실행증, 치매 등)은 흔히 '3Ws'라고 기술되는데; 축축하고wet, 흔들거리고wobbly, 괴상한weird 모습을 빗댄 것이다.

압력이 정상인 수두증은 대개 신경학적 검사와 컴퓨터단층촬영CT, 자기공명영상MRI, 신경심리검사를 통하여 진단된다. 뇌 영상검사에서 뇌실의 확장과 때때로 외측뇌실 주변의 백색질에서 간질액을 볼 수 있다. 뇌척수액의 압력 측정(척추천자를 하여)과 방사선동위원소 뇌실조영술radionuclide cisternography(방사능동위원소를 뇌척수액에 주입하고 24시간 후에 그 분포를 관찰함)이 도움이 되지만 항상 필요한 것은 아니다. 질병 초기에 수술을 하여 복강이나 혈액 속으로 뇌척수액를 흘러보내면 도움이 되기도 한다.

연습문제

질문

각 문항에서 가장 알맞은 답을 고르시오.

1. 어떤 50세 남성이 자동차 사고로 머리를 다쳐 응급실에 왔다. 환자는 거미막밑출혈로 진단받았다. 다음 중 이 환자의 뇌척수액의 성분 변화를 가장 잘 나타낸 것은?
   a. 단백질 농도 감소, 포도당 농도 정상, 몇 개의 백혈구 존재
   b. 단백질 농도 증가, 포도당 농도 정상, 몇 개의 적혈구 존재

정답 및 설명

1. 정답: b

정상적으로 뇌척수액에는 소수의 림프구와 다형핵백혈구가 존재하지만, 적혈구는 존재하지 않는다. 뇌척수액 속에 적혈구가 존재하는 것은 거미막밑출혈의 특징이다. 바이러스 및 결핵균에 의한 수막염과 전이암의 경우에는 뇌척수액에 림프구 수가 서서히 증가하나, 세균수막염의 경우에는 다형핵백혈구 수가 증가한다. 대부분의 병적인 상황에서 뇌척수액의 단백질 함량은 감소하지 않으며, 포도당 농도는 전이암

연습문제 (계속)

c. 단백질 농도 증가, 포도당 농도 감소, 다형핵백혈구 존재
d. 단백질 농도 감소, 포도당 농도 정상, 적은 수의 림프구 존재
e. 단백질 농도 감소, 포도당 농도 감소, 암세포 존재

2. 어떤 성인 남성이 오한과 발열, 두통, 구역, 구토, 허리 통증으로 응급실에 왔으며, 수막구균수막염meningococcal meningitis으로 진단받았다. 이 환자의 뇌척수액의 성분 변화를 가장 잘 나타낸 것은?
a. 단백질 농도 증가, 포도당 농도 감소, 다형핵백혈구 증가
b. 단백질 농도 증가, 포도당 농도 정상, 림프구의 과도한 증가
c. 단백질 농도 증가, 포도당 농도 정상, 몇 개의 백혈구 존재
d. 단백질 농도 증가, 포도당 농도 정상, 암세포와 백혈구 존재
e. 단백질 농도 증가, 포도당 농도 증가, 몇 개의 백혈구 존재

3. 어떤 75세 남성이 걷기 어렵고 팔을 움직일 수 없다며 응급실에 왔다. 자기공명영상에서 뇌종양이 발견되었고, 추적염료를 외측뇌실에 주입하였을 때 허리수조의 뇌척수액에서 나타나지 않는 것을 보아 환자에게 무교통수두증이 발생되었다고 추정되었다. 다음 중 종양이 위치할 가장 가능성이 높은 부위는?
a. 뇌실간공뇌실사이구멍·interventricular foramen
b. 소뇌피질cerebellar cortex
c. 대뇌피질cerebral cortex
d. 외측시상lateral thalamus
e. 외측연수그물체lateral medullary reticular formation

4. 어떤 22세 남성이 오토바이 사고로 응급실에 왔다. 진찰 결과, 머리 외상에 의한 뇌압 증가가 나타났다. 환자는 심한 서맥을 나타내었다. 뇌압 상승이 서맥을 유발하는데 관여할 가능성이 가장 높은 뇌부위는?
a. 대뇌피질 cerebral cortex
b. 기저핵 basal ganglia
c. 뇌간 brainstem
d. 시상 thalamus
e. 소뇌 cerebellum

5. 두개강 cranial cavity의 수조를 덮고 있는 뇌막은?
a. 경질막과 거미막 dura and arachnoid mater
b. 경질막과 뇌실막세포층 dura mater and ependymal cell layer
c. 신경세포막과 연질막 neuronal cell membrane and the pia mater
d. 연질막과 거미막 pia and arachnoid mater
e. 경질막의 골막층과 경질막층 periosteal and meningeal layers of dura mater

과 결핵균수막염 또는 세균수막염에서 감소하기도 한다. 뇌척수액에 백혈구가 존재하는 경우는 거미막밑출혈보다는 병적인 상황에서 나타난다(요약 참조).

2. 정답: a
단백질 농도 증가와 포도당 농도 감소, 다형핵백혈구 수 증가는 세균수막염 환자의 뇌척수액 검사 소견이다. 뇌척수액의 포도당 농도 감소는 뇌척수액의 세균(대개 수막구균, 폐렴구균, 인플루엔자균)이 포도당을 사용하기 때문이다. 뇌척수액의 포도당 농도 감소는 결핵균수막염의 경우에도 일어나지만, 이 경우에는 주로 림프구가 증가한다. 바이러스수막염의 경우에는 뇌척수액의 포도당 농도는 정상인데, 그것은 바이러스가 포도당을 사용하지 않기 때문이다. 게다가 뇌척수액의 림프구 수는 매우 많이 증가되어 있다.

3. 정답: a
수두증을 앓고 있는 환자의 경우 뇌척수액의 순환이 막혀 있거나 흡수가 방해를 받지만 뇌척수액의 생성은 지속적으로 일어나는 경우가 흔하다. 뇌실이 확장되고, 압력이 주변조직으로 전달되므로 피질뇌간로corticobulbar tract나 피질척수로corticospinal tract와 같은 구조물의 기능장애를 유발하게 된다. 결과적으로 운동기능이 점진적으로 소실된다. 뇌척수액이 뇌실계 밖으로 나오는 것이 방해 받아 발생하는 경우를 무교통수두증이라 부른다. 무교통수두증의 경우에는 추적염료를 외측뇌실에 주입할 경우 허리수조에서 관찰되지 않는데, 이는 뇌실 속의 뇌척수액이 흐르는 경로가 막혀 있음을 나타낸다. 따라서 답가지에 나열된 구조물 중 암이 존재할 가능성이 있을 위치로 뇌실간공이 가장 적합하다. 만약 거미막융모의 폐쇄로 인해 뇌척수액이 경막정맥동으로 흡수되는 것이 막히거나 방해를 받는 경우를 교통수두증이라 부른다. 이러한 경우 추적염료를 외측뇌실에 주입하면 허리수조에서 관찰되며 뇌실 속이나 바깥의 뇌척수액 유통 경로가 막히지 않았다는 것을 나타낸다.

4. 정답: c
두개척수공간과 경질막은 폐쇄 공간을 형성한다. 두개강 내의 어떠한 구조물의 크기나 용적이 증가하면 뇌압 증가가 일어난다. 뇌압 증가에 동반되는 증상은 다음과 같다. 의식소실과 두통, 멀미, 구토, 혈압 증가, 서맥. 서맥(심박수 감소)은 대개 연수에 위치한 의문핵ambiguus nucleus과 미주신경 등쪽핵dorsal motor nucleus에 가해지는 압력 증가에 기인한다. 답가지에 나열된 다른 구조물들은 심박수 조절에 관여하지 않는다.

5. 정답: d
수조는 연질막과 거미막 사이에 위치한 거미막밑공간의 확장에 의해 형성된다. 나열된 다른 답가지는 적절하지 못하다. 예를 들면, 경질막과 거미막 사이에는 공간이 존재하지 않는다. 뇌실막세포는 뇌실을 감싸고 있으며, 연질막은 뇌에 밀착되어 붙어있기 때문에 연질막과 뇌조직 사이에도 공간이 존재하지 않는다. 경질막의 골막층과 경질막층은 정맥동이 위치하는 곳을 제외하면 서로 붙어 있다.

요 약

일부 병적 상황에서 나타나는 뇌척수액의 성분 변화

병적 상황	단백질	포도당	세포
거미막밑출혈(Subarachnoid hemorrhage)	증가 (+)	정상	적혈구 존재
길랭-바레증후군(Guillain-Barré syndrome)	증가 (++)	정상	몇 개의 백혈구 존재
수막의 전이암 (Metastatic cancer in the meninges)	증가 (+)	정상 또는 감소	백혈구(림프구) 증가, 암세포 존재
바이러스수막염(Viral meningitis)	증가 (+)	정상	백혈구(림프구)의 많은 증가
결핵성 수막염(Tubercular meningitis)	증가 (+)	감소	백혈구(림프구) 증가
세균수막염(Bacterial meningitis)	증가 (+)	감소	백혈구(다형핵백혈구) 증가

(+) 증가, (++) 상대적으로 많이 증가한 경우

신경세포

The Neuron

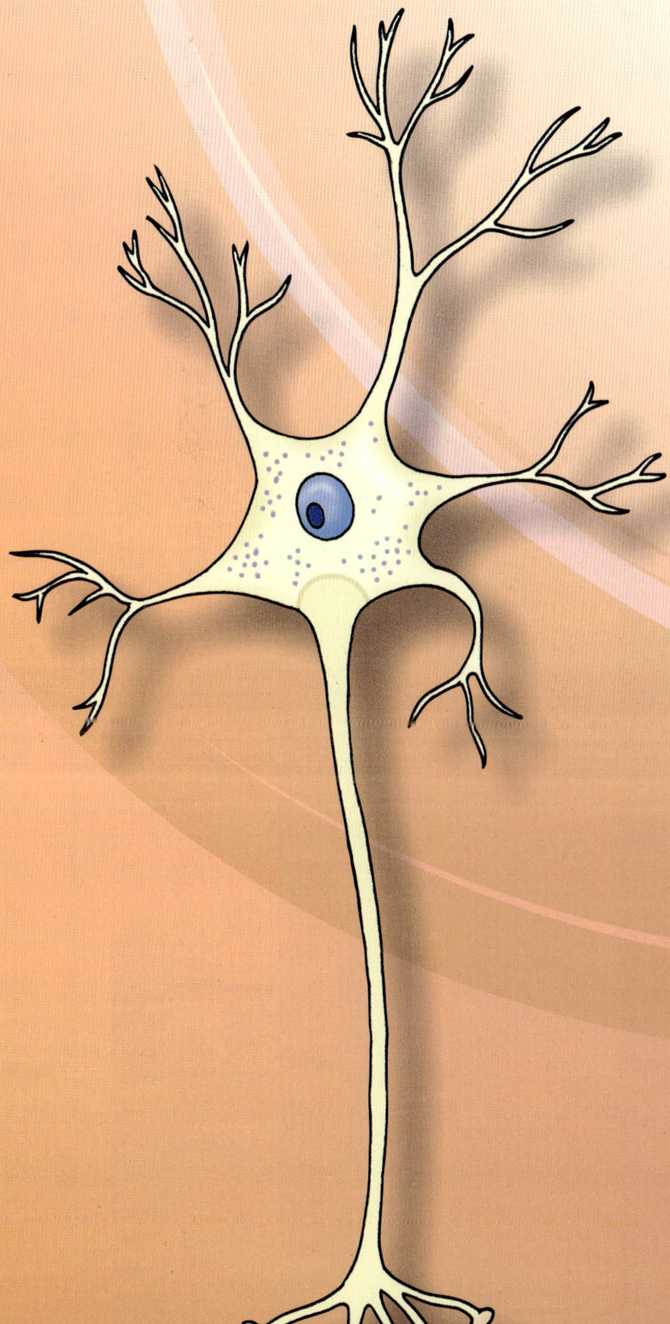

II부

4

신경계의 조직 구조

Histology of the Nervous System

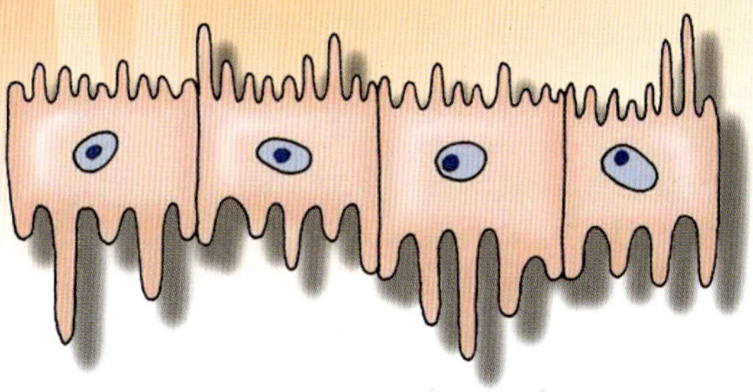

개요

- 신경세포 신경원 · 뉴런 · The Neuron
  - 세포막 The Cell Membrane
  - 신경세포체 The Nerve Cell Body
  - 핵 The Nucleus
  - 세포질 The Cytoplasm
    - 니슬소체 *Nissl Substance or Bodies*
    - 미토콘드리아 *Mitochondria*
    - 골지기관 *Golgi Apparatus*
    - 용해소체 리소좀 · *Lysosomes*
    - 세포골격 *Cytoskeleton*
  - 타우단백질 Tau Proteins
  - 수상돌기 가지돌기 · Dendrite
  - 축삭 Axon
  - 축삭형질운반 Axonal Transport
    - 빠른 전행성축삭형질운반 *Fast Anterograde Transport*
    - 느린 전행성축삭형질운반 *Slow Anterograde Transport*
    - 빠른 역행성축삭형질운반 *Fast Retrograde Transport*
- 뉴런의 종류 Types of Neurons
  - 다극신경세포 Multipolar Neuron
  - 두극신경세포 Bipolar Neuron
  - 가단극신경세포 Pseudo-Unipolar Neuron
  - 단극신경세포 Unipolar Neuron
  - 기타 신경세포 Other Types of Neurons
- 신경아교세포 Neuroglia
  - 별아교세포 Astrocytes
    - 원형질성 별아교세포 *Protoplasmic Astrocytes*
    - 섬유성 별아교세포 *Fibrous Astrocytes*
    - 뮐러세포 *Müller Cells*
    - 별아교세포의 기능 *Function of Astrocytes*
      - 중추신경계의 세포 밖 칼륨 농도 조절 Regulation of Extracellular K^+ in the Central Nervous System
      - 중추신경계의 글루탐산 농도 조절 Regulation of Glutamate Concentration in the CNS

학습목표

이 장을 공부한 학생들은

1. 신경세포를 이루고 있는 여러 성분(형질막, 세포체, 핵, 핵소체, 세포질, 수상돌기, 축삭)의 조성과 기능을 설명할 수 있어야 한다.
2. 축삭형질운반의 기전과 축삭형질운반을 신경해부학 연구에 적용할 수 있어야 한다.
3. 신경계에 분포하고 있는 다양한 신경세포에 대해 설명할 수 있어야 한다.
4. 신경아교세포의 종류와 그들의 기능을 설명할 수 있어야 한다.
5. 말이집형성의 특성에 대해 설명할 수 있어야 한다.
6. 말초신경의 구성에 대해 설명할 수 있어야 한다.
7. 신경손상의 종류와 재생과정에 대해 설명할 수 있어야 한다.

개요 (계속)

- 별아교세포와 신경세포 간의 신호전달에서의 역할 Role in Signaling Between Astrocytes and Neurons
- 뇌 미세순환에서의 역할 Role in Brain Microcirculation
- 신경세포의 대사에너지 생산에서의 역할 Role in Metabolic Energy Generation in Neurons
- 뇌질환에서의 역할 Role in Brain Pathology
  - 후천면역결핍증후군과 연관된 신경병리 *Acquired Immune Deficiency Syndrome (AIDS)-Related Neuropathology*
  - 알츠하이머병 *Alzheimer's Disease*
  - 근위축측삭경화증 *Amyotrophic Lateral Sclerosis [ALS]*
  - 뇌종양 *Brain Tumors*
- 희소돌기아교세포 핍지교세포·Oligodendrocyte
- 미세아교세포 소교세포·Microglia
- 뇌실막세포 Ependymal Cell
- **말이집축삭** 유수축삭·Myelinated Axons
  - 말초신경계 Peripheral Nervous System [PNS]
  - 중추신경계 Central Nervous System [CNS]
- **말초신경의 성분** Composition of Peripheral Nerves
- **임상적 고찰** Clinical Considerations
  - 말이집형성 장애와 연관된 질환 Disorders Associated With Defective Myelination
    - 다발성경화증 *Multiple Sclerosis*
    - 길랭-바레증후군 *Guillain-Barré Syndrome*
  - 신경세포 손상 Neuronal Injury
    - 신경세포체 손상 *Injury of the Neuronal Cell Body*
    - 축삭 손상 *Axonal Damage*
      - 월러변성 Wallerian Degeneration
      - 염색질융해 Chromatolysis
      - 전행성신경세포경유변성 Anterograde Transneuronal Degeneration
      - 역행성신경세포경유변성 Retrograde Transneuronal Degeneration
  - 신경세포 손상의 회복(재생) Recovery of Neuronal Injury (Regeneration)
- **임상 증례**
  - 병력
  - 진찰
  - 설명
- **연습문제**
  - 질문
  - 정답 및 설명

신경세포 신경원·뉴런·The Neuron

신호는 **시냅스**synapse(뉴런들이 서로 접하고 있는 특별한 부위)를 통과하여 한 뉴런으로부터 다른 뉴런으로 전달된다. 뉴런들이 상호 소통하는 기전을 **시냅스전달**synaptic transmission이라 부른다. 화학적 신호전달chemical neurotransmission은 뉴런들이 서로 소통하는 데 가장 많이 이용되는 기전이다. 화학적 신호전달에는 뉴런의 시냅스이전말단presynaptic terminals으로부터 일어나는 화학물질(**신경전달물질**neurotransmitters) 유리 과정이 포함되어 있는데, 이렇게 유리된 신경전달물질은 하나 이상의 시냅스이후뉴런postsynaptic neuron을 흥분시키거나 억제시킨다. 시냅스를 통한 신호전달에 관한 자세한 내용은 6장에서 설명한다.

사람의 뇌는 대략 일 천억(10^{11})개의 뉴런신경세포으로 이루어져 있다. 각 **뉴런**nerve cell·neuron은 하나의 세포체cell body·perikaryon·soma와 수많은 **신경돌기**neurite(세포체로부터 뻗어 나옴)로 구성되어 있다. 신경돌기neurite 중 정보를 받아 이를 세포체로 전달하는 것을 **수상돌기**가지돌기·dendrite라고 부른다(그림 4.1, A와 B). 하나의 긴 신경돌기neurite가 세포체로부터 다른 표적으로 정보를 전달해 주는데, 이 신경가지를 **축삭**axon이라 부른다(그림 4.1, A와 B). 뉴런의 **세포골격**cytoskeleton은 미세섬유 성분(신경필라멘트neurofilaments, 미세필라멘트microfilaments) 및 이들과 연관되어 있는 단백질로 구성되어 있다(그림 4.1B). 뉴런의 다른 성분에 대해서는 다음 단락에서 설명한다.

세포막 The Cell Membrane

세포막형질막·cell (plasma) membrane(그림 4.1, A와 B)은 신경세포체 및 신경돌기의 바깥 경계를 형성한다. 세포막의 두께는 대략 6~8 nm이며 지질이중막lipid bilayer membrane으로 이루어져 있고, 이 지질이중막에는 단백질(이온통로ion channel 포함)이 박혀 있다. 이온통로를 통해 무기 이온들이 뉴런 안팎으로 이동한다. 신경세포막의 기능은 5장에서 설명한다.

신경세포체 The Nerve Cell Body

신경세포체neuronal cell body·perikaryon·soma(그림 4.1, A와 B)는 세포막에 싸여 있는 세포질 덩어리로 이루어져 있다. 세포체에는 신경돌기neurite가 존재하므로 세포체의 면적(다른 뉴런의 축삭으로부터 신호를 받아들이는 면적)이 증가하게 된다. 신경돌기 세포질의 총용적은 세포체 자체의 용적보다 훨씬 더 크다. 세포체는 핵과 다양한 소기관organelles을 포함하고 있으며, 뉴런의 대사중추metabolic center 및 **영양중추**trophic center이다. 따라서 단백질(대부분의)과 인지질, 기타 거대분자의 합성은 세포체에서 일어난다.

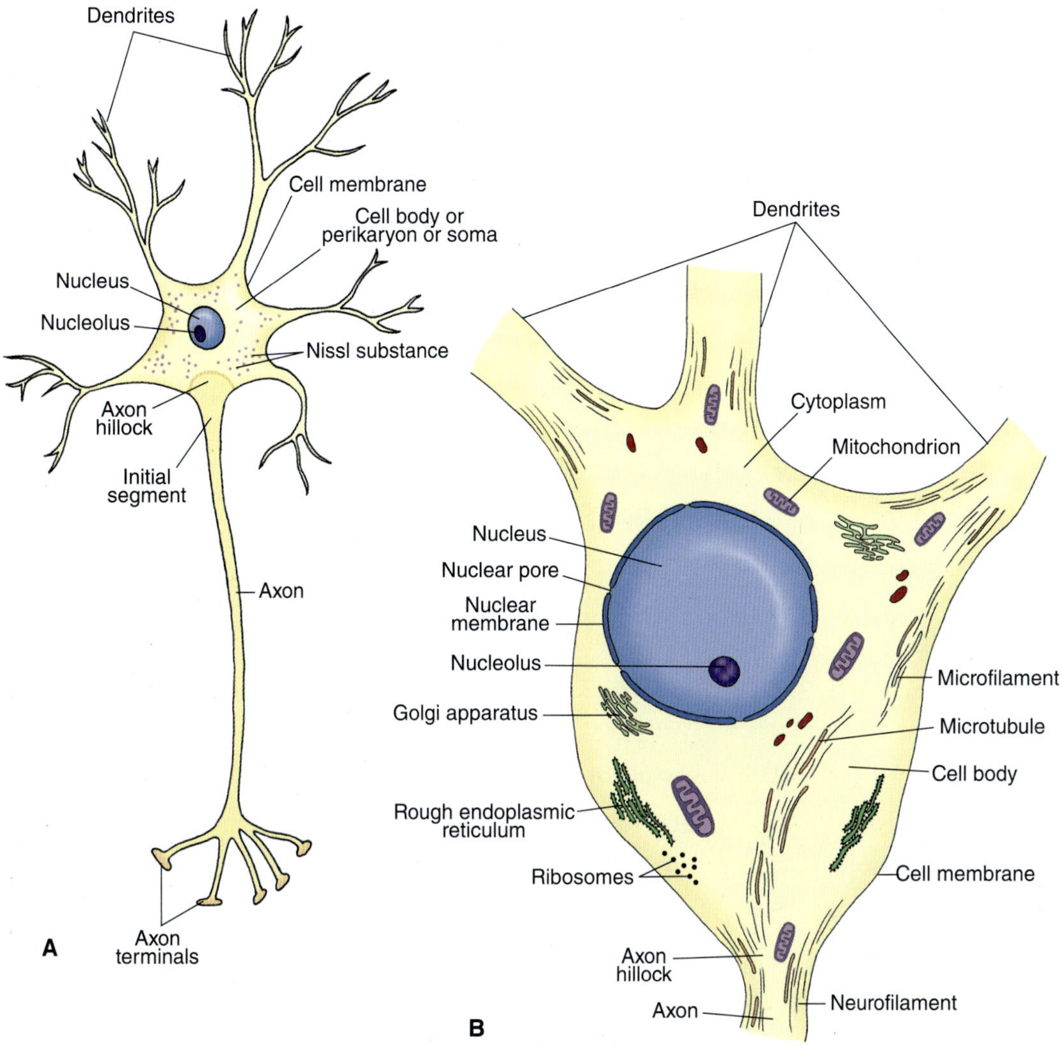

그림 4.1 뉴런의 모식도. **(A)** 수상돌기와 축삭, 핵의 방향에 주목하자. 축삭둔덕이 시작되는 첫 수 μm 부위를 축삭기시부라 한다. **(B)** 뉴런의 세부. 세포막과 핵, 핵막, 핵소체, 소기관으로 이루어져 있다.

핵 The Nucleus

조직학적으로, 핵nucleus이라는 용어는 대개 세포체(그림 4.1)의 중심에 위치하는 원형 구조물을 말한다. 신경해부학에서, '핵nucleus'이라는 용어는 뇌와 척수에 존재하는 형태학적으로 유사한 특징을 갖는 뉴런이 모여 있는 부위(예, 혀밑신경핵hypoglossal nucleus)를 나타내기도 한다는 점을 기억해야 한다. 핵 내용물은 **핵막**nuclear membrane으로 싸여 있다. 핵막은 이중막double membrane으로 되어 있고, 이 막에는 작은 구멍이 존재하므로 이 구멍을 통해 물질들이 핵 안팎으로 확산할 수 있다(그림 4.1B). 핵에 존재하는 유전물질(데옥시리보핵산deoxyribonucleic acid [DNA]으로 이루어져 있음)은 **염색질**chromatin이라 불린다. 핵질nucleoplasm이 균질하고 염기성 염색약에 염색되지 않는 경우는 DNA가 넓게 퍼져 분포(**진정염색질**퍼진염색질 · euchromatin form)하고 있을 때이다. 핵에는 상대적으로 큰 뚜렷한 **핵소체**nucleolus가 포함되어 있으며, 핵소체는 리보핵산ribonucleic acid [RNA]의 합성에 관여하고 진하게 염색된다. 여성의 핵에는 **바소체**Barr body(핵막의 안쪽 표면에 위치하며, 2개의 X염색체 중 하나가 바소체임)가 존재한다.

세포질 The Cytoplasm

세포질에는 다음에 설명하는 소기관organelles 및 포함물봉입체 · inclusions이 존재한다.

니슬소체 Nissl Substance or Bodies

이 과립성 물질은 세포체(전체) 및 수상돌기(근위부)에 존재한다. 그러나 **축삭둔덕**axon hillock(축삭이 시작되는 세포체 부위) 및 축삭axon에는 니슬소체가 존재하지 않는다(그림 4.1). 니슬소체Nissl substance는 RNA 과립(**리보솜**리보소체·ribosome이라 함)으로 이루어져 있다(그림 4.1A). 모든 뉴런에는 매우 구불구불한 단일막으로 이루어진 그물 모양의 구조물(**세포질세망**세포질그물·endoplasmic reticulum [ER]이라 함)이 전체 세포질에 분포한다. 많은 리보솜이 세포질세망ER 세포막에 부착되어 있는데, 이 부위를 **과립세포질세망**rough endoplasmic reticulum [RER]이라 한다(그림 4.1B). 또한 많은 리보솜은 세포질에 유리형free form으로도 존재한다. 니슬소체는 호염기성이며, 염기성 염색약(예, 톨루이딘블루toluidine blue, 염기성 아닐린염색약basic aniline dyes)에 잘 염색된다. 니슬소체는 단백질 합성이 일어나는 부위이며, 합성된 단백질은 수상돌기와 축삭으로 운반된다.

미토콘드리아 Mitochondria

이 구형 또는 막대형 구조물은 이중막double membrane으로 이루어져 있다(그림 4.1B). 내막inner membrane은 미토콘드리아 내부로 돌출된 주름folds으로 이루어져 있으며, 이 막에는 TCA회로tricarboxylic cycle 및 호흡 시토크롬 체인cytochrome chains of respiration에 관여하는 많은 효소가 존재한다. 미토콘드리아는 뉴런의 세포체와 수상돌기, 축삭에 존재하며, 뉴런에 필요한 에너지를 생산하는데 관여한다.

골지기관 Golgi Apparatus

골지기관(그림 4.1B)은 **무과립세포질세망**smooth endoplasmic reticulum [SER]으로 이루어진 다양한 크기의 납작한 소포들의 집합체이다. 과립세포질세망RER으로부터 떨어져 나온 단백질-함유 소포protein-containing vesicles가 골지기관으로 운반되어 이곳에서 변형(당화glycosylation 또는 인산화phosphorylation와 같은 과정이 일어남)된 후, 소포에 포장되어 다른 세포내 부위(예, 신경말단)로 운반된다.

용해소체 리소좀·Lysosomes

용해소체는 골지기관에서 형성된 작은 소포(300~500 nm)로서 막에 둘러싸여 있으며, 소포 속에는 가수분해효소를 포함하고 있다. 이들은 뉴런에서 청소부 역할을 한다.

세포골격 Cytoskeleton

세포질 성분인 세포골격은 뉴런의 모양을 결정하는데 주된 역할을 한다. 세포골격은 다음 세 가지 필라멘트 성분(미세관, 신경필라멘트, 마이크로필라멘트)으로 이루어져 있다.

1. **미세관**microtubule(그림 4.1B)은 13개의 원시필라멘트protofilament로 이루어진 나선형 원통으로, 원시필라멘트는 한 쌍의 α-튜불린α-tubulin과 β-튜불린β-tubulin이 선형으로 배열되어 만들어진다. 미세관의 직경은 25~28 nm이며, 미세관은 신경돌기의 발달과 유지에 필요하다.
2. **신경필라멘트**신경잔섬유·neurofilament(그림 4.1B)는 서로 꼬여 코일을 형성하고 있는 섬유로 이루어져 있다. 두 개의 가느다란 원시필라멘트protofilament가 원시섬유protofibril를 형성한다. 세 개의 원시섬유가 합쳐져 하나의 신경필라멘트(직경은 약 10 nm)를 형성한다. 신경필라멘트는 축삭에 가장 많이 분포한다. 알츠하이머병에서는 신경필라멘트가 변형되어 신경원섬유매듭neurofibrillary tangle을 형성한다(이 질병에 관한 더 자세한 내용은 24장을 참조할 것).
3. **마이크로필라멘트**미세잔섬유·microfilaments(그림 4.1B)는 직경이 대개 3~7 nm이며, 두 줄의 중합구상액틴단량체polymerized globular actin monomers가 나선helix 모양으로 배열된 것이다. 이들은 발생과정 동안 성장원뿔growth cone의 운동성과 시냅스이전 및 시냅스이후 구조물의 분화에 중요한 역할을 한다.

타우단백질 Tau Proteins

이 단백질은 대부분 뉴런에 분포한다. 이들 단백질의 주요 기능 중 하나는 미세관microtubule을 안정화시키는 것이며, 이들 단백질에 결함이 있을 경우 미세관의 안정화가 부적절하게 일어나게 된다. 타우단백질은 축삭 원위부에 분포한다. 이들은 수상돌기에는 분포하지 않는다. 사람의 뇌에는 여섯 개의 타우단백질 아형isoform이 존재한다. 이들 타우단백질 아형은 모두 과인산화hyperphosphorylation될 경우, 나선형필라멘트(쌍을 이루고 있는)와 선형필라멘트들이 자가조립되어 매듭tangle을 형성할 수 있다. 이러한 매듭이 알츠하이머병을 앓고 있는 환자들의 뇌에서 관찰된다. 타우단백질은 매우 잘 녹는다. 그러나 잘못 접힐 경우, 불용성이 매우 높아져 응집물(몇 가지 신경퇴행성질환에서 관찰됨)을 형성하게 된다. 머리 손상 후 뇌척수액의 타우단백질 농도가 높을 경우 회복이 잘되지 않는다고 알려져 있다.

수상돌기 가지돌기 · Dendrite

수상돌기는 세포체로부터 돌출된 짧은 돌기이다. 수상돌기의 직경은 원위부로 갈수록 가늘어지며, 많은 가지를 낸다(그림 4.1, A와 B). 일부 뉴런의 수상돌기 가지에는 **수상돌기가시**dendritic spines라고 불리는 더 작은 돌출부위가 존재한다. 수상돌기의 주된 기능은 다른 뉴런의 축삭으로부터 정보를 받아들일 수 있는 표면적을 증가시키는 것이다. 수상돌기가시가 존재함으로써 뉴런의 시냅스 표면적은 더욱 증가하게 된다. 일반적으로 수상돌기가시는 시냅스접촉이 일어나는 부위이다. 수상돌기의 세포질 조성은 신경세포체의 세포질 조성과 유사하다. 수상돌기에는 니슬과립Nissl granules(리보솜ribosomes)과 무과립세포질세망SER, 신경필라멘트neurofilament, 마이크로필라멘트microfilament, 미세관microtubule, 미토콘드리아가 존재한다.

축삭 Axon

신경세포체로부터 기원하는 하나의 긴 원통형의 날씬한 돌기를 **축삭**이라 부른다. 축삭은 대개 신경세포체의 작은 원뿔모양의 둔덕으로부터 출발하며. 이 부위를 축삭둔덕axon hillock(니슬소체가 존재하지 않음)이라 부른다(그림 4.1A). 축삭의 원형질막은 **축삭집**axolemma이라 불리며, 축삭집 속에는 **축삭형질**axoplasm이라 불리는 세포질이 포함되어 있다. 축삭형질에는 니슬소체나 골지기관은 존재하지 않지만, 미토콘드리아와 미세관microtubule, 신경필라멘트neurofilament는 존재한다. 축삭이 시작되는 부위(축삭둔덕으로부터 50~100 μm 떨어진 부위)를 **축삭기시부**initial segment of axon라고 한다(그림 4.1A). 축삭둔덕에서 활동전위가 발생한다. **활동전위**action potential는 잠시 동안 일어나는 막전위의 변동으로 한 뉴런으로부터 다른 뉴런으로 정보를 전달하기 위해 마치 파동처럼 축삭을 따라 이동한다. **막전위**membrane potential는 세포내외의 전압차를 말하며, 막전위는 세포내외의 이온조성이 달라서 형성된다(5장 참조). 축삭은 말이집수초·myelin으로 싸여 있는 것도 있고, 말이집으로 싸여 있지 않은 것도 있는데, 말이집형성수초화·myelination 기전에 대해서는 이 장의 뒷부분에서 설명한다. 축삭은 대개 신경세포체 근처에서는 곁가지를 내지 않는다. 그러나 일부 뉴런은 세포체 근처에서도 축삭 곁가지를 내는데, 이것을 **되돌이곁가지**recurrent collateral라 부른다. 축삭의 원위부 말단에서 축삭은 광범위하게 가지를 뻗으며(그림 4.1A), 그 끝부위는 일반적으로 확장되어 있는데 이 부위를 **시냅스말단**synaptic terminals(**시냅스종말단추**synaptic boutons)이라 부른다.

축삭형질운반 Axonal Transport

세포체에서 생산된 다양한 분비물질은 특별한 이동 기전에 의해 축삭말단으로 운반된다. 마찬가지로, 축삭말단으로부터 세포체로도 다양한 물질들이 운반된다. **축삭형질운반**에는 3가지 주요 유형, 즉 빠른 전행성축삭형질운반과 느린 전행성축삭형질운반, 빠른 역행성축삭형질운반이 존재한다.

빠른 전행성축삭형질운반 Fast Anterograde Transport

빠른 전행성축삭형질운반(정방향[앞방향]으로 흐르는)은 신경세포체로부터 신경말단으로 물질(신경말단에서 중요한 기능을 하는 물질; 예, 펩티드 신경전달물질 전구체와 소분자 신경전달물질 합성에 필요한 효소, 형질막 복원에 필요한 당단백질)을 운반하는 데 관여한다. 프리프로펩티드pre-propeptides(최종 펩티드 신경전달물질보다 훨씬 큰 폴리펩티드) 및 효소(소분자 신경전달물질 합성에 필요한)는 과립세포질세망RER에서 합성된다(그림 4.2A, a). 이러한 프로펩티드propeptides 및 효소를 포함하고 있는 소포가 과립세포질세망으로부터 떨어져 나와 골지기관로 운반된 후(그림 4.2A, b), 골지기관에서 변형되어 소포에 포장된다. 골지기관에서 형성된 소포는 이어서 미세관 microtubules에 부착된 후 빠른 전행성축삭형질운반(속도: 100~400 mm/day)을 통해 신경말단으로 운반된다(그림 4.2A, c). 프로펩티드는 이어서 더 작은 펩티드로 나눠진다(그림 4.2A, d). 소분자 신경전달물질은 신경말단에서 합성된다. 신경전달물질(작은 펩티드 또는 소분자 신경전달물질)은 소포에 포장된다(그림 4.2A, e). 신경전달물질은 이어서 **세포외배출**exocytosis에 의해 시냅스틈새synaptic cleft로 배출된다. 세포외배출 과정 동안, 소포막membrane of vesicle과 말단막membrane of nerve terminal은 서로 융합한 다음 구멍을 만들어 소포 내용물을 시냅스틈새로 유리한다(그림 4.2A, f). 빠른 축삭형질운반은 미세관microtubule에 의해 일어난다. 미세관은 고정된 선로stationary track 역할을 하며, 미세관-연관 ATP가수분해효소(키네신kinesin)가 운반될 소기관organelle과 미세관microtubule 사이에 가교를 형성한다. 키네신의 한쪽 말단에는 두 개의 공모양으로 생긴 머리(미세관과 결합)가 존재하며, 반대쪽 말단에는 부채 모양의 꼬리(소기관 표면과 결합)가 존재한다. 이어서 소기관은 미세

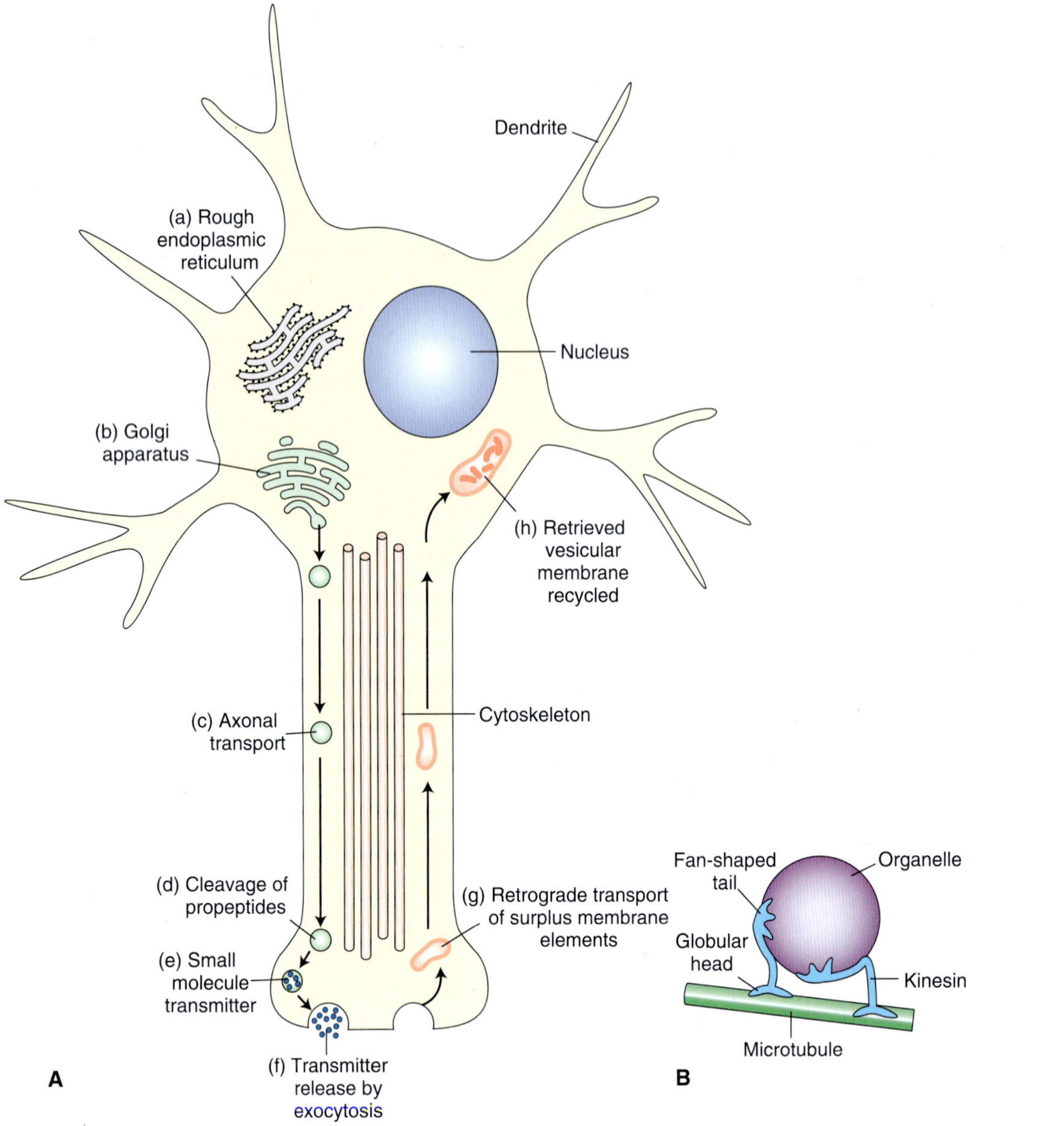

그림 4.2 축삭형질운반. **(A)** 대분자 펩티드(프리프로펩티드)는 과립세포질세망에서 더 작은 펩티드(프로펩티드)로 변환된다*(a)*. 프로펩티드 및 효소는 소포에 담겨 골지기관으로 운반된 다음, 그곳에서 변형되어 다시 소포에 포장된다*(b)*. 소포는 미세관에 붙어 빠른 축삭형질운반에 의해 신경말단으로 운반된다*(c)*. 프로펩티드는 신경말단에서 잘려져서 더 작은 펩티드 신경전달물질로 바뀐다*(d)*. 소분자 신경전달물질은 신경말단에서 합성된 후 소포에 포장된다*(e)*. 펩티드 및 신경전달물질은 세포외배출에 의해 시냅스틈새로 유리된다*(f)*. 말단 세포막의 잉여분은 역행성축삭형질운반에 의해 다시 세포체로 되돌아간다*(g)*. 회수된 소포막은 분해되거나 재활용된다*(h)*. **(B)** 키네신(미세관-연관 ATP가수분해효소)이 어떻게 미세관을 따라 소기관들을 움직일 수 있는지를 보여주는 모델.

관을 따라 미끄러지는 키네신 분자에 의해 이동하게 된다(그림 4.2B).

느린 전행성축삭형질운반 Slow Anterograde Transport

느린 전행성축삭형질운반은 세포체에서 합성된 신경필라멘트neurofilament와 마이크로필라멘트microfilament를 신경말단으로 운반(속도: 0.25~5 mm/day)하는데 관여한다. 이러한 기전에 의해 운반되는 가용성 단백질soluble proteins에는 액틴actin과 튜불린tubulin(미세관을 형성하기 위해 중합됨), 단백질(신경필라멘트를 구성하는), 미오신myosin, 칼슘결합단백질(칼모듈린calmodulin)이 포함된다.

빠른 역행성축삭형질운반 Fast Retrograde Transport

빠른 역행성축삭형질운반(속도: 약 50~200 mm/day)은 빠른 전행성축삭형질운반보다는 느리다. 빠른 역행성축삭형질운반은 신경말단으로부터 세포체로 물질을 운반하며, 운반되는 물질은 미세관을 따라 이동한다. 예를 들면, 신경전달물질이 세포외배출에 의해 시냅스말단으로부터 유리될 때, 신경말단에 추가되는 잉여막surplus membrane은 다시 빠른 역행성축삭형질운반에 의해 세포체로 운반되며(그림 4.2A, g), 세포체에서 리소좀lysosome에 의해 분해되거나 재활용된다(그림 4.2A, h). 또한 이 기전에 의해서 **신경성장인자**nerve growth factor도 운반되는데, 이 펩티드는 표적세포에 의해 합성되어 성장을 촉진하기 위해 특정 뉴런으로 운반된다. 축삭말단 바깥에 존재하는 물질들은 **세포내섭취**endocytosis에 의해 받아들여져 세포체로 운반된다. 세포내섭취는 세포막을 통과하지 않고 세포 내부로 물질이 유입되는 과정이다. 이 과정은 세포막으로 세포 바깥의 물질을 감싼 후 세포 속으로 세포막이 접히며, 주머니 같은 소포가 형성되고, 세포막으로부터 소포가 떨어짐으로써 세포질 속으로 소포가 들어가게 된다. 또한 빠른 역행성축삭형질운반은 몇 가지 질병에도 관여한다. 예를 들면, 단순포진 바이러스herpes simplex virus와 소아마비 바이러스polio virus, 광견병 바이러스rabies virus, 파상풍 독소tetanus toxin는 말초신경의 축삭말단을 통해 섭취된 후, 빠른 역행성축삭형질운반에 의해 중추신경계 세포체로 운반된다.

축삭형질운반(선행성, 역행성)은 뉴런의 표적부위를 추적하는 데에도 이용되었다. **선행성추적기법**anterograde tracing techniques으로 활용하는 간단한 방법은 원하는 중추신경계 부위에 형광염료를 미세주입하는 것이다. 이 염료는 신경세포체로 흡수된 다음 선행성축삭형질운반에 의해 그들의 축삭말단으로 운반된다. 축삭 및 축삭말단에서 보이는 형광을 현미경으로 관찰하게 되면 뉴런의 투사로를 알아낼 수 있다.

역행성추적기법retrograde tracing techniques은 원하는 부위에 특정 효소(예, **홍당무과산화효소**horseradish peroxidase [HRP]), 형광염료(예, 불소-금Fluoro-Gold), 콜레라독소cholera toxin 또는 바이러스virus를 미세주입한다. 주입된 물질(예, HRP)은 축삭말단에서 섭취된 다음 거꾸로 세포체로 운반된다. HRP로 표지된 뉴런은 화학반응(침전물을 형성함)을 통해 관찰할 수 있으며 암시야 또는 명시야에서 확인할 수 있다. 마찬가지로, 원하는 부위에 미세주입한 형광염료(예, 불소-금)는 축삭말단에서 섭취된 후 세포체로 운반되며 형광현미경으로 관찰할 수 있다.

뉴런의 종류 Types of Neurons

형태학적으로, 뉴런은 다극신경세포와 두극신경세포, 가단극신경세포, 단극신경세포로 분류된다.

다극신경세포 Multipolar Neurons

다극신경세포는 뇌와 척수에서 가장 흔한 뉴런이다. 이들은 세 개 이상의 수상돌기와 한 개의 긴 축삭(세포체에서 뻗어 나옴)을 가지고 있다(그림 4.3A). 척수전각ventral horn의 큰 운동뉴런은 다극신경세포에 해당하는 예이다.

두극신경세포 Bipolar Neurons

두극신경세포에서는 길쭉한 세포체 양끝에서부터 두 개의 돌기가 기원한다(그림 4.3B). 한 돌기는 수상돌기dendrite이고, 다른 돌기는 축삭axon(중추신경계 신경말단에서 끝남)이다. 이 뉴런은 감각 기능에 관여하며, 한쪽 끝의 수상돌기로부터 받아들인 정보를 반대쪽 축삭말단을 통해 중추신경계로 전달한다. 망막 두극신경세포retinal bipolar cells와 달팽이와우 감각세포cochlear sensory cells, 전정신경절vestibular ganglion이 이 범주에 속한다.

가단극신경세포 Pseudo-Unipolar Neurons

가단극신경세포에서는 세포체에서 한 개의 돌기가 나온 후 두 개의 가지로 나뉜다. 이들 가지 중 하나는 말초방향(말초가지말초돌기·peripheral process)으로 뻗고, 다른 가지는 중추방향(중추가지중추돌기·central process)으로 뻗는다(그림 4.3C). 각 가지는 구조적·기능적으로 축삭의 특성을 나타낸다. 말초가지 말단에서 수집된 정보는 중추가지를 통해 중추신경계로 전달된다. 이 유형에 속하는 신경세포의 예는 후근신경절dorsal root ganglion [DRG]에 존재하는 감각세포와 하신경절inferior ganglion·nodose ganglion에 존재하는 압력수용체 민감세포baroreceptor-sensitive cell이다. 압력수용체 민감세포는 전신혈압 변화를 감지하여 이 정보를 등쪽 연수dorsal medulla에 있는 뉴런에 전달한다.

단극신경세포 Unipolar Neurons

단극신경세포는 척추동물에서는 매우 드물다. 이들 신경세포에서는 신경세포의 한쪽 끝에서부터 수상돌기가 나오며, 수상돌기로부터 축삭이 나온다(그림 4.3D).

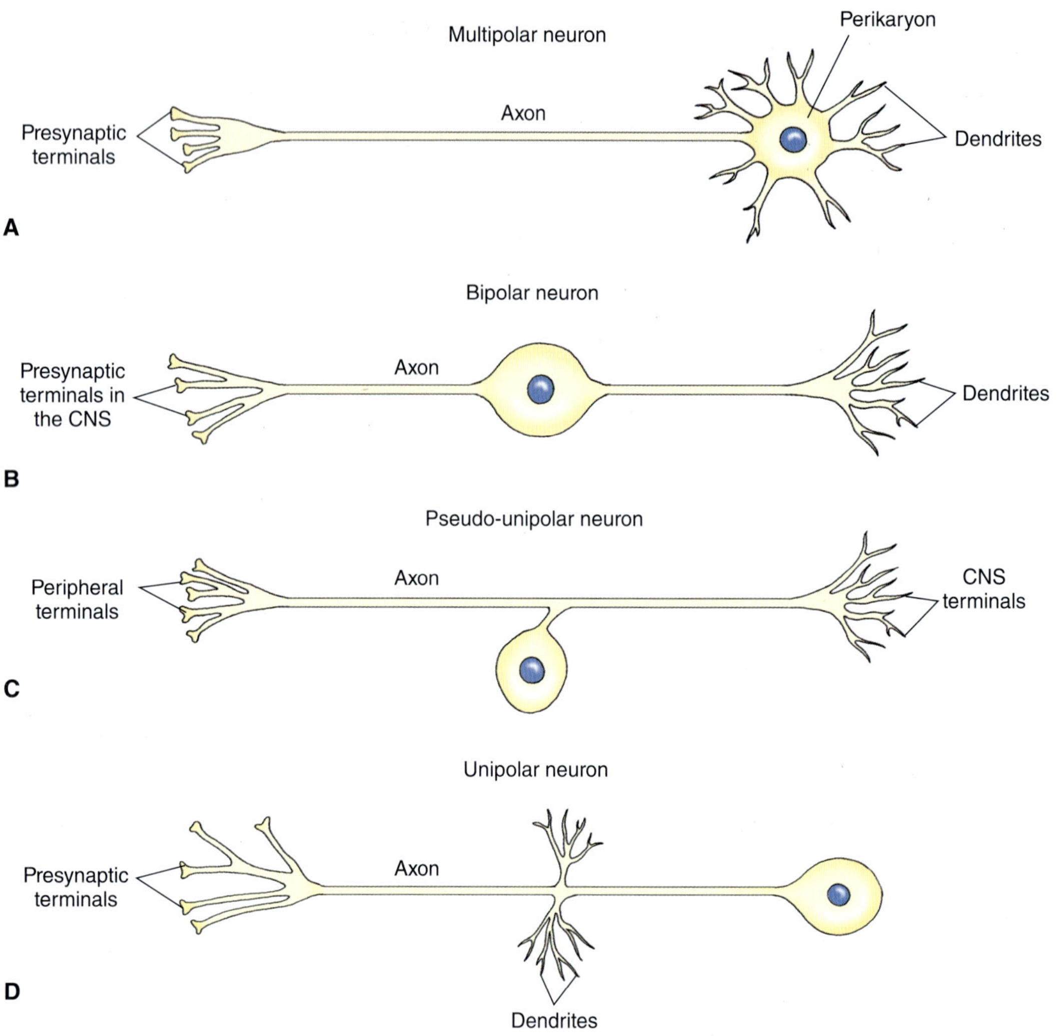

그림 4.3 여러 종류의 뉴런들. (A) 다극신경세포. (B) 두극신경세포. (C) 가단극신경세포. (D) 단극신경세포.

기타 신경세포 Other Types of Neurons

신경세포는 다음의 두 그룹으로도 나눌 수 있다.

1. **주신경세포**principal neuron 또는 **투사신경세포**projecting neuron는 **I형 신경세포**type Ⅰ neuron 또는 **골지 I형 신경세포**Golgi type Ⅰ neuron로도 알려져 있다. 주신경세포(예, 척수전각ventral horn에 있는 운동뉴런)는 매우 긴 축삭을 가지고 있으며 뇌와 척수에서 긴 신경로를 형성한다.
2. **내재신경세포**intrinsic neuron는 **II형 신경세포**type Ⅱ neuron 또는 **골지 II형 신경세포**Golgi type Ⅱ neuron로도 알려져 있다. 내재신경세포는 매우 짧은 축삭을 가진다. 이들 신경세포는 **개재뉴런**사이신경세포·interneurons이며, 억제작용을 나타내는 것으로 생각된다. 내재신경세포는 대뇌피질과 소뇌피질에 많이 분포하고 있다.

신경아교세포 Neuroglia

중추신경계에 있는 지지세포를 **신경아교세포**neuroglia·glial cell라고 부른다. 이들은 신경세포보다 5~10배 더 많이 존재한다. 신경아교세포는 활동전위를 전파할 수 없다. 이들은 정상적인 신경 기능을 위해 적절한 환경을 유지시키며, 신경세포의 구조적 지지물로 작용한다. 신경아교세포는 별아교세포와 희소돌기아교세포, 미세아교세포, 뇌실막세포로 나뉜다.

별아교세포 Astrocyte

별아교세포는 신경아교세포 중에서 가장 크며, 별모양(돌기가 사방으로 뻗어 있음)으로 생겼다. 이들의 핵은 타원형이며 중심부에 위치한다. 별아교세포의 기능은 지지구조물

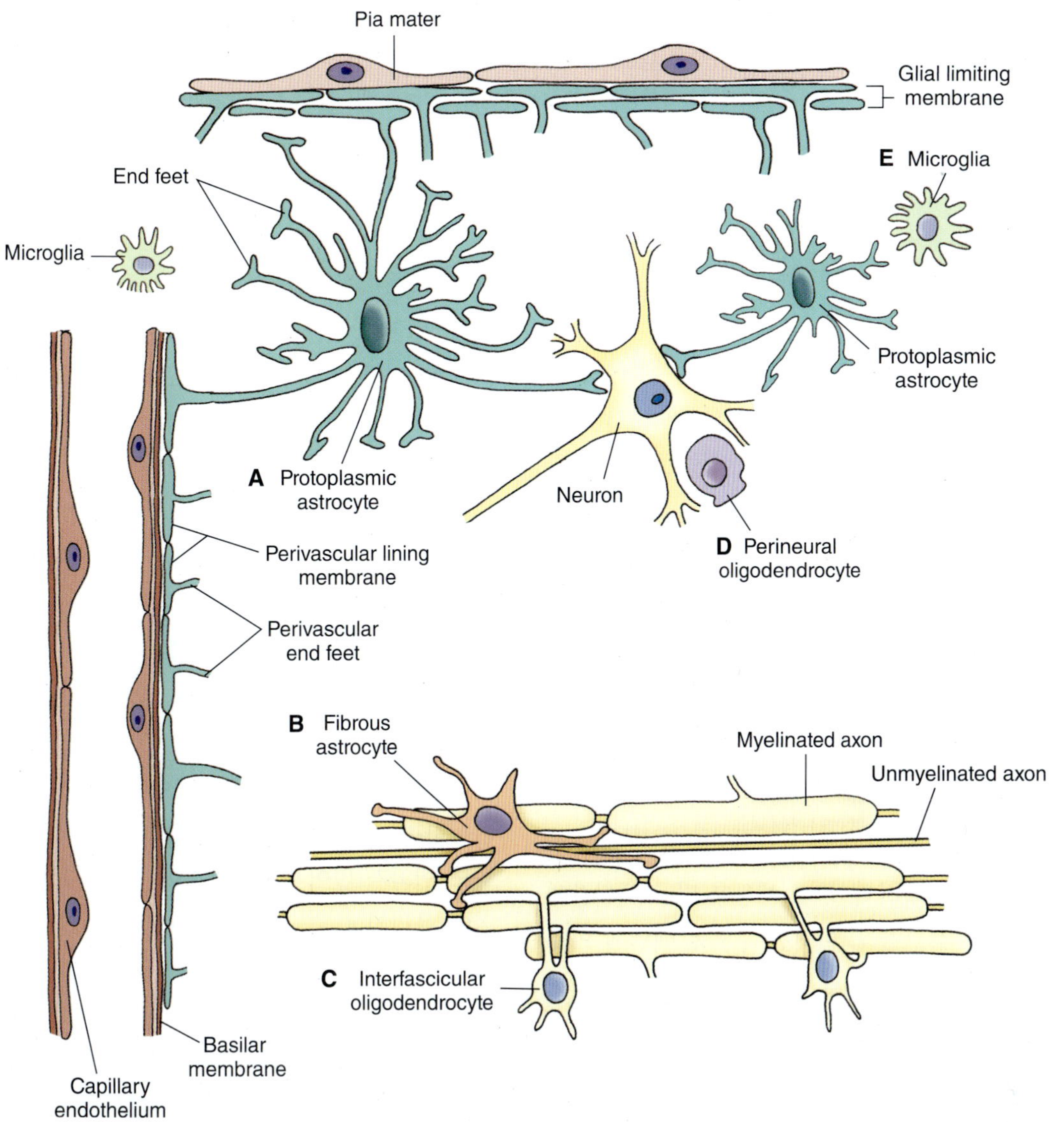

그림 4.4 여러 종류의 신경아교세포. **(A)** 원형질성 별아교세포. **(B)** 섬유성 별아교세포. **(C)** 다발사이 희소돌기아교세포. **(D)** 신경주위 희소돌기아교세포. **(E)** 미세아교세포.

(신경세포를 지지함)과 장벽(시냅스 밖으로 신경전달물질이 나가지 못하게 함), 절연체(인접 뉴런의 흥분파가 다른 뉴런으로 전달되지 않게 함)로 작용하는 것이다. 중추신경계 신경말단으로부터 유리된 일부 신경전달물질(예, 글루탐산glutamate, 감마아미노부티르산γ-aminobutyric acid [GABA])은 별아교세포에 의해 흡수되며, 이에 따라 작용이 종료된다. 별아교세포로 들어간 신경전달물질은 재활용될 수 있도록 처리된다(7장 참조). 별아교세포에 있는 중간필라멘트intermediate filament는 **아교세포섬유신성단백질**교섬유산성단백질·glial fibrillary acidic protein [GFAP]이라 불리는 독특한 단백질을 포함하고 있다. 별아교세포는 성숙한 뇌에서도 증식할 수 있다. 이러한 이유로 중추신경계 종양의 대부분은 별아교세포에서 기원하는 것으로 보인다.

별아교세포는 원형질성 별아교세포protoplasmic astrocyte와 섬유성 별아교세포fibrous astrocyte, 뮐러세포Müller cells로 다시 나뉜다.

원형질성 별아교세포 Protoplasmic Astrocyte

원형질성 별아교세포는 뉴런과 밀접하게 연관되어 있는 회색질gray matter에 존재한다. 이들은 뉴런과 밀접하게 연관되어 있으므로 위성세포satellite cells로 생각되고 있으며, 뉴런의 대사적 중재자 역할을 한다.

이들은 두껍고 짧은 돌기를 내며, 이 돌기는 많은 가지를 친다. 이들의 돌기 중 몇 개는 **종말단추**end-feet(그림 4.4A)라고 불리는 팽창부로 끝난다. 종말단추는 함께 모여 연질막 내면의 경계막(아교세포경계막glial limiting membrane)

과 혈관 외면의 경계막(**혈관주위경계막**perivascular lining membrane)을 형성한다(그림 4.4A). 혈관주위종말단추perivascular end-feet는 혈관으로부터 뉴런으로 영양분을 전달하는 통로passageways 역할을 하는 것으로 보인다. 혈관주위종말단추로서 모세혈관에 존재하는 원형질성 별아교세포의 돌기는 혈액뇌장벽BBB의 구조적 특성 중의 하나이다.

섬유성 별아교세포 Fibrous Astrocyte

이들 신경아교세포는 주로 신경섬유 사이의 백색질white matter에 존재한다(그림 4.4B). 세포체로부터 몇 개의 가늘고 길고 매끈한 돌기들이 기원하는데, 이들 돌기는 거의 가지를 내지 않는다. **섬유성 별아교세포**는 손상된 조직을 복구하는 기능을 하며, 이 과정은 흉터를 남길 수 있다.

뮐러세포 Müller Cells

변형된 별아교세포인 **뮐러세포**는 망막retinaü에 존재한다(15장 참조).

별아교세포의 기능 Function of Astrocytes

하나의 별아교세포 돌기들은 중추신경계에 존재하는 수천 개의 시냅스와 접촉하며, 국소 세동맥 및 모세혈관에 종말단추end-feet를 형성한다. 이러한 구조적 배열에 의해 별아교세포는 시냅스이전 전달 및 신경-혈관연결neurovascular coupling을 조절할 수 있다. 별아교세포의 주요 기능 및 일부 신경질환에서의 역할은 다음 단락에 요약되어 있다.

중추신경계의 세포 밖 칼륨 농도 조절
Regulation of Extracellular K^+ in the Central Nervous System

국소적인 신경 활동에 의해 중추신경계에서 세포 밖 칼륨K^+ 농도가 증가하였을 때, 별아교세포는 세포막 이온통로를 통해 칼륨K^+을 받아들여, 넓은 부위에 분산시키는 역할을 한다. 과도한 칼륨K^+은 틈새이음gap junction을 통해 인접한 여러 별아교세포로 들어가고, 결국에는 혈관주위공간으로 분산된다.

중추신경계의 글루탐산 농도 조절
Regulation of Glutamate Concentration in the CNS

글루탐산glutamate이 시냅스틈새synaptic cleft로 방출되면 별아교세포astrocyte가 이를 받아들여 글루탐산이 중추신경계에 과도하게 축적되는 것을 막는다.

별아교세포와 신경세포 간의 신호전달에서의 역할
Role in Signaling Between Astrocytes and Neurons

전기생리학적 연구결과를 기반으로 별아교세포는 비흥분성 세포로 여겨져 왔다. 그러나 최근 연구에 따르면, 별아교세포에 글루탐산을 처리하면 칼슘 농도 변화Ca^{2+} oscillation가 일어나고, 배양된 별아교세포 사이에서 칼슘파동Ca^{2+} waves이 일어난다는 것이 알려졌다. 이러한 관찰에 근거하여, 현재 별아교세포는 흥분성 세포로 생각되고 있다. 글루탐산은 별아교세포에 존재하는 제1형 대사성수용체class I metabotropic receptors를 활성화시키고, 포스포리파아제phospholipase-의존성 IP3inositol triphosphate 축적(IP3는 IP3에 민감한 내부 칼슘Ca^{2+}저장고로부터 칼슘 유리를 자극함)을 유발한다. 칼슘 농도 증가는 다른 신경전달물질(예, 아세틸콜린acetylcholine, **아데노신**adenosine, ATP, GABA, 히스타민histamine, 노르에피네프린norepinephrine)을 처리한 별아교세포에서도 관찰되었다. 별아교세포는 신경아교전달물질gliotransmitter(예, 글루탐산, D-세린D-serine, ATP)을 포함하고 있다. 많은 신경전달물질과 반응하는 수용체들이 별아교세포에 존재하며, 이들 수용체가 활성화되면 세포 속 칼슘Ca^{2+} 농도 변화가 일어나게 되고, 이에 따라 신경아교전달물질이 유리되고 별아교세포에 아라키돈산arachidonic acid이 축적된다. 별아교세포로부터 유리된 신경아교전달물질은 신경세포 기능을 조정할 수 있다. 예를 들면, 별아교세포로부터 유리된 글루탐산은 신경세포의 흥분성을 증가시키고, 신경세포 활동을 동기화시키며, 시냅스전달에 영향을 미칠 수 있다.

뇌 미세순환에서의 역할 Role in Brain Microcirculation

모세혈관 및 소동맥과 접촉하는 별아교세포 종말단추에서의 칼슘 농도 변화Ca^{2+} oscillation는 뇌의 국소미세순환에 중요한 기능을 하는 것으로 보인다. 예를 들면, 별아교세포 종말단추로부터 유리된 프로스타글란딘E2PGE2(아라키돈산 대사산물)는 세동맥을 확장시킬 수 있는 반면, 20-HETE 20-hydroxy-eicosatetraenoic acid(또 다른 아라키돈산 대사산물)는 세동맥을 수축시킬 수 있다.

신경세포의 대사에너지 생산에서의 역할
Role in Metabolic Energy Generation in Neurons

별아교세포는 세동맥 및 모세혈관으로부터 종말단추를 통해 영양분(예, 포도당과 대사물)을 받아들여 이들을 신경세포로 운반한다. 별아교세포는 포도당으로부터 젖산lactate을 생산하여 일부는 저장하고, 남은 젖산은 세포외액으로 방출한다. 신경세포는 운반체단백질인 MCT2를 통해 세포외액으로부터 젖산을 받아들여 ATP 형태의 대사에너지를 만드는 데 이용한다. 신경세포의 활동이 증가되면 별아교세포에 저장된 젖산이 방출되어 여분의 에너지가 필요한 신경세포로 공급된다.

뇌질환에서의 역할 Role in Brain Pathology

별아교세포의 기능 이상은 여러 뇌질환과 연관되어 있다는 것이 밝혀져 있으며, 그 중 일부를 다음 단락에서 설명한다.

후천성면역결핍증후군과 연관된 신경병리 Acquired Immune Deficiency Syndrome (AIDS)-Related Neuropathology

케모카인chemokines은 작은 단백질(세포표면 G단백질 연결수용체cell-surface G-protein-coupled receptors를 통해 작용함)이며 염증과정의 매개체로 작용한다. 뇌에는 다양한 케모카인과 그들의 수용체가 존재한다는 것이 밝혀져 있다. 케모카인인 버팀질세포-유래인자-1 stromal cell-derived factor-1 [SDF-1]은 별아교세포에 분포하는 케모카인 수용체 CXCR4의 천연 리간드이다. SDF-1에 의해 별아교세포에 존재하는 CXCR4가 활성화되면 종양괴사인자-알파tumor necrosis factor-alpha [TNF-α]가 세포 밖으로 방출되어 세포 표면의 TNF-α 수용체와 결합하여 PGE2를 생성한다. PGE2는 세포내 칼슘Ca^{2+}을 증가시켜 별아교세포로부터 글루탐산을 유리시킨다. 또한 SDF-1도 미세아교세포microglia에 존재하는 CXCR4를 자극하고 TNF-α를 방출시킨다. 세포외액의 고농도 TNF-α는 별아교세포의 TNFR1의 활성을 증가시켜 많은 양의 글루탐산을 방출시킨다. 미세아교세포microglia와 별아교세포astrocyte 사이의 유사한 상승작용은 AIDS 신경병리에서 중요한 역할을 할 수 있다. 사람면역결핍바이러스human immunodeficiency virus [HIV]는 신경세포를 감염시키지 않는다. 그러나 HIV는 미세아교세포를 감염시킨다. AIDS 환자에서 HIV는 SDF-1과 마찬가지로 CXCR4에 결합하는데, 그 결과로 방출된 TNF-α가 PGE2를 생성하여 많은 양의 글루탐산을 방출시킨다. 이어서 글루탐산은 흥분성 독소로 작용해 신경손상을 유발할 수 있다.

알츠하이머병 Alzheimer's Disease

알츠하이머병 환자의 뇌에는 아밀로이드-베타amyloid-beta [Aβ] 단백질을 포함하고 있는 특징적인 플라크가 존재한다. 정상적으로 별아교세포는 Aβ에 선택적으로 결합하여, Aβ를 세포 속으로 들여와 이를 분해함으로써 뇌를 보호하는 역할을 하며, 이 과정은 아포지질단백질E apolipoprotein E [ApoE](뇌조직의 별아교세포에 의해서만 생산됨)에 의존적이다. 알츠하이머병 환자에서는 Aβ 단백질을 생성하는 효소인 베타-세크레타아제beta-secretase가 비정상적으로 발현된다. 별아교세포의 ApoE 결함은 알츠하이머병의 위험요소로 알려져 있다. 이들 환자에게서 비정상적인 베타-세크레타아제 발현 및 ApoE 결핍은 별아교세포의 기능을 Aβ 분해로부터 Aβ 축적으로 바꿔 플라크형성을 촉진한다.

근위축측삭경화증 Amyotrophic Lateral Sclerosis [ALS]

근위축측삭화증ALS 환자들은 근육의 움직임을 조절하는 상위운동신경원upper motor neuron [UMN]과 하위운동신경원lower motor neuron [LMN]에 선택적인 결함이 존재한다. 일부 ALS 환자들에서 신경세포 및 별아교세포의 항산화효소antioxidant enzyme와 Cu/Zn 초과산화물 디스뮤타아제superoxide dismutase [SOD1]를 암호화하는 유전자에 변이가 존재한다. 변이된 SOD1을 발현하는 별아교세포에서는 글루탐산운반체인 흥분성아미노산운반체2 excitatory amino acid transporter 2 [EAAT2]가 소실되며, 이에 따라 별아교세포에 의해 일어나는 세포외액으로부터의 글루탐산 흡수가 감소하게 된다. 뇌의 세포외 글루탐산 농도 증가는 신경세포를 손상(글루탐산은 신경세포에 흥분독성작용을 나타냄)시킬 수 있다. 뇌조직의 글루탐산 농도 증가는 별아교세포의 대사성글루탐산수용체metabotropic glutamate receptors [mGLURs]의 활성을 증가시키며, 이에 따라 별아교세포로부터 산화질소NO가 방출된다. 산화질소는 신경세포의 세포사멸촉진경로pro-apoptotic pathway를 자극하여 세포를 죽이게 된다.

뇌종양 Brain Tumors

별아교세포 및 다른 아교세포가 악성malignant transformation으로 바뀌면 신경교종gliomas이라 불리는 공격적인 뇌종양을 일으킨다. 이들 종양은 주변 뇌조직을 파괴하며 자란다. 이들 종양 속의 아교세포는 뇌조직으로 글루탐산을 과도하게 방출시키며, 이에 따라 글루탐산의 흥분독성작용에 의해 인접한 신경세포가 손상된다.

희소돌기아교세포 Oligodendrocytes

이들 세포는 별아교세포보다 작고, 적은 수의 짧은 가지를 낸다. 이들의 세포질에는 일반적인 세포소기관(리보솜, 미토콘드리아, 미세소관)이 존재하지만, 신경필라멘트neurofilaments는 존재하지 않는다. 백색질white matter에서 **희소돌기아교세포**는 말이집신경섬유유수섬유·myelinated fiber를 따라 줄지어 위치하며, 이 유형을 **다발사이 희소돌기아교세포**interfascicular oligodendrocytes라 한다(그림 4.4C). 이들 희소돌기아교세포는 말이집형성myelination 과정에 관여한다(뒤에서 설명함). 회색질gray matter에 존재하는 희소돌기아교세포는 **신경주위 희소돌기아교세포**perineural oligodendrocytes라고 불린다(그림 4.4D).

미세아교세포 Microglia

미세아교세포는 신경아교세포 중 가장 작다(그림 4.4E). 미세아교세포는 중추신경계에서 기원한 세포가 아니라, 중배엽mesoderm에서 기원한 세포(유일한 중배엽 기원의 중추신경계 세포)이다. 이들은 중추신경계 내외로 느리게 이주한다. **미세아교세포**는 대개 끝부분이 가시처럼 생긴 몇 개의 짧은 돌기를 가지고 있다. 세포체로부터 나온 이 돌기는 수많은 가시처럼 뻗어 있다. 이들은 신경계 전반에 산재해 있다. 중추신경계가 손상을 받으면, 미세아교세포는 커지고 이동성을 갖게 되며 포식작용을 나타내게 된다. 중추신경계에서 미세아교세포는 외상trauma이나 뇌졸중stroke에 의해 활성화될 수 있으며, 이때 TNF-α와 같은 **사이토카인**cytokines(작은 단백질로서 면역과 염증을 매개하고 조절함)을 방출한다. 방출된 사이토카인 중 일부는 신경독성을 나타낸다. 따라서 미세아교세포가 활성화되면 이차적인 신경손상을 일으킬 수 있다.

뇌실막세포 Ependymal Cells

뇌실막세포는 세 종류의 세포, 즉 고유뇌실막세포ependymocytes와 띠뇌실막세포tanycytes, 맥락상피세포choroidal epithelial cells로 구성되어 있다.

고유뇌실막세포ependymocyte는 입방형cuboidal cell 또는 원주형columnar cell이며, 뇌실 및 척수중심관을 한 층을 이뤄 덮고 있다. 이들은 미세융모microvilli와 섬모cilia를 가지고 있다(그림 4.5A). 미세융모를 가지고 있으므로 이들 세포는 약간의 흡수기능을 나타낸다. 섬모의 움직임에 의해 뇌척수액CSF 흐름이 촉진된다.

띠뇌실막세포tanycyte는 제3뇌실 바닥에 분포하는 특수한 뇌실막세포이며, 이들의 신경돌기는 뇌조직으로 뻗어 들어가 혈관 및 뉴런 곁에 위치한다(그림 4.5B). 띠뇌실막세포는 호르몬의 운반(뇌척수액CSF으로부터 문맥계 모세혈관으

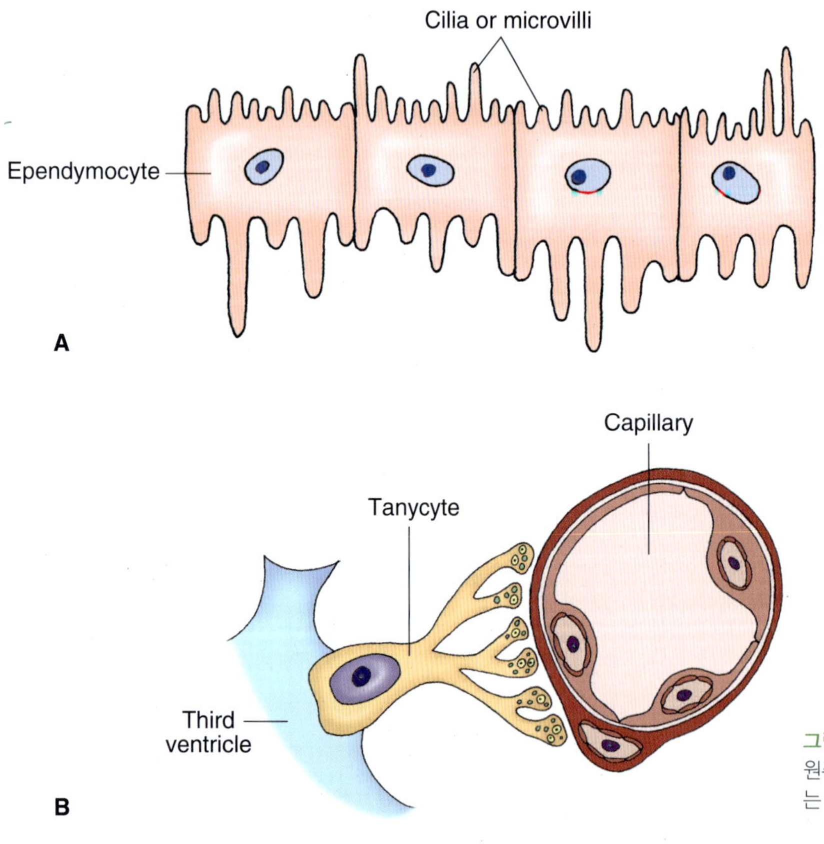

그림 4.5 (A) 고유뇌실막세포는 모양이 입방형 또는 원주형이며, 뇌실 내면을 덮고 있다. (B) 띠뇌실막세포는 제3뇌실 바닥에 분포하는 특수한 뇌실막세포이다.

로; 시상하부 뉴런으로부터 뇌척수액CSF으로)에 관여하는 것으로 여겨지고 있다.

맥락상피세포choroidal epithelial cells는 변형된 뇌실막세포이다. 이들은 맥락얼기choroid plexus에 존재하며, 뇌척수액CSF의 생산과 분비에 관여한다. 이들 세포는 치밀이음tight junction을 가지고 있어 뇌척수액이 인접 조직으로 새어 나가는 것을 방지한다.

말이집축삭 유수축삭·Myelinated Axons

말이집축삭은 **말초신경계**PNS와 중추신경계CNS에 존재한다.

말초신경계 Peripheral Nervous System [PNS]

말초신경계에서 **슈반세포**Schwann cell(그림 4.6A)는 축삭 주위의 말이집수초·myelin sheaths을 형성한다. 말이집은 축삭의 길이를 따라 **랑비에결절**nodes of Ranvier에서 일정한 간격으로 끊어져 있다(그림 4.6A). 따라서 랑비에결절에서는 전기가 통하며 저항이 낮다. 랑비에결절에는 나트륨통로Na^+ channel가 풍부하므로 이 부위에서 활동전위가 재생된다. 따라서 축삭을 따라 활동전위가 전달될 때는 한 랑비에결절에서 다음 랑비에결절로 도약jump하게 된다. 이러한 유형의 전파를 통해 활동전위가 빠르게 전달될 수 있게 되며, 이러한 방식을 도약전도saltatory conduction라고 부른다. 말이집형성수초화·myelination이 일어나는 동안 축삭은 슈반세포와 만나게 되며, 이어서 슈반세포는 시계방향 또는 반시계방향으로 축삭주위를 감게 된다. 슈반세포가 축삭을 감싸게 되면, 슈반세포의 세포질은 점점 감소하게 되고, 형질막의 내막은 서로 맞닿아 융합된다(그림 4.6, B~E).

중추신경계 Central Nervous System [CNS]

뇌와 척수에서, 희소돌기아교세포oligodendrocyte는 신경세포의 축삭 주위에 말이집을 형성한다. 하나의 희소돌기아교세포로부터 여러 개의 아교세포돌기가 나와 축삭의 일부를 둘러싼다(그림 4.7). 인접한 희소돌기아교세포 사이에는 말이집이 없는 틈새가 존재하며, 이를 랑비에결절이라 부른다(그림 4.7). 말초신경의 축삭과는 달리 희소돌기아교세포의 돌기는 축삭 주위를 나선형으로 감지 않는다. 그 대신 축삭을 길이 방향으로 감싼다. 세포질은

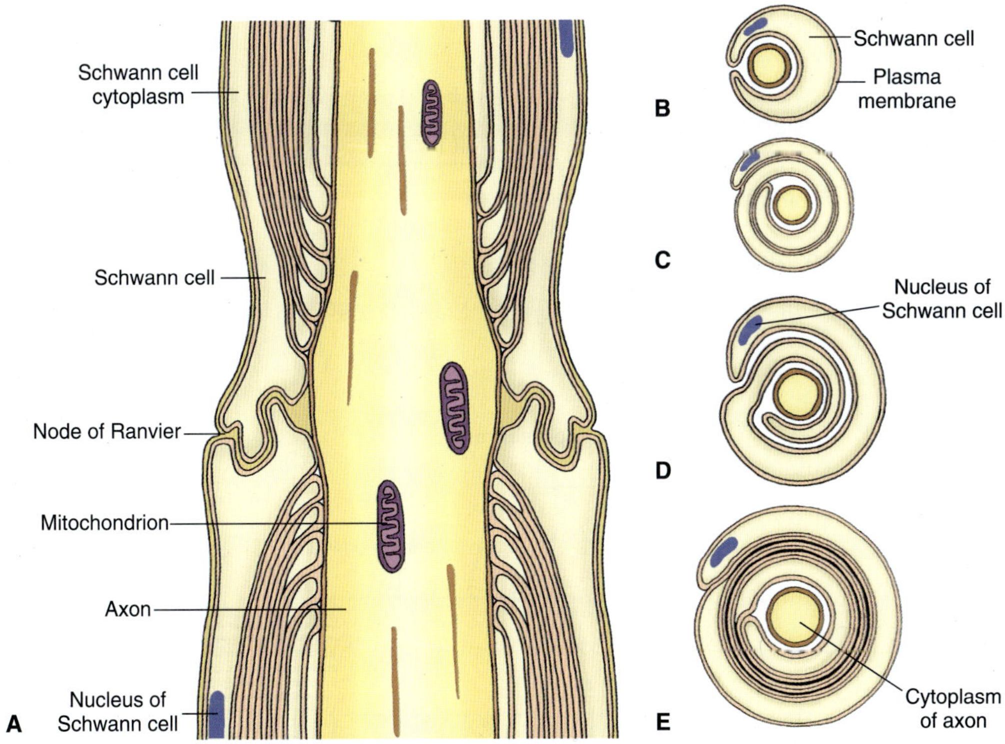

그림 4.6 말초신경의 말이집형성. (A) 말이집신경섬유의 세로절단면. 말이집은 축삭의 길이를 따라 불연속적으로 존재하며, 이들 말이집 사이의 틈새를 랑비에결절이라 부른다. (B~E) 여러 말이집형성 단계를 나타낸 절단면.

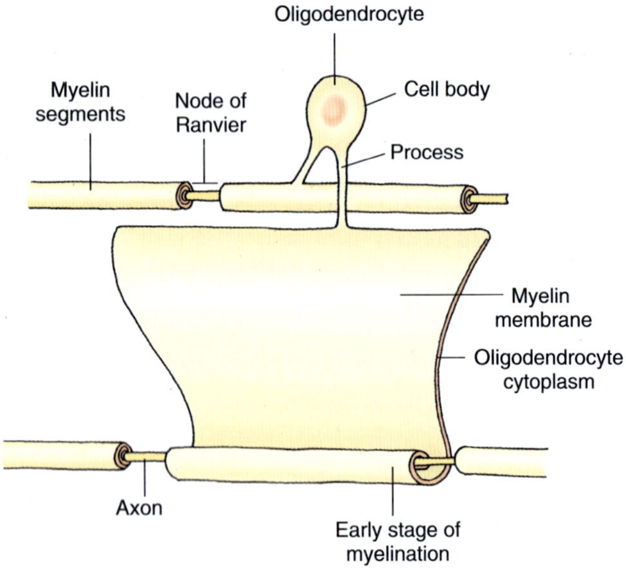

그림 4.7 중추신경계의 말이집형성. 중추신경계에서 희소돌기아교세포는 신경세포 주위의 말이집을 형성한다. 하나의 희소돌기아교세포로부터 여러 개의 아교세포돌기가 나와 축삭의 일부분을 감싼다. 인접한 희소돌기아교세포 사이에는 말이집이 없는 틈새가 존재하며, 이를 랑비에결절이라 부른다.

점차 감소하게 되고, 축삭은 동심원의 원형질막으로 싸여진다. 말초신경에서와는 다르게 하나의 희소돌기아교세포는 다양한 원천의 수많은(최대 60개) 축삭 주위에 수초를 형성한다.

말초신경의 성분

Composition of Peripheral Nerves

각 말초신경은 다음 성분으로 이루어져 있다.

1. **신경외막**epineurium, 이 성분은 치밀 결합조직dense connective tissue으로 이루어져 있으며 여러 신경섬유 다발을 감싸고 있다(그림 4.8).
2. **신경다발막**perineurium, 이 성분은 각각의 신경섬유다발을 감싸고 있는 결합조직막이다(그림 4.8).
3. **신경내막**endoneurium, 이 성분은 신경섬유를 감싸고 있는 성긴loose 연약한 결합조직이다(그림 4.8).

신경섬유는 직경 및 전도속도를 기준으로 세 가지 주요 군으로 나뉜다(표 4.1). 말초신경에는 뇌신경cranial nerve과 척수신경spinal nerve, 자율신경계(절전신경과 절후신경; 21장 참조)가 포함된다. 말초신경 축삭은 말이집으로 싸여 있는 것(말이집축삭유수축삭·myelinated axon)도 있고, 말이집으로 싸여 있지 않은 것(민말이집축삭무수축삭·unmyelinated axon)도 있다. 중추신경계를 통해 주행하는 신경다발(예, 속섬유막internal capsule)에는 결합조직성분(예, 신경외막epineurium과 신경다발막perineurium)이 존재하지 않는다는 점을 기억해야 한다(말초신경에는 이들 성분이 존재함).

표 4.1 신경섬유의 일반적 분류[a]

종류	굵기 (μm)	전도 속도 (m/sec)	기능
유수신경(말이집신경)			
A	1~20	5~120	굵고 빠른 신경섬유(60~120 m/sec)는 골격근으로 운동 자극을 전달한다; 좀 더 가는 A 섬유는 근방추와 골지힘줄기관, 기계수용체로부터의 구심성 자극을 전달한다.
B	1~3	3~15	내장의 구심신경 또는 원심신경
무수신경(민말이집신경)			
C	<2	0.6~2	원심신경: 자율신경계의 신경절이후섬유 구심신경: 내장 혹은 주변부의 국소적인 통증 자극

[a]신경섬유의 분류에 대한 다른 명명법은 14장(표 14.1)에 설명되어 있다.

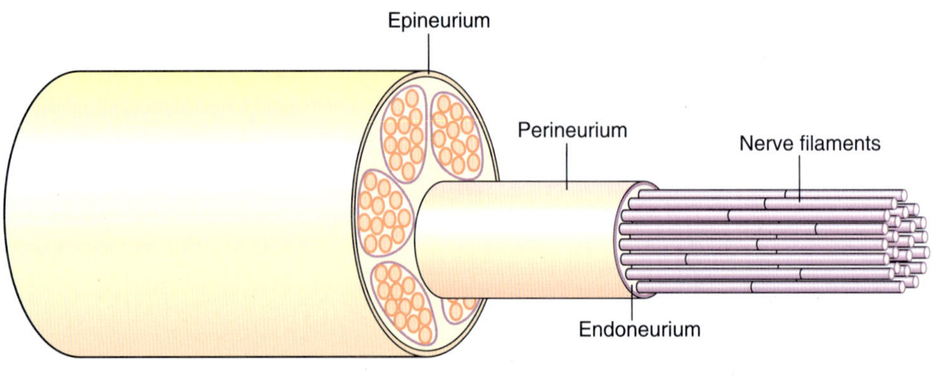

그림 4.8 말초신경의 성분: 신경외막과 신경다발막, 신경내막, 그리고 말초신경의 신경섬유.

임상적 고찰 Clinical Considerations

말이집형성 장애와 연관된 질환 Disorders Associated With Defective Myelination

신경흥분파가 정상적으로 전달되기 위해서는 중추신경계 및 말초신경계에 존재하는 축삭 주위를 말이집수초·myelin sheaths으로 적절히 절연시켜야 한다. 축삭의 말이집탈락탈수초·demyelination은 다발성경화증multiple sclerosis이나 길랭-바레증후군Guillain-Barré syndrome과 같은 질병을 유발한다.

다발성경화증 Multiple Sclerosis [MS]

다발성경화증은 5장에 설명되어 있다(본문 및 임상 증례 참조).

길랭-바레증후군 Guillain-Barré Syndrome [GBS]

길랭-바레증후군은 말초신경계 축삭의 말이집탈락demyelination을 일으키는 염증성 질환이다. 다발성경화증에서의 말이집탈락은 중추신경계 축삭에서 일어난다는 점을 기억해야 한다. 길랭-바레증후군의 정확한 원인은 알려진 바 없지만, 이 증후군은 이전에 일어난 감염 또는 염증 과정으로부터 발생한 면역 반응에 의해 일어나는 것으로 여겨지고 있다. 이 증후군의 특징은 점진적으로 근력약화가 일어나는 것이다. 임상적으로 운동 및 감각 소실은 주로 얼굴과 사지, 몸통, 횡격막에서 나타난다. 심부건반사deep tendon reflex [DTR]의 반사궁이 모두 손상되므로 **무반사**areflexia가 나타나기도 한다. 염증세포(림프구lymphocytes, 대식세포macrophages)들이 종종 말초신경에서 발견된다. 게다가 분절성 말이집탈락segmental demyelination 및 월러변성wallerian degeneration(다음 단락 참조)이 관찰되기도 한다(이 장의 임상 증례 참조). 대부분의 환자는 회복한다. 치료는 감마글로불린gamma globulin 투여와 보편적인 혈장교환과 같은 면역학적 측면에 중점을 둔다. 감마글로불린은 수용체(항체가 결합해 손상을 일으키는)를 차단한다. 혈장교환은 혈액을 여과하여 혈장을 제거한 후 알부민으로 대체함으로써 말이집탈락을 유발하는 항체를 제거시킨다.

신경세포 손상 Neuronal Injury

신경세포체 손상 Injury of the Neuronal Cell Body

신경세포체는 질병이나 허혈ischemia, 외상에 의해 손상될 수 있다. 중추신경계(뇌, 척수)에서 신경세포 손상에 의해 형성되는 잔해는 미세아교세포microglia에 의해 포식 (아래 설명 참조)된다. 인접한 섬유성 별아교세포fibrous astrocyte가 증식하고, 신경세포는 흉터조직scar tissue으로 대체된다. 말초신경계에서 신경세포 손상에 의해 형성되는 잔해는 대식세포macrophage에 의해 제거되며, 흉터조직은 섬유모세포fibroblasts의 증식에 의해 형성된다.

괴사성 세포사necrotic cell death는 급성 외상손상(세포막을 빠르게 파괴함)에 의해 일어난다. 괴사성 세포사는 **세포자멸사**apoptosis와는 다르다. 세포자멸사는 유전적으로 결정되는 세포사 과정으로써, 세포 위축shrinkage of the cell과 세포 분절화cellular fragmentation, 염색질 응축condensation of the chromatin이 나타나는 것이 특징이다. 배아(조직발생histogenesis)의 미분화종자세포germinal cell로부터의 조직형성 과정 동안에 성숙한 뇌에 존재하는 신경세포보다 더 많은 신경세포(약 2배)가 형성된다. 이 과잉 신경세포는 발생과정 동안 세포자멸사에 의해 제거된다. 세포자멸사 기전은 잠재하고 있는 생화학경로(신경세포 및 다른 세포에 존재함)의 활성이 관여한다. 신경 세포사에 의해 생성된 세포 잔해는 **포식작용**phagocytosis(고형물solid materials을 세포[예, 미세아교세포microglia] 속으로 운반하는 데 관여하는 기전으로 포식세포phagocyte의 세포막이 함입되어 소포를 형성하게 됨)에 의해 제거된다. **포액작용**포음작용·pinocytosis은 포식작용과 유사한 과정이지만 포액과정을 통해서는 액상물질liquid materials이 제거된다. 세포외배출exocytosis은 신경말단 속에 있는 소포(예, 신경전달물질을 포함하고 있는 소포)가 형질막plasma membrane과 융합함으로써 소포 내용물을 신경말단 밖으로 운반하는 과정이다.

축삭 손상 Axonal Damage

월러변성 Wallerian Degeneration

월러변성은 축삭 손상부위의 원위부에서 일어나는 변화를 말한다. 단백질은 주로 신경세포체에서 생성되므로 축삭 손상부위의 원위부는 심각한 영향을 받게 된다. 초기에는 축삭이 부풀어 오르고 불규칙한 모양으로 바뀐다. 나중에는 축삭과 신경말단이 조각으로 쪼개지며, 이 잔해들은 주변에 있는 대식세포macrophage와 슈반세포Schwann cell에 의해 포식된다(그림 4.9, A~D). 미엘린수초·말이집·myelin은 슈반세포에서 미세한 지방 방울로 전환된 후 슈반세포로부터 밖으로 나와 말초신경계에 존재하는 대식세포에 의해 제거된다. 중추신경계의 미엘린 잔해는

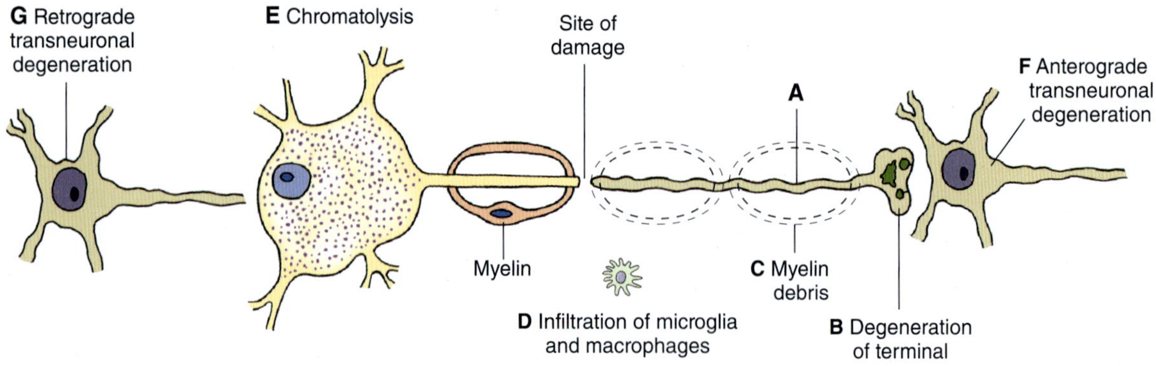

그림 4.9 축삭 손상의 효과. **(A~D)** 월러변성. **(E)** 세포체 근처에서 축삭 손상이 일어나면 세포체에서 염색질융해가 일어난다. **(F)** 중추신경계에서 변성된 축삭으로부터 입력을 받던 신경세포는 전행성신경세포경유변성을 나타내며, **(G)** 염색질융해가 일어난 신경세포로 신호를 보내던 신경세포 역시 변성이 일어난다.

미세아교세포와 침입한 대식세포에 의해 제거된다.

축삭 손상 후에 일어나는 변형(앞에서 설명한 것과 유사한)은 축삭의 근위부 분절(첫 번째 랑비에결절까지)에서도 일어날 수 있다.

염색질융해 Chromatolysis

축삭이 절단되면 세포체에 변화가 나타날 수 있으며, 축삭 손상이 세포체 근처에서 일어나면 신경세포는 변성될 수 있다. 변성되는 세포체는 부종edema에 의해 부풀어 올라 둥근 모양으로 바뀌며, 니슬소체Nissl substance가 넓게 세포질에 퍼진다. 이 과정을 **염색질융해**(그림 4.9 E)라고 한다. 핵은 부종에 의해 중앙부위로부터 주변부로 이동한다. 퇴행성 변화는 몇 시간 이내에 개시되고 비교적 단기간(약 1주)에 끝난다.

전행성신경세포경유변성

전행성뉴런경유변성 · Anterograde Transneuronal Degeneration

전행성신경세포경유변성은 중추신경계에서 일어나며, 어떤 신경세포가 손상될 때 다른 시냅스이후 신경세포(같은 기능을 하는 밀접하게 연관된)가 변성되는 것을 말한다(그림 4.9F). 예를 들면, 시신경이 손상되면 이 신경으로부터 입력을 받던 외측무릎핵뉴런lateral geniculate neuron의 변성이 유발된다.

역행성신경세포경유변성

역행성뉴런경유변성 · Retrograde Transneuronal Degeneration

역행성신경세포경유변성은 손상된 신경세포로 입력을 보내던 신경세포에서 일어난다. 이러한 경우에, 염색질융해신경세포와 시냅스하는 신경말단은 제거되고 아교세포 돌기로 대체된다. 염색질융해신경세포로 자극을 전달하던 신경세포는 결국 퇴화된다(그림 4.9G).

신경세포 손상의 회복(재생)

Recovery of Neuronal Injury (Regeneration)

성인의 **중추신경계**가 손상되었을 때, 손상이 심하지 않고 일부 신경세포체가 보존되어 있을 경우에 축삭이 발아하지만 그 과정은 곧 멈춘다(약 2주). 별아교세포는 손상된 곳에서 일시적으로 증식하고 축삭 발아를 차단하는 흉터를 형성한다. 게다가 별아교세포는 축삭의 성장에 필요한 성장인자를 방출하지 않는 것으로 보이며, 희소돌기아교세포는 축삭의 성장을 저해하는 물질을 방출하는 것으로 보인다. 이럴 경우, 신경로 **재생**은 일어나지 않게 되며, 신경세포의 정상적인 기능은 회복되지 않는다. 그러나 **말초신경**에서 신경내막endoneurial sheaths이 보존된 경우에는 축삭이 정상적으로 **재생**될 수 있다. 이럴 경우에, 재생된 축삭은 올바른 표적에 도달하게 되며, 기능 회복도 기대할 수 있다. 축삭은 하루에 2~4 mm 정도 성장하는 것으로 추정된다.

임상 증례

병력

로시엔Roseanne은 40세 여성으로 지난 7일간 발가락에서부터 시작되어 점차 발과 무릎, 손으로 번진 저린감numbness과 근력약화weakness 때문에 응급실에 왔다. 그녀는 발에 쥐가 나서 발가락이 저린 것으로 생각하고 대수롭지 않게 여겼다. 그러나 증상이 신체 근위부로 점차 진행되었고, 자신의 집에 있는 계단을 오를 수가 없고 호흡곤란이 생기자 뭔가 잘못 되었다는 것을 깨달았다.

진찰

로시엔은 응급실에 도착했을 때 여전히 호흡곤란이 지속되었다. 그녀의 폐활량(최대 호흡 후 최대로 내쉴 수 있는 공기량)은 매우 낮았고, 횡격막의 근력도 약화되어 있었으며, 산소 포화도 역시 낮았다. 그녀의 양쪽 팔과 양쪽 다리에서 근력약화가 생겼으며, 다리와 팔(팔꿈치 아래 부위)에서는 감각도 느낄 수 없었다. 그녀의 상부 가슴에서는 통각을 느낄 수 없었다. 심부건반사DTR는 나타나지 않았다. 로시엔은 집중치료실ICU로 옮겨졌다.

설명

로시엔의 병명은 길랭-바레증후군Guillain-Barré syndrome이다. 길랭-바레증후군은 말초신경의 염증성 말이집탈락 질환이며, 이 질환은 급격히 진행될 수 있다. 침범된 신경의 활동전위 전도속도는 말이집탈락으로 인해 지연되거나 차단된다. 조직학적으로 염증세포가 신경 내에서 발견된다. 게다가 근위부로 진행하는 부분적인 말이집탈락과 월러변성Wallerian degeneration이 발견되기도 한다. 임상적으로 운동기능과 감각기능이 점차 소실되며, 사지와 얼굴, 몸통, 횡격막을 침범하기도 한다. 또한 말이집탈락은 심부건반사의 구심회로 및 원심회로를 모두 손상시킨다. 길랭-바레증후군은 면역반응(이전에 일어났던 감염이나 염증 질환에 의해 직·간접적으로 유발됨)에 의해 발생한다고 생각하고 있으나, 정확한 원인은 밝혀져 있지 않다. 종종 환자는 질환 발생 2~3주 전에 바이러스에 감염된 병력을 가지고 있다. 그러나 대부분의 환자는 회복되며 면역력을 증강(감마글루불린 투여, 혈장교환)시키는 것이 가장 흔히 이용되는 치료법이다.

연습문제

질문

각 문항에서 가장 알맞은 답을 고르시오.

1. 신경학적 검사 결과, 근력약화muscle weakness와 강직spasticity을 나타내며, 진동감각과 위치감각, 통각, 온도감각, 촉각 이상을 나타낸 25세 여성이 다발성경화증으로 진단되었다. 다음 중 이 여성이 운동기능과 감각기능 이상을 나타내는 기전을 잘 설명한 것은?
   a. 중추신경계 축삭에 말이집을 형성하는 슈반세포가 변성되었다.
   b. 말초신경계 축삭에 말이집을 형성하는 슈반세포가 변성되었다.
   c. 중추신경계 축삭에 말이집을 형성하는 희소돌기아교세포가 변성되었다.
   d. 근긴장도를 유지하는 데 관여하는 중추신경계의 노르아드레날린신경세포가 변성되었다.
   e. 별아교세포의 증식을 일으키는 유전자 결함 때문에 환자의 중추신경계 뉴런이 정상적인 절연 상태를 만들지 못했다.

2. 어떤 20세 남성이 우측 아래팔 정중신경median nerve에 심각한 외상을 입어 응급실에 왔다. 손상된 신경의 원위부 축삭은 부풀어 있었고 불규칙하였으며, 신경말단은 조각나 있었다. 게다가 슈반세포는 지방으로 채워져 있었다. 다음 중 이러한 유형의 신경손상을 나타내는 것은?
   a. 염색질용해chromatolysis
   b. 월러변성Wallerian degeneration
   c. 신경세포경유변성transneuronal degeneration

정답 및 설명

1. 정답: c

다발성경화증은 젊은 성인에게 발병하는 만성질환이다. 남성보다 여성에게 더 많이 발생한다. 증상과 징후는 다양하다. 가장 흔한 증상은 근력약화와 강직, 감각로 손상 증상이다. 이 병은 중추신경계 여러 부위에서 말이집변성이 나타나는 것이 특징이다. 중추신경계에서는 희소돌기아교세포가 말이집형성에 관여한다. 슈반세포는 말초신경계 축삭의 말이집을 형성한다. 중추신경계의 노르아드레날린신경세포는 근긴장도 유지와 관련이 없다(6장 참조).

2. 정답: b

정중신경의 손상이 아래팔에서 일어났으므로, 손상부위는 척수전각에 위치하는 세포체와 멀리 떨어져 있다. 월러변성은 축삭 손상부위의 원위부에서 일어난다. 축삭은 부풀어 올라 불규칙해지며, 축삭 및 신경말단은 조각으로 쪼개져서 주위에 있는 대식세포와 슈반세포에 의해 포식된다. 수초는 슈반세포에서 지방으로 전환되고, 슈반세포에서 배출되어 말초신경계에 있는 대식세포에 의해 제거된다. 다른 답가지는 질문과 관련이 없다. 염색질용해에서, 축삭 절단은 세포체에 영향을 미칠 수 있는데, 세포체에서 나타나는 변화는 부종으로 인해 부풀어 오르며, 둥근 모양으로 바뀌고, 니슬소체가 전체 세포질로 흩어지며, 핵이 중심부위에서 주변부위로 밀려나는 것이다. 신경세포경유변성은 중추신경계에서 일어나는 것으로, 한 그룹의 신경세포가 손상될 경우에 동일한 기능을 하는 다른 신경세포가 변성되는 것이다. 괴사는 급성 외상손상에 의해 발생하며, 세포막이 급격하게 분해되는 것이다.

연습문제 (계속)

d. 괴사 necrosis
e. 세포자멸사 apoptosis

3. 어떤 23세 남성이 걷던 중 좌측 다리를 너구리에게 물렸다. 멀리 떨어진 외딴 숲에 있어서 그는 즉시 치료를 받지 못했다. 몇 주 후, 그는 심한 기분상태 변화를 경험하였고 공포와 분노를 느꼈다. 이 남성을 진찰한 임상의사는 광견병 바이러스(이 남성을 물었던 너구리가 광견병에 걸려 있었을 것으로 추정함)가 이 남성의 해마에 영향을 끼쳤을 것이라 의심했다. 광견병 바이러스는 다음 중 어떤 기전을 통해 이 남성의 뇌에 도달했을까?
   a. 빠른 전행성축삭형질운반 fast anterograde axonal transport
   b. 포식작용 phagocytosis
   c. 신경세포경유이동 transneuronal transport
   d. 느린 역행성축삭형질운반 slow retrograde transport
   e. 포액작용 pinocytosis

4. 다음 중 신경세포의 유형에 대한 설명으로 옳은 것은?
   a. 다극신경세포 multipolar neuron는 많은 축삭을 포함하고 있다.
   b. 달팽이신경절 cochlear ganglion의 감각세포는 단극신경세포 unipolar neuron이다.
   c. 결절신경절 nodose ganglion의 가단극신경세포 pseudounipolar neuron는 전신혈압 변화를 감지한다.
   d. 후근신경절 dorsal root ganglion의 감각세포는 다극세포이다.
   e. 골지 I형 신경세포 Golgi type I neuron는 매우 짧은 축삭을 포함하고 있다.

5. 다음 중 중추신경계 신경세포의 성분에 관한 설명으로 옳은 것은?
   a. 니슬소체는 축삭둔덕 axon hillock에는 존재하지 않는다.
   b. 단백질 합성은 미토콘드리아에서 일어난다.
   c. 바소체 Barr body는 Y염색체를 의미한다.
   d. 니슬소체는 리보솜이라 불리는 DNA 과립으로 이루어져있다.
   e. 축삭형질 axoplasm은 니슬소체와 골지기관으로 이루어져 있다.

세포자멸사는 유전적으로 결정되는 세포사 과정이다.

3. 정답: c
이 젊은이의 다리근육에 감염된 광견병 바이러스는 신경말단으로부터 받아들어져 빠른 역행성축삭형질운반을 통해 척수에 분포하는 신경세포체로 운반된 것으로 보인다. 감염은 시냅스간 이동을 통해 한 신경세포로부터 다른 신경세포로 전파(신경세포경유이동)되므로, 이 기전에 의해 이 남성의 해마에 도달했다. 이런 종류의 이동은 사람을 감염시키지는 않지만 실험동물의 신경 네트워크를 추적하는 데 사용된 거짓광견병 바이러스와 같은 바이러스를 추적함으로써 발견되었다. 순방향 운반은 신경말단에서 기능을 하는 물질(예, 신경전달물질, 지질, 원형질막을 재구성하는데 필요한 당단백질)을 세포체로부터 말단으로 운반하는 것을 포함한다. 포식작용은 세포막을 함입시킨 후 소포를 형성하여 고형물을 세포 속으로 운반하는 과정이다. 포액작용은 액상물질을 세포막의 함입과 소포를 형성하여 세포 속으로 운반하는 과정이다.

4. 정답: c
가단극신경세포에서는 세포체로부터 하나의 축삭이 나와 두 개의 가지로 나뉜다. 한 가지는 가느다란 말단이 되어 말초수용기로 작용하는 반면, 다른 가지는 중추신경계에 존재하는 신경세포에 종지한다. 결절신경절(미주신경)과 바위신경절(혀인두신경)에 분포하는 가단극신경세포의 말초가지는 목동맥팽대 carotid sinus와 대동맥활 aortic arch의 혈관 벽에 종지하여 혈압변화를 감지한다. 혈관신경말단으로부터 들어온 신호는 전신혈압을 적절하게 조절하기 위해 중추신경계로 전달된다. 다른 가단극신경세포는 후근신경절에 위치한다. 골지 I형 신경세포는 축삭이 길고, 골지 II형 신경세포는 축삭이 짧다. 다극신경세포(예, 척수전각의 운동뉴런)는 세포체에서 나오는 여러 개의 수상돌기 dendrite와 하나의 긴 축삭을 가지고 있다.

5. 정답: a
니슬소체는 전체 세포체와 수상돌기 근위부에 존재한다. 그러나 축삭둔덕(축삭이 출발하는 세포체 부위)과 축삭에는 존재하지 않는다. 단백질 합성은 세포체에서 일어나며, 바소체는 X염색체를 나타내고, 니슬소체는 RNA로 구성되어 있으며, 축삭형질에는 니슬소체나 골지기관이 존재하지 않는다.

요 약

말이집형성 장애와 연관된 임상 질환

질환	결함	증상	치료·관리
길랭-바레증후군 (Guillain-Barré syndrome)	말초신경계 축삭의 말이집 변성; 이전에 일어난 감염이나 염증으로 인한 면역반응; 월러변성	점진적인 근력약화; 운동 및 감각 소실(얼굴, 사지, 몸통, 횡격막); 무반사(심부건반사의 반사궁 손상); 말초신경에 염증세포(림프구, 대식세포) 존재	감마글로불린(손상을 일으키는 항체가 결합하는 수용체를 차단함); 혈장교환(말이집 변성을 유발하는 항체를 감소시키거나 제거함); 대부분의 환자는 회복됨
다발성경화증[a] (Multiple sclerosis)	중추신경계 축삭의 말이집 변성; 중추신경계에 영향을 미치는 염증성 자가면역질환	항체가 말이집을 공격하여 말이집이 부풀어 오르고 탈락됨; 흉터가 신경섬유에 발생하므로 신경흥분이 지연되거나 차단됨; 결국, 신경섬유가 변성됨; 체성감각로가 손상되어 하나 이상의 사지에서 저린감 및 신체 일부에서 얼얼한 감각 또는 통증이 생김; 시각로가 영향 받음(한쪽 눈의 부분 또는 완전 시력소실, 복시 또는 흐린시력); 언어장애	인터페론-베타1a와 인터페론-베타1b; glatiramer(Copaxone); natalizumab (Tysabril); mitoxantrone (Novantrone); 혈장교환(혈장분리교환술)
샤르코-마리-투스병[b] (Charcot-Marie-Tooth syndrome)	말초신경계 말이집 변성; 슈반세포의 코넥신 유전자 변이가 원인임; 틈새이음 형성 장애(틈새이음은 말이집층 사이의 이온 및 작은 대사산물의 이동에 필요함)	말이집 변성은 운동신경과 감각신경에 모두 영향을 미침; 전형적으로 발과 하지에서 근력약화가 나타남; 환자는 발을 높이 들면서 걸음(자주 걸려 넘어지기 때문); 발 및 발가락의 변형	치료법은 없음; 물리치료와 작업요법을 권장함; 치명적이지는 않으며 평균수명을 기대할 수 있음

[a]5장, '임상적 고찰', '임상 증례', 표 5-3 참조
[b]6장, '임상적 고찰' 참조

요 약

신경손상 유형

신경세포체 손상	특징
괴사(Necrotic cell death)	급성 외상손상(세포막의 급격한 용해 유발)에 의해 발생함
세포자멸사(Apoptosis)	유전적으로 결정되는 세포사 과정(세포가 위축되고, 조각이 나며, 염색체가 응축됨); 잠재적 생화학경로(신경세포 및 기타 세포에 존재함)의 활성이 관여함
염색질융해(Chromatolysis)	축삭손상이 세포체 근처에서 일어날 경우 세포체는 변성될 수 있으며, 이럴 경우 세포체는 부종에 의해 부풀어 오르고, 점점 둥근 모양으로 바뀜; 니슬소체가 세포질 전체에 흩어짐; 핵은 부종에 의해 중심부위로부터 주변부위로 밀려남
전행성신경세포경유변성 (Anterograde transneuronal degeneration)	중추신경계에서 일어나며, 한 신경세포가 손상되면 기능적으로 밀접하게 연관되어 있던 시냅스이후 신경세포의 변성이 일어남
역행성신경세포경유변성 (Retrograde transneuronal degeneration)	손상된 신경세포로 입력을 보내던 신경세포에서 일어남; 손상된 신경세포와 시냅스하던 신경말단은 제거되고 신경아교세포의 돌기로 대체됨; 손상된 세포로 입력을 보내던 신경세포는 결국 변성됨
월러변성(Wallerian degeneration)	축삭 손상 부위의 원위부에서 일어나는 변화; 손상된 부위의 원위부 축삭 분절은 부풀어 올라 불규칙해지며; 결국 축삭 및 신경말단은 조각으로 분해되어 주변에 있는 대식세포와 슈반세포에 의해 포식됨; 말이집은 슈반세포에서 지방 방울로 전환된 후 방출되어 말초신경계의 대식세포와 중추신경계의 미세아교세포에 의해 제거됨

5

신경세포의 전기생리학

Electrophysiology of Neurons

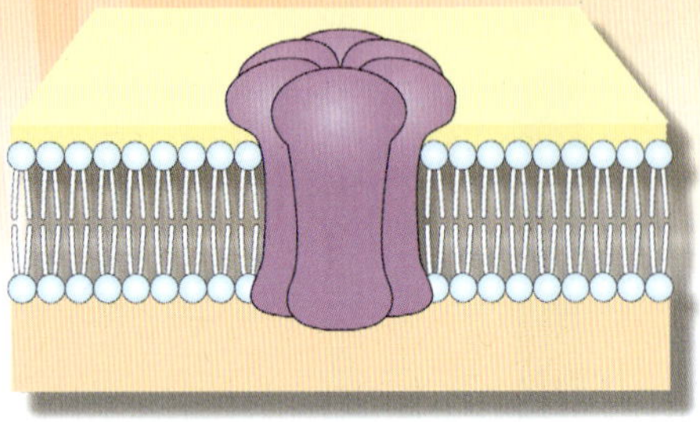

개요

- 신경세포막의 구조 및 투과성 Structure and Permeability of the Neuronal Membrane
- 단백질의 구조 Structure of Proteins
- 세포막에 존재하는 운반단백질 Membrane Transport-Proteins
  - 운반체단백질(운반체 또는 수송체) Carrier Proteins (Carrier or Transporters)
  - 통로단백질 Channel Proteins
- 세포막을 통한 용질 운반 Transport of Solutes Across Cell Membrane
  - 단순확산 Simple Diffusion
  - 수동운반(촉진확산) Passive Transport (Facilitated Diffusion)
  - 능동운반 Active Transport
    - 나트륨펌프 *Sodium-Potassium Ion Pump*
    - 칼슘펌프 *Calcium Pump*
- 세포내외 이온농도 Intracelluar and Extracellular Ionic Concentrations
- 신경세포 전기생리학 Electrophysiology of the Neuron
  - 용어 Teminology
    - 전하 관련 용어 *Electrical Charge-Related Terms*
    - 전류 관련 용어 *Current Flow-Related Terms*
    - 막전위 관련 용어 *Membrane Potential-Related Terms*
  - 이온통로 Ion Channels
    - 이온통로 분류 *Classification of Ion Channels*
      - 비관문통로 Nongated Channels
      - 관문통로 Gated Channels
  - 평형전위 Equilibrium Potentials
  - 안정막전위 생성 기전 Ionic Basis of the Resting Membrane Potential
  - 활동전위 생성 기전 Ionic Basis of the Action Potential
  - 활동전위 전파 Propagation of Action Potentials

학습목표

이 장을 공부한 학생들은

1. 신경세포막의 구조 및 투과성을 설명할 수 있어야 한다.
2. 여러 유형의 운반 기전(단순확산, 촉진확산, 능동운반)을 설명할 수 있어야 한다.
3. 나트륨펌프의 특징 및 기능을 설명할 수 있어야 한다.
4. 이온통로의 일반적 특징 및 주요 분류에 대해 설명할 수 있어야 한다.
5. 안정막전위 생성 기전을 설명할 수 있어야 한다.
6. 활동전위 생성 기전을 설명할 수 있어야 한다.
7. 활동전위 전파 기전을 설명할 수 있어야 한다.

개요 (계속)

- 임상적 고찰 Clinical Consideration
  - 램버트-이튼증후군 Lambert-Eaton (Eaton-Lambert) Syndrome
  - 길랭-바레증후군 Guillain-Barré Syndrome
  - 다발성경화증 Multiple Sclerosis
  - 프라이온병 Prion Disease
  - 낭성섬유증 Cystic Fibrosis
- 임상 증례
  - 병력
  - 진찰
  - 설명
- 연습문제
  - 질문
  - 정답 및 설명

복잡한 기능 및 행위를 조절하는 신경계 기전을 이해하기 위해서는 신경계의 기본단위인 **신경세포**뉴런·신경원·neuron의 구조와 기능에 대한 지식이 중요하다. 신경세포의 가장 중요한 특징은 흥분성excitability과 전도성conductivity을 갖고 있는 것이다. 이 장에서는 먼저 신경세포막의 구조와 역할(세포내 이온 조성을 유지하는)에 대해 설명한다. 이어서 안정막전위와 활동전위의 생성 기전에 대해 설명한다.

신경세포막의 구조 및 투과성
Structure and Permeability of the Neuronal Membrane

신경세포막neuronal membrane은 다른 세포막과 마찬가지로 지질이중층lipid bilayer으로 이루어져 있다. 지질이중층 내에는 이온통로와 같은 단백질이 박혀 있다. 세 종류의 주요 지질인 인지질과 콜레스테롤, 당지질이 신경세포막에 존재하는데, 그들 중 **인지질**phospholipid이 가장 높은 비율을 차지하고 있다. 인지질은 탄소원자로 이루어진 긴 비극성 체인long nonpolar chains(이 체인에 수소원자가 결합되어 있음)으로 이루어져 있다. 하나의 극성 인산염 그룹phosphate group(하나의 인 원자phosphorus atoms가 세 개의 산소 원자oxyten atoms와 결합한 것)이 인지질 분자의 한쪽 끝에 부착되어 있다. 신경세포막에 존재하는 모든 지질은 **양쪽친매성**amphiphilic으로 **친수성**hydrophilic(또는 '수용성water-soluble') 말단과 **소수성**비친수성·hydrophobic(또는 '비수용성water-insoluble') 말단을 포함하고 있다. 인지질은 친수성인 극성 말단(머리head)과 소수성인 비극성 말단(꼬리tail)을 가지고 있다. 신경세포막에 존재하는 지질은 이중층을 형성하고 있는데, 소수성 꼬리는 서로 마주보고 있고, 친수성 머리는 반대쪽을 향하고 있다(그림 5.1).

지질이중층은 세포외액extracellular fluid [ECF]과 세포질cytosol(신경세포의)을 분리해준다. 지질이중층에 박혀 있는 단백질은 세포막 기능(수용체specific receptors, 효소enzymes, 운반단백질transport proteins)의 대부분을 담당한다. 신경세포막은 (1) 대부분의 극성 분자polar molecules(예, 당sugar, 아미노산amino acid), (2) 하전된 분자charged molecules(그 분자가 매우 작더라도)를 통과시키지 않는다. **양이온**cation(양전하를 가진 이온)은 정전기적으로 물의 산소원자(순 음전하net negative

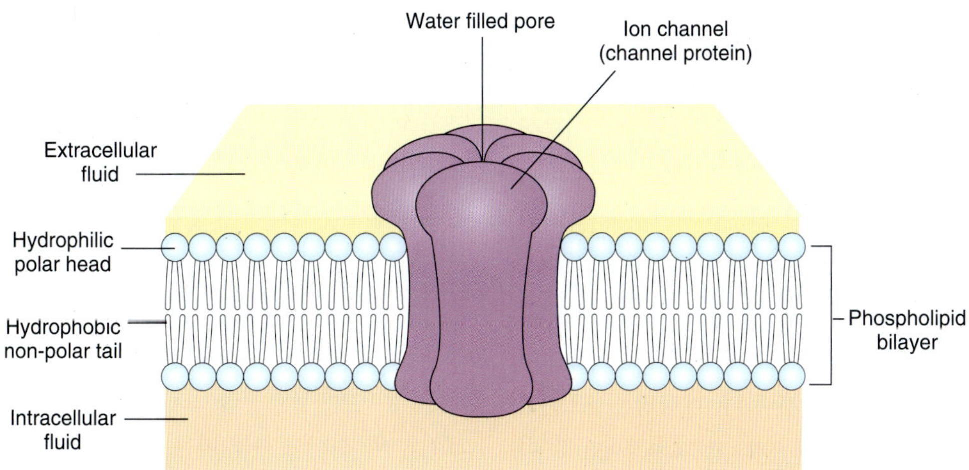

그림 5.1 신경세포막 모식도.

charge를 띠고 있음)에 끌려간다. **음이온**anion(음전하를 가진 이온)은 물의 수소원자(순 양전하net positive charge를 띠고 있음)에 끌려간다. 따라서 양이온과 음이온은 정전기적으로 결합된 물(수화된 물)을 포함하고 있다. 이온과 물 분자 사이의 끌어당기는 힘은 이온이 수용성 환경으로부터 신경세포막의 소수성 환경인 지질이중층 속으로 이동하는 것을 어렵게 만든다. 이러한 범주에 속하는 이온으로는 나트륨Na^+과 칼륨K^+, 칼슘Ca^{2+}, 마그네슘Mg^{2+}, 염소Cl^-, 중탄산염HCO_3^-을 들 수 있다.

단백질의 구조 Structure of Proteins

단백질 분자는 여러 아미노산의 다양한 조합으로 만들어진다. 각 아미노산은 하나의 탄소원자(**알파탄소**alpha carbon라 함)를 가지고 있으며, 알파탄소는 공유결합에 의해 하나의 수소원자와 하나의 아미노기NH_3^+, 하나의 카르복실기COO^-, 하나의 R그룹R group(아미노산 마다 다름)과 결합한다. 하나의 공유결합에서 두 원자는 전자를 공유한다. 아미노산은 **리보솜**ribosome이라 불리는 세포내 기관에서 전령RNA messenger RNA의 지시에 따라 단백질로 조립된다. 단백질 합성은 신경세포체 내의 리보솜에서 이루어진다. 아미노산은 펩티드결합에 의해 연결되어 하나의 사슬을 형성한다. **펩티드결합**peptide bond에서 한 아미노산의 아미노기는 다른 아미노산의 카르복실기와 결합한다. 하나의 아미노산 단일사슬로 구성된 단백질을 **폴리펩티드**polypeptide라 부른다. 단백질의 '일차구조'primary structure는 단백질을 형성하는 아미노산의 선형배열linear sequence을 말한다. 대개 단백질은 접혀 있으므로 친수성 아미노산이 용매에 노출되는 동안 비친수성 아미노산의 노출은 최소화된다. 이것은 단백질의 이차구조 및 삼차구조에 의해 나타나게 된다. 단백질의 이차구조secondary structure는 알파나선구조alpha-helix 그리고/또는 베타병풍구조beta-sheet로 이루어져 있다. 알파나선구조를 형성할 때, 펩티드결합의 아미드 질소amide nitrogen와 카르보닐 탄소carbonyl carbon 사이(4개 아미노산 간격)에는 수소결합H-bonding이 존재한다. 수소결합의 방향이 펩티드 골격의 나선형 꼬임을 나타내게 하며, 그 결과 R그룹은 나선구조의 바깥쪽에 남아있으며 나선축의 수직 방향에 위치하게 된다. 베타병풍구조는 2개 이상의 다른 부위(5~10개의 아미노산으로 이루어진)로 이루어져 있다. 폴리펩티드 골격의 연장부위stretch는 서로 가까이 배열된다. 삼차구조tertiary structure는 단백질의 폴리펩티드 단위의 삼차원 구조를 나타낸다. 다른 폴리펩티드 사슬이 하나의 큰 단백질 분자를 형성하기 위해 조립되면, 단백질은 사차구조를 형성하게 된다. **사차구조**quarternary peptide에서 각 폴리펩티드는 **소단위**subunit라고 불린다.

세포막에 존재하는 운반단백질
Membrane Transport-Proteins

필수 영양소(예, 당sugars, 아미노산amino acids, 뉴클레오티드nucleotides)는 신경세포로 들어가야 하며, 그 대신 대사폐기물은 신경세포로부터 제거되어야 한다. 게다가 신경세포 속의 다양한 이온 농도는 일정하게 유지되어야 한다. 따라서 이러한 필요성에 따라 일부 이온은 **유입**influx되어야 하고, 다른 이온은 **유출**efflux되어야 한다. 이러한 기능은 세포막에 존재하는 다양한 **운반단백질**membrane transport-protein에 의해 수행된다. 두 유형의 단백질, 즉 (1) 운반체단백질, (2) 통로단백질이 신경세포막을 통한 용질 운반에 관여한다.

운반체단백질(운반체 또는 수송체)
Carrier Proteins (Carrier or Transporters)

특정 용질이 **운반체단백질**에 결합하면 해당 단백질에서 가역적인 구조 변화가 일어나며, 순차적으로 세포막 지질이중층을 통과하여 용질을 운반하게 된다. 용질이 어떻게 신경세포막을 통과하여 운반되는지를 설명하는 가설은 다음과 같다. 운반체단백질이 어떤 구조적 상태conformational state에 있을 때, 그 운반체단백질의 결합부위는 세포바깥쪽(운반될 용질 분자가 분포하는)으로 노출될 수 있다. 용질이 운반체단백질에 결합하면 운반체단백질의 구조가 바뀌게 되므로 이제 용질은 신경세포막 안쪽의 세포질 쪽에 노출된다. 이어서 용질은 운반체단백질의 결합부위에서 분리되어 신경세포 안으로 들어가게 된다.

통로단백질 Channel Proteins

통로단백질은 신경세포막을 관통하고 있으며, 물로 채워진 구멍water-filled pores을 포함하고 있다(그림 5.1). 적합한 크기size와 전하charge를 띠는 무기이온(예, 나트륨Na^+과 칼륨K^+)은 통로단백질이 개방되면 구멍을 통과할 수 있으므로 세포막을 통과하게 된다. 이온통로는 '신경세포의 전기생리학' 부분에서 설명한다.

세포막을 통한 용질 운반

Transport of Solutes Across Cell Membrane

단순확산 Simple Diffusion

단순확산에 의해 신경세포막을 통과하는 물질의 범주는 다음과 같다. (1) 모든 지용성물질(비친수성물질 또는 비극성 물질; 예, 산소분자), (2) 일부 극성물질(비지용성물질 또는 수용성물질로 작고 하전을 띠지 않음; 예, 이산화탄소, 요소, 에탄올, 글리세롤, 물 분자). 단순확산에 의한 용질의 운반속도는 용질의 농도에 비례하며, 용질은 농도가 높은 곳에서 낮은 곳으로 운반된다('내리받이 운반' downhill transport). 이러한 용질의 농도차를 **농도경사**concentration gradient라고 부른다(그림 5.2). 물질이 단순확산에 의해 세포막을 지나 운반될 때는 어떠한 대사에너지도 사용하지 않는다.

수동운반 (촉진확산)

Passive Transport (Facilitated Diffusion)

신경세포막에 존재하는 모든 통로단백질과 일부 운반체단백질은 수동운반passive transport에 관여한다(그림 5.2). 용질은 신경세포막을 통해 수동적으로 운반되므로 대사에너지는 필요하지 않다. 운반된 분자가 하전되어 있지 않을 경우에는 용질의 농도경사에 의해 물질의 운반 방향이 결정되므로 이 용질은 농도가 높은 곳으로부터 낮은 곳으로 확산하게 된다.

능동운반 Active Transport

능동운반은 항상 특정 운반체단백질에 의해 일어나며, 운반체단백질과 대사에너지원(예, ATP 가수분해)이 결합하여야 한다(그림 5.2). 용질 분자가 하전을 띠고 있을 경우, 이 용질의 운반 방향은 양쪽의 농도경사concentration gradient와 전위경사electrical potential gradient에 의해 결정된다. 농도경사와 전위경사의 조합을 **전기화학적경사**electrochemical gradient라고 부른다. 세포 속에는 음전하를 띠는 많은 유기분자(예, 단백질, 핵산, 카르복실기, 대사산물[인산염을 가지고 있는])가 존재한다. 이들은 **고정음이온**fixed anions이라 불리며, 세포 밖에 비해 세포막 속을 음성 하전 상태로 만든다. 따라서 양성으로 하전된 이온(양이온cation)의 유입은 허용되지만, 음성으로 하전된 이온(음이온anion)의 유입은 허용되지 않는다. 이러한 상태에서, 일부 운반체단백질은 능동운반에 의해 특정 물질을 운반한다(용질은 세포막을 통해 전기화학적경사를 거슬러 운반['치받이 운반' uphill transport]됨). 이 유형의 운반체단백질에 속하는 두 가지 예는 나트륨

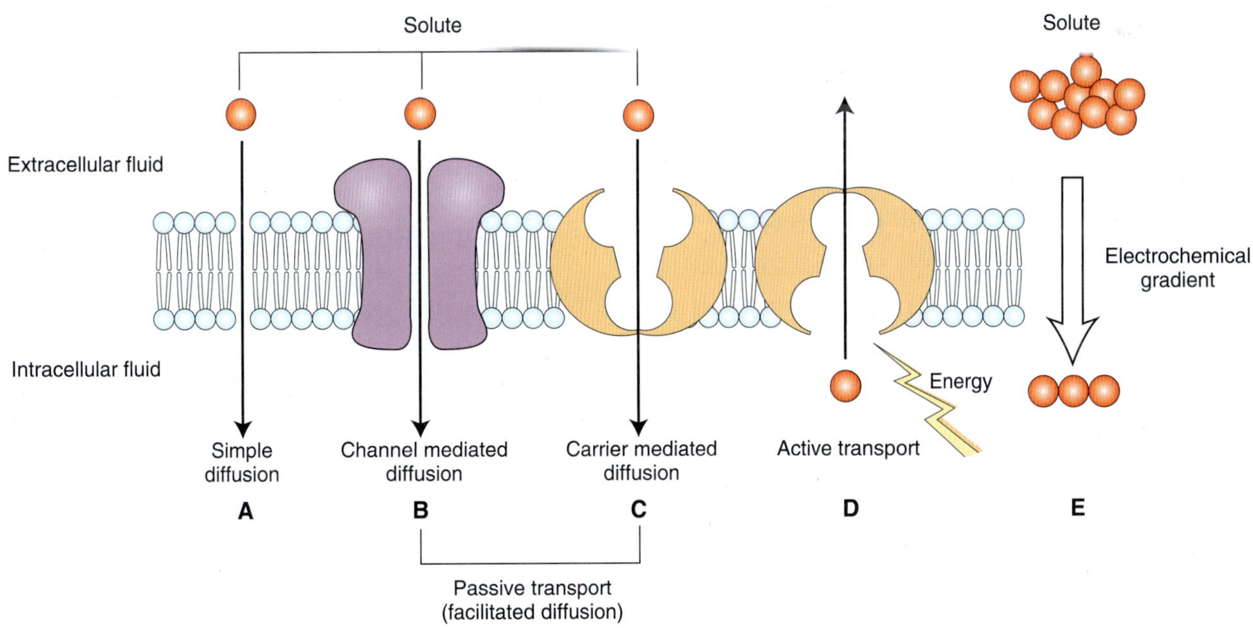

그림 5.2 신경세포막을 통한 용질 운반. **(A)** 단순확산. **(B, C)** 수동운반(촉진확산)은 통로단백질-매개 확산 **(B)** 또는 운반체-매개 확산 **(C)**에 의해 일어난다. **(D)** 능동운반은 특정 운반체단백질에 의해 **(E)** 전기화학적경사를 거슬러 일어난다. 능동운반이 일어나기 위해서는 운반체단백질 및 대사에너지(예, ATP 가수분해)가 필요하다.

펌프Na^+-K^+ pump와 칼슘펌프Ca^{2+} pump이다.

나트륨펌프
Sodium-Potassium Ion Pump · Na^+-K^+ Pump · Na^+-K^+ ATPase

나트륨펌프는 신경세포 및 여러 세포의 세포막에 분포한다. 나트륨펌프는 작은 당단백질(조절 베타소단위 regulatory β subunit)과 큰 막통과단백질 multi-pass transmembrane unit(촉매 알파소단위 catalytic α subunit)로 이루어져 있다. 세 개의 나트륨Na^+이 ATP가수분해효소ATPase의 막통과단위 transmembrane unit의 세포내 결합부위에 결합하면 입체구조에 변화가 일어나고 ATP가 막통과단위의 세포내 결합부위에 결합한다. 이러한 새로운 입체구조에서는, 펌프단백질은 나트륨에 대한 친화도가 낮아지며 나트륨은 해리되어 세포외액으로 확산된다. 새로운 입체구조에서는 칼륨K^+에 대한 친화도가 높아지며, 두 개의 칼륨이 막통과단위의 세포외 결합부위에 결합한다. 결합되어 있던 인산염은 해리되고, ATPase는 칼륨이 세포질 영역에 노출되어 있는 원래의 입체구조로 되돌아간다. 이러한 입체구조에서, ATPase는 칼륨에 대한 친화도가 낮아지며, 이에 따라 두 개의 칼륨이 해리되어 세포내액으로 확산된다. 이러한 주기는 계속적으로 반복된다. 각 주기에서 한 분자의 ATP가 가수분해되고, 이때 만들어진 에너지는 세포막을 가로질러 나트륨Na^+과 칼륨K^+을 이동시키는데 이용된다. 나트륨펌프에는 3개의 나트륨 결합부위와 2개의 칼륨 결합부위가 존재한다. 따라서 2개의 칼륨이 세포내액으로 들어올 때 3개의 나트륨이 세포외액으로 나가게 된다. 신경세포막을 통한 이러한 나트륨과 칼륨의 불균등한 이동 때문에 순외향전류 net outward current가 생성된다. 나트륨펌프가 작동할 때 전류가 생성되므로 나트륨펌프를 **전기발생적** electrogenic이라고 한다. 나트륨펌프는 신경세포 밖으로 더 많은 양전하$3Na^+$를 내보내므로(들어오는 양전하$2K^+$에 비해) 신경세포의 내부는 세포 바깥에 비해 더 음성전위로 바뀌게 된다. 신경세포의 내부를 세포 밖에 비해 더 음성전위로 만드는 데 있어 나트륨펌프의 기여도는 약 10 % 정도이며, 신경세포 내부를 음성으로 유지하는 주요인은 고정음이온 fixed anions이다.

세포외액에는 나트륨이 많이 존재하기 때문에 나트륨은 신경세포 속으로 새어 들어가게 된다. 나트륨펌프는 나트륨을 세포 밖으로 퍼내어 세포외액의 나트륨농도를 높게 유지한다. 세포외액의 나트륨농도를 높게 유지하는 것은 신경세포 내부로 물이 유입되는 것을 막기 위해서 필요한데, 고농도의 세포내 용질(고정음이온 및 이들과 동반되는 양이온)은 신경세포 속으로 물을 끌어들이는 경향이 있기 때문이다. 따라서 나트륨펌프는 (1) 신경세포 내외의 이온농도, (2) 신경세포의 삼투평형 유지에 중요한 역할을 한다.

칼슘펌프 Calcium Pump

신경세포막에는 **칼슘펌프**가 존재하며, 이 펌프는 능동적으로 칼슘Ca^{2+}을 세포 밖으로 이동시키므로 안정상태에 있는 세포는 낮은 칼슘농도를 유지하게 된다. 하나의 ATP가 가수분해될 때마다 하나의 칼슘이 세포 밖으로 이동된다.

세포내외 이온농도
Intracelluar and Extracellular Ionic Concentrations

앞에서 설명한 대로, 신경세포 내에 분포하는 다양한 이온들의 농도는 일정하게 유지될 필요가 있는데, 그러기 위해서는 일부 이온은 세포 속으로, 일부 이온은 세포 밖으로 이동해야 한다. 표 5.1은 세포내외에 분포하는 주요 이온의 농도를 보여준다. 나트륨Na^+은 신경세포 속에 비해 세포 밖에 훨씬 많이(약 10배) 존재한다. 한편, 칼륨K^+은 신경세포 밖에 비해 세포 속에 훨씬 많이(약 20배) 존재한다. 음성으로 하전된 고정이온은 세포 밖에 비해 세포 속에 더 많이 존재한다. 이러한 음전하와 균형을 맞추기 위해 양성으로 하전된 칼륨K^+이 신경세포 내에 분포하게 되므로 세포 밖에 비해 세포 속 칼륨K^+이 훨씬 많아지게 된다. 칼슘Ca^{2+} 농도는 매우 낮으며, 대부분은 단백질에 결합되어 있거나 여러 소기관에 저장되어 있다. 나트

표 5.1 신경세포 내외에 분포하는 일부 주요 이온의 대략적 농도

이온	세포외 농도 (mM)	세포내 농도 (mM)
양이온		
나트륨(Na^+)	150	15
칼륨(K^+)	5	100
칼슘(Ca^{2+})	2	0.0002
음이온		
염소(Cl^-)	150	13
기타 음이온(A^-) (고정음이온; 유기산과 단백질)	–	385

mM, millimolar concentration.

륨과 마찬가지로, 염소Cl^-는 세포 속에 비해 세포 밖에 훨씬 많이 분포한다. 여러 이온의 세포내외 농도 차이는 나트륨펌프와 칼슘펌프에 의해 유지된다.

신경세포의 전기생리학
Electrophysiology of the Neuron

다음 용어를 기억하고 있으면 신경세포의 전기생리학을 쉽게 이해할 수 있을 것이다.

용어 Teminology

이온ions: 전하를 포함하고 있는 원자 또는 분자

음이온anions: 음전하를 띠는 이온(예, 염소Cl^-)

양이온cations: 양전하를 띠는 이온(예, 나트륨Na^+, 칼륨K^+, 칼슘Ca^{2+})

이온 유입influx of ions: 신경세포 속으로 이온이 이동하는 것을 유입이라 함.

이온 유출efflux of ions: 신경세포 밖으로 이온이 이동하는 것을 유출이라 함.

전하 관련 용어 Electrical Charge-Related Terms

양극anode: 전지의 양성 단자; 음성으로 하전된 이온(예, 염소Cl^-)은 양극으로 이동한다.

음극cathode: 전지의 음성 단자; 양성으로 하전된 이온(예, 나트륨Na^+)은 음극으로 이동한다.

전류electrical current: 전하의 움직임. 전류(I)는 전위와 전도도에 의존한다. 전류의 단위는 암페어amperes이다.

전위electrical potential(전압voltage): 양극과 음극 사이의 전하 차이. 전위가 커지면 더 많은 전류가 흐르게 됨. 전위의 단위는 볼트volts[V]이다.

전도도electrical conductance: 전하가 한 지점에서 다른 지점으로 이동하는 정도. 전도도(g)의 단위는 지멘스siemens이다.

저항electrical resistance: 한 지점에서 다른 지점으로의 전하 이동을 방해하는 정도. 전기저항(R)은 옴(Ω)으로 표시하고, 전기전도도의 역수로 나타낸다(저항 = 1/전도도).

옴 법칙 Ohm's law: 전류(I)와 전기전도도(g), 전위(V) 사이의 관계를 설명하는 법칙. 전류는 전도도와 전위차의 곱이다($I = gV$).

전류 관련 용어 Current Flow-Related Terms

전류 방향direction of current flow: 이온 용액에서 음이온뿐만 아니라 양이온은 전류를 운반한다. 관례적으로, 전류는 양전하의 순이동 방향으로 정의한다. 따라서 양이온은 전류와 같은 방향으로 움직이고 음이온은 전류와 반대방향으로 움직인다.

내향전류inward current: 신경세포 속으로 유입되는 양이온(예, 나트륨Na^+)은 내향전류를 만든다.

외향전류outward current: 신경세포 밖으로 유출되는 양이온(예, 칼륨K^+) 또는 신경세포 속으로 유입되는 음이온(예, 염소Cl^-)은 외향전류를 만든다.

누출전류leakage current: 비관문이온통로nongated ion channel를 통해 이온이 이동함으로써 생기는 전류

막전위 관련 용어 Membrane Potential-Related Terms

흥분성막excitable membrane: 흥분성 세포막을 가지고 있는 세포는 활동전위를 형성할 수 있고 전도할 수 있다.

막전위membrane potential[Vm]: 어떤 시점의 신경세포막 안팎의 전위차를 막전위라고 한다.

안정막전위resting membrane potential: 신경세포가 활동전압을 형성하지 않을 때를 안정 상태라고 한다. 신경세포가 안정 상태에 있을 때 세포막의 안쪽 표면에 분포하는 세포질은 세포 밖에 비해 음성으로 하전되어 있다. 신경세포의 안정막전압은 대략 −65 mV(1 V = 1,000 mV) 정도이다.

역치전위threshold potential: 충분한 수의 전압작동 나트륨통로가 열리기 시작하여 나트륨 투과도가 칼륨 투과도보다 상대적으로 훨씬 클 때의 막전위를 역치전위라고 한다. 활동전위는 세포막이 역치전위 이상으로 탈분극 되었을 때 형성된다.

탈분극depolarization: 탈분극은 신경세포 속의 음전하가 감소(예, 나트륨Na^+과 같은 양이온의 유입에 의해 안정막전위가 −65 mV에서 −60 mV로 변함)되는 것이다.

과분극hyperpolarization: 신경세포 내에 음전하가 증가(예, 칼륨K^+과 같은 양이온이 세포 밖으로 이동하거나 염소와 같은 음이온이 세포 속으로 이동하여 안정막전위가 −65 mV에서 −70 mV로 변함)되는 것이다.

이온통로 Ion Channels

이 단락에서는 **이온통로**에 대해 간략히 설명한다. 이온

통로에 대해서는 6장과 7장에서 더 자세히 설명할 것이다. 이온통로는 신경세포막의 지질이중층에 박혀 있는 단백질로서 세포막을 관통하여 분포하고 있다(그림 5.1). 이온통로는 다음과 같은 일반적인 특성을 나타낸다.

1. 이온통로를 통해 이온이 이동할 때 대사에너지를 사용하지 않으므로 이온통로를 통한 이동은 수동운반에 속한다.
2. 세포막 안팎에 존재하는 전기화학적 추진력은 이온의 이동방향을 결정하고 최종적인 이온평형을 결정한다(이온의 이동방향이나 이온평형은 이온통로 자체와는 상관없음).
3. 이온이 이온통로를 통과할 수 있을지를 결정짓는 것은 이온의 전하ionic charge이다(일부 이온통로는 양이온을 통과시키는 반면, 일부 이온통로는 음이온을 통과시킴).
4. 대부분의 선택적 양이온통로cation-selective channels는 한 가지 이온(예, 나트륨Na^+, 칼륨K^+ 또는 칼슘Ca^{2+})만을 통과시킨다. 그러나 어떤 이온통로는 한 종류 이상의 이온을 통과시킨다. 예를 들면, L-글루탐산(흥분성 신경전달물질)은 NMDA수용체N-methyl-D-aspartic acid receptor를 활성화시키는데, 이 수용체는 나트륨Na^+과 칼슘Ca^{2+}을 신경세포 속으로 이동시키는 이온통로이다(7장 참조).
5. 대부분의 선택적 음이온통로anion-selective channels는 오직 염소Cl^-만 통과시킨다.
6. 일부 차단제는 이온통로를 통한 이온의 이동을 차단할 수 있다. 예를 들면, 펜시클리딘phencyclidine (PCP 또는 Angel dust)은 NMDA수용체통로NMDA receptor channel를 차단한다(7장 참조).

이온통로 분류 Classification of Ion Channels

이온통로는 다음의 두 가지 주요 그룹, 즉 비관문통로nongated channel와 관문통로gated channel로 나뉜다.

비관문통로 Nongated Channels

비관문통로는 거의 항상 개방되어 있다. 이들은 안정막전위 동안 이온의 이동을 조절한다. 비관문통로는 **누출통로**leak channel라고도 불린다. 비관문통로의 예로는 안정막전위 형성에 기여하는 비관문 나트륨·칼륨통로nongated Na^+ and K^+ channel를 들 수 있다.

관문통로 Gated Channels

관문통로는 열리고 닫힐 수 있다. 모든 **관문통로**는 알로스테리 단백질allosteric proteins(하나 이상의 입체구조conformation를 가지고 있으며, 이들의 입체구조가 변함에 따라 기능이 변하게 됨)이다. 각 **알로스테리** 통로에는 적어도 하나의 개방상태열린상태·열림·open state와 하나의 **폐쇄상태**닫힌상태·닫힘·closed state가 존재한다. 이온통로가 열렸다가 닫히거나, 닫혔다가 열리는 것을 **게이팅**이온통로개폐·gating이라 한다. 안정 시(세포가 활동전위를 형성하지 않을 때) 관문통로는 대부분 닫혀 있으며, 이들은 다양한 자극(예, 막전위가 변하거나 리간드가 결합하거나 기계적인 힘이 가해질 때)에 반응하여 열린다. 각 이온통로는 대개 이러한 자극 중 한 가지에만 매우 민감하게 반응한다. 관문통로의 소단위subtype는 다음 단락에서 설명한다.

막전위 변화에 의해 열리고 닫히는 통로를 **전압작동 통로**전압의존성통로·voltage-gated channels라고 부른다. 전압작동 통로의 열림과 닫힘은 이온통로의 하전된 영역이 세포막의 전기장electrical field을 통하여 앞뒤로 움직여 나타내는 것으로 여겨지고 있다. 전압작동 통로는 세 가지 상태로 존재한다. (1) 안정상태*resting state*(이온통로가 닫혀 있기는 하지만, 활성화될 수 있는 상태), (2) 활성상태*active state*(이온통로가 열려 있는 상태), (3) 불응상태*refractory state*(이온통로가 비활성화되어 있는 상태; 활동전위의 생성기전 참조). 세포막 안팎의 전위차 변화는 전압작동 통로의 게이팅에 필요한 에너지를 제공한다. 전압작동 나트륨통로와 전압작동 칼륨통로, 전압작동 칼슘통로 유전자가 이 범주에 속한다. 이들 이온통로를 아래에서 설명한다.

전압작동 나트륨통로voltage-gated Na^+ channel는 네 개의 도메인domain(I~IV; 그림 5.3A)을 포함하는 하나의 긴 폴리펩티드(펩티드결합으로 형성된 한 줄의 긴 아미노산 사슬)에 의해 형성된다. 각 도메인은 여섯 개의 소수성 알파나선구조(S1~S6)를 포함하고 있으며, 이들은 세포막을 관통하여 분포한다. 네 개의 도메인이 합쳐져 이온통로에 존재하는 하나의 수용성 구멍aqueous pore을 형성한다(그림 5.3B). 추가적인 소수성영역이 S5와 S6 알파나선 분절과 연결되어 **구멍고리**pore loop를 형성한다(그림 5.3B). 이러한 구멍고리가 존재함으로써 칼륨K^+보다 나트륨Na^+에 더 투과성이 높은 통로가 형성된다. 세포막에 분포하는 S4 알파나선 분절S4분절은 전압에 민감한 부위로 여겨지고 있다. 안정막전위 상태에서 **통로구멍**channel pore은 닫혀 있다. 막전위가 변하면(예, 신경세포의 탈분극) S4분절의 입체구조가 변하게 되는데, 이때 S4분절은 세포막 내면으로부터 밀려나고 통로가 열려 나트륨 유입을 허용하게 된다.

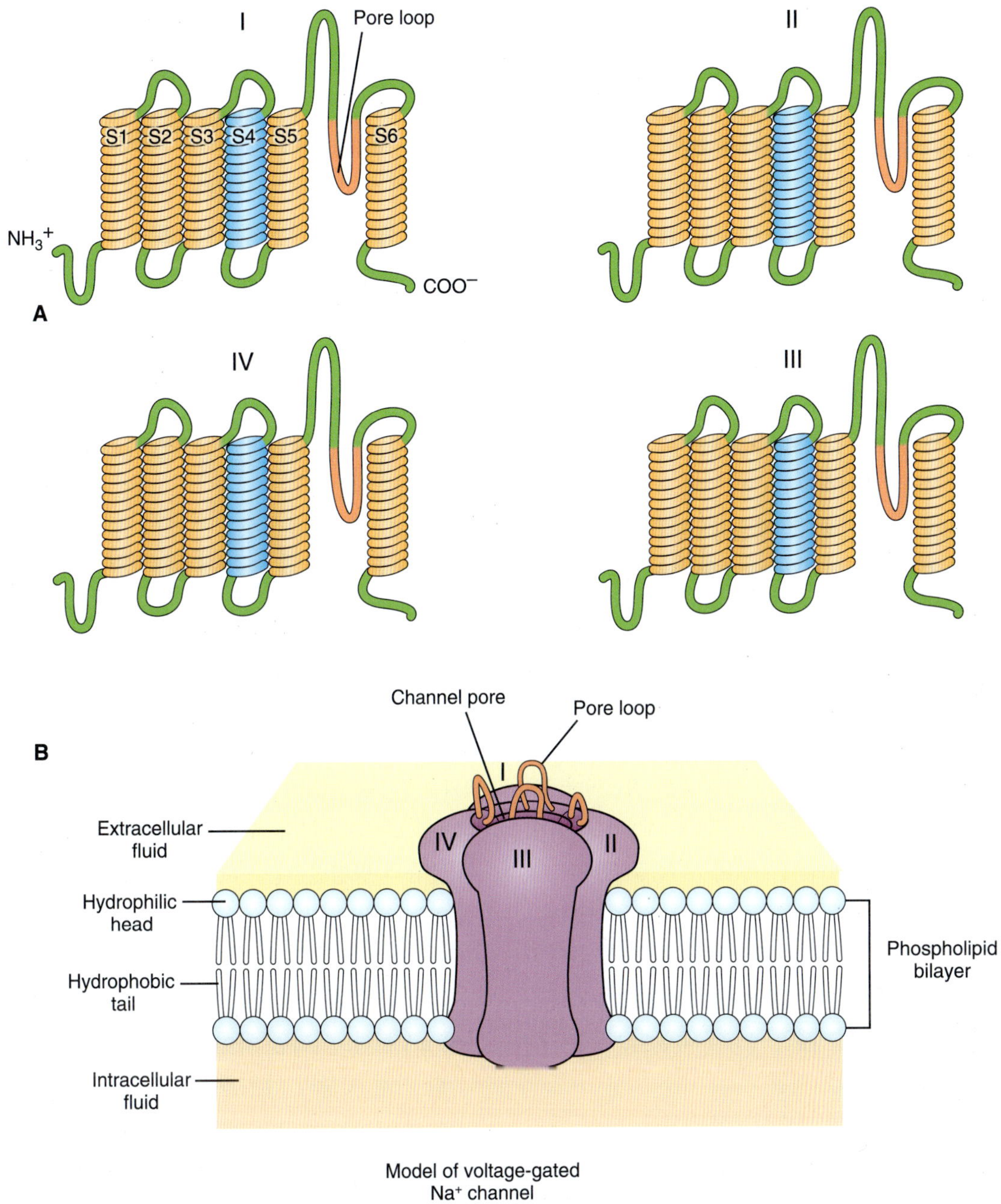

그림 5.3 전압작동 나트륨통로. **(A)** 나트륨통로는 네 개의 도메인(*I~IV*)을 가지고 있는 하나의 긴 폴리펩티드로 이루어져 있다. S1~S6는 세포막을 관통해 분포하는 소수성 알파나선구조이다. 소수성 구멍고리도 존재한다. 아미노말단과 카르복시말단은 세포질 부분에 노출되어 있다. **(B)** 네 개의 도메인이 합쳐져 하나의 구멍을 가진 이온통로를 형성한다. 이온통로 구멍의 벽은 구멍고리에 의해 형성된다. A와 B에서 도메인은 이해를 돕기 위해 시계방향으로 배치하였다.

일부 경우에는 나트륨 투과가 차단될 수 있다. 테트로도톡신tetrodotoxin [TTX](복어 난소에서 분리된 독소)은 나트륨통로의 바깥쪽에 결합하여 나트륨통로를 차단한다. 결과적으로 TTX에 노출된 신경세포는 활동전위를 형성할 수 없다. 이들 통로는 국소마취제(예, 리도카인lidocaine)에 의해서도 차단된다.

전압작동 칼슘통로voltage-dependent Ca^{2+} channel의 기본 구조는 전압작동 나트륨통로와 유사하다. 칼슘Ca^{2+}은 이들 통로를 통해 시냅스이후뉴런postsynaptic neuron으로 들어가 효소를 활성화시킨다. 시냅스이전신경말단presynaptic nerve이 탈분극되면 칼슘통로를 통해 신경말단으로 칼슘이 유입된다. 시냅스 말단에서 칼슘 농도가 증가되면 시냅스틈새로 신경전달물질이 방출된다.

다양한 **전압작동 칼륨통로**voltage-gated K^+ channel가 발견되었으며, 이들은 각각 다른 역할을 한다. 이 통로의 구성요소를 설명하는 일반적인 개념은 전압작동 나트륨통로와 유사하지만, 전압작동 칼륨통로는 네 개의 폴리펩티드로 이루어져 있다는 차이점이 있다. 하나의 큰 단백질 분자를 형성하는 각 폴리펩티드를 **소단위**subunit라고 부른다는 것을 상기하자. 전압작동 칼륨통로의 각 소단위는 세포막을 관통하여 분포하는 여섯 개의 알파나선 분절(S1~S6)로 이루어져 있다. 구멍고리pore loop에 의해 칼륨통로는 나트륨보다 칼륨에 더 높은 투과도를 나타내게 된다. S4분절은 활성화문activation gate으로 작용한다. 칼륨통로는 일반적으로 테트라에틸암모니움tetraethylammonium [TEA]과 4-아미노피리딘4-aminopyridine과 같은 화합물에 의해 차단된다.

리간드작동통로ligand-gated channels는 신경세포막 수용체에 비공유결합으로 결합한 화학물질에 의해 열린다. 이러한 화학물질로는 (1) 세포외액에 존재하는 신경전달물질이나 호르몬(이온통로의 세포 바깥 부위에 존재하는 수용체에 결합하여 이온통로의 구조적 변화를 일으켜 통로를 개방시킴; 예, 아세틸콜린acetylcholine, 감마-아미노부티르산GABA, 글리신glycine), (2) 세포내 이차전령second messenger(예, cAMP: 노르에피네프린과 같은 신경전달물질에 의해 활성화됨)을 들 수 있다. 신경전달물질작동통로를 부호화하는 유전자와 전압작동통로를 부호화하는 유전자는 다른 계열family에 속한다. 리간드작동통로는 직·간접적으로 개폐된다.

직접적으로 개폐되는 리간드작동통로에서, 다섯 개의 단백질 소단위는 전형적으로 화학물질 감지부위가 이온통로의 한 부위를 이루도록 정렬된다. 각 소단위는 세포막을 관통하는 다섯 개의 알파나선구조를 형성한다. 이런 형태의 수용체를 **이온성수용체**ionotropic receptor라 한다(7장 참조). 신경전달물질은 이온성수용체에 결합하여 구조적 변화를 일으키고 이온통로를 개방시킨다. 이온성수용체는 대개 빠른 시냅스 반응(수 ms 동안 지속됨)을 일으킨다.

간접적으로 개폐되는 리간드작동통로에서, 이온통로와 신경전달물질 인식부위(수용체)는 서로 분리되어 있다. 이러한 수용체를 **대사성수용체**metabotropic receptor라 한다(7장 참조). 전형적으로, 대사성수용체는 세포막을 관통하는 7개의 알파나선구조로 이루어진 하나의 단백질 소단위로 형성된다. 신경전달물질이 대사성수용체에 결합하면, G단백질G-protein(GTP와 결합하는 단백질)이 활성화되고 이어서 신경세포에 존재하는 이차전령second messenger이 활성화된다. 이차전령은 이온통로에 직접 작용하거나 효소를 활성화(단백질인산화효소가 존재할 경우 이온통로 단백질을 인산화시킴)시켜 통로를 개방시킨다. 단백질 탈인산화효소에 의한 이온통로의 탈인산화는 통로를 폐쇄시킨다. 이러한 유형의 이온통로의 활성은 느리게 일어나고 오래 지속되는 시냅스 작용을 나타낸다.

물리적으로 작동되는 통로mechanically gated channles는 물리적 자극에 의해 열리며, 여기에는 신전수용기 및 촉각수용기의 발생기전위generator potential 생성에 관여하는 통로들이 포함된다.

평형전위 Equilibrium Potentials

이온의 **평형전위**는 이온의 확산력difusional forces과 이온의 전기력electrical forces이 동일하고 역방향으로 작용할 때의 전위차로서, 평형전위에서는 세포막을 통한 이온의 순이동net movement이 멈추게 된다. 이온(세포막 양쪽에 분포하며 세포막을 투과할 수 있는)의 평형전위는 **네른스트방정식**Nernst equation으로 계산한다(표 5.2). 이 방정식을 사용하여 계산된 칼륨의 평형전위는 −80 mV이다. 만약 세포막이 오직 칼륨만 투과시킨다면 신경세포의 안정막전위resting membrane potential는 칼륨 평형전위(−80 mV)와 동일할 것이다. 그러나 실제로 기록한 신경세포의 안정막전위는 대개 −65 mV이다. 이러한 차이가 생기는 이유는 신경세포막이 한 가지 이상의 이온을 투과시키기 때문이다. 세포막이 한 가지 이상의 이온에 투과성을 보일 경우, 안정막전위는 **골드만방정식**Goldman equation(각 이온의 투과도 정도와 세포내외의 이온농도를 함께 고려함)으로 계산한다.

안정막전위 생성 기전
Ionic Basis of the Resting Membrane Potential

신경세포가 안정상태(활동전위를 형성하지 않을 때)에 있을 때, 세포막 내면의 세포질은 세포막 외면과 비교해 음전하를 띤다. 세포막을 경계로 안에는 음전하가 많이 존재하고 바깥에는 양전하가 많이 존재한다. 세포막에서 과잉 음전하는 세포 속에 존재하고, 과잉 양전하는 세포 밖에 존재한다. 안정상태에서 세포막 안팎의 전위차를 **안정막전위**resting membrane potential [RMP]라고 부른다. 신경세포막의 지질이중층은 세포막을 통한 이온의 확산에 대해

표 5.2 네른스트방정식과 골드만방정식: 평형전위와 막전위 계산

설명	방정식의 구성요소	평형전위 또는 막전위
네른스트방정식(Nernst equation) 이 방정식은 세포안팎에 존재하는 이온의 평형전위를 계산하는데 이용된다. 이 방정식에 R과 T, F, 세포내외 이온농도(표 5.1 참조)를 대입하면 그 이온의 평형전위를 구할 수 있다.	$E_{ion} = 2.303 \frac{RT}{ZF} \log \frac{[ion]_o}{[ion]_i}$ E_{ion} = 평형전위 R = 기체상수(1.98 cal deg^{-1} mole^{-1}) T = 절대온도(273.15 + 섭씨온도) Z = 이온 원자가 F = 패러데이상수(23,060 cal volt^{-1} equiv^{-1}) $[ion]_o$ = 세포외 이온농도 $[ion]_i$ = 세포내 이온농도	E_K = 61.5 mV log5/100 = −80 mV E_{Na} = 61.5 mV log150/15 = +62 mV E_{Ca} = 30.77 mV log2/0.0002 = +123 mV E_{Cl} = 61.5 mV log150/13 = −65 mV 세포막이 오직 칼륨에만 투과도를 나타낸다면 신경세포의 막전위는 칼륨평형전위(−80 mV)와 동일할 것이다. 신경세포의 실제 막전위는 대개 −65 mV이다(아래 참조).
골드만방정식(Goldman equation) 신경세포막은 하나 이상의 이온에 투과성을 보이기 때문에 골드만방정식을 이용하여 막전위를 계산한다. 이 방정식은 각 이온의 투과도 정도와 세포내외 이온농도를 함께 고려한다.	$V_m = 61.5 \log \frac{P_K[K^+]_o + P_{Na}[Na^+]_o + P_{Cl}[Cl^-]_i}{P_K[K^+]_i + P_{Na}[Na^+]_i + P_{Cl}[Cl^-]_o}$ V_m = 막전위(mV) P = 특정 이온의 투과도 다른 약어는 네른스트방정식과 동일 네른스트방정식에 사용된 이온의 원자가는 이 방정식에는 없다. 따라서 음이온(염소) 농도는 양이온 농도에 대해 역수를 취한다. −log(A/B) = log(B/A)라는 점을 상기하자.	세포막이 나트륨과 칼륨에 투과도를 나타내고, 염소에 투과도를 나타내지 않는다면 염소와 관련된 수치는 0이고, 막전위는 −65 mV이다.

장벽으로 작용하므로 전하를 분리시킬 수 있다. 신경세포막 안팎에 분포하는 이온의 농도경사는 이온펌프ion pumps에 의해 형성된다. **이온펌프**ion pumps는 농도경사에 역행하여 이온을 능동적으로 신경세포 안 또는 바깥으로 이동시킨다. 세포막이 이온에 대해 선택적 투과성을 나타내는 이유는 **이온통로**ion channels(해당 이온의 농도경사를 따라 이온이 세포막을 통과할 수 있게 허용함)가 존재하기 때문이다.

이온펌프와 이온통로는 이러한 방식으로 서로 반대로 작용한다. 신경세포막이 오직 칼륨K^+만 선택적으로 투과시킨다면 칼륨은 그들의 농도경사에 따라 신경세포 밖으로 이동할 것이다. 따라서 더 많은 양전하가 신경세포 바깥에 축적된다. 신경세포 속의 음전하는 양전하인 칼륨의 유출을 방해하며, 세포 밖의 과잉 양전하는 정전기력electrostatic force에 의해 신경세포 속으로 칼륨 유입을 촉진시키려는 경향을 나타내게 된다. 반대 전하는 서로 끌어당기며, 비슷한 전하는 서로 밀어낸다는 것을 상기하자. 따라서 두 힘이 신경세포 밖으로 유출되는 칼륨에 작용하게 되는데, 칼륨 농도경사(칼륨은 세포 밖보다 세포 안에 더 많이 존재함)는 칼륨 유출을 촉진하는 반면, 정전기력은 칼륨 유출을 방해하게 된다.

반대로 작용하는 두 힘이 같아지면 칼륨은 평형상태에 있게 된다. 이때의 막전위가 칼륨평형전위K^+ equilibrium potential이다. 따라서 신경세포막에 칼륨통로만 존재한다면, 안정막전위RMP는 칼륨농도경사에 의해 결정될 것이고 칼륨평형전위(약 −80 mV)와 같아질 것이다. 그러나 앞에서 설명한 대로, 신경세포의 안정막전위는 대개 −65 mV이다. 이러한 수치를 나타내는 이유는 신경세포가 안정상태에 나트륨Na^+도 투과시킬 수 있기 때문이다. 나트륨은 두 가지 힘, 즉 (1) 나트륨 농도경사(나트륨은 세포 안에 비해 세포 밖에 많이 분포함), (2) 정전기력(신경세포의 세포 밖에는 과잉 양전하가, 세포 안에는 과잉 음전하가 존재함)에 의해 신경세포 속으로 유입된다. 나트륨의 유입에 의해 안정막전위는 칼륨평형전위로부터 멀어지게(즉 안정막전위는 −80 mV로부터 −65 mV로 바뀌게 됨) 된다.

그러나 막전위는 나트륨평형전위Na^+ equilibrium potential까지 도달하지는 못하는데, 그 이유(신경세포가 나트륨평형전위에 가까운 안정막전위를 가질 수 없는)는 안정상태에 열려 있는 비관문 나트륨통로의 수가 이때 열려 있는 비관문 칼륨통로의 숫자보다 훨씬 적기 때문이다. 따라서 나트륨 투과도는 큰 정전기력 및 농도경사에 비해 작다. 일정한 안정막전위를 유지하기 위해서 신경세포막 안팎의 전하가 일정하게 유지되어야 한다. 세포막 안팎의 전하는 나트륨펌

프 Na^+-K^+ pump(앞에서 설명함)에 의해 유지된다.

활동전위 생성 기전 Ionic Basis of the Action Potential

앞에서 설명한 대로, 신경세포의 안정막전위는 대개 −65 mV이다. 안정상태의 나트륨 유입(개방된 비관문 나트륨통로 nongated Na^+ channel를 통한 유입)은 개방된 비관문 칼륨통로 nongated K^+ channel를 통한 칼륨 유출과 균형을 이룬다. 따라서 막전위는 칼륨평형전위에 더 가깝게(그렇지만 칼륨평형전위와 동일하지는 않음) 일정하게 유지된다. 신경세포는 흥분성 입력을 받으면 신경세포막이 탈분극되어 일부 전압작동 나트륨통로 voltage-gated Na^+ channel가 개방되므로 나트륨이 유입된다. 전압작동 나트륨통로는 정상적으로는 닫혀있다는 점을 기억해야 한다. 전압작동 나트륨통로의 개방은 다른 종류의 이온통로에 의해 유발된 막전위의 탈분극에 의해 결정된다. 나트륨 유입에 따라 양전하가 축적되므로 신경세포막의 탈분극이 촉진된다. 막전위가 **역치전위** threshold potential에 도달할 경우, 활동전위가 생성될 확률은 약 50% 정도이다. 그러나 세포막이 역치전위 이상으로 탈분극 되면 충분한 수의 전압작동 나트륨통로가 열려 나트륨이 유입되면서 내향전류가 증가하게 되어 확실히 활동전위가 발생하게 된다. 활동전위 생성은 실무율 all-or-nothing phenomenon을 따른다. 축삭둔덕 axon hillock에는 상당히 많은 나트륨통로가 존재하므로 이곳에서 활동전위가 생성되게 된다.

활동전위의 모양을 그림 5.4에서 볼 수 있다. 활동전위의 **상승기** rising phase of the action potential 동안에는 나트륨

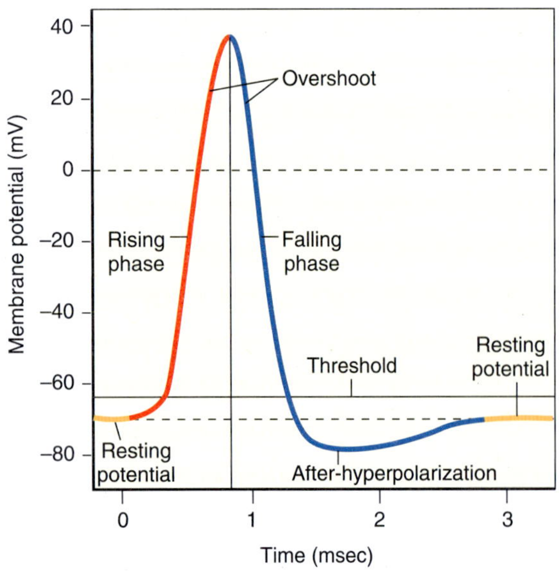

그림 5.4 활동전위의 모양 및 시기.

유입이 증가되어 막전위가 빠르게 탈분극된다. 막전위는 계속 탈분극되어 나트륨평형전위에 근접한다. 막전위가 양성값을 나타내는 활동전위 부위를 **지나치기** overshoot라고 부른다. 활동전위 상승기의 끝부분으로 갈수록 전압작동 나트륨통로는 비활성화되므로 나트륨 유입은 멈춰지게 된다.

활동전위의 **하강기** falling phase of the action potential 동안에는 전압작동 칼륨통로가 개방(이들 통로를 통해 칼륨 유출이 일어남)되어 신경세포는 재분극 repolarization된다. 전압작동 칼륨통로 역시 신경세포막의 탈분극 depolarization에 의해 개방된다. 이러한 전압작동 칼륨통로는 막전위가 탈분극된 후 약 1 ms 정도 지연되어 열리기 때문에 **지연 정류 칼륨통로** delayed rectifier K^+ channel라고 부른다. 정류 rectifier는 이온을 역방향(예, 밖에서 안으로)보다는 정방향(안에서 밖으로)으로 더 쉽게 이동시키는 통로를 말한다. 하강기 끝부분에서 막전위는 안정막전위보다 더 음성인 막전위를 나타내는데, 그것은 지연 정류 칼륨통로의 개방과 함께 이미 존재하는 비관문 칼륨통로에 의해 칼륨 투과도가 증가되어 있기 때문이다. 이 기간에는 나트륨 투과도가 거의 없기 때문에 막전위는 칼륨평형전위에 더 가까워진다. 활동전위의 이 부위를 **과분극후전위** after-hyperpolarization · undershoot라 부른다(그림 5.4). 과분극후전위가 발생한 후에는 전압작동 칼륨통로가 다시 닫히면서 안정막전위는 점차 회복된다.

나트륨통로는 두 개의 가상적 문 gate, 즉 활성화문 activation gate과 비활성화문 inactivation gate을 가지고 있다. 어느 문이 열려 있거나 닫혀 있는지에 따라 나트륨통로는 다음의 세 가지 상태, 즉 안정 상태와 활성화 상태, 비활성화 상태에 있게 된다.

1. **안정 상태** resting state: 이 상태 동안, 활성화문은 닫혀 있고(통로구멍 막힘), 비활성화문은 열려 있다(그림 5.5A). 통로구멍이 닫혀 있으므로 나트륨은 신경세포 안으로 들어갈 수 없다.
2. **활성화 상태** activated state: 활동전위의 상승기 동안 활성화문과 비활성화문은 모두 열려 있어 나트륨은 신경세포 안으로 들어간다(그림 5.5B).
3. **비활성화 상태** inactive state: 이 상태 동안, 활성화문은 열려 있지만 비활성화문이 통로구멍을 막고 있다(그림 5.5C). 활성화문이 열려 있더라도 나트륨은 세포 안으

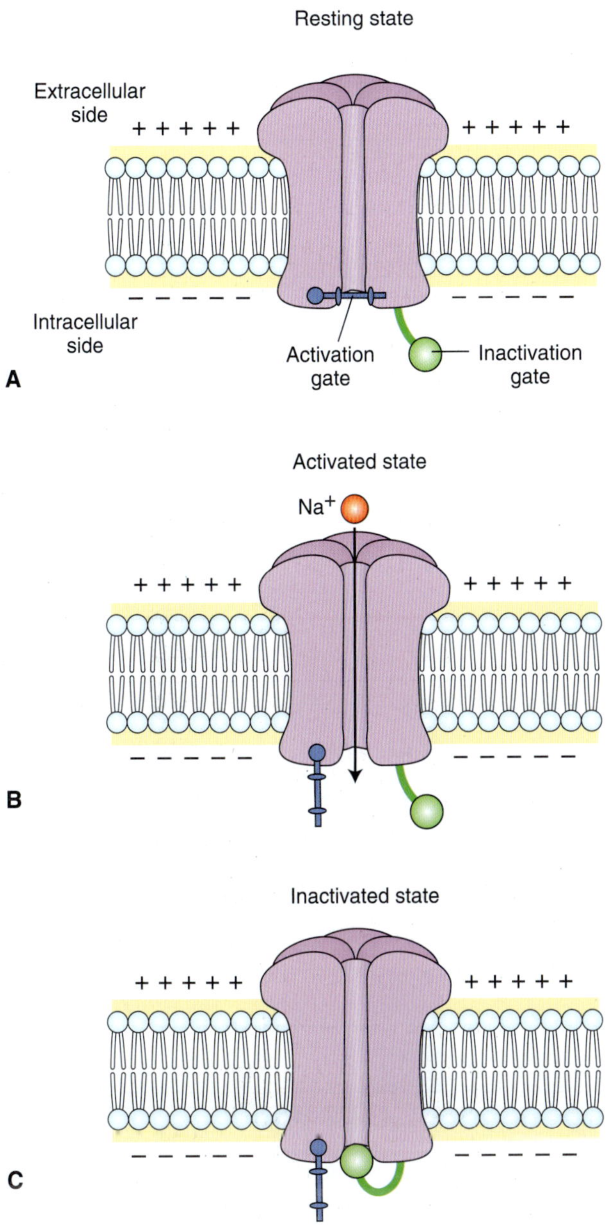

그림 5.5 전압작동 나트륨통로의 여러 시기 (A) 안정 상태. (B) 활성화 상태. (C) 비활성화 상태. 주석: 막대는 활성화문을 나타내고, 구슬은 비활성화문을 나타낸다(본문 참조).

로 들어갈 수 없다. 신경세포는 나트륨통로가 안정 상태(비활성화문은 열리고, 활성화문은 닫힘)로 되돌아갈 때까지 활성화되지 않는다. 이 과정을 탈비활성화de-inactivation라고 한다. 전압작동 나트륨통로는 막전위가 충분히 음성으로 될 때 탈비활성화된다.

나트륨통로가 비활성화 상태로부터 안정 상태(탈비활성화de-inactivation)로 되돌아가는데 걸리는 시간은 신경세포의 **불응기**refractory period에 의해 결정된다. 전압작동 나트륨통로가 비활성화 상태에 있고 활동전위를 만들 수 없는 시기를 **절대불응기**absolute refractory period라 한다. 신경세포가 과분극되어 있는 절대불응기 직후(하강기 마지막 시기)부터 전압작동 칼륨통로가 다시 닫히는 시기까지 활동전위가 형성될 수 있지만, 막전위를 역치 수준까지 이동시키기 위해서는 더 큰 탈분극 전류가 필요하다. 이 시기를 **상대불응기**relative refractory period라 한다. 신경세포에서 활동전위의 전체 기간은 약 2 ms이다. 활동전위 동안, 전압작동 나트륨통로를 통해 세포 안으로 나트륨 유입이 급격하게 증가한다는 것을 기억하자. 그러나 나트륨펌프는 전체 기간(활동전위 기간 포함) 동안 작동하며 나트륨을 세포 밖으로 운반함으로써 세포안팎의 이온농도경사를 유지한다.

활동전위 전파 Propagation of Action Potentials

민말이집축삭무수축삭·unmyelinated axon 세포막의 한 부위(영역1, 그림 5.6A)가 탈분극 자극(예, 신경세포의 시냅스전위)에 의해 탈분극되어 역치전위에 도달하면, 전압작동 나트륨통로가 열리고 축삭형질axoplasm 속으로 나트륨이 들어와 해당 축삭 부위에서 활동전위가 생성된다(그림 5.6B). 활동전위에 의해 형성된 일부 전류는 전기긴장성 전도electrotonic conduction(피동적 전파passive spread)에 의해 인접 영역(영역2, 그림 5.6A)으로 전파된다. 전류의 피동적 전파는 전자의 움직임에 의해 일어나며, 나트륨의 이동을 필요로 하지는 않는다. 피동적으로 전달된 전류는 인접 영역에서 전압작동 나트륨통로를 개방시켜 축삭형질 속으로 나트륨을 유입시키고(영역2, 그림 5.6C), 활동전위를 생성시킨다(그림 5.6D). 다시 말하면, 축삭의 전체 길이를 따라 일어나는 전압의 피동적 전파는 능동적 재생과정을 일으킨다.

축삭을 따라 전달되는 활동전위 전파는 축삭의 케이블특성cable properties에 의존한다. 축삭의 직경이 커질수록 축삭을 따라 전달되는 전류에 대한 저항은 점점 작아진다. 따라서 축삭의 길이를 따라 전달되는 활동전위의 전도속도는 축삭 직경이 굵어짐에 따라 증가될 수 있다. 예를 들면, 오징어 별신경절세포stellate ganglion neurons의 축삭 직경은 약 1 mm(포유동물 신경세포의 축삭보다 100~1,000배 더 굵음)이다. 이들 오징어 거대축삭의 활동전위 전도속도는 빠르다. 오징어는 외피근mantle muscle의 더 빠른 수축(포식자로부터 빨리 도망가기 위해 필요한 제트추진 효과를 만듦)을 위

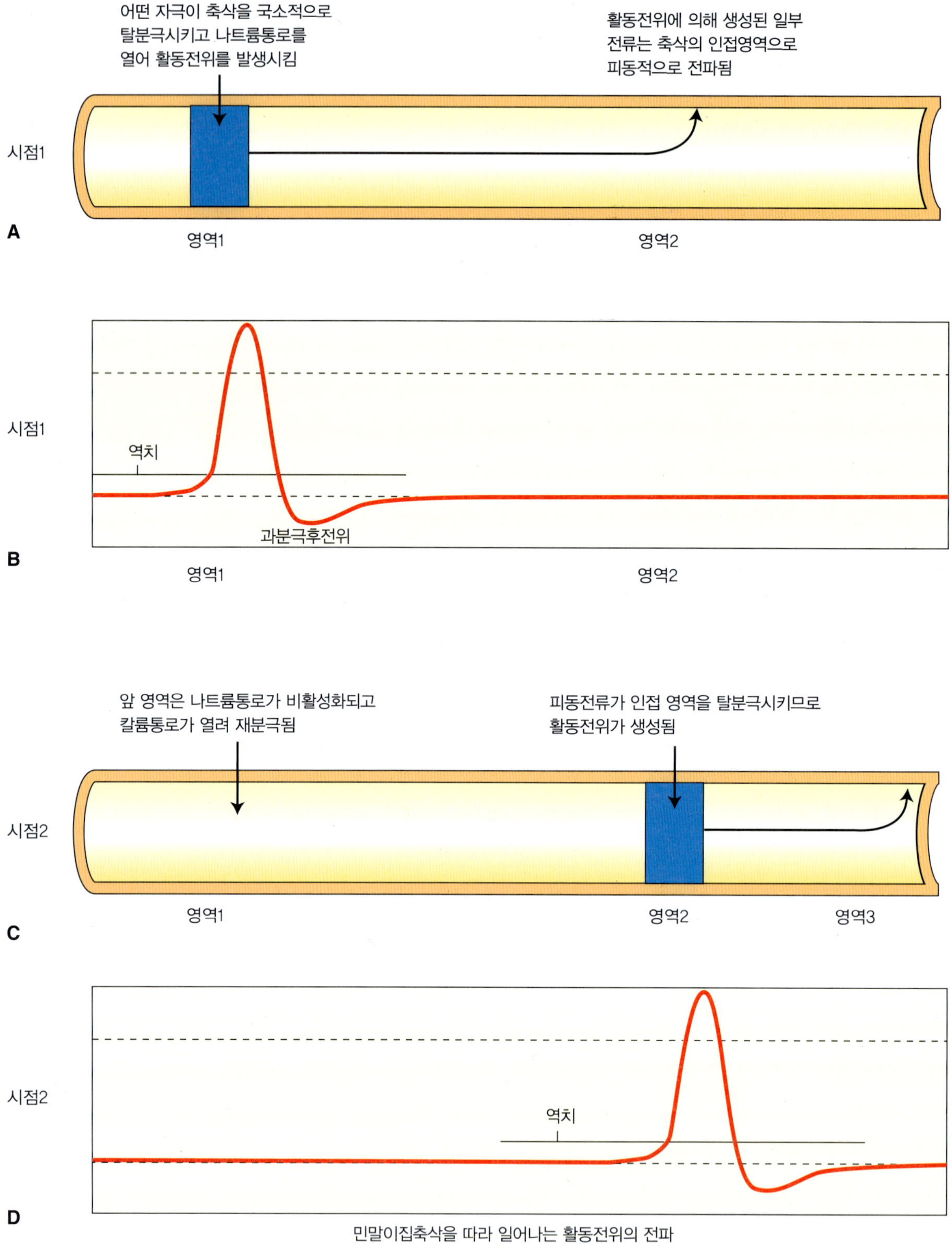

그림 5.6 민말이집축삭의 활동전위 전파를 설명하는 모식도(본문에도 설명되어 있음). (A) 시점1: 민말이집축삭막의 영역1 부위가 탈분극된다. (B) 영역1의 탈분극에 의해 시점1에 활동전위가 발생한다. (C) 시점2: 시점1에 발생한 활동전위에 의해 피동적으로 전파된 전류는 영역2를 탈분극시킨다. (D) 영역2의 탈분극은 시점2에 활동전위를 발생시킨다. 여기서 나타낸 활동전위는 세포내기록으로 얻은 것이다.

해 빠르게 전도하는 축삭을 필요로 한다.

척추동물에서 전도속도는 축삭의 말이집형성수초화·myelination에 의해 증가된다. 말이집수초·myelin sheath은 단일 축삭을 최대 300회 정도 동심원으로 둘러싼 약 1 mm 길이의 구조물이다. 말초신경계에서 말이집은 슈반세포Schwann cell에 의해 형성된다. 중추신경계에서 말이집은 희소돌기아교세포oligodendrocyte에 의해 형성된다(4장 참조). **랑비에결절**nodes of Ranvier(축삭막이 말이집으로 싸여져 있지 않는 노출된 부위로 전압작동 나트륨통로가 매우 많이 분포함)은 말이집 마디segments of the myelin sheath 사이에 존재한다(그림 5.7, A와 C). 축삭에서 말이집이 있는 부위는 흥분성을 나타내지 않으며, 큰 저항(전류의 누출이 거의 일어나지 않음)을 나타낸다. 한편, 전류의 피동적 전파는 랑비에결절(전압작동 나트륨통로가 많이 분포하므로)에서 강한 전류를 형성할 수 있다.

탈분극 자극(예, 신경세포의 시냅스전위)이 랑비에결절(랑비에결절1, 그림 5.7A)에 도달하면, 나트륨통로가 열려 나트륨 유입이 일어나고 랑비에결절1에서 활동전위가 생성된다(그림 5.7B). 활동전위에 의해 생성된 일부 전류는 피동적으로 다음 랑비에결절로 전파되며(랑비에결절2, 그림 5.7A), 랑비에결절2 세포막의 탈분극에 의해 활동전위가 생성된다(그림 5.7D). 이때 앞 랑비에결절(랑비에결절1, 그림 5.7C)에 분포하는 나트륨통로는 비활성화되며 칼륨통로가 열려 재분극이 일어난다. 따라서 활동전위는 **도약전도**saltatory conduction(활동전위가 한 랑비에결절에서 다른 랑비에결절로 뛰듯이 전달됨)에 의해 말이집축삭유수축삭·myelinated axon을 따라 전파된다. 축삭에서 나타나는 말이집형성에 따른 장점은 두 가지, 즉 (1) 활동전위의 전도속도 증가, (2) 대사에너지 절약(상대적으로 좁은 랑비에결절 영역[0.5 μm]에서 흥분이 일어나기 때문에)이다.

임상적 고찰 Clinical Consideration

많은 임상증후군들은 여러 이온통로의 기능부전과 활동전위의 생성 및 전도 장애로 인해 발생된다. 이들 증후군 중 일부를 여기서 간략히 설명한다.

램버트-이튼증후군

이튼-램버트증후군·Lambert-Eaton (Eaton-Lambert) Syndrome

램버트-이튼증후군은 대개 소세포폐암small-cell carcinoma of the lung(전압작동 칼슘통로voltage-gated Ca^{2+} channel를 발현하는 원시 신경내분비 전구세포primitive neuroendocrine precursor cells에서 기원함)과 연관되어 있다. 몸속에서 이 칼슘통로에 대한 항체가 형성되며, 이 항체가 존재하게 되면 신경근육이음부neuromuscular junction[NMJ] 및 다른 시냅스의 시냅스이전말단에 분포하는 전압작동 칼슘통로의 기능이 소실된다. 따라서 탈분극 동안 적은 양의 칼슘이 시냅스이전말단으로 들어가게 되므로 신경근육이음부NMJ에서 신경전달물질(아세틸콜린) 분비가 감소되므로 근력약화muscle weakness가 초래된다. 자율신경(교감신경, 부교감신경)의 절전신경말단에 분포하는 전압작동 칼슘통로의 기능소실은 자율신경 기능이상과 관련된 수많은 특징적인 증상을 초래한다. 이러한 증상에는 입안건조dry mouth와 변비constipation, 땀분비 감소reduced sweating, 기립저혈압orthostatic hypotension(서 있거나 걷는 동안 어지럼dizziness이 나타남), 발기부전impotence이 포함된다.

이 증후군은 폐암이 없는 환자에서도 발생할 수 있다. 이러한 경우에는 다른 기전(아직 확인되지 않은)에 의해 시냅스이전말단의 전압작동 칼슘통로의 기능소실이 일어나는 것으로 보고 있다. 주요 증상이 아세틸콜린의 불충분한 유리로 인한 근력약화이므로 표준 치료는 신경근육이음부NMJ의 시냅스이전신경말단에서 아세틸콜린 유리를 촉발 또는 촉진하는 약물(예, 구아니딘guanidine, 칼슘글루코네이트calcium gluconate)을 투여하는 것이다. 중증근무력증myasthenia gravis에서와 마찬가지로 램버트-이튼증후군에서도 활동을 할 경우 근력이 변하게 된다. 그러나 중증근무력증과는 반대로, 이들 환자의 근력은 근육활동을 함에 따라 증가하게 되는데, 그 이유는 근육활동의 증가에 의해 더 많은 아세틸콜린이 유리되기 때문이다.

길랭-바래증후군 Guillain-Barré Syndrome

길랭-바래증후군은 4장의 임상 증례에서 설명하였다.

다발성경화증 Multiple Sclerosis [MS]

다발성경화증의 원인은 알려져 있지 않다. 다발성경화증은 중추신경계를 침범한 염증성 자가면역질환에 의해 발생하는 것으로 보인다. 희소돌기아교세포oligodendrocyte(슈반세포Schwann cell가 아니라)가 중추신경계의 말이집형성수초화·myelination을 담당한다는 것을 상기하자. 신체가 중추신경계 말이집수초에 존재하는 단백질에 대한 잘못된(정상적으로 만들면 안 되는) 항체를 만든다. 따라서 다발성경화증

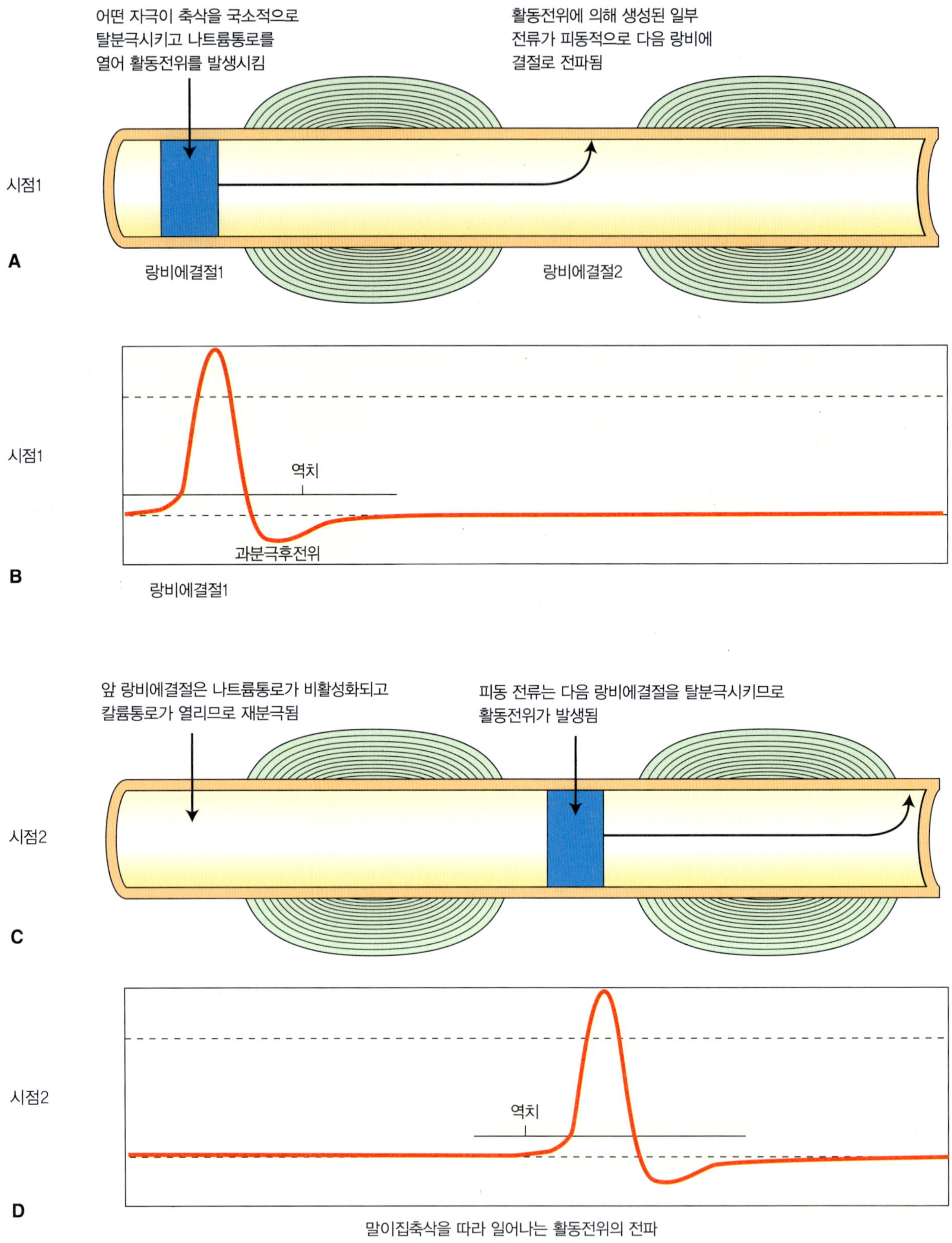

그림 5.7 말이집축삭의 활동전위 전파를 설명하는 모식도(본문에도 설명되어 있음). (A) 시점1: 하나의 자극이 랑비에결절1을 탈분극시킨다. (B) 활동전위가 시점1에 랑비에결절1에서 발생한다. (C) 시점2: 시점1에 발생한 활동전위가 피동적으로 전달되어 랑비에결절2를 탈분극시킨다. (D) 활동전위는 시점2에 랑비에결절2에서 형성된다. 여기서 나타낸 활동전위는 세포내기록으로 얻은 것이다.

에서는 중추신경계 축삭에서 말이집탈락탈수초·demyelination이 일어나는 반면, 길랭-바래증후군에서는 말초신경 축삭에서 말이집탈락이 일어난다(4장 참조). 항체는 말이집수초·myelin을 공격하게 되고, 공격받은 말이집 부위는 부풀어 올라 떨어져 나간다. 신경섬유에 흉터scar(경화sclerosis)가 생기며, 이러한 흉터는 흥분파를 지연시키거나 차단시킨다. 결국 신경섬유는 변성된다. 다발성경화증은 흔히 20~40대의 젊은 사람들(특히, 여성)에게 발생하는 쇠약성 질환이다. 다발성경화증에서는 체성감각 신경로가 손상되므로 하나 이상의 사지(특히, 신체 한쪽의)에서 저린감numbness이 나타난다. 환자들은 신체 일부에서 얼얼한 감각tingling sensation 또는 통증을 느낀다. 시각경로가 침범되면 시력장애가 나타난다(한 번에 한 쪽 눈에서 부분시력소실 또는 완전시력소실이 일어나고, 복시double vision 또는 흐린 시력blurred vision이 나타남). 환자들은 언어장애를 나타낸다. 환자들은 머리를 움직일 때, 전기충격을 받는 듯한 통증을 경험한다. 다발성경화증에서는 전형적으로 소뇌백색질과 척수, 피질척수로, 기저핵이 침범되므로 상위운동신경원UMN 근력약화가 나타난다. 근력약화는 신체 한쪽 팔다리 중 하나 이상에서 일어난다. 환자들은 떨림tremor과 협동운동장애lack of coordination, 넓은 보폭wide steps, 불안정보행unsteady gait을 나타낸다. 다른 증상으로는 피로fatigue와 어지럼dizzness이 있다. 신경학적 검사에서는 반사항진hyper-reflexia과 바빈스킨징후Babinski's sign를 보인다. 자기공명영상magnetic resonance imaging을 통해 중추신경계 흉터를 관찰할 수 있다. 이들 환자의 시신경에서 전도속도 지연을 평가하여 다발성경화증을 검사하는 방법으로 이용한다. 시신경의 전도속도는 시각자극(바둑판모양 무늬를 가지고 있는 자극판)을 가한 후 두피에서 시각유발전위visual evoked potential를 관찰하여 검사한다. 이들 환자의 치료법으로는 약물투여 또는 처치(표 5.3에 제시된)를 들 수 있다. 다발성경화증의 임상 증례는 이 장의 끝부분에서 설명한다.

프라이온병 Prion Disease

프라이온prion은 주로 단백질로 이루어진 감염체이다. 프라이온 단백질PrP의 내재형endogenous form은 PrP^c로 불린다. 프라이온 단백질의 잘못 접힌 형태를 PrP^{Sc}로 나타낸다. 정상 프라이온 단백질인 PrP^c는 많은 조직의 세포막에 존재한다. 감염형 프라이온 단백질인 PrP^{Sc}는 정상 프라이온 단백질의 구조적 변화를 통해 감염형으로 전환된다. 아밀로이드 접힘amyloid fold은 단백질 중합(치밀하게 뭉쳐진 베타-병풍구조beta sheet 응집물)에 의해 형성된다(이 장의 앞부분에서 설명한 '단백질 구조' 부분 참조). 이렇게 형성된 단백질 응집물(아밀로이드amyloid)은 화학물질과 단백분해효소, 열, 방사선에 의해 파괴되지 않는다. 효과적으로 프라이온을 제거하는 방법은 표백제bleach와 가성소다caustic soda, 강산성 세척제strong acidic detergents를 처리하는 것이다.

표 5.3 다발성경화증 치료를 위해 사용하는 약물 및 처치

약물 또는 처치	효 과
코르티코스테로이드(Corticosteroids)	염증을 감소시킴
인터페론 베타-1a(Interferon beta-la), 인터페론 베타-1b(interferon beta-lb)	재발 빈도 및 중증도를 감소시킴; 감염된 바이러스와 싸우는 것을 도와 주고 면역계를 조절함
글라티라머(코팍손) (Glatiramer [Copaxone])	말이집에 존재하는 4개의 아미노산으로 구성된 폴리머임; Th1 림프구(proinflammatory T cells)를 염증반응을 억제하는 Th2 림프구(regulatory T cels)로 전환시킴; 인터페론 베타와 함께 투여하면 안 됨
나탈리주맙(티사브리) (Natalizumab [Tysabri])	뇌혈관에 면역세포 부착을 억제함
미토산트론(노반트론) (Mitoxantrone [Novantrone])	항암치료제로 사용함; 일부 환자에서 재발 중증도를 경감시키기는 하지만 심각한 부작용을 나타냄; 증식하는 면역세포를 표적으로 삼는 강력한 면역억제제임; 대식세포와 B림프구, T림프구의 증식을 억제함
혈장교환(혈장분리교환술) (Plasma exchange [plasmapheresis])	일부 혈액을 몸에서 빼내어 혈장을 제거한 후 알부민으로 대체하여 환자에게 다시 수혈함. 이 처치법은 말이집에 대한 항제를 감소시킬 수 있음. 스테로이드 치료에 반응하지 않거나, 갑작스럽게 그리고 심한 증상을 나타내는 환자들에게만 사용함

잘못 접힌 프라이온 단백질, 즉 PrP^{Sc}는 **크로이츠펠트-야콥병**Creutzfeldt-Jakob disease과 **쿠루**Kuru, **광우병**bovine spongiform encephalopathy · mad cow disease과 같은 질병과 연관되어 있다. 크로이츠펠트-야콥병(아급성 해면모양뇌병subacute spongiform encephalopathy이라고도 함)은 광범위한 신경세포 소실 및 침범된 뇌 부위(주로 대뇌피질과 소뇌피질)에서의 공포형성vacuolation과 함께 신경아교종gliosis이 관찰되는 것이 특징이다. 이 병은 빠르게 진행하며 심한 치매를 나타내고, 근간대성경련myoclonic jerks과 시각이상, 소뇌이상을 동반한다. 이 질병에 대한 효과적인 치료법은 없다. 환자들은 대개 발병 후 일 년 이내에 사망한다. 쿠루Kuru는 뉴기니New Guinea 원주민들만 걸리는 병이다. 이 원주민들은 사망한 친척의 뇌조직(감염형 프라이온을 포함하고 있을 것으로 추정되는)을 먹는 것으로 여겨진다. 이 질병은 진행성 소뇌실조cerebellar ataxia와 근력약화weakness(결국은 사람을 움직이지 못하게 만듦)를 나타내는 것이 특징이다. 이 환자들은 대개 발병 3~6개월 이내에 사망한다. 이 병은 대체로 사라졌는데, 그 이유는 의식으로 행했던 식인풍습이 원주민들 사이에서 더 이상 행해지지 않기 때문이다. 광우병bovine spongiform encephalopathy · mad cow disease의 감염체 역시 잘못 접힌 프라이온이다. 이 질병은 소의 뇌 및 척수가 해면모양으로 변성되는 것이 특징이다. 정상적으로 소는 초식동물이지만, 이들이 감염된 소를 원료로 만든 육골분meat and bone meal을 섭취하게 된다면 잘못 접힌 프라이온에 감염될 수 있다. 광우병은 감염된 고기(뇌, 척수)를 섭취한 사람들에게도 전염될 수 있다.

낭성섬유증 Cystic Fibrosis

낭성섬유증은 호흡기계(기도airways, 폐lungs)를 주로 침범하는 유전질환이다. 낭성섬유증은 열성질환이므로 부모로부터 각각 질병유전자mutated gene를 물려받은 자식들이 이 병에 걸린다. 사람에서 낭성섬유증 막관통 전도도조절유전자cystic fibrosis transmembrane conductance regulator gene [CFTR gene]는 7번 염색체에 위치한다. 이 유전자는 낭성섬유증 막관통 전도도조절단백질cystic fibrosis transmembrane conductance regulator protein [CFTR protein]이라 불리는 단백질을 만들게 한다. CFTR 단백질은 세포막에 분포하여 이온통로(염소Cl^-를 세포 속으로 운반하고, 물은 조직 속으로 이동시킴)로 작용하며, 이 단백질은 점액과 분비물의 유동성을 유지하는데 관여한다. 점액mucus과 땀sweat, 침saliva, 눈물tears, 소화효소digestive enzymes를 생산하는 조직에는 이러한 통로가 존재한다. 이들 통로는 폐와 췌장 같은 장기의 정상적인 분비 활동에 필수적이다. 낭성섬유증에서는 CFTR 유전자에 돌연변이가 존재한다. 유전자 돌연변이는 폐 세포(그리고 췌장과 같은 다른 조직의 세포)에서 CFTR 단백질 생산을 멈추게 만든다. CFTR 단백질이 부족해지면 염소통로 기능에 장애가 발생한다. 따라서 세포안팎으로 염소를 운반하는 이들 세포의 기능에 장애가 발생하므로 분비물의 화학적 특성이 바뀌어 점액이 정상보다 더 찐득찐득해진다. 이에 따라 기도 폐쇄가 발생하고 반복적으로 감염이 일어날 수 있는 최적의 조건이 만들어진다. 이 질병의 호흡기 증상에 대한 관리에는 약물 투여(항생제antibiotics[감염치료 목적], 충혈제거제decongestant 및 기관지확장제bronchodilator[기도개방 목적], 스테로이드steroids[염증 억제 목적])와 가슴 및 등을 손바닥으로 치기chest or back clapping(폐에 붙어 있는 점액 제거 목적), 체위배출postural drainage(폐로부터 점액 배출 목적)이 있다.

임상 증례

병력

마르다Martha는 33세 여성으로 몇 달 전까지만 해도 규칙적으로 운동을 하며 건강하게 지내왔다. 그녀는 노스이스턴 의과대학 신경과학교실에서 행정업무를 담당하였다. 지난 두 달간 세 차례에 걸쳐, 그녀는 우측 팔다리에서 근력약화와 저린감을 경험하였다. 게다가 복시가 나타나기 시작했고, 이상감각(곤충이 오른쪽 얼굴과 혀를 따라 움직이는 것과 같은)을 경험하였다. 담당의사는 그녀를 진찰한 후 신경과의사에게 보냈다.

진찰

신경학적 검사에서, 마르다는 약간의 안진nystagmus(우측을 주시하려고 하였을 때 나타남; 13장 및 16장 참조)과 우측 눈의 약간의 시력저하, 우측 눈의 근력약화(내측 주시medial gaze를 시도했을 때 나타남), 우측 얼굴근육에서 약간의 근력약화를 나타냈다. 또한 그녀는 손가락코검사 때 약간의 떨림을 나타냈고, 넓은 보폭의 보행실조wide ataxic gait 및 전반적인 보행장애를 나타냈다. 유발전위검사를 통해 우측 눈을 자극하여 시각유발반응을 관찰하였을 때, 잠복기가 정상보다 증가되어 있었다. 머리부위에서 촬영한 자기공명영상MRI에서 광범위한

임상 증례 (계속)

뇌 부위에 작은 병변들이 발견되었다. 뇌척수액을 채취하기 위해 척추천자lumbar puncture를 하였고, 뇌척수액을 분석한 결과 감마글로불린gamma globulin 농도가 정상보다 높았다.

설명 Explanation

마르다는 다발성경화증multiple sclerosis [MS](본문에서 설명함)으로 진단되었다. 자기공명영상에서는 단일 병변을 발견하지는 못했다. 그 대신, 감각계와 운동계를 모두 침범한 것으로 보이는 여러 병변이 관찰되었으며, 시각유발전위검사에서 시각경로의 전달속도가 정상보다 느려졌다는 것이 밝혀졌다. 이러한 증상들은 다발성경화증의 진단에 부합한다. 다발성경화증은 일반적으로 젊은 사람들(특히, 20~40대 사이의 여성)에서 발병하고 점점 악화되는 질환이다. 이 질환은 전형적으로 소뇌 백색질과 척수, 피질척수로, 기저핵 투사로가 침범되며, 상위운동신경원 근력약화뿐 아니라 감각계(시각경로와 체성감각경로 같은)도 침범하므로 저린감numbness과 약간의 시력소실을 나타낸다.

이 질병의 진행 양상은 다양하다. 첫 발병 이후 재발하지 않는 경우도 있다. 다른 경우에는, 발병과 완화remission가 여러 번 반복되기도 한다. 최악의 경우는, 질병이 완화기 없이(전혀 또는 거의) 점점 진행하는 경우이다. 치료법에는 스테로이드를 투여하는 것이 포함된다. 또 다른 치료법으로는 인터페론 베타-1binterferon β-1b(재발 빈도와 중증도를 감소시킴) 투여를 들 수 있다. 마르다는 5일간 병원에 입원하여 경구용 프레드니손prednisone으로 치료받았다. 그녀는 빠른 회복을 보였으며 곧 직장생활을 다시 시작하게 되었다.

연습문제

질문

각 문항에서 가장 알맞은 답을 고르시오.

1. 나트륨펌프에 관한 설명으로 옳은 것은?
   a. ATP 결합부위는 펌프의 세포 바깥쪽에 위치한다.
   b. 펌프는 신경세포 속으로 더 많은 양전하를 이동시킨다.
   c. 칼륨 결합부위는 펌프의 세포질 쪽에 위치한다.
   d. 2개의 나트륨을 신경세포 밖으로 퍼내고, 3개의 칼륨을 신경세포 안으로 퍼 넣는다.
   e. 3개의 나트륨을 신경세포 밖으로 퍼내고, 2개의 칼륨을 신경세포 안으로 퍼 넣는다.

2. 전압작동 나트륨통로에 관한 설명으로 옳은 것은?
   a. 안정막전위에서 열려 있다.
   b. 국소마취제에 의해 차단된다.
   c. 몇 개의 긴 폴리펩티드 사슬에 의해 형성된다.
   d. 칼륨뿐만 아니라 나트륨을 동일하게 투과시킨다.
   e. 활동전위의 하강기 동안 활성화될 수 있다.

3. 신경세포 활동전위의 상승기에 관한 설명으로 옳은 것은?
   a. 막전위는 상승기 동안 더 음성으로 된다.
   b. 비관문 이온통로를 통해 신경세포 속으로 나트륨이 유입된다.
   c. 전압작동 나트륨통로를 통해 신경세포 속으로 나트륨이 유입된다.
   d. 전압작동 칼륨통로를 통해 신경세포 속으로 칼륨이 유입된다.
   e. 나트륨의 유입에 필요한 에너지는 나트륨펌프에 의해 제공된다.

정답 및 설명

1. 정답: e

나트륨펌프는 신경세포막에 존재한다. ATP 및 나트륨 결합부위는 세포질 속에 존재한다. 나트륨펌프는 2개의 칼륨을 세포 안으로 퍼 넣고, 3개의 나트륨을 세포 밖으로 퍼낸다. 따라서 세포 안보다 세포 밖으로 더 많은 양전하를 내보내게 된다. 칼륨 결합부위는 세포 밖에 존재한다.

2. 정답: b

전압작동 나트륨통로는 4개의 도메인(I~IV)을 포함하는 하나의 긴 폴리펩티드로 이루어져 있다. 각 도메인에는 세포막을 관통하고 있는 6개의 소수성 알파나선(S1~S6)구조를 가지고 있다. 네 개의 도메인이 합쳐져서 통로의 수용성 구멍을 만든다. 이들 통로는 활동전위의 상승기 동안 열린다. 안정막전위에서는 통로구멍이 닫혀 있다. 신경세포가 탈분극되면 통로의 문은 개방되고 나트륨이 유입된다. 전압작동 나트륨통로는 TTX(복어로부터 분리함)와 국소마취제에 의해 차단된다. 활동전위의 상승기 끝부분에서 전압작동 나트륨통로는 비활성화된다. 이 통로는 막전위가 충분히 음성으로 될 때까지는 다시 활동전위를 만들 수 없으며, 막전위가 충분히 음성으로 바뀌면 탈비활성화된다. 나트륨통로가 비활성화 상태에 있고 활동전위를 만들 수 없는 기간을 절대불응기라 한다.

3. 정답: c

막전위가 역치전위 이상으로 탈분극 되었을 때 충분한 수의 전압작동 나트륨통로가 열려 활동전위의 상승기 동안 나트륨이 유입된다. 막전위는 탈분극동안 덜 음성으로 된다. 활동전위의 상승기동안 전압작동통로를 통해 이온이 움직일 때는 에너지를 사용하지 않는다. 탈분극의 마지막시기에 칼륨이 유출되고 신경세포는 재분극된다.

연습문제 (계속)

4. 어떤 25세 여성이 신경과의사에게 자신의 우측 눈에서 흐린 시력과 시력소실, 색각소실이 갑자기 나타났다고 말했다. 또한 이 환자는 우측 안구통증(안구의 뒤쪽 통증)도 있었다. 신경과의사는 시신경염optic neuritis을 의심하여 자기공명영상을 의뢰하였다. 자기공명영상에서 말이집탈락 질환으로 진단할 수 있는 소견들이 보였다. 이러한 병력을 보이는 시신경염은 다음 중 어떤 병과 연관되어 있는가?
   a. 중증근무력증
   b. 램버트-이튼증후군
   c. 길랭-바래증후군
   d. 다발성경화증
   e. 낭성섬유증

5. 어떤 환자가 어지럼 발작(일어설 때 나타나는)과 입안건조, 변비, 근력약화 때문에 신경과의사에게 왔다. 단순 X선 흉부검사 결과 폐에서 종양이 확인되었다. 조직 생검에서 소세포폐암이 있는 것으로 생각되었다. 이 환자는 램버트-이튼증후군으로 진단받았다. 다음 중 이 환자가 근력약화를 나타내는 원인일 가능성이 높은 것은?
   a. 시냅스이전 말단에서 전압작동 칼슘통로 소실
   b. 신경세포체에서 전압작동 칼륨통로 소실
   c. 신경말단에서 아세틸콜린 과잉 유리
   d. 신경세포에서 전압작동 나트륨통로 차단
   e. 척수운동뉴런에서 염소통로 전도도의 과도한 증가

4. 정답: d

다발성경화증 환자는 시신경과 뇌, 척수의 축삭에서 말이집탈락이 일어난다. 따라서 중추신경계에서 일어나는 신경전도속도가 느려지게 된다. 그러나 길랭-바래증후군에서는 말이집탈락이 근육과 피부에 분포하는 말초신경에서 일어난다. 나열된 다른 증후군에서는 축삭의 말이집탈락이 일어나지 않는다.

5. 정답: a

이 환자는 램버트-이튼증후군을 앓고 있다. 이 환자들은 특이 항체가 신경근육이음부의 시냅스이전말단에 분포하는 전압작동 칼슘통로의 기능을 소실시킨다. 따라서 신경말단의 탈분극에 의해 충분한 수의 칼슘통로가 열리지 못하므로 아세틸콜린 유리가 감소된다. 이것이 근력약화를 초래한다. 환자들이 나타내는 다른 증상들은 자율신경계의 시냅스이전말단에 분포하는 전압작동 칼슘통로의 기능소실에 의해 일어난다.

요 약

이온통로 Ion Channels

형태	아형	설명	예	구조
이온통로 분류				
비관문통로(누출통로) (Nongated channels [leak channels])	–	거의 항상 개방되어 있음; 안정막전위 동안 이온의 이동을 조절함	비관문 나트륨·칼륨통로	–
관문통로(Gated channels)	–	하나 이상의 입체 구조를 가지고 있음; 개방 상태와 폐쇄 상태 사이의 전환을 게이팅이라 함; 안정 시 대부분의 통로는 닫혀 있음	–	–
	전압작동통로 (Voltage-gated channels)	막전위 변화에 의해 열리고 닫힘	전압작동 나트륨통로	네 개의 도메인(I~IV)을 포함하는 하나의 긴 폴리펩티드에 의해 형성(네 개의 도메인이 합쳐져 이온통로에 존재하는 하나의 수용성 구멍을 형성); 세 가지 상태가 존재함. (1) 안정 상태, 통로가 닫혀 있기는 하지만 활성화될 수 있음. (2) 활성화 상태, 통로가 열려 있음. (3) 비활성화 상태, 통로가 비활성화되어 있음.
			전압작동 칼슘통로	기본 구조와 상태는 전압작동 나트륨통로와 유사함
			전압작동 칼륨통로	서로 다른 기능을 하는 여러 종류의 통로가 존재함; 전압작동 나트륨통로와 유사하지만 네 개의 폴리펩티드로 이루어져 있다는 차이점이 있음
	리간드작동통로 (Ligand-gated channels)	신경전달물질 또는 호르몬이 신경세포막에 존재하는 수용체와 결합하여 이온통로를 개방시킴	직접적으로 개폐되는 리간드작동통로(이온성수용체)	다섯 개의 단백질 소단위로 구성됨; 화학물질감지부위는 이온통로의 한 부위를 이룸
			간접적으로 개폐되는 리간드작동통로(대사성수용체)	이온통로와 신경전달물질인식부위(수용체)는 서로 분리되어 있음; 신경전달물질이 수용체에 결합되면 G단백질과 이차전령이 활성화됨
	물리적으로 작동되는 통로 (Mechanically gated channels)	물리적 자극에 의해 열림	신전 및 촉각 수용체	–

요 약

이온통로 (계속)

질병	결손	증상	치료·처치
이온통로 결손과 연관된 임상질환			
램버트-이튼증후군 (Lambert-Eaton syndrome)	신경근육이음부 및 다른 시냅스의 시냅스 이전말단에 분포하는 전압작동 칼슘통로의 기능 소실	대개 전압작동 칼슘통로를 발현하는 원시 신경내분비 전구세포로부터 기원한 소세포폐암과 연관되어 있음; 폐암이 없는 환자에서도 발생할 수 있음; 칼슘통로에 대한 항체가 형성됨; 신경근육이음부에서 신경전달물질(아세틸콜린)의 분비가 감소되므로 근력약화가 초래됨; 자율신경의 절전신경말단에 분포하는 전압작동 칼슘통로의 기능 소실은 입안건조와 변비, 땀분비 감소, 기립저혈압, 발기부전을 포함하는 다양한 증상을 나타냄	구아니딘과 칼슘글루코네이트(신경근육이음부의 시냅스이전신경말단에서 아세틸콜린 유리를 촉발 또는 촉진함) 투여; 중증근무력증과는 반대로 램버트-이튼증후군에서는 근육활동을 증가시킴에 따라 아세틸콜린이 더 많이 유리되기 때문에 근력이 증가함
낭성섬유증*(Cystic fibrosis)	염소통로의 기능장애	기도와 폐를 주로 손상시키는 유전질환; 열성질환; CFTR 유전자는 CFTR 단백질을 만들게 되는데, CFTR 단백질은 세포막에 분포하여 염소와 물을 이동시키는 이온통로로 작용함(점액과 분비물의 유동성을 유지함); 염소를 세포안팎으로 운반하는 이들 세포의 기능장애는 기관지 분비물의 점성을 높여 기도폐색과 반복적인 감염의 최적 조건을 조성함	항생제(감염치료 목적), 충혈제거제 및 기관지확장제(기도개방 목적), 스테로이드(염증억제 목적), 가슴이나 등을 손바닥으로 치기(폐에 붙어 있는 점액 제거 목적), 체위배출(폐로부터 점액배출 목적)

* 낭성섬유증은 신경질환이 아님. 이온통로의 결함 부분에서 설명함.

6

시냅스 전달
Synaptic Transmission

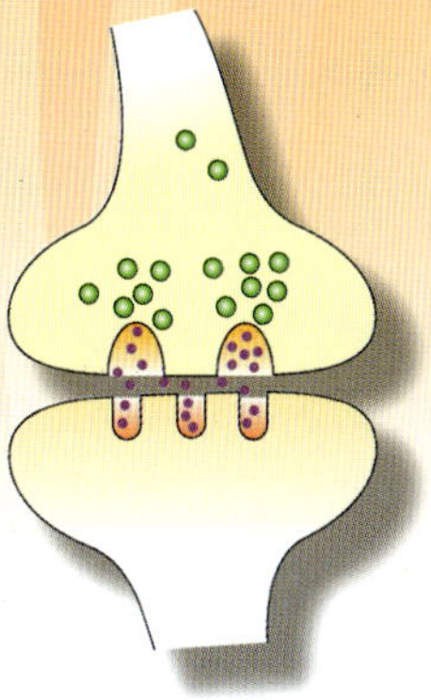

개요

- **시냅스 전달 유형** Types of Synaptic Transmission
  - 전기시냅스를 통한 전달 Electrical Transmission
  - 화학시냅스를 통한 전달 Chemical Transmission
- **중추신경계 시냅스의 유형** Types of Central Nervous System Synapses
- **수용체** Receptors
  - 말초시냅스(신경근육이음부)에서 일어나는 직접적으로 개폐되는 시냅스 전달 Directly Gated Synaptic Transmission at a Peripheral Synapse (Neuromuscular Junction)
  - 중추시냅스에서 일어나는 직접적으로 개폐되는 시냅스 전달 Directly Gated Transmission at a Central Synapse
- **임상적 고찰** Clinical Considerations
  - 신경근육시냅스(화학시냅스)를 침범하는 질환 Diseases Affecting the Chemical Transmission at the Nerve-Muscle Synapse
    - 중증근무력증 *Myasthenia Gravis*
    - 램버트-이튼증후군 *Lambert-Eaton (Eaton-Lambert) Syndrome*
  - 말이집 결함 Defects in Myelination
    - 샤르코-마리-투스병 *Charcot-Marie-Tooth*
  - 독소와 관련된 질환 Disorders Associated With Toxins
    - 보툴리누스중독 *Botulism*
    - 파상풍 *Tetanus*
- **임상 증례**
  - 병력
  - 진찰
  - 설명
- **연습문제**
  - 질문
  - 정답 및 설명

학습목표

이 장을 공부한 학생들은

1. 화학시냅스를 통한 신호전달의 핵심적인 특징을 설명할 수 있어야 한다.
2. 전기시냅스를 통한 신호전달의 특징을 설명할 수 있어야 한다.
3. 수용체의 구성성분을 설명할 수 있어야 한다.
4. 간접적으로 개폐되는 이온통로를 정의할 수 있어야 한다.
5. 말초시냅스(신경근육시냅스)에서 일어나는 직접적으로 개폐되는 시냅스 전달 기전을 설명할 수 있어야 한다.
6. 중추시냅스에서 일어나는 직접적으로 개폐되는 시냅스 전달 기전을 설명할 수 있어야 한다.
7. 신경근육시냅스의 화학적 전달에 이상이 생겨 발생하는 질병을 설명할 수 있어야 한다.

신경세포의 독특한 성질 중 하나는 매우 정교하게 서로 소통(서로 멀리 떨어져 있는 경우에도)할 수 있다는 것이다. 신경세포가 서로 소통하는 기전을 **시냅스 전달**synaptic transmission이라 부르며, 한 세포로부터 다른 세포로 신호를 전달하는 것으로 정의한다. **시냅스**synapse는 한 뉴런과 다른 뉴런이 소통하기 위해 접촉하고 있는 특수한 부위이다. 이 장에서는 시냅스의 유형과 다양한 시냅스 전달에 대해 설명한다.

시냅스 전달 유형
Type of Synaptic Transmission

신경계에서는 두 종류의 시냅스 전달, 즉 전기시냅스를 통한 전달과 화학시냅스를 통한 전달이 알려져 있다. 포유동물에서 전기시냅스electrical synapse는 화학시냅스chemical synapse에 비해 흔하지 않다.

전기시냅스를 통한 전달 Electrical Transmission

전기시냅스를 통한 전달은 한 뉴런에서 생성(전기적 흥분에 의해)된 전류가 저항이 낮은 경로를 통해 다른 뉴런으로 전달됨으로써 일어난다. 전기시냅스electrical synapse는 틈새이음gap junction에서 일어난다(이 단락 뒷부분에서 설명함). 전기시냅스를 이루고 있는 이온통로들이 시냅스이전세포presynaptic cell 및 시냅스이후세포postsynaptic cell의 세포질을 서로 연결한다. 성숙한 포유류의 중추신경계에서 전기시냅스는 인접한 뉴런과 고도로 동기화될 필요가 있는 부위에 존재한다. 예를 들면, 포유류 시상하부에 분포하는 호르몬-분비 뉴런은 전기시냅스에 의해 연결되어 있으므로 그들은 거의 동시에 흥분하여 폭발적으로 호르몬을 혈관 속으로 분비하게 된다.

전기시냅스에서는 시냅스이전뉴런에서 발생한(전압작동통로voltage-gated channel에 의해) 전류가 직접적으로 시냅스이후뉴런으로 흘러간다. 따라서 전기시냅스를 통한 시냅스 전달은 매우 빨리(< 0.1 ms) 일어난다. 일부 전기시냅스(예, 가재crayfish의 거대운동시냅스에 있는)에서는 전류가 한 방향(시냅스이전뉴런으로부터 시냅스이후뉴런으로)으로만 전달되고, 그 역방향으로는 전달되지 않는다. 이러한 전기시냅스를 **정류시냅스**rectifying synapse 또는 **일방향시냅스**unidirectional synapse라고 부른다. 다른 전기시냅스에서는 전류가 양방향으로 동등하게 흐를 수 있다. 이러한 시냅스를 **비정류시냅스**nonrectifying synapse 또는 **양방향시냅스**bidirectional synapse라고 부른다. 포유류 신경계에 분포하는 대부분의 전기시냅스는 비정류시냅스로 여겨지고 있다.

전기시냅스를 이해하기 위해서는 틈새이음의 형태를 아는 것이 중요하다. 두 뉴런이 서로 만나 전기시냅스를 형성하고 있는 부위를 **틈새이음**gap junction이라 부른다(그림 6.1A). 틈새이음에서 두 뉴런을 연결하는 통로를 **틈새이음통로**gap junction channel라 부른다(그림 6.1B). 전기시냅스에서 시냅스이전뉴런과 시냅스이후뉴런 사이의 세포간격은 3~3.5 nm인데, 이것은 일반적인 뉴런간의 간격(약 20~50 nm)에 비해 훨씬 좁다. 이 뉴런 사이에 존재하는 좁은 공간을 틈새이음통로가 연결해준다. 틈새이음통로gap junciton channel는 두 개의 헤미통로hemichannel에 의해 형성(하나는 시냅스이전뉴런에, 다른 하나는 시냅스이후뉴런에 분포함)된다. 각 헤미통로를 **코넥손**connexon이라 부르며(그림 6.1C), 이들은 여섯 개의 **코넥신**connexin으로 이루어져 있다(그림 6.1D). 코넥손connexon·hemichannel을 형성하는 코넥신connexin은 육각형으로 배열되어 있다(그림 6.1C). 각 코넥신connexin은 4개의 막관통부위transmembrane-spanning regions로 이루어져 있다(그림 6.1E). 시냅스이전뉴런과 시냅스이후뉴런에 각각 위치하고 있는 헤미통로는 두 뉴런의 세포막 사이의 틈새에서 서로 만나 하나의 전달통로conducting channel(즉 틈새이음통로gap junction channel)를 형성한다. 코넥신의 회전(카메라 셔터와 유사한 방식)에 의해 틈새이음통로의 구멍이 개방된다.

틈새이음은 포유류의 신경세포 이외에도 신경아교세포glia와 상피세포epithelial cell, 평활근세포smooth muscle cell, 심장근세포cardiac muscle cell, 간세포liver cell, 일부 분비샘세포glandular cell와 같은 비신경성세포nonneural cell에도 분포한다.

화학시냅스를 통한 전달 Chemical Transmission

화학시냅스를 통한 신호전달을 **화학적 전달**chemical transmission이라 한다. 화학시냅스(그림 6.2A)에서는 시냅스이전말단의 세포질과 시냅스이후뉴런은 서로 연결되어 있지 않다. 그 대신 이들 뉴런은 액체로 채워진 시냅스틈새synaptic clefts(약 20~50 nm)에 의해 분리되어 있다. 시냅스이전세포막과 시냅스이후세포막은 시냅스틈새에서 서로 붙어있다(세포외 섬유성 단백질의 기질이 존재하므로). 시냅스이전말단에는 시냅스소포synaptic vesicle가 존재하며, 이 시냅스

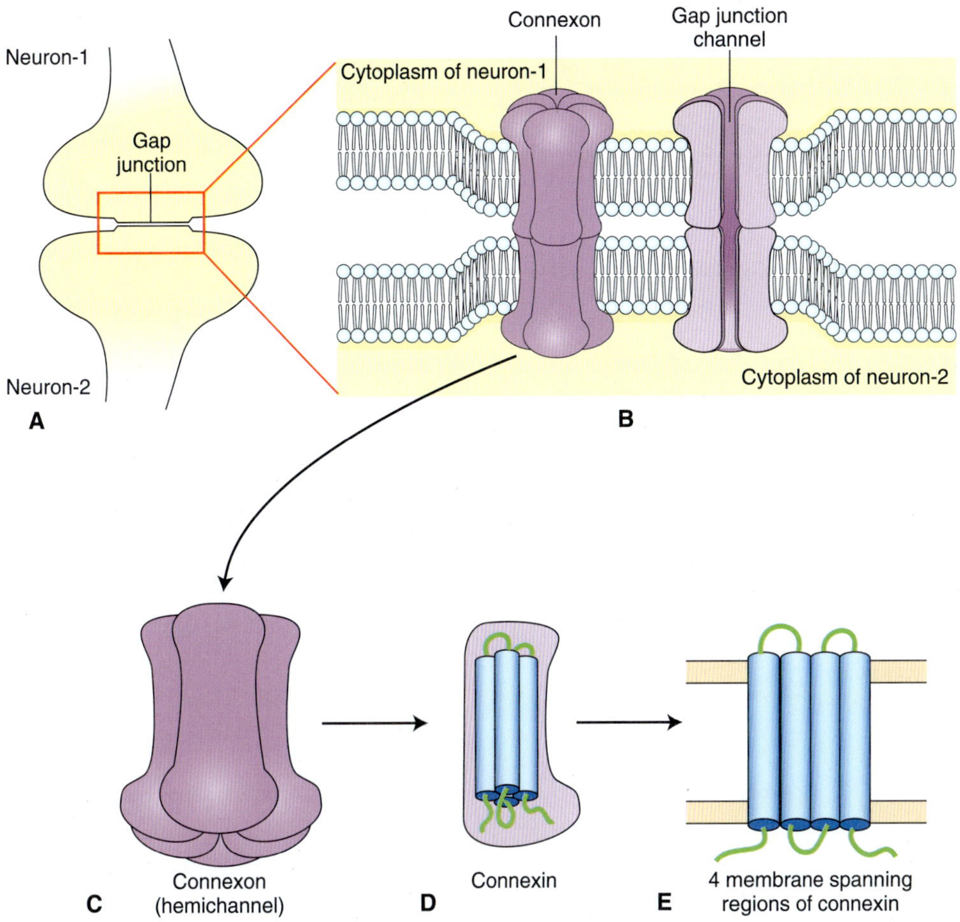

그림 6.1 틈새이음의 모습. (A) 틈새이음. (B) 틈새이음통로. (C) 헤미통로(코넥손). (D) 코넥신. (D) 코넥신의 막관통부위.

소포에는 수천 개의 **신경전달물질**neurotransmitter이 포함되어 있다. 단백질로 이루어진 피라미드 모양의 구조물이 시냅스이전말단 세포막에서 기원하여 시냅스이전말단의 세포질로 뻗어 있다. 이 피라미드 및 그것과 연결된 세포막을 **활성영역**active zone이라 부르는데, 이 영역은 시냅스이전말단에 존재하는 특수한 신경전달물질 유리영역release site이다. 신경전달물질을 함유하고 있는 소포들이 활성영역 근처에 모여 있다.

중추신경계 시냅스의 유형
Types of Central Nervous System Synapses

축삭수상돌기시냅스Axodendritic synapse: 시냅스이후막post-synaptic membrane이 다른 뉴런의 수상돌기에 존재하는 시냅스(그림 6.2B). 이 유형의 시냅스는 수상돌기의 가시spine나 줄기shaft에서 형성될 수 있다. 중추신경계 시냅스의 약 30%는 축삭수상돌기시냅스일 것으로 추정된다.

축삭세포체시냅스Axosomatic synapse: 시냅스이후막이 다른 뉴런의 세포체에 존재하는 시냅스(그림 6.2C). 중추신경계 시냅스의 약 6%는 축삭세포체시냅스일 것으로 추정된다.

축삭간시냅스Axoaxonic synapse: 시냅스이후막이 다른 뉴런의 축삭에 존재하는 시냅스(그림 6.2D). 이 유형은 드물다.

수상돌기간시냅스Dendrodendritic synapse: 특수한 뉴런들의 수상돌기 사이에서 형성된 시냅스. 이 유형도 드물다.

대칭시냅스Symmetrical synapse: 시냅스이후막과 시냅스이전막의 두께가 비슷한 시냅스. 이 유형은 대개 억제성시냅스inhibitory synapse이다(그림 6.2E).

비대칭시냅스Symmetrical synapse: 시냅스이후막의 두께가 시냅스이전막보다 더 두꺼운 시냅스. 이 유형은 대개 흥분성시냅스excitatory synapse이다(그림 6.2F).

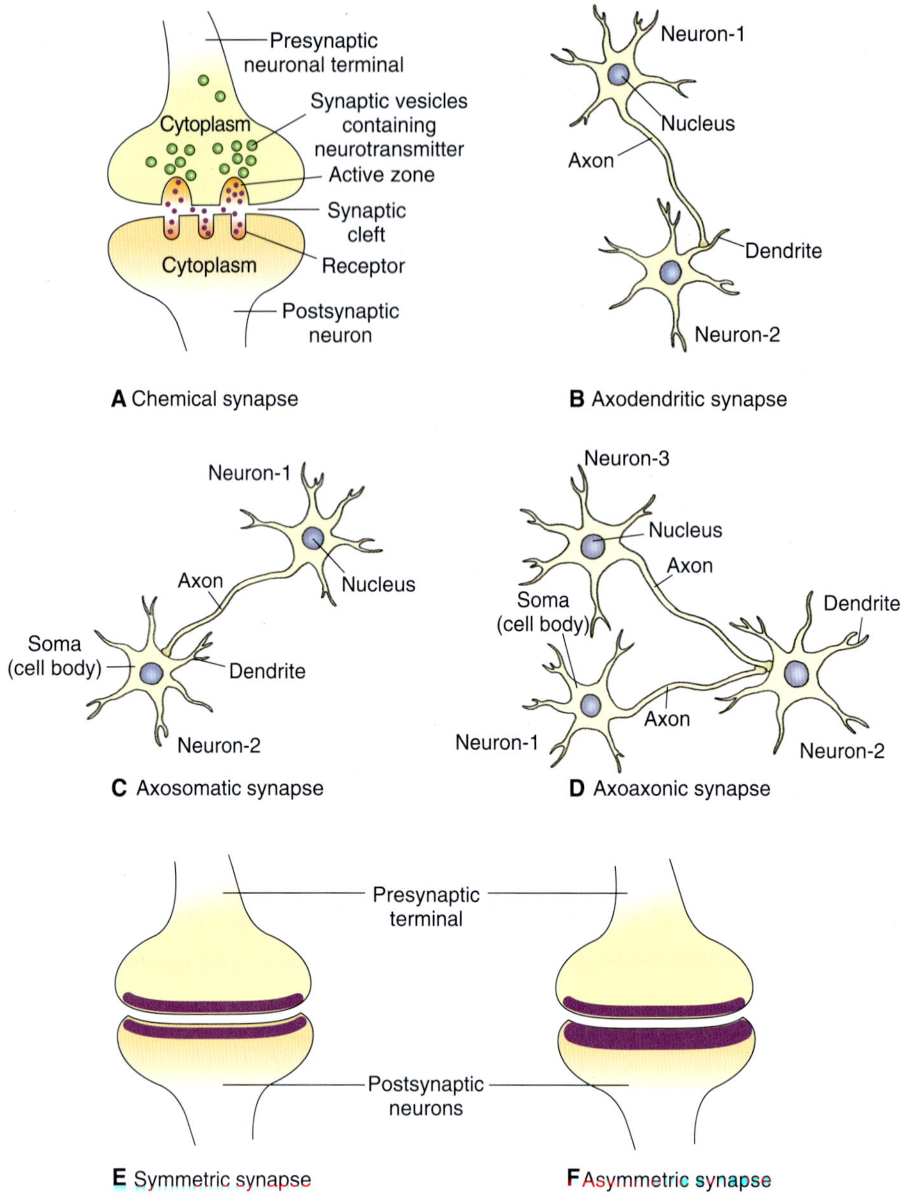

그림 6.2 화학시냅스의 모습. (A) 시냅스이전말단 및 시냅스이후뉴런은 액체로 채워져 있는 시냅스틈새에 의해 분리되어 있다. 시냅스이전말단은 신경전달물질이 들어있는 시냅스소포와 활성영역을 포함한다는 것을 기억하자. 신경전달물질의 수용체는 시냅스이후세포막에 분포한다. 중추신경계에 존재하는 화학시냅스에는 (B) 축삭수상돌기시냅스, (C) 축삭세포체시냅스, (D) 축삭간시냅스가 있다. (E) 대칭시냅스에서는 시냅스이전세포막과 시냅스이후세포막은 두께가 비슷하다. (F) 비대칭시냅스에서는 시냅스이후세포막이 시냅스이전세포막보다 더 두껍다.

수용체 Receptors

수용체는 막관통단백질membrane-spanning proteins로 이루어져 있다. 화학전달물질이 결합하는 인식부위recognition sites는 수용체의 세포바깥 부위에 존재한다. 앞에서 설명한 대로, 신경전달물질이 자신의 수용체에 결합하면 시냅스이후세포막에 존재하는 이온통로가 열리거나 닫힌다. 이온통로는 직접적으로 또는 간접적(시냅스이후뉴런 내의 이차전령을 활성화시켜서 작용을 나타냄)으로 개폐된다. 여러 수용체와 그들의 아형subtypes에 대해서는 7장에서 자세히 설명한다.

말초시냅스(신경근육이음부)에서 일어나는 직접적으로 개폐되는 시냅스 전달

Directly Gated Synaptic Transmission at a Peripheral Synapse (Neuromuscular Junction)

운동뉴런운동신경원의 세포체는 척수전각척수앞뿔·ventral horn of the spinal cord에 존재한다(그림 6.3A). **신경근육이음부**neuro-

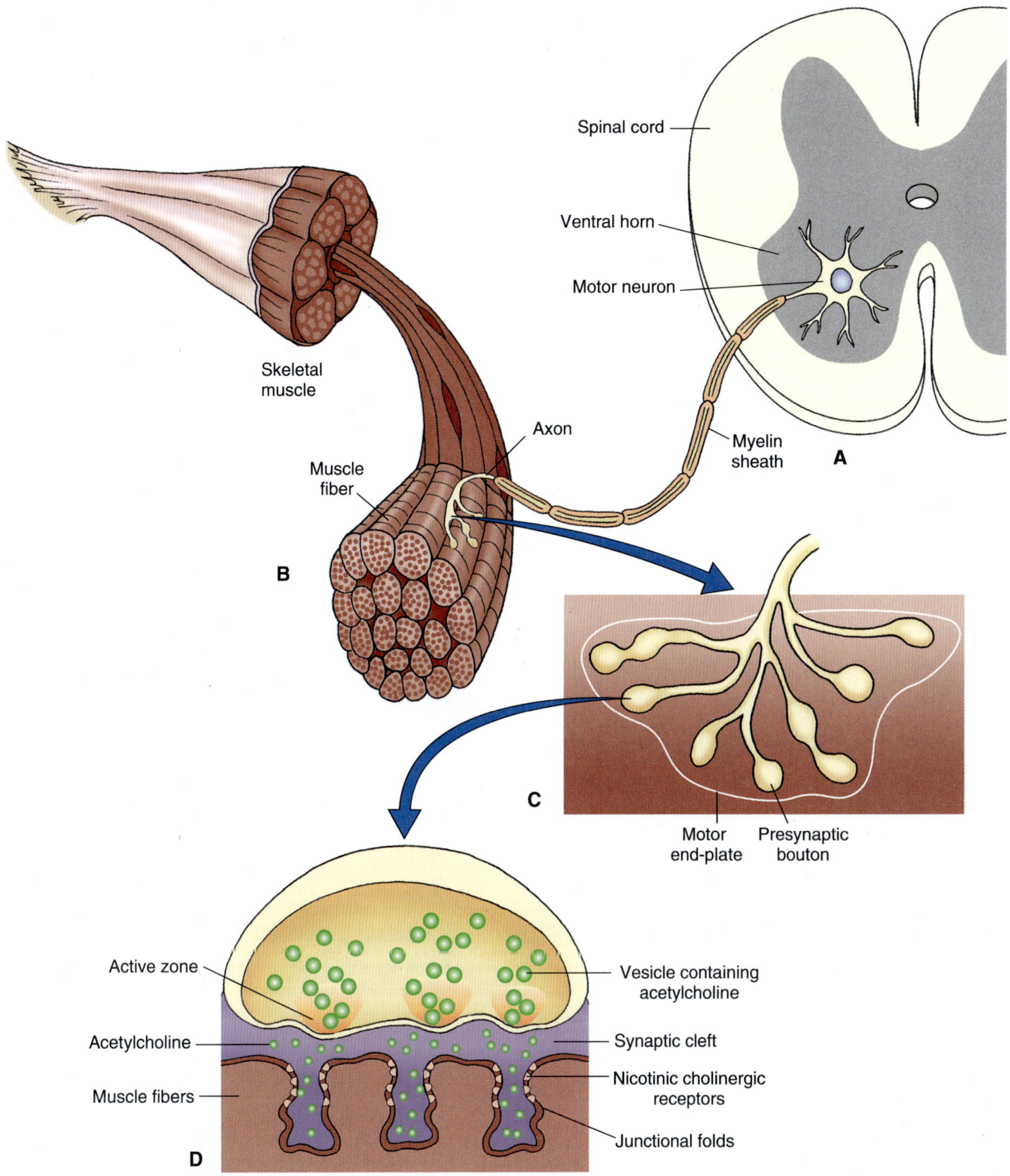

그림 6.3 신경근육이음부에서 일어나는 직접적으로 개폐되는 시냅스 전달 기전. **(A)** 운동뉴런의 세포체. **(B, C)** 운동뉴런의 말이집축삭은 골격근섬유에 분포한다. 운동축삭이 근육세포막에 있는 특수영역(운동종말판)에 도달하면 축삭은 말이집을 벗고 몇 개의 가느다란 가지로 나눠진다. 시냅스이전단추는 이러한 가지의 말단에 존재한다. **(D)** 시냅스이전단추는 아세틸콜린을 함유하고 있는 시냅스소포를 포함하고 있다.

muscular junction [NMJ]에서, 운동뉴런의 축삭은 골격근섬유skeletal muscle fiber에 분포한다(그림 6.3B). 운동축삭이 근육세포막에 존재하는 특수영역인 **운동종말판**motor end-plate에 도달하면 축삭은 말이집을 벗고 몇 개의 가느다란 가지로 나눠진다. **시냅스단추**synaptic boutons라고 불리는 수많은 염주varicosities · swellings가 운동축삭가지의 말단부위에 존재한다(그림 6.3C). 이들 시냅스단추는 근육섬유막 표면의 함몰부위에 위치하고 있다. 이들 함몰부위에서 근육섬유막은 몇 개의 주름(**시냅스이후이음부주름**postsynaptic junctional folds이라고 함)을 형성하며(그림 6.3D), 이들 주름은 기저막basement membrane(콜라겐 및 당단백질로 이루어진 결합조직) 위에 줄지어 분포하고 있다.

시냅스이전단추presynaptic boutons는 아세틸콜린을 함유하고 있는 시냅스소포를 둘러싸고 있다. 운동축삭이 자극되면 활동전위가 축삭말단에 도달하고 시냅스이전단추의 세포막이 탈분극되므로 **전압작동 칼슘통로** voltage-gated Ca^{2+} channel가 열린다. 시냅스이전말단 속으로 칼슘Ca^{2+}이 유입되면 시냅스소포와 말단세포막의 융합이 촉진되고 이어서 세포외배출exocytosis에 의해 아세틸콜린이 유리된다. 아세틸콜린은 근섬유에서 흥분성시냅스이후전위excitatory postsynaptic potential [EPSP](일반적으로 **종말판전위**end-plate potential [EPP]라 부름)를 생성하기 위해 이음부주름junctional fold의 능선에 존재하는 니코틴성 콜린수용체nicotinic cholinergic receptor(이온성수용체ionotropic receptor; 7장 참조)에 작용한다.

종말판전위EPP가 형성되면 나트륨Na^{+}은 시냅스이후뉴런으로 유입되고, 칼륨K^{+}은 세포 밖으로 유출된다(운동종말판에 존재하는 신경전달물질에 의해 작동되는 이온통로는 나트륨과 칼륨을 모두 투과시키기 때문). 종말판전위를 형성하는 전류는 (1) 종말판에 존재하는 전체 이온통로의 숫자, (2) 이온통로가 개방될 확률, (3) 개방된 각 이온통로의 전도도, (4) 이온에 작용하는 구동력에 의해 결정된다. 이음부주름junctional fold의 근육세포막은 많은 전압작동 나트륨통로voltage-gated Na^{+} channel를 포함하고 있다. 종말판전위의 크기는 이음부주름에 분포하는 전압작동 나트륨통로를 활성화시킬 수 있을 만큼 충분히 크며(약 70 mV), 이에 따라 형성된 활동전위는 근섬유를 따라 전파되어 근수축을 일으킨다. 유리된 아세틸콜린은 이어서 **아세틸콜린에스테라아제**acetylcholinestrase(종말판 기저막에 존재함)에 의해 비활성화된다. 아세틸콜린에스테라아제는 시냅스이전 신경세포체에 있는 세포질세망SR에서 합성된다. 이 효소는 축삭 미세관에 의해 활성영역active site(예, 시냅스이전축삭말단)으로 운반된다.

중추신경계에서 일어나는 시냅스 전달에 비해 말초시냅스(신경근육시냅스NMJ)에서 일어나는 시냅스 전달이 상대적으로 단순한 이유는 다음과 같다. (1) 하나의 운동뉴런은 하나의 근섬유에만 분포하고, (2) 각 근섬유에는 흥분성 자극(억제성 자극은 존재하지 않음)만 전달되며, (3) 아세틸콜린은 오직 한 종류의 수용체 통로receptor channel(즉 니코틴성 아세틸콜린수용체nAChR 통로)를 통해서만 작용을 나타냄.

중추시냅스에서 일어나는 직접적으로 개폐되는 시냅스 전달

Directly Gated Transmission at a Central Synapse

중추시냅스central synapse(중추신경계 시냅스)에서의 시냅스 전달(직접적으로 개폐되는)은 신경근육이음부NMJ(말초시냅스)를 통한 시냅스 전달보다 더 복잡하다. 중추시냅스에서 일어나는 신호전달은 중추뉴런으로 흥분성 입력뿐만 아니라 억제성 입력도 보낸다. 이들 입력신호는 다양한 신경전달물질(이들은 신경세포막에 분포하는 다른 수용체 통로를 표적으로 함)을 유리시킨다.

신경세포가 흥분하면(예, 신경전달물질에 의해) **차등전위**graded potential(축삭이 아니라 수상돌기 및 세포체에서 일어나는 막전위의 국소적 변화)가 생성된다. 신경세포의 수상돌기 및 세포체에서 나타나는 막전위 변화를 차등전위라고 부르는 이유는 전위의 크기amplitude가 자극의 세기intensity에 비례하기 때문이며, 따라서 자극이 클수록 막전위 변화도 커진다. 차등전위는 뉴런을 따라 이동하여 **유발구역**trigger zone에 도달할 수 있다. 원심뉴런의 유발구역은 축삭둔덕axon hillock에 존재한다. 차등전위가 생성되는 이유는 축삭둔덕의 막전위를 역치전위threshold potential까지 끌어올려서 **활동전위**action potential를 생성시키기 위해서이다. **역치**문턱값·threshold는 유발구역에서 활동전위를 자가 재생시킬 수 있는 막전위이며, 이때 발생한 활동전위는 자동적으로 인접 세포막을 자극하여 또 다른 활동전위를 형성하게 해준다(5장 참조). 활동전위는 짧은 시간 동안 일어나는 막전위의 변화로서 나트륨Na^{+}과 칼륨K^{+}에 대한 세포막 투과도의 빠른 변화에 의해 발생하며, 실무율all-or-nothing phenomenon을 따른다. 표 6.1은 차등전위(국소전위의 일종)와 활동전위를 비교하여 정리한 것이다.

가중summation은 여러 개의 신호가 유발구역에 도달한 후 중첩되는 것을 말한다. **공간가중**spatial summation이 일어나면 많은 다른 시냅스이전뉴런으로부터 시냅스이후뉴런에 도달한 흥분성 전위는 시냅스이후뉴런의 막전위를 역치까지 끌어올려 활동전위를 만들 수 있다. 공간가중은 세포막의 공간상수space constant에 의존한다. **시간가중**temporal summation이 일어나면 하나의 시냅스이전뉴런이 연달아 여러 번 흥분하여 시냅스이후뉴런의 막전위를 역치까지 끌어올려 활동전위를 만들 수 있다. 시간가중은 세포막의 피동적 특성(시정수time constant)에 의존한다.

표 6.1 차등전위와 활동전위 비교

차등전위(Graded Potentials)	활동전위(Action Potentials)
전위의 크기가 자극강도에 따라 달라진다(즉 반응이 단계적으로 일어남).	활동전위는 역치 이상의 자극에 의해 발생하며, 활동전위의 크기는 자극강도에 따라 달라지지 않는다(즉 실무율을 따름).
역치가 존재하지 않는다.	역치가 존재한다.
불응기가 존재하지 않는다.	불응기가 존재한다.
차등전위의 기간은 초기 자극에 의해 결정된다.	활동전위 기간은 일정하다.
감쇄전도(즉 전도되는 거리가 증가할수록 막전위가 감소함)가 일어난다.	활동전위는 일정한 크기와 모양으로 전도(즉 비감쇄전도)된다.
탈분극될 수도 있고, 과분극될 수도 있다.	항상 탈분극 자극에 의해 개시되며, 막전위는 항상 탈분극된다.
가중이 일어날 수 있다.	가중이 일어나지 않는다.
수용체에 의해 발생한다.	전압작동 이온통로에 의해 발생한다.

나트륨통로를 개방시키는 신경전달물질은 탈분극성 차등전위를 형성한다. 탈분극성 차등전위는 막전위를 역치 방향으로 변화시키므로 신경을 흥분시키게 되는데, 이때 나타나는 막전위 변화를 **흥분성시냅스이후전위**excitatory postsynaptic potential [EPSP]라고 부른다. 예를 들면, 대퇴사두근quadriceps(대퇴근에 속하는 한 근육)에서 기원한 구심섬유를 자극하면 척수운동뉴런에서 흥분성시냅스이후전위EPSP가 발생한다. 이 EPSP는 직접적으로 개폐되는 이온통로(나트륨 Na^+ 유입과 칼륨 K^+ 유출을 허용함)의 개방에 의해 생성된다. 역치하 탈분극문턱밑 탈분극·subthreshold depolarization (역치하 시냅스전위문턱밑 시냅스전위 subthreshold synaptic potentials)은 활동전위를 유발하지 못한다(그림 6.4). EPSP에 의해 생성된 탈분극이 충분히 커 역치 이상(역치상 시냅스전위문턱위 시냅스전위·suprathreshold synaptic potential)으로 상승하면 척수운동뉴런에서 활동전위가 생성된다. 글루탐산glutamate은 중추신경계의 주요 흥분성 신경전달물질 중의 하나이다(7장 참조).

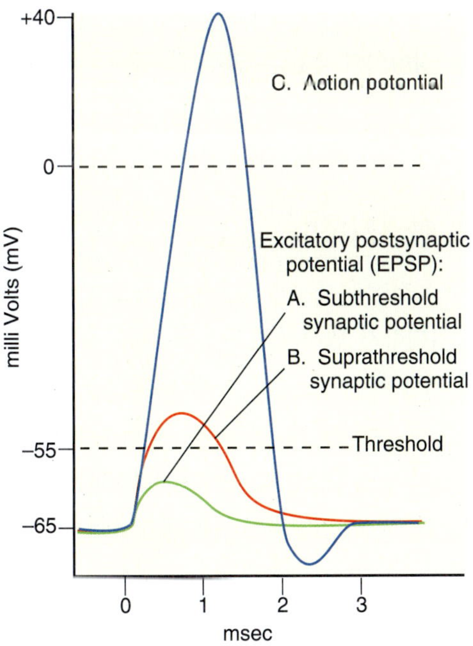

그림 6.4 흥분성시냅스이후전위에 의해 생성된 활동전위. *(A)* 문턱밑 EPSP는 활동전위를 유발하지 못한다. *(B)* EPSP가 충분히 크면 척수운동뉴런의 축삭둔덕 막전위는 역치 이상으로 상승하며(문턱위 시냅스전위), *(C)* 활동전위가 생성된다.

신경전달물질들도 차등전위(대개 과분극을 일으킴; 즉 칼륨통로K^+ channel 또는 염소통로Cl^- channel가 개방됨)를 만들 수 있다. 과분극성 차등전위는 막전위를 역치로부터 멀어지게 만들어 뉴런을 억제하므로 이를 **억제성시냅스이후전위**inhibitory postsynaptic potential [IPSP]라고 부른다. 감마아미노부티르산GABA과 글리신glycine은 중추신경계의 주요 억제성 신경전달물질이다(7장 참조).

임상적 고찰 Clinical Considerations

신경근육시냅스를 침범하는 질환

Diseases Affecting the Chemical Transmission at the Nerve-Muscle Synapse

중증근무력증 Myasthenia Gravis

중증근무력증은 '심한 근력약화'를 의미한다. 이 질환은 자가면역질환으로 운동종말판의 시냅스이후막에 존재하는 니코틴성 아세틸콜린수용체nAChR(정상적으로 기능을 하는) 수가 감소되어 발생한다(아세틸콜린수용체의 여러 아형에 대한 설명은 7장을 참조할 것). 이 질환을 앓고 있는 환자의 혈청에는 nAChR에 대한 항체(아마도 T림프구 및 B림프구에 의해 생성된)가 존재한다. 이들 항체는 운동종말판에 있는 nAChR와 결합하여 수용체 수를 감소시킨다. 따라서 아세틸콜린에 대한 근섬유의 반응이 감소하므로 근력약화가 일어난다. 중증근무력증의 증상은 신체 여러 부위(눈꺼풀, 눈근육, 입인두근, 사지근육)에서 근력약화가 일어나는 것이다. 근력약화는 운동을 하는 동안 심해지고, 쉬는 동안 점차 회복된다. 중증근무력증 환자의 표준 치료법에는 항콜린에스테라아제 약물(예, 네오스티그민neostigmine)을 복용하는 것이 포함되어 있다. 이들 약물은 근력약화를 역전시킬 수 있다. 아세틸콜린에스테라아제를 억제시키면 유리된 아세틸콜린을 가수분해 되지 않은 채 더 오랫동안 남아있게 되므로 nAChR와 결합할 기회가 증가하게 된다.

일부 환자에서 흉선thymus을 제거하면 증상이 완화된다. 세포매개면역cell-mediated immunity을 담당하는 T림프구는 흉선에서 발달하고, 항체를 만드는 B림프구는 골수bone marrow에서 발달한다는 것을 상기하자. 중증근무력증에서 T림프구는 nAChR에 대해 반응을 나타낸다. nAChR에 존재하는 아미노산 서열과 유사한 아미노산을 포함하고 있는 바이러스에 감염될 경우, T림프구가 활성화될 수 있다.

램버트-이튼증후군

이튼-램버트증후군 · Lambert-Eaton (Eaton-Lambert) Syndrome

이 질환은 5장에서 설명하였다. 뒤에 있는 임상 증례도 참조하자.

말이집 결함 Defects in Myelination

샤르코-마리-투스병 Charcot-Marie-Tooth Disease

슈반세포가 만드는 말이집수초 · myelin sheath은 여러 겹의 미엘린myelin 층으로 이루어져 있고, 이들 미엘린층은 틈새이음gap junction(이온 및 작은 대사산물을 미엘린층 사이에서 이동할 수 있게 함)에 의해 서로 연결되어 있다. **샤르코-마리-투스병**Charcot-Marie-Tooth disease의 한 유형은 말이집탈락탈수초화 · demyelinaiton(슈반세포에서 발현되는 코넥신 유전자 중 하나에서 일어난 돌연변이가 원인)이 일어나는 것이 특징이다. 코넥신connexin 유전자에 돌연변이가 생기면 정상적인 기능을 하는 틈새이음통로gap junction channel(슈반세포에서 대사산물의 정상적인 이동에 필요함)를 만들 수 없다. 틈새이음통로의 결함에 의해 나타나는 결과 중 하나는 말이집형성수초화 · myelination에 문제가 발생하는 것이다. 말이집탈락은 운동신경과 감각신경을 모두 침범할 수 있다. 전형적으로, 발foot 및 아래다리lower leg 근육에서 근력약화가 나타난다. 이들 근육의 근력약화는 발처짐족하수 · foot drop 및 발처짐걸음족하수보행 · high-stepped gait(빈번하게 헛디디거나 넘어짐)을 유발한다. 발에 존재하는 작은 근육들의 근력약화에 의해 발 변형(오목발요족 · high arches과 망치발가락hammertoes [발가락의 중간관절이 위쪽으로 굽은 상태]과 같은)이 일어날 수 있다. 근육량 감소 때문에 아래다리lower leg는 '거꾸로 서 있는 샴페인병inverted champagne bottle'처럼 보이기도 한다. 질병이 진행되면 손에서도 근력약화와 근육위축이 나타날 수 있으며, 그럴 경우 정교한 손 운동이 어려워진다. 손상된 신경섬유는 부정확한 신호를 통증중추로 보내 경도mild 또는 중증severe 신경병성통증neuropathic pain(전격통증shooting pain과 작열통증burning pain, 얼얼한 감각tingling, 저린감numbness을 나타내는 것이 특징임)을 유발한다. 환자들은 반사저하hyporeflexia를 나타내기도 한다. 드물게, 호흡근육의 근력약화가 일어나기도 한다. 증상은 대개 청소년기와 청장년기, 중년기에 나타난다. 이 질병은 치명적이라고 생각되지는 않으며 정상인의 기대수명만큼 살 수 있다. 이 병은 완치되지 않는다. 환자들은 대개 물리치료와 작업치료를 권고 받는다. 일부 환자는 움직이기 위해 발 보조기, 다리 보조기 또는 정형외과적 기구에 의존해야 하는 경우도 있다. 정형외과 수술은 일부 환자들이 질병의 증상에 잘 견디도록 하는 데 도움을 줄 수 있다. 심한 통증을 나타내는 일부 환자에게는 진통제를 처방한다.

독소와 관련된 질환 Disorders Associated With Toxins

보툴리눔 독소botulinum toxin 및 파상풍 독소tetanus toxin의 작용 기전을 이해하기 위해서는 다음과 같은 두문자어acronyms에 대해 이해해야 하는데, '**SNARE**'는 '**SNAP R**eceptor'를 의미한다. '**SNAP**'은 '**S**oluble **NSF A**ttachment **P**rotein'을 의미하고, '**NSF**'는 "**N**-ethylmaleimide **S**ensitive **F**usion Protein'을 의미한다. SNARE 단백질에는 시냅토브레빈synaptobrevin(소포막에 존재)과 신탁신syntaxin(시냅스이전막에 존재), SNAP-25(시냅스이전막에 존재)가 포함된다. 시냅토태그민synaptotagmin은 소포막에 존재하는 칼슘결합단백질calcium-binding protein이다.

보툴리누스중독 Botulism

보툴리눔 독소botulinum toxin는 혐기성 클로스트리듐균clostridium에 의해 생산된다. **보툴리누스중독**botulism은 보툴리눔 독소에 오염된 음식을 섭취하였을 때 발생할 수 있다. 증상은 대개 오염된 음식을 먹은 후 12~36시간에 나타나지만, 6시간 이내에서 10일까지도 나타날 수 있다. 보툴리눔 독소는 신경근육이음부NMJ에서 신경전달물질이 유리되는 것을 차단하며, 그 결과 횡격막 마비(호흡부전respiratory failure을 일으킴)와 골격근의 근력약화를 초래한다. 평활근에 존재하는 시냅스 차단에 의해 내장운동장애가 나타날 수 있다. 보툴리눔 독소는 우선적으로 운동뉴런를 침범한다. 보툴리눔 독소는 특수한 단백질분해효소protease이며, 이 효소는 소포막과 시냅스이전막에 존재하는 SNARE 단백질을 분해한다. 이들 SNARE 단백질은 세포외배출exocytosis에 관여한다(7장 참조). 세포외배출이 차단되면 신경근육이음부NMJ에서 흥분성 신경전달물질이 유리될 수 없게 된다. 보툴리누스중독 환자는 집중적인 의학적 치료와 세심한 간호를 필요로 한다. 호흡부전 때문에 환자에게 수 주 동안 인공호흡을 해야 한다. 일찍 진단된 경우에는 말에서 얻은 항독소antitoxin를 이용하여 수동면역을 유발하여 보툴리누스중독을 치료할 수 있다. 이 항독소는 혈액 속에 존재하는 보툴리눔 독소의 작용을 차단한다. 일부 항생제(예, 아미노글리코사이드aminoglycoside 또는 클린다마이신clindamycin)는 클로스트리듐균으로부터 독소 유리를 자극하므로 마비(보툴리누스중독에 의한)를 더욱 악화시킬 수 있다.

파상풍 Tetanus

파상풍은 개방된 상처에 클로스트리듐균(파상풍 독소를 생산하는)이 감염되어 발생한다. 전형적으로, 감염된 후 첫 증상이 나타나기까지 걸리는 기간은 7~21일이다. 이 독소는 우선적으로 억제성 척수개재뉴런inhibitory spinal interneuron으로 침입한다. 억제성 척수개재뉴런이 손상되면 척수운동뉴런이 탈억제disinhibition된다. 따라서 골격근이 과잉흥분하게 되며, 그 결과 파상풍수축테타니수축·tetanic contractions이 일어난다. 파상풍 독소는 단백질분해효소protease이며, 이 효소는 세포외배출에 관여하는 SNARE 단백질을 분해하므로 그 결과 척수개재뉴런로부터의 억제성 신경전달물질 분비가 차단된다. 치료법은 근육연축을 조절하는 것과 독소의 생산 차단 및 독소 중화로 이루어져 있다. 파상풍 항독소tetanus antitoxin(파상풍 독소와 결합하는 항체로 이루어진 파상풍면역글로불린)를 투여한다. 독소 생산을 줄이기 위해 고용량의 항생제(예, 메트로니다졸metronidazole 또는 페니실린G penicillin G[근육주사])를 투여한다. 파상풍은 백신으로 예방할 수 있는 병이다. 파상풍 변성독소 백신tetanus toxoid vaccine을 접종하면 약 10년간 파상풍을 예방할 수 있다.

임상 증례

병력

소니아Sonia는 49세 여성으로 오랫동안 담배를 피워 온 애연가heavy smoker이다. 지난 몇 달간 그녀는 목과 팔, 다리에서 전반적인 진행성 근력약화generalized progressive weakness가 나타나는 것을 알게 되었다. 또한 변비 증상이 있었으며, 구강이 건조하였다. 일어서거나 걸을 때 잠깐 동안 발생하는 어지럼을 자주 경험하였다. 그녀는 내과의사와 상담하였고, 의사는 여러 가지 검사를 하였다. 추가적인 검사와 치료를 위해 병원에 입원하였다.

진찰

첫 검사에서 폐암(오랫동안 담배를 피웠으므로)으로 진단되었다. 조직검사를 한 결과, 폐암은 소세포암으로 확인되었다. 신체검사에서도 목 굽근neck flexor과 팔, 다리에서 근력약화를 나타내었다. 근전도검사electromyograms [EMG]와 신경전도검사를 하였다. 이 두 검사는 손목에 전극을 붙여 척골신경자신경·ulnar nerve을 전기자극한 후 새끼손가락을 조절하는 근육에서 복합운동활동전위compound motor action potentials를 기록하는 것이다. 이 근육의 복합운동활동전위 크기는 감소되었다. 검사자는 그녀에게 손 근육을 격렬하게 움직이라고 한 후 다시 신경전도검사와 근전도검사를 하였다. 운동을 한 후 기록한 복합운동활동전위의 크기는 현저하게 증가하였다. 게다가 소니아의 근육기능은 에드로포니움edrophonium [Tensilon]을 정맥주사 한 후 빠르게 좋아졌다.

설명

이 질환은 자가면역질환으로 **램버트-이튼증후군**Lambert-Eaton (Eaton-Lambert) syndrome이라 불린다. 이 질환은 흔히 폐암이나 유방암이 있는 환자에서 나타난다. 이 환자들에게서 칼슘통로Ca^{2+} channel에 대한 항체가 존재하는 것이 알려져 있다. 시냅스이전 부위의 칼슘통로 감소는 신경근육이음부 NMJ말단으로부터 아세틸콜린 유리를 감소시킨다. 또 다른 자가면역질환으로 nAChR에 대한 항체 형성에 의해 발생하는 중증근무력증도 근력약화를 일으킬 수 있다는 점에 주목해야 한다. 램버트-이튼증후군과 중증근무력증 모두에서 아세

임상 증례 (계속)

틸콜린에스테라아제 억제제(짧은 시간 동안 작용short-acting하는 에드로포니움edrophonium [Tensilon])를 투여하면 근육 기능이 향상된다. 아세틸콜린에스테라아제는 신경근육이음부NMJ에 분포하는 효소로서 정상적으로 골격근을 지배하는 신경말단에서 유리된 아세틸콜린을 가수분해한다(7장 참조). 에드로포니움에 의해 이 효소가 억제되면 신경근육이음부NMJ에서 아세틸콜린의 작용시간을 증가시키게 되므로 근육 기능이 향상된다. 이 두 질환은 근전도검사와 신경전도검사를 통해 구분할 수 있다. 반복적인 신경자극 또는 격렬한 근육운동은 램버트-이튼증후군 환자에서 근육 기능을 향상시키는 반면, 중증근무력증 환자는 격렬한 운동 후 근육 기능이 악화된다. 소니아는 며칠 동안 정맥을 통해 코르티코스테로이드 프레드니손을 투여 받았고, 이후에는 먹는 약으로 바꾸었다. 램버트-이튼증후군을 치료하기 위해 사용되는 다른 방법은 직접적인 종양 치료(표준 방사선치료 및 화학요법을 통한)와 면역 억제를 포함한다.

연습문제

질문

각 문항에서 가장 알맞은 답을 고르시오.

1. 어떤 50세 남성이 신경과의사에게 온몸에 힘이 없으며(전신근력약화), 운동을 하면 더 심해진다고 말하였다. 이 환자의 병력에 따르면, 근력약화가 나타나기 4~5주 전에 바이러스 감염이 있었다. 신경과의사는 환자가 중증근무력증을 앓고 있다고 생각하여 네오스티그민을 처방하였다. 이 치료 후 환자는 자신의 증상이 많이 좋아졌다고 말했다. 다음 중 이 환자에서 근력약화를 일으킨 원인은 무엇인가?
   a. 시냅스이전말단에 분포하는 전압작동 칼슘통로의 감소
   b. 근육종말판에 존재하는 정상적인 기능을 하는 니코틴성 아세틸콜린수용체 수 감소
   c. 근육종말판에서 아세틸콜린 유리 감소
   d. 근육종말판에 분포하는 신경의 말이집탈락
   e. 중추신경계 축삭의 말이집탈락

2. 다음 중 화학시냅스를 통한 신호전달에 관한 설명으로 옳은 것은?
   a. 시냅스이전뉴런과 시냅스이후뉴런 사이의 세포질은 연결되어 있어야 한다.
   b. 시냅스이전뉴런 말단 속으로 칼슘Ca^{2+}이 유입되는 것은 화학적 전달에 있어서 중요한 단계이다.
   c. 유발되는 반응의 특성은 신경전달물질의 화학적 특성에 의존한다.
   d. 세포내섭취에 의해 신경전달물질이 유리된다.
   e. 중추신경계에서는 드문 시냅스유형이다.

정답 및 설명

1. 정답: b

이 환자는 중증근무력증을 앓고 있다. 감염된 바이러스(근력약화가 나타나기 4~5주 전에 감염된)는 니코틴성 아세틸콜린수용체nAChR에 존재하는 아미노산 서열과 유사한 아미노산 서열을 포함하고 있었을 것이다. 환자의 T림프구가 반응을 하여 nAChR에 대한 항체를 생산할 것이다. 혈액을 따라 순환하는 항체는 근육종말판에 존재하는 nAChR와 결합하므로 정상적인 기능을 하는 nAChR 수는 감소할 것이다. 따라서 시냅스이전말단으로부터 유리된 아세틸콜린은 신경근육이음부NMJ에 존재하는 충분한 수의 nAChR를 활성화시키지 못하게 되므로 근력약화가 발생하게 된다. 네오스티그민(아세틸콜린에스테라아제 억제제)은 유리된 아세틸콜린의 분해를 억제함으로써 남아 있는(기능을 하는) nAChR와 신경전달물질이 결합할 가능성을 증가시킨다. 따라서 환자의 근력약화는 회복된다. 중증근무력증에서 중추신경계 또는 말초신경계에 있는 축삭의 말이집 결함은 존재하지 않는다. 정상적인 기능을 하는 전압작동 칼슘통로 감소(램버트-이튼증후군에 나타나는 특징임)는 중증근무력증에서 일어나지 않는다 .

2. 정답: b

화학시냅스에서 시냅스이전세포와 시냅스이후세포의 세포질은 연결되어 있지 않다. 그 대신, 세포들은 액체로 채워진 상당히 큰 틈새(20~50 nm)에 의해 서로 분리되어 있다. 칼슘Ca^{2+}이 시냅스이전말단으로 유입되는 과정은 신경전달물질 분비에 꼭 필요한 과정이다. 신경전달물질은 이어서 자신의 수용체와 결합한 후 시냅스이후막에 존재하는 수천 개의 통로를 열거나 닫는다. 시냅스이후뉴런에서 유발되는 반응의 특성(흥분성 또는 억제성)은 신경전달물질의 화학적 특성에 의존하지 않는다. 그 대신, 유발되는 반응의 특성은 활성화되는 수용체의 유형 및 이온의 종류(더 높은 투과성을 보이는)에 의해 결정된다. 신경전달물질 분비는 세포외배출이라 불리는 과정에 의해 일어난다. 신경전달물질을 포함한 소포는 시냅스이전막과 융합한 후 시냅스틈새로 내용물을 유리한다. 중추신경계에서의 신호전달은 화학시냅스가 우세하게 작용한다.

연습문제 (계속)

3. 다음 중 차등전위graded potential에 관한 설명으로 옳은 것은?
   a. 역치threshold를 가진다.
   b. 전위의 크기는 자극강도에 따라 변한다.
   c. 긴 불응기refractory period를 가진다.
   d. 기간이 일정하다.
   e. 전압작동 이온통로에 의해 발생한다.

4. 신경근육시냅스에서 직접적으로 개폐되는 시냅스 전달에 관한 설명으로 옳은 것은?
   a. 시냅스이전단추는 노르에피네프린을 함유한 시냅스소포를 포함하고 있다.
   b. 시냅스이전말단에서 분비되는 노르에피네프린은 종말판에 위치하는 α-아들레날린수용체에 작용한다.
   c. 신경종말판에 존재하는 신경전달물질에 의해 열리는 이온통로는 칼슘Ca^{2+}에만 투과성을 보인다.
   d. 나트륨Na^{+}에 선택적인 전압작동통로는 근육세포막의 이음부주름에 존재한다.
   e. 각 근섬유는 흥분성 및 억제성 입력 신호를 모두 받는다.

5. 틈새이음gap junction에 관한 설명으로 옳은 것은?
   a. 뉴런은 큰 틈새(20~50 nm)에 의해 분리된다.
   b. 틈새이음통로gap junction channel는 시냅스이전뉴런과 시냅스이후뉴런을 연결하는 두 개의 헤미통로에 의해 형성된다.
   c. 틈새이음통로는 신경전달물질에 의해 개폐된다.
   d. 하나의 뉴런에서 자극에 의해 형성된 전류는 고저항 경로를 통해 다른 뉴런으로 전달된다.
   e. 대개 틈새이음은 전류를 일방향으로만 흐르도록 한다.

3. 정답: b

차등전위의 크기는 자극강도에 따라 결정된다(즉 반응이 단계적으로[차등적으로] 일어남). 차등전위는 역치를 가지지 않으며, 불응기도 나타내지 않는다. 차등전위 기간은 초기 자극에 의해 결정된다. 차등전위는 수용체에 의해 일어나는 반응이며, 전압작동 이온통로에 의해 일어나는 반응이 아니다.

4. 정답: d

신경근육이음부NMJ의 시냅스이전뉴런 말단에는 시냅스단추라 불리는 많은 염주들이 존재한다. 시냅스이전단추에는 아세틸콜린을 함유하고 있는 시냅스소포가 존재한다. 운동축삭이 자극을 받으면 아세틸콜린이 유리되며, 아세틸콜린은 니코틴성 콜린수용체(이음부주름의 능선에 위치)에 반응하여 종말판전위EPP를 형성한다. 종말판전위가 형성되는 동안, 나트륨Na^{+}이 시냅스이후세포로 유입되고, 칼륨K^{+}은 세포 밖으로 유출된다(종말판에 존재하는 신경전달물질에 의해 개폐되는 이온통로는 나트륨과 칼륨을 모두 투과시킴). 이음부주름에서 근육세포막은 나트륨Na^{+}에 선택성을 보이는 전압작동통로를 많이 포함하고 있으며, 이들 통로는 종말판전위를 근섬유의 활동전위로 바꾸어 결국 근육수축을 일으킨다. 근섬유는 흥분성 입력만 받는다.

5. 정답: b

뉴런간의 전기적 전달에서, 하나의 뉴런에서 자극에 의해 생성된 전류는 저항이 낮은 경로(이 통로는 전달물질에 의해 작동되지 않음)를 통해 다른 뉴런으로 전달된다. 이러한 경로는 틈새이음에서 확인되었다. 전기시냅스에서 서로 이웃하는 두 뉴런 사이의 영역을 틈새이음이라 한다. 전기시냅스에서 시냅스이전뉴런과 시냅스이후뉴런 사이의 거리는 3~3.5 nm로, 대개의 뉴런간의 거리(약 20~50 nm)보다 훨씬 좁다. 이들 통로는 두 개의 헤미통로에 의해 형성된다. 하나는 시냅스이전뉴런에, 나머지 하나는 시냅스이후뉴런에 위치한다. 대부분 틈새이음에서는 양방향으로 이온이 이동한다.

요 약

말초시냅스(신경근육이음부)와 중추시냅스에서 일어나는 시냅스 전달 비교

신경근육이음부(Neuromuscular Junction)	중추시냅스(Central Synapse)
근섬유는 척수전각에 위치하고 있는 운동뉴런으로부터 들어오는 입력신호만 받는다.	시냅스이후뉴런은 여러 뉴런으로부터 입력신호를 받는다.
각 근섬유에는 오직 흥분성 입력만 전달된다.	중추뉴런에는 흥분성 입력뿐만 아니라 많은 억제성 입력도 전달된다.
오직 아세틸콜린만 근섬유를 활성화시킨다.	몇 가지 신경전달물질이 중추시냅스에서 분비된다.
오직 한 종류의 수용체통로(니코틴성 아세틸콜린수용체)만 아세틸콜린의 작용을 매개한다.	여러 신경전달물질이 신경세포막에 존재하는 여러 종류의 수용체와 결합한다.

요 약

시냅스 전달과 연관되어 있는 질병

질병	결손(결함)	증상	치료·처치
신경근육시냅스에서 화학적 전달이 손상된 질환			
중증근무력증 (Myasthenia gravis)	T림프구와 B림프구에 의해 생성된 항체가 운동종말판의 시냅스이후막에 존재하는 nAChR (정상적인 기능을 하는) 수를 감소시킴	근력약화(아세틸콜린에 대한 근섬유의 반응이 감소하여 생김); 눈꺼풀과 안구근육, 구인두근육, 사지근육의 근력약화; 운동을 하면 근력약화가 심해지고, 휴식하면 근력약화가 호전됨	항콜린에스테라아제 약물(예, 네오스티그민) 투여; 아세틸콜린에스테라아제를 억제하면 유리된 아세틸콜린을 가수분해되지 않은 채 더 오랫동안 남아 있게 하므로 nAChR와 결합할 기회를 증가시킴; 흉선을 제거하면 일부 환자에서 증상이 완화됨; 림프구는 세포매개면역을 담당하며 흉선에서 발달됨
램버트-이튼증후군[a] (Lambert-Eaton syndrome)	신경근육이음부와 다른 시냅스의 시냅스이전 말단에 존재하는 전압작동 칼슘통로의 소실	신경근육이음부에서의 아세틸콜린의 유리 감소로 근력약화가 초래됨	구아니딘과 칼슘 글루코네이트(이들은 아세틸콜린 유리를 촉발 또는 촉진함)
독소와 관련된 질환			
보툴리누스중독 (Botulism)	음식에 오염된 혐기성 클로스트리듐균에 의해 발생함	신경근육이음부에서 신경전달물질 유리를 차단함; 횡격막 마비(호흡부전 유발) 및 골격근 근력약화; 평활근에 분포하는 시냅스 차단으로 인한 내장운동 기능 장애	인공호흡(수 주 동안); 말에서 얻은 항독소를 투여하여 수동면역 유도(혈청에 존재하는 독소 작용 차단)
파상풍(Tetanus)	개방된 상처에 파상풍 독소를 생산하는 클로스트리듐균이 감염되어 발생함	억제성 척수개재뉴런 손상으로 인해 척수운동뉴런이 탈억제되므로 골격근이 과잉흥분하여 테타니 수축을 일으킴	파상풍 항독소 투여; 고용량의 메트로니다졸 또는 페니실린G(이들은 독소 생성을 감소시킴) 투여; 파상풍 변성독소 백신은 약 10년간 파상풍을 예방할 수 있음

[a] 5장 요약 참조

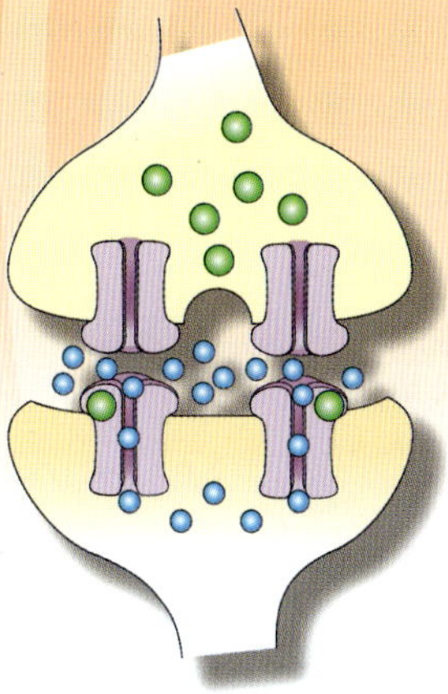

7

신경전달물질
Neurotransmitters

개요

- 정의 Definition
- 신경전달물질의 판정 기준 Criteria Used For Identifying Neurotransmitters
- 신경전달물질의 분류 Major Classes of Neurotransmitters
- 신경전달물질의 유리 기전 Mechanism of Neurotransmitter Release
  - 세포외배출 Exocytosis
  - 시냅스 소포막의 재활용 Recycling of Synaptic Vesicle Membranes
- 신경전달물질의 유리 단계 Steps Involved In Neurotransmitter Release
  - 소분자 신경전달물질 Small Molecule Neurotransmitters
  - 신경펩티드 신경전달물질 Neuropeptide Neurotransmitters
- 소분자 신경전달물질 Individual Small Molecule Neurotransmitters
  - 아세틸콜린 Acetylcholine
    - 합성 *Synthesis*
    - 제거 *Removal*
    - 분포 *Distribution*
    - 생리학적 · 임상적 고찰 *Physiological and Clinical Considerations*
  - 흥분성 아미노산 Excitatory Amino Acids : 글루탐산 Glutamate
    - 합성 *Synthesis*
    - 제거 *Removal*
    - 생리학적 · 임상적 고찰 *Physiological and Clinical Considerations*
  - 억제성 아미노산 Inhibitory Amino Acids
    - 감마아미노부티르산 *Gamma Aminobutyric Acid [GABA]*
      - 합성 및 제거 Synthesis and Removal
      - 분포 Distribution
      - 생리학적 · 임상적 고찰 Physiological and Clinical Considerations
    - 글리신 *Glycine*
      - 합성 및 제거 Synthesis and Removal
      - 분포 Distribution
      - 생리학적 · 임상적 고찰 Physiological and Clinical Considerations

학습목표

이 장을 공부한 학생들은

1. 신경전달물질의 정의와 판정 기준, 분류, 그리고 신경전달물질간의 차이점을 설명할 수 있어야 한다.
2. 각 신경전달물질의 합성과 유리, 제거, 수용체(그들이 결합하는), 역할(생리학적 기능)에 대해 설명할 수 있어야 한다.
3. 신경전달물질 이상과 연관된 임상질환을 설명할 수 있어야 한다.

개요 (계속)

뇌brain는 주로 화학시냅스chemical synapse를 통해 서로 소통한다. 신경전달물질이 어떻게 기능을 나타내는지 이해하기 위해서는 몇 가지 중요한 주제에 대해 알고 있어야 한다. 이러한 주제에는 신경전달물질neurotransmitter이 어떻게 합성되고 유리되며, 제거되고(시냅스틈새로부터) 대사되는지에 관한 내용이 포함된다. 게다가 이들 신경전달물질의 기능을 매개하는 수용체의 특성과 해부학적 위치, 기능적 특성을 이해하는 것이 중요하다. 더구나 중추신경계 기능에서 신경전달물질의 역할 및 이들 신경전달물질과 임상질환의 연관성을 고려해 봐야 한다.

정의 Definition

신경전달물질neurotransmitter은 신경세포뉴런·neuron에서 합성된 후 시냅스로 유리(대개 신경말단으로의 칼슘Ca^{2+} 유입[신경말단의 탈분극에 의해 일어남]에 의해 일어남)되어 수용체(시냅스이후막 그리고/또는 시냅스이전막에 위치함)에 결합함으로써 특정 반응을 유발하는 화학물질이다.

신경전달물질의 판정 기준

Criteria Used for Identifying Neurotransmitters

어떤 물질을 신경전달물질로 판정하는 기준은 다음과 같다. (1) 신경전달물질은 신경세포에서 합성되어야만 하고, 신경세포 속에 신경전달물질 합성에 필요한 효소가 존재해야만 하며, (2) 신경전달물질은 효과기관effector organ에 있는 시냅스이후뉴런 또는 시냅스이후세포에서 반응을 일으킬 수 있을 만큼 충분히 분비되어야 하고, (3) 시냅스틈새로부터 신경전달물질을 제거 또는 비활성화시키는 기전이 존재해야 하며, (4) 외부에서 신경전달물질을 시냅스 또는 시냅스 근처에 주입하였을 때 내인성으로 분비된 신경전달물질과 유사한 작용을 나타내야 함.

신경전달물질의 분류

Major Classes of Neurotransmitters

신경계에 분포하는 신경전달물질을 다음과 같은 주요 범주, 즉 소분자 신경전달물질, 신경펩티드, 기체 신경전달물질로 분류할 수 있다(표 7.1).

신경전달물질의 유리 기전

Mechanism of Transmitter Release

활동전위action potential가 시냅스이전신경말단을 탈분극depolarization시키면 그곳에 존재하는 전압작동 칼슘통로voltage-gated Ca^{2+} channel가 열려(칼슘 투과도 증가) 신경말단 속으로 칼슘Ca^{2+}이 유입된다(그림 7.1A; 5장의 전압작동통로 참조). 이러한 일련의 과정에 의해 소포막vesicular membrane이 시냅스이전막의 활성영역active zone과 융합함으로써 신경전달물질이 시냅스틈새synaptic cleft로 유리된다(그림 7.1B). 신경전달물질이 유리되는 이 과정을 **세포외배출**exocytosis이라 부른다(다음 단락 참조). 이어서 신경전달물질은 시냅스틈새를 통해 확산하여 시냅스이후막에 도달하며, 시냅스이후막 존재하는 자신의 수용체와 상호작용하여 그곳에 분포하는 수천 개의 이온통로(특정 이온이 신경세포 속으로 유입되거나 신경세포 밖으로 유출되게 함)를 열거나 닫는다(즉 여러 이온에 대한 투과도를 변화시킴; 그림 7.1C).

시냅스이후뉴런에서 일어나는 반응의 특성(즉 흥분성이냐, 아니면 억제성이냐)은 신경전달물질의 화학적 특성과는 관련이 없다. 그 대신, 반응의 특성은 활성화되는 수용체

표 7.1 신경전달물질의 분류

소분자 신경전달물질 (Small-Molecule Neurotransmitters)	신경펩티드 (Neuropeptides)	기체 신경전달물질 (Gaseous Neurotransmitters)
Acetylcholine Excitatory amino acids Glutamate Aspartate Inhibitory amino acids GABA Glycine	Opioid peptides β-endorphin Methionine-enkephalin Leucine-enkephalin Endomorphins Nociceptin	Nitric oxide
Biogenic amines Catecholamines Dopamine Norepinephrine Epinephrine	Substance P	
Indoleamine Serotonin (5-hydroxytryptamine [5-HT])		
Imidazole amine Histamine		
Purines ATP Adenosine		

ATP, adenosine triphosphate; GABA, gamma aminobutyric acid.

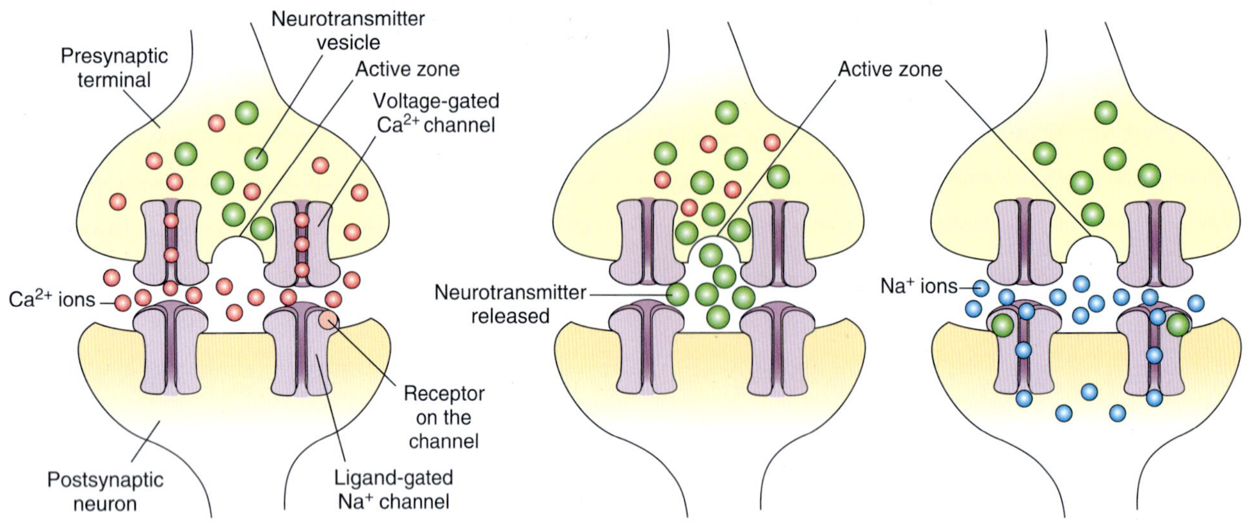

A 활동전위가 시냅스이전막을 탈분극시키므로 칼슘통로가 열려 시냅스이전신경말단으로 칼슘이 유입된다.

B 시냅스이전신경말단으로 유입된 칼슘은 소포막과 신경말단막의 융합을 촉진하며, 이에 따라 신경전달물질이 시냅스틈새로 유리된다.

C 신경전달물질은 수용체(이온통로에 존재함)와 결합하여 이온통로를 개방시키며, 이 이온통로를 통해 시냅스이후뉴런으로 나트륨이 유입되므로 시냅스이후뉴런이 탈분극된다.

그림 7.1 신경전달물질의 유리 기전

의 종류 및 주로 투과되는 이온의 종류에 의존한다. 예를 들면, 아세틸콜린acetylcholine [ACh]이 신경근육이음부NMJ에 분포하는 니코틴성 콜린수용체cholinergic nicotinic receptor에 결합하면 시냅스를 흥분excitation(즉 골격근 수축)시키지만, 심장 조직에 분포하는 무스카린성 콜린수용체cholinergic muscarinic receptor에 결합하면 시냅스를 억제inhibition(즉 심박수 감소)시킨다. 앞에서 설명한 대로, 신경계에는 전기시냅스electrical synapse보다는 화학시냅스chemical synapse가 훨씬 더 흔하다. 화학시냅스는 복잡한 기능을 매개하는 데 관여한다. 화학시냅스의 중요한 특징 중 하나는 신호를 증폭(즉 작은 시냅스이전신경말단이 큰 시냅스이후뉴런의 막전위를 변화시킬 수 있음)시킬 수 있다는 점이다.

세포외배출 Exocytosis

소포vesicle에 함유된 신경전달물질이 시냅스틈새로 유리되는 과정을 세포외배출이라 부른다. 이 과정은 복잡하며 아직 완전히 이해하고 있지는 못하다. 세포외배출을 일으키는 과정을 다음과 같이 정리할 수 있다. 소포막vesicular membrane에는 SNARE 단백질('**SNARE**'는 '**SNAP Re**ceptor'의 약어이며, '**SNAP**'은 '**S**oluble **N**SF **A**ttachment **P**rotein'의 약어이고, '**NSF**'는 '**N**-Ethylmaleimide **S**ensitive **F**usion Protein'의 약어임)과 시냅토브레빈synaptobrevin, 시냅토태그민synaptotagmin(칼슘결합단백질Ca^{2+}-binding protein의 일종)이 존재한다(6장 참조). 시냅스이전막에는 다른 SNARE 단백질과 신탁신syntaxin, SNAP-25가 존재한다(그림 7.2A). 소포막과 시냅스이전막에 존재하는 SNARE 단백질은 상호작용하여 복합체를 형성하며, 이러한 상호작용에 의해 소포막과 시냅스이전막은 매우 근접하게 된다(그림 7.2B). 활동전위에 의해 시냅스이전막이 탈분극되면 전압작동 칼슘통로voltage-gated Ca^{2+} channel를 통해 신경말단으로 칼슘Ca^{2+}이 유입된다(5장 참조). 칼슘Ca^{2+}은 시냅토태그민과 결합하여 소포막과 시냅스이전막의 융합을 촉진한다(그림 7.2C). 융합된 막에 구멍이 생겨 소포 속 내용물(즉 신경전달물질)이 시냅스틈새synaptic cleft로 유리된다(그림 7.2D). 시냅스틈새로 유리된 신경전달물질은 특정 수용체와 결합하여 반응을 일으킨다. 분비된 신경전달물질은 재흡수기전reuptake mechanism에 의해 신경말단으로 회수된 후 재활용된다. 일부 신경전달물질(예, 아세틸콜린)은 시냅스틈새에서 분해된 후, 그 중 하나 이상의 분해산물이 신경말단으로 회수되어 신경말단에서 신경전달물질을 합성하는데 재활용된다.

시냅스 소포막의 재활용 Recycling of Synaptic Vesicle Membrane

소포vesicle는 먼저 신경세포체에 존재하는 세포질세

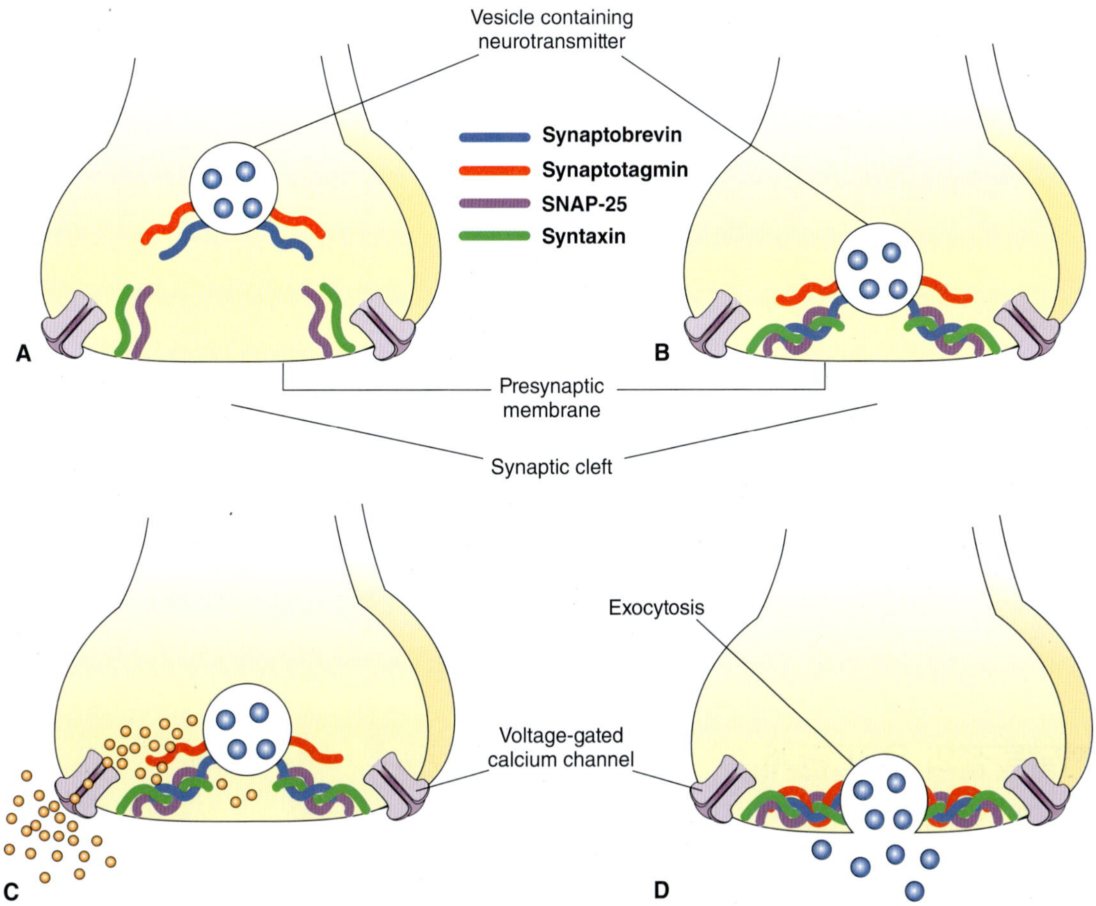

그림 7.2 세포외배출의 단계. **(A)** 소포막과 시냅스이전막에 존재하는 SNARE 단백질. **(B)** 소포막과 시냅스이전막에 존재하는 두 SNARE 단백질들이 복합체를 형성한다. **(C)** SNARE 단백질 복합체가 형성되면 소포를 시냅스이전막 쪽으로 끌어당기며, 신경말단으로 유입된 칼슘(전압작동 칼슘통로를 통해)이 시냅토태그민과 결합한다. **(D)** 시냅토태그민과 결합한 칼슘은 소포막과 시냅스이전막의 융합을 촉진한다.

망endoplasmic reticulum [ER]과 골지기관Golgi apparatus에서 생성된다. 소포는 축삭운반axonal transport에 의해 신경말단으로 운반된다. 세포외배출이 일어날 때는 소포막과 시냅스이전막presynaptic membrane이 융합된다. 따라서 새로운 세포막이 시냅스이전막에 추가된다. 융합된 소포막은 복잡한 과정(**세포내섭취**를 위한 **발아** endocytotic budding라고 함)에 의해 1분 이내에 회수되어 재활용된다. 이 과정은 다음과 같이 요약할 수 있다. 여러 가지 단백질(**클라트린**clathrin 포함)이 융합된 소포막 잔유물에 바구니 모양의 격자를 형성하여 **피복소와**coated pit를 만들며(그림 7.3A), 피복소와coated pit는 이어서 **다이나민**dynamin이라 불리는 다른 단백질에 의해 시냅스이전막으로부터 분리되고(그림 7.3B), 피복소포coated vesicle는 세포질로 이동된다(그림 7.3C). 다량의 ATP가수분해효소ATPase에 의해 피복coating이 소포로부터 제거된다(그림 7.3D). **시냅신**synapsin(다른 단백질)이 새로 형성된 비피복소포uncoated vesicle를 세포골격에 묶어둔다(그림 7.3E). 소포가 필요해지면 단백질키나아제protein kinase가 시냅신을 인산화시켜 시냅신을 소포(적절한 신경전달물질을 함유하고 있으며, 세포외배출 과정으로 유리될 준비가 완료된)로부터 분리시킨다(그림 7.3F). 따라서 신경이 계속 활동할 때 회수된 소포막은 신경말단에서 새로운 시냅스소포를 형성하는데 재활용되며 신경전달물질을 함유한다. 이러한 방식으로, 신경이 계속해서 활동하는 동안 신경말단에서 시냅스소포가 형성되기 때문에 시냅스소포가 빠르게 교체될 수 있다. 신경세포체에서 생산된 시냅스소포는 신경세포체와 신경말단 사이의 거리가 멀기 때문에 쉽게 활용될 수 없다. 신경말단의 세포질로부터 회수된 소포막의 일부는 세포체로 다시 운반되어 분해되거나 재활용된다(4장 참조, 그림 4.2).

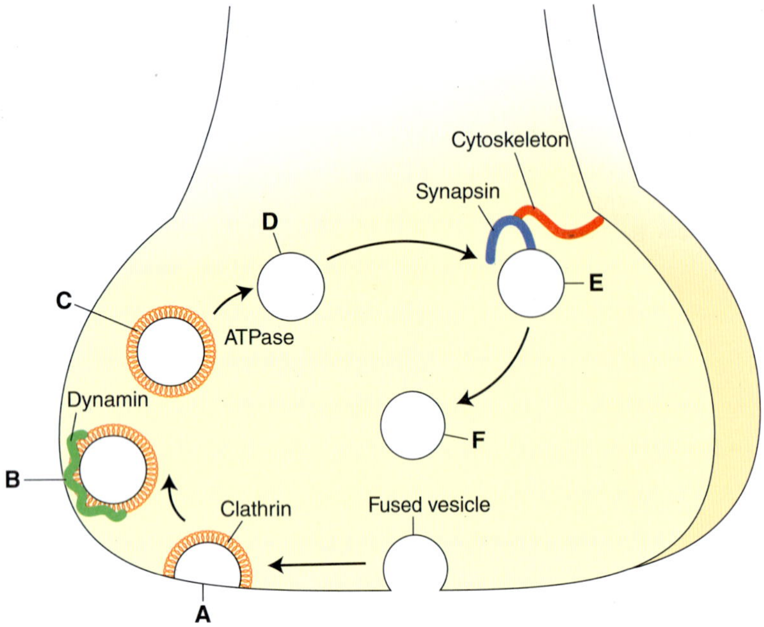

그림 7.3 시냅스소포막의 재활용. (A) 클라트린 단백질은 소포막 잔유물에 피복을 형성한다. (B) 다른 단백질인 다이나민이 피복소포막을 세포막으로부터 분리시킨다. (C) 피복소포막은 시냅스이전 말단의 세포질로 운반된다. (D) ATP가수분해효소가 소포의 피복을 제거한다. (E) 다른 단백질인 시냅신이 소포에 결합하여 세포골격의 액틴필라멘트에 부착시킨다. (F) 단백질키나이제가 시냅신을 인산화시키면, 시냅신은 소포로부터 분리된다. 이어서 소포(세포외배출에 의해 유리되기 전에)는 추가 처리과정을 거친다.

신경전달물질의 유리 단계

Steps Involved in Neurotransmitter Release

소분자 신경전달물질 Small Molecule Neurotransmitters

다음 단계들이 소분자 신경전달물질의 합성과 운반, 유리에 관여한다(그림 7.4A).

1. 소분자 신경전달물질의 합성에 필요한 효소들은 신경세포체의 **과립세포질세망**RER에서 합성된다.
2. 효소들이 골지기관으로 운반된다.
3. 골지기관에서 효소들이 변형(예, 황산화sulfation, 당화glycosylation)된다.
4. 가용성 효소soluble enzyme(예, **아세틸콜린에스테라아제**acetylcholinesterase, **티로신 수산화효소**tyrosine hydroxylase)는 미세관microtubule을 통한 **느린 전행성축삭형질운반**slow anterograde axonal transport (0.5~5 mm/day)에 의해 신경말단으로 운반된다. 나머지 효소들은 **빠른 전행성축삭형질운반**fast anterograde axonal transport에 의해 운반된다.
5. 전구체(소분자 신경전달물질의 합성에 필요한)가 신경말단막에 분포하는 운반체단백질을 통해 흡수되고, 전구체로부터 시냅스이전신경말단에서 신경전달물질이 합성된다. 신경전달물질의 합성에 필요한 효소는 신경세포체에서 합성되어 신경말단으로 운반된다.
6. 합성되어 세포질에 분포하는 여러 가지 신경전달물질은 소포막운반단백질에 의해 작은 소포 속으로 흡수된다. 소분자 신경전달물질은 대개 **투명소포**clear-core vesicle에 함유되어 있다. 세로토닌과 노르에피네프린은 예외적으로 **치밀소포**dense-core vesicle에 함유되어 있다.
7. 적절한 자극이 오면 **세포외배출**exocytosis을 통해 신경전달물질이 유리된다.

신경펩티드 신경전달물질

Neuropeptide Neurotransmitters

이들 신경전달물질은 대개 느리고 지속적인 뇌기능과 관련되어 있다. 이 장에서는 몇 개의 중요한 펩티드에 대해서만 설명할 것이다. 신경펩티드의 합성과 운반, 유리에 관여하는 단계는 다음과 같다(그림 7.4B).

1. 최종 펩티드 신경전달물질보다 훨씬 더 큰 폴리펩티드(**프리프로펩티드**pre-propeptide라고 함)가 과립세포질세망RER에서 합성되며, 프리프로펩티드는 그곳에서 **프로펩티드**propeptide(아미노산의 신호서열signal sequence이 제거된 프리프로펩티드)로 전환된다. 폴리펩티드 분해효소 역시 과립세포질세망에서 합성된다.
2. 프로펩티드와 효소는 골지기관으로 운반된 후 그곳에서 소포에 포장된다.
3. 프로펩티드와 효소를 함유한 소포들은 빠른 전행성축삭형질운반(400 mm/day)에 의해 미세관을 따라 신경말단으

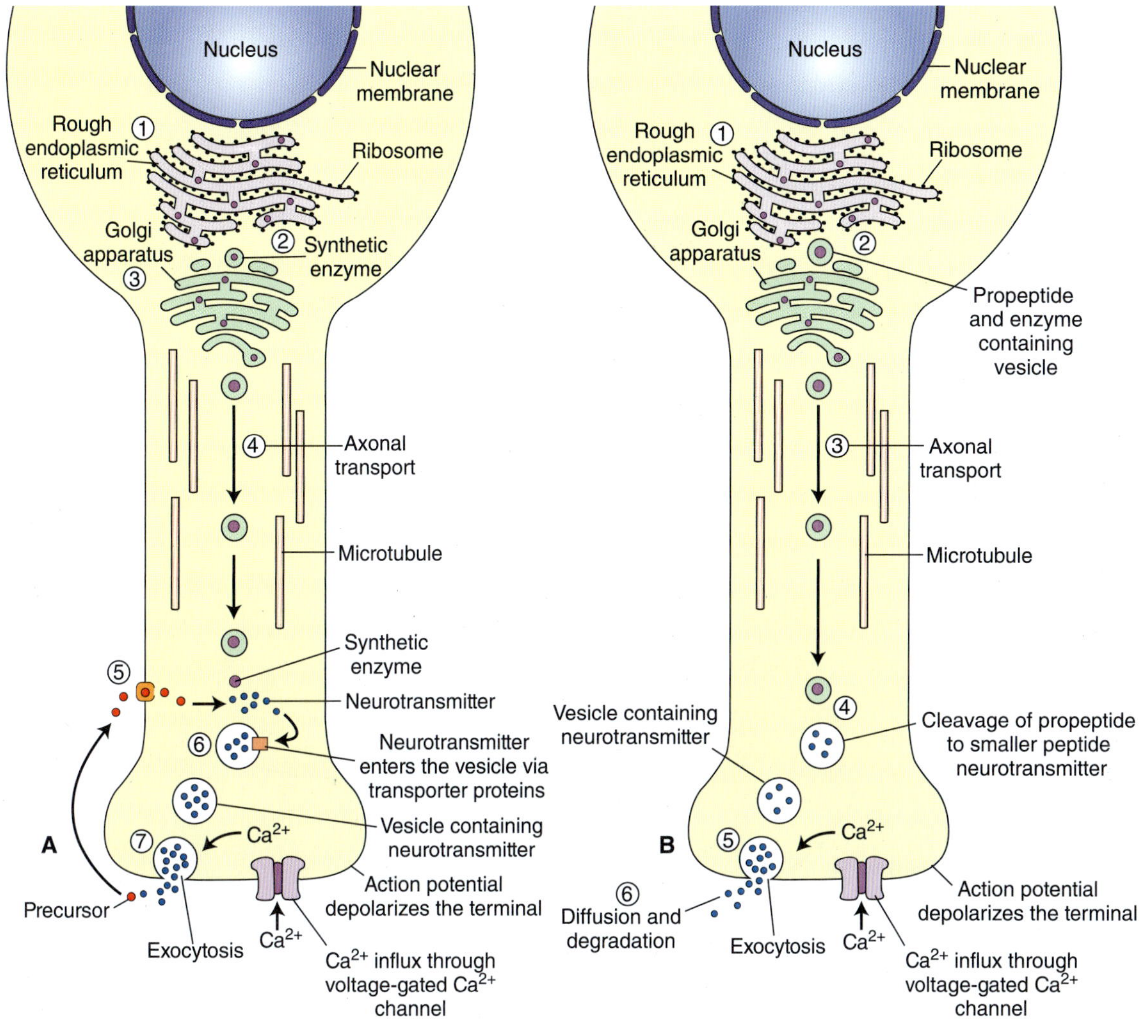

그림 7.4 신경전달물질의 합성과 운반, 유리 과정. **(A)** 소분자 신경전달물질 **(B)** 신경펩티드.

로 운반된다. 이 운반과정은 **키네신**kinesin과 같은 ATP를 소모하는 '운동' 단백질'motor' protein을 필요로 한다.

4. 효소는 프로펩티드를 분해하여 더 작은 펩티드 신경전달물질(큰 치밀소포dense-core vesicles에 존재하는)을 만든다.
5. 펩티드 신경전달물질은 이어서 세포외배출에 의해 시냅스틈새로 유리된다.
6. 펩티드 신경전달물질은 유리된 후 확산하여 단백질분해효소에 의해 분해되며, 소분자 신경전달물질과는 달리 신경말단으로 회수되지 않는다.

많은 성숙한 신경세포는 한 종류 이상의 신경전달물질(예, 대부분의 척수뉴런은 아세틸콜린과 칼시토닌-유전자관련펩티드calcitonin gene-related peptide [CGRP]를 포함하고 있음)을 포함하고 있다.

소분자 신경전달물질

Individual Small Molecule Neurotransmitters

다음 단락에서는 일부 소분자 신경전달물질의 합성과 제거, 분포, 생리학적·임상적 의의에 관한 중요한 내용을 설명한다.

아세틸콜린 Acetylcholine [ACh]

합성 Synthesis

아세틸콜린의 합성과 유리에 관여하는 단계는 다음과 같다(그림 7.5).

1. 포도당glucose이 촉진확산facilitated diffusion에 의해 신경말단으로 유입된다.
2. 신경세포질에서 **해당작용**glycolysis이 일어나 피루브

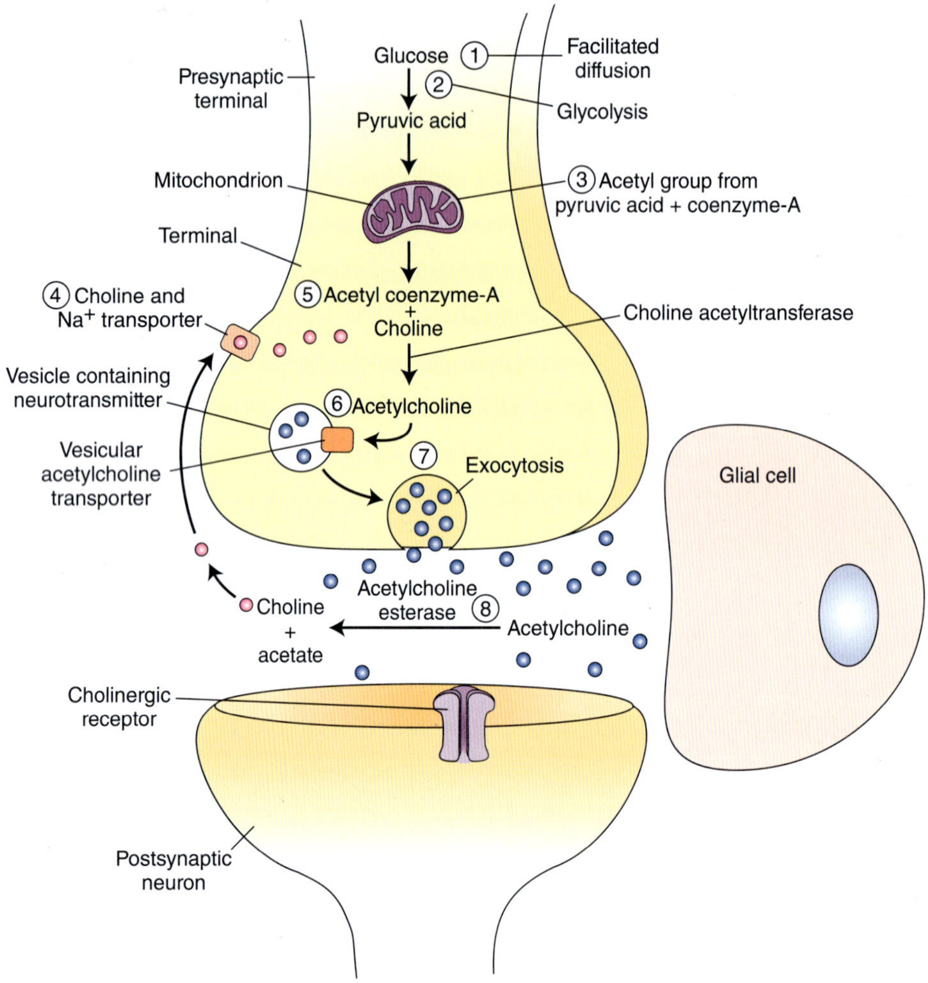

그림 7.5 아세틸콜린의 합성 및 유리 단계

산pyruvate이 생성된다.

3. 피루브산은 미토콘드리아로 운반되며, 아세틸기acetyl group(피루브산으로부터 유래함)와 보조효소A coenzyme-A (미토콘드리아에 존재함)가 결합되어 아세틸조효소A acetyl coenzyme-A를 만들며, 아세틸조효소A는 다시 세포질로 운반된다.
4. 콜린choline(아세틸콜린의 전구체)은 콜린운반체sodium and choline transporter를 통해 시냅스틈새synaptic cleft로부터 신경말단으로 능동적으로 운반된다.
5. 아세틸콜린은 신경말단의 세포질(콜린아세틸전환효소choline acetyltransferase 존재)에서 콜린과 아세틸조효소A로부터 합성된다.
6. 아세틸콜린은 소포로 운반되어 그곳에 저장된다.
7. 아세틸콜린은 이어서 세포외배출에 의해 시냅스틈새로 유리된 후 아세틸콜린에스테라아제acetylcholinesterase에 의해 가수분해 된다('제거' 단락 참조).

제거 Removal

신경말단의 바깥 면(시냅스이전부위prejunctional site)과 효과기세포(시냅스이후부위postjunctional site)에는 아세틸콜린에스테라아제가 고농도로 존재한다. 아세틸콜린에스테라아제는 신경세포체와 주요 수상돌기의 세포질세망ER에서 합성되며 미세관microtubule을 통해 시냅스이전막으로 운반된다. 이 효소는 시냅스의 세포외공간에서 아세틸콜린을 가수분해하며, 이 반응에 의해 유리된 콜린은 신경말단으로 회수되어 다시 아세틸콜린의 합성에 이용된다.

분포 Distribution

뇌에는 콜린신경세포cholinergic neuron가 몰려 있는 두 부위가 있다(그림 7.6).

1. **전뇌기저부**basal forebrain는 종뇌telencephalon에 위치(기저핵의 배쪽내측부위medial and ventral to the basal ganglia)하고 있다. 전뇌기저부에는 마이네르트기저핵basal nucleus of Meynert

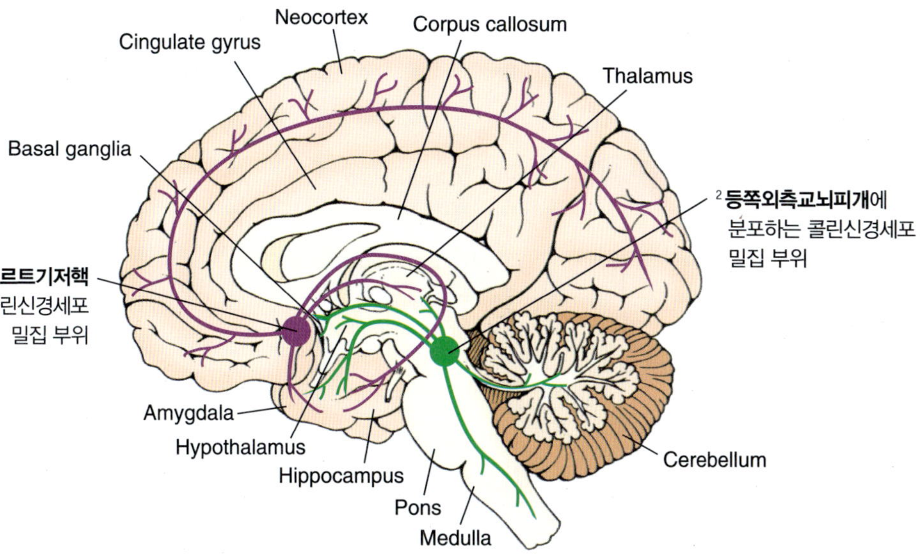

그림 7.6 주요 콜린신경세포군. 콜린신경세포가 집중적으로 몰려 있는 두 부위, 즉 전뇌기저부(마이네르트기저핵 포함)와 등쪽외측교뇌피개에 주목하자.

이 포함되어 있으며, 이 핵은 전체 신피질neocortex과 편도체amygdala, 해마hippocampus, 시상thalamus에 콜린성 신경을 제공한다. 내측중격핵medial septal nucleus은 대뇌피질cerebral cortex과 해마, 편도체에 콜린성 신경을 제공한다.

2. 콜린신경세포가 몰려 있는 다른 부위는 **등쪽외측교뇌피개**dorsolateral tegmentum of the pons인데, 이 부위는 기저핵과 시상, 시상하부, 연수그물체medullary reticular formation, 소뇌심부핵deep cerebellar nuclei으로 투사한다.
3. 모든 체성운동뉴런과 자율신경계 절전뉴런은 아세틸콜린을 함유하고 있다.

생리학적·임상적 고찰 Physiological and Clinical Considerations

등쪽외측교뇌피개dorsolateral tegmentum of pons에 분포하는 콜린신경세포는 수면·각성주기 동안 전뇌의 활성 조절에 관여한다. 전뇌기저부basal forebrain에 분포하는 콜린신경세포는 학습·기억에 관여하며 **알츠하이머병**Alzheimer's disease과 관련되어 있다. 알츠하이머병에서는 광범위한 신경위축(특히, 대뇌피질cerebral cortex과 해마형성체hippocampal formation에서)이 관찰된다. 알츠하이머병 환자들은 기억상실과 인격변화, 치매dementia를 나타낸다. 이들 환자에서는 마이네르트기저핵의 콜린신경세포 및 대뇌피질의 아세틸콜린 농도가 현저하게 감소된다. 이러한 관찰 결과는 알츠하이머병을 아세틸콜린 대체요법으로 치료하는 시도로 이어졌다. 예를 들면, 도네페질donepezil [Aricept](아세틸콜린에스테라아제 억제제)을 경도에서 중증도의 치매를 보이는 알츠하이머병 환자에게 적용하였다. 그러나 이러한 시도는 질병의 증상 완화에 큰 도움이 되지 않았다. 이러한 결과는 알츠하이머병에서 일어나는 신경퇴화 기전에 여러 가지 신경전달물질이 관여한다는 것을 나타낸다.

흥분성 아미노산: 글루탐산 Glutamate

글루탐산은 흥분성 신경전달물질의 한 종류이다. 글루탐산은 뇌에 고농도로 분포한다. 글루탐산은 다른 기능(단백질 및 펩티드 합성 같은)도 하지만, 이 물질은 중요한 흥분성 아미노산(글루탐산은 신경전달물질의 판정 기준을 충족함)으로 생각되고 있다.

합성 Synthesis

글루탐산은 두 과정에 의해 뇌에서 합성된다. 한 과정은 포도당이 촉진확산에 의해 신경세포로 들어간 후 크렙스회로Krebs cycle·TCA cycle를 통해 대사된다. 크렙스회로를 통해 생성된 α-옥소글루타르산α-oxoglutarate은 아미노전달효소α-oxoglutarate transaminase에 의해 글루탐산으로 전환된다.

다음은 글루탐산 합성의 다른 과정에 포함되는 단계들이다(그림 7.7).

1과 2. 신경말단 및 신경아교세포는 신경말단으로부터 유리된 글루탐산을 그들의 세포막에 존재하는 글루탐산운반체glutamate transporter를 통해 재흡수reuptake한다.

3. 신경아교세포에서 글루탐산은 글루타민glutamine으로

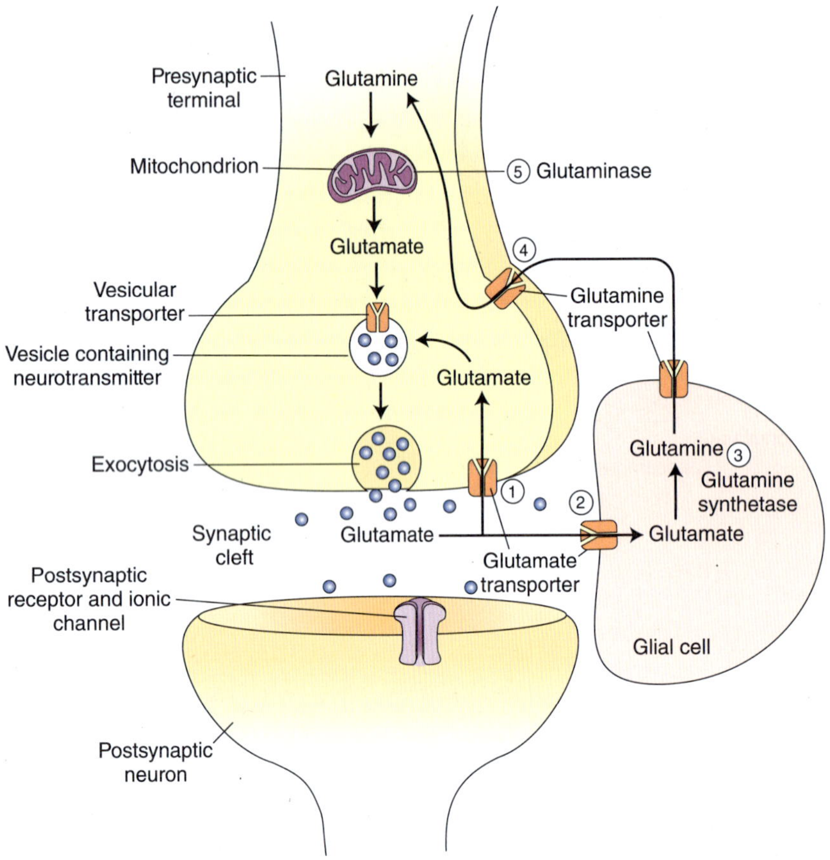

그림 7.7 글루탐산의 합성 및 유리 단계

전환(글루타민합성효소glutamine synthetase에 의해) 된다.

4. 글루타민은 신경아교세포로부터 신경세포말단으로 운반(아교세포막과 신경세포말단막에 존재하는 글루타민운반체glutamine transporter에 의해) 된다.
5. 신경세포말단에서 글루타민은 글루탐산으로 전환(글루타미나아제glutaminase에 의해)된다. 글루탐산은 능동운반에 의해 소포 속으로 운반되어 저장되고 이어서 세포외배출에 의해 유리된다. 유리된 글루탐산은 글루탐산운반체를 통해 신경아교세포와 신경세포말단으로 재흡수된다. 신경세포말단에서 글루탐산은 소포 속에 재포장되어 저장되었다가 나중에 사용된다. 신경아교세포에서 글루탐산은 앞에서 설명한 대로 글루타민으로 전환된다.

제거 Removal

앞에서 설명한 대로, 글루탐산운반체glutamate transporter는 시냅스이전신경말단막과 신경아교세포막에 존재한다. 글루탐산은 고친화성 나트륨의존성 재흡수기전인 글루탐산운반체를 통해 신경세포말단과 신경아교세포로 재흡수된다.

생리학적 · 임상적 고찰 Physiological and Clinical Considerations

글루탐산과 관련하여 생리학적·임상적으로 고려해야 할 중요한 내용은 다음과 같다.

1. 글루탐산은 뇌의 다양한 회로에 작용하는 신경전달물질이다. 예를 들면, 흥분성 아미노산은 학습과정과 기억과정뿐만 아니라 운동기능에도 관여하는 것으로 보인다.
2. 글루탐산은 **근위축측삭경화증**amyotrophic lateral sclerosis [ALS] (**루게릭병**Lou Gehrig's disease이라고도 함)과 같은 일부 만성 신경질환과 연관되어 있으며, 근위축측삭경화증ALS은 척수전각anterior horn of the spinal cord과 뇌간brainstem, 대뇌피질cerebral cortex에 존재하는 운동뉴런이 퇴화되는 것이 특징이다. 이 질환을 앓고 있는 환자는 광범위한 근섬유다발수축muscle fasciculation과 이완성 근력약화flaccid weakness, 근위축muscle atrophy을 나타낸다. 근위축측삭경화증 증상에서 글루탐산이 관여하는 기전은 명확히 알려져 있지 않다(8장 참조).
3. 신경세포가 오랫동안 흥분성 아미노산에 의해 자극될 경우 신경세포는 사멸되거나 손상된다. 이러한 효과

를 **신경흥분독성**excitotoxicity이라 하며, 이때 주로 시냅스이후뉴런이 소실된다. 신경흥분독성에 의한 신경세포 소실은 뇌졸중cerebrovascular stroke과도 연관되어 있다. 뇌에 혈액을 공급하는 동맥이 막히면 뇌허혈이 초래된다. 흥분성 아미노산(글루탐산glutamate, 아스파르테이트aspartate) 농도는 뇌의 세포외공간에서 증가하게 되는데, 그것은 신경세포와 신경아교세포에 의한 이들 아미노산의 흡수가 지연되기 때문이다. 증가한 글루탐산 농도는 신경세포를 과도하게 흥분시키고 일련의 반응을 일으켜 죽게 만든다(기전은 완전히 알려져 있지 않음). 과도한 세포내 칼슘Ca^{2+} 농도 역시 신경흥분독성에 의한 신경세포 사멸과 연관되어 있다.

4. 글루탐산의 신경흥분독성은 알츠하이머병과도 연관되어 있다. 이 질병에서 기억과 연관된 신경세포의 소실 기전 중 하나는 신경세포의 과잉흥분으로 여겨지고 있으며, 결국 글루탐산에 의해 유발되는 NMDA수용체(이 장 뒷부분의 '이온성수용체' 단락에서 설명함)의 활성에 의해 이들 신경세포가 소실된다. 메만틴Memantine [Namenda](NMDA수용체 길항제)은 신경세포 소실 효과를 경감시키고 증상 발현 속도를 늦추는 것으로 보고되고 있다.

억제성 아미노산 Inhibitory Amino Acids

이 단락에서는 두 가지 주요 억제성 아미노산, 즉 감마아미노부티르산GABA과 글리신glycine에 대해서 설명한다.

감마아미노부티르산 Gamma Aminobutyric Acid [GABA]

합성 및 제거 Synthesis and Remova

다음 단계들은 **GABA**의 합성과 시냅스틈새로부터의 제거 과정을 나타낸다(그림 7.8).

1. 글루타민이 글루탐산으로 전환(글루타미나아제glutaminase에 의해)된다.
2. GABA는 글루탐산의 α-탈카르복실화α-decarboxylation에 의해 형성된다. 이 반응은 거의 GABA신경세포에만 분포하는 세포질 효소인 **L-글루탐산-1-탈카르복실화효소**L-glutamic acid-1-decarboxylase [GAD]에 의해 일어난다. GAD는 글루탐산을 신경전달물질로 이용하는 신경세포나 신경아교세포에는 존재하지 않는다. GAD는 조

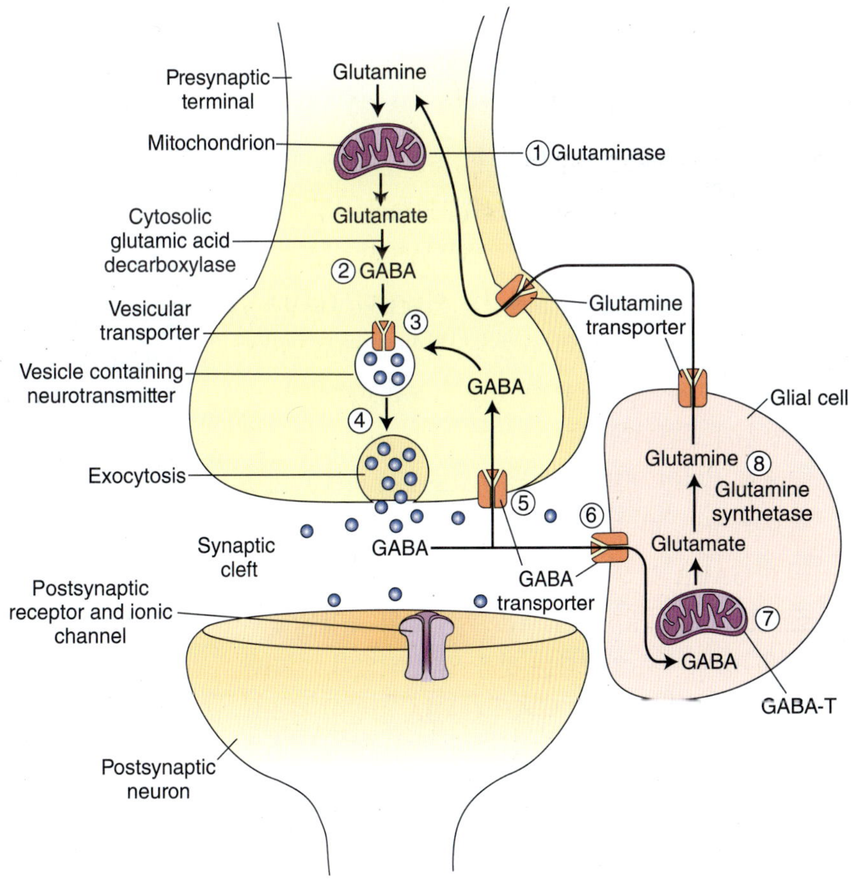

그림 7.8 GABA의 합성 및 유리 단계.

효소로써 인산피리독살pyridoxal phosphate(비타민 B_6의 한 종류)을 필요로 한다.

3. 합성된 GABA는 소포로 흡수된 후 그곳에 저장된다.
4. 이들은 세포외배출에 의해 시냅스틈새로 유리된다.
5. GABA는 유리된 후 GABA운반체GABA transporter를 통해 시냅스이전말단으로 재흡수되어 나중에 사용될 수 있도록 소포에 재포장된다.
6. GABA는 또한 GABA운반체를 통해 신경아교세포로도 재흡수된다.
7. 신경아교세포에서 GABA는 미토콘드리아 효소(GABA 아미노전달효소GABA transaminase [GABA-T])에 의해 글루탐산으로 전환된다.
8. 글루탐산은 글루타민으로 전환(글루타민합성효소glutamine synthetase에 의해)되며, 이어서 글루타민은 인접 신경말단으로 운반되어 글루탐산 합성과정에 참여한다.

분포 Distribution

GABA는 뇌와 척수에 고농도로 존재하지만, 말초신경 또는 말초조직에는 존재하지 않는다. 글루탐산과는 달리 GABA는 필수 대사산물이 아니며 단백질 성분에 포함되지도 않는다.

생리학적·임상적 고찰 Physiological and Clinical Considerations

GABA와 관련된 생리학적·임상적으로 고려할 중요한 내용은 다음과 같다.

1. GABA는 많은 뇌회로에 작용하는 억제성 신경전달물질이다. 예를 들면, GABA는 소뇌의 조롱박세포Purkinje cell에서 억제성 신경전달물질로 이용된다. GABA성 신경회로의 변화는 여러 신경정신질환(헌팅턴무도병Huntington's chorea과 **파킨슨병**Parkinson's disease, 노년치매senile dementia 같은)과 연관되어 있다.
2. 앞에서 설명한 대로, GAD는 조효소로서 비타민 B_6를 필요로 한다. 따라서 섭취하는 비타민 B_6가 부족하게 되면 GABA 합성이 감소될 수 있다. 연달아 일어난 끔찍한 유아 사망사고를 겪은 후 이들의 유아식에 비타민 B_6가 빠져 있었다는 것을 알게 되었다. 이러한 유아식을 먹은 유아의 뇌에서 GABA 함량이 감소되었다. GABA 함량의 감소는 시냅스 억제를 소실시켜 뇌전증발작과 사망을 초래하였다.
3. 뇌전증발작은 신경세포 억제의 감소에 의해 가속화될 수 있으므로 억제성 신경전달물질인 GABA 증가는 발작을 멈추게 하는데 도움이 된다. 발프로산은 **GABA아미노전달효소**GABA transaminase(GABA 분해효소)를 억제하여 뇌의 GABA 함량을 증가시키므로 발프로산valproic acid·dipropylacetic acid을 항경련제로 이용하게 된다.
4. 바르비투르산염barbiturate은 시냅스이후막의 GABA수용체에 대해 작용제agonist 또는 조절제modulator로 작용하므로 뇌전증 치료제로 이용된다.

글리신 Glycine

합성 및 제거 Synthesis and Removal

세린serine은 신경말단에서 포도당 중간산물(3-phosphoglycerate; 해당작용glycolysis에 의해 생산됨)로부터 생성된다. **글리신**은 세린으로부터 생성(serine transhydroxymethylase에 의해)된다. 이 반응은 엽산folate에 의존적이다. 글리신은 유리된 후 신경세포에 의해 재흡수된다(특정 막운반체membrane transporter가 관여하는 나트륨-의존성 능동운반 기전에 의해).

분포 Distribution

글리신은 전체 체액과 조직 단백질에 상당히 많이 존재한다. 이 아미노산은 필수아미노산은 아니지만 단백질과 펩티드, 담즙산염bile salt 대사에서 중간대사산물 역할을 한다.

생리학적·임상적 고찰 Physiological and Clinical Considerations

글리신은 척수spinal cord와 하부 뇌간lower brainstem, 망막retina에서 억제성 신경전달물질로 작용한다. 글리신은 염소통로Cl^- channel를 개방해 신경세포를 과분극시킨다. 글리신을 제거하는데 필요한 일부 막운반체를 암호화하는 유전자에 돌연변이가 발생하면 **고글리신혈증**hyperglycinemia이 초래된다. 고글리신혈증은 졸음증기면·lethargy과 정신지체mental retardation를 특징으로 하는 치명적인 신생아 질환이다.

카테콜아민 Catecholamines

카테콜아민의 화학구조에는 카테콜고리catechol ring(두 개의 인접 히드록실기를 포함하고 있는 벤젠고리)가 포함되어 있다. 그림 7.9에서 카테콜아민 신경전달물질의 합성단계를 볼 수 있다. 카테콜아민에 속하는 신경전달물질에 대해서는 다음 단락에서 설명한다.

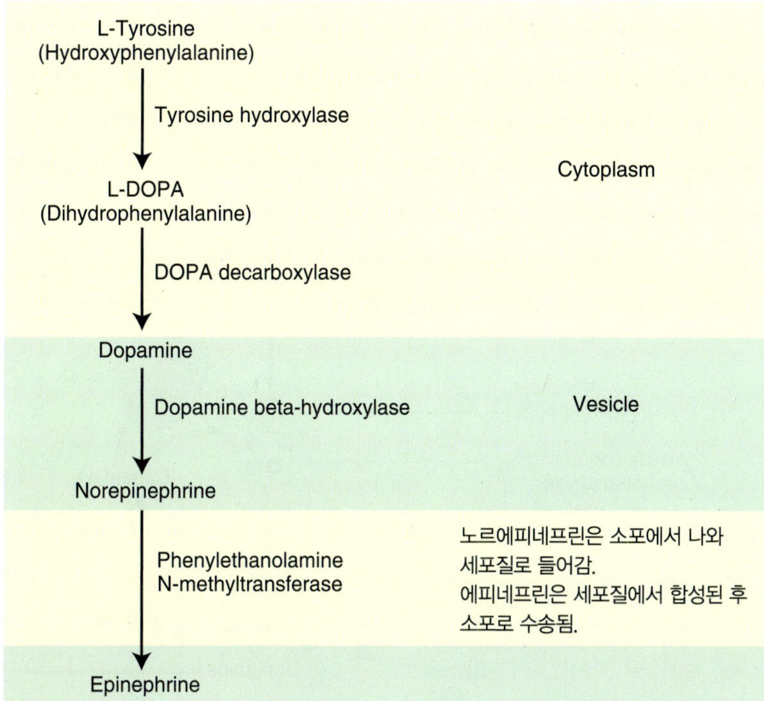

그림 7.9 카테콜아민의 합성 단계.

도파민 Dopamine

합성 및 제거 Synthesis and Remova

도파민의 합성과 제거, 대사 과정에 관여하는 단계는 다음과 같다(그림 7.10).

1. 티로신tyrosine(히드록시페닐알라닌hydroxyphenylalanine)은 모든 식품에 존재하는 아미노산이며 페닐알라닌phenylalanine으로부터 합성된다. 티로신은 능동운반에 의해 신경세포로 유입된다.
2. 도파민신경세포dopaminergic neuron의 세포질에서 티로신tyrosine은 디히드록시페닐알라닌tyrosine dihydroxyphenylalanine [DOPA]으로 전환(**티로신수산화효소**tyrosine hydroxylase에 의해)된다. 티로신수산화효소는 세 종류의 카테콜아민 합성을 조절하는 속도제한효소이다.
3. DOPA는 세포질에서 도파민으로 전환(DOPA데카르복실라아제DOPA decarboxylase·aromatic L-amino acid decarboxylase에 의해)된다.
4. 도파민은 이어서 소포운반기전에 의해 능동적으로 저장소포storage vesicle로 운반된다.
5. 도파민신경세포에서 도파민은 저장소포에 그대로 있으면서 세포외배출에 의한 유리에 대비한다.
6. 시냅스틈새로 유리된 도파민은 능동운반에 의해 신경말단으로 다시 운반된다. 이 과정을 **재흡수-1** reuptake-1이라 부르며 시냅스틈새로부터 도파민 및 다른 카테콜아민을 회수하는 데 있어서 가장 중요한 기전이다. 신경말단으로 회수되는 일부 도파민(약 50%)은 저장과 분비를 위해 소포로 운반된다.
7. 신경말단으로 회수된 나머지 도파민은 미토콘드리아 효소인 **모노아민산화효소**monoamine oxidase [MAO]에 의해 파괴된다.
8. 시냅스틈새로 유리된 일부 도파민(약 10%)은 능동운반에 의해 효과기세포effector cell로 운반된다. 이 과정은 **재흡수-2** reuptake-2로 알려져 있다. 효과기세포로 들어가는 도파민은 카테콜-O-메틸전환효소catechol-O-methyltransferase [COMT]에 의해 주로 비활성화된다. 효과기세포에는 MAO도 존재하지만, 그 역할은 확실하지 않다.
9. 시냅스틈새에 남아있는 도파민은 순환계로 확산하며 간에서 COMT와 MAO에 의해 분해된다. 카테콜아민의 최종대사산물은 유기산organic acid과 알코올alcohol이며, 이들은 소변으로 배설된다.

분포 Distribution

도파민신경세포dopaminergic neuron는 다음 핵에 분포한다(그림 7.11).

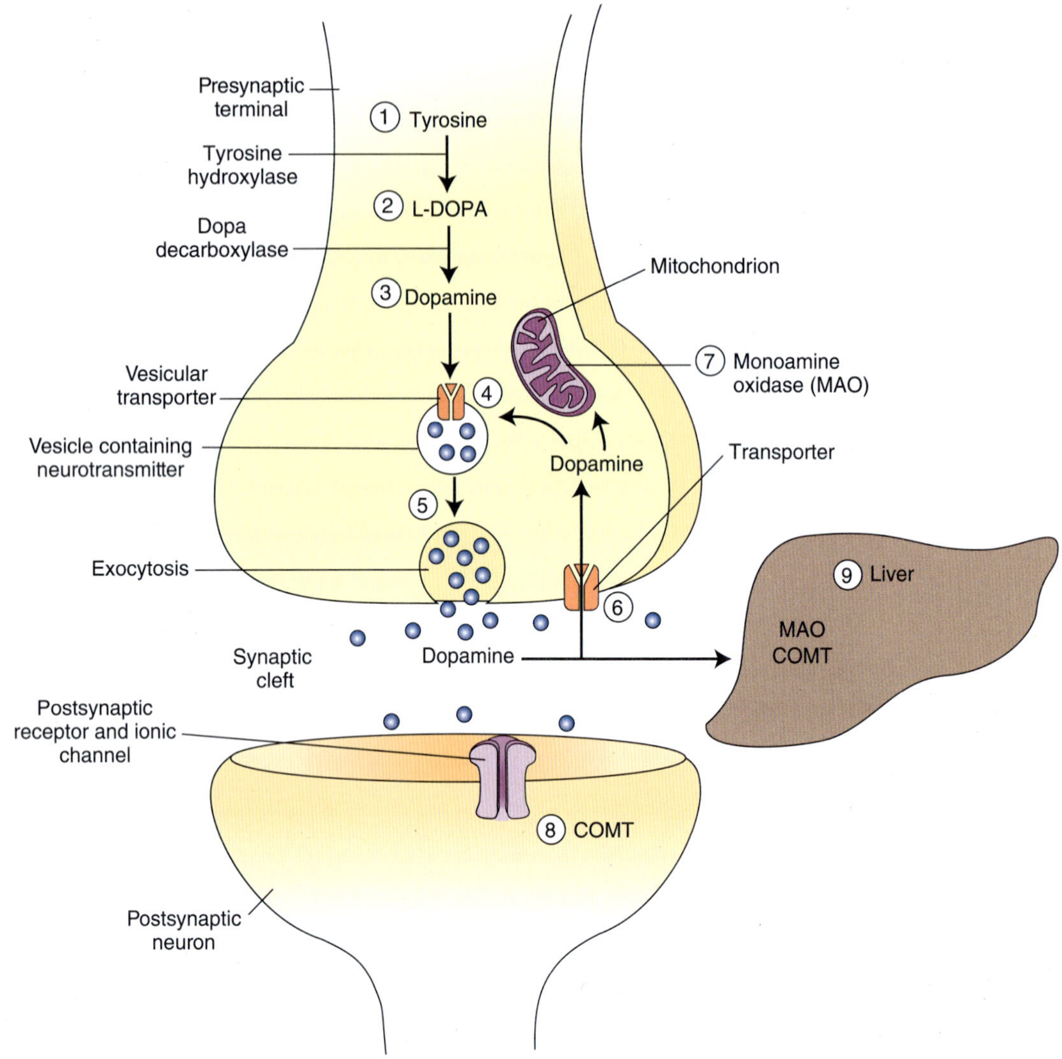

그림 7.10 도파민의 합성 및 유리 단계. COMT, catechol-O-methyltransferase

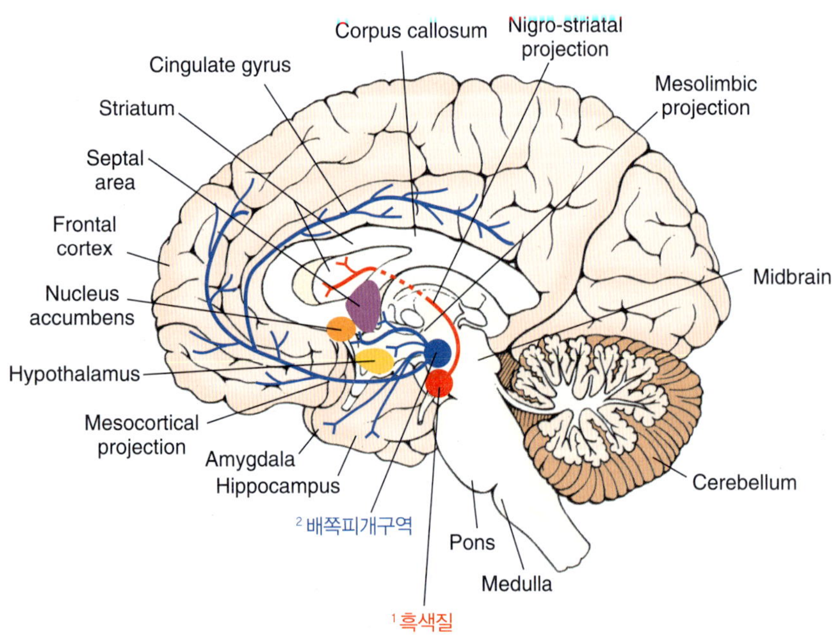

그림 7.11 도파민신경세포 및 그들의 투사로. **흑색질 치밀부**에 분포하는 도파민신경세포의 축삭은 흑색질줄무늬섬유를 따라 입쪽으로 상행하여 꼬리핵과 조가비핵에 있는 신경세포에 분포한다. **배쪽피개구역**에 위치하는 다른 도파민신경세포의 축삭은 내측전뇌다발을 따라 상행하여 전두엽피질과 띠이랑에 분포한다.

1. **흑색질**흑질·substantia nigra은 중뇌midbrain 양쪽에 위치한다. **흑색질**(치밀부pars compacta)에 위치하는 도파민신경세포의 축삭은 **흑색질줄무늬섬유**흑색선조섬유·nigrostriatal projection를 통해 입쪽으로 상행하여 **줄무늬체**선조체·corpus striatum(**꼬리핵**caudate nucleus, **조가비핵**putamen)에 분포하는 신경세포에 도파민을 제공한다. 파킨슨병Parkinson's disease에서는 흑색질에 분포하는 도파민신경세포가 선택적으로 변성된다.
2. **배쪽피개구역**ventral tegmental area [VTA]은 흑색질 치밀부subtantia nigra pars compacta의 바로 내측에 위치한다. 이 영역에 분포하는 도파민신경세포는 중뇌변연도파민경로 또는 중뇌피질도파민경로를 따라 투사한다. **중뇌변연도파민경로**mesolimbic dopaminergic pathway에서 도파민신경세포의 축삭은 뇌간brainstem과 전뇌forebrain로 상행하여 내측전뇌다발medial forebrain bundle [MFB]을 따라 변연구조물(편도체amygdala, 중격구역septal area, 해마형성체hippocampal formation)과 **중격의지핵**nucleus accumbens(배쪽줄무늬체배쪽선조체·ventral striatum에 포함되어 있음)에 분포한다. **중뇌피질도파민경로**mesocortical dopaminergic pathway에서 도파민신경세포의 축삭은 내측전뇌다발MFB을 따라 상행하여 전두엽피질frontal cortex과 띠이랑대상이랑·cingulate gyrus에 분포한다.
3. **시상하부 활꼴핵**hypothalamic arcuate nucleus은 제3뇌실 바닥의 양쪽에 위치한다(그림 7.11에는 나타내지 않음). 활꼴핵에 분포하는 도파민신경세포는 정중융기median eminence로 투사하여 직접적으로 **뇌하수체문맥계**hypophyseal portal circulation에 도파민을 분비하며, 도파민은 이어서 뇌하수체전엽으로 운반되어 프로락틴prolactin(주로 젖분비를 담당하는 호르몬) 분비를 억제한다.

생리학적·임상적 고찰 Physiological and Clinical Considerations

파킨슨병 Parkinson's Disease

이 병은 특징적으로 무표정한 얼굴(임상의사들은 흔히 '얼굴에 가면을 쓴 것 같다mask-like face'고 함)과 느린 움직임(운동완만bradykinesia 또는 운동감소증후군hypokinetic syndrome), 사지 및 목의 경축rigidity, 손 떨림을 나타낸다. 파킨슨병 환자는 특징적인 보행을 나타내는데, 이들은 넓게 발을 벌리고 작은 보폭으로 구부정하게 보행하며, 팔다리를 잘 움직이지 않는다. 이들 증상은 흔히 치매dementia와 함께 나타난다. 파킨슨병에서는 흑색질에 분포하는 도파민신경세포가 변성되며, 이에 따라 꼬리핵과 조가비핵에서 도파민 농도가 감소하게 된다. 파킨슨병에서 관찰되는 운동완만bradykinesia의 기전에 대해서는 19장에서 설명한다.

이 병에 대한 약물치료의 주 목적은 기저핵basal ganglia(흑색질줄무늬섬유의 표적)에 부족한 도파민을 보충해 주는 것이다. 도파민은 혈액뇌장벽blood-brain barrier [BBB]을 통과할 수 없기 때문에 도파민의 직전 대사전구체(레보도파L-DOPA·levodopa; BBB 통과함)를 경구 투여한다. L-DOPA는 큰 중성 아미노산운반체를 통해 뇌로 운반되며 줄무늬체 조직으로 들어가 그곳에서 도파민으로 전환(탈카르복실화decarboxylation)된다. 최근에는 L-DOPA와 **카르비도파**cabidopa [Sinemet]를 처방하고 있다. 카르비도파는 도파-데카르복실라아제 억제제inhibitor of dopa-decarboxylase인데, 이 약물은 말초조직에서 L-DOPA의 탈카르복실화를 감소시켜 뇌로 들어갈 수 있는 L-DOPA 농도를 증가시킨다. 카르비도파는 혈액뇌장벽BBB을 통과할 수 없다. 따라서 뇌에서 L-DOPA가 도파민으로 전환되는 양은 감소되지 않는다.

효과를 보일 것으로 예상되지만 논란이 있는 다른 치료법은 태아의 중뇌 조직 또는 태아의 부신수질 조직을 악화된 꼬리핵과 조가비핵에 이식하는 것이다. 미래에는 티로신수산화효소tyrosine hydroxylase(도파민 합성에 관여하는 효소)를 발현하도록 유전적으로 조작한 세포를 이식하는 것이 가능할 것이다.

정신병 Psychotic Disorder

조현병schizophrenia을 포함한 많은 성인 정신병은 도파민 시냅스의 활성 증가와 관련되어 있는 것으로 여겨지고 있다. 이러한 정신병을 치료하는 데 효과를 보이는 많은 약물(예, 페노티아진phenothiazines, 티오크산틴thioxanthines, 부티로페논butyrophenones)은 전뇌변연계limbic forebrain의 도파민 시냅스 활성을 감소시키는 것으로 여겨지고 있다. 정신병에서의 도파민 및 다른 신경전달물질에 대한 더 자세한 내용은 28장에서 설명한다.

코카인 남용 Cocaine Drug Abuse

코카인(국소마취제의 일종)은 도파민 (그리고 노르에피네프린)의 재흡수(신경말단 속으로 들어가는)를 차단한다. 어떤 뇌신경 회로에 도파민 농도가 증가되면 이상행복감이상황홀감·euphoria이 나타날 수 있다. 이것은 코카인의 국소마취효과(뉴런에 분포하는 전압작동 나트륨통로voltage-gated Na^+ channel의 차단에 의해

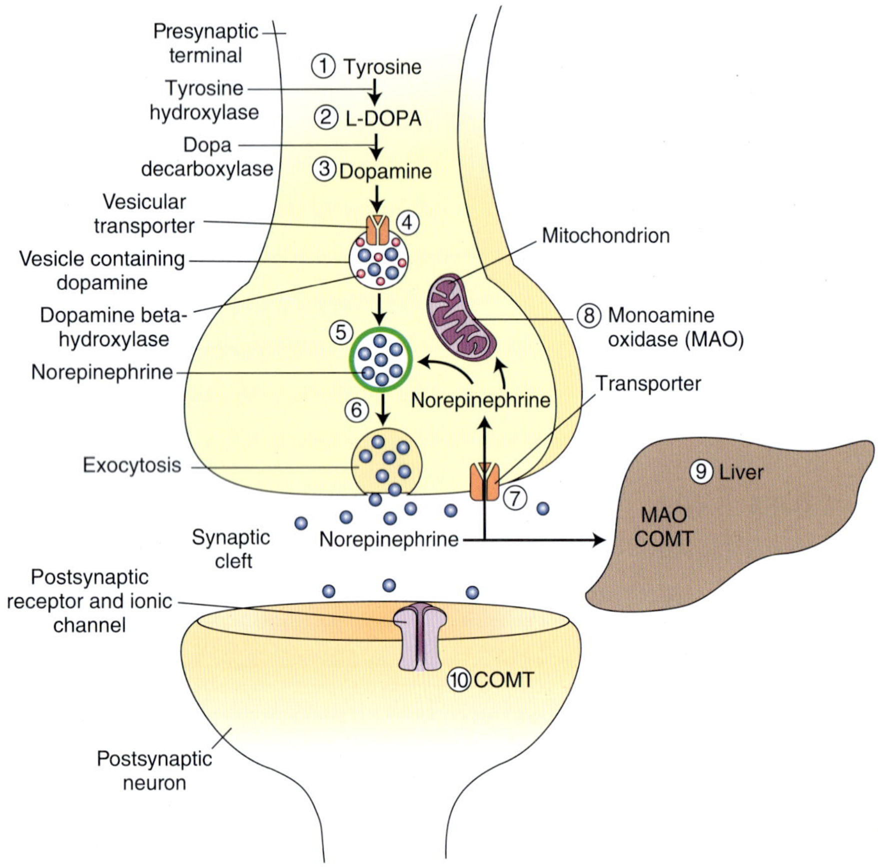

그림 7.12 노르에피네프린의 합성 및 유리 단계. COMT, catechol-O-methyltransferase.

일어남)에 의해 일어나는 것이 아니다.

배쪽피개구역VTA으로부터 변연구조물(특히, 중격의지핵nucleus accumbens)로 향하는 도파민투사로는 코카인 남용과 관련하여 나타나는 감정강화emotional reinforcement 및 의욕유발motivation과 관련되어 있는 것으로 보인다. 코카인에 중독된 사람들에서는 이들 투사 부위에서 도파민 농도가 증가되어 있다.

노르에피네프린 Norepinephrine

합성 및 제거 Synthesis and Removal

노르에피네프린 합성의 첫 단계(도파민을 저장소포로 운반하고 저장하는 단계까지)는 도파민을 다룰 때 설명하였다. 노르아드레날린신경세포noradrenergic neuron는 **도파민 β-수산화효소**dopamine β-hydroxylase [DBH](도파민을 노르에피네프린으로 전환함)를 포함하고 있다. 노르에피네프린의 합성은 저장소포에서 일어난다는 점을 기억하자(그림 7.12). 따라서 생성된 노르에피네프린은 세포외배출에 의해 분비될 준비를 갖추게 된다. 시냅스틈새로 분비된 노르에피네프린은 도파민 단락에서 설명한 기전에 의해 제거된다.

자가억제 및 음성되먹임 Autoinhibition and Negative Feedback

시냅스이전 아드레날린수용체가 활성화되면 노르에피네프린 유리가 억제된다. 이 과정은 **자가억제**autoinhibition로 알려져 있으며, **음성되먹임**negative feedback(노르에피네프린의 합성이 속도제한단계rate-limiting step[티로신수산화효소에 의해 티로신이 DOPA로 전환되는 단계]에서 차단됨)과는 구별된다.

분포 Distribution

노르아드레날린신경세포noradrenergic neuron가 집중적으로 분포하는 부위는 교뇌pons의 **청색반점**locus ceruleus·A6 group of neuron이다. 이들 신경세포는 중심피개로central tegmental tract와 내측전뇌다발MFB을 통해 시상thalamus과 시상하부hypothalamus, 전뇌변연구조물limbic forebrain structure(띠이랑cingulate gyrus, 해마곁이랑parahippocampal gyrus, 해마형성체hippocampal formation, 편도핵복합체amygdaloid complex), 대뇌피질로 투사한다. 이들 신경세포는 다양한 생리적 기능(예, 수면sleep 및 각성wakefulness, 주의집중attention, 섭식행동feeding behaviors)을 조정한다.

생리학적·임상적 고찰 Physiological and Clinical Considerations

노르에피네프린은 신경전달물질로서 대부분의 시냅스이 후교감신경말단으로부터 유리된다. 중추신경계에서 노르에피네프린의 역할(신경전달물질로서)에 대해서는 확실히 알려져 있지 않다. 노르에피네프린은 우울증과 같은 정신질환에서 어떤 역할을 할 것으로 여겨지고 있다. 항우울제로 사용되는 약물(예, 삼환계항우울제tricyclic antidepressants [데시미프라민desimipramine과 같은])은 신경말단에서 노르에피네프린의 재흡수를 억제하고 시냅스의 노르에피네프린 농도를 증가시키는 것으로 알려져 있다. 이들 약물이 어떤 기전을 통해 노르에피네프린 농도를 증가(항우울작용을 매개함)시키는지에 대해서는 확실하게 알려져 있지 않다.

에피네프린 Epinephrine

합성 및 제거 Synthesis and Removal

에피네프린 합성의 첫 단계(저장소포에서 노르에피네프린이 합성되어 저장되는 단계까지)는 노르에피네프린의 합성과정과 동일하다. 아드레날린신경세포에서(그림 7.13), 소포에 저장된 노르에피네프린이 세포질로 새어나온 후 **페닐에탄올아민-N-메틸전이효소**phenylethanolamine-N-methyltransferase [PNMT]에 의해 에피네프린으로 전환된다. 따라서 세포질에서 생성된 에피네프린은 신경말단에 있는 저장소포(또는 부신수질에 있는 크롬친화과립chromaffin granule)로 능동운반에 의해 다시 운반된 후 유리되기 위해 저장된다. 에피네프린을 제거하는 기전은 노르에피네프린 및 도파민과 동일하다.

분포 Distribution

두 가지 주요 아드레날린신경세포군이 연수에서 확인되었는데, 하나는 **C_1 신경세포**C_1 neuron(입쪽 배쪽외측연수rostral ventrolateral medulla에 위치함)이고, 다른 하나는 **C_2 신경세포**C_2 neuron(고립로핵solitary nucleus과 고립로solitary tract에 위치함)이다.

생리학적·임상적 고찰 Physiological and Clinical Considerations

중추신경계에서의 아드레날린신경세포의 기능에 대해서는 확실히 알려져 있지 않다.

면역조직화학법에 의한 카테콜아민신경세포의 동정 Immunohistochemical Identification of Catecholaminergic Neurons

효소(여러 카테콜아민 신경전달물질의 합성에 관여하는)에 대한

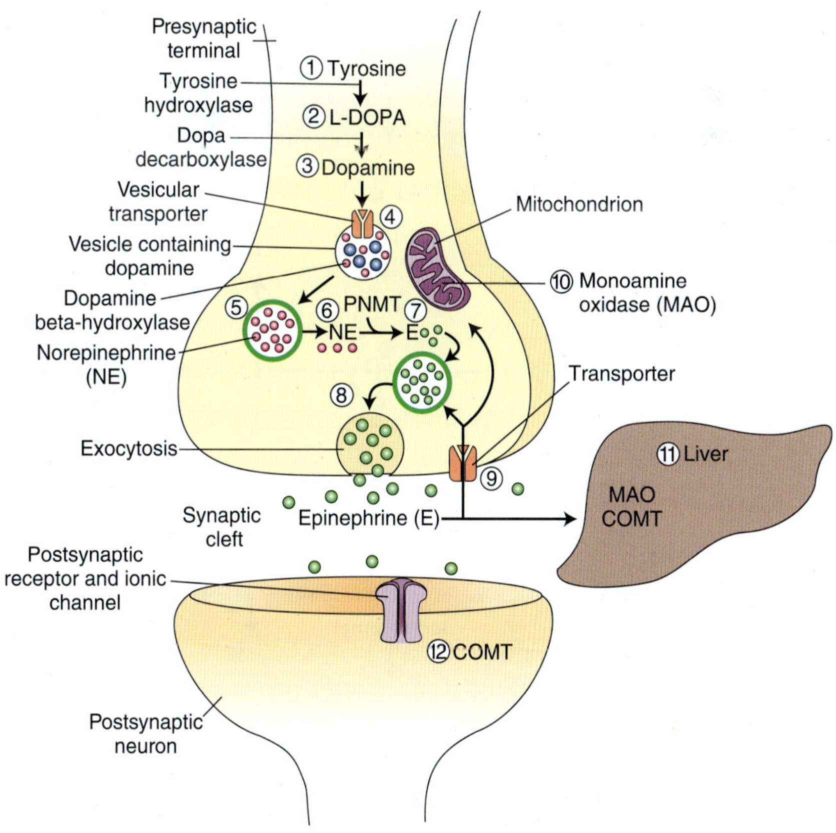

그림 7.13 에피네프린의 합성 및 유리 단계. COMT, catechol-O-methyltransferase; PNMT, phenylethanolamine-N-methyltransferase

항체antibody를 이용한 면역조직화학적 방법을 이들 신경세포를 찾는 데 이용해 왔다. 예를 들면, 티로신수산화효소tyrosine hydroxylase에 염색positive staining된다는 것은 그 신경세포가 카테콜아민을 포함하고 있다는 것을 나타낸다. 티로신수산화효소에는 염색이 되고 DBHdopamine β-hydroxylase에는 염색되지 않는다면, 그 신경세포는 도파민을 포함하고 있다는 것을 의미한다. DBH에는 염색되고 PNMT phenylethanolamine-N-methyltransferase에는 염색되지 않는다면, 그 신경세포는 노르에피네프린을 포함하고 있다는 것을 의미한다. PNMT에 염색되는 신경세포는 에피네프린을 포함한다는 것을 나타낸다.

인돌아민 Indoleamines

인돌아민은 아미노기amino group를 포함하고 있는 치환된 인돌indole 화합물이다. 인돌은 육원자 벤젠고리six-membered benzene ring와 질소를 함유한 오원자 피롤고리five-membered nitrogen-containing pyrrole ring로 이루어져 있다. 세로토닌은 인돌아민계열의 신경전달물질에 포함된다.

세로토닌 Serotonin · 5-Hydroxytryptamine [5-HT]

합성 및 제거 Synthesis and Removal

세로토닌은 혈액뇌장벽BBB을 통과하지 못한다. 따라서 뇌세포는 스스로 세로토닌을 합성해야 한다. 세로토닌은 트립토판tryptophan(음식물에 포함되어 있음)을 기질로 이용하여 합성된다(그림 7.14). 혈장 속의 트립토판은 능동흡수과정에 의해 뇌로 유입된 후, 5-히드록시트립토판5-hydroxytryptophan으로 전환(트립토판수산화효소tryptophan hydroxylase에 의해 수산화hydroxylation되어)되며, 이 물질로부터 세로토닌이 형성(방향성 L-아미노산 데카르복실라아제aromatic L-amino acid decarboxylase에 의해 즉각적으로 탈카르복실화decarboxylation되어)된

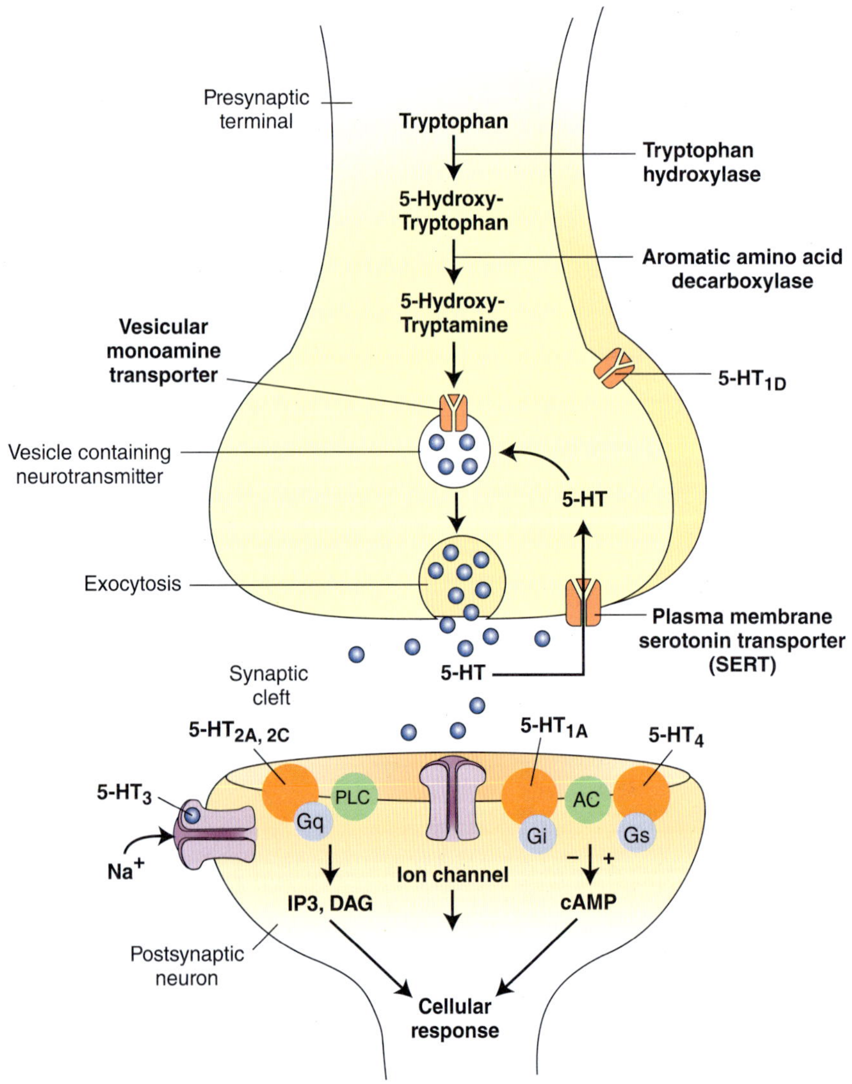

그림 7.14 세로토닌의 합성 및 유리 단계. 여러 세로토닌시냅스 성분에 분포하는 일부 세로토닌수용체도 함께 나타내었다.

다. 세로토닌은 이어서 소포의 모노아민운반체를 통해 능동적으로 흡수된 후 소포에 저장(유리release 준비)된다. 세로토닌은 유리된 후 시냅스틈새로부터 재흡수 및 대사에 의해 제거된다. 재흡수reuptake는 세포막 단백질인 세로토닌운반체단백질serotonin transporter protein [SERT]을 통한 능동운반에 의해 신경말단으로 유입된다. 대사는 MAO에 의해 탈아미노화deamination하여 5-히드록시인돌아세트알데히드5-hydroxyindoleacetaldehyde를 형성하며, 이어서 이 물질은 알데히드탈수소효소aldehyde dehydrogenase에 의해 산화되어 5-히드록시인돌아세트산5-hydroxyindoleacetic acid을 형성한다. 5-히드록시인돌아세트산은 소변을 통해 배출된다.

분포 Distribution

세로토닌-함유 신경세포는 정중**솔기핵**midline raphe nucleus(연수와 교뇌, 중뇌에 분포)에서 발견되었다. 솔기핵raphe nuclei은 연수그물체와 교뇌그물체, 중뇌그물체의 중심부위에 위치하고 있다. 솔기핵은 꼬리쪽에서 입쪽 방향으로 가면서 이름이 달라지는데, 연수에서는 불명확솔기핵raphe obscurus과 거대솔기핵raphe magnus, 창백솔기핵raphe pallidus이; 교뇌에서는 교뇌솔기핵raphe pontis과 하중심솔기핵inferior central nucleus이; 중뇌에서는 상중심솔기핵superior central nucleus과 등쪽솔기핵dorsal raphe nucleus이 존재한다. 꼬리쪽 솔기핵(즉 연수에 분포하는 솔기핵)은 척수와 뇌간으로 투사한다. 교뇌에 위치하고 있는 입쪽 솔기핵(교뇌솔기핵raphe pontis, 중심솔기핵raphe centralis[정중솔기핵median raphe nucleus이라고도 함])과 중뇌에 위치하는 솔기핵(등쪽솔기핵dorsal raphe nucleus)은 시상과 변연계, 대뇌피질로 투사한다(그림 7.15). 솔기핵에서 기원하여 척수후각에 종지하는 투사로는 엔케팔린enkephalin(통각을 억제함) 유리를 조절한다(14장, 그림 14.3~4 참조).

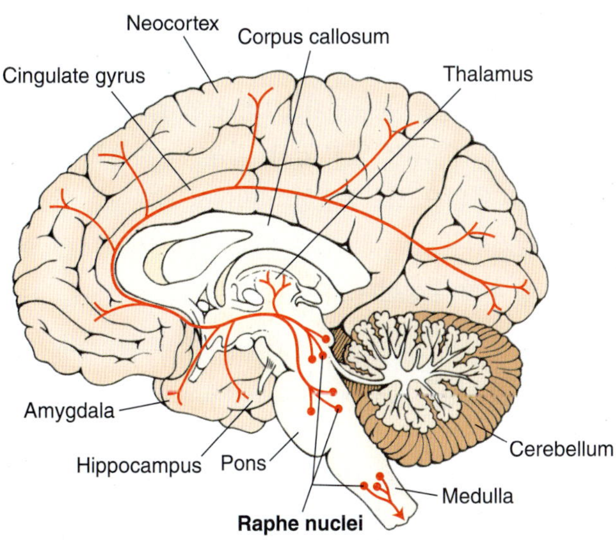

그림 7.15 주요 세로토닌-함유 신경세포와 그들의 투사로.

생리학적·임상적 고찰 Physiological and Clinical Considerations

세로토닌-함유 신경세포(뇌간 솔기핵에 분포함)는 하행성 통증조절계descending pain-control system 역할을 하는 것으로 여겨지고 있다. 다른 세로토닌-함유 신경세포는 감정기능(공격행동, 각성)을 매개하는 역할을 하는 것으로 보인다. **송과선**솔방울샘·pineal gland에서 합성된 세로토닌은 **멜라토닌**melatonin(수면양상을 조절하는데 관여하는 신경호르몬) 합성에 필요한 전구체로 제공된다.

또한 세로토닌은 우울증depression에서 중요한 역할을 한다. **선택적 세로토닌 재흡수 억제제**selective serotonin reuptake inhibitors·serotonin-specific reuptake inhibitors [SSRIs]는 우울증과 불안장애, 일부 인격장애를 치료하는 데 사용된다. 이들 약물은 시냅스이전말단으로 세로토닌이 재흡수되는 것을 억제함으로써 세포 밖의 세로토닌 농도를 증가(시냅스이후 수용체에 결합할 가능성을 높임)시킨다. 예를 들면, 플루옥세틴fluoxetine [Prozac]은 세로토닌 재흡수를 선택적으로 차단하여 뇌의 세로토닌 농도를 증가시킨다. 이렇게 되면 5-HT$_{1A}$수용체를 통해 신호전달을 증가시킴으로써 우울증에 유익한 효과를 나타낼 수 있다. 수마트립탄sumatriptan [Imitrex]은 5-HT$_{1D}$수용체 작용제이다. 수마트립탄은 두개내동맥intracranial arteries을 수축시키므로 편두통에 의한 두통을 치료하는데 유용하다. 수마트립탄-유발두개내동맥수축은 5-HT$_{1B}$ 및 5-HT$_{1D}$ 수용체(이들 동맥의 평활근과 내피세포에 분포함)를 경유하여 매개된다.

'변조약물' 남용 및 세로토닌과의 상관성 "Designer Drugs" of Abuse and Their Relationship With Serotonin

남용되고 있는 일부 약물은 세로토닌-함유 신경세포를 통해 효과를 나타낸다. 예를 들면, 젊은이들이 많이 사용하는 **엑스터시**ecstasy는 기분전환용 약물(특히, '레이브raves'라고 불리는 큰 댄스파티에서 사용하는)이다. 엑스터시는 두 약물, 즉 MDMA(3,4, methylene-dioxy-methamphetamine)와 MDEA(3,4, methylene-dioxy-ethamphetamine)를 포함한다. 이들 약물(일반적으로 약물 남용자들에게 각각 '아담Adam'과 '이브Eve'로 불림)은 감각증진sensory enhancement('이 세상의 모든 것이 옳다'라는 생각)과 감정적인 친밀감empathogenesis(다른 사람 특히, 친한 사이에서 친밀하고 진솔하게 대화하는 것)을 유도하는 것으로 보고되어 있다. 이러한 효과는 이들 약물에 의해 일어나는 세로토닌의 초기 분비 때문인 것으로 여겨지고 있다. 이들 약물의 독성효과는 탈수dehydration와 고열hyperthermia, **빈맥**tachycardia(심박수 증가)이다. 엑스터시를 장기간 사용할 때 나타나는 부작용은 세로토닌-함유 신경세포의 신경로 변성에 의해 유발되는 것으로 여겨진다. 엑스터시는 실험동물과 사람에게서 고열을 일으킨다. 심부체온 상승은 엑스터시 투여량에 의존한다. 엑스터시는 신경세포의 대사활동을 증가시킴으로써 심박수를 증가시켜 체온조절기전을 손상시킨다. 또한 이 약물은 땀 분비 과정을 지연시켜 열손실을 감소시킬 수 있다. 엑스터시는 이러한 상황에 노출되기 쉬운 사람에게 악성고열malignant hyperthermia에서 관찰되는 것과 유사한 증상을 일으킬 수 있다. 악성고열(응급상황에 의해 일어나는 고열과는 다른 것임)은 유전병이다. 악성고열을 나타내는 사람은 전신마취를 하였을 때 급격한 체온 상승을 경험한다. 증상으로는 통증과 명확한 원인 없이 나타나는 근육의 뻣뻣함, 급격한 체온 상승이 포함된다. 엑스터시를 장기간 사용할 경우에 나타나는 효과로는 뇌의 세로토닌운반체SERTs의 농도 감소 및 약물의 신경독성효과가 포함된다. 두 가지 효과는 오래 지속되기도 하고, 비가역적이기도 하며, 시간이 지남에 따라 부분적인 회복을 보이기도 한다. 엑스터시-유발 독성의 치료는 체온 낮추기(차가운 담요 사용)와 콩팥기능 유지(수액 정맥주사), 심장리듬 조절(베타-차단제, 리도카인lidocaine, 단트롤렌dantrolene 투여)을 포함한다.

이미다졸아민 Imidazole Amines

이미다졸아민은 이미다졸고리imidazole ring와 그곳에 부착된 아미노기amino group로 이루어져 있다. 이미다졸은 오원자 고리(2개의 질소원자 함유)와 수소원자(2개의 질소원자 중의 하나에 위치)로 이루어져 있다. 히스타민은 하나의 이미다졸 고리와 하나의 아미노기로 이루어져 있다(2개의 메틸렌기에 의해 연결됨).

히스타민 Histamine

합성 및 제거 Synthesis and Removal

말초에서는 **히스타민**이 비만세포mast cell에 의해 합성된다. 혈중 히스타민은 혈액뇌장벽BBB을 통과하지 못한다. 뇌세포는 **히스티딘**histidine(능동운반에 의해 뇌로 유입됨)으로부터 스스로 히스타민을 합성한다. 히스티딘은 히스티딘 데카르복실라아제histidine decarboxylase에 의해 히스타민으로 전환된다. 히스타민은 두 효소, 즉 히스타민메틸전달효소methyltransferase와 디아민산화효소diamine oxidase(히스타민분해효소histaminase)에 의해 유기알데히드organic aldehydes와 산acid으로 대사된다.

분포 Distribution

히스타민-함유 뉴런은 주로 시상하부의 정중융기median eminence와 전유두체부위premammillary region에 밀집되어 있다. 이들 뉴런은 거의 모든 뇌 부위와 척수로 투사한다.

생리학적·임상적 고찰 Physiological and Clinical Considerations

히스타민은 섭식조절과 수분섭취조절뿐만 아니라 체온조절과 자율신경기능에 관여하는 신경전달물질로 생각되고 있다.

푸린 Purines

최근에 ATP가 신경전달물질 역할을 한다고 제시되었다. ATP는 **푸린** 고리purine ring를 포함하고 있으므로, 푸린이라 불리는 새로운 신경전달물질군에 포함되게 되었다. 푸린성 신호전달purinergic transmission은 방광 및 소장 평활근, 그리고 정관vas deferens에 분포하는 자율신경뉴런에서 밝혀졌다. ATP는 통증 기전과도 연관되어 있다. 예를 들면, 손상된 조직으로부터 ATP가 유리되면, ATP는 이온성푸린수용체ionotropic purine receptor 아형을 통해 후근신경절dorsal root ganglion [DRG]의 말초신경말단을 흥분시킨다. 이어서, 척수후근신경절세포의 중추축삭말단에서 ATP가 유리되며, 다른 아형의 이온성푸린수용체를 통해 척수후근뉴런이 활성화된다. 아데노신adenosine 역시 푸린성 신경전달물질로 분류된다. 그러나 아데노신은 시냅스이전소포에 저장되어 있지 않고, 칼슘Ca^{2+}-의존적 방식으로 유리되지 않으므로 엄밀한 의미에서 전형적인 신경전달물질은 아니다. 아데노신은 ATP 분해(세포외효소에 의한 분해됨)에 의해 생성된다.

신경펩티드 Neuroactive Peptide

약리학적으로 활성을 나타내는 백 개 이상의 펩티드가 신경세포에서 확인되었으며, 신경전달물질로 제시되었다. 그러나 이 장에서는 대표적인 두 그룹에 대해서만 설명하는데, 그 이유는 이들 중 일부에 대해서는 이미 설명하였기 때문이다.

아편유사체 펩티드 Opioid Peptides

아편유사체 펩티드는 세 종류, 즉 β-엔도르핀β-endorphin과 엔케팔린enkephalin, 디놀핀dynorphin이 알려져 있다.

1. **β-엔도르핀**β-endorphin: 프리프로펩티드pre-propeptide인 풋아편흑색소부신피질자극호르몬 전구물질pre-proopiomelanocortin은 뇌하수체전엽과 뇌하수체중간엽, 시상하부 활꼴핵arcuate nucleus에 분포하는 신경세포의 과립세포질세망RER에서 합성된다. 과립세포질세망RER 내의 프리프로펩티드로부터 신호펩티드signal peptide를 제거하면 프로펩티드인 풋아편흑색소부신피질자극호르몬proopiomelanocortin [POMC]이 생성되며, POMC는 이어서 골지기관으로 운반된 후 소포vesicle에 포장된다. 이들 소포는 빠른 축삭형질운반fast axonal transport에 의해 축삭말단으로 운반된다. 신경말단에 추가로 단백질분해 과정이 일어나 활성형 펩티드인 부신피질자극호르몬adrenocorticotropic hormone [ACTH]과 β-리포트로핀β-lipotropin이 생성된다. β-리포트로핀은 γ-리포트로핀γ-lipotropin과 β-엔도르핀β-endorphin(31개의 아미노산으로 구성된 카르복실기 말단 조각)으로 분해된다. '**엔도르핀**endorphin'이라는 용어는 모르핀morphine과 유사한 특성을 가진 물질을 말한다. β-엔도르핀-함유 신경세포는 시상하부에 분포하며 뇌간에 존재하는 수도관주위회색질periaqueductal gray [PAG]과 노르아드레날린신경세포로 투사한다.
2. **엔케팔린**enkephalins: 프리프로펩티드인 프리프로엔케팔린A pre-proenkephalin A는 마름뇌hindbrain에 분포하는 신경세포의 과립세포질세망RER에서 합성된다. 과립세포질세망 내의 프리프로펩티드로부터 신호펩티드를 제거하면 프로펩티드인 프로엔케팔린A가 생성되며, 이어서 프로엔케팔린A는 골지기관으로 운반된 후 그곳에서 소포에 포장된다. 소포는 빠른 축삭형질운반에 의해 축삭말단으로 운반된다. 신경말단에서 일어나는 추가적인 단백질분해과정에 의해 활성형 펩티드인 메티오닌 엔케팔린methionine enkephalin·met-enkephalin과 류신 엔케팔린leucine enkephalin·leu-enkephalin이 생성된다. 두 펩티드 모두 펜타펩티드pentapeptide이다. 메티오닌 엔케팔린met-enkephalin은 다섯 번째 위치에 메티오닌을, 류신-엔케팔린leu-enkephalin은 다섯 번째 위치에 류신을 포함하고 있다. 이어서 엔케팔린은 치밀소포dense core vesicle에 포장된 다음, 신경전달물질로서 세포외배출에 의해 유리된다.
3. **디놀핀(1~13)**Dynorphin (1-13): 이 펩티드는 뇌하수체에 존재하며, Leu^5-엔케팔린의 카르복실기 말단이 연장된 형태로 이루어져 있다.

중추신경계에서, 대부분의 펩티드 작용은 펩티드분해효소peptidase에 의해 분해되면서 종료된다.

생리학적·임상적 고찰 Physiological and Clinical Considerations

혈액-유래 펩티드는 혈액뇌장벽BBB을 통과하지 못한다. 아편유사체 펩티드(예, β-엔도르핀)를 뇌실 내에 주입하면 단지 일시적인 진통효과만 나타낸다. 그러나 이 검사에서 β-엔도르핀의 효과는 모르핀보다 훨씬 더 강력하다. 많은 연구실에서 중독 같은 부작용이 없는 효과적인 진통제를 찾으려고 노력하고 있는 중이다. 척수에 존재하는 엔케팔린성 개재뉴런은 통각 조절에 있어 중요한 역할을 한다(14장 참조). 아편유사체 펩티드는 혈압조절과 체온조절, 섭식조절, 공격행동조절, 성행동조절과 연관되어 있다. 진통제(예, 모르핀)는 아편유사체 수용체opioid receptor를 통해 진통효과를 나타낸다.

탁키키닌: 서브스탠스P Tachykinins: Substance P

서브스탠스P는 대표적인 탁키키닌이다. 이 물질은 운데카펩티드undecapeptide(11개의 아미노산으로 구성됨)이다. 척수 교양질substantia gelatinosa로 투사하는 척수후근신경절세포는 서브스탠스P-함유 신경세포를 많이 포함하고 있다. 이들 신경세포는 **통각수용기**nociceptor라 불리는데, 그것은 이들이 조직손상과 관련된 정보를 중추신경계에 존재하는 통각처리영역pain-processing areas으로 전달하기 때문이다. 통증감각은 이들 감각뉴런의 말초신경 말단peripheral terminals에서 시작된다. 이들 말초신경 말단은 유해 화학자극과 온도자극, 기계적 자극에 의해 자극된다. 이들 감각뉴런의 중추신경 말단central terminals은 교양질substantia gelatinosa에 서브스탠스P를 유리한다. 서브스탠스P는 통각을 매개하는 신경전달물질 중의 하나로 제안되어 있다.

최근에 캡사이신capsaicin-함유 국소크림을 통증질환(예,

바이러스성 신경병증[예, 대상포진shingles], 관절염질환[예, 골관절염osteoarthritis과 류마티스관절염rheumatoid arthritis]) 치료에 사용하고 있다. 캡사이신(매운 고추에 포함되어 있는 자극성 물질)은 바닐로이드수용체vanilloid receptor를 통해 작용을 나타내며, 이 수용체는 오직 일차구심뉴런의 세포막에만 존재한다. 캡사이신이 진통작용을 나타내는 기전은 완전히 알려져 있지 않다. 캡사이신은 처음에는 작열감을 유발하는데, 이것은 일차구심뉴런의 말초신경 말단의 활성에 의해 일어난다. 반복적으로 도포하면 바닐로이드수용체는 탈감작desensitization될 것이므로 통각이 감소되게 된다. 지속적으로 도포하면 캡사이신은 세포내 칼슘Ca^{2+} 농도를 증가시켜 일차구심뉴런을 사멸시키게 된다. 일차구심뉴런이 감소하면 통각을 매개하는 일차신경전달물질 중의 하나인 서브스탠스P 유리가 감소된다. 이 기전은 부작용이 적은 국소진통제를 디자인하는 데 있어 새로운 접근법을 제공할 것이다.

기체 신경전달물질
Gaseous Neurotransmitters

이것은 신경전달물질의 새로운 종류이다. 기체신경전달물질에 속하는 두 가지 물질로는 **산화질소**nitric oxide [NO]와 일산화탄소carbon monoxide [CO]를 들 수 있다. 이 장에서는 상대적으로 더 많은 정보가 알려져 있어 기체 신경전달물질을 대표하는 산화질소에 대해 설명한다.

산화질소 nitric oxide [NO]

생체로부터 분리한 혈관평활근 표본에서 아세틸콜린ACh 및 다른 혈관확장제는 내피세포endothelial cell로부터 혈관을 이완시키는 단기작용물질을 분비시킨다. 이 혈관이완인자를 **내피유래이완인자**endothelium-derived relaxing factor [EDRF]라고 부른다. 후속 연구에 의해 EDRF와 NO가 같은 분자라는 것이 밝혀졌다. 현재는 NO가 혈관이완을 일으키는 데 중요한 역할을 한다는 것이 잘 알려져 있다. 또한 NO는 신경세포를 포함한 많은 다른 세포에서도 생산되며 이들 부위에서 신경전달물질로 작용한다.

다른 신경전달물질과의 차이점
Differences From Other Transmitters

산화질소NO는 전형적인 신경전달물질(소분자 신경전달물질, 펩티드 신경전달물질)에 적용하였던 일부 기준을 충족시키지 못하며, 다음 내용도 전통적인 신경전달물질과는 차이를 보인다.

1. NO는 소포vesicle에 저장되지 않으며, 필요할 때 생성된다.
2. NO는 시냅스이전말단으로부터 칼슘Ca^{2+}-의존적 세포외배출에 의해 유리되지 않는다. NO는 비하전분자uncharged molecule이므로 자유롭게 세포막을 가로질러 확산할 수 있고 다른 세포의 활성을 변화시킬 수 있다.
3. NO의 비활성화는 수동적(NO의 작용을 종료시키는 능동적 과정이 존재하지 않음)으로 일어난다. NO는 저절로 작용이 쇠퇴하며 아질산염nitrite과 질산염nitrate, 산소, 그리고 물로 전환된다.
4. NO는 표적세포에서 수용체와 상호작용하지 않는다. 작용영역은 NO의 확산범위에 의해 결정되며 몇 개의 표적세포를 동시에 흥분시키기도 한다. 따라서 NO의 작용은 종래의 시냅스이전-시냅스이후 방향으로만 국한되지 않는다.
5. NO는 역행성 전령물질로써 작용하며 시냅스이전축삭말단(NO 합성 신경세포의) 기능을 조절한다.

합성 및 제거 Synthesis and Remova

중추신경계에서 산화질소NO 합성에 필요한 효소인 **산화질소합성효소**nitric oxide synthase [NOS]는 개별 신경세포에 존재하며, 신경아교세포glia에는 존재하지 않는다. 세 가지 NOS 아형이 클로닝되었는데, 제I아형isoform I(nNOS 또는 cNOS)은 신경세포와 상피세포epithelial cell에서 발견되며, 제II아형isoform II(iNOS)은 사이토카인cytokine에 의해 유도되고 대식세포macrophage와 평활근세포smooth muscle cell에서 발견되며, 제III아형isofrom III(eNOS)은 혈관내피세포endothelial cell에서 발견된다(표 7.2). 세 가지 아형 모두 tetrahydrobiopterin(보조인자cofactor)과 NADPH(조효소coenzyme)를 필요로 한다. NOS의 제I아형 및 제III아형 NOS는 세포외 칼슘Ca^{2+}이 세포 내로 유입됨에 따라 활성화된다. 제II아형 NOS인 iNOS는 사이토카인에 의해 활성이 유도된다. cNOS 및 eNOS의 활성 단계는 다음과 같다(그림 7.16).

1. 글루탐산이 시냅스이전뉴런에서 유리된다.
2. 글루탐산은 시냅스이후뉴런에 분포하고 있는 NMDA

표 7.2 산화질소합성효소NOS의 아형

특징	제I아형(Isoform I)	제II아형(Isoform II)	제III아형(Isoform III)
명칭	cNOS 또는 nNOS	iNOS	eNOS
발현	항상 발현하고 있음	사이토카인에 의해 발현이 유도됨	항상 발현하고 있음
칼슘-의존성	예	아니오	예
조직	신경세포, 상피세포	대식세포, 평활근세포	내피세포

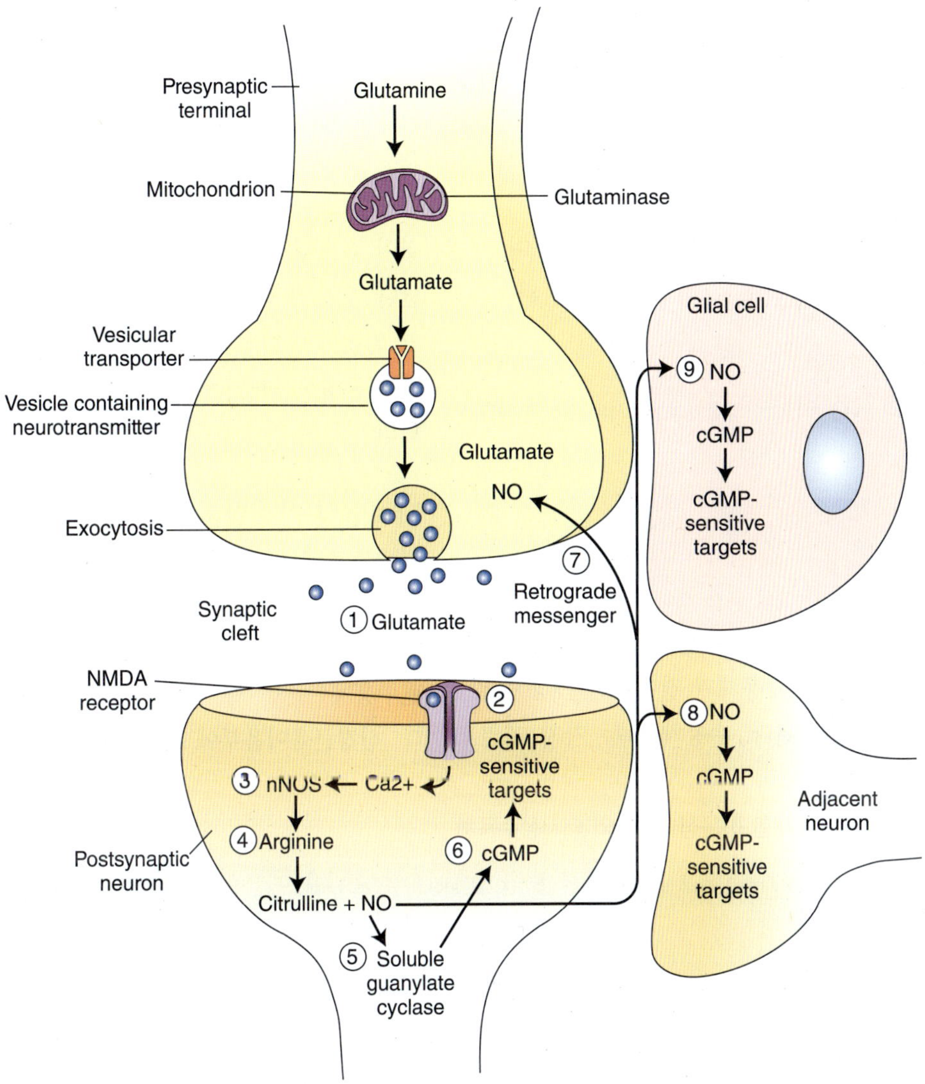

그림 7.16 산화질소 합성 단계(자세한 내용은 본문 참조). cGMP, cyclic guanosine monophosphate; NMDA, N-methyl-D-aspartic acid; nNOS, nitric oxide synthase isoform I.

수용체에 작용하고, 칼슘 Ca^{2+}이 시냅스이후뉴런으로 유입되어 칼모듈린calmodulin(칼슘결합단백질)과 결합한다.

3. 칼슘-칼모듈린복합체는 NOS를 활성화시킨다.
4. 활성화된 NOS는 L-아르지닌L-arginine으로부터 NO와 시트룰린citrulline을 생성시킨다.
5. 일단 생성된 NO는 가용성 guanylate cyclase의 헴heme 부분과 상호작용하여, 효소의 구조를 변화시켜 guanylate cyclase를 활성화시킨다.
6. 가용성 guanylate cyclase가 활성화되면 시냅스이후 뉴런에서 GTP로부터 cGMP가 생성된다. 시냅스이후

뉴런의 cGMP 농도 증가에 의해 생리학적 반응이 일어난다.

7. 시냅스이후뉴런에서 생성된 NO는 시냅스이전말단으로 확산할 수 있다. NO가 시냅스이전말단으로 확산한다는 것은 NO가 **역행성 전령물질**retrograde messenger로 작용한다는 것을 시사한다. 이 작용은 시냅스이전뉴런으로부터 유리된 신경전달물질의 작용을 강화하고 작용시간을 연장시키는 역할을 하는 것으로 여겨진다.
8. NO는 또한 인접 뉴런과 (9) 신경아교세포로 확산할 수 있다. 이들 각 부위에서, NO는 가용성 guanylate cyclase를 자극하여 cGMP농도를 증가시키며, cGMP 증가에 의해 반응이 유발된다.

앞에서 설명한 대로, NO는 저절로 작용이 쇠퇴하며 아질산염nitrite과 질산염nitrate, 산소, 그리고 물로 전환된다.

생리학적·임상적 고찰 Physiological and Clinical Considerations

중추신경계에서의 NO 역할(신경전달물질로서의)은 여전히 연구 중에 있다.

수용체 Receptors

수용체는 신경세포막에 존재하는 신경전달물질 결합단백질이며, 신경전달물질과 수용체가 결합하면 특정 이온통로가 열리거나 닫히게 된다. 수용체는 두 가지 계열, 즉 (1) 이온성수용체ionotropic receptor (또는 리간드작동수용체ligand-gated receptors), (2) 대사성수용체metabotropic recepors (또는 G단백질결합수용체G-protein-coupled receptors)로 나뉜다(다른 이온통로의 분류에 대해서는 5장을 참조할 것).

이온성수용체 Ionotropic Receptors

이온성수용체는 대개 다합체단백질multimeric proteins(다른 단백질이 서로 합쳐져 형성되며, 대개 5개의 단백질로 이루어져 있음)로 이루어져 있다. 각 소단위는 세포막을 관통하여 분포하며 이온통로의 구멍 형성에 기여한다. 이온성수용체는 **리간드작동수용체**ligand-gated receptors라고도 부르는데, 그것은 이들이 한 분자 속에 신경전달물질 결합 기능과 이온통로 기능을 모두 포함하고 있기 때문이다. 신경전달물질이 수용체와 결합하면, 이온통로가 열려 반응이 일어난다. 일반적으로 이들 수용체는 빨리 그리고 단기간 동안 일어나는 반응을 매개한다. 여러 신경전달물질에 대한 이온성수용체의 예를 표 7.3에 나타내었다. 이들 수용체의 일부는 다음 단락에서 설명한다.

니코틴성 아세틸콜린수용체 Nicotinic Acetylcholine Receptor

척추동물에는 두 종류의 주요 니코틴수용체, 즉 근육형 니코틴수용체muscle-type nicotinic receptor와 뉴런형 니코틴수용체neuronal-type nicotinic receptor가 존재한다. 근육형 니코틴수용체muscle-type nAChR는 신경근육이음부NMJ에 존재한다. **신경근육이음부**에 존재하는 태아형 **니코틴성 아세틸**

표 7.3 여러 신경전달물질에 대한 이온성수용체와 대사성수용체

신경전달물질(Neurotransmitter)	이온성수용체(Ionotropic Receptor)	대사성수용체(Metabotropic Receptor)
Acetylcholine	cholinergic nicotinic receptor	cholinergic muscarinic receptor
Glutamate	NMDA, AMPA, kainate	$mGlu_1 \sim mGlu_8$
GABA	$GABA_A$	$GABA_B$
Glycine	Strychnine-sensitive glycine receptor	
Dopamine	–	$D_1 \sim D_5$
Norepinephrine	–	α- and β-adrenergic receptors
Epinephrine	–	α- and β-adrenergic receptors
Serotonin	$5\text{-}HT_3$	$5HT_1$, $5HT_2$, $5HT_4$
Histamine	–	H_1, H_2, H_3
Adenosine	–	$A_1 \sim A_3$
Opioid peptides	–	Mu, delta, kappa, ORL_1

AMPA, alpha-amino-3-hydroxy-5-methyl-4-isoxazole-propionate; GABA, gamma aminobutyric acid; NMDA, N-methyl-D-aspartic acid.

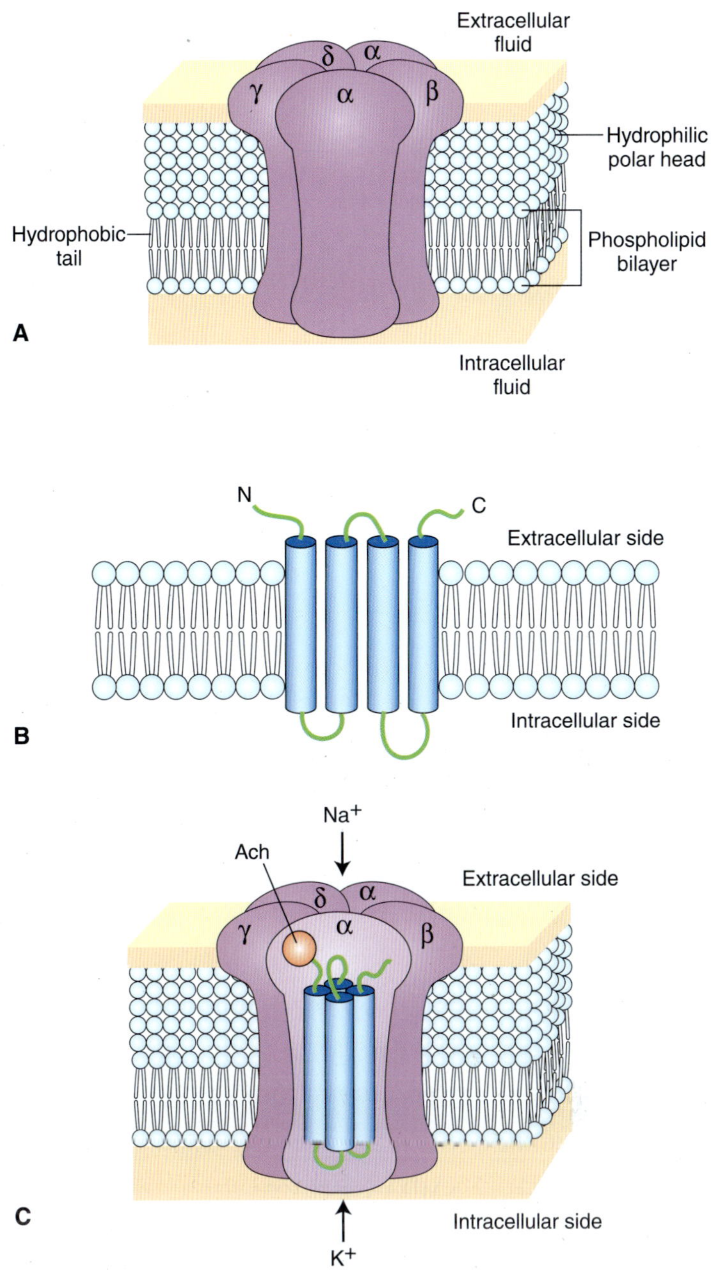

그림 7.17 니코틴성 아세틸콜린수용체. **(A)** 태아형 nAChR(신경근육이음부에 분포하는)는 네 종류의 단백질(α, β, γ, δ)로 구성된 다섯 개의 소단위로 이루어져 있다. 성인형 nAChR는 γ-소단위가 ϵ-소단위로 치환되어 있다. **(B)** 각 소단위는 세포막을 네 번 관통한다. N과 C는 각각 아미노말단과 카르복시말단을 나타낸다. **(C)** 다섯 개 소단위가 형성하는 막관통영역이 이온통로의 중심구멍을 둘러싸고 있다. 아세틸콜린은 α소단위에 결합하여 통로를 개방(나트륨 유입과 칼륨 유출을 허용함)시킨다.

콜린수용체nicotinic acetylcholine receptor [nAChR]는 네 종류의 단백질(α, β, γ, δ)로 구성된 다섯 개의 소단위(2α, 1β, 1γ, 1δ)로 이루어진 복합체(그림 7.17A)이다. 성인형 nAChR에서는 γ소단위가 ϵ소단위로 대체된다. 각 소단위는 세포막을 네 번 관통한다. 다섯 개의 소단위에 의해 형성된 20개의 막관통영역transmembrane domain이 통로의 중심구멍을 둘러싸게 되는데(그림 7.17C), 그림에는 하나의 α소단위의 막관통영역만 나타내었다. 아세틸콜린은 α소단위에 결합하여 이온통로를 개방(나트륨Na^+ 유입 및 칼륨K^+ 유출을 허용함)시킨다(작용제agonists는 아세틸콜린과 니코틴이며, 길항제antagonists는 d-튜보쿠라린[외과적 처치를 할 때 근육이완제로 이용함]임). 뉴런형 니코틴수용체neuronal-type nAChR는 근육형 니코틴수용체와 유사하지만, 이들은 두 종류의 단백질(α, β)로 구성된 다섯 개 소단위 복합체이다. 뉴런형 니코틴수용체는 12개의 니코틴수용체 소단위(α2~α10, β2~β4)로 이루어져 있다. 뉴런형 니코틴수용체의 일부 예로는 $(\alpha4)_2(\beta2)_3$와 $(\alpha4)_3(\beta2)_2$, $(\alpha7)_5$ 수용체를 들 수 있다.

신경근육이음부와 연관된 임상질환

Clinical Disorders Associated With the Neuromuscular Junction

신경근육이음부NMJ와 연관된 두 가지 주요 자가면역질환autoimmune disorder이 알려져 있다. **램버트-이튼증후군**Lambert-Eaton syndrome에서는 칼슘Ca^{2+} 통로(신경근육이음부의

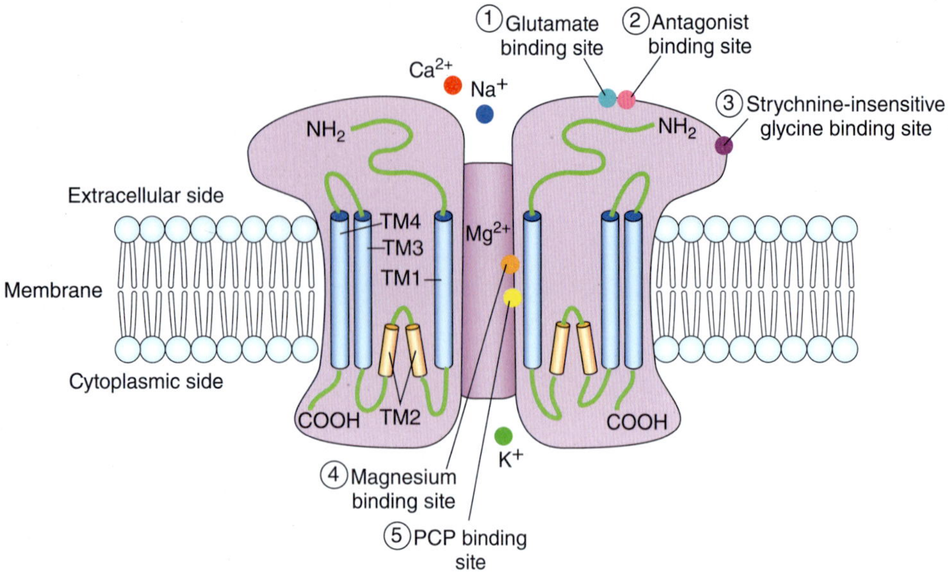

그림 7.18 NMDA수용체의 구성. PCP, phencyclidine; Ca^{2+}, calcium; Na^{+}, sodium; K^{+}, potassium; Mg^{2+}, magnesium.

시냅스이전말단에 존재하는)에 대한 항체가 생성된다. 이 증후군에 대해서는 5장에서 자세히 설명하였다(5장의 임상증례 참조). **중증근무력증**myasthenia gravis에서는 니코틴성 아세틸콜린수용체nAChR(신경근육이음부에 존재하는)에 대한 항체가 생성된다. 6장에서 자세히 설명하였다.

NMDA수용체 N-Methyl-D-Aspartic Acid [NMDA] Receptor

NMDA수용체(이온성 글루탐산수용체ionotropic glutamate receptor임)는 중추신경계에 광범위하게 분포하고 있다. 현재까지의 증거에 따르면, NMDA수용체는 다섯 개의 소단위(NMDAR1, NMDAR2A, NMDAR2B, NMDAR2C, NMDAR2D)로 이루어져 있다. 각 NMDA수용체 소단위는 네 개의 막관통영역transmembrane domain(TM1~TM4)으로 이루어져 있다. TM2영역은 구부러져 있어 막을 완전히 관통하지는 않는다(그림 7.18). 각 소단위의 TM2영역은 NMDA수용체의 통로구멍을 형성한다. 이 수용체의 활성은 다음 결합부위를 통해 변할 수 있다(그림 7.18).

1. L-글루탐산 및 이것과 연관된 작용제가 신경전달물질 결합부위에 작용하면 이온통로의 개방(세포 속으로의 나트륨Na^{+} 및 칼슘Ca^{2+} 유입과 세포 밖으로의 칼륨K^{+} 유출을 허용함)이 촉진된다.
2. 신경전달물질 결합부위 중 한 영역에 NMDA수용체 길항제가 결합한다.
3. L-글루탐산이 NMDA수용체에 효과적으로 작용하기 위해서는 스트리크닌-둔감 글리신부위strychnine-insensitive glycine site에 글리신glycine이 결합되어 있어야 한다. 글리신은 NMDA수용체 통로의 개방 빈도를 증가시킨다. NMDA수용체의 글리신결합부위에서 **스트리크닌**strychnine은 길항제로 작용하지 않으므로 이 부위를 **스트리크닌-둔감 글리신부위**라고 부른다. 글리신이 신경전달물질로서 작용하는 시냅스에서 스트리크닌은 길항제로 작용하며 이 부위를 **스트리크닌-민감 글리신부위**strychnine-sensitive glycine site라고 부른다는 것을 기억해야 한다('글리신수용체' 단락 참조).
4. 마그네슘Mg^{2+}은 세포가 정상적인 안정막전위에 있거나 과분극되었을 때 전압작동 마그네슘 결합 부위에 결합하여 NMDA수용체 통로를 차단한다. 따라서 NMDA수용체는 막전위가 정상적인 안정막전위에 있거나 과분극되어 있을 경우에는 활성화될 수 없다. 세포가 탈분극되면 마그네슘이 통로의 결합부위로부터 떨어져 나와 통로가 개방(나트륨Na^{+} 및 칼슘Ca^{2+} 유입과 칼륨K^{+} 유출을 허용함)된다.
5. 이온통로 내에 위치하고 있는 **펜시클리딘**결합부위phencyclidine binding site에 펜시클리딘('PCP' 및 '합성헤로인angel dust'라고도 함)이 결합하면 이들 약물과 관련된 부작용이 유발된다.

카이네이트수용체 Kainate Receptor

카이네이트수용체(이온성 글루탐산수용체ionotropic glutamate receptor임)에 **카인산**kainic acid이 결합하면 이온통로가 개방(나트륨Na$^+$ 유입[칼슘Ca^{2+} 유입은 일어나지 않음]과 칼륨K$^+$ 유출을 허용함)되어 신경세포는 탈분극된다.

AMPA/Quisqualate수용체 AMPA/Quisqualate Receptor

AMPA alpha-amino-3-hydroxy-5-methyl-4-isoxazole-propionate와 **quisqualic acid**는 AMPA/quisqualate수용체(이온성글루탐산수용체ionotropic glutamate receptor임)의 작용제이다. 이 수용체에 이들 작용제가 결합하면 이온통로가 개방(나트륨Na$^+$ 유입[칼슘Ca^{2+} 유입은 일어나지 않음]과 칼륨K$^+$ 유출을 허용함)되어 신경세포는 탈분극된다.

GABA$_A$수용체 GABA$_A$ Receptor

GABA$_A$수용체(이온성수용체ionotropic receptor)는 중추신경계에 전반적으로 분포하고 있다. 이들은 다섯 개의 소단위 조합(2α, 2β, 1γ)으로 이루어져 있다(그림 7.19). 각 소단위에는 4개의 막관통영역(TM1~TM4)이 존재한다. 이들 수용체에는 여러 결합부위, 즉 (1) 작용제(예, GABA) 결합부위, (2) 길항제(예, bicuculine) 결합부위, (3) 바르비투르산염barbiturate(예, phenobarbital) 결합부위, (4) 벤조디아제핀benzodiazepine(예, diazepam [Valium]) 결합부위가 존재한다. GABA수용체 작용제에 의해 GABA수용체가 활성화되면 염소통로Cl$^-$ channel가 개방되며, 음이온인 염소Cl$^-$가 신경세포로 유입되면 신경세포가 과분극되어 흥분성이 감소하게 된다. GABA수용체 길항제가 자신의 결합부위에 결합하면 수용체 구조가 바뀌므로 이후 GABA수용체를 자극하여도 반응이 일어나지 않는다. 바르비투르산염barbiturate은 수용체의 다른 부위에 결합하고 염소통로의 개방시간을 연장시킨다. 항불안제(예, 디아제팜diazepam)는 벤조디아제핀결합부위benzodiazepine binding site에 결합하여 이들 신경세포에 존재하는 GABA의 전기생리학적 효과를 증가시킨다.

글리신수용체 Glycine Receptor

글리신은 척수spinal cord와 하부 뇌간lower brainstem, 망막retina에서 신경전달물질 역할을 하는 것으로 보인다. **글리신수용체**glycine receptor가 활성화되면 신경세포 속으로 염소Cl$^-$가 유입되므로 신경세포가 과분극되어 흥분성이 감소하게 된다. 스트리크닌strychnine은 글리신이 신경전달물질로 작용하는 시냅스에서 글리신수용체를 차단한다. 앞에서 설명한 대로, NMDA수용체에 존재하는 글리신 결합부위는 스트리크닌에 의해 차단되지 않는다.

세로토닌수용체 Serotonin Receptors

세로토닌수용체는 적어도 7종의 아형이 확인되었다. 오직 5-HT$_3$수용체만 이온성수용체이다. 다른 모든 아형은 대사성수용체이다(표 7.3 참조). 5-HT$_3$수용체는 중추신경과 말초신경에 분포한다. 이들의 기능은 아직 정립되지 않았다.

대사성수용체 Metabotropic Receptors

대사성수용체는 수용체에 이온통로를 포함하고 있지 않다. 이들 수용체와 연관되어 있는 이온통로를 통해 이온

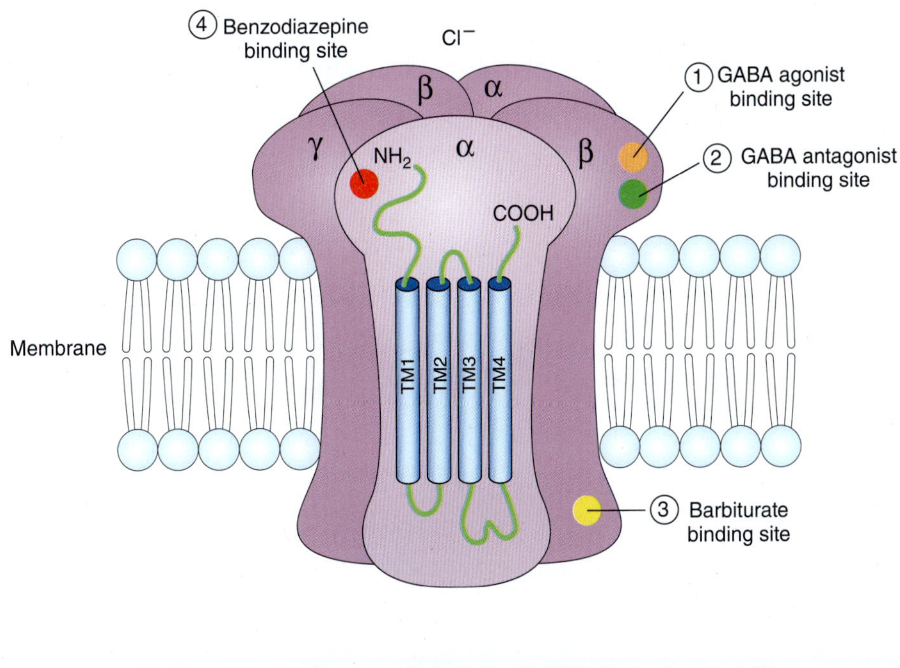

그림 7.19 GABA$_A$수용체의 구성. Cl$^-$, chloride.

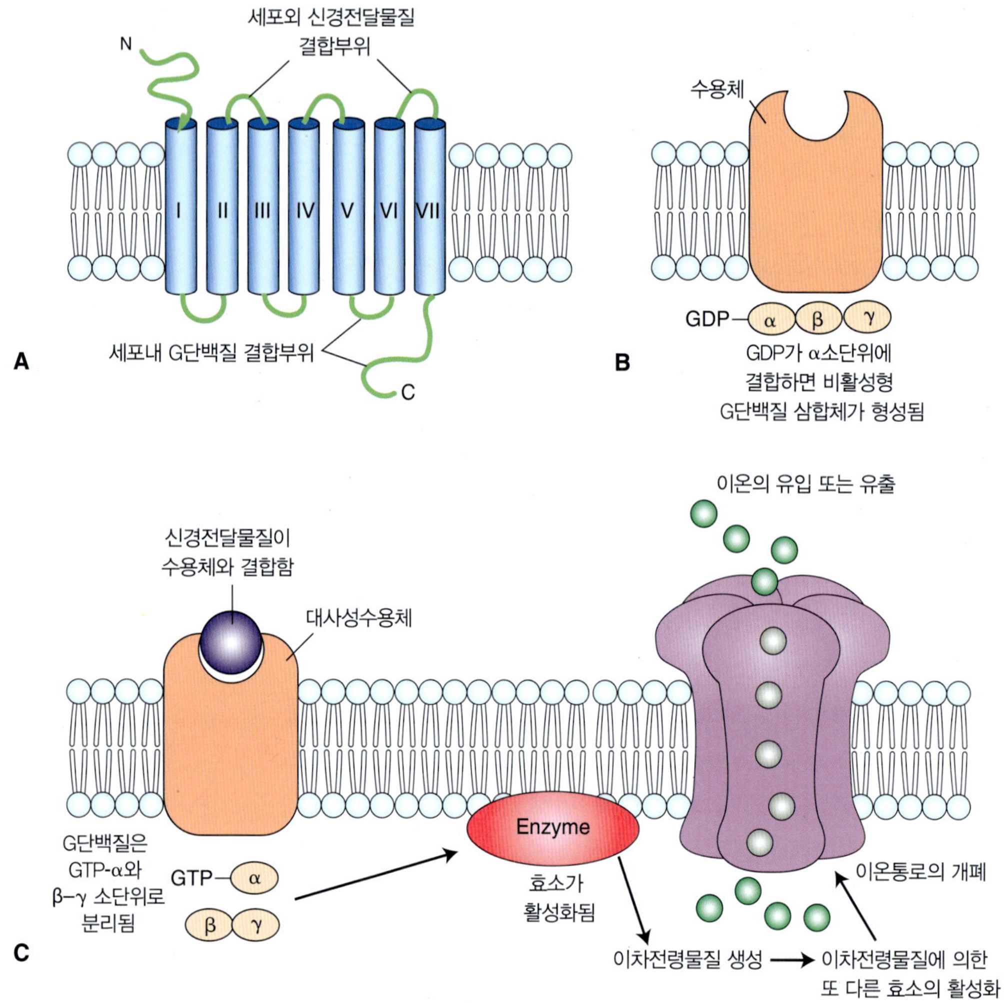

그림 7.20 대사성수용체. **(A)** 7개의 막관통영역(*I~VII*)을 가진 하나의 단백질분자. 신경전달물질 결합부위는 세포외영역에 위치한다(영역 II, III, VI, VII 영역에 의해 형성된). G단백질은 영역 V와 VI 사이의 세포내고리 그리고 카르복시말단에 결합한다. *N*과 *C*는 각각 아미노말단과 카르복시말단을 나타낸다. **(B)** 이종삼합체로 이루어진 G 단백질은 세 개의 소단위(α, β, γ)로 이루어져 있다. GDP가 α소단위에 결합하면 α소단위는 β소단위 및 γ소단위와 결합하여 하나의 비활성 삼합체를 형성한다. **(C)** 신경전달물질이 대사성수용체와 결합하는 단계 및 그 이후에 일어나는 과정. GTP, guanosine triphosphate.

이 이동하기 위해서는 하나 이상의 대사단계가 필요하다. 따라서 이들 수용체를 **대사성수용체**라고 부른다. 이들 수용체는 하나의 단백질분자로 이루어져 있으며, 이들 단백질분자는 7개의 막관통영역 membrane-spanning domain(I~VII)을 포함하고 있다(그림 7.20A). 영역 II, III, VI, VII 부위는 세포외 영역을 만들며, 이곳에 신경전달물질 결합부위가 존재한다. G단백질 G-protein은 영역 V와 VI 사이의 세포내 고리 intracelluair loop 그리고 카르복시말단 C terminus에 결합한다. 대사성수용체와 연관된 이온통로가 개방 또는 폐쇄되기 위해서는 **G단백질** G-proteins이라 불리는 중간분자가 활성화되어야 한다. 이런 이유로 대사성수용체를 **G단백질결합수용체** G-protein-coupled receptors [GPCR]라고 부른다. 대사성수용체에 의해 일어나는 반응이 개시되는데 필요한 시간 및 작용기간은 이온성수용체에 의해 일어나는 반응보다 더 길다.

이종삼합체 heterotrimer로 이루어진 G단백질은 세 개의 소단위, 즉 α소단위와 β소단위, γ소단위로 이루어져 있다(그림 7.20B). 이들은 아미노산 서열의 유사성에 따라 다시 네 개의 서브클래스 subclasses로 나뉜다. 이러한 서브클래스는 $G_{\alpha s}$와 $G_{\alpha i/o}$, $G_{\alpha q/11}$, $G_{\alpha 12/13}$이다. G단백질의 서브클래스는 α소단위의 아형에 따라 명명하였는데, 그것은 신호전달특성이 β-γ소단위의 여러 조합에 따라 달라지지 않기 때문이다. α소단위는 구아닌 guanine 뉴클레오티드(예, GTP와 GDP)와 결합한다. GDP가 α소단위에 결합하면 세 소단위는 함께 결합하여 비활성 삼합체inactive trimer를 형성한다.

대사성수용체에 신경전달물질이 결합하는 과정과 이어서 일어나는 과정을 그림 7.20C에 나타내었다. 신경전달물질이 대사성수용체에 결합하면 α소단위에 결합하고 있던 GDP는 GTP로 대체된다. 활성화된 GTP-α소단위activated GTP-α-subunit는 β-γ복합체로부터 떨어져 나와 여러 신호 경로를 활성화시키기 위해 효과기분자(예, 효소)와 결합한다.

활성화된 GTP-$G_{\alpha s}$소단위activated GTP-Gαs subunit는 adenylate cyclase를 자극하여 ATP로부터 이차전령물질인 cAMP를 생성시킨다. cAMP는 효소(protein kinase A [PKA])를 활성화시켜 적절한 이온통로(반응을 나타내는)를 인산화시킨다. 예를 들면, 단백질인산화효소protein kinase에 의한 이온통로의 인산화는 이온통로를 개방시켜 신경세포막을 통해 이온을 움직이게 하여 신경세포를 탈분극시키며, 흥분성시냅스이후전위EPSPs의 크기를 증가시킨다. 따라서 신경세포는 흥분성이 더욱 높아진다.

활성화된 GTP-$G_{\alpha i/o}$소단위activated GTP-Gαi/o subunit는 adenylate cyclase를 억제시켜 ATP로부터 cAMP의 생성을 억제하여 PKA를 억제시킨다. 이 경우에는 GTP-$G_{\alpha s}$소단위의 활성에 의한 것과 반대의 세포내 반응이 일어나게 될 것이다.

활성화된 GTP-$G_{\alpha q/11}$소단위activated GTP-Gαq/11 subunit는 포스포리파아제C phospholipase C [PLC]를 자극하여 세포막에 결합되어 있는 PIP2 phosphatidylinositol 4,5-biphosphate를 IP_3 trisphosphate와 DAG diacylglycerol로 분해시킨다. IP_3는 세포질세망ER 세포막에 위치하는 IP_3수용체에 작용하여 세포질세망으로부터 칼슘Ca^{2+}을 유리시킨다. DAG는 PKC protein kinase C를 활성화시킨다. 세포내 칼슘Ca^{2+} 농도가 증가하고 PKC가 활성화되므로 이어서 적절한 세포반응이 일어난다.

$G_{\alpha 12/13}$경로의 효과기는 세 개의 RhoGEFsRho guanine nucleotide exchange factors이다. 일부 RhoGEFs에는 LARGleukemia-associated RhoGEF와 p115RhoGEF, PDZ-RhoGEF가 있다. Rho GTPase(small GTPase)는 다양한 세포내 활동의 중요한 조절자이다. Rho GTPase는 RhoGEFs (GTPase와 결합한 GDP의 방출과 GTP 장착을 촉진함)에 의해 활성화된다. 일단 GTP와 결합하면, Rho는 세포골격 조절에 관여하는 다양한 단백질을 활성화시킬 수 있다.

활성화된 $G_{\beta\gamma}$소단위의 효과기는 여러 이온통로이며, 이러한 예로는 GIRK G-protein-regulated inwardly rectifying K^+ channels와 N형 전압작동 칼슘통로N-type voltage-gated Ca^{2+} channels를 들 수 있다. 대사성수용체에 의해 일어나는 반응의 개시 및 지속시간은 이온성수용체에 의한 것보다 더 길다. 이온통로의 탈인산화(단백질 인산가수분해효소에 의해서 일어남)는 이온통로를 닫히게 한다.

여러 신경전달물질에 대한 대사성수용체의 예를 표 7.3에서 보여주고 있다.

그들 중 일부는 다음 단락에서 설명한다.

무스카린성 콜린수용체 Cholinergic Muscarinic Receptor

무스카린성 콜린수용체는 G단백질결합수용체GPCR이다. 무스카린성 콜린수용체는 다섯 아형(M1~M5)이 밝혀져 있다. M_1과 M_3, M_5는 G_q단백질과 결합하고, M_2와 M_4는 G_i단백질과 결합한다. M_1수용체는 중추신경계CNS와 외분비샘exocrine glands에 존재한다. M_2수용체는 심장에 존재하며, 심박수 감소와 심방근 수축력 감소, 동방결절 및 방실결절의 전도속도 감소에 관여한다. M_3수용체는 혈관의 내피세포에 존재하며, 이 수용체가 자극되면 산화질소NO 합성(NO는 인접 혈관평활근세포에 작용하여 혈관을 이완시킴)이 증가된다. 허파 평활근에 존재하는 M_3수용체가 자극되면 기관지수축bronchoconstriction이 유발된다. 위장관 평활근에 존재하는 M_3수용체가 자극되면 위장관 운동은 증가되고 괄약근sphincter은 이완된다. 부교감신경섬유가 자극되면 M_3수용체를 통해 방광배뇨근(평활근)이 수축되며 내요도괄약근이 이완된다. 많은 분비샘(예, 타액선)에 존재하는 M_3수용체가 자극되면 이들 분비샘으로부터 분비가 촉진된다. M_4수용체는 중추신경계에 존재하며, 이들이 활성화되면 신경세포는 억제된다. M_5수용체도 중추신경계에 존재하는데, 이들의 기능은 아직 정립되어 있지 않다.

무스카린성 콜린수용체에 아세틸콜린이 결합하는 일련의 과정을 그림 7.21A에서 보여주고 있다. 아세틸콜린이 무스카린수용체와 결합하고, G_o단백질이 활성화되며, PLC가 활성화되고, 두 종류의 이차전령물질(IP_3와 DAG)이 생성된다. IP_3는 세포내 저장고로부터 칼슘을 유리시키며, 칼슘이 유리됨에 따라 Ca^{2+}-activated K^+ channel과 Ca^{2+}-activated Cl^- channel이 개방된다. DAG는 PKC를 활성화시켜 직접적으로로 Ca^{2+}-activated K^+

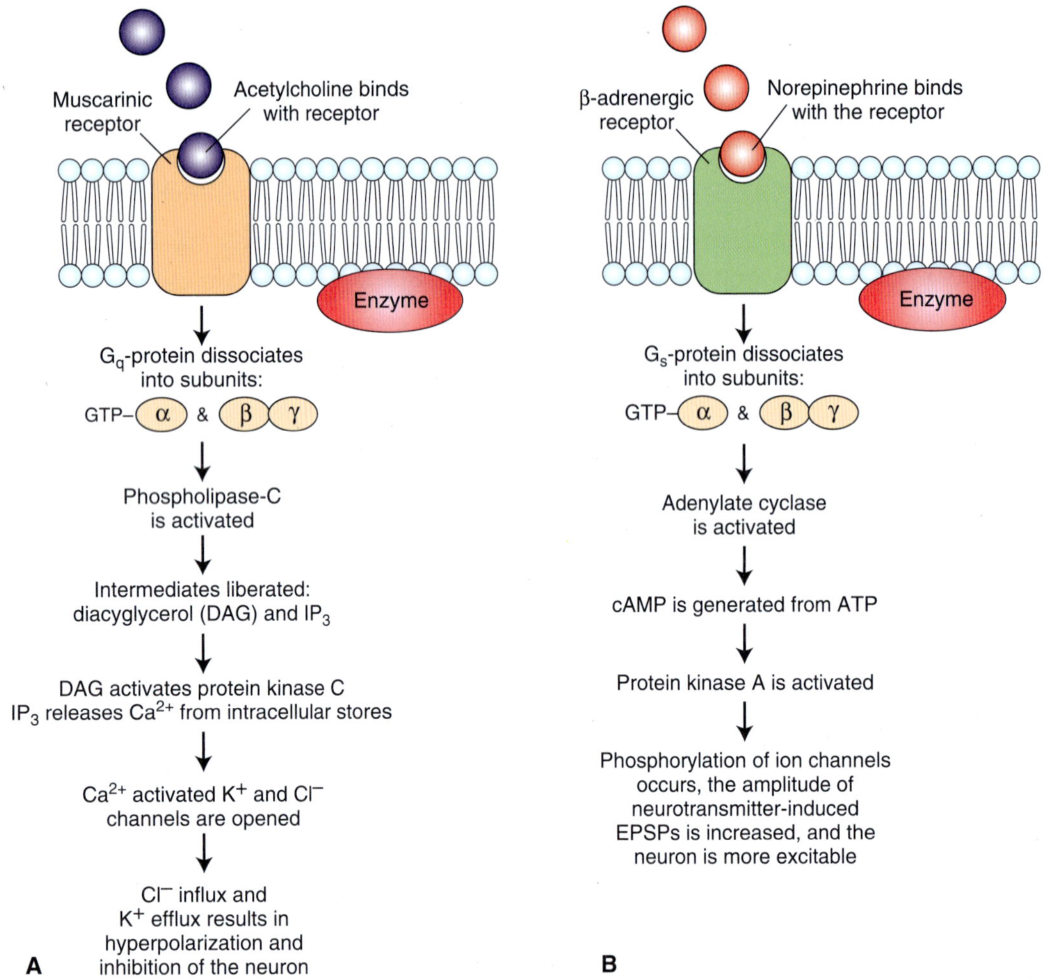

그림 7.21 대사성수용체가 여러 신경전달물질에 대해 반응을 나타내는 기전. **(A)** 아세틸콜린이 무스카린수용체에 결합한 이후에 일어나는 일련의 과정. **(B)** 노르에피네프린이 β-아드레날린수용체에 결합한 이후에 일어나는 일련의 과정.

channel을 개방시킬 수 있다. Ca^{2+}-activated K^+ channel과 Ca^{2+}-activated Cl^- channel의 개방은 신경세포를 과분극시켜 흥분을 억제시킨다.

대사성 글루탐산수용체 Metabotropic Glutamate Receptor [mGLURs]

대사성 글루탐산수용체는 현재까지 8개의 아형이 확인되었다. 그들의 아미노산 서열 및 신호전달기전을 바탕으로 mGLURs은 세 군으로 나뉜다.

- Ⅰ군: mGLUR1과 mGLUR5를 포함한다. 이들은 PLC와 PI phosphoinositide 가수분해를 자극한다.
- Ⅱ군: mGLUR2와 mGLUR3을 포함한다.
- Ⅲ군: mGLUR4와 mGLUR6, mGLUR7, mGLUR8을 포함한다. Ⅱ군과 Ⅲ군은 adenylate cyclase와 cAMP 생성을 억제한다.

도파민수용체 Dopamine Receptors

도파민수용체는 적어도 다섯 아형(D_1~D_5)이 밝혀져 있다. 이들은 모두 대사성수용체이다.

아드레날린수용체 Adrenergic Receptors

노르에피네프린과 에피네프린은 **아드레날린수용체**를 통해 작용을 나타낸다. 이들 수용체는 두 개의 주요 군, 즉 α-아드레날린수용체와 β-아드레날린수용체로 분류된다. 이들 수용체는 다시 여러 아형으로 나뉜다.

α-아드레날린수용체는 두 아형, 즉 α_1-아드레날린수용체와 α_2-아드레날린수용체를 포함한다. α_1-아드레날린수용체는 G_q단백질과 연결되어 있다. G_q단백질이 활성화되면 PLC를 활성화시키므로 PLC에 의해 PIP2가 분해되어 IP_3와 DAG가 생성된다. IP_3는 세포내 저장고(세포질세망ER과 근육세포질세망sarcoplasmic reticulum [SR])로부터

칼슘Ca^{2+}을 유리시켜 세포내 칼슘 농도를 증가시킨다. DAG는 PKC를 자극하여 세포 내의 여러 단백질을 인산화시킨다. 세포내 칼슘Ca^{2+} 농도 증가와 PKC 자극은 α_1-아드레날린 수용체 자극에 따른 여러 효과들을 나타낸다. 이러한 효과에는 혈관과 요관, 배뇨근, 내요도조임근에 존재하는 평활근의 수축이 포함된다. α_1-아드레날린 수용체 자극에 의해 일어나는 일부 다른 효과는 간과 지방조직에서의 글리코겐분해glycogenolysis와 포도당신합성gluconeogenesis, 그리고 땀샘으로부터의 땀분비를 포함한다.

α_2-아드레날린수용체는 G_i단백질과 연결되어 있다. G_i단백질의 활성은 cAMP를 감소시킨다. α_2-아드레날린 수용체 자극에 의해 일어나는 일부 효과는 신경세포의 시냅스에서 일어나는 음성되먹임(예, 교감신경 말단의 노르에피네프린 분비에 대한 시냅스이전억제)과 위장관 괄약근의 수축, 췌장의 인슐린 분비 감소와 글루카곤 분비 유도를 포함한다.

β-아드레날린수용체의 아형에는 β_1-과 β_2-, β_3-아드레날린수용체가 있다. 이들 수용체는 G_s단백질과 연결되어 있다. β-아드레날린수용체를 통해 나타나는 노르에피네프린의 작용은 카테콜아민이 대사성수용체를 통해 어떻게 작용하는지를 설명하기 위한 하나의 예이다(그림 7.21B). 노르에피네프린이 β-아드레날린수용체와 결합하면 G_s단백질이 활성화된다. Adenylate cyclase가 활성화하여 이차전령물질인 cAMP를 생성한다. cAMP는 PKA를 활성화시켜 특정 이온통로를 인산화시키고 개방시킨다. 신경세포는 탈분극되고 신경전달물질에 의해 생성된 EPSP 크기가 증가되어 신경세포는 더욱 흥분하게 된다.

β_2-아드레날린수용체 역시 G_i단백질과 연결되어 있다. 여러 β-아드레날린수용체가 자극되어 나타나는 일부 효과는 다음과 같다. β_1-아드레날린수용체가 자극되면 심박수와 심근수축력이 증가하고; β_2-아드레날린수용체가 자극되면 방광벽 배뇨근과 동맥(골격근에 분포하는), 세기관지가 이완되며; β_3-아드레날린수용체가 자극되면 방광의 이완과 지방분해, 열 발생(갈색지방에서)이 일어난다.

$GABA_B$수용체 $GABA_B$ Receptors

이들 대사성 GABA수용체는 염소통로Cl^- channel와 연관되어 있지 않다. 이들은 이차전령계를 통해 칼슘통로Ca^{2+} channel 또는 칼륨통로K^+ channel와 연결되어 있다. 바클로펜baclofen을 투여하여 시냅스이전 $GABA_B$**수용체**를 활성화시키면 칼슘전도도Ca^{2+} conductance가 감소되어 신경전달물질 분비가 줄어든다.

아편유사체수용체 Opioid Receptors

중추신경계에서 세 종류(μ-receptor, δ-receptor, κ-receptor)의 **아편유사체수용체**가 확인되었다. 모르핀과 내인성아편유사체펩티드는 μ-아편유사체수용체μ-opioid receptor(통각처리에 관여할 것으로 보이는 구조물인 수도관주위회색질PAG과 시상, 거대솔기핵에 존재함)를 통해 척추위supraspinal 진통효과를 나타낸다. Leu-엔케팔린과 met-엔케팔린은 주로 δ수용체에 작용한다. 디놀핀dynorphin은 주로 κ수용체에 작용한다. β-엔도르핀은 세 가지 아편유사체수용체(μ, δ, κ)에 모두 작용한다. 최근에 두 개의 테트라펩티드tetrapeptides(**엔도모르핀1**endomorphin-1, **엔도모르핀2** endomorphin-2)가 내인성 μ-아편유사체수용체의 리간드로 작용한다는 것이 확인되었다. 날록손Naloxone은 테트라펩티드가 μ-아편유사체수용체에 결합하는 것을 차단한다. **ORL1수용체**라고 불리는 새로운 아편제제수용체opiate receptor가 확인되었다. 'ORL1R'(opioid receptor like 1 receptor)는 NOPR nociceptin/Orphanin FQ peptide receptor로 개명되었다. 이 수용체의 내인성 리간드는 **노시셉틴** nociceptin이다. 날록손naloxone은 ORL1수용체를 차단하지 않는다. 이러한 펩티드의 생리적 기능은 아직 확실하게 정립되어 있지 않다.

세로토닌수용체 Serotonin Receptors

현재 4종의 5-HT수용체(5-HT_1, 5-HT_2, 5-HT_3, 5-HT_4)가 밝혀져 있다. 각 5-HT수용체는 몇 개의 수용체 아형으로 이루어져 있다. 모든 5-HT수용체군(5-HT_3수용체는 제외)은 G단백질결합수용체상과GPCR superfamily에 속한다. 세로토닌 시냅스serotonergic synapse에 분포하는 일부 세로토닌수용체의 위치를 그림 7.14에서 보여주고 있다. 5-HT_1수용체의 모든 아형은 adenylate cyclase를 억제한다. 5-HT_{1A}는 칼륨통로K^+ channel를 활성화시키고, 전압작동 칼슘통로voltage-gated Ca^{2+} channel를 억제한다. 이것은 백일해독소-민감성 G_i/G_o군pertussis toxin-sensitive Gi/Go family(G단백질의 일종)의 공통적 특성이다. 5-HT_{1A}수용체는 솔기핵raphe nuclei의 신경세포체에 존재(억제성 자가수용체inhibitory autoreceptor로 작용함)한다. 5-HT_{1D} 수용체는 축삭말단에 존재(자가수용체autoreceptor로 작용함)하며 5-HT 유리를 억제한다. 5-HT_2 수용체(백일해독소-민감성 G_q군과 연결되어 있음)가 활성화되면

PLC가 활성화된다. 이어서 두 개의 이차전령물질, 즉 DAG와 IP_3가 생성된다. DAG는 PKC 활성에 필요한 보조인자이며, IP_3는 세포내 칼슘$^{Ca^{2+}}$ 저장고로부터 칼슘을 유리시킨다. 5-HT_3수용체는 리간드작동 이온통로ligand-gated ion channel(나트륨$^{Na^+}$과 칼륨$^{K^+}$을 통과시킴)이며 신경세포의 흥분에 관여한다. 이 수용체는 구토반응emetic response에 관여하는 맨아래구역area postrema 및 고립로핵solitary nucleus에 위치한다. 5-HT_3수용체 길항제(예, 온단세트론ondansetron)는 화학요법에 의해 유발되는 구토를 치료하는 데 사용된다. 5-HT_4수용체(G_s단백질과 연결되어 있음)가 활성화되면 adenylate cyclase를 활성화시켜 cAMP 생성을 촉진하며, cAMP는 신경세포를 흥분시킬 수 있다.

히스타민수용체 Serotonin Receptors

적어도 세 종류(H_1, H_2, H_3)의 **히스타민수용체**가 밝혀져 있다. 히스타민수용체는 모두 대사성수용체이다. 히스타민 수용체가 중추신경계에서 어떤 역할을 하는지는 아직 밝혀져 있지 않다.

아데노신수용체 Adenosine Receptors

적어도 세 종류(A_1, A_2, A_3)의 **아데노신수용체**가 밝혀져 있으며, 이들은 모두 대사성수용체이다. 현재 중추신경계에서의 아데노신수용체의 역할을 밝히기 위한 연구가 활발히 진행되고 있다.

수용체 조절 기전 Mechanisms of Regulation of Receptors

탈민감화 Desensitization

수용체(예, β-아드레날린수용체)가 작용제(내인성 또는 외인성)에 오랫동안 노출될 경우, 흔히 수용체 반응성이 감소한다. 이러한 현상을 **탈민감화**desensitization라고 부른다. 노르에피네프린과 β-아드레날린수용체의 상호작용을 예로 들어서 탈민감화가 일어나는 기전을 설명하고자 한다. 노르에피네프린이 β-아드레날린수용체에 결합하면 G_s 단백질이 자극되어 cAMP가 생성되므로 PKA protein kinase A가 자극된다. PKA는 β-아드레날린수용체를 인산화시키고, 이 수용체를 G단백질로부터 분리시킨다. 따라서 수용체는 더 이상 작용제에 반응하지 않으므로 탈민감화가 일어난다.

하향조절 Down-Regulation

수용체 수가 감소되는 것을 수용체의 **하향조절**down-regulation이라 부른다. 수용체의 하향조절이 일어나는 기전 중 하나는 수용체가 세포 속으로 숨어들어(내재화internalization) 격리되는 것이다.

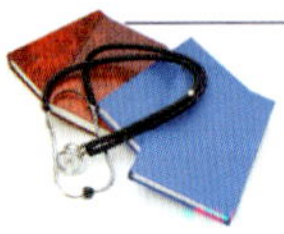

임상 증례

병력

헬레나Helena는 22세 여성으로 특별한 문제 없이 잘 지내왔다. 어느 날 그녀는 심한 피로감을 느껴 자신이 임신했을지도 모르겠다고 생각했다. 그녀는 내과의사와 상담하였으며, 임신반응검사가 양성이었으므로 피로감이 임신에 의해 나타난 것으로 생각했다. 그러나 임신 후 몇 달에 걸쳐 계속 피로하였고, 아침보다는 저녁에 더 피곤하였다. 그녀의 눈꺼풀은 자주 처졌고, 주위 사람으로부터 자신의 두 눈이 동시에 움직여지지 않는다는 이야기를 자주 들었다. 그녀는 자주 액체를 삼키는 데 어려움이 있다고 생각했다. 자신의 얼굴이 처져 이전에 비해 변했다고 생각했다. 그녀는 전반적으로 힘이 없었으며 운동(걷기와 같은)을 많이 할수록 더 악화되는 것 같다고 느꼈다. 그녀의 증상이 지속되자 내과의사는 그녀를 신경과의사에게 보냈다.

진찰

신경과의사는 헬레나가 양 눈을 외전시키지 못하는 것과 양 눈꺼풀이 처지는 것을 발견했다. 신경과의사는 그녀에게 손가락을 굽혔다 폈다 반복해 보라고 했을 때 다섯 번까지만 할 수 있었다(정상인은 대개 20회 이상 할 수 있음). 에드로포니움edrophonium검사(텐실론Tensilon검사)는 에드로포니움 투여 전·후에 손가락 굽혔다 펴기와 호흡기능검사, 안구운동기능검사를 하며 약물 투여 후 검사 결과가 향상된다.

설명

헬레나는 중증근무력증을 앓고 있으며, 이 질환은 니코틴성 아세틸콜린수용체nACh receptor에 대한 자가면역질환이다. 이 질환에서는 신경근육이음부의 시냅스이후막에 존재하는 주름뿐만 아니라 nACh 수용체 수가 현저하게 감소한다. 신경생리학적으로, 반복자극을 하면 꼬마종판전위MEPP가 감소한다. 이것으로 근육에서 나타났던 점진적인 피로를 설명할 수 있다. 콜린에스테라아제억제제(신경근육 이음부에 아세틸콜린 농도를 증가시킴)로 치료하면 병적 과정이 반전된다. 중증근무력증 환자의 10~15%에서 흉선종thymomas을 발견할 수 있으며, 흉선종은 자가면역과정에 어떤 역할을 할 것으로 여겨진다. 이 질환의 임상적 특징은 환자의 유형이나 나이에 따라 다양하지만, 거의 항상 피로가 나타나는 것이 특징이며, 흔히 눈꺼풀근육과 안구근육, 얼굴표정근, 교근, 연하근, 발성근이 침범된다. 질병이 진행되면 모든 근육(횡격막과 복근, 늑간근 포함)의 근력이 감소

임상 증례(계속)

되므로 호흡이상이 초래된다. 근력약화는 대개 아침에 덜 심하며, 시간이 갈수록 심해진다. 치료법에는 아세틸콜린에스테라아제 투여와 흉선절제thymectomy, 코르티코스테로이드 투여, 면역억제요법이 있다.

연습문제

질문

각 문항에서 가장 알맞은 답을 고르시오.

1. 어떤 60세 남성을 검사한 결과 파킨슨병으로 진단되었다. 다음 중 파킨슨병에 관한 설명으로 옳은 것은?
   a. 마이네르트기저핵basal nucleus of Meynert에 분포하는 콜린신경세포cholinergic neuron가 변성되어 있다.
   b. 청색반점locus ceruleus에 분포하는 노르아드레날린신경세포noradrenergic neuron가 변성되어 있다.
   c. 흑색질substantia nigra에 분포하는 도파민신경세포dopaminergic neuron가 변성되어 있다.
   d. 도파민을 복용하면 파킨슨병 증상이 완화될 수 있다.
   e. 대개 운동과다증후군hyperkinetic syndrome이 관찰된다.

2. 심한 편두통을 앓고 있는 35세 여성이 신경과의사로부터 수마트립탄syumatriptan [Imitrex]을 처방받았다. 약을 복용한 후 이 환자는 편두통이 완화되었다. 수마트립탄은 어떤 기전을 통해서 편두통 치료에 유익한 효과를 나타내는가?
   a. β-아드레날린수용체를 통해 뇌막동맥meningeal artery을 확장시킨다.
   b. α-아드레날린수용체를 통해 뇌막동맥을 수축시킨다.
   c. 5-HT_{1D}수용체를 통해 뇌막동맥을 수축시킨다.
   d. 무스카린성 콜린수용체를 통해 전신 세동맥arteriole을 확장시킨다.
   e. 히스타민수용체를 통해 뇌막동맥을 확장시킨다.

3. 신경병리학자가 사후 조직학적 검사를 위해 사망한 알츠하이머병 환자의 뇌 검체를 받았다. 다음 중 이 뇌 검체에서 변성되었을 가능성이 높은 신경세포군은?
   a. 마이네르트기저핵basal nucleus of Meynert
   b. 거대솔기핵nucleus raphe magnus
   c. 청색반점locus ceruleus
   d. 의문핵nucleus ambiguus
   e. 흑색질substantia nigra

정답 및 설명

1. 정답: c

파킨슨병은 안정 시 떨림과 느린 움직임(운동완만bradykinesia 또는 운동감소증후군hypokinetic syndrome), 사지 및 목의 경축rigidity, 무표정한 얼굴을 나타내는 것이 특징이다. 파킨슨병은 흑색질에 분포하는 도파민신경세포의 변성에 의해 발생하며, 이에 따라 꼬리핵과 조가비핵에서 도파민 유리가 감소하게 된다. 파킨슨병의 약물 치료는 기저핵basal ganglia(흑색질줄무늬섬유nigrostriatal projection의 표적부위)에서 도파민 부족을 해결하는 것을 목표로 한다. 도파민은 혈액뇌장벽BBB을 통과할 수 없으므로 혈액뇌장벽을 통과할 수 있는 직전 대사전구물질(levodopa 또는 L-DOPA)을 경구 투여한다. L-DOPA는 큰 중성 아미노산을 운반하는 운반체를 통해 뇌로 운반된 다음, 줄무늬체 조직으로 투과해 들어간 후 그곳에서 도파민으로 전환(탈카르복실화decarboxylation에 의해)된다. 혈장 속의 DOPA 농도는 카르비도파carbidopa와 L-DOPA의 병용투여에 의해 증가된다. 카르비도파는 도파-데카르복실라아제dopa-decarboxylase(DOPA를 도파민으로 전환시키는 효소)를 억제한다. 카르비도파는 혈액뇌장벽을 통과하지 못한다.

2. 정답: c

편두통의 원인 중 하나는 뇌막동맥의 확장으로 여겨지고 있다. 수마트립탄syumatriptan [Imitrex]은 5-HT_{1D}수용체를 통해 작용을 나타내는 혈관수축제이다. 아드레날린수용체와 히스타민수용체, 콜린수용체는 편두통 발생에 관여하지 않는다.

3. 정답: a

알츠하이머병 환자에서는 마이네르트기저핵에 분포하는 콜린신경세포가 심각하게 소실되어 있다. 답가지에 있는 다른 핵들은 이 병과 관련이 없다. 거대솔기핵과 청색반점, 의문핵은 각각 통각의 하행성조절과 수면각성주기 동안의 전뇌 활동, 심박수 조절과 연관되어 있다. 파킨슨병에서는 흑색질에 분포하는 도파민신경세포가 변성된다.

연습문제 (계속)

4. 다음 중 노르에피네프린에 관한 설명으로 옳은 것은?
   a. 시냅스틈새로부터 노르에피네프린을 제거하는 주 기전은 재흡수 과정을 포함한다.
   b. 티로신tyrosine은 노르에피네프린 합성 단계의 직전 전구물질이다.
   c. 노르에피네프린-함유 신경세포는 말초신경계에만 존재한다.
   d. 흑색질에서 노르에피네프린이 부족해지면 파킨슨병이 발생한다.
   e. 노르에피네프린은 신경세포 말단의 세포질에서 합성된다.

5. 다음 중 산화질소nitric oxide에 관한 설명으로 옳은 것은?
   a. 가용성 guanylate cyclase를 자극한다.
   b. 전구물질은 알라닌alanine이다.
   c. 티로신수산화효소tyrosine hydroxylase는 산화질소의 생합성에 관여한다.
   d. NMDA수용체를 통해 작용을 나타낸다.
   e. 산화질소는 cAMP를 통해 작용을 나타낸다.

4. 정답: a
재흡수reuptake는 시냅스틈새로부터 노르에피네프린을 제거하는 주 기전이다. 노르에피네프린은 세포 속에서 도파민 β-수산화효소dopamine β-hydroxylase [DBH]에 의해 도파민으로부터 합성된다. 따라서 노르에피네프린의 직전 전구물질은 도파민이다. 노르아드레날린신경세포는 중추신경계뿐만 아니라 말초신경계에도 존재한다. 아드레날린신경전달 이상은 일부 우울증과 연관되어 있지만, 파킨슨병과는 연관성이 없다. 파킨슨병에서는 흑색질에 분포하는 도파민신경세포가 변성된다.

5. 정답: a
산화질소NO는 기체이며 새로운 기체 신경전달물질을 대표한다. 산화질소는 가용성soluble guanylate cyclase의 헴heme 부분과 상호작용하며, 그 결과 모양을 변화시키고 이 효소를 활성화시킨다. 가용성 guanylate cyclase가 자극되면 시냅스이후뉴런에서 GTP로부터 cGMP를 생성시키며, 적절한 반응을 유발한다. 알라닌과 티로신수산화효소는 산화질소 합성에 관여하지 않는다. 산화질소는 산화질소합성효소NOS에 의해 아르지닌arginine으로부터 합성된다. NMDA수용체는 산화질소의 반응을 매개하지 않는다.

요 약

일부 신경전달물질의 합성과 제거, 분포

합성	제거	기능 및 분포
아세틸콜린 (Acetylcholine)		
아세틸콜린은 콜린아세틸전환효소에 의해 콜린과 아세틸조효소A로부터 합성됨	아세틸콜린은 아세틸콜린에스테라아제(시냅스틈새에 존재)에 의해 가수분해됨	흥분성 신경전달물질; 집중적으로 분포하는 뇌 부위: (1) 전뇌기저부(마이네르트기저핵 포함; 기저핵의 배쪽내측부위에 위치함)는 전체 신피질과 편도체, 해마, 시상에 콜린신경을 분포시킴 (2) 등쪽외측교뇌피개는 기저핵과 시상, 시상하부, 연수그물체, 소뇌심부핵으로 투사함
글루탐산 (Glutamate)		
두 가지 과정에 의해 합성된다. (1) 포도당이 크렙스회로를 통해 α-oxoglutarate(이것이 아미노기 전이에 의해 글루탐산으로 전환됨)로 대사됨. (2) 신경말단 및 신경아교세포가 시냅스틈새로부터 글루탐산을 재흡수함; 신경아교세포에서 글루탐산은 글루타민합성효소에 의해 글루타민으로 전환됨; 글루타민은 신경아고세포로부터 빠져나와 신경말단으로 운반됨; 신경말단에서 글루타민은 글루타미나아제에 의해 글루탐산으로 전환됨	시냅스틈새로부터 신경말단과 신경아교세포로 재흡수됨	흥분성 신경전달물질로 중추신경계에 전반적으로 분포함
감마아미노부티르산 (γ-Aminobutyric Acid)		
글루타민은 글루타미나아제에 의해 글루탐산으로 전환됨; 글루탐산은 GAD(탈카르복실화 시킴)에 의해 GABA로 전환됨; 보조효소(비타민 B_6의 일종인 인산피리독살)가 필요함	시냅스달단 및 신경아교세포로 재흡수됨; 신경아교세포에서 GABA는 아미노전달효소에 의해 글루탐산으로 전환됨; 글루타민합성효소가 글루탐산을 글루타민으로 전환시키며, 이어서 글루타민은 글루탐산 합성이 일어나는 신경말단으로 운반됨	억제성 신경전달물질로 중추신경계에 전반적으로 분포함
글리신 (Glycine)		
해당작용에 의해 세린이 생성됨; 글리신은 세린으로부터 형성(serine transhydroxymethylase에 의해)됨	신경말단으로 재흡수됨	억제성 신경전달물질로 척수와 하부뇌간, 망막에 분포함

요 약

일부 신경전달물질의 합성과 제거, 분포(계속)

합성	제거	기능 및 분포
도파민 (Dopamine)		
티로신은 티로신수산화효소(속도제한단계)에 의해 DOPA로 전환됨; DOPA는 도파민으로 전환(DOPA-decarboxylase에 의해)됨	신경말단으로 재흡수됨(재흡수-1): 신경말단에서 약 50%는 MAO에 의해 분해되고, 나머지 50%는 재활용되며, 약 10%의 도파민은 시냅스틈새에서 시냅스이후뉴런으로 재흡수(재흡수-2)된 후 COMT에 의해 비활성화됨; 순환하는 도파민은 간에서 COMT와 MAO에 의해 분해됨	일부 시냅스에서는 흥분성으로, 다른 시냅스에서는 억제성으로 작용함. 집중적으로 분포하는 뇌부위: 1. 흑색질 치밀부에 분포하는 도파민신경세포는 줄무늬체(꼬리핵과 조가비핵)로 투사함: 파킨슨병에서는 이들 신경세포가 변성됨 2. 배쪽피개구역에 분포하는 도파민신경세포는 중뇌변연도파민 경로를 통해 변연구조물(편도체, 중격구역, 해마형성체)로 투사하며, 의지핵은 중뇌피질경로를 통해 전두엽피질과 띠이랑으로 투사함 3. 시상하부 활꼴핵에 분포하는 도파민신경세포는 정중융기로 투사하여 시상하부문맥순환에 직접적으로 도파민을 유리하고, 이 도파민은 이어서 뇌하수체전엽으로 운반되어 프로락틴 유리를 억제함
노르에피네프린 (Norepinephrine)		
도파민이 노르에피네프린으로 전환(dopamine β-hydroxylase에 의해)됨; 노르에피네프린 합성은 저장소포에서 일어남	제거 기전은 도파민과 유사함	일부 시냅스에서는 흥분성으로, 다른 시냅스에서는 억제성으로 작용함; 청색반점에 분포하는 노르아드레날린신경세포(A_6 neurons)는 시상과 시상하부, 전뇌변연구조물(띠이랑, 해마곁이랑, 해마형성체, 편도복합체)과 대뇌피질로 투사함; 다양한 기능을 조절(예, 수면과 각성, 주의집중, 섭식행동, 감정행동)함
세로토닌(5-히드록시트립타민) (Serotonin [5-hydroxytryptamine])		
트립토판이 수산화되어 5-히드록시트립토판으로 전환(tryptophan hydroxylase에 의해)되며, 5-히드록시트립토판은 세로토닌으로 전환(aromatic L-amino acid decarboxylase에 의해)됨	세로토닌은 세포막에 존재하는 SERTs를 통해 신경말단으로 재흡수됨; 일부 세로토닌은 5-hydroxyindolacetic aicd로 전환(MAO에 의해)되어 소변으로 배설됨	일부 시냅스에서는 흥분성으로, 다른 시냅스에서는 억제성으로 작용함; 연수와 교뇌, 중뇌에 존재하는 정중솔기핵: 연수솔기핵은 척수와 뇌간으로 투사하며; 교뇌와 중뇌에 위치하는 솔기핵은 시상과 변연계, 대뇌피질로 투사하고; 솔기핵에서 기원하여 척수후각에 종지하는 신경은 엔케팔린(통증을 억제함) 유리를 조절함

합성	제거	기능 및 분포
히스타민(Histamine)		
히스티딘이 히스타민으로 전환(histidine decarboxylase에 의해)됨	히스타민은 유기 알데히드와 산으로 대사(histamine methyltrans-ferase와 diamine oxidase에 의해)되어 소변으로 배설됨	일부 시냅스에서는 흥분성으로, 다른 시냅스에서는 억제성으로 작용함; 시상하부의 정중융기와 전유두체 영역; 이들 신경세포는 거의 모든 뇌 영역과 척수로 투사함
엔케팔린(Enkephalins)		
프리프로엔케팔린A가 신경세포의 과립세포질세망에서 합성되며, 신경말단에서 일어나는 단백질분해과정에 의해 메티오닌-엔케팔린과 류신-엔케팔린이 생성됨	펩티드분해효소에 의해 분해됨	대부분의 시냅스에서 억제성으로 작용함(연수와 척수에 분포함)
서브스탠스P(Substance P)		
큰 전구단백질로부터 합성되는 11개 아미노산으로 이루어진 펩티드(탁키키닌 계열)로 세포질세망에서 합성된 후 신경말단으로 운반됨	펩티드분해효소에 의해 분해됨	일부 시냅스에서는 흥분성으로, 다른 시냅스에서는 억제성으로 작용함; 중추신경계에 광범위하게 분포함
산화질소; 기체 신경전달물질(Nitric Oxide; Gaseous Neurotransmitter)		
글루탐산이 신경세포를 자극하면, 칼슘이 신경세포 속으로 유입되어 칼슘-칼모듈린복합체를 생성하여 NOS를 활성화시키므로 L-아르지닌으로부터 NO가 생성됨; NO는 가용성 guanylate cyclase와 상호작용하여 cGMP를 생성하고, cGMP는 생리적 반응을 일으킴	NO는 저절로 분해되어 아질산염과 질산염, 산소, 그리고 물로 전환됨	일부 시냅스에서는 흥분성으로 다른 시냅스에서는 억제성으로 작용함; 일부 중추신경계 뉴런에 분포함

요 약

일부 신경전달물질에 관한 생리학적 · 임상적 고찰

신경전달물질	생리학적 · 임상적 고찰	치료
아세틸콜린(Acetylcholine)	등쪽외측교뇌피개에 분포하는 콜린신경세포는 수면각성주기 동안의 전뇌 활성 조절에 관여함; 전뇌기저부에 분포하는 콜린신경세포는 학습과 기억에 관여함; 마이네르트기저핵에 분포하는 신경세포는 알츠하이머병에서 변성됨	알츠하이머병: 도네페질(아세틸콜린에스테라아제 억제제)은 알츠하이머병 환자가 경도에서 중증도의 치매를 보일 때 사용함
글루탐산(Glutamate)	다양한 뇌회로에서 신경전달물질로 작용함(예, 학습과 기억, 운동기능); 일부 만성신경병(근위축측삭경화증과 같은)과 연관되어 있음; 흥분성 아미노산에 의한 지속적인 신경세포의 자극은 신경세포 사멸 또는 손상을 초래함(흥분독성)	글루탐산의 흥분독성 작용은 알츠하이머병과 연관되어 있음; 메만틴(NMDA 수용체 길항제)은 흥분독성 효과를 억제시키고, 알츠하이머병의 진행을 지연시킴
감마아미노부티르산 (Gamma aminobutyric acid)	GABA신경회로의 이상은 신경질환 및 정신질환과 연관(헌팅턴무도병, 파킨슨병, 노년치매, 알츠하이머병, 조현병과 같은)되어 있음; 비타민 B_6 결핍은 GABA 합성을 방해하므로 영아에서 뇌전증을 일으킬 수 있음	뇌전증발작은 신경세포 억제가 약해지면 촉진되므로 억제성 신경전달물질인 GABA 증가는 뇌전증발작을 종료시키는 데 도움이 됨; 발프로산은 항경련제로 이용되는데, 그것은 이 약물이 GABA아미노전달효소를 억제하고 뇌에서 GABA 농도를 증가시키기 때문임; 바르비투르산염은 시냅스이후GABA수용체에 대해 작용제 또는 조절제 역할을 하며, 뇌전증 치료에 사용됨
도파민(Dopamine)	파킨슨병에서는 흑색질에 분포하는 도파민신경세포가 변성됨; 꼬리핵과 조가비핵에서 도파민 유리가 감소됨 배쪽피개구역으로부터 변연구조물로 향하는 도파민신경로는 코카인중독과 연관된 감정 강화 및 동기유발과 연관됨; 코카인에 중독된 사람은 이들 신경로에서 코카인 농도가 증가되어 있음	L-DOPA와 카르비도파를 경구로 함께 투여함; 카르비도파는 dopa-decarboxylase 억제제이며 말초조직에서 L-DOPA의 탈카르복실화 반응을 감소시키므로 뇌에 더 많은 L-DOPA(도파민 전구체)를 도달하게 해줌; 카르비도파는 혈액뇌장벽을 통과하지 못하므로 뇌에서는 L-DOPA로부터 도파민으로 전환되는 양은 감소되지 않음; 많은 성인 정신병(조현병을 포함한)은 도파민 시냅스의 활성 증가와 관련되어 있음; 이들 질환 치료에 효과를 보이는 많은 약물(페노티아진, 티오크산틴, 부티로페논)은 전뇌변연계에서 도파민 시냅스의 활성을 감소시킴
세로토닌(Serotonin)	솔기핵에 분포하는 세로토닌-함유 신경세포는 하행성통증조절계 역할을 함; 세로토닌은 우울증과 다른 감정질환에 관여함	SSRI(예, Prozac)는 우울증과 불안장애, 일부 인격장애를 치료하는데 사용됨; 이들 약물은 시냅스이전말단으로의 세로토닌 재흡수를 억제시켜 세로토닌의 세포외 농도를 증가시킴; 수마트립탄($5\text{-}HT_{1D}$수용체 작용제)은 두개내동맥의 혈관수축제이며 편두통 치료제로 이용됨

중추신경계 구성
Organization of the Central Nervous System

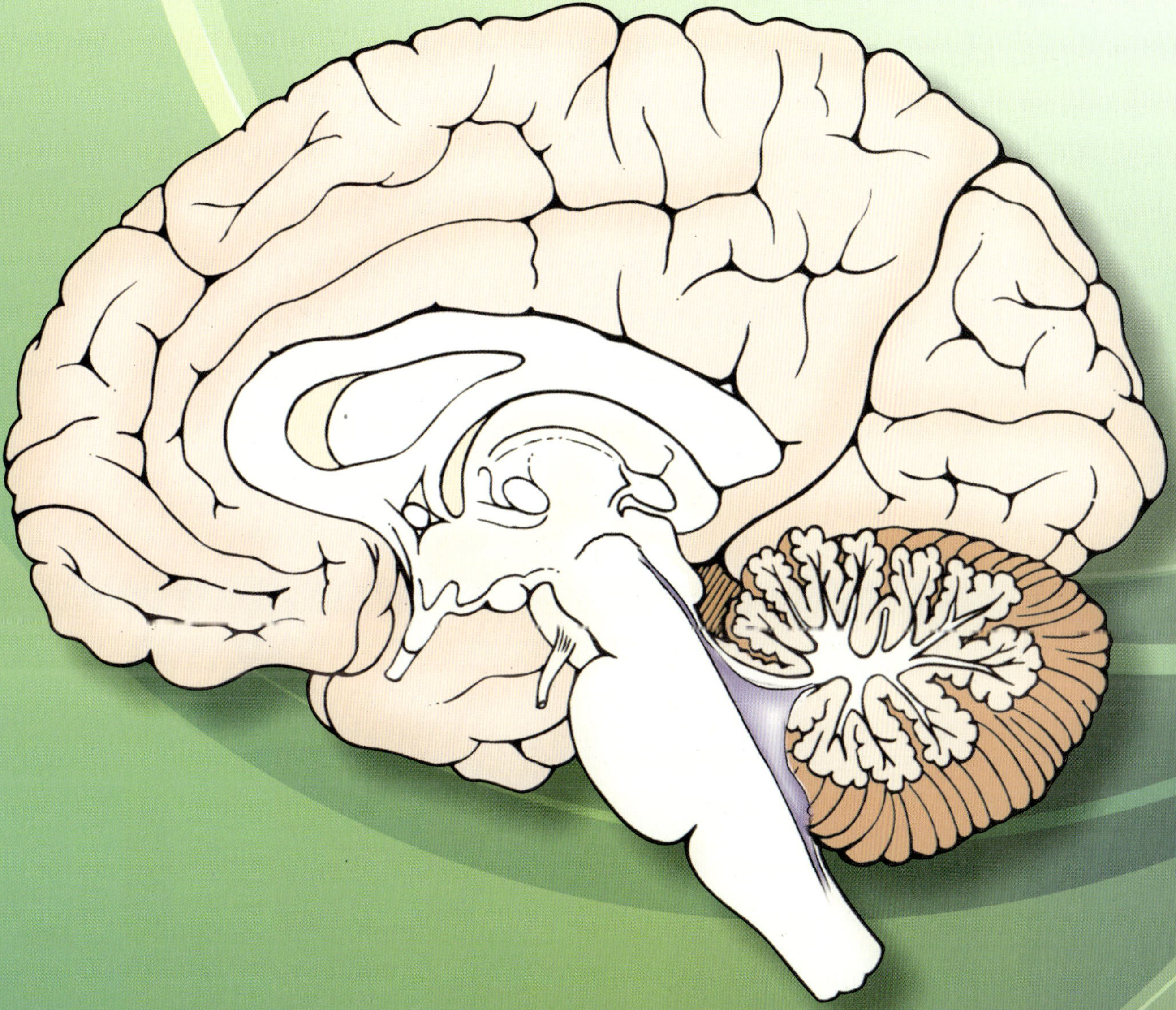

III부

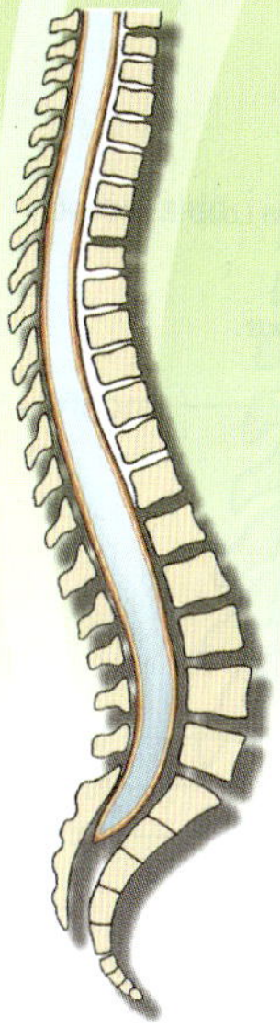

8 척수 The Spinal Cord

개요

- 육안 해부 Gross Anatomy
- 내부 구조물 Internal Structure
- 척수 회색질의 세포구축학적 구성 Cytoarchitectural Organization of the Spinal Gray Matter
- 척수분절 Spinal Segments
- 척수신경로 Spinal Cord Tracts

긴상행신경로 Long Ascending Tracts
  널판다발 박속 · *Fasciculus Gracilis*
  쐐기다발 설상속 · *Fasciculus Cuneatus*
  후척수소뇌로 *Dorsal (Posterior) Spinocerebellar Tract*
  쐐기소뇌로 *Cuneocerebellar Tract*
  전척수소뇌로 *Ventral (Anterior) Spinocerebellar Tract*
  입쪽척수소뇌로 *Rostral Spinocerebellar Tract*
  척수시상로 *Spinothalamic Tract*
    직접경로 Direct Pathway
      신척수시상로 *Neospinothalamic Tract*
      신척수시상로 병변에 따른 결손 증상 *Deficits After Damage to the Direct Neospinothalamic Pathway*
    간접경로 Indirect Pathways
      구척수시상로 *Paleospinothalamic Tract*
      척수그물로 *Spinoreticular Tract*
      척수중뇌로 *Spinomesencephalic Tract*
긴하행신경로 Long Descending Tracts
  피질척수로 *Corticospinal Tract*
  적색척수로 *Rubrospinal Tract*
  덮개척수로 *Tectospinal Tract*
  외측전정척수로 *Lateral Vestibulospinal Tract*
  내측전정척수로 *Medial Vestibulospinal Tract*
  그물척수로 *Reticulospinal Tracts*
  내측세로다발 *Medial Longitudinal Fasciculus [MLF]*
  고유다발 *Fasciculi Proprii*

학습목표

이 장을 공부한 학생들은

1. 척수의 육안 해부에 대해 설명할 수 있어야 한다.
2. 척수의 내부 구조물에 대해 설명할 수 있어야 한다.
3. 척수 높이, 즉 척수분절의 구조적 차이를 설명할 수 있어야 한다.
4. 척수층판의 세포구축학적 구조를 설명할 수 있어야 한다.
5. 척수에 분포하는 주요 세포군 또는 핵을 설명할 수 있어야 한다.
6. 척수로 유입되는 신경섬유의 경로를 설명할 수 있어야 한다.
7. 척수에 존재하는 상행신경로 및 하행신경로의 위치와 기능을 설명할 수 있어야 한다.
8. 상위운동신경원과 하위운동신경원의 차이점을 설명할 수 있어야 한다.
9. 척수와 척수전근, 척수후근에 생긴 병변의 결과를 설명할 수 있어야 한다.
10. 척수반사를 설명할 수 있어야 한다.

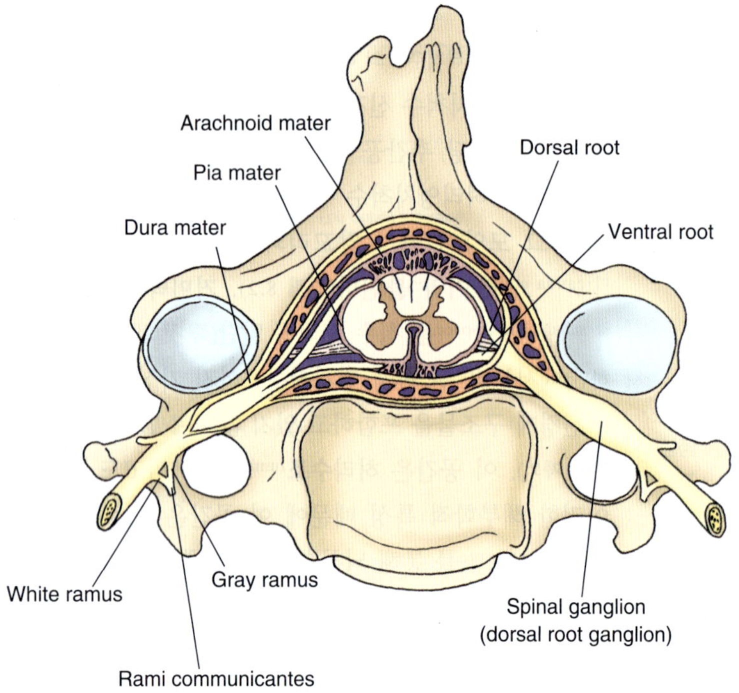

그림 8.3 척수신경. 후근과 전근, 후근신경절의 위치에 주목하자(본문 참조).

어 있다. 목팽대cervical enlargement는 목신경C5~C8과 가슴신경T1을 포함하고 있다. 목팽대로부터 출현하는 신경뿌리들이 합쳐져서 팔에 분포하는 **팔신경얼기**brachial plexus를 형성한다. **허리신경얼기**lumbar plexus(L1~L4로부터 출현한 신경뿌리들로 이루어짐)와 **엉치신경얼기**sacral plexus(L4~S2로부터 출현한 신경뿌리들로 이루어짐)는 허리팽대lumbar enlargement로부터 나온다. 허리신경얼기는 다리에 분포한다. 척수원뿔로부터 나오는 엉치신경은 부교감신경섬유(방광bladder 지배)와 운동신경섬유(방광조임근bladder sphincter 지배)를 포함하고 있다.

내부 구조물 Internal Structure

척수 횡단면을 관찰해 보면, 중심 부위에서는 나비모양의 회색질gray matter을 볼 수 있으며, 이 부위는 척수의 상하축rostro-caudal axis을 따라 배열된 세포기둥을 포함하고 있다. 나비모양의 회색질은 **신경로**tract 또는 **신경다발**fasciculus이라 불리는 상·하행신경섬유(말이집신경유수신경·myelinated axon 및 민말이집신경무수신경·unmyelinated axon으로 이루어져 있음)로 이루어진 백색질white matter에 의해 둘러싸여 있다. 이들 신경로를 이루고 있는 신경세포들은 유사한 부위에서 기원origin하여 유사한 부위에 종지termination한다. 하나 이상의 신경로tract 또는 신경다발fasciculus을 포함하는 묶음을 **섬유단**funiculus이라 부른다. 척수의 좌우 절반에는 각각 3개의 섬유단, 즉 (1) **후섬유단**dorsal (posterior) funiculus(후각dorsal horn과 뒤정중사이막dorsal (posterior) median septum 사이에 위치함), (2) **외측섬유단** lateral funiculus(척수 속으로 후근dorsal root이 들어가는 부위와 척수에서부터 전근ventral root이 나오는 부위 사이에 위치함), (3) **전섬유단** anterior (ventral) funiculus(**앞정중틈새**anterior (ventral) median fissure와 전근이 출현하는 부위 사이에 위치함)이 존재한다(그림 8.4A).

척수의 좌우 각 절반에는 나비 모양의 회색질 후각뒷뿔·dorsal horn이 척수신경 잔뿌리들이 유입되는 표면까지 확장되어 있다. 나비모양의 회색질 전각앞뿔·ventral horn은 척수의 앞쪽 표면까지 확장되어 있지 않다. 좌우 회색질은 회색질맞교차회색질교련·gray commissure(lamina X)라고 불리는 회색질 띠에 의해 연결되어 있다. 축삭이 교차하면서 형성되는 **앞백색질맞교차**전백색질교련·anterior white commissure는 회색질맞교차의 앞쪽에 위치한다. **중심관**central canal은 회색질맞교차 내에 위치한다(그림 8.4A). 성인 척수의 중심관 내강에는 대식세포 및 신경아교세포 돌기로 이루어진 잔해들이 존재하기도 한다.

척수회색질은 주로 신경세포체와 수상돌기, 유·무수축삭으로 이루어져 있으며, 축삭들은 백색질로부터 회색질(회색질에 존재하는 뉴런)로 들어오기도 하고, 회색질로부터 백색질로 나가기도 한다. 백색질은 유·무수축삭으로

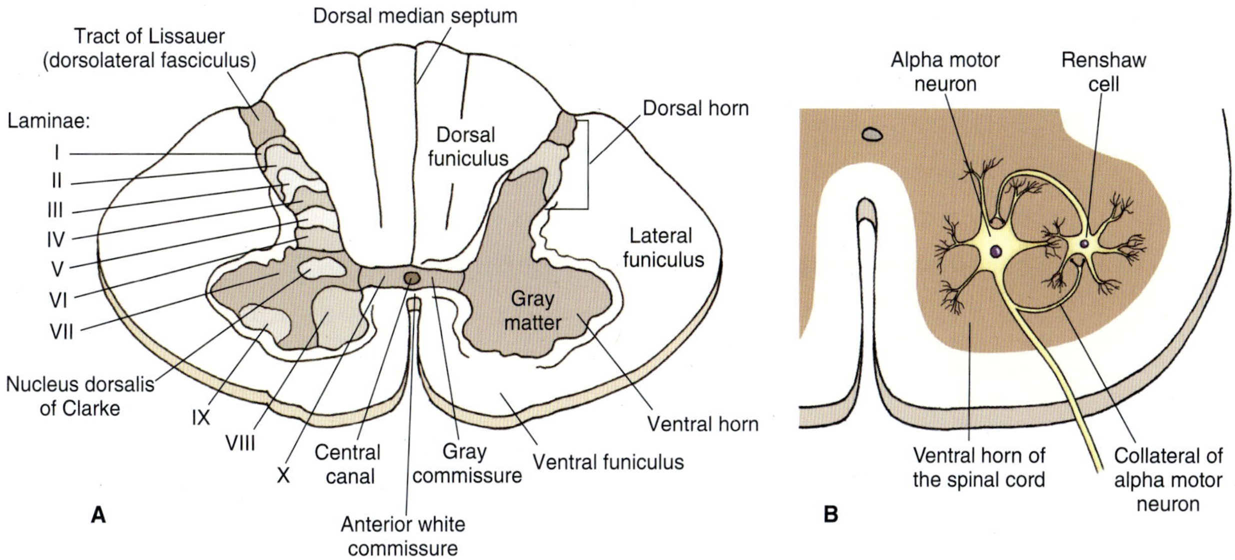

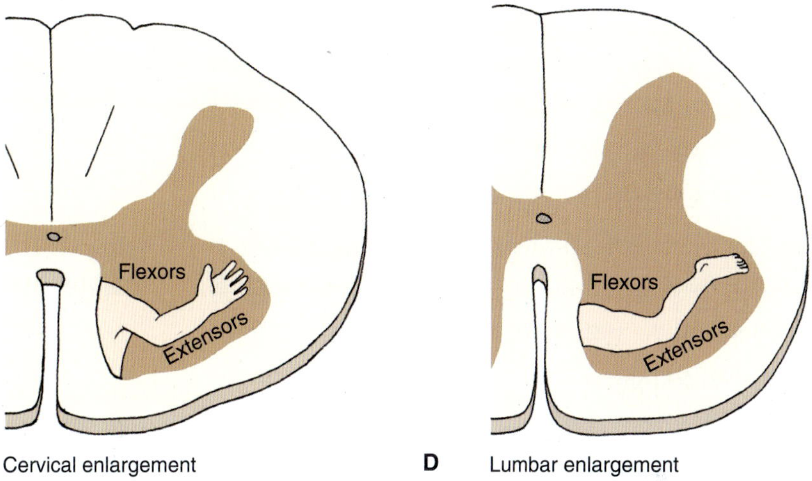

그림 8.4 척수 수평면의 육안 해부. (A) 중심부 회색질은 나비모양이다. 척수 각 절반에 존재하는 3개의 섬유단, 즉 후섬유단과 외측섬유단, 전섬유단에 주목하자. 양쪽 회색질은 회색질맞교차에 의해 연결된다. 제I층판부터 제X층판의 위치에 주목하자. 제VII층판에는 클라크등쪽핵이 위치한다. (B) 알파운동뉴런으로부터 나오는 곁가지가 렌쇼세포를 흥분시키며, 렌쇼세포는 다시 알파운동뉴런을 억제시킨다. (C와 D) 제VIII층판 및 제IX층판에 존재하는 뉴런들이 나타내는 몸 형태 배열 및 굴근과 신전근을 지배하는 뉴런의 위치에 주목하자(자세한 내용은 본문 참조).

이루어진 상·하행신경로들로 이루어져 있다.

척수회색질의 세포구축학적 구성

Cytoarchitectural Organization of the Spinal Gray Matter

1952년 렉시드Rexed는 척수회색질의 세포구축학적 구성에 대해 설명하였다. 그는 척수를 10개 구역으로 나눈 후, 각 구역에 세포들이 무리지어 분포하고 있다고 보고하였다. 렉시드층판Rexed lamina I~X으로 불리는 이들 구역에 대해서는 다음 단락에서 설명하며, 각 부위는 그림 8.4A에 표시되어 있다. 이들 층판에 분포하는 중요한 구조물들은 표 8.1에 정리되어 있다.

리사우어구역zone of Lissauer(등쪽외측다발dorsolateral fasciculus)은 후근 부위에 위치하며 가느다란 말이집섬유 및 민말이집섬유로 이루어져 있다(이 섬유들은 리사우어구역의 내측 부위로 들어감). 이 구역에는 또한 수많은 고유척수섬유propriospinal fiber(여러 높이의 **교양질**아교질·substantia gelatinosa[이 단원의 뒷부분에서 설명]을 상호 연결함)도 존재한다. 제I층판lamina I부터 제4층판lamina IV까지는 척수후각dorsal horn에 위치한다. 이들 층판에 분포하는 세포들은 주로 말초로부터 외수용성(통각, 온도감각, 촉각) 감각을 받아들인다.

제I층판lamina I은 통각과 온도감각을 매개하는 후근 신경섬유의 말단을 포함(부분적으로 **후변연핵**posteromarginal nucleus이라 불리는 세포군과 시냅스함)하고 있다. 후변연핵에 존재하는 세포들의 축삭은 반대측으로 건너간 후 외측척수시상로lateral spinothalamic tract를 이루어 상행한다.

제II층판lamina II은 제I층판 바로 아래에 위치하며 교양질substantia gelantinosa을 포함하고 있다. 교양질에 있는

표 8.1 척수층판에 존재하는 핵심 구조물

층판	핵심 구조물
I	후근섬유(통각과 온도감각, 촉각을 매개함); 후변연핵
II	교양질 뉴런(통각 전달을 매개함)
III과 IV	고유감각핵(교양질로부터 입력을 받아 척수시상로[통각과 온도감각, 촉각을 매개함]를 형성함)
V	하행섬유(피질척수로, 적색척수로)를 받는 뉴런; 상행섬유(척수시상로)에 관여하는 뉴런
VI	목분절과 허리분절에만 존재함; 외측부분은 하행성 피질척수로 및 적색척수로 섬유를 받고, 내측부분은 근방추 및 관절로부터 들어오는 구심섬유를 받음
VII	클라크등쪽핵(근육과 인대의 입력을 받으며 C8~L2까지 분포); 클라크등쪽핵의 축삭이 척수소뇌로를 형성함; 중간외측핵(교감신경 절전뉴런을 포함하고 있으며 T1~T3에 분포); 부교감신경 뉴런(S2~S4에 분포); 렌쇼세포
VIII과 IX	전각에 위치함; 알파운동뉴런은 골격근을 지배함; 내측에 분포하는 뉴런은 전정척수로 및 그물척수로에서 입력을 받아 자세 및 균형에 관여하는 축 근육을 지배함; 외측에 분포하는 뉴런은 피질척수로 및 적색척수로에서 입력을 받아 원위부 근육을 지배함
X	중심관을 둘러싸고 있는 회색질

뉴런들은 통각 및 온도감각 구심섬유의 활성을 조정한다. 말초 통각수용기가 활성화되면 교양질에서 서브스탠스P substance P와 글루탐산glutamate이 분비된다.

제III층판lamina III과 제IV층판lamina IV은 **고유감각핵**proper sensory nucleus을 포함하고 있으며, 척수후각의 아랫부분에 위치한다. 고유감각핵은 교양질로부터 입력을 받으며 척수시상로(통각, 온도감각, 둔한 촉각 전달)를 구성하게 된다.

제V층판lamina V은 척수후각의 목 부위에 위치하며, 이 층판에 분포하는 뉴런들은 피질척수로corticospinal tract와 적색척수로rubrospinal tract를 통해 하행하는 섬유로부터 정보를 받고 척수시상로spinothalamic tract를 구성하는 축삭을 낸다.

제VI층판lamina VI은 목척수와 허리척수에만 존재한다. 이 층판은 내측부분(근방추 및 관절로부터 구심신경이 들어옴)과 외측부분(하행하는 피질척수로와 적색척수로로부터 정보를 받음)으로 이루어져 있다. 이 구역에 있는 뉴런들은 체성운동과정을 통합하는 데 관여한다.

제VII층판lamina VII은 척수회색질의 중간부위에 위치하며, **클라크등쪽핵**nucleus dorsalis of Clarke(C8부터 L2까지 이어져 있음)을 포함하고 있다. 이 핵은 근육과 인대로부터 구심정보를 받는다. 이 핵의 축삭들은 후척수소뇌로dorsal spinocerebellar tract(정보를 동측 소뇌로 전달)를 형성한다.

또한 제VII층판에는 다른 중요한 뉴런들, 즉 교감신경 절전뉴런(가슴·허리척수T1~L2에 있는 **중간외측핵**intermediolateral cell column [IML]을 구성함), 부교감신경 뉴런(엉치척수S2~S4의 외측부위에 위치함), 그리고 **렌쇼세포**Renshaw cell와 같은 수많은 개재뉴런들이 포함되어 있다. 알파운동뉴런α-motor neuron(척수회색질 전각에 위치함)의 출력은 **'회귀억제**recurrent inhibition**'**라고 불리는 기전을 통해 렌쇼세포에 의해 조절된다. 렌쇼세포는 개재뉴런으로서 알파운동뉴런에 억제성 글리신 시냅스glycinergic synapse를 형성하며, 그 알파운동뉴런으로부터 흥분성 글루탐산곁가지glutamatergic collaterals를 받는다. 알파운동뉴런이 흥분하게 되면 흥분성 곁가지를 통해 렌쇼세포가 흥분하게 된다. 렌쇼세포는 순차적으로 억제성 시냅스를 통해 그 알파운동뉴런(렌쇼세포에 흥분성 곁가지를 보내 흥분시켰던)의 활동을 다시 억제한다(그림 8.4B).

제VIII층판lamina VIII과 제IX층판lamina IX은 척수회색질의 전각anterior horn에 위치한다. 이 구역의 뉴런들은 대뇌피질과 뇌간brainstem으로부터 하행하는 운동신경로descending motor tract로부터 입력을 받으며, 이곳에 골격근을 지배하는 알파운동뉴런α-motor neuron과 감마운동뉴런γ-motor neuron이 존재한다. 이들 층판에 분포하고 있는 뉴런들은 몸 형태로 배열되어 있는데, 신전근extensor muscle을 지배하는 뉴런은 굴근flexor muscle을 지배하는 뉴런에 비해 배쪽ventral part에 위치하며, 축근육axial musculature을 지배하는 뉴런들은 사지말단을 지배하는 뉴런에 비해 내측medial part에 위치한다(그림 8.4, C와 D). 전각의 내측에 위치하는 뉴런들은 전정척수로vestibulospinal tract와 그물척수로reticulospinal tract로부터 구심입력을 받아 축 근육을 지배한다. 이러한 신경로들이 축 근육(자세와 균형을 유지하는 근육)을 조절하는 하행로이다. 반대로, 전각의 외측에 위치한 뉴런들은 피질척수로corticospinal tract와 적색척수로rubrospinal tract로부터 구심입력을 받는다. 이 뉴런들의 축삭은 주로 신체 원위부 근육distal musculature을 지배한다. 이런 신경로들은 신체 원위부 근육의 활동에 우선적으로 영향을 미치는 기본적인 하행로이다. 따라서 전각에 분포하는 운동뉴런은 이들이 지배하는 근육에 따라 위치가 정해진다. 신전근을 지배하는 뉴런들은 굴근을 지배하는 뉴런들에 비해 배쪽에 위치한다. 축 근육과 사지이음부 근육을 지배하는 뉴런들은 사지 말단부 근육을 지배하는 뉴런보다 내측에 위치한다. 목척수 부위C3~C5의 제IX층판에는 횡격막을 지배하는 횡격막운동뉴런phrenic motor neuron이 존재한다. 늑간근과 늑골근, 등근육을 지배하는 가슴호흡운동뉴런들은 가슴척수의 제IX층판에 존재한다.

제X층판lamina X은 중심관을 둘러싸고 있는 회색질 부위로 체성구심신경과 내장구심신경이 유입되는 부위이다. 약 10~15%의 교감신경 절전뉴런은 제VII층판과 제X층판에 위치한다.

척수분절 Spinal Segments

척수는 31쌍의 척수신경을 기준으로 31분절(8개의 목분절, 12개의 가슴분절, 5개의 허리분절, 5개의 엉치분절, 1개의 꼬리분절)로 이루어져 있다. 각 척수분절(제1목분절과 꼬리분절 제외) 양쪽에는 후근섬유와 전근섬유가 존재한다. 다른 여러 척수분절의 모식도를 그림 8.5에 나타내었다. 이들 분절에 있는 다양한 신경로 및 핵의 기능은 '척수신경로spinal cord tract' 부분에서 설명한다.

목분절cervial segment은 가장 큰 척수분절이다. 척수 각 절반에서, **후섬유단**dorsal funiculus은 널판다발박속·fasciculus gracilis과 쐐기다발설상속·fasciculus cuneatus이라 불리는 두 개의 주요 상행로로 나뉜다.

가슴분절thoracic segment은 회색질 및 백색질의 양이 적으므로 목분절보다 작다. 외측뿔측각·lateral horn(**중간외측핵** IML을 포함하고 있음)은 모든 가슴분절에 존재한다(그림 8.5). 가슴·허리척수에 있는 중간외측핵IML은 교감신경 절전뉴런을 포함하고 있다. 모든 가슴분절에는 **클라크등쪽핵**dorsal nucleus of Clarke이라 불리는 뚜렷한 구조물이 존재하며, 클라크등쪽핵에는 큰 세포들이 분포하고 척수후각 기저부의 내측부위를 차지하고 있다. 상부 가슴척수T1~T6에는 널판다발과 쐐기다발이 모두 존재하지만, 하부 가슴

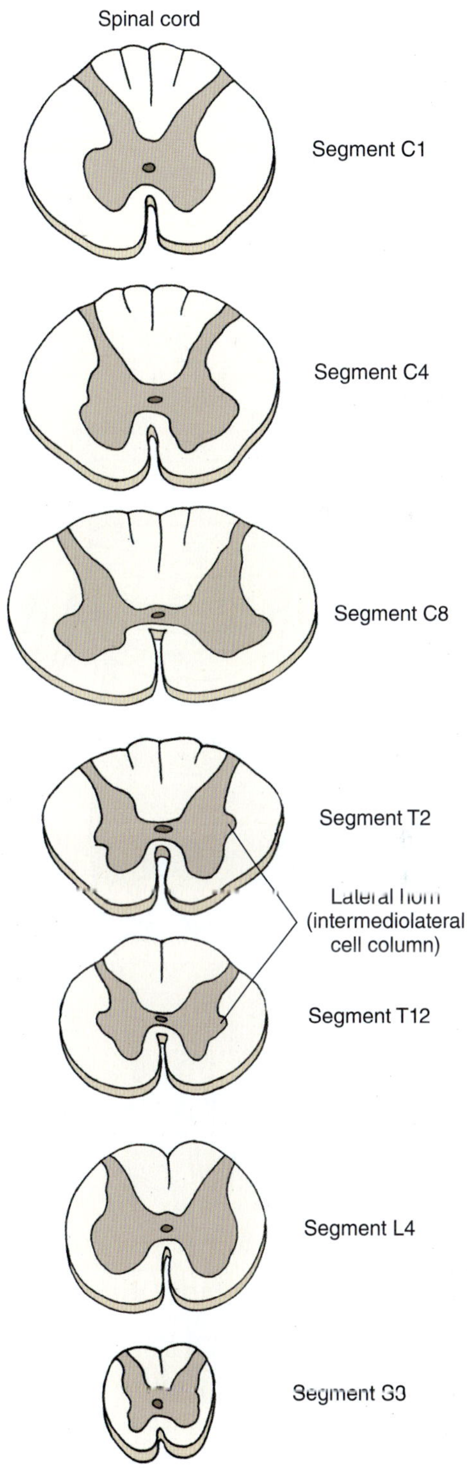

그림 8.5 척수분절. 목분절이 가장 크다. 가슴분절과 엉치분절은 상대적으로 작다. 가슴분절과 엉치분절에는 중간외측핵이 존재한다는 점에 주목하자. C, 목분절; T, 가슴분절; L, 허리분절; S, 엉치분절.

척수T7~T12에는 널판다발만 존재한다. 상부 가슴척수(T1 제외)에서 나오는 척수신경은 축 근육인 등근육back muscles과 늑간근intercostal muscles을 지배하는 운동신경을 낸다. 하부 가슴척수에서 나오는 척수신경은 축 근육 뿐만 아니라 복근abdominal muscles도 지배한다.

허리분절lumbar segment의 횡단면은 둥글다(그림 8.5). L1 및 L2 분절은 하부 가슴분절과 유사하게 보인다. 이들 분절은 중간외측핵IML을 포함하고 있다. L3~L5 분절은 중간외측핵IML을 포함하고 있지 않다. 이들 분절은 다리에 있는 큰 근육을 지배하는 운동신경을 낸다.

엉치분절sacral segment은 상대적으로 작다. 이 분절에는 백색질에 비해 회색질이 상대적으로 더 많이 존재한다. S2~S4 엉치분절의 중간외측핵IML에는 부교감신경 절전 뉴런이 존재한다(21장 참조). 꼬리분절은 엉치분절과 유사하다.

피부분절dermatome은 단일 척수분절의 좌우 후근dorsal root이 분포하는 피부영역을 말한다. 척수신경의 말초분포를 나타내는 피부분절 지도는 신체 표면에 일련의 띠로 나타난다(그림 8.6). 하나의 후근이 절단되더라도 해당 피부분절 감각은 소실되지 않는데, 그것은 여러 개의 인

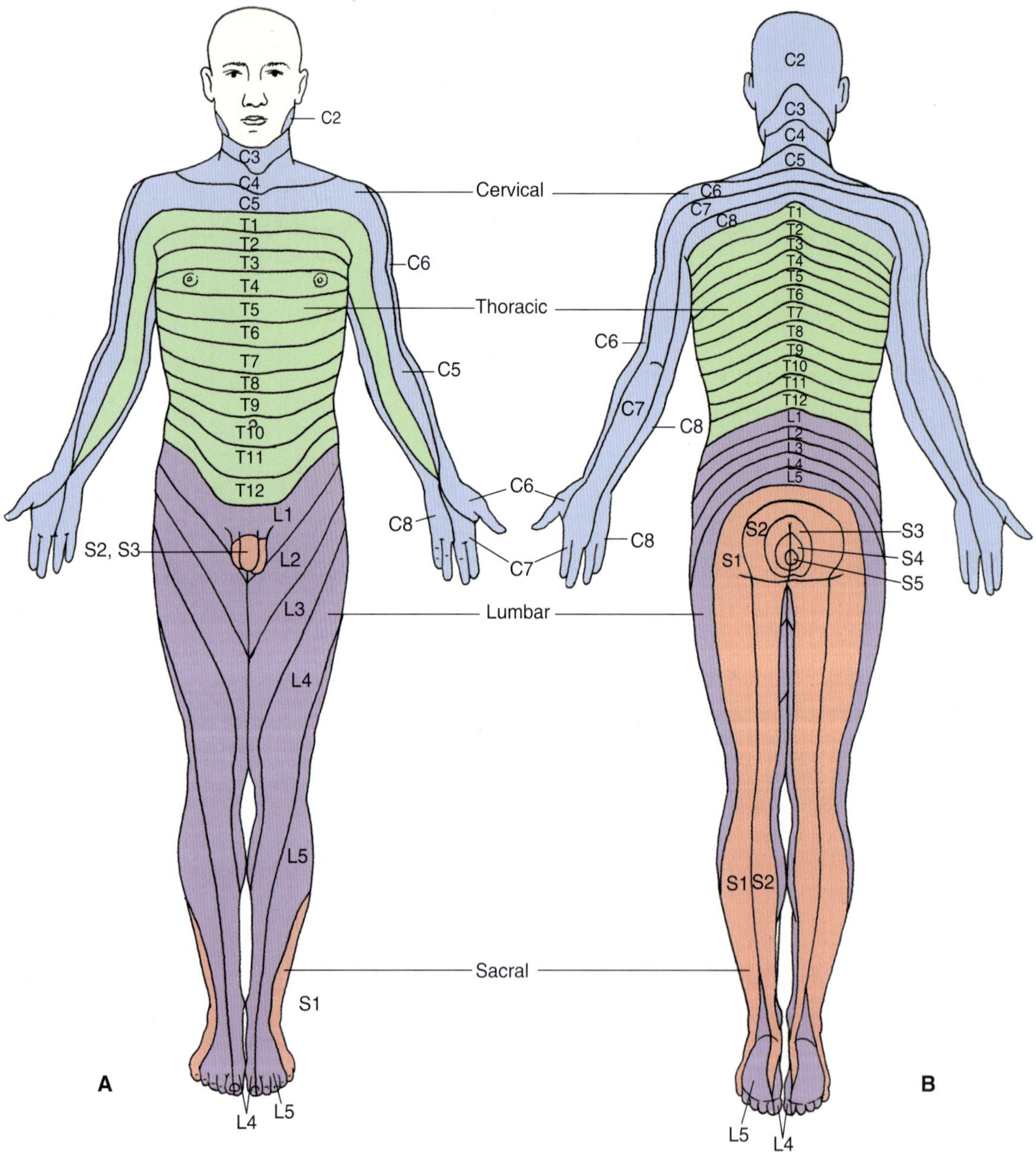

그림 8.6 척수신경의 말초분포를 나타낸 피부분절 지도. (A) 정면. (B) 후면. 표지는 각 피부분절의 분포를 나타낸다. C, 목분절; T, 가슴분절; L, 허리분절; S, 엉치분절. (Used with permission from Bear MF, et al.: Neuroscience: Exploring the Brain, 3rd ed. Philadelphia: Lippincott Williams & Wilkins, 2007, p. 395.)

접한 후근들이 피부부위에 중첩하여 분포하기 때문이다. 일반적으로 감각소실을 방지하기 위해서 3개의 인접 후근들이 한 피부분절에 분포한다.

척수신경로 Spinal Cord Tracts

앞에서 설명한 대로, 신경로 또는 신경다발은 동일한 기시부위와 주행경로, 종지부위를 갖는 신경섬유 묶음을 말한다. 서로 다른 신경로들이 척수백색질에 군집을 이루어 존재하며, 이것을 **후섬유단**dorsal funiculus, **전섬유단**ventral funiculus, **외측섬유단**lateral funiculus이라 부른다. 후섬유단dorsal funiculus · dorsal column에는 두 개의 상행로, 즉 널판다발과 쐐기다발이 존재하며 다음 단락에서 설명한다. 외측섬유단에는 긴상행신경로 및 긴하행신경로들이 존재하는 반면, 회색질과 인접한 부위에는 짧은 신경로(상하 척수분절을 연결함)들이 존재한다.

긴상행신경로 Long Ascending Tracts

널판다발 박속 · Fasciculus Gracilis

척수 후섬유단은 널판다발과 쐐기다발(다음 절에서 설명함)로 이루어져 있다. 널판다발(하부 신체lower body에서 출발한 상행신경로를 포함하고 있음)은 후섬유단의 내측에 위치하는 반면, 쐐기다발(상부 신체upper body에서 출발한 상행신경로를 포함하고 있음)은 외측에 위치한다. 널판다발에 분포하는 신경로의 모식도를 그림 8.7에서 보여주고 있다. 이 신경로는 척수의 전 높이에 존재하며 엉치분절과 허리분절, 하부 가슴분절T6~T12로부터 들어오는 구심신경(하부 신체로부터 올라오는 감각을 전달함)을 포함하고 있다.

일차뉴런neuron I은 후근신경절DRG에 존재한다. 일차뉴런의 말초가지peripheral process는 피부의 파치니소체Pacinian corpuscle(촉각과 진동감각 감지), 마이스너소체Meissner's corpuscle(촉각 감지), 그리고 관절의 고유감각기proprioceptor(위치와 운동을 감지하는 운동감각에 관여)에 분포한다. 일차뉴런의 중추가지central process는 동측 척수(즉 일차뉴런은 교차하지 않은 채 상행함)를 따라 상행한 후 연수에 존재하는 동측 **널판핵**nucleus gracilis에 있는 **이차뉴런**neuron II에 종지(부위별 대응배열을 유지함)한다. 널판핵에 있는 이차뉴런 축삭들은 **속활꼴섬유**내궁상섬유 · internal arcuate fiber가 되어 배쪽내측으로 주행하다가 정중선을 넘어 교차한 후 **내측섬유띠**medial lemniscus를 형성한다. 이렇게 교차가 일어난 신경로는 연수와 교뇌, 중뇌를 통해 상행한 후 마침내 시상의 **배쪽후외측핵**ventral posterolateral nucleus [VPL]에 위치하고 있는 **삼차뉴런**neuron III에 종지한다. 삼차뉴런의 축삭은 **감각운동피질**sensorimotor cortex의 내측면에 종지한다. 또한 널판다발은 자각 고유감각conscious proprioception(운동감각 및 분별 촉각을 포함하고 있음)을 전달하는 데도 관여한다.

쐐기다발 설상속 · Fasciculus Cuneatus

이 신경로의 모식도는 그림 8.7에서 보여주고 있다. 쐐기다발은 가슴분절(T6 이상)과 목분절에 존재하며 상부 신체upper body로부터 올라오는 긴상행신경로를 포함하고 있다. 후근신경절DRG로부터 유입되는 구심성 말이집섬유는 후섬유단(척수후각 내측)으로 들어간 후, 후섬유단 외측을 따라 상행한다. 일차뉴런의 말초가지는 피부의 파치니소체 및 마이스너소체와 관절의 고유감각기에 분포하며, 중추가지는 동측으로 상행하여 연수의 **쐐기핵**nucleus cuneatus에 위치하고 있는 이차뉴런에 종지한다. 앞에서 설명한 대로, 이 이차뉴런의 축삭은 속활꼴섬유가 되어 정중선을 교차한 후 내측섬유띠가 되어 반대측 시상의 배쪽후외측핵VPL에 위치하고 있는 삼차뉴런에 종지한다. 이 삼차뉴런의 축삭은 이어서 감각운동피질의 외측면에 종지한다. 또한 쐐기다발은 자각 고유감각conscious proprioception을 전달하는데도 관여한다.

널판다발 및 쐐기다발을 **후섬유단**dorsal (posterior) column이라고도 부른다. 일부 저자들은 이 경로를 후섬유단-내측섬유띠신경로dorsal column-medial lemniscus pathway라고 부른다. 이 경로가 손상되면 병변이 생긴 척수분절 및 그 이하의 동측 피부분절에서 증상이 발생한다. 발생하는 증상으로는 촉각(진동, 심부촉각, 두점구별) 및 운동감각(위치, 운동) 소실을 들 수 있다. 목척수가 손상된 환자는 병변 동측의 물체를 파악할 수 없다. 허리척수가 손상된 환자는 동측 하지에 국한된 감각 소실을 나타낸다. 환자는 촉각이나 압력감각을 인식할 수 없으며, 자각 고유감각(공간 속에서 자신의 위치를 파악함)을 소실하므로 운동조절이 불량해지고 어설퍼진다.

후척수소뇌로 Dorsal (Posterior) Spinocerebellar Tract

이 신경로의 주행경로는 그림 8.8A에서 보여주고 있다. 일차뉴런(후근신경절DRG에 위치함)의 말초가지는 주로 근방추muscle spindle에 분포하며, 일부는 골지힘줄기관Golgi ten-

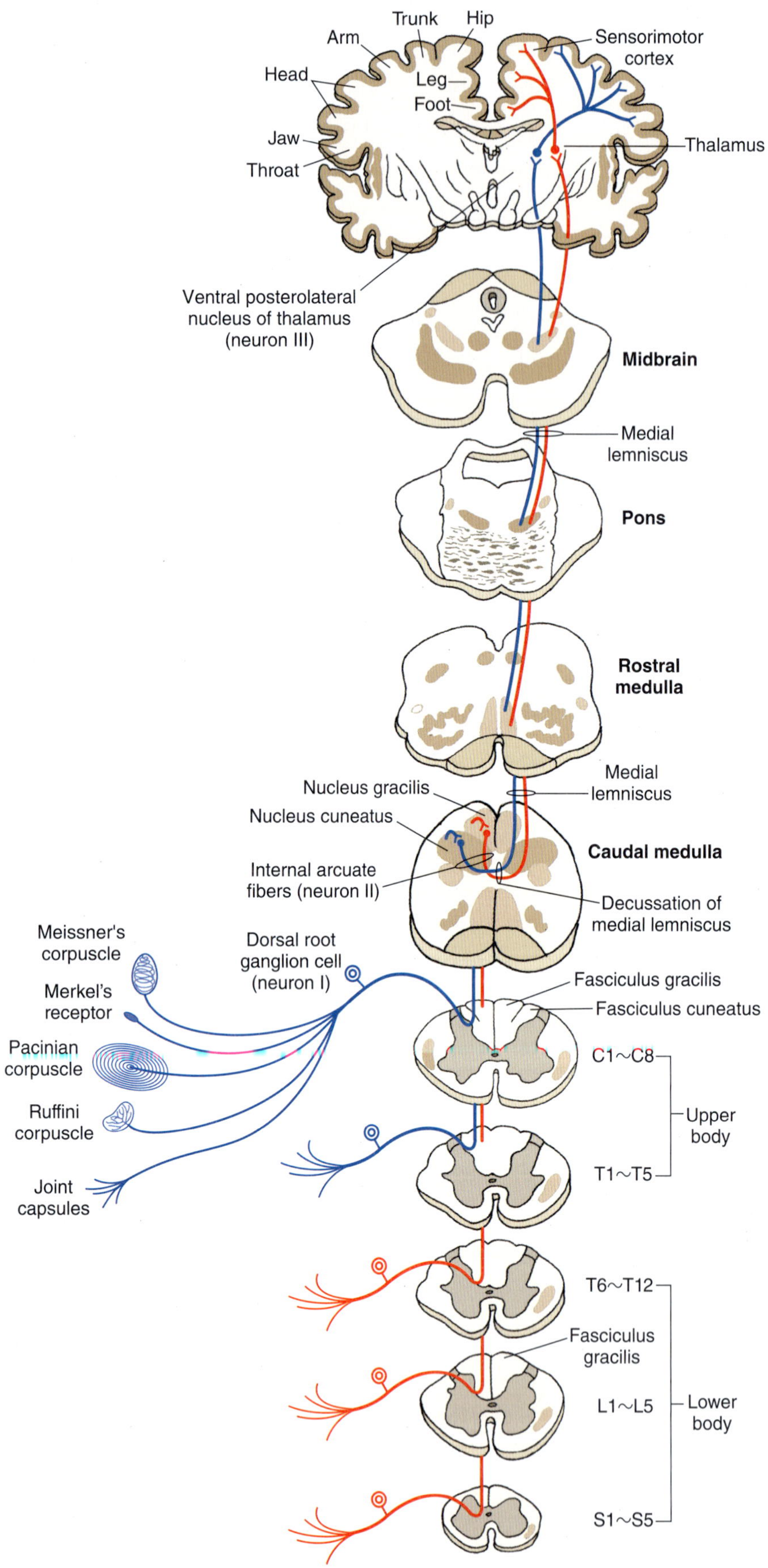

그림 8.7 후섬유단에 존재하는 신경섬유의 주행경로. 널판다발은 모든 척수분절에 존재하며, 다리로부터 상행하는 신경섬유를 포함하고 있다(적색으로 표시). 쐐기다발은 가슴분절$^{T1\sim T6}$과 목분절$^{C1\sim C8}$에 위치하며, 팔로부터 상행하는 신경섬유를 포함하고 있다(청색으로 표시). 이차뉴런(널판핵, 쐐기핵)의 축삭은 속활꼴섬유를 형성하며, 속활꼴섬유는 반대편으로 교차한 후 내측섬유띠를 형성하고, 연수와 교뇌, 중뇌를 거쳐 상행하여 반대측 시상(배쪽후외측핵)에 종지한다. 삼차뉴런(배쪽후외측핵)의 축삭은 속섬유막을 통해 상행하여 감각운동피질에 종지한다. 다른 자세한 내용은 본문을 참조할 것.

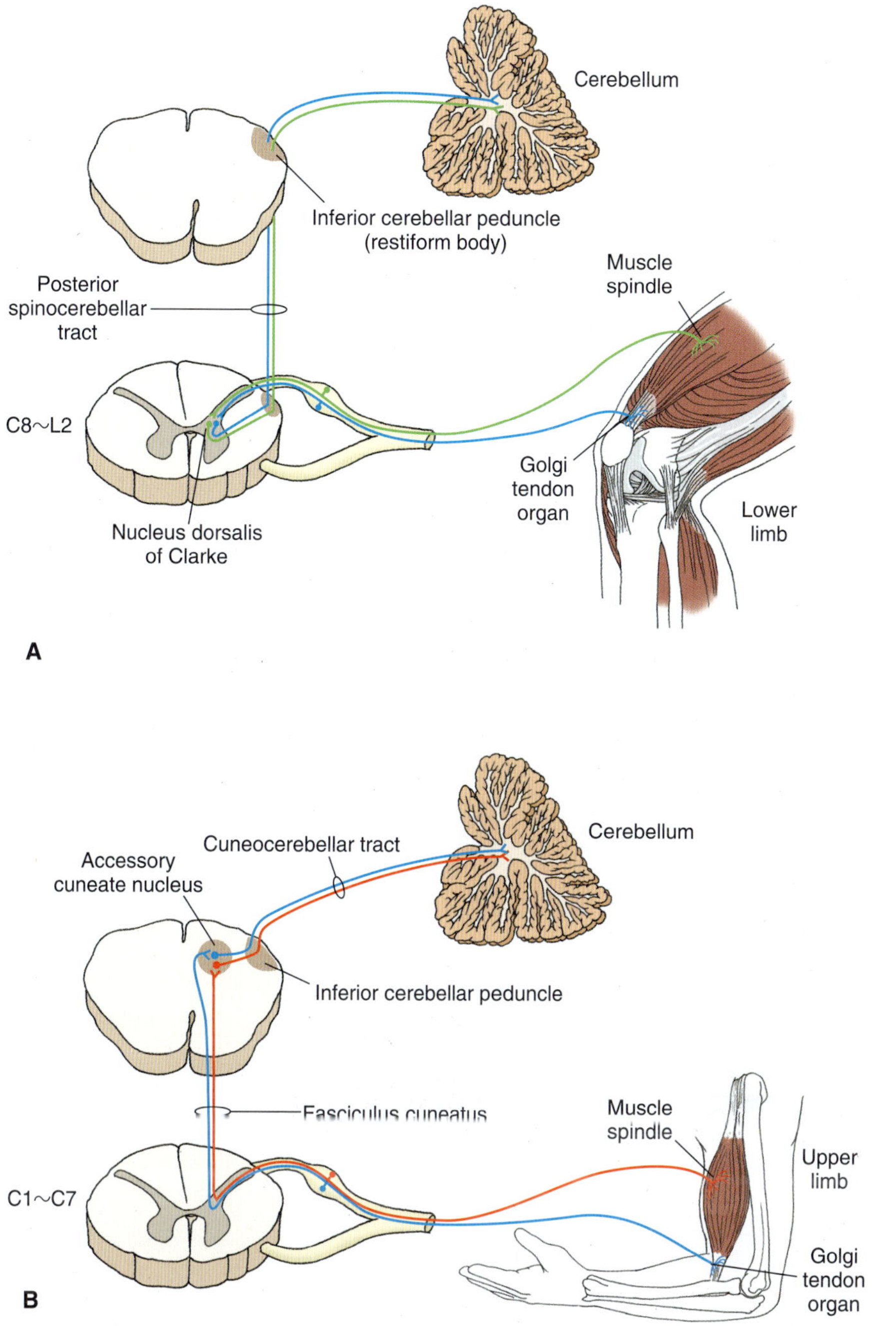

그림 8.8 (A) 후척수소뇌로. (B) 쐐기소뇌로. 자세한 내용은 본문을 참조할 것.

don organ(근육과 인대가 만나는 부위에 위치함)에도 분포한다. 이 감각뉴런의 중추가지는 클라크등쪽핵(C8부터 L2까지 분포함)으로 투사한다. 클라크등쪽핵에 있는 뉴런의 축삭은 동측으로 상행하여 연수의 **아래소뇌다리**하소뇌각 · inferior cerebellar peduncle · restiform body에 도달한 후 동측 소뇌전엽의 벌레부위vermis에 종지한다. 클라크등쪽핵은 머리와 목을 제외한 모든 신체 부위C8~L2로부터 입력을 받지만, 기능적으로는 동측 하부 신체 및 다리로부터 들어오는 근방추와 골지힘줄기관에 대한 정보를 전달한다. 그렇게 함으로써 이 경로는 개별 근육 및 근육군의 상태에 대한 정보(각 근육의 길이는 얼마인지, 각 근육이 얼마나 빨리 수축하는지, 각 근육에 가해진 장력은 얼마인지)를 소뇌에 전달한다. 사람들은 이 정보가 소뇌로 들어가는지 자각하지 못한다(**비자각고유감각**nonconscious proprioception). 이 정보를 이용하여 소뇌는 다리 근육 운동과 자세를 조절하는 신경신호를 통합할 수 있게 된다. 후척수소뇌로가 손상되면 병변 동측의 비자각 고유감각과 협동운동을 소실하게 된다.

쐐기소뇌로 Cuneocerebellar Tract

이 신경로의 주행경로는 그림 8.8B에서 보여주고 있다. C8 상부 목분절에는 클라크등쪽핵이 존재하지 않는다는 점을 상기하자. 따라서 이 척수높이보다 더 상부 척수로 들어가는 구심섬유는 쐐기다발을 통해 동측으로 상행한 후 하부 연수의 **부쐐기핵**accessory cuneate nucleus에 존재하는 뉴런으로 투사한다. 이 핵에 존재하는 뉴런들은 이어서 팔상지·upper limb의 비자각 고유감각을 전달하는 쐐기소뇌로cuneocerebellar tract를 낸다. (후척수소뇌로는 기능적으로 다리하지·lower limb와 연관되어 있다는 점을 기억하자.) 이 신경로에 있는 섬유들은 이어서 소뇌피질에 종지한다.

전척수소뇌로 Ventral (Anterior) Spinocerebellar Tract

이 신경로의 주행경로는 그림 8.9에서 보여주고 있다. 이 신경로의 일차뉴런은 후근신경절DRG에 위치하며, 말초가지는 동측 하지의 골지힘줄기관에 분포한다. 일차뉴런의 중추가지는 척수후각의 기저부 및 목부위 외측에 위치하는 이차뉴런으로 투사한다. 이차뉴런의 축삭은 척수에서 교차한 후 연수를 거쳐 교뇌로 상행한다. 신경섬유는 이어서 교뇌에 있는 **위소뇌다리**상소뇌각·superior cerebellar peduncle·brachium conjunctivum와 만나며, 다시 반대측으로 교차한 후 소뇌전엽의 벌레부위vermis에 종지한다. 따라서 전척수소뇌로는 먼저 척수에서 교차하며, 교뇌에서 위소뇌다리와 만나 다시 교차한 후 소뇌에 종지한다. 이 신경로는 전체 사지운동 및 자세조절에 대한 정보를 소뇌에 전달한다. 이 신경로가 손상되면 하지의 비자각 고유감각과 협동운동을 소실하게 된다.

입쪽척수소뇌로 Rostral Spinocerebellar Tract

이 신경로의 주행경로는 전척수소뇌로와 유사하지만, 구심정보가 상지upper limb에 위치하는 골지힘줄기관에서 출발하고 교차하지 않으며 아래소뇌다리를 통해 소뇌로 들어간다는 점에서 차이를 보인다. 이 신경로가 손상되면 상지에서 비자각 고유감각과 협동운동을 소실하게 된다.

척수시상로 Spinothalamic Tract

오랫동안 외측척수시상로lateral spinothalamic tract는 통각과 온도감각을 전달하는 반면, 전척수시상로anterior spinotha-

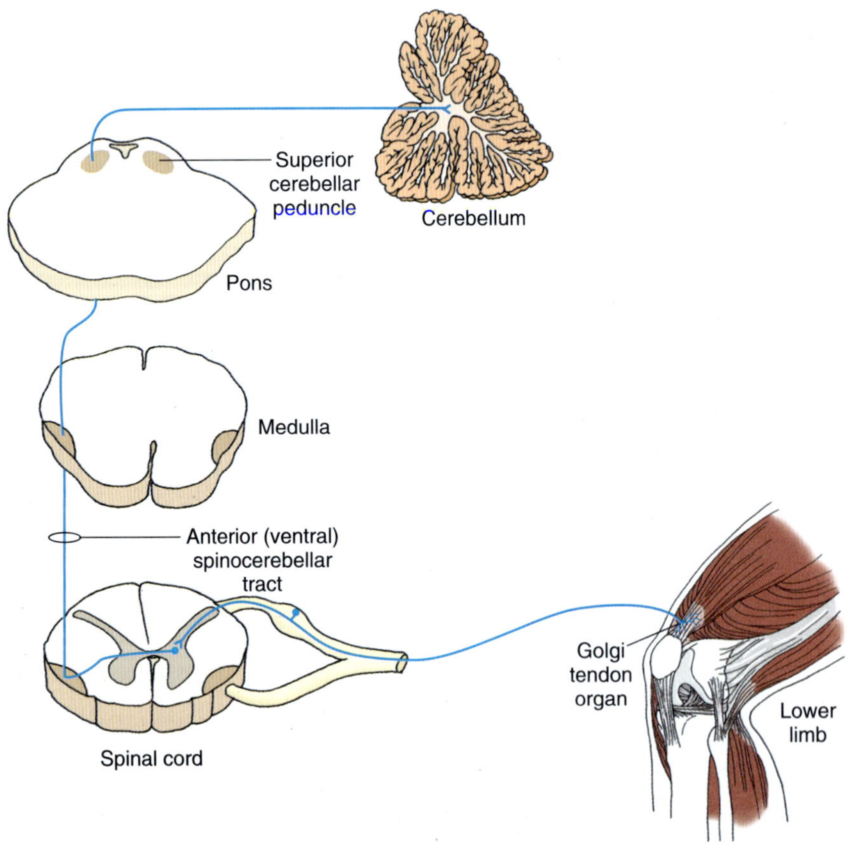

그림 8.9 전척수소뇌로. 이 신경로는 척수에서 먼저 교차한 후 상행하며, 위소뇌다리에서 다시 교차하여 소뇌에 종지한다는 점에 주목하자.

lamic tract는 비식별 촉각을 일차감각피질로 전달한다고 생각해왔다. 이러한 개념은 최근에 바뀌었다. 현재는 통각과 온도감각은 주로 척수시상로spinothalamic tract를 통해 전달되며, 이 신경로는 척수에서 교차하여 감각신경이 들어온 반대측 척수의 전외측부ventrolateral quadrant를 통해 상행한다. 통각은 복잡하다. 통각은 유해감각(분별성분discriminative component)과 감정·자율 반응(통각 자극에 대한) 및 각성 수준의 증가(각성·감정성분arousal-emotional component)와 관련되어 있다. 여러 신경로가 통각의 분별성분 및 각성·감정성분을 전달한다. 이들 신경로는 척수의 전외측부를 통해 상행하기 때문에 이들 모두를 합쳐서 상행 신경로의 전외측신경계anterolateral system로 알려지게 되었다.

척수시상로는 다음 성분을 포함하는데, (1) 직접경로direct pathway는 신척수시상로neospinothalamic tract가 담당하며 통각과 온도감각, 단순 촉각을 전달하는 반면, (2) 간접경로indirect pathway는 주로 구척수시상로paleospinothalamic tract와 척수그물로spinoreticular tract, 척수중뇌로spinomesencephalic tract가 담당하며 통증의 각성·감정성분을 전달한다. 이들 신경로는 다음 단락에서 설명한다.

직접경로 Direct Pathway

신척수시상로 Neospinothalamic Tract

이 신경로의 주행경로를 그림 8.10에서 보여주고 있다. 다른 감각뉴런과 마찬가지로, 이 신경로의 일차뉴런은 후근신경절DRG에 위치하고 있다. 일차뉴런의 중추가지는 척수후근을 통해 척수로 들어가 척수후각에 도착한 다음 상행가지와 하행가지를 내어 하나 또는 두 척수분절을 올라가거나 내려간 후 회색질에 있는 뉴런에 시냅스한다. 이차뉴런은 주로 **고유감각핵**nucleus proprius·proper sensory nucleus(척수후각의 제III층판, 제IV층판에 위치함)으로부터 신척수시상로를 형성한다. 이차뉴런의 축삭은 **앞백색질맞교차** anterior white commissure를 통해 비스듬히 교차한 후 반대측 백색질로 들어간 다음 외측섬유단을 통해 상행한다. 이 신경로는 척수를 포함한 전 주행경로에 걸쳐 신체 부위별 대응 연결을 나타낸다. 하부 신체(엉치척수 및 허리척수 담당 부위)에서 출발한 신경섬유는 후외측부를 통해 상행하는 반면, 팔과 목(목척수 담당 부위)에서 출발한 신경섬유는 전내측부를 통해 상행한다. 상행하는 축삭은 주로 시상의 배쪽후외측핵VPL에 위치하는 삼차뉴런과 시냅스한 후 중심뒤이랑postcentral gyrus에 분포하고 있는 일차감각피질primary sensory cortex로 투사한다.

신척수시상로 손상에 따른 결손 증상
Deficits After Damage to the Direct Neospinothalamic Pathway

목척수 높이에서 신척수시상로를 포함하는 척수 절반(척수를 좌우로 나누었을 때의 절반)이 절단된 경우, 반대측 신체(사지·몸통)의 통각(무감각anesthesia)과 온도감각(온도감각 소실thermoanesthesia), 단순촉각이 완전히 소실된다. 통각 소실은 병변보다 대략 하나 또는 두 척수분절 아래에서 일어나는데, 그 이유는 리사우어구역에 포함된 일차구심 신경이 이차뉴런과 시냅스하기 전에 하나 또는 두 척수분절을 올라가거나 내려가기 때문이다. 병변이 허리 높이에 발생한 경우, 반대측 하지와 몸통에서 통각과 온도감각, 단순촉각을 소실하게 될 것이다.

통각과 온도감각, 단순촉각 소실은 척수 중심관 주변 구역이 손상된 경우 특정 척수분절에서 발생할 수 있다. 척수 중심관이 확장되어 발생하는 **척수공동증** 척수물구멍증·syringomyelia에서 이런 상황이 초래된다. 게다가 신경아교세포들이 중심관 주변에서 증식하게 된다. 이럴 경우 병변이 있는 척수 높이에서 교차하는 신척수시상로가 모두 손상된다. 따라서 척수공동증은 손상된 척수 높이의 통각과 온도감각, 단순촉각을 신체 양쪽에서 모두 소실시키게 된다.

앞에서 설명한 대로, 신척수시상로는 신체 부위별 대응 연결(엉치척수와 허리척수로 들어오는 것은 가슴척수와 목척수로 들어오는 것보다 더 등쪽외측 부위에 위치함)을 나타낸다. 따라서 척수회색질에 큰 병변 또는 종양이 있을 경우 허리척수 및 목척수 섬유가 먼저 손상되는 반면, 엉치척수 및 허리척수 섬유는 나중에 손상되거나 전혀 손상되지 않기도 한다. 이런 현상을 **엉치보존**sacral sparing(척수시상로가 손상되었을 때 엉치부위 피부분절의 통각과 온도감각, 단순촉각은 손상되지 않는 현상)이라 부른다.

한쪽 후섬유단과 신척수소뇌로가 손상된 경우 다음과 같은 증상을 나타낸다. 병변 하부의 동측 신체 부위에서는 자각 고유감각conscious proprioception이 소실되는 반면, 통각과 온도감각, 단순감각은 손상되지 않는다. 병변 하부의 반대측 신체 부위에서는 위와는 반대로 통각과 온도감각, 단순촉각이 소실되는 반면, 자각 고유감각conscious proprioception은 손상되지 않는다.

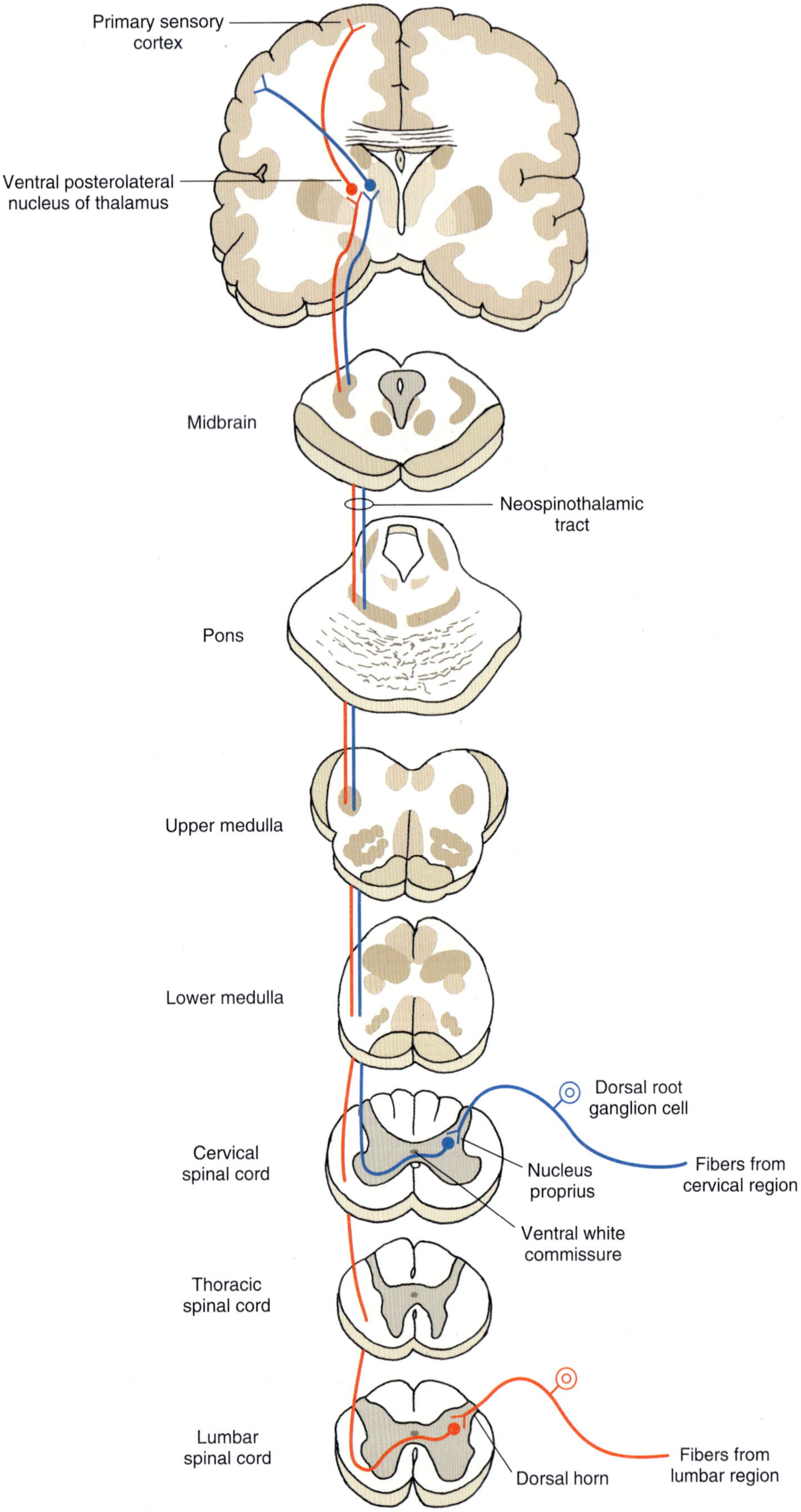

그림 8.10 신척수시상로(척수시상로의 직접경로). 후근신경절의 말초가지는 통각과 온도감각, 단순촉각을 감지하는 수용기에 종지한다. 후근신경절의 중추가지는 고유감각핵 뉴런에 시냅스한다. 이차뉴런의 축삭은 앞백색질맞교차를 통해 교차한 후 반대측 백색질로 들어가 외측섬유단을 통해 상행한 후 시상(배쪽후외측핵)에 있는 삼차뉴런에 시냅스한다. 삼차뉴런의 축삭은 일차감각피질로 투사한다.

간접경로 Indirect Pathways

이들 신경로는 통각과 온도감각, 단순촉각의 자율신경성분과 내분비성분, 운동성분, 각성성분에 관여한다. 간접경로는 통증억제기전의 활성화에도 관여한다(14장 참조). 이들 뉴런의 축삭은 척수 양쪽을 통해 상행하고, 신체 부위별 대응 연결이 빈약하며, 그물체와 시상하부, 변연계에서 복잡하게 시냅스를 형성한다. 이들 신경로는 다음 단락에서 설명한다.

구척수시상로 Paleospinothalamic Tract

이 신경로의 뉴런은 척수후각 그리고 회색질 중간부위에 위치한다. 이 뉴런의 축삭은 척수의 전외측부ventrolateral quadranat에서 동측 및 반대측으로 상행한다(그림 8.11A에는 동측으로 상행하는 신경로는 나타내지 않음). 척수를 통해 상행

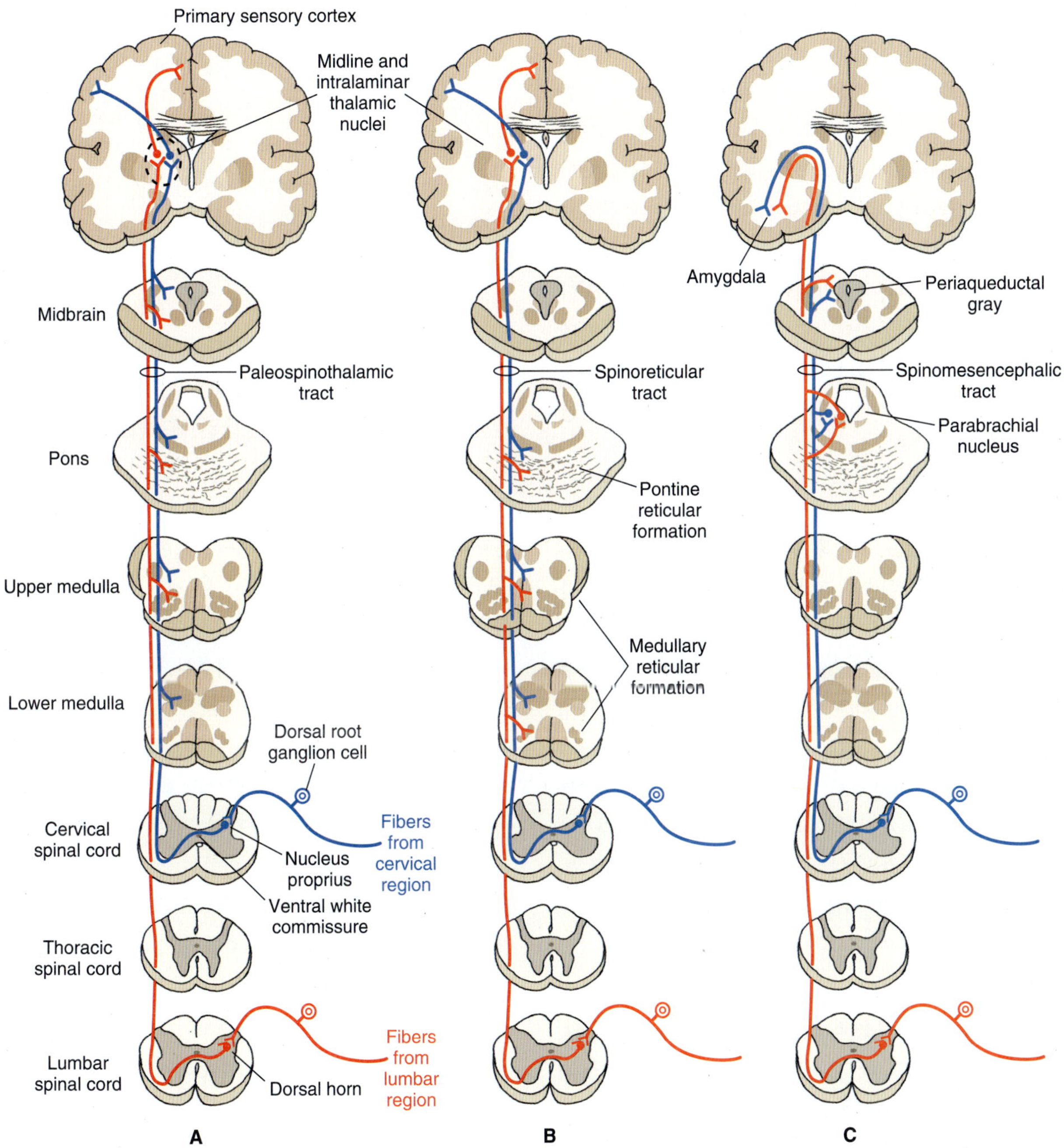

그림 8.11 척수시상로의 간접경로. 이들 신경로는 통각과 온도감각, 단순촉각의 감정 및 각성 성분을 매개한다. (A) 구척수시상로를 통해 상행하는 축삭은 뇌간 그물체 및 시상핵(중간핵, 수질판내핵)에 있는 뉴런에 시냅스한 다음 띠이랑을 포함한 대뇌피질로 광범위하게 투사한다. (B) 척수그물로에서 한 그룹의 상행 축삭은 연수그물체로, 다른 한 그룹은 교뇌그물체로 투사한다. 그물체에 있는 뉴런은 이어서 시상핵(중간핵, 수질판내핵)에 있는 뉴런으로 투사한다. 이들 시상핵은 이어서 대뇌피질로 투사한다. (C) 척수중뇌로에서 상행 축삭은 수도관주위회색질 뉴런에 종지한 다음, 차례로 팔옆핵을 통해 편도체로 투사한다.

하는 축삭은 뇌간 그물체에서 여러 번 시냅스를 형성한 후 최종적으로 시상의 중간핵midline nucleus과 수질판내핵intralaminar nucleus으로 투사한다(12장과 25장 참조). 이 핵들은 순차적으로 여러 대뇌피질 부위로 전달되지만, 특히 띠이랑cingulate gyrus과 같은 변연피질로 투사된다.

척수그물로 Spinoreticular Tract

이 신경로의 뉴런들도 척수후각 그리고 회색질 중간부위에 위치한다. 한 그룹의 축삭은 연수그물체에 종지하며, 다른 축삭들은 교뇌그물체로 상행한다(그림 8.11B, 9장, 10장 참조). 척수로부터 뇌간으로 전달될 때, 신경섬유는 동측 및 반대측으로 투사한다(그림 8.11B에는 동측으로 상행하는 신경로는 나타내지 않음). 상행하는 시상그물로의 자세한 투사경로에 대해서는 잘 알려져 있지 않지만, 이 신경로는 그물체로 감각정보를 전달하며, 순차적으로 시상의 중간핵midline nucleus과 수질판내핵intralaminar nucleus을 통한 이차 및 삼차 투사를 통해 대뇌피질을 활성화시키는데 관여하는 것으로 여겨진다(22장, 25장 참조). 시상피질투사는 매우 폭넓게 일어나며 광범위한 대뇌피질에 영향을 미친다.

척수중뇌로 Spinomesencephalic Tract

이 신경로의 뉴런들도 척수후각 그리고 회색질 중간부위에 위치한다. 이들 뉴런의 축삭은 중뇌로 상행한 후 그곳에서 **수도관주위회색질**periaqueductal gray [PAG](대뇌수도관을 둘러싼 부위)에 종지한다(그림 8.11C). 이 신경로는 수도관주위회색질 뉴런(여기서 통각을 억제하는 신호를 간접적으로 척수로 내려 보냄; 14장 참조)을 활성화시키는 것으로 보인다. 척수그물로 섬유와 마찬가지로, 척수중뇌로 섬유의 자세한 분포에 대해서는 현재까지 확실히 알려져 있지 않다. 이 신경로와 관련된 감각정보는 팔옆핵parabrachial nucleus을 통해 편도체amygdala로 전달되는 것으로 여겨진다.

긴하행신경로 Long Descending Tracts

이들 신경로는 수의운동과 불수의운동, 근긴장도 조절, 척수분절반사 조정, 그리고 내장기능 조절을 포함한 운동기능을 매개한다. **피질척수로**corticospinal tract는 대뇌피질에서 기원하고, **덮개척수로** tectospinal tract와 **적색척수로**rubrospinal tract는 중뇌에서 기원한다. 나머지 신경로들은 하부 뇌간에 존재하는 다른 핵군으로부터 기원한다. 이러한 신경로에는 **외측전정척수로**lateral vestibulospinal tract와 **내측전정척수로**medial vestibulospinal tract, **그물척수로**reticulospinal tract가 포함되며, 이들은 교뇌와 연수에서 기원한다. 이 외에도, 연수핵에서 기원하는 다른 하행로들은 자율신경기능을 조정한다. 피질척수로와 적색척수로는 주로 사지의 굴근과 정교한 운동 조절에 관여하는 반면, 전정척수로와 그물척수로는 주로 항중력근과 자세조절, 평형 유지에 관여한다는 점을 기억해 두자.

피질척수로 Corticospinal Tract

이 신경로는 정교한 운동 조절에 관여한다. 피질척수로는 사람의 중추신경계에서 가장 크고 아마도 가장 중요한 하행신경로일 것이다. 이 신경로의 개략적인 주행경로를 그림 8.12에서 보여주고 있다. 피질척수로는 대뇌피질에서 기원하여 연수 피라미드를 통과한 후 척수에 종지한다. 피질척수로는 전 주행과정 동안 신체 부위별 대응 연결을 나타내며, 포함되는 각 구조물과 그 기능은 18장에서 자세히 설명한다. 간단히 설명하면, 기능적으로 팔과 연관된 세포들은 대뇌피질의 외측면에 위치하는 반면, 기능적으로 다리와 연관된 세포들은 대뇌피질의 내측면에 위치한다. 신체 부위별 대응 연결을 **피질 호먼큘러스**cortical homunculus라고 한다. 이 신경로의 많은 축삭은 사지 말단의 정교한 운동을 조절한다. 대뇌피질에서 출발한 축삭들은 대뇌부챗살방사관·corona radiata로 모여 속섬유막internal capsule과 중뇌의 대뇌다리기저부crus cerebri, 교뇌, 연수를 통해 하행한다. 대부분(약 90%)의 신경섬유는 연수와 척수 이음부에서 반대측으로 교차한 후 **외측피질척수로**lateral corticospinal tract를 형성하며, 이 신경로는 척수를 통해 하행한 후 척수전각과 척수후각에 있는 회색질에 종지한다. 나머지 신경섬유들은 연수와 척수 경계에서 교차하지 않은 채 하행하여 **전피질척수로**anterior corticospinal tract를 형성한다. 이 신경로에 포함되어 있는 신경섬유들은 척수를 통해 하행하다가 결국에는 여러 척수분절 높이에서 교차한 후 반대측 척수전각세포와 시냅스를 이룬다.

연수 배쪽면에는 척수의 앞정중틈새anterior median fissure가 연속된 부위가 존재한다. 이 부위의 양쪽에 연수 피라미드가 위치한다. 피라미드pyramid는 하행하는 피질척수로와 피질뇌간로corticobulbar tract(피질핵로corticonuclear tract) 신경섬유가 지나가는 길이다. 앞에서 설명한 대로, 피라미드에 존재하는 피질척수로 신경섬유는 연수와 척수 경

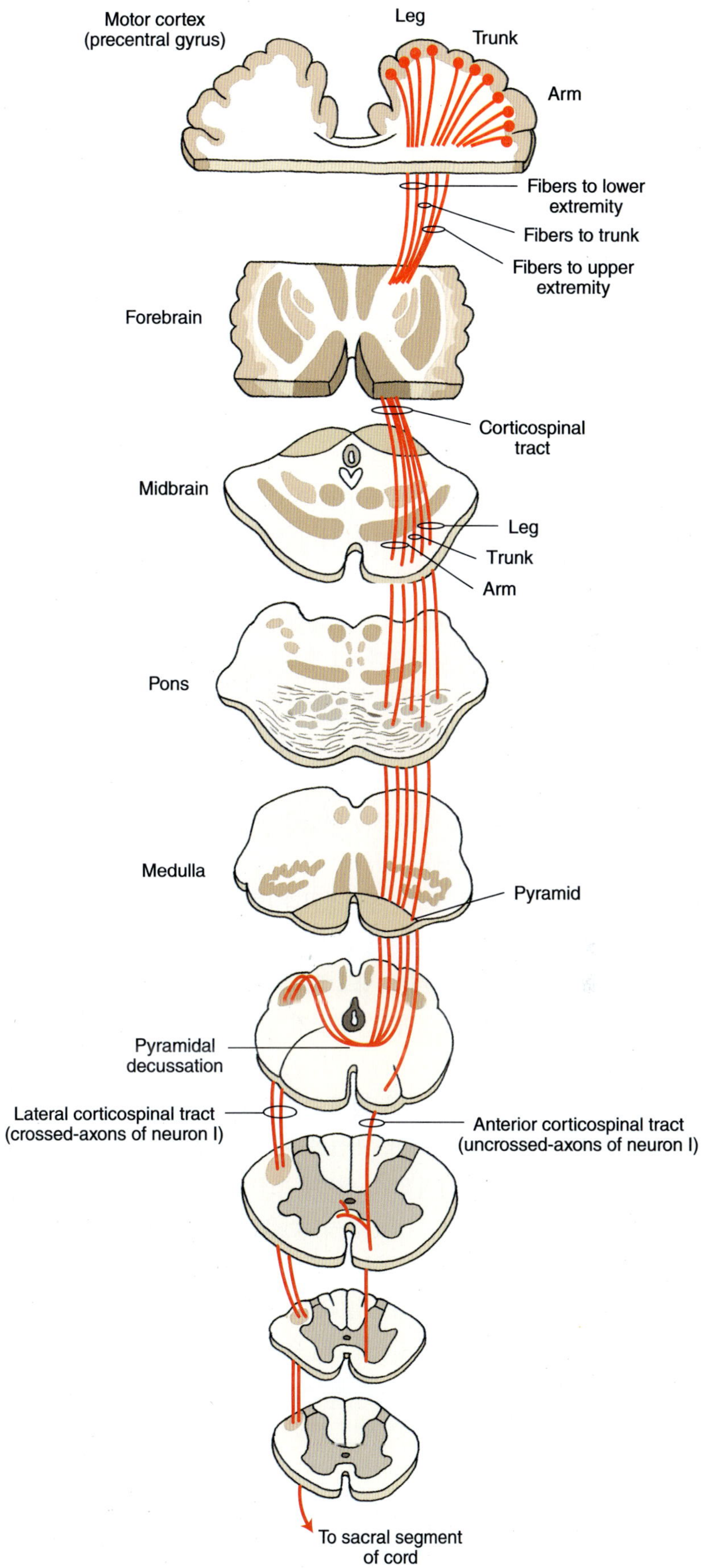

그림 8.12 피질척수로. 운동피질(중심앞이랑)에서 시작된 이 신경로는 연수 피라미드를 거쳐 척수에 종지한다. 대부분의 피질척수로 섬유는 연수 말단부에서 반대측으로 교차(피라미드교차)한 후 외측피질척수로를 이루어 하행하며, 나머지 섬유들은 교차하지 않은 채 동측 전피질척수로를 이루어 하행한다.

계부위에서 반대측으로 교차한다. 이 교차 부위를 **피라미드교차**pyramidal decussation라고 하며, 피라미드교차가 일어남으로써 한쪽 대뇌피질이 반대쪽 신체 절반의 수의운동조절을 담당하게 된다. 피질핵로 신경섬유는 연수 방향으로 하행하면서 피라미드를 벗어나 뇌신경핵과 다른 뇌간핵으로 투사한다.

피질척수로는 반대측 팔다리의 수의운동을 조절한다. 피질척수로에서 발생한 병변의 정도에 따라 팔다리 운동조절능력의 소실 정도가 결정된다. 뇌졸중이 발생한 직후에는 해당 근육의 긴장도가 소실된다. 며칠 또는 몇 주 후에는 근육은 강직spasticity(강직은 피동적 움직임[한 방향으로 가해진]에 대해 저항하면서 동시에 반사항진hyperreflexia을 나타내는 것을 말함; 반사항진은 신전반사myotatic reflex의 크기 및 세기 증가로 표현되며, 특히 다리에서 잘 관찰됨)을 나타낸다. 표재반사superficial reflex(복부반사, 고환올림반사, 정상발바닥반사)는 소실되거나 감소된다. 대개 피질척수로 손상을 의미하는 **바빈스키징후**Babinski sign가 나타난다. 이 징후는 발바닥을 뭉툭한 기구로 긁었을 때 엄지발가락이 신전되고 다른 발가락은 펴지는 비정상발바닥반응abnormal plantar response을 말한다(18장, 그림 18.10 참조). 정상발바닥반응normal plantar response은 뭉툭한 기구로 발바닥을 긁었을 때 모든 발가락이 빠르게 굽혀지는 것을 말한다.

이제, 마비를 초래하는 상위운동신경원과 하위운동신경원의 개념을 살펴보자. **하위운동신경원**하위운동뉴런·lower motor neuron [LMN]은 중추신경계에 세포체를 가지고 있는 뉴런으로서 이들의 축삭은 근육을 직접 지배한다. **상위운동신경원**상위운동뉴런·upper motor neuron [UMN]은 대뇌피질로부터 뇌간이나 척수로 하행하는 뉴런 또는 뇌간으로부터 척수로 하행하는 뉴런을 말하며, 이들은 하위운동신경원LMN과 시냅스한다. 일반적으로, 하위운동신경원LMN은 대개 척수운동뉴런 또는 뇌신경운동뉴런을 의미하는 반면, 상위운동신경원UMN은 피질척수로 또는 피질핵로(대뇌피질로부터 뇌간핵으로 투사함) 뉴런을 의미한다.

피질척수로 손상 시 나타나는 증상인 수의운동 마비와 강직spasticity, 심부건반사 항진, 표재반사 소실, 바빈스키징후가 **상위운동신경원마비**upper motor neuron paralysis 증상에 해당한다. **하위운동신경원마비**lower motor neuron paralysis 증상은 근긴장도 소실과 근위축, 모든 반사 소실, 수의운동 소실이다. 신체의 한쪽 팔다리가 마비된 경우를 **반신마비**편마비·hemiplegia라고 부른다. 신체의 한쪽 팔이나 다리 중 하나만 마비된 경우를 **단일마비**monoplegia라고 부른다. 양쪽 팔이 마비된 경우를 **양쪽마비**양측마비·diplegia라고 부른다. 양쪽 다리가 마비된 경우를 **하반신마비**paraplegia라고 부르고, 모든 팔다리가 마비된 경우를 **사지마비**quadriplegia라고 부른다.

적색척수로 적핵척수로·Rubrospinal Tract

이 신경로의 주행경로는 그림 8.13에서 보여주고 있다. 적색척수로는 적색핵적핵·red nucleus에 존재하는 뉴런으로부터 유래한다(11장 참조). 이 핵은 중뇌피개midbrain tegmentum의 입쪽 절반에 위치한다. 이들 뉴런의 축삭은 배쪽 중뇌에서 교차(배쪽피개교차ventral tegmental decussation라 함)한 후 반대측 척수로 하행한다. 적색척수로에 존재하는 신경섬유는 신체 부위별 대응 연결을 나타낸다. 목척수분절은 적색핵의 등쪽부위(감각운동피질의 팔 지배부위로부터 입력을 받음)로부터 정보를 받으며, 허리·엉치척수분절은 적색핵의 배쪽부위(감각운동피질의 다리 지배부위로부터 입력을 받음)로부터 정보를 받는다. 적색척수로 신경섬유는 개재뉴런interneuron에 종지하며, 이 개재뉴런은 척수전각 운동세포(등쪽 부위)로 투사한다. 사람에서 적색핵으로부터 나오는 대부분의 원심섬유는 하올리브핵inferior olive에 종지한다. 적색핵 뉴런은 대뇌피질 투사로(단일시냅스 연결을 통해)에 의해 활성화된다. 이 신경로의 기능은 굽근 운동뉴런을 촉진하고, 신전근 운동뉴런을 억제하는 것이다. 사람에게서 적색핵에 국한된 병변의 효과는 알려져 있지 않지만, 적색핵을 포함한 중뇌피개midbrain tegmentum 병변은 반대측 운동장애(예, 떨림tremor, 운동실조ataxia, 무도병유사활동choreiform activity)를 일으킨다고 알려져 있다.

덮개척수로 Tectospinal Tract

이 신경로는 위둔덕superior colliculus에 분포하고 있는 뉴런으로부터 기원한다(그림 8.13). 이 뉴런의 축삭은 상부 목분절에 종지한다. 이 신경로는 시각 및 청각 자극에 반응하여 자극이 가해진 쪽으로 고개를 돌리는 데 관여하는 것으로 생각되고 있다.

외측전정척수로 Lateral Vestibulospinal Tract

이 신경로의 대략적 경로를 그림 8.14에서 보여주고 있다. 이 신경로는 외측전정핵lateral vestibular nucleus(교뇌와 연수 경계부위에 위치함)에 있는 뉴런으로부터 시작된다. 이 신경로 섬유는 교차하지 않고 전 척수 높이까지 하행한

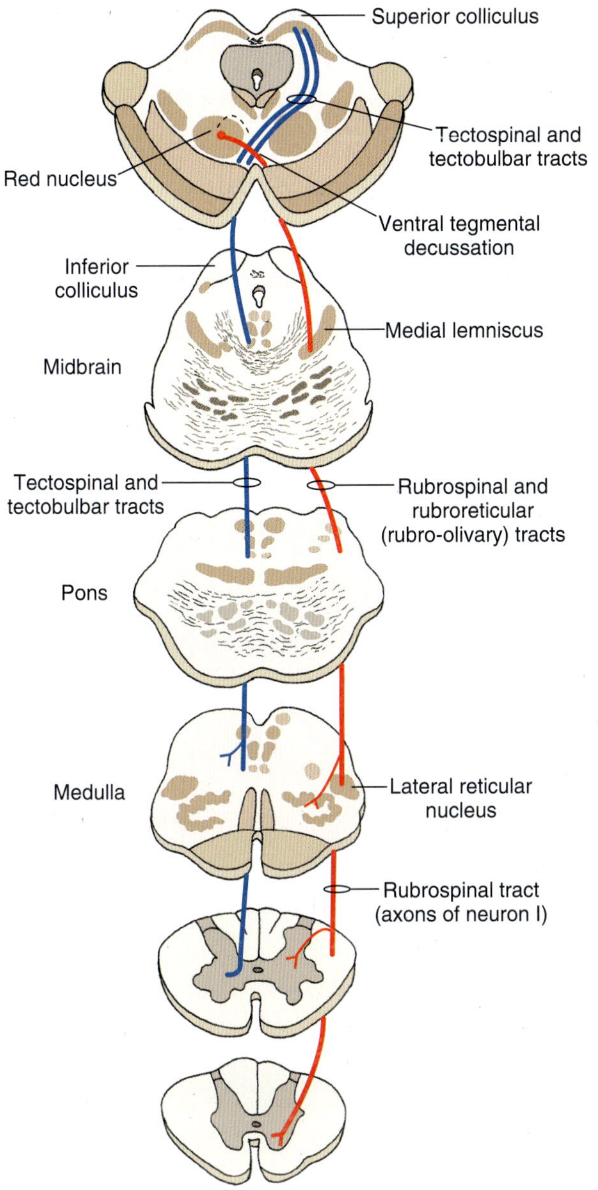

그림 8.13 적색척수로와 덮개척수로. 적색척수로(적색으로 나타냄)는 적색핵(중뇌에 위치)에 존재하는 뉴런으로부터 출발한다. 이들 뉴런의 축삭은 배쪽 중뇌에서 교차(배쪽피개교차)한 후, 반대측 척수로 하행한다. 적색척수로 섬유는 개재뉴런에 종지한 후, 이어서 척수전각 운동세포(등쪽 부위)로 투사한다. 덮개척수로(청색으로 나타냄)가 출발하는 뉴런은 위둔덕에 위치한다. 이들 뉴런의 축삭은 수도관주위회색질 주변으로 하행하여 교차(등쪽피개교차)한 후, 연수의 내측세로다발과 만나 척수의 전섬유단을 통해 하행한다. 이들 신경로는 상부 목분절에 종지한다.

다. 하행섬유는 대부분 몸통과 동측 사지의 신전근을 지배하는 운동뉴런을 활성화시키는 개재뉴런에 종지한다. 외측전정핵은 소뇌로부터 억제성 입력을 받으며, 전정기관으로부터 흥분성 입력을 받는다. 외측전정핵에 의해 척수로 전달되는 흥분파는 동측 신전근 운동뉴런 및 이와 관련된 감마운동뉴런을 강하게 촉진하므로 신전근의 긴장도를 증가시킨다. 따라서 이 신경로의 주 기능은 똑바

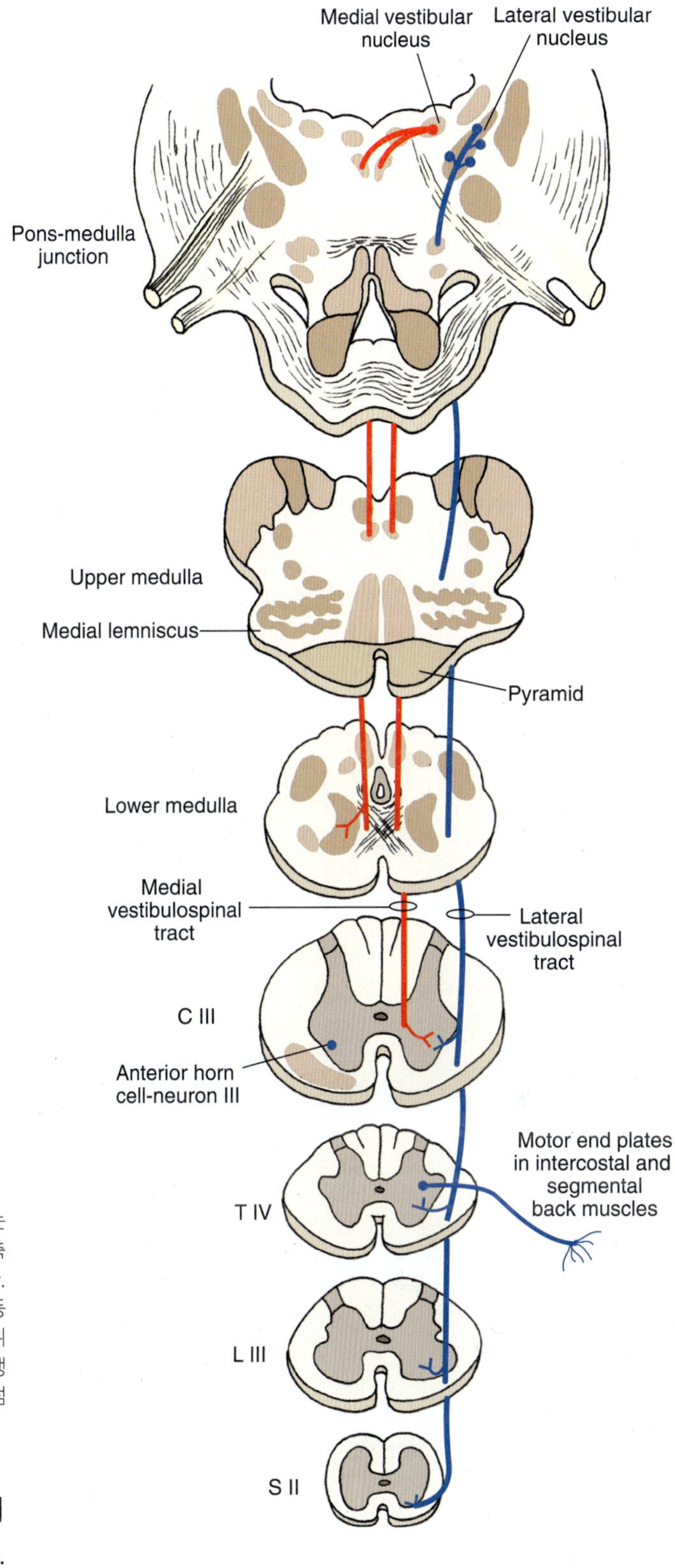

그림 8.14 외측전정척수로와 내측전정척수로. 외측전정척수로(청색으로 나타냄)는 외측전정핵(교뇌와 연수 경계부에 위치) 뉴런에서 출발하여 교차하지 않은 채 전 척수 높이까지 하행한다. 하행섬유는 개재뉴런(몸통과 동측 사지의 신전근을 지배하는 운동뉴런을 활성화시킴)에 종지한다. 내측전정척수로(적색으로 나타냄)는 동측 및 반대측 내측전정핵(나타내지 않음)에서 출발하여 목척수의 전섬유단으로 하행한 후, 동측 척수전각에 종지한다.

른 자세를 유지하는 근육과 평형을 유지하는 근육을 조절하는 것이다.

내측전정척수로 Medial Vestibulospinal Tract

이 신경로는 동측 및 반대측 내측전정핵medial vestibular nucleus에서 기원하여 목척수의 전섬유단ventral funiculus으로 하행하여 동측 척수전각ventral horn에 종지한다(그림 8.14). 이 신경로의 주 기능은 자세변화에도 불구하고 목의 위치를 일정하게 유지(걷고 있는 동안에 목 위치를 안정적으로 유지)하는 것이다.

그물척수로 Reticulospinal Tracts

그물체reticular formation는 기능적으로 다른 3개의 신경로를 낸다. 이들 중 첫 번째 신경로는 운동기능을 매개하며, 두 번째 신경로는 자율신경기능을 매개하고, 세 번째 신경로는 통증 신호를 매개한다.

연수에서 시작하는 신경로는 **거대세포그물핵**nucleus reticularis gigantocellularis이라 불리는 내측에 위치하는 거대세포군에서 출발한다. 이들 세포는 양쪽으로 전 척수 높이까지 투사하는데, 이 신경로를 **연수(외측)그물척수로**medullary (lateral) reticulospinal tract라 부른다(그림 8.15). 이 신경로의 핵심기능은 신전근을 조절하는 척수반사를 강하게 억제하는 것이다. 이와는 반대로, 독립적인 그물척수로가 교뇌그물체의 내측에 있는 두 개의 뚜렷한 핵군(꼬리쪽교뇌그물핵nucleus reticularis pontis caudalis과 입쪽교뇌그물핵nucleus reticularis pontis oralis)으로부터 시작된다. 이들 뉴런은 동측으로 주행하여 전 척수 높이까지 투사하며, 핵심 기능은 신전근을 조절하는 척수반사를 촉진하는 것이다. 이 신경다발을 **교뇌(내측)그물척수로**pontine (medial) reticulospinal tract라 부른다(그림 8.15).

하행성 그물척수로의 두 번째 그룹은 자율신경기능을

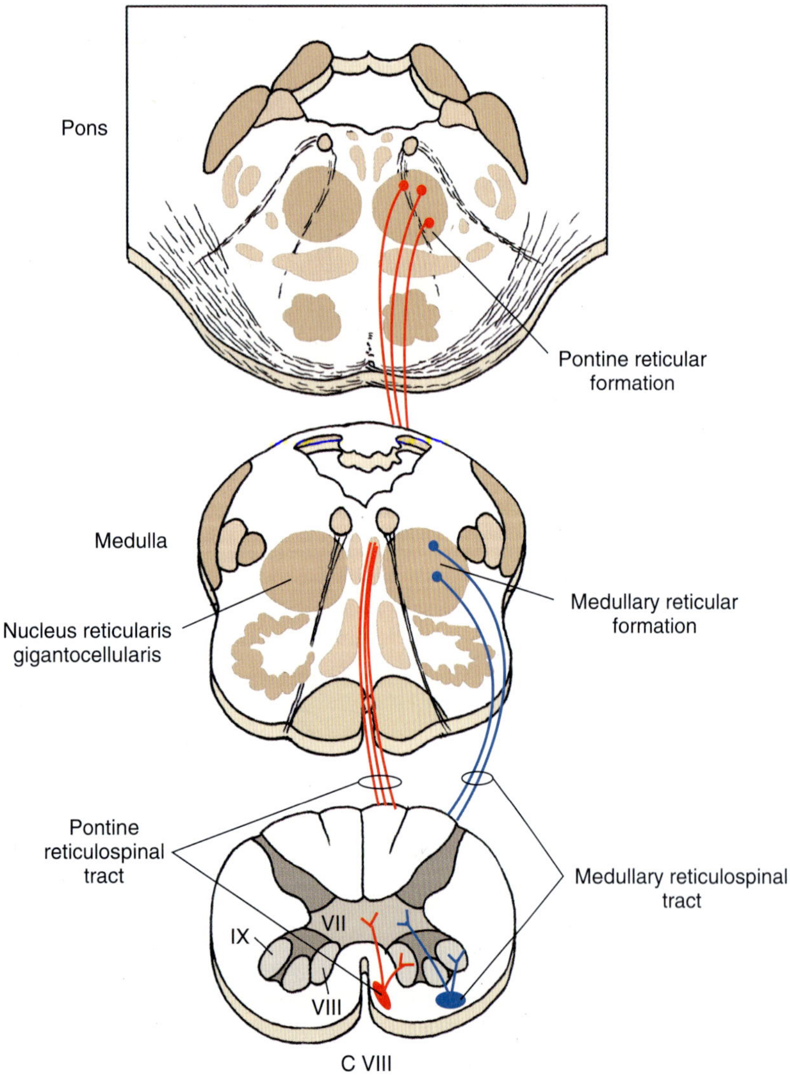

그림 8.15 그물척수로. 연수(외측)그물척수로(청색으로 나타냄)는 거대세포핵에서 기원하여 양쪽의 전 척수 높이까지 투사한다(그림에는 동측만 나타냄). 교뇌(내측)그물척수로(적색으로 나타냄)는 교뇌에서 출발하며 동측으로 주행하여 전 척수 높이까지 투사한다. (Used with permission from Parent A: Carpenter's Human Neuroanatomy, 9th ed. Baltimore: Williams & Wilkins, 1996, p. 395.)

매개한다. 이들 섬유는 주로 배쪽외측연수ventrolateral medulla에서 기원하여 가슴·허리척수의 중간외측핵IML으로 투사한다. 이 신경섬유는 중간외측핵IML에 분포하는 교감성 절전섬유를 흥분시키며, 이 뉴런들은 내장기관을 지배하는 교감신경을 낸다(21장 참조).

하행성 그물척수로의 세 번째 그룹은 통증 조정에 관여한다. 이 신경로의 첫 번째 가지는 **중뇌 수도관주위회색질**midbrain PAG에 분포하는 엔케팔린신경세포enkephalinergic neuron이며, 중뇌 수도관주위회색질은 연수의 **거대솔기핵**nucleus raphe magnus에 분포하는 세로토닌신경세포serotonergic neuron로 투사한다. 이 신경로의 두 번째 가지는 척수후각dorsal horn에 세로토닌serotonin을 분비하는 신경섬유들로 이루어져 있으며, 이 신경섬유들은 엔케팔린 개재뉴런과 시냅스를 이루고, 순차적으로 일차통각구심섬유와 시냅스한다. 따라서 이 하행성 신경로의 핵심 기능은 척수시상로spinothalamic tract를 따라 상행하는 통증 신호를 조정하는 것이다(14장 참조).

내측세로다발 Medial Longitudinal Fasciculus [MLF]

내측세로다발내측종속은 주로 상행성 섬유로 구성된 신경다발이다. 그러나 이 신경로에는 하행성 섬유도 포함되어 있다. 내측세로다발MLF에 포함된 하행성 섬유는 내측전정핵과 그물체, 위둔덕(덮개척수로tectospinal tract)에서 출발한다. 내측세로다발MLF에 포함되어 있는 신경섬유들은 주로 동측 상부 목척수로 투사하여 이들 척수분절에 위치하는 운동뉴런을 억제(단일시냅스로 연결됨)한다. 목척수에 있는 운동뉴런과의 연결성 때문에 내측세로다발MLF은 전정기관의 미로labyrinth에 의한 흥분에 반응하여 목의 위치를 조절한다.

고유다발 Fasciculi Proprii

고유다발은 척수에서 시작하여 척수에서 끝나는 섬유(상행성 및 하행성 섬유, 그리고 교차 및 비교차 섬유)이다. 이들은 척수의 서로 다른 분절을 연결한다. 이 섬유들은 팔과 다리의 협동운동을 조절하는 것과 같은 척수의 내재반사기전을 매개한다. 어느 척수분절을 통해서 척수로 신호가 들어가더라도 신호는 해당 분절의 위 또는 아래로 전달되므로 결국 직접적으로 또는 개재뉴런을 통하여 척수전각세포로 전달된다.

척수 병변 Lesions of the Spinal Cord

척수절단 Spinal Cord Transection

척수가 완전히 절단되면 병변 부위 이하의 근긴장도와 운동기능, 반사활동, 내장감각, 체성감각이 모두 소실된다. 척수 손상 직후에는 절단 부위 이하에서 모든 척수반사가 약해지거나 소실되는 시기가 있다. 이런 상황을 척수쇼크spinal shock라고 부르며, 이렇게 되는 것은 척수에 영향을 주던 하행성 흥분 신호가 차단되기 때문이다. 방광 및 장 기능 역시 손상되는데, 그것은 이들 장기의 자율신경반사가 소실되기 때문이다. 사람에서 척수쇼크는 약 1~6주간 지속된다. 그 다음, 서서히 신경기능이 회복되는데, 먼저 바빈스키징후를 포함한 최소한의 반사활동이 나타나고, 이어서 굴근연축flexor spasm이 일어나며, 굴근연축과 신전근연축extensor spasm이 교대로 나타난 다음 주로 신전근연축이 나타나게 된다.

브라운-세카르증후군 Brown-Séquard Syndrome

브라운-세카르증후군은 척수반절단hemisection of the spinal cord에 의해 발생한다. 일차적 특징은 자각 고유감각conscious proprioception과 통각pain sensation·온도감각temperature sensation 간의 기능이 해리되는 것이다. 자각 고유감각 및 두점구별은 병변 동측 분절 아래에서 소실되며, 통각 및 온도감각은 병변 반대측 및 양측의 한 두 분절 아래에서 소실된다. 병변 동측 분절 아래에서는 상위운동신경원마비UMN paralysis도 나타나며, 동측 병변 높이에서는 하위운동신경원마비LMN paralysis가 나타난다. 브라운-세카르증후군을 일으키는 불완전절단은 척추골절(뼈가 어긋난 경우)이나 종양, 총상을 입은 경우에 발생할 수 있다.

근위축측삭경화증 (루게릭병) Amyotrophic Lateral Sclerosis [ALS]·(Lou Gehrig's Disease)

근위축측삭경화증ALS은 점진적으로 진행하는 퇴행성질환으로 피질척수로(상위운동신경원UMN) 및 척수전각세포(하위운동신경원LMN)가 퇴화하며, 대개 다리가 먼저 침범되고 뒤이어 팔이 침범된다. 목척수 전각세포의 퇴화는 손과 몸통, 다리 근육에서 근력약화를 초래하며, 결국에는 완전히 조절 기능을 상실한다. 침범된 근육에서 근육다발의 불수의적 수축(근섬유다발수축fasciculation)이 발생한다. 방광 및 대장 기능 역시 하행하는 자율신경로 소실에 의해 손상된다. 질병의 원인은 알려져 있지 않다.

척수공동증 척수물구멍증·Syringomyelia

척수공동증은 선천적 또는 후천적 이상으로 발생하며, 척수 중심관이 확장되는 것이 특징이다(2장 참조). 중심관 팽창에 따라 이 부위에서 신경아교세포의 증식이 일어나는데, 특히 하부 목척수와 상부 가슴척수 높이에서 가장 흔하다. 이렇게 되면 병변이 발생한 척수 및 인접 척수에 있는 척수시상로의 교차섬유가 차단되므로 통각과 온도감각이 분절성으로 소실된다. 촉각은 대체적으로 영향을 받지 않은 채 통각과 온도감각이 소실되므로, 이 질병은 '해리성감각소실dissociated sensory loss'의 또 다른 예에 해당하게 된다.

척수매독 Tabes Dorsalis

척수매독은 신경계를 침범한 매독 감염의 후기 후유증으로 **삼차매독**tertiary syphilis 또는 **신경매독**neurosyphilis으로도 불린다. 이 증후군에서, 후근신경절뉴런DRG(일차구심수용기)에 존재하는 굵은 중추가지가 퇴화되는데, 특히 하부 가슴척수 및 허리·엉치척수 분절에서 흔하다. 따라서 널판다발fasciculus gracilis 섬유들이 퇴화되어, 진동감각과 두점식별감각, 자각 고유감각이 소실된다. 자각 고유감각의 소실(환자는 특정 시점의 다리 위치를 감지할 수 있는 자각감각 되먹임 신호를 받지 못하므로)에 따라 **운동실조**ataxia(부조화 근육운동)가 초래된다.

다발성경화증 Multiple Sclerosis

이 병은 5장에서 설명하였다.

복합계통병 Combined Systems Disease

복합계통병은 비타민B_{12} 흡수에 필요한 효소 결핍에 의해 발생한다. 비타민B_{12} 결핍은 악성빈혈pernicious anemia을 초래할 뿐만 아니라 척수의 후섬유단dorsal funiculus 및 외측섬유단lateral funiculus에 퇴행성 변화를 초래한다. 이들 환자는 감각 및 운동 기능이 모두 손상된다. 감각 소실 증상으로는 저림tingling과 진동감각 소실, 위치감각 소실을 들 수 있다. 운동 기능 장애로는 상위운동신경원UMN 장애를 들 수 있다. 운동장애 증상으로는 다리의 근력약화weakness와 보행실조흔들걸음·ataxic gait를 들 수 있다.

척수후근 병변 Lesions of the Dorsal Root

연속된 3개의 척수후근이 절단되면 특정 피부분절의 모든 감각 기능이 소실(피부분절의 무감각)되며, 하나의 척수후근이 절단될 경우에는 많은 감각소실을 초래하지는 않는데, 그것은 손상되지 않은 척수후군과 손상된 척수후군의 피부분절이 중첩되어 있기 때문이다. 또한 근긴장도 역시 분절반사에 의존하므로 분절반사의 구심가지가 차단(척수후근 절단에 의해 일어나게 됨)되면 손상된 척수분절에 의해 지배받던 근육의 긴장도는 소실되게 된다.

척수전근 병변 Lesions of the Ventral Root

이 병변에서는 침범된 척수분절의 지배를 받는 근육의 운동이 소실되거나 손상된다. 예를 들면, C8 목척수의 전근이 절단되면 손 근육에서 근력약화가 나타날 수 있다. 대개 C8 전근 절단 후에 손 근육 마비가 발생하지는 않는데, 이는 T1 전근 역시 손 근육을 지배하는 데 관여하기 때문이다. 이와 유사하게 가슴척수 전근 절단은 이들의 지배를 받는 내장장기 기능에 손상을 초래하게 된다.

척수반사 Spinal Reflexes

척수반사는 충분한 세기의 구심자극에 반응하여 일어나는 원심운동뉴런의 흥분을 말한다. 척수반사는 척수상위기전supraspinal mechanism에 의해 조정된다. 그러나 척수상위경로가 차단(예, 척수 손상)될 경우, 병변 하부의 척수반사가 정상적으로 유지되기도 하고, 항진(더 흔함)되기도 한다. 임상적으로 운동장애 증상은 척수반사를 검사함으로써 쉽게 확인할 수 있다. 여러 중요한 척수반사에 관여하는 신경기전들은 다음 단락에 요약되어 있다.

신전반사 Myotatic Reflex

수용기 Receptors

신전반사myotatic reflex·stretch reflex(**심부건반사**deep tendon reflex 또는 **무릎반사**knee-jerk response라고도 함)는 신경학적 이상을 알아보기 위해 흔히 검사하는 무릎반사의 기반이 된다. 신전반사를 개시하는데 관여하는 일차수용기는 **근방추**muscle spindle이다. 근방추는 몇 개의 근육(예, 중이에 있는 근육)을 제외한 모든 골격근에 분포한다. 각 근방추는 결합조직피막으로 이루어져 있으며, 그 속에는 방추내근섬

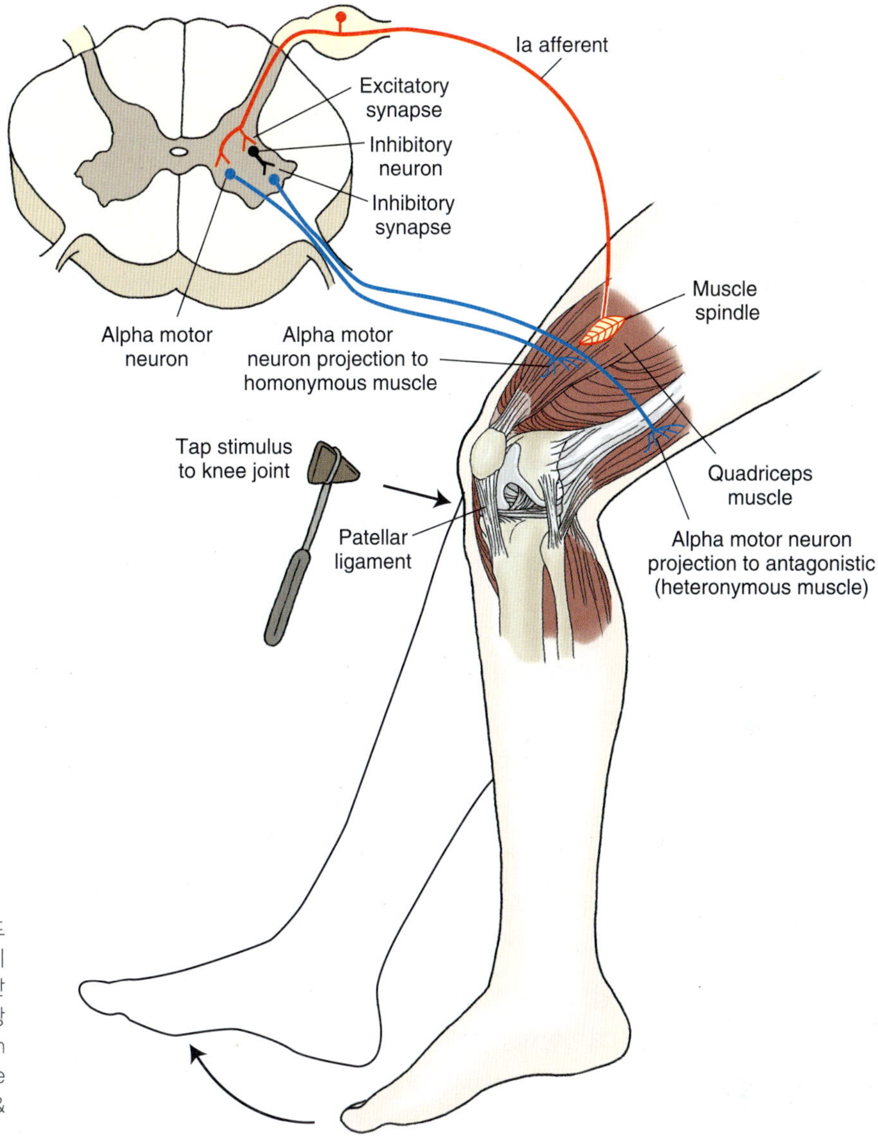

그림 8.16 신전반사. 슬개건을 가볍게 두드리면 대퇴사두근이 신전되므로 동일 근육(이 경우, 대퇴사두근)이 수축하는 반사가 일어난다. 신전반사가 일어날 때 대항근(반대근)은 상반억제 된다. (Reproduced with permission from Bear MF, et al.: Neuroscience: Exploring the Brain, 3rd ed. Philadelphia: Williams & Wilkins, 2007, p. 441.)

유intrafusal fiber라 불리는 특수한 근섬유가 포함(8~10개)되어 있다(14장 참조). 방추내근섬유와 결합조직피막은 주변에 있는 더 큰 골격근섬유(방추외근섬유extrafusal fiber라 하며, 팔다리 운동에 관여함)와 병렬로 위치하고 있다. 방추내근섬유 중 더 굵은 근섬유의 핵은 중심에 위치하며, 이들 섬유를 **핵주머니섬유**nuclear bag fiber라고 한다. 다른 방추내근섬유의 핵은 일렬로 배열되어 있으며, 이들 섬유는 **핵사슬섬유**nuclear chain fiber라고 한다. 빠른 전도속도를 나타내는 굵은 말이집축삭(Ia구심축삭group Ia afferent이라 함)이 두 유형의 방추내근섬유를 감싸고 있으며, 이들의 축삭 말단은 근방추의 일차감각말단을 이룬다. II구심축삭group II afferent은 방추내근섬유의 이차감각신경이다. 방추내근섬유(척수 감마운동뉴런의 지배를 받음)는 감마운동뉴런gamma motor neuron이 흥분될 때 수축한다.

회로 및 기전 Circuitry and Mechanisms

신전반사에 관여하는 개략적인 회로를 그림 8.16에서 보여주고 있다. 근육이 신전될 때 해당 근육이 수축하는 기전은 대퇴사두근quadriceps muscle(신전근extensor)을 예로 들어 다음과 같이 요약할 수 있다. 슬개건patellar tendon을 가볍게 두드리면 대퇴사두근이 잠시 신전되고, 근방추 속의 방추내근섬유가 잠시 동안 변형되며, 이에 따라 방추내근섬유 주위를 감고 있는 구심축삭의 기계적 변형에 의해 이온통로mechanically gated ion channel가 활성화되어 활동전위가 개시되고, 근방추에서 유래한 이 활동전위가 Ia 구심섬유를 통해 척수로 전달된다(14장 근방추의 구조 참조).

빠른 속도로 흥분파를 전달되는 이 구심섬유는 척수에 있는 알파운동뉴런alpha motor neuron(원래 자극받았던 근방추가 있는 방추외근섬유를 지배함)에 직접적으로 시냅스한다. Ia구심섬유를 통해 전달된 흥분파는 알파운동뉴런을 흥분시키며, 순차적으로 작용근homomymous muscle(이 경우, 대퇴사두근)의 수축을 일으켜 다리를 신전시키게 된다. 따라서 신전반사는 단일시냅스로 연결되어 있으며, Ia구심섬유(자극된 근방추로부터 출발함)와 알파운동뉴런(동일 근육homonymous muscle을 지배함)으로 이루어진 두 개의 뉴런이 관여하는 반사이다. 이 반사에서는 렌쇼세포Renshaw cell가 알파운동뉴런을 억제하기 때문에 반사기간은 짧다(그림 8.4B 참조).

신전반사의 상반억제

Reciprocal Inhibition in the Myotatic Reflex

근방추에서 출발한 Ia구심섬유는 척수에 있는 억제성 개재뉴런과 흥분성 시냅스를 형성하므로 **대항근**antagonist (heteronymous) muscle을 지배하는 알파운동뉴런을 억제시키게 된다(그림 8.16). 대항근은 동일 관절을 조절하지만 반대 작용을 나타내는 근육을 말한다. 예를 들면, 신전근은 굴근과 반대작용을 나타낸다. 따라서 Ia구심섬유가 활성화되면 동일 근육homonymous muscle은 수축되는 반면, 대항근heteronymous muscle은 상반억제reciprocal inhibition 된다. 이 과정의 최종 결과는 음성되먹임회로를 통해 근육길이 변화를 억제하는 것이다.

역신전반사 Inverse Myotatic Reflex

역신전반사의 개략적인 회로를 그림 8.17에서 보여주고 있다.

골지힘줄기관Golgi tendon organ은 또 다른 감각수용기로서 운동단위의 활성을 조절하는 데 중요한 역할을 한다. 이 수용기는 근육의 인대tendon에 위치하고 있다(14장 참조). 골지힘줄기관은 고역치수용기로서 근 장력을 감지하고, 근방추는 저역치수용기로서 근 길이를 감지한다. 근육의 수축 또는 신전(예, 전체 팔다리 운동)은 골지힘줄기관을 활성화시키기에 충분한 자극을 제공한다. 골지힘줄기관의 흥분은 해당 Ib구심섬유에 활동전위를 유발한다. 이 구심섬유는 동일 근육homonymous muscle을 지배하는 알파운동뉴런을 억제시키는 개재뉴런과 흥분성 시냅스를 형성한다. 그 결과 신전에 대한 반응으로 근육수축 기간이 감소된다. 골지힘줄기관에 의해 유발되는 이러한 유형의 반응(**동일 근육**의 **수축 감소**)을 **역신전반사**inverse myotatic reflex라고 한다.

감마고리를 통한 근방추 재설정

Resetting of the Muscle Spindle Through the Gamma Loop

감마운동뉴런gamma motor neuron(척수전각에 위치하며, 알파운동뉴런 사이에 섞여 있음)은 골격근을 지배하므로 하위운동신경원LMN에 속한다. 앞에서 설명한 대로, 감마운동뉴런은 방추내근섬유의 양쪽 끝부위를 지배한다. 이들의 활성에 따라 방추내근섬유의 양쪽 끝부위가 수축하게 되므로 근

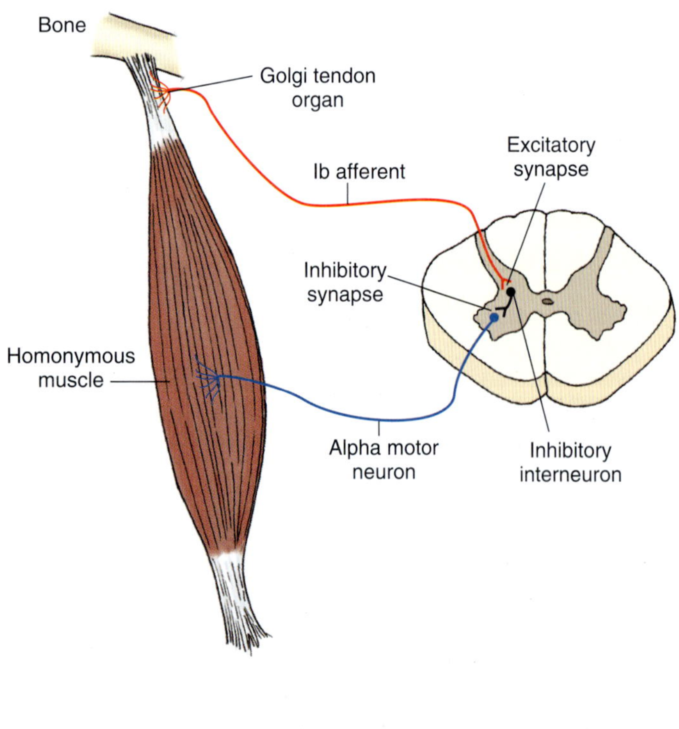

그림 8.17 역신전반사. 근육(예, 사지를 움직이는 근육)의 수축 또는 신전은 골지힘줄기관을 활성화시켜 Ib구심섬유에 활동전위를 유발한다. 억제성 개재뉴런들이 흥분하여 동일 근육을 지배하는 알파운동뉴런을 억제시키며, 그 결과 근수축 기간이 감소된다. (Used with permission from Bear MF, et al.: Neuroscience: Exploring the Brain, 3rd ed. Philadelphia: Williams & Wilkins, 2007, p. 444.)

방추 중간부위가 신전되어 근방추에서 활동전위가 발생하게 된다. 따라서 감마운동뉴런의 일차적 기능은 직접적으로 방추외근섬유를 수축시키는 것이 아니라, 근방추 기전을 재설정함으로써 Ia구심섬유가 근 길이 변화에 잘 반응하게 하는 것이다. 따라서 감마운동뉴런은 근방추 기전에 영향을 미치는 기능이 있기 때문에 방추외근섬유 수축을 간접적으로 유발하게 되고, 그것은 알파운동뉴런의 반사적 활성화로 나타난다.

감마운동뉴런에 의한 근긴장도 조정 Modulation of Muscle Tone by Gamma Motor Neurons

감마운동뉴런은 척수 상부로부터 내려오는 입력에 의해 영향을 받는다는 점을 상기하자. 주로 그물체로부터 하행하는 운동신경(외측그물척수로, 내측그물척수로)과 다른 부위(대뇌피질, 외측전정핵)로부터 하행하는 운동신경은 감마운동뉴런을 흥분시키거나 억제시킴으로써 근긴장도를 조정할 수 있다. 예를 들면, 내측그물척수로medial reticulospinal tract에 의한 감마운동뉴런의 흥분은 근긴장도를 증가시키고, 일반적으로 신전반사를 촉진한다. 이와는 반대로, 외측그물척수로lateral reticulospinal tract의 활성은 감마운동뉴런을 억제시키고 신전반사 역시 억제시킨다. 일반적으로, 하행성 운동신경섬유는 감마운동뉴런에 제공되는 입력에 의해 발생하는 근긴장도를 일정하게 유지하기 위해 함께 기능을 나타낸다.

굴근반사 회피반사 · Flexion (Withdrawal) Reflex

수용기 Receptors

굴근반사flexion reflex는 주로 자유신경종말free nerve ending로 이루어진 **통각수용기**nociceptor · pain receptor에 의해 매개된다. 유해자극은 이들 수용기를 활성화시킨다.

회로 및 기전 Circuitry and Mechanism

굴근반사에 관여하는 회로를 그림 8.18에서 보여주고 있다. 유해자극이 피부 또는 심부 구조물에 가해지면 자유신경종말이 자극되고, 이에 따라 활동전위가 가느다란 말이집구심섬유(group III fibers) 및 민말이집구심섬유(group IV fibers)를 통해 전도된다(14장과 표14.1 참조). 이들 신경섬유는 척수에 있는 다수의 알파운동뉴런과 시냅스한다. 이러한 연결은 다중시냅스로 이루어져 있는데, 적어도 3~4개의 개재뉴런이 관여한다. 척수에서 이러한 다중시냅스 경로가 활성화되면 동측 굴근이 수축(다리는 굽혀지고, 대항근인 동측 신전근은 이완됨)하게 된다. 이 반사의 결과는 유해자극이 가해진 팔다리를 위험으로부터 회피하게 하는 것이다.

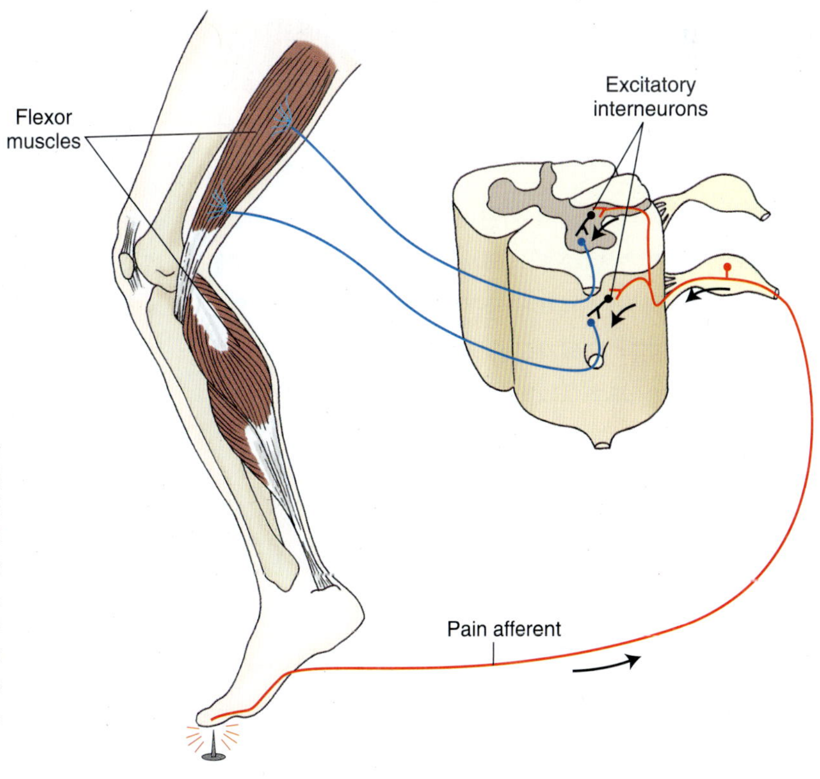

그림 8.18 굴근반사. 피부 또는 심부조직에 유해자극(이 경우에는 압침 밟기)이 가해질 경우, 자유신경종말이 자극되므로 가느다란 말이집구심섬유 및 민말이집구심섬유를 통해 흥분파가 전달된다. 이들 신경섬유는 적이도 3~4개의 흥분성 개재뉴런과 다중시냅스로 연결된다. 그 결과 동측 굴근이 수축하고, 동측 신전근이 이완함으로써 사지를 유해자극으로부터 회피할 수 있게 해준다. (Used with permission from Bear MF, et al.: Neuroscience: Exploring the Brain, 3rd ed. Philadelphia: Williams & Wilkins, 2007, p. 446.)

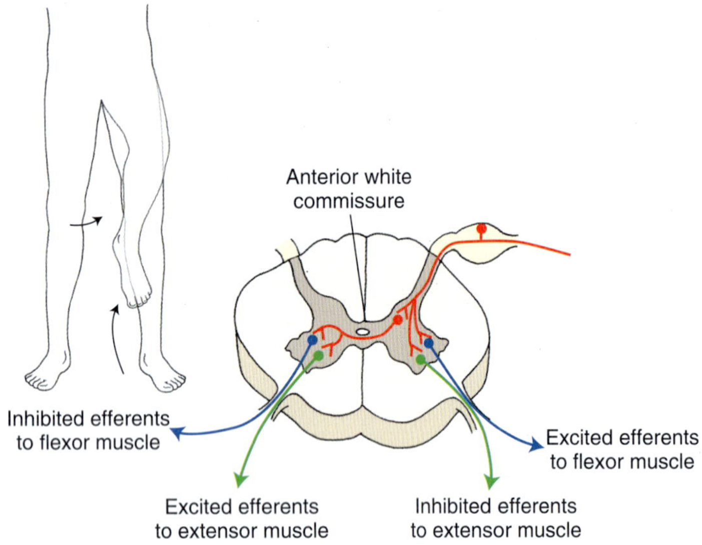

그림 8.19 교차신전반사. 유해자극(이 경우에는 압침 밟기)에 의해 통각섬유가 활성화되면 활동전위가 발생되어 구심섬유를 통해 척수로 전달되는데, 이때 일부 신경섬유가 앞백색질맞교차를 통해 반대측 굴근과 신전근을 지배하는 알파운동뉴런으로 전달된다. 이러한 다중시냅스 경로의 활성에 의해 반대측 다리의 굴근은 이완하는 반면, 반대측 다리의 신전근은 수축한다. 굴근반사 및 교차신전반사의 신경회로에 의해 유해자극이 가해진 반대측 다리는 펴지고, 동측 다리는 굽혀진다. (Used with permission from Bear MF, et al.: Neuroscience: Exploring the Brain, 3rd ed. Philadelphia: Williams & Wilkins, 2007, p. 446.)

교차신전반사 Crossed Extension Reflex

수용기 Receptors

교차신전반사crossed extension reflex에도 유해수용기가 관여한다.

회로 및 기전 Circuitry and Mechanism

교차신전반사에 관여하는 회로를 그림 8.19에 나타내었다. 굴근반사flexor reflex를 기준으로 설명하면, 유해자극이 통각섬유를 활성화시키고, 그 결과 발생한 활동전위가 구심신경을 통해 척수로 전달된 후 척수 앞맞교차를 통해 곁가지를 내어 반대측 굴근과 신전근을 지배하는 알파운동뉴런과 다중시냅스를 이루어 연결된다. 이들 경로가 활성화되면 굴근반사의 활성에 따라 동측 굴근 및 신전근에서 일어났던 것과 반대 결과가 나타난다. 예를 들면, 반대측 다리의 굴근이 이완(굴근반사에서는 동측 굴근이 수축됨)되는 반면, 반대측 다리의 신전근은 수축(굴근반사에서는 동측 신전근이 이완됨)된다. 굴근반사와 교차신전반사의 이러한 신경회로는 유해자극이 가해진 부위의 반대측 사지를 신전시키고, 동측 사지에서는 굴근반사를 유발한다.

팔과 다리에서 일어나는 반사의 동기화

Synchronization of Reflexes of Upper and Lower Limbs

척수후근섬유는 척수로 들어간 후 분지된다. 이 곁가지의 일부는 직접적으로 알파운동뉴런에 시냅스한다. 다른 곁가지들은 개재뉴런에 시냅스하며, 이 개재뉴런의 축삭은 동일 분절이나 입쪽 분절, 꼬리쪽 분절에 있는 운동뉴런에 시냅스한다. 이러한 상행 및 하행 축삭(교차 또는 비교차함)은 척수에서 시작되고 척수에서 끝나며 여러 척수분절을 연결한다. 이와 같은 척수분절을 상호연결하는 신경섬유를 **고유다발**fasciculus proprius 또는 **척수척수기둥**spinospinal column이라 한다. 팔과 다리에서 일어나는 여러 반사는 이 고유다발계에 의해 동기화된다. 따라서 이 신경로의 기능은 이미 말한 대로 동측 신체의 팔과 다리의 운동과 기능을 동기화하는 것이다.

보행 Locomotion

율동적인 보행을 위해서는 여러 근육들의 협동적 수축이 필요하다. 이러한 율동적 보행을 조정하는 신경회로가 척수에 존재한다. 그러나 척수의 상부에 존재하는 구조물도 정상적인 목표지향적 보행에 필요하다. 척수가 완전히 절단된 사람은 율동적 보행을 할 수 없는데, 그것은 피질척수로와 적색척수로, 그물척수로가 보행을 하는 동안 주기적으로 활성화되어야 하기 때문이다.

임상 증례

병력

스티브[Steve]는 37세 남성으로 평소 건강했지만, 몇 주 동안 좌측 다리에서 근력약화가 발생하였다. 이 기간 동안 그는 걸을 때 점점 다리를 끌기 시작했으며, 좌측 다리 전체에 감각이 없음을 알아차렸다. 그는 매주 하던 골프를 더 이상 할 수 없게 되었다.

진찰

스티브는 신경과를 방문하였다. 신경과의사는 그에게 몇 가지 검사를 하였으나, 그에게 언어 기능과 뇌신경 기능, 팔의 감각·운동 기능에 문제가 있다는 증거를 찾지는 못했다. 그렇지만 그의 좌측 다리에서는 심한 근력약화가 나타났고, 무릎반사 및 발목반사는 매우 증가되어 있었다. 좌측 다리에서는 진동감각 및 위치감각을 느낄 수 없었지만, 우측 다리에서는 통각 및 온도감각을 느낄 수 없었다. 바늘로 통각검사를 한 결과, 배꼽 높이 이하의 우측 몸통에서 통각이 소실되었고, 이 높이의 일부 분절에서는 양측의 통각이 소실되었다. 스티브의 왼발 외측 바닥을 긁었을 때, 엄지발가락에서 후방굽힘[dorsiflexion]이 일어났고, 나머지 발가락은 펴졌다. 이 검사를 반대측 발에서 시행하였을 때는 발가락이 모두 굽혀졌다.

설명

이 증례에 설명된 척수증후군을 브라운-세카르증후군 또는 척수반절단이라 부른다. 이 경우에는 좌측 척수가 손상되었으며, 이에 따라 피질척수로가 손상되었고 동측 상위운동신경원[UMN] 손상에 의한 근력약화가 나타났다. 근력약화가 병변 동측에서 나타나는 이유는 병변이 피질척수로 교차(연수 피라미드에 교차함) 부위보다 더 아래에 있기 때문이다. 또한 병변 동측의 위치감각 및 진동감각의 소실이 일어나는 것은 이들 감각을 전달되는 신경로(널판다발[fasciculus gracilis])가 병변 상부의 연수에서 교차되기 때문이다. 통각과 온도감각 소실이 반대측에서 일어나는 것은 이들 감각을 전달하는 일차뉴런이 척수후근으로 들어가 신척수시상로 뉴런과 시냅스한 후 이들의 축삭이 반대측으로 교차하여 넘어가기 때문이다. 감각 기능이 떨어지는 척수 높이는 배꼽(대략 T10) 높이이지만, 실제 병변 높이는 T8 또는 T9에 위치했다. 그 이유는 리사우어구역으로 통각을 전달하는 일차섬유는 이차뉴런인 신척수시상뉴런과 시냅스하기 전에 하나 또는 두 분절 정도 올라가기도 하고 내려가기도하기 때문이다. 대략적인 병변 높이에서 통각이 양쪽성으로 소실되는 이유는 척수반절단에 의해 앞백색질교차에서 양쪽으로부터 들어오는 교차하는 신척수시상로 섬유가 파괴되기 때문이다. 브라운-세카르증후군은 척수의 종양 및 감염을 포함한 다양한 원인에 의해 발생한다. 스티브의 증례에서, 신경과의사는 그의 가슴척추를 검사하기 위해 자기공명영상[MRI] 촬영을 의뢰하였으며, 촬영 결과 수막종[meningioma](대개 양성종양)이 발견되었고, 이 종양은 T8 높이에서 척수를 압박하고 있었다. 스티브의 증상을 완화시키키기 위해 종양 제거를 포함한 몇 가지 치료법이 제안되었다.

연습문제

질문

각 문항에서 가장 알맞은 답을 고르시오.

1. 어떤 27세 남성이 싸움에 휘말려 칼에 등을 찔렸다. 그는 의식을 잃었으며 인근 병원 응급실로 이송되었다. 이 환자는 의식을 회복한 후 신경학적 검사를 받았다. 환자의 등을 안전핀으로 찔렀을 때, 그는 약 4 cm 넓이의 띠에서 통각을 느낄 수 없다고 의사에게 말하였다. 환자에게 촉각 검사를 한 결과, 신체 양쪽 팔다리와 등, 가슴에서 촉각을 감지할 수 있었다. 운동기능은 정상이었다. 이 환자의 손상 부위는 어디인가?
   a. 교양질
   b. 좌측 후근신경절
   c. 좌측 허리척수 및 가슴척수의 외측섬유단
   d. 가슴척수의 중심관 주변 부위
   e. 양쪽 가슴척수 높이의 후섬유단

정답 및 설명

1. 정답: **d**

신체 양쪽 통각이 소실되는 것은 척수 중심관 주변부가 손상된 결과이다. 이러한 손상은 특정 척수 높이의 외측 척수시상로의 교차섬유를 손상시키기 때문이다. 교양질 또는 후근신경절의 손상은 신체 어느 한쪽 통각만 소실시킨다. 한쪽 허리분절 및 가슴분절에 있는 외측섬유단 손상은 양쪽 통각을 소실시키지 않을 뿐 아니라 분절성으로 나타나지도 않는다. 후섬유단 병변은 통각 경로에 영향을 미치지 않지만, 그 대신 자각 고유감각에는 영향을 미친다.

연습문제 (계속)

2. 은행 경비원이 강도가 쏜 총에 등을 맞았다. 그는 응급실로 이송되었으며, 의식이 회복된 후 신경학적 검사를 받았다. 환자는 좌측 다리의 촉각을 느낄 수 없었지만, 좌측 팔의 촉각은 정상이었다. 팔과 다리를 바늘로 찔렀을 때 우측 다리에서 통각을 느낄 수 없었지만, 좌측 다리와 두 팔에서 통각을 느낄 수 있었다. 게다가 추가로 시행한 검사에서 환자는 좌측 다리를 움직이지 못했다. 이 환자의 손상 부위는 어디인가?
   a. 가슴척수의 우측 후각
   b. 엉치척수의 중심관 주변부
   c. 양쪽 후섬유단 부위
   d. 가슴척수의 좌측 전각
   e. 가슴척수 하부의 좌측 절반

3. 어떤 69세 여성이 다리를 움직일 수 없어서 인근 병원에 왔다. 신경학적 검사 결과, 양쪽 다리를 움직일 수 없을 뿐만 아니라 안전핀으로 자극하였을 때 양쪽 다리에서 어떤 감각도 느낄 수 없었다. 그러나 양쪽 다리에 가해진 촉각은 느낄 수 있었다. 이 환자의 손상 부위는 어디인가?
   a. 양쪽 엉치척수의 앞쪽 절반
   b. 양쪽 허리척수의 뒤쪽 절반
   c. 허리척수 중심관 주변부
   d. 목척수의 왼쪽 절반
   e. 양쪽 하부 가슴척수 후근

4. 어떤 61세 남성이 의사에게 지난 몇 달간에 걸쳐 그의 다리 근력이 약해졌으며 시간이 갈수록 심해진다고 말하였다. 첫 검사를 시행한 얼마 후, 이 환자는 다리를 움직일 수 없게 되었으며, 몇 달 뒤에는 팔에서도 근력약화가 나타났다. 결국 그는 팔다리를 전혀 움직일 수 없게 되었으며, 방광조절도 소실되었다. 감각은 상대적으로 정상적으로 보였다. 종합적인 신경학적 검사를 시행한 후, 신경과의사가 내린 이 환자의 진단명은?
   a. 척수공동증
   b. 근위축측삭경화증
   c. 다발성경화증
   d. 복합계통병
   e. 척수매독

5. 뇌간에서 발생한 혈관병변에 의해 환자의 팔다리에서 광범위하고 심한 경축[rigidity]이 나타났다. 이 경축과 가장 관련이 높은 신경로는?
   a. 내측세로다발
   b. 적색척수로
   c. 덮개척수로
   d. 외측그물척수로
   e. 외측전정척수로

2. 정답: e
이 병은 전형적인 브라운-세카르증후군(척수의 한쪽 절반 손상)의 예이다. 이러한 병변은 동측(이 경우에 좌측 다리) 병변 하부의 자각 고유감각을 소실시키고, 병변 부위 이하의 반대측 다리(즉 우측 다리)에서 통각을 소실시킨다. 다른 부위에서 출발한 감각은 영향을 받지 않는다. 전각 및 외측섬유단 손상에 의해 병변 부위 또는 병변 이하 부위(즉 좌측 다리)에서 다리를 움직이지 못하게 된다. 우측 후각 병변은 좌측 감각 소실을 나타내지 않는다. 중심관 부위 손상은 양측 통각을 분절성으로 소실시킨다(문항 1의 정답 참조). 후섬유단 손상은 자각 고유감각에만 영향을 미치는 경우가 많으며, 통각에는 영향을 미치지 않는 경우가 많다. 전각 손상은 통각 및 자각 고유감각 같은 감각기능에 영향을 미치지 않는 경우가 많다.

3. 정답: a
이 문항은 전척수동맥이 폐색(척수 배쪽 절반이 손상됨)된 예이다. 전척수동맥 폐색은 양쪽 전각을 손상시키는 경우가 많으므로 양쪽 다리 마비가 초래된다. 척수의 배쪽 절반이 손상된 경우 시상척수로 역시 손상되는 경우가 많으므로 병변 부위 이하에서 양측성으로 통각이 소실된다. 척수의 등쪽 절반이 손상된 경우 자각 고유감각에 영향을 미칠 수 있지만, 통각 및 온도감각에는 영향을 미치지 않는다. 중심관 부위의 손상은 통각과 온도감각만 분절성으로 소실되며, 운동기능에는 영향을 미치지 않는다. 좌측 절반의 목척수 손상은 브라운-세카르증후군을 초래한다(문항 2의 정답 참조). 후근신경절 손상은 감각소실을 초래하지만, 사지마비는 초래하지 않는다.

4. 정답: b
운동기능의 점진적 소실(다리의 운동기능이 먼저 소실되고, 팔로 확장됨)은 근위축측삭경화증(전각세포가 파괴되므로 결국 하행성 운동신경로가 손상됨)의 특징에 해당한다. 감각 소실은 거의 일어나지 않는다. 반대로, 다른 답가지는 감각소실을 나타내는 질병이다.

5. 정답: e
외측전정핵으로부터 척수로 전달되는 흥분파는 동측 신전근 운동뉴런을 강력하게 촉진하며 신전근 긴장도를 증가시킨다. 이 신경로의 주기능은 꼿꼿한 자세와 평형을 유지하는 근육을 조절하는 것이다. 내측세로다발의 하행섬유는 목척수 높이 아래로 하행하지 않으며 다리 기능에 영향을 미치지 않는다. 적색척수로는 굴근을 촉진한다고 알려져 있으며, 외측그물척수로는 척수반사 활동을 억제한다. 덮개척수로 손상은 경축[rigidity]을 유발하지 않는다. 덮개척수로는 시각 및 청각 자극에 반응하여 자극이 가해진 방향으로 고개를 돌리는 것을 돕는 것으로 생각된다.

요 약

척수신경로

신경로	수용기	주행경로 및 분포[b]	기능	병변의 결과
긴상행신경로				
널판다발[a] (Fasciculus gracilis)	마이스너소체(촉각), 메르켈소체(압력), 파치니소체(진동), 관절수용기(운동감각: 위치 및 운동)	전 척수 높이에 존재하며, 쐐기다발의 내측에 위치하고, 일차뉴런의 중추가지가 동측으로 상행하여 이차뉴런(동측 연수에 있는 널판핵)에 종지하며, 이차뉴런의 축삭이 정중선을 교차(속활꼴섬유)하여 내측섬유띠를 형성한 후 삼차뉴런(반대측 시상의 배쪽후외측핵VPL)으로 상행하여 시냅스하고, 삼차뉴런의 축삭은 감각운동피질 내측면에 종지함	하부 몸통 및 다리(엉치분절, 허리분절 및 T6~T12 분절)로부터 뇌간으로 상행하는 정교한 촉각과 압력감각, 진동감각, 자각 고유감각(위치 및 운동 감각)을 전달함	병변 동측 하부 몸통 및 다리의 정교한 촉각과 압력감각, 진동감각, 고유감각 소실; 다리의 자각 고유감각 소실에 따른 운동실조
쐐기다발 (Fasciculus cuneatus)	마이스너소체(촉각), 메르켈소체(압력), 파치니소체(진동), 관절수용기(운동감각: 위치 및 운동)	목분절과 가슴분절(T6 이상)에 존재하며, 널판다발의 외측에 위치하고, 일차뉴런의 중추가지는 동측으로 상행하여 이차뉴런(동측 연수에 있는 쐐기핵)에 종지하며, 이차뉴런의 축삭이 삼차뉴런(반대측 시상의 배쪽후외측핵VPL)으로 투사하며, 삼차뉴런의 축삭은 감각운동피질의 외측면에 종지함	상부 몸통 및 팔로부터 뇌간으로 상행하는 정교한 촉각과 압력감각, 진동감각, 자각 고유감각(위치 및 운동 감각)을 전달함	병변 동측 상부 몸통 및 팔의 정교한 촉각과 압력감각, 진동감각, 고유감각 소실
후척수소뇌로 (Dorsal [posterior] spinocerebellar tract)	다리의 근방추와 골지힘줄기관	일차뉴런의 중추가지는 클라크등쪽핵(C8~L2에 존재)에 있는 뉴런으로 투사하며, 일차뉴런의 축삭은 동측으로 상행하여 아래소뇌다리(연수에 존재)에 도달한 후, 동측 소뇌전엽의 벌레부위에 종지함	다리의 근방추 및 골지힘줄기관으로 들어오는 구심신호를 소뇌로 전달하며, 소뇌는 이 정보를 이용하여 비자각 고유감각을 조정함	보행실조가 나타날 가능성이 높음
전척수소뇌로 (Ventral[anterior] spinocerebellar tract)	다리의 골지힘줄기관	일차뉴런의 중추가지는 척수후각에 존재하는 이차뉴런으로 투사하며, 대부분의 이차뉴런 축삭은 교차하여 반대측 외측섬유단을 통해 교뇌까지 상행하며, 교뇌에 위치하는 위소뇌다리SCP와 만난 후, 반대편으로 다시 교차하여 소뇌전엽의 벌레부위에 종지함	다리의 골지힘줄기관으로부터 들어오는 정보를 소뇌로 전달함	모름
쐐기소뇌로 (Cuneocerebellar tract)	팔의 근방추와 골지힘줄기관	일차뉴런의 중추가지는 동측 쐐기다발을 통해 상행한 후 부쐐기핵에 위치하는 뉴런에 시냅스하며, 이 핵의 뉴런에서 쐐기소뇌로가 시작되어 동측 소뇌전엽의 벌레부위에 종지함	팔의 근방추와 골지힘줄기관으로부터 들어오는 정보를 소뇌로 전달함	병변 동측 팔의 비자각 고유감각 및 협동운동 소실
입쪽 척수소뇌로 (Rostral spinocerebellar tract)	팔의 골지힘줄기관	팔로부터 구심정보가 들어온다는 것 이외에는 전척수소뇌로와 같으며, 신경로는 교차하지 않고 아래소뇌다리ICP를 통해 소뇌로 들어감 (사람에서는 이 신경로가 존재하는지 확인되지 않았음)	팔의 골지힘줄기관으로부터 들어오는 정보를 소뇌로 전달함	모름
척수시상로[c] (Spinothalamic tract)	유해수용기: 자유신경종말(기계적 감각과 온도감각, 다중 감각을 전달함)	직접경로: 신척수시상로: 이 신경로가 시작되는 뉴런은 주로 고유감각핵(제III층판 및 제IV층판), 이 뉴런의 축삭은 비스듬히 교차한 후 반대측 백색질로 들어가며, 외측섬유단을 통해 상행하고 삼차뉴런(주로 배쪽후외측핵VPL에 위치)에 시냅스하며, 삼차뉴런의 축삭은 중심뒤이랑에 있는 일차체성감각피질로 투사함.	통각의 분별성분을 전달함	목척수 병변: 반대측 신체(사지·몸통)의 통각과 온도감각, 단순촉각의 완전한 소실 허리척수 병변: 반대측 다리 및 하부 몸통의 통각과 온도감각, 단순촉각 소실

요 약

척수신경로(계속)

신경로	수용기	주행경로 및 분포[b]	기능	병변의 결과
긴상행신경로				
		간접경로: 구척수시상로: 이 신경로의 뉴런은 척수후각 및 중간회색질에 위치하며, 이 뉴런의 축삭은 양측으로 상행하여 연수와 교뇌, 중뇌에 위치하는 그물체에 시냅스하고, 이어서 시상핵(중간핵, 수질판내핵)에 투사한 다음, 광범위하게 대뇌피질로 투사함 척수그물로: 이 신경로의 뉴런도 척수후각 및 중간회색질에 위치하며, 이들의 축삭은 양측으로 상행하여 연수 및 교뇌 그물체에 위치하는 뉴런에 종지하고, 이들의 뉴런은 시상핵(중간핵, 수질판내핵)을 통한 이차 및 삼차 투사를 통해 대뇌피질을 활성화시킴 척수중뇌로: 이 신경로의 뉴런도 척수후각 및 중간회색질에 위치하며, 이 뉴런의 축삭은 중뇌로 상행하여 수도관주위회색질에 종지하고, 수도관주위회색질에 있는 뉴런의 활성에 의해 간접적으로 하행하는 경로를 통해 척수 높이에서 통각을 억제한다. 또한 이 신경로에 의해 전달되는 감각정보는 팔옆핵을 통해 편도체로 전달됨	통각의 각성-감정 성분을 전달함	이들 신경로에 병변이 생기면 통각의 각성-감정 성분이 소실될 것으로 생각함
긴하행신경로				
피질척수로 (Corticospinal tract)	대뇌피질	대뇌피질에서 출발(기능적으로 팔과 연관된 세포는 외측면에서, 다리와 연관된 세포는 내측면에서 출발함)한 후 연수피라미드를 통해 하행하여 척수에 종지함. 대뇌피질에서 나온 축삭은 대뇌부챗살로 모여들어 속섬유막과 중뇌(대뇌다리), 교뇌, 연수를 통해 하행함. 대부분(약 90%)의 신경섬유는 교뇌와 연수 경계에서 반대측으로 교차(피라미드교차)하여 외측피질척수로를 형성한 후 전 척수 높이로 하행한 후 척수 후각 및 전각에 모두 존재하는 척수회색질에 종지함. 교차하지 않는 나머지 신경섬유(전피질척수로)는 척수를 통해 하행한 후 각 척수분절에서 교차하여 반대측 척수전각세포와 시냅스함. 피라미드교차는 신체 한쪽의 수의운동조절이 반대측 대뇌피질에 의해 일어나는 해부학적 기초를 형성함	반대측 팔과 다리의 수의운동을 조절	피질척수로가 손상되면 반대측 팔과 다리의 수의운동이 소실되며, 피질척수로 손상 증상(수의운동 소실, 강직spasticity, 심부건반사 항진, 표재반사 소실, 바빈스키징후)을 상위운동뉴런 마비라고 함. 하위운동뉴런 마비가 있으면 근긴장도 소실, 근위축, 모든 반사 및 수의운동 소실이 나타남

신경로	수용기	주행경로 및 분포[b]	기능	병변의 결과
긴하행신경로				
적색척수로 (Rubrospinal tract)	적색핵(중뇌피개의 입쪽 절반에 위치)	적색핵 뉴런의 축삭은 배쪽 중뇌에서 중간선을 교차(배쪽피개교차)하여 반대측 척수로 하행함. 적색척수로 섬유는 신체 부위별 대응연결을 나타냄. 목척수 분절은 적색핵 등쪽부위(이 부위는 감각운동피질의 팔로부터 입력 받음)로부터 입력을 받고, 허리·엉치척수분절은 적색핵 배쪽부위(이 부위는 감각운동피질의 다리로부터 입력 받음)로부터 입력을 받음. 적색척수로 섬유는 개재뉴런에 종지하며, 이어서 척수전각의 등쪽부위로 투사함. 사람에게서 적색핵으로부터 나오는 대부분의 원심섬유는 하올리브핵과 척수에 종지함	이 신경로의 기능은 굴근 운동뉴런을 촉진하고, 신전근 운동뉴런을 억제함	사람에서 적색핵에 국한된 병변의 결과는 알려져 있지 않지만, 적색핵을 포함한 중뇌피개 병변이 있는 경우 반대측 운동장애(떨림, 운동실조, 무도병 유사 증상)가 초래된다는 것이 보고되어 있는데, 이런 증상이 초래되는 이유는 기저핵 또는 소뇌로부터 출발한 축삭이 침범되기 때문임
덮개척수로 (Tectospinal tract)	위둔덕	위둔덕에 분포하는 뉴런의 축삭은 상부 목척수 분절에 종지함	시각 및 청각 자극에 반응하여 목 운동을 조절하는 것으로 보임	확립되어 있지 않음
외측전정척수로 (Lateral vestibulospinal tract)	외측전정핵(교뇌와 연수 경계에 위치)	이 신경로 섬유는 교차하지 않고, 전 척수 높이까지 하행하며, 몸통 및 동측 팔다리 신전근을 지배하는 운동뉴런을 활성화시키는 개재뉴런에 종지함	동측 신전근을 조절하는 알파운동뉴런 및 그것과 연관된 감마운동뉴런을 촉진함. 주 기능은 꼿꼿한 자세와 균형을 유지하는 근육을 조절하는 것임	자세 및 균형 유지 장애가 나타남. 사람에서 외측전정척수로에 국한된 병변의 결과는 알려져 있지 않음
내측전정척수로 (Medial vestibulospinal tract)	동측 및 반대측 내측전정핵	목척수의 전섬유단으로 하행하여 동측 척수전각에 종지함	이 신경로의 주 기능은 자세 변화가 있을 때 목 위치를 조정하는 것(걷는 동안 목이 흔들리지 않게 유지하는 것 같은)임	몸의 위치가 변할 때 목 위치 조정에 장애가 발생할 수 있음
그물척수로 (Reticulospinal tract)	연수: 거대세포그물핵	전 척수 높이로 양측성으로 투사하며, 이 신경로를 연수(외측)그물척수로라고 함	신전근 척수반사를 억제함	상위운동신경원 마비에서 강직에 기여하는 것으로 보임
	교뇌: 꼬리쪽교뇌그물핵 및 입쪽교뇌그물핵	전 척수 높이로 양측성으로 투사하며, 이 신경로를 교뇌(내측)그물척수로라고 함	신전근 척수반사를 촉진함	확립되어 있지 않음. 신전근의 근긴장도 소실을 일으킬 수 있음
	배쪽외측연수	가슴·허리척수의 중간외측핵으로 투사함	중간외측핵에 존재하는 교감신경절전뉴런(내장기관에 분포)을 흥분시킴	확립되어 있지 않음. 호너증후군에 관여하는 것으로 추정함
	수도관주위회색질	엔케팔린신경세포(중뇌 수도관주위회색질에 분포)의 첫 번째 가지는 세로토닌신경세포(연수의 거대솔기핵에 분포)로 투사함. 두 번째 가지는 세로토닌성 거대솔기뉴런으로부터 엔케팔린성 개재뉴런(척수후각에 존재)으로 투사한 후 순차적으로 일차구심통각섬유에 시냅스함	척수시상로를 따라 상행하는 통각 흥분파를 조정함	확립되어 있지 않음. 통각 교란에 관여하는 것으로 보임

요 약

척수신경로(계속)

신경로	수용기	주행경로 및 분포[b]	기능	병변의 결과
긴하행신경로				
내측세로다발 (Medial longitudinal fasciculus [MLF])	내측전정핵, 그물체, 위둔덕(덮개척수섬유)	내측세로다발을 타고 하행하는 섬유는 주로 동측 상부 목척수 분절로 투사함	하행성 MLF 섬유는 상부 목척수 분절에 존재하는 운동뉴런을 억제(단일시냅스 형성)하며, 미로(전정기관에 존재)의 흥분에 반응하여 목 위치를 조절함	하행성 MLF 섬유 손상은 미로와 전정기관으로부터 들어오는 입력에 반응하여 목 위치를 조절하는 데 장애를 나타낼 것으로 추정하지만, 해당 증상은 임상적으로 확립되어 있지 않음. 뇌간 높이에서 일어난 상행성 MLF 섬유 손상은 핵간안근마비를 초래함. MLF 병변은 다발성경화증 환자에서 흔하며, 동측 안구의 안진과 가끔 복시를 나타냄. 이러한 증상은 외측·상·내측 전정핵으로부터 동안신경핵과 외전신경핵, 활차신경핵으로 투사되는 신경로 손상에 의해 발생함

[a] 널판다발과 쐐기다발이 합쳐져서 척수의 후섬유단이 된다.
[b] 모든 상행로의 일차뉴런은 후근신경절에 위치한다.
[c] 척수시상로를 이루는 직접경로(신척수시상로)와 간접경로(구척수시상로, 척수그물로, 척수중뇌로)를 합쳐서 상행신경로 전외측계라고 한다.

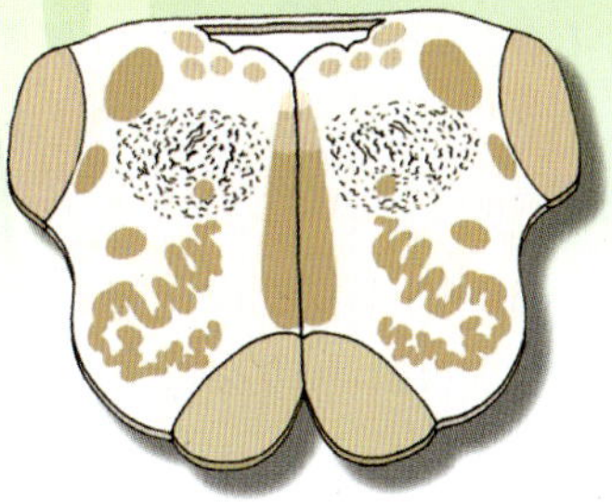

9

뇌간 I: 연수
Brainstem I: The Medulla

개요

- 육안으로 관찰할 수 있는 표면 구조물과 내부 구조물 Gross Anatomical View and Internal Organization
  - 표면 구조물 Gross Anatomical View
  - 내부 구조물 Internal Organization
    - 주요 신경로 및 관련 신경핵 *Major Fiber Tracts and Associated Nucle*
      - 피라미드로 (피질척수로) Pyramidal (Corticospinal) Tract
      - 내측섬유띠 Medial Lemniscus
      - 내측세로다발 Medial Longitudinal Fasciculus [MLF]
      - 삼차신경 척수로 Descending Tract of Nerve V
      - 기타 신경로 Other Fiber Tracts
    - 뇌간 내부핵 *Internal Nuclei of the Brainstem*
      - 그물체 Reticular Formation
      - 연수에 분포하는 주요 신경핵 Major Nuclei of the Medulla
    - 연수의 수평단면 *Levels of the Medulla*
      - 피라미드교차 수평단면 Level of the Pyramidal Decussation
      - 내측섬유띠교차 수평단면 Level of the Decussation of the Medial Lemniscus
      - 상부 연수 수평단면 Rostral Half of the Medulla
        - 내측연수에 있는 구조물 *Structures Situated in the Medial Medulla*
        - 외측연수에 있는 구조물 *Structures Situated in the Lateral Medulla*
- 임상적 고찰 Clinical Considerations
  - 외측연수증후군 Lateral Medullary Syndrome
  - 내측연수증후군 Medial Medullary Syndrome
  - 등쪽연수증후군 Dorsal Medullary Syndrome
- 임상 증례
  - 병력
  - 진찰
  - 설명
- 연습문제
  - 질문
  - 정답 및 설명

학습목표

이 장을 공부한 학생들은

1. 연수의 육안 해부 구조물을 전반적으로 설명할 수 있어야 한다.
2. 연수를 통해 상행 및 하행하는 주요 신경로의 내부 구조물을 설명할 수 있어야 한다.
3. 여러 연수 높이에 분포하는 주요 세포군을 설명할 수 있어야 한다.
4. 하부 뇌간의 외측부위가 손상되었을 때와 내측부위가 손상되었을 때 임상증후군이 왜 다르게 나타나는지 그 기전을 설명할 수 있어야 한다.

육안으로 관찰할 수 있는 표면 구조물과 내부 구조물

Gross Anatomical View and Internal Organization

표면 구조물 Gross Anatomical View

이 장의 목적은 연수의 신경해부를 공부함으로써 뇌간의 구조를 이해할 수 있게 하는 것이다. 연수에 존재하는 주요 신경세포군 및 신경로에 대한 해부학적 지식을 알아야만 그들의 기능을 이해하고 연수의 특정 부위 손상 시 발생하는 임상질환을 제대로 이해할 수 있다. 어떤 관점에서 보면 연수는 척수의 연장부위로서 척수에 포함되어 있던 수많은 신경로 및 신경원(감각뉴런, 운동뉴런, 자율신경뉴런)을 포함하고 있다. 따라서 주요 신경로에는 연수를 통과(척수에서 출발하거나, 척수에 종지하는)하는 긴 상·하행신경로들이 포함되어 있다. 감각기능과 운동기능, 자율신경기능을 매개하는 여러 개의 다른 신경로들이 연수로부터 출발하며, 이들은 밀접하게 뇌신경과 연관되어 있다. 또한 연수에는 세 개의 소뇌다리소뇌각(소뇌를 뇌간에 연결함)

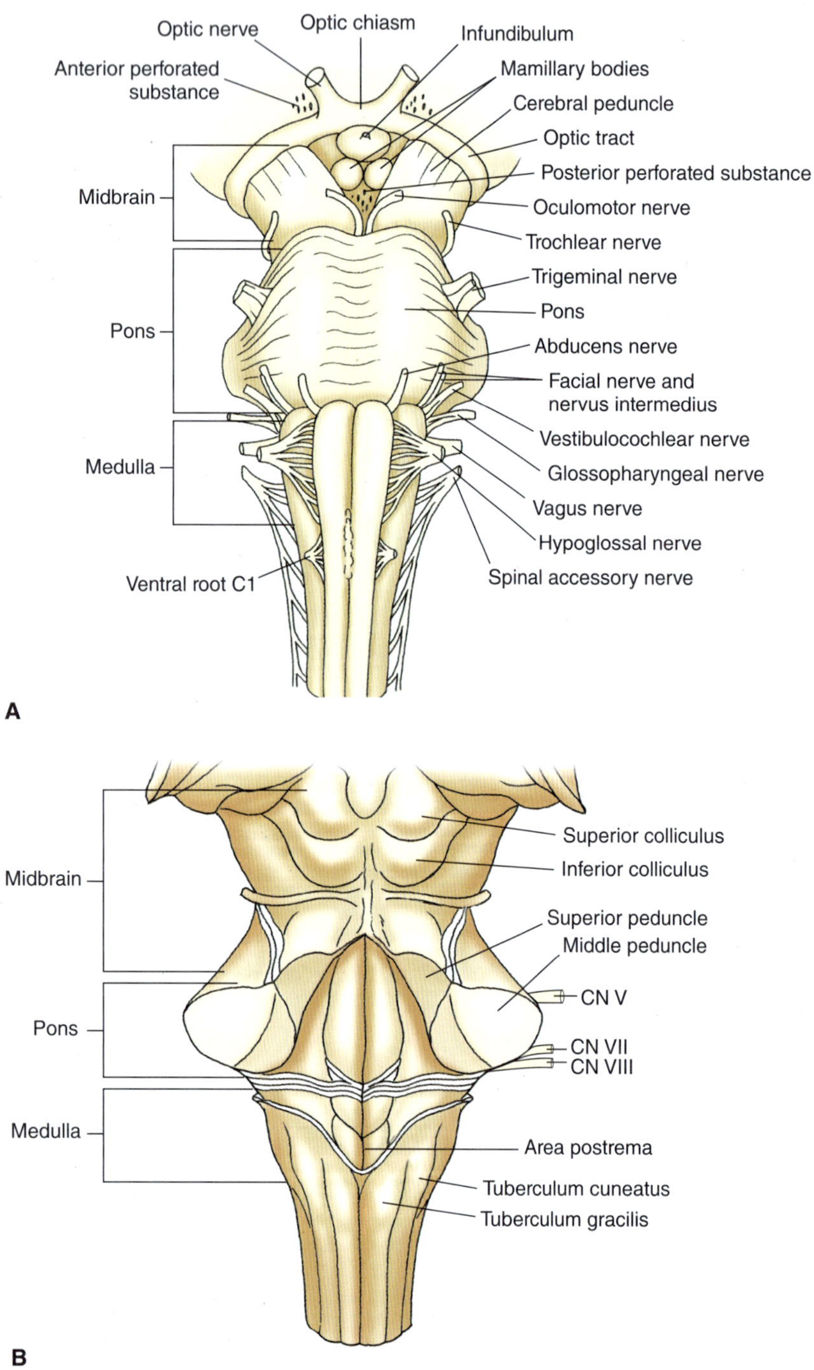

그림 9.1 뇌간의 앞면과 뒷면. (A) 연수의 앞면. (B) 연수의 뒷면. 맨아래구역 높이에서 시작(개방연수)되는 제4뇌실의 위치에 주목하자. 이 그림에서는 연수의 뒷면에 있는 구조물을 관찰하기 위해 소뇌를 제거하였다. 중뇌와 교뇌는 방향을 나타내기 위해 표시하였다. 뇌신경 VII~X 및 XII는 연수의 신경축에 따른 내측 또는 외측 위치를 나타내기 위해 표시하였다.

중 **아래소뇌다리**하소뇌각·inferior cerebellar peduncle [ICP]가 위치하고 있다. 이 매우 굵은 신경섬유다발은 척수와 연수로부터 들어오는 정보를 소뇌로 전달하는 중요한 경로이며, 입쪽 연수의 등쪽외측면으로부터 소뇌까지 이어져 있다.

연수medulla(수뇌myelencephalon)는 교뇌와 척수 사이에 위치한다. 연수의 꼬리쪽 말단은 척수로 이어진다. 연수의 입쪽 말단은 교뇌로 이어진다(그림 9.1). 연수의 꼬리쪽 절반 높이에서, 척수로부터 상행하는 **널판다발**fasciculus gracilis과 **쐐기다발**fasciculus cuneatus을 볼 수 있다(그림 9.1B). 이들 신경로는 자각 고유감각과 진동감각, 일부 촉각을 각 신체 부위로부터 뇌로 전달한다. 이들 구조물의 입쪽 방향에 두 개의 융기가 존재하는데, 이를 각각 **널판결절**tuberculum gracilis·gracile tubercle과 **쐐기결절**tuberculum cuneatus·cuneate tubercle이라 한다(그림 9.1~3). 이 결절이 보이는 이유는 결절 아래에 **널판핵**nucleus gracilis과 **쐐기핵**nucleus cuneatus이 있기 때문이며(쐐기핵은 널판핵의 바로 외측에 위치), 이들 핵은 각각 널판다발과 쐐기다발로부터 들어오는 입력(자각 고유감각, 진동감각, 촉각 정보)을 받아 뇌 고위영역으로 전달하는 중계소 역할을 한다. 널판결절과 쐐기결절은 입쪽 방향으로 제4뇌실 시작부위까지 확장되어 있다. 연수의 입쪽 1/3부위(제4뇌실 부위를 포함하고 있음)를 개방연수open medulla

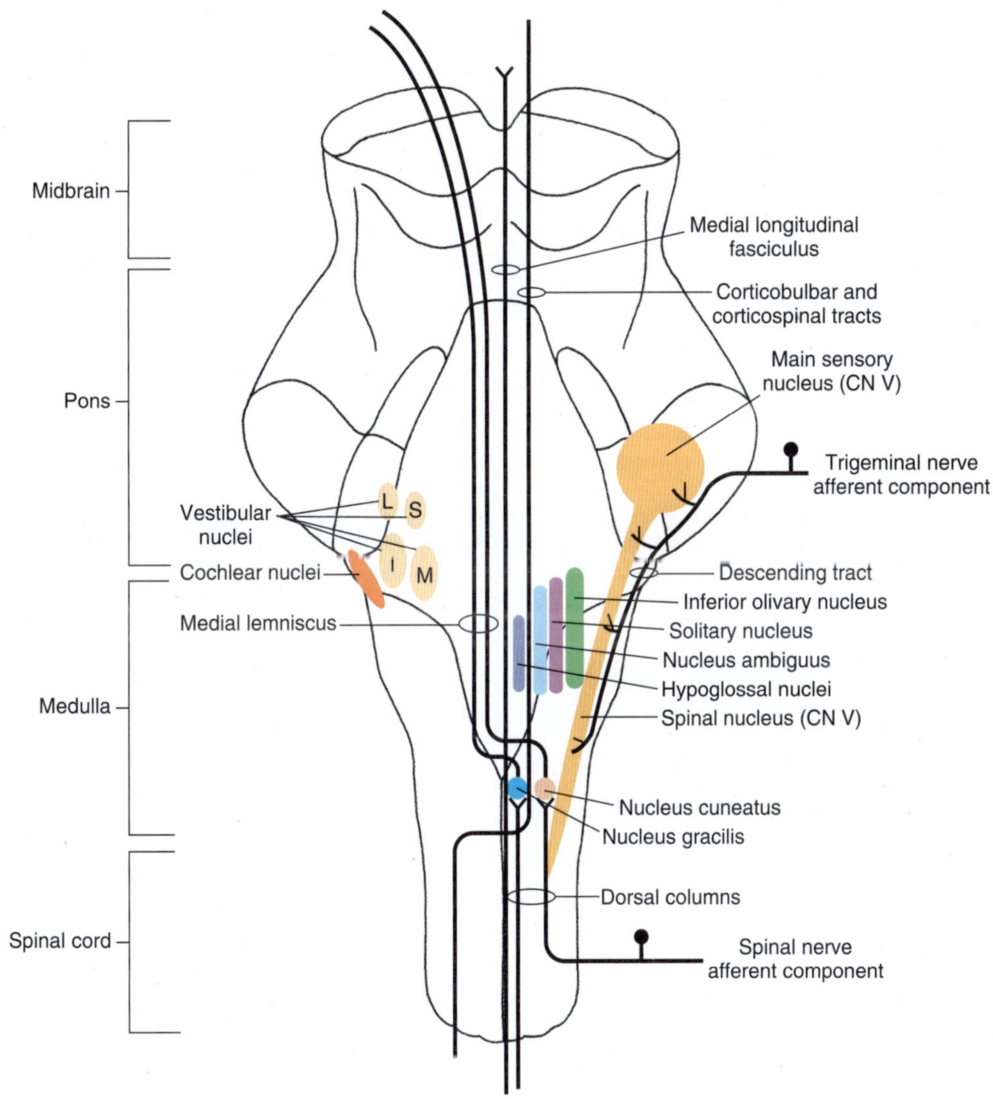

그림 9.2 상·하행신경로 및 관련 신경핵. 뇌간을 통과하는 가장 뚜렷한 상행로(후섬유단-내측섬유띠로)와 하행로(내측세로다발, 피질척수로, 피질뇌간로, 삼차신경 척수로)에 주목하자. 연수의 아래쪽 절반에서는 널판핵과 쐐기핵을 볼 수 있다. 좀 더 입쪽 높이에서는, 의문핵, 교뇌의 삼차신경 척수핵 및 이 핵의 입쪽 확장부위, 삼차신경 주감각핵, 설하신경핵, 하올리브핵, 하·내측·외측·상 전정핵 그리고 달팽이핵의 상대적 위치를 나타내었다.

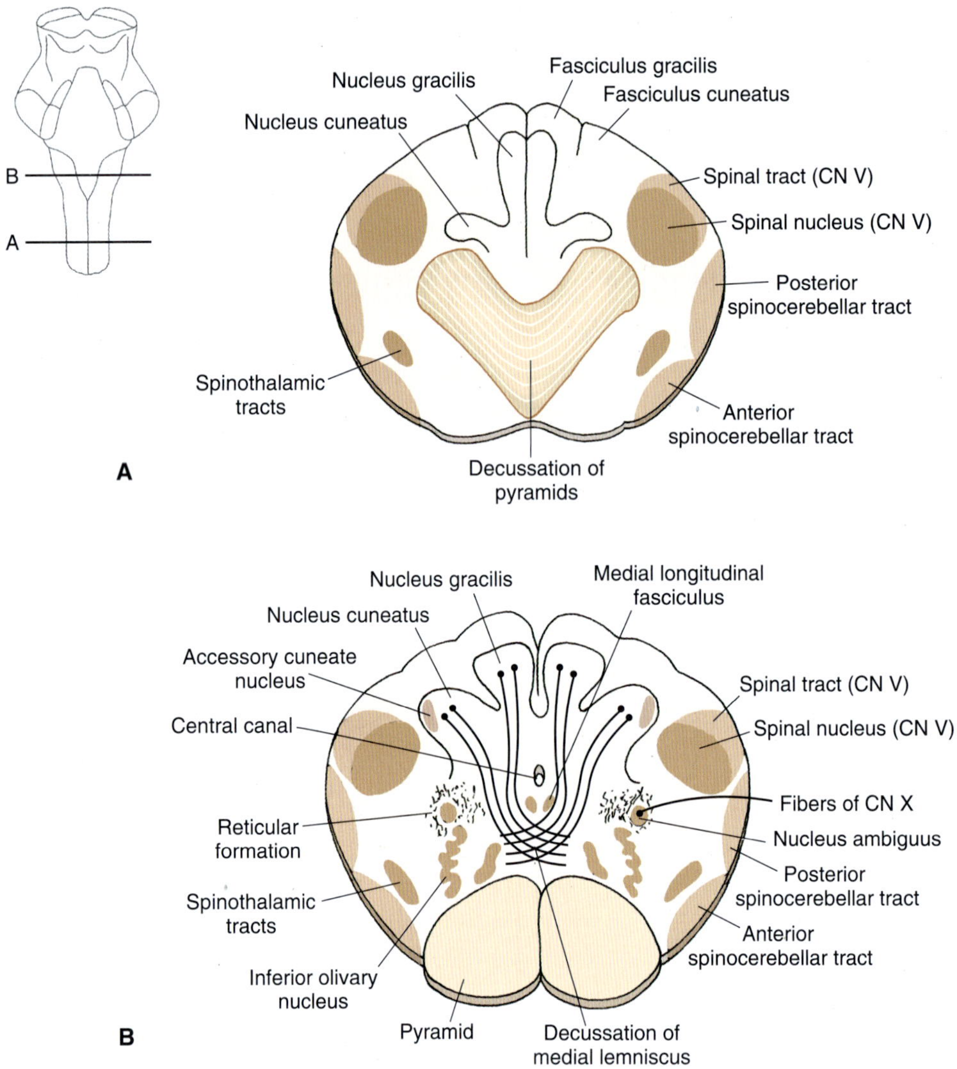

그림 9.3 하부 연수의 수평단면. (A) 피라미드교차 높이. (B) 내측섬유띠 높이. CN, 뇌신경.

라고 한다(연수의 '수평단면' 단락에서 설명함). 중심관을 관찰할 수 있는 연수 부위를 폐쇄연수closed medulla라고 한다(뒤에서 설명함). 연수의 입쪽 말단부위에서 등쪽외측면이 확장되어 아래소뇌다리ICP를 형성하며, 이곳에는 소뇌로 투사되는 고유감각섬유와 전정신경섬유가 포함되어 있다(1장, 그림 1.8 참조).

연수 배쪽면의 내측부위에서 **피라미드**pyramid라고 불리는 융기를 볼 수 있는데, 피라미드는 연수의 입쪽에서부터 꼬리쪽까지 연속적으로 존재한다. 피라미드는 대뇌피질의 중심앞이랑과 중심뒤이랑, 전운동영역에서 출발한 수많은 신경섬유로 이루어져 있다. 이들 신경섬유는 **피질척수로**corticospinal tract를 이루어 척수로 하행하거나, **피질뇌간로**corticobulbar tract를 이루어 연수 내에 종지한다. 18장에서 설명한 대로, 피질척수로는 신체 움직임을 수의적으로 조절한다. 이와 유사하게, 피질뇌간로는 머리부위의 움직임을 수의적으로 조절한다.

척수의 입쪽 바로 윗부분인 연수의 꼬리쪽 말단에서는 피라미드 크기가 매우 작아지는데, 그 이유는 이 높이에서 대략 90%의 신경섬유가 반대측 등쪽외측 방향으로 교차(**피라미드교차**pyramidal decussation)하기 때문이다. 교차된 축삭은 이어서 척수에서 외측피질척수로가 되어 하행한다(그림 9.3). 피질척수로 중 교차하지 않는 나머지 신경섬유는 동측 척수의 전섬유단anterior funiculus을 통해 하행하는데, 이 신경로를 전피질척수로라고 한다(8장 참조).

연수의 입쪽 절반 높이에서 피라미드 바로 외측에 또 다른 융기를 볼 수 있는데, 이를 **하올리브핵**inferior olivary nucleus이라 한다.

내부 구조물 Internal Organization

주요 신경로 및 관련 신경핵

Major Fiber Tracts and Associated Nuclei

그림 9.2~3에 주요 신경로와 이들과 관련된 신경핵을 나타내었다.

피라미드로(피질척수로) Pyramidal (Corticospinal) Tract

피라미드로는 대부분의 연수 높이에서 배쪽내측에 위치하지만, 꼬리쪽 말단에서는 위치가 바뀐다. 꼬리쪽 말단에서 척수로 들어가면서 약 90%의 신경섬유들이 꼬리쪽 연수에서 등쪽외측방향으로 진행하여 반대편으로 교차한다. 반대측 뇌간으로 교차한 이들 섬유들이 피라미드 교차를 형성하며 척수 외측섬유단의 등쪽외측면을 따라 하행(이 하행로를 외측피질척수로라고 함)한다. 8장에서 설명한 대로, 피질척수로는 수의적 운동을 조절하며, 이 신경로가 손상되면 상위운동신경원 마비UMN paralysis가 초래된다.

내측섬유띠 안쪽섬유띠 · Medial Lemniscus

내측섬유띠는 후섬유단핵dorsal column nuclei에서 기원한다(8장에서 설명함). 이들 신경섬유는 함께 섞여 활모양의 궤적을 그리며 짧게 배쪽으로 지나게 되는데, 이 신경섬유를 **속활꼴섬유**내궁상섬유 · internal arcuate fiber라고 부른다. 이들 이차체성감각섬유는 이어서 반대측 연수로 교차(내측섬유띠교차)한다. 내측섬유띠 섬유는 이어서 나머지 주행경로를 통해 연수를 통과하는 동안 줄곧 내측에서 입쪽으로 진행하여 교뇌로 연결되고, 결국 시상의 체성감각핵에 종지한다. 내측섬유띠의 기능은 주로 자각 고유감각 및 진동감각 자극과 연관된 정보를 시상의 체성감각핵에 전달하는 것이다(그림 9.2).

내측세로다발 내측종속 · Medial Longitudinal Fasciculus [MLF]

내측세로다발MLF은 연수의 등쪽내측부위에 위치하며 상행 및 하행 축삭으로 이루어져 있다(그림 9.2, 그림 9.3B). 외측·내측·상 전정핵으로부터 출발하는 상행축삭ascending axon은 교뇌와 중뇌로 투사되며, 공간 속의 머리 위치에 대한 정보를 뇌신경핵으로 전달하여 안구의 위치 및 움직임을 조절한다. 내측전정핵으로부터 출발하는 하행축삭descending axon은 목척수를 향해 내려가는데, 이 신경로를 흔히 내측전정척수로medial vestibulospinal tract라고 부른다. 이 신경로는 전정입력의 변화에 반응하여 머리의 위치를 조정하는 역할을 한다.

삼차신경 척수로 Descending Tract of Nerve V

삼차신경의 하행로가 C2 분절까지 내려가는데, 연수를 통과할 때는 **삼차신경 척수핵**spinal nucleus of the trigeminal nerve · descending tract of CN V의 바로 외측을 지난다(그림 9.2~3). 삼차신경 척수핵은 연수 전체에 걸쳐 분포(하부 교뇌로부터 척수-연수 경계부까지 뻗어 있음)하며, 척수-연수 경계부spinal cord-medulla border에서 **교양질**substantia gelatinosa로 이어진다. 교뇌의 중간부위에서 삼차신경 척수핵은 삼차신경 주감각핵main sensory nucleus of CN V으로 대체된다.

삼차신경 척수로 섬유는 머리 부위의 체성감각을 뇌로 전달하는 일차축삭first-order axon이며, 삼차신경 척수핵의 입쪽-꼬리쪽 축rostro-caudal axis을 따라 여러 부위에서 시냅스를 이룬다. 따라서 삼차신경 척수핵은 머리 부위의 체성감각을 시상(이어서 대뇌피질로 전달됨)으로 전달하는 이차뉴런이다. 삼차신경핵에 대한 더 자세한 내용은 13장에서 설명한다.

기타 신경로 Other Fiber Tracts

그림 9.3에 부분적으로 나타낸 여러 신경로는 감각기능 및 운동기능을 매개하는 신경로이다. 감각신경로에는 **척수시상로**spinothalamic tract와 **척수소뇌로**spinocerebellar tract가 포함된다. 척수시상로 및 척수소뇌로는 연수의 외측에 위치하므로 척수의 외측섬유단lateral funiculus 내에서의 위치와 같은 부위를 차지하고 있다. 외측척수시상로는 반대측 몸통·사지의 통각과 온도감각을 시상으로 전달하며, 척수소뇌로는 비자각 고유감각(근방추 및 골지힘줄기관으로부터 입력됨)을 소뇌로 전달한다. 피질척수로 외에, 운동기능을 매개하는 신경로에는 **덮개척수로**tectospinal tract(MLF를 통해 목분절로 하행하여 위둔덕으로부터 내려오는 자세조절운동을 매개함)와 **적색척수로**rubospinal tract(적색핵으로부터 전 척수 높이까지 하행할 때 연수의 배쪽외측 부위를 통과하며, 척수의 굴근굽힘근 운동뉴런 활동을 촉진함), 그리고 외측 및 내측 **그물척수로**reticulospinal tract(각각 연수와 교뇌로부터 출발하여 여러 척수분절로 내려와 근긴장도muscle tone를 조정함)가 포함된다. 이들 신경로에 대한 자세한 내용은 8장과 18장, 22장, 25장에서 설명한다.

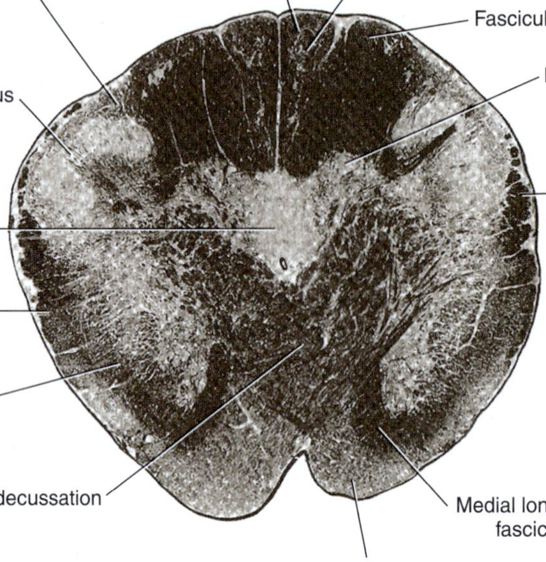

그림 9.4 사람의 연수에서 촬영한 피라미드교차 높이의 수평단면 사진(Weigert myelin stain). 널판핵과 쐐기핵이 이 높이에서 확실히 존재한다는 점과 상행감각로의 위치에 주목하자. (Reproduced with permission from Parent A: Carpenter's Human Neuroanatomy, 9th ed. Baltimore: Williams & Wilkins, 1996, p. 424.)

뇌간 내부핵 Internal Nuclei of the Brainstem

그물체 망상체 · Reticular Formation

전체 뇌간의 중심부는 주로 뉴런군들이 복잡하게 얽혀 있는데(관련 신경다발도 함께 존재함), 이를 포괄적으로 **그물체**라 한다. 뇌간 그물체의 구조 및 기능적 구성에 대해서는 22장에서 자세히 다룬다. 간략히 설명하면, 그물체는 대뇌피질로 전달되는 감각정보의 조정과 운동활동 조절, 자율신경 조절, 수면·각성주기, 감정행동의 조정에 관여한다.

연수에 분포하는 주요 신경핵 Major Nuclei of the Medulla

하부 연수에 분포하는 주요 신경핵으로는 널판핵nucleus gracilis과 쐐기핵nucleus cuneatus(각각 널판다발과 쐐기다발로부터 일차체성감각섬유를 받아들임), 그리고 삼차신경 척수핵spinal nucleus of CN V(머리 부위의 통각 및 온도감각을 전달하는 일차섬유를 받아들임)을 들 수 있다(그림 9.2).

상부 연수에는 수많은 중요한 신경핵들이 위치하고 있다. 이 수평단면에는 삼차신경 척수핵이 존재한다(하부 연수에도 존재함). 기타 감각뉴런으로는 달팽이핵cochlear nuclei(일차청각섬유CN VIII를 받아들임)과 전정핵vestibular nuclei(일차전정섬유CN VIII를 받아들임)을 들 수 있다. 이외에도, 수많은 뇌신경핵들이 존재한다. 뇌신경핵의 예로는 체성운동핵(설하신경핵hypoglossal nucleus of CN XII, 의문핵nucleus ambiguus of CN IX & X)과 자율신경 감각·운동신경핵(고립로핵solitary nucleus of CN IX & X, 미주신경 등쪽핵dorsal motor nucleus of CN X)을 들 수 있다.

연수의 수평단면 Levels of the Medulla

연수의 해부 구조를 설명할 때, 적어도 2개의 수평단면으로 구분하여 설명할 수 있다. 꼬리쪽 절반에 포함되어 있는 **폐쇄연수**closed medulla(중심관을 포함하고 있음)에는 두 개의 교차 지점, 즉 (1) 피라미드교차pyramidal decussation와 (2) 내측섬유띠교차decussation of the medial lemniscus가 존재한다. 머리쪽 절반에 포함되어 있는 **개방연수**open medulla(제4뇌실을 통해 연수 뒷면이 보임)에는 하올리브핵inferior olivary nucleus이 존재한다. 이어서 설명하는 수평단면은 각 수평단면에 포함된 구조물을 기반으로 연수의 신경해부학적 구성을 설명한 것이다.

피라미드교차 수평단면 Level of the Pyramidal Decussation

피라미드교차 수평단면에서의 일반적인 연수의 구조는 목척수와 매우 유사하다. 예를 들면, 이 단면의 등쪽면에

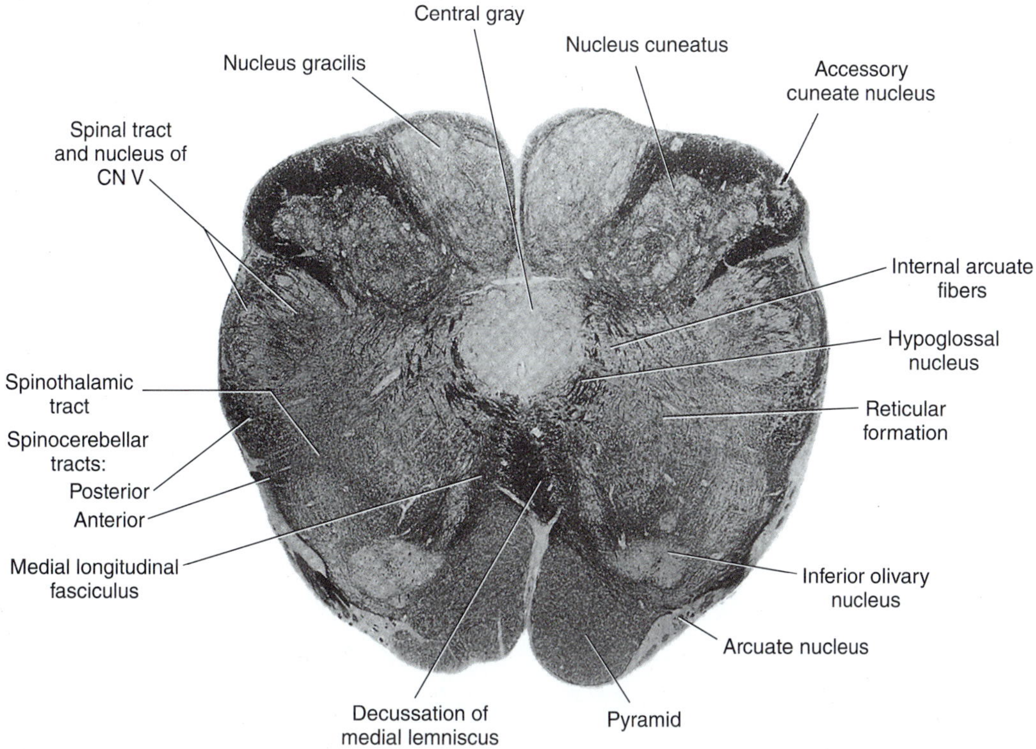

그림 9.5 사람의 연수에서 촬영한 내측섬유띠교차 높이의 수평단면 사진(Weigert stain). 이 높이에서도 널판핵과 쐐기핵이 여전히 존재하며, 부쐐기핵이 쐐기핵의 바로 외측에 위치하고 있는 것을 확인할 수 있다는 점에 주목하자. 이 수평단면에서는 누구나 속활꼴섬유를 관찰할 수 있는데, 이 섬유는 후섬유단핵에서 출발하여 배쪽내측방향으로 반대쪽으로 교차하여 내측섬유띠를 형성한다. (Reproduced with permission from Parent A: Carpenter's Human Neuroanatomy, 9th ed. Baltimore: Williams & Wilkins, 1996, p. 426.)

는 널판다발과 쐐기다발이 존재한다(그림 9.3~4). 또한 척수소뇌로 및 척수시상로도 척수에서와 마찬가지로 외측부위에 위치하고 있다. 일부 전각세포도 이 단면에서 대개 관찰할 수 있다.

이 수평단면에는 척수에서는 관찰되지 않는 새로운 특징들이 나타난다. 가장 중요한 첫 번째 변화는 **피라미드교차** pyramidal decussation가 존재한다는 점이다. 앞에서 설명한 대로, 각 피라미드 섬유의 약 90%는 뇌의 반대쪽으로 교차한 후 외측피질척수로lateral corticospinal tract를 통해 척수로 하행한다. 나머지 신경섬유 중 약 8%는 교차하지 않은 채 전피질척수로anterior corticospinal tract(척수의 배쪽내측에 위치함)를 통해 하행한 후 척수에서 반대쪽으로 교차한다. 피질척수로의 나머지 2%는 같은쪽 척수회색질로 들어간다(이 성분은 교차하지 않음). 두 번째 변화는 삼차신경 척수핵spinal nucleus of CN V이 존재한다는 점이다. 삼차신경 척수핵은 척수의 교양질(척수후각에 위치함)을 대체하여 연수의 등쪽외측 부위에 위치한다. 교양질과 삼차신경 척수핵 간의 해부학적 유사성은 이들의 기능적 유사성과 잘 연결된다. 두 구조물은 모두 통각 및 온도감각을 매개한다. 다만 교양질은 몸통·사지로부터 들어온 통각 및 온도감각을 매개하지만, 삼차신경 척수핵은 머리의 앞 2/3부위와 구강, 비강, 귀와 외이도 표면으로부터 들어온 통각 및 온도감각을 매개한다는 점은 서로 다르다.

내측섬유띠교차 수평단면
Level of the Decussation of the Medial Lemniscus

피라미드교차의 약간 상부에는 **내측섬유띠교차**decussation of the medial lemniscus라고 불리는 두 번째 주요 교차지점이 존재한다(그림 9.3, 그림 9.5). 피라미드교차는 감각운동피질sensorimotor cortex(운동기능에 관여하는 피질)로부터 하행하는 운동섬유가 교차하는 것이고, 내측섬유띠교차는 널판핵과 쐐기핵(널판핵 바로 외측에 위치함)으로부터 상행하는 감각섬유가 교차하는 것으로 몸통·사지로부터 올라오는 체성감각을 시상(최종적으로 대뇌피질로 전달)으로 전달한다. 내측섬유띠의 축삭은 처음에는 활모양의 경로(널판핵으로부터 나온 신경섬유가 쐐기핵 신경섬유보다 먼저 나오며, 이들을 합쳐서 속활꼴섬유내궁상섬유·internal arcuate fiber라고 함)로 배쪽을 통과한 후, 이어서 내측섬유띠교차를 통해 반대쪽으로 교차한다. 이들 섬유는 이어서 입쪽 방향으로 전뇌forebrain를 향해 상행한 후 시상의 배쪽후외측핵ventral posterolateral nucleus [VPL]에 종지한다.

이 수평단면에는 **부쐐기핵**accessory cuneate nucleus이라 불리는 다른 신경핵이 쐐기핵 외측에 존재한다(그림 9.5). 부쐐기핵은 상지upper limbs의 골격근에 분포하는 근방추 및 **골지힘줄기관**Golgi tendon organ으로부터 들어오는 입력(쐐기다발을 따라 주행하는 일차축삭에 의해 전달됨)을 받는다. 부쐐기핵의 축삭을 **바깥활꼴섬유**외궁상섬유·external arcuate fiber라고 부르며, 동측 아래소뇌다리ICP를 통과하는 **쐐기소뇌로**cuneocerebellar tract를 형성한다. 따라서 이들은 상지로부터 소뇌로 입력되는 비자각 고유감각unconscious proprioception을 전달한다(이 신경로는 하지lower limb의 비자각 고유감각을 전달하는 후척수소뇌로dorsal spinocerebellar tract와 같은 기능을 함).

이 수평단면에서 뚜렷하게 관찰되는 다른 구조물들은 더 꼬리쪽 연수 단면에서도 존재한다. 이러한 구조물로는 피라미드로와 척수소뇌로, 척수시상로, 삼차신경 척수핵, 삼차신경 척수로를 들 수 있다.

상부 연수 수평단면 Rostral Hall of the Medulla

연수의 이 수평단면에는 중요한 뇌신경핵을 포함한 수많은 새로운 구조물들이 출현한다. 뇌간의 발생에 대해 설명하였던 2장의 내용을 되돌아보는 것이 도움이 된다. 발생과정에서 결정되는 감각핵과 운동핵의 배열(특히 뇌신경핵에 대한)에 대해 다음 절에서 복습하며 그 내용은 그림 9.6에도 나타내었다.

간략히 살펴보면, 뇌신경 기능과 연관된 신경세포군의 위치는 내측–외측 배열medial-to-lateral arrangement을 따른다는 것을 알면 쉽게 예측할 수 있다. 기저판basal plate으로부터 발생한 가장 내측에 위치하는 세포군은 **일반체성원심뉴런**general somatic efferent [GSE] neuron으로 분류되며, 이들은 체절somite에서 유래한 골격근skeletal muscle을 지배한다. 이 수평단면에서 일반체성원심뉴런의 가장 명확한 예는 설하신경핵hypoglossal nucleus이며, 그림 9.7~8에서 쉽게 확인(연수의 등쪽내측에 있는 MLF 바로 위에 위치함)할 수 있다. 설하신경핵의 축삭은 혀에 분포하는 자체기원근육intrinsic muscle 및 바깥기원근육extrinsic muscle을 지배하여 이들 근육의 움직임을 조절한다.

그 다음 열에는 **인두굽이**branchial arch의 중간엽으로부터 유래하는 세포군이 위치하며, 이를 **특수내장원심뉴런**special visceral efferent [SVE] neuron(이 뉴런 역시 골격근을 지배함)으로 분류한다(그림 9.6). 이 그룹에 해당하는 것이 **의문핵**nucleus ambiguus(설인신경CN IX과 미주신경CN X의 축삭이 출발함)이다. 의문핵의 축삭 일부는 **미주신경**vagus nerve이 되어 후두근과 인두근을 지배하므로 발성phonation과 구역gagging, 삼킴swallowing을 조절한다. 의문핵은 하올리브핵의 등쪽외측 지점과 설하신경핵을 연결한 일직선 위에 위치한다. 의문핵은 이 가상선의 중간지점에 위치한다.

두 번째 열의 외측 방향에 있는 세 번째 열에는 **일반**

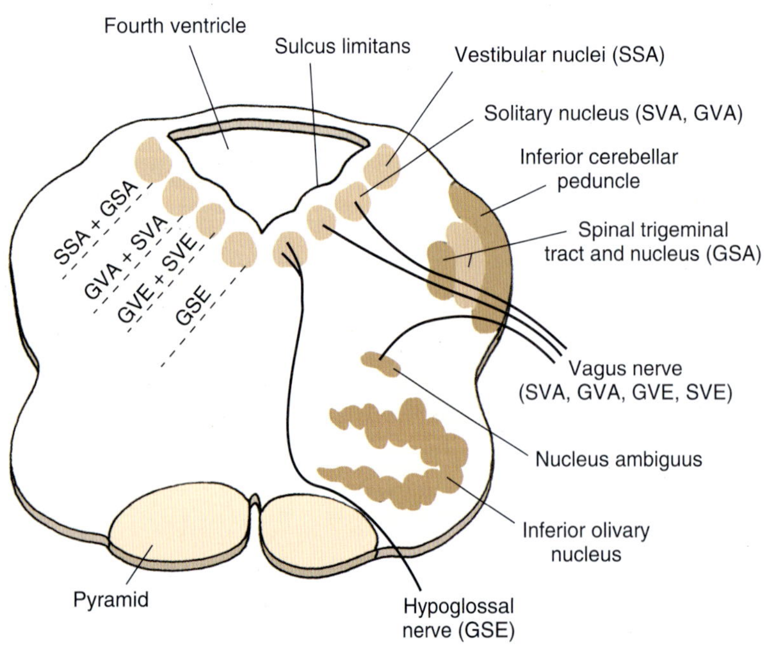

그림 9.6 뇌신경의 감각핵 및 운동핵의 배열. 핵심 내용은 기저판으로부터 유래한 핵은 내측에 위치(운동핵 포함)하고, 날개판으로부터 유래한 핵은 외측에 위치(감각핵 포함)한다는 것이다. 경계고랑이 위치하는 이 두 지역 사이에는 자율신경기능과 연관된 뉴런들이 존재한다. SSA, 특수체성구심뉴런; GSA, 일반체성구심뉴런; GVA, 일반내장구심뉴런; SVA, 특수내장구심뉴런; GVE, 일반내장원심뉴런; SVE, 특수내장원심뉴런; GSE, 일반체성원심뉴런.

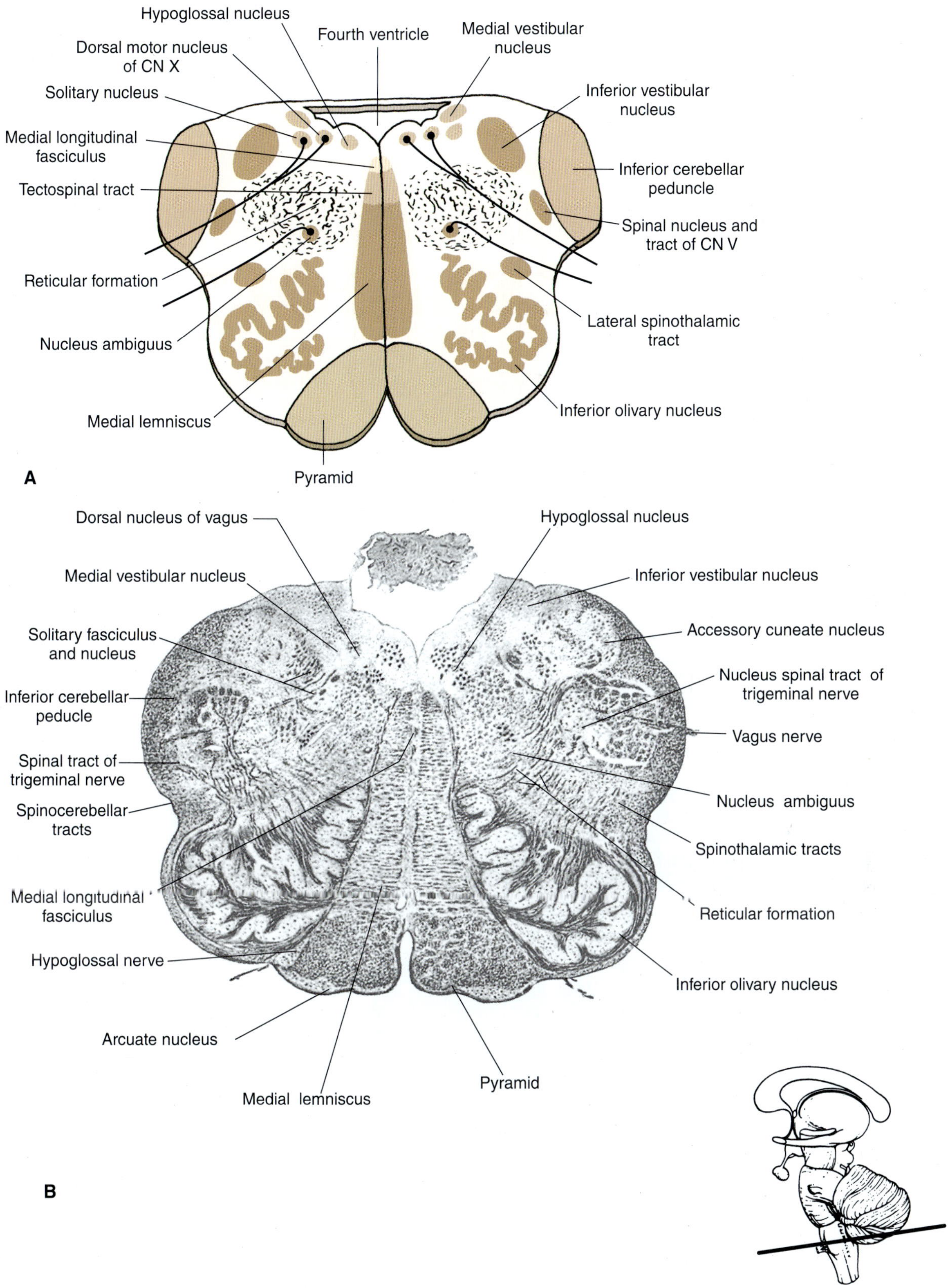

그림 9.7 연수 중간부위. (A) 하올리브핵 높이의 수평단면. (B) 동일한 높이를 지나는 수평단면 사진(Weigert myelin stain). 우측 하단에 있는 삽화는 수평단면의 높이를 나타낸다. (Panel B: Reproduced with permission from Parent A: Carpenter's Human Neuroanatomy, 9th ed. Baltimore: Williams & Wilkins, 1996, p. 942.)

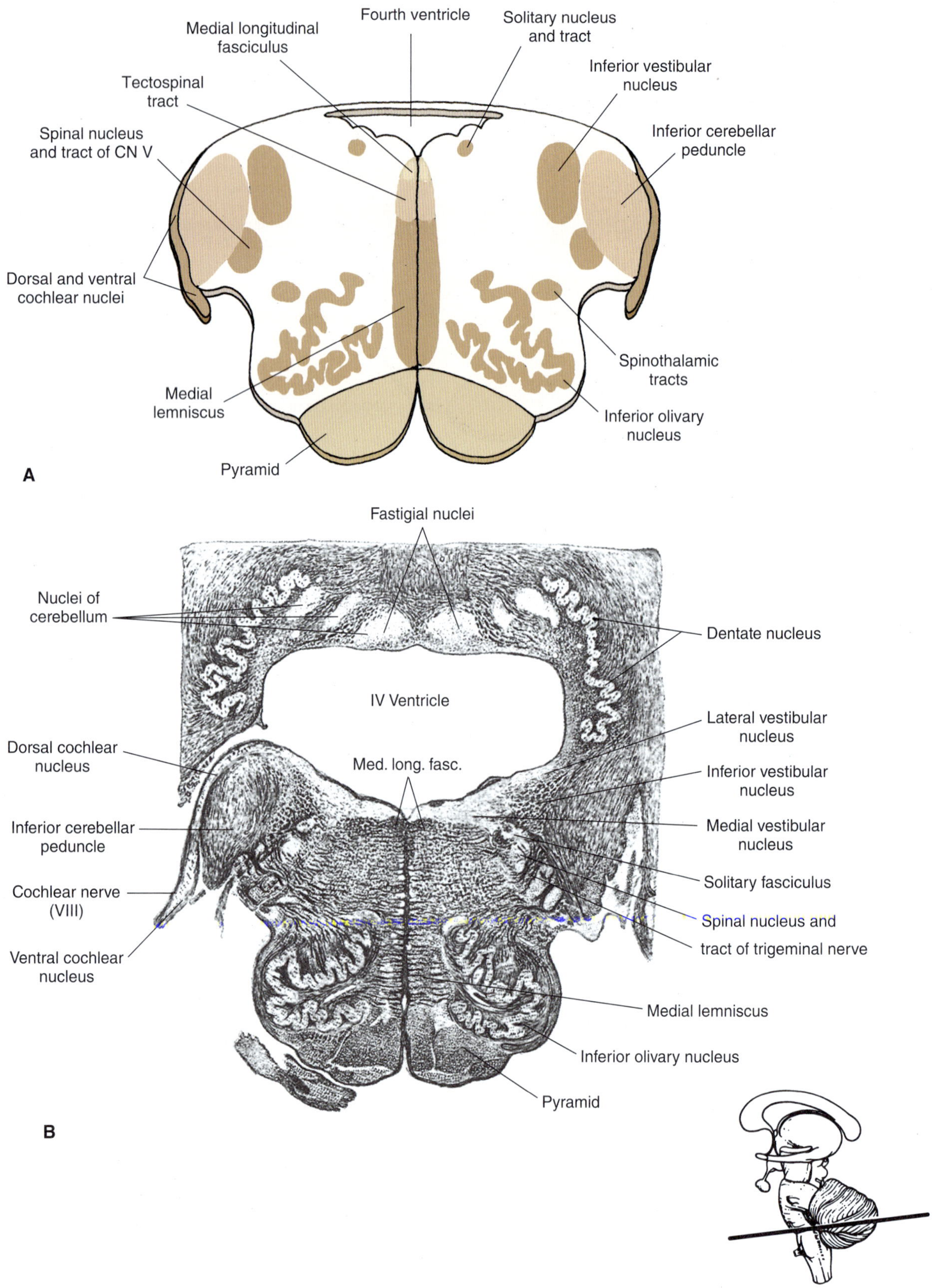

그림 9.8 상부 연수. (A) 교뇌 바로 하부에 위치하는 상부 연수의 수평단면. (B) 동일한 높이를 지나는 수평단면 사진(Weigert myelin stain). 우측 하단에 있는 삽화는 수평단면의 높이를 나타낸다. (Panel B: Reproduced with permission from Parent A: Carpenter's Human Neuroanatomy, 9th ed. Baltimore: Williams & Wilkins, 1996, p. 944.)

내장원심뉴런general visceral efferent [GVE] neuron이 존재한다(그림 9.6). 이들 뉴런은 부교감절전섬유를 내어 자율신경절을 지배한다. 부교감절후뉴런은 자율신경절 속 또는 표적장기 벽 속에 존재하며, 이들의 축삭은 평활근과 분비샘을 지배한다.

두 그룹의 뉴런이 연수 내에서 발견되기도 한다. 첫 번째 뉴런군에는 미주신경 등쪽핵dorsal motor nucleus of CN X이 포함되며 이들의 축삭은 미주신경vagus nerve을 이룬다. 미주신경 등쪽핵은 설하신경핵(폐쇄연수의 입쪽 말단 높이에서 **경계고랑**sulcus limitans의 바로 내측에 위치)의 등쪽외측에 위치한다(2장 참조). 두 번째 뉴런군은 **하침분비핵**inferior salivatory nucleus이며, 이 신경의 축삭은 설인신경glossopharyngeal nerve의 일부를 구성하며 침분비 과정에 관여한다. 이들 뉴런의 축삭은 부교감절전섬유를 내어 **귀신경절**otic ganglion(이곳에서 귀밑샘parotid gland에 분포하는 부교감신경섬유가 출발함)에 분포한다.

경계고랑의 바로 외측에는 **일반내장구심뉴런**general visceral afferent [GVA] neuron이 위치한다(그림 9.6). 이 구역에 있는 세포들은 날개판alar plate으로부터 유래하며, 내장기관(예, 혈관)으로부터 유입되는 구심정보를 받는다(설인신경 및 미주신경의 분지를 통해 들어옴). 이러한 정보를 받아 처리하는 주 신경핵은 고립로핵solitary nucleus의 꼬리쪽 부위(미주신경 등쪽핵의 약간 배쪽외측에 위치함)이다. 이 열과 중첩되어 위치하는 것이 **특수내장구심뉴런**special visceral afferent [SVA] neuron이며(그림 9.6), 이 뉴런은 고립로핵의 입쪽 절반(미각 담당부위)을 포함하고 있다. 별도의 두 뉴런군이 서로 근접해 있기 때문에 고립로핵은 두 가지 기능을 나타내는 일차뉴런 역할을 한다. 따라서 고립로핵 속에 있는 서로 다른 세포군 중 하나는 GVA 기능(심혈관반사, 호흡반사)을 하고, 다른 세포군은 SVA 기능(미각)을 한다.

마지막 범주의 세포군에는 **일반체성구심뉴런**general somatic afferent [GSA] neuron과 **특수체성구심뉴런**special somatic afferent [SSA] neuron이 포함된다. 이 두 뉴런군은 연수의 가장 외측에 위치한다. 뇌의 이 수평단면에 존재하는 일차 일반체성구심뉴런primary GSA neuron은 삼차신경 척수핵이다. 연수 내에서는 독립적인 특수체성구심뉴런SSA neuron이 관찰될 수 있다. 전정핵은 특수체성구심뉴런SSA neuron에 속하는 신경핵이다. 네 개(하·내측·외측·상)의 **전정핵**vestibular nuclei이 있으며, 이들은 전정기관으로부터 직접 입력을 받는다. 하전정핵과 내측전정핵은 입쪽 연수에 위치(하올리브핵의 입쪽 수평단면)한다. 상전정핵과 외측전정핵은 연수와 교뇌 경계부에서 더 입쪽에 위치한다. 내측전정핵 및 하전정핵은 입쪽 개방연수에서 가장 잘 관찰되는 반면, 상전정핵과 외측전정핵은 교뇌와 연수 경계부(제4뇌실 바로 외측 및 아래소뇌다리ICP 내측)에서 가장 잘 관찰된다.

특수체성구심뉴런SSA neuron에 속하는 다른 신경핵은 **달팽이핵**와우핵·cochlear nuclei인데, 이 신경핵은 입쪽 연수에 있는 아래소뇌다리ICP의 등쪽외측 부위에 위치한다. 이들 뉴런은 일차청각섬유로부터 입력을 받으므로 복잡한 청각경로의 일부가 되며 결국에는 청각신호를 대뇌피질로 전달한다.

여기서는 뇌신경 기능과 관련된 핵들이 상부 뇌간에 어떻게 분포하고 있는지를 설명하고 있다. 따라서 이 장 앞부분에서 설명한 하부 연수의 구조물들에 대한 내용과 연관지어보면 상부 연수의 구조물을 재구성하는 것이 가능하다. 그림 9.6에 나타낸 것처럼, 연수의 더 꼬리쪽 수평단면에서 관찰되는 구조물들은 연수의 더 입쪽 수평단면에서도 관찰되며, 그 위치는 하부 연수 수평단면과 거의 동일하다.

내측연수에 있는 구조물 Structures Situated in the Medial Medulla

배쪽으로부터 등쪽 방향으로 진행하면서 관찰할 수 있는 구조물들의 배열은 다음과 같다. 연수의 입쪽 절반의 배쪽내측면에 피라미드pyramid가 있다(그림 9.7~8). 피라미드의 등쪽에 내측섬유띠medial lemniscus가 있으며, 내측섬유띠의 등쪽에는 두 개의 하행신경로, 즉 (1) 덮개척수로tectospinal tract(**위둔덕**superior colliculus으로부터 목척수로 하행하는 신경섬유를 포함하며, 이들은 시각자극에 대하여 자세조절을 담당하는 것으로 보임), (2) **내측세로다발**MLF(이 신경다발의 하행성분은 안구의 위치와 협력하여 자세 변화에 따른 머리 움직임을 조절함)이 위치한다. 이 두 신경로 바로 등쪽에는 **설하신경핵**hypoglossal nucleus(혀를 내미는 작용을 함)이 있다. 설하신경핵의 기능과 기능이상에 대한 자세한 내용은 13장에서 설명한다.

외측연수에 있는 구조물 Structures Situated in the Lateral Medulla

외측연수에서 관찰되는 가장 뚜렷한 구조물은 하올리브핵inferior olivary nucleus인데, 그 이유는 피라미드 바로 외측의 배쪽외측에 위치하기 때문이다(그림 9.7~8). 하올리브핵은 여러 신경세포군으로 이루어져 있으며, 반대측 소뇌피질로 투사한다. 하올리브핵은 척수와 적색핵으로부터 입력을 받는다. 척수로부터 들어오는 신경섬유는 **척수올리브로**spino-olivary fiber를 통해 하올리브핵에 도달하는 반면(20장 참조), 적색핵으로부터 들어오는 신경섬유는 **적색올리브로**rubro-olivary fiber(중심피개로central tegmental tract에 포함되어 있음)를 통해 하올리브핵에 도달한다(10장 참조). 하올리브핵은 소뇌로 구심신호를 전달하는 중요한 중계소 역할을 하는 것으로 보이며, 이들 정보는 소뇌의 원활하고 통합된 운동 수행에 필요하다.

하올리브핵의 등쪽에는 그물체가 있으며, 여기에는 상·하행 신경로뿐만 아니라 수많은 여러 신경세포들이 존재한다. 그물체를 구성하는 뇌간 중심부는 앞서 설명하였던 뇌신경과 관련된 여러 구조물들이 위치한다. 이들에 포함되는 두 구조물로는 의문핵nucleus ambiguus과 고립로핵solitary nucleus을 들 수 있다. 뇌간의 등쪽외측면에는 두 개의 전정핵(내측전정핵, 하전정핵)이 존재한다. 하전정핵inferior vestibular nucleus은 점상stippled appearance으로 보이므로 쉽게 확인할 수 있으며, 점상으로 보이는 이유는 외측전정핵lateral vestibular nucleus으로부터 내려오는 하행로(외측전정신경로)가 포함되어 있기 때문이다(그림 9.7B). 전정핵은 전정기관으로부터 감각정보를 받아 소뇌, 일부 뇌신경(동안신경, 활차신경, 외전신경) 그리고 척수로 전달한다.

배쪽 절반의 가장 외측에는 상행하는 후척수소뇌로와 전척수소뇌로, 척수시상로, 그리고 하행하는 적색척수로가 존재한다. 좀 더 등쪽에는 삼차신경 척수핵 및 삼차신경 척수로가 존재하며, 이들의 등쪽외측에는 아래소뇌다리ICP(이 수평단면에서 가장 뚜렷한 구조물임)가 존재한다. 연수의 가장 입쪽 단면 부위에는 전정와우신경속귀신경·vestibulo-cochlear nerve의 일차구심신경이 종지하는 두 개의 달팽이핵와우핵·cochlear nucleus(배쪽달팽이핵, 등쪽달팽이핵)이 아래소뇌다리의 등쪽외측 경계에서 약간 떨어진 곳에 위치하며, 말초로부터 들어온 청각신호를 대뇌피질로 전달하는 중계시스템을 구성한다(그림 9.8). 사람의 뇌에서 등쪽달팽이핵은 작은 반면, 배쪽달팽이핵은 커서 연수-교뇌 경계부까지 확장되어 있다.

임상적 고찰 Clinical Considerations

뇌간의 일부가 손상되는 경우는 대개 혈관병변에 의해 발생한다. 혈관병변의 신경학적 결과에 대해서는 27장에 자세히 설명되어 있지만, 연수를 침범하는 전형적인 혈관질환에 대하여 간략하게라도 정리하는 것이 도움이 된다(기본적으로 중요하기도 하지만, 하부 뇌간의 구조를 이해하고 다시 정리하는데도 도움이 됨).

일반적으로, 외측뇌간병변은 흔히 특정 기능이상을 나타낸다. 마찬가지로 내측뇌간병변 역시 흔히 여러 가지 기능이상을 나타낸다.

외측연수증후군 Lateral Medullary Syndrome

외측연수증후군(발렌버그증후군 Wallenberg's syndrome)은 척추동맥vertebral artery 및 후하소뇌동맥posterior inferior cerebellar artery [PICA] 병변에 의해 발생한다. 이 증후군은 흔히 반대측 신체(몸통·사지) 및 동측 얼굴의 통각 및 온도감각 소실, 그리고 협동운동 소실과 구역반사 소실, 쉰 목소리, 언어장애, 연하장애를 나타낸다. 게다가 시상하부를 포함한 여러 부위로부터 내려오는 자율신경로 손상이 있을 경우 **호너증후군**Horner's syndrome과 같은 일부 교감신경기능 소실이 일어난다(21장 참조). 손상되는 구조물은 척수시상로와 삼차신경 척수핵, 삼차신경 척수로, 의문핵, 의문핵과 연관된 축삭, 뇌간과 전뇌로부터 하행하는 자율신경로, 전정핵이다.

내측연수증후군 Medial Medullary Syndrome

내측연수증후군(데제린증후군Déjérine's syndrome)은 척추동맥의 앞척수분지 또는 정중옆분지 병변에 의해 발생한다. 손상되는 구조물은 피라미드와 내측섬유띠, 설하신경섬유이다. 세 가지 전형적 신경학적 징후는 (1) 반대측 신체(몸통·사지)의 자각 고유감각과 촉각, 압력감각 소실, (2) 반대측 상위운동신경원UMN 마비, (3) 동측 혀 마비 그리고 혀를 내밀 때 병변 쪽으로의 혀 편위이다.

등쪽연수증후군 Dorsal Medullary Syndrome

등쪽연수증후군은 외측연수증후군과 일부 중복되며 후하소뇌동맥PICA의 내측분지 병변에 의해 발생한다. 손상되는 구조물은 전형적으로 아래소뇌다리ICP 및 전정핵(ICP와 인접한)이다. 주요 증상은 안진nystagmus(13장과 16장 참조)과 구토, 현기증vertigo(이들 증상은 전정핵 침범에 의해 일어남), 그리고 운동실조ataxia(이 증상은 척수와 일부 뇌간으로부터 소뇌로 들어가는 구심섬유 손상에 의해 일어남)이다.

임상 증례

병력

엘레노어Eleanor는 84세 여성으로 10년 전에 관상동맥우회로조성술heart bypass surgery을 받았다. 그녀는 아파트에서 빵을 굽던 중 갑자기 매우 어지럽고 방이 빙빙 도는 느낌을 받았다. 갑자기 심하게 메스꺼워 토하러 화장실로 급히 가던 중 우측으로 쓰러졌다. 스스로 일어나 다시 두 발을 딛고 섰을 때 불안정함을 느꼈으며, 마치 노보카인novocaine을 주사했을 때처럼 좌측 다리에서 감각을 느낄 수 없었다. 양치질을 하는 동안 오른쪽 얼굴에서 감각을 느낄 수 없었으며, 치약이 기도로 넘어가는 것처럼 느껴졌다. 그녀는 지속적으로 메스꺼움을 느꼈으며 자신의 주변 사물이 빙빙 돌 뿐만 아니라 아래위로 뛰는 것처럼 느껴졌다. 엘레노어는 응급 호출벨을 눌렀으며, 말할 때 쉰 목소리가 났고, 딸꾹질을 하였다. 앰뷸런스가 도착하였고 그녀는 인근 병원 응급실로 이송되었다.

진찰

병원에서 엘레노어를 진찰했을 때, 그녀는 누군가가 부축하지 않으면 설 수 없었고, 주로 우측으로 쓰러지는 경향을 보였다. 그녀의 우측 팔과 다리에서 발작적 움직임이 나타났고, 바늘로 통각검사를 하였을 때 좌측 신체(몸통·사지) 및 우측 얼굴에서 통각이 감소되어 있었다. 목소리는 쉬어 있었고 지속적으로 딸꾹질을 하였다. 우측을 주시하였을 때 안구에서 규칙적인 안진이 나타났고, 우측에서 구역반사가 감소되어 있었다. 우측 눈꺼풀이 약간 처져 있었고, 우측 동공은 좌측보다 작았으며, 우측 얼굴에서 땀이 나지 않았다. 엘레노어는 머리 부위에서 자기공명영상을 촬영하였으며, 입원하였다.

설명

엘레노어의 여러 가지 문제는 외측연수부위의 경색에 의해 발생하는 외측연수증후군 또는 발렌버그증후군의 한 예이다. 이 증후군은 주로 후하소뇌동맥PICA 분지의 경색에 의해 일어나지만, 척추동맥의 폐색에 의해 일어나기도 한다. 연수의 외측부분을 통해 수많은 신경로들이 주행하므로 전형적인 증례에서는 수많은 증상들이 나타나기도 한다. 연수의 해부 구조를 검토해 보면, 이 증후군 환자에게서 나타날 수 있는 증상들을 예상할 수 있다.

외측연수를 통해서 삼차신경 척수로 및 삼차신경 척수핵(동측 얼굴의 무감각이 나타남), 그리고 전정핵 및 이들의 신경로(현기증과 안구진탕, 구토, 진동시각oscillopsia이 나타남)가 주행한다. 사지의 발작성 운동실조는 아래소뇌다리가 침범되어 발생하며, 때로는 소뇌반구 일부가 침범되어도 발생할 수 있다. 하행성 교감신경로 경색에 의해 호너증후군Horner syndrome(병변 동측의 가성안검하수psueoptosis와 축동miosis, 무한증anhidrosis)이 발생할 수 있다. 딸꾹질이 발생하는 원인은 불명확하지만, 쉰 목소리와 구역반사 감소, 연하장애, 성대마비는 설인신경 및 미주신경의 침범에 의해 나타난다. 반대측 신체(몸통·사지)의 무감각은 척수시상로 경색에 의해 일어난다.

연습문제

질문

각 문항에서 가장 알맞은 답을 고르시오.

1. 어떤 56세 남성이 자신의 아파트 복도에서 실신한 후 응급실에 왔다. 이틀 후, 그는 눈을 떴으며 일부 기본적인 기능이 회복되기 시작하였다. 그러나 신경학적 검사에서 그는 좌측 팔 또는 다리를 움직이지 못했다. 게다가 그의 좌측 다리 및 팔에서 일부 감각이 소실되었고, 혀를 내밀었을 때 혀가 우측으로 편위되었다. 병변의 위치는 어디인가?
   a. 척수-연수 경계부
   b. 등쪽내측연수
   c. 배쪽내측연수
   d. 등쪽외측연수
   e. 연수-교뇌 경계부

정답 및 설명

1. 정답: c

반대측 팔과 다리의 운동을 조절하는 상위운동신경원을 매개하는 신경로는 피라미드pyramid이며, 이 구조물은 연수의 배쪽내측부위에 위치한다. 좌측 팔다리로부터 들어오는 감각신호는 신경로의 교차에 의해 우측 뇌간의 내측섬유띠를 통해 전달된다. 설하신경 병변은 혀를 내밀었을 때 혀가 병변 방향으로 편위되게 만드는데, 그 이유는 혀를 내밀었을 때 혀 근육에 대한 반대편 설하신경이 '경쟁 없이' 작용을 나타내기 때문이다(13장 참조). 이 모든 구조물은 연수의 배쪽내측부위에 위치한다. 따라서 다른 답가지는 이들 구조물을 포함하고 있지 않기 때문에 오답이다.

연습문제 (계속)

2. 어떤 43세 여성이 두통을 호소하면서 스스로 병원에 왔다. 이틀 후, 그녀는 손과 발을 움직이지 못했다(사지마비quadriplegia). 신경학적 검사에서 뇌신경반사의 소실은 없었고, 신체(몸통·사지) 또는 머리의 감각 소실도 없었다. 자기공명단층촬영 및 신경학적 검사 결과 중추신경계에 국한된 병변이 있을 것으로 보였다. 병변의 위치는 어디인가?
   a. 입쪽 연수의 등쪽내측부위
   b. 입쪽 연수의 등쪽외측부위
   c. 입쪽 연수의 배쪽내측부위
   d. 연수-척수 경계부의 중간선 부위
   e. 연수-교뇌 경계부의 등쪽내측부위

3. 어떤 여성 노인이 뇌졸중으로 진단받았으며, 환자는 그녀의 좌측 얼굴과 머리, 우측 신체(몸통·사지)에서 통각이 소실되었고, 좌측 얼굴에 홍조가 나타났다. 병변의 위치는 어디인가?
   a. 우측 꼬리쪽 연수의 배쪽내측부위
   b. 좌측 입쪽 연수의 등쪽외측부위
   c. 우측 꼬리쪽 연수의 등쪽내측부위
   d. 연수-척수 경계부의 중간선 부위
   e. 연수-교뇌 경계부의 등쪽내측부위

4. 어떤 80세 남성이 연하장애를 겪은 후 응급실에 왔다. 이 이상과 가장 밀접하게 연관된 구조물은?
   a. 하올리브핵Inferior olivary nucleus
   b. 피라미드pyramids
   c. 삼차신경 척수핵spinal trigeminal nucleus
   d. 의문핵nucleus ambiguus
   e. 설하신경핵hypoglossal nucleus

5. 상지upper limb로부터 시상으로 전달되는 자각 고유감각이 전달되는 경로에 해당하는 구조물은?
   a. 널판핵nucleus gracilis
   b. 쐐기핵nucleus cuneatus
   c. 삼차신경 척수핵spinal trigeminal nucleus
   d. 하올리브핵Inferior olivary nucleus
   e. 입쪽연수의 그물체핵nuclei of reticular formation of rostral medulla

2. 정답: d

피라미드교차는 연수와 척수가 만나는 부위인 가장 꼬리쪽 연수에 위치하고 있다. 따라서 중간부위의 손상은 양쪽 대뇌피질로부터 출발하여 척수의 양측을 통해 정상적으로 목척수와 허리척수로 내려갈 피질척수로를 필연적으로 손상시키게 된다. 그 결과 사지의 상위운동신경원 마비가 초래된다. 주어진 답가지 중 피라미드교차는 양쪽으로 주행하는 피라미드로를 모두 손상시킬 수 있는 유일한 지점이다. 따라서 다른 답가지는 양쪽으로 주행하는 피라미드로를 모두 손상시킬 수 없거나(예, 연수의 배쪽내측부위), 피라미드로를 전혀 손상시킬 수 없으므로(예, 입쪽 연수 또는 꼬리쪽 연수의 등쪽외측부위 및 등쪽내측부위) 오답이다.

3. 정답: b

좌측 연수의 등쪽외측부위 병변은 좌측 얼굴과 관련된 일차통각섬유(그리고 삼차신경핵의 이차뉴런)를 침범한다. 신체(몸통·사지)와 관련된 통각섬유는 척수에서 이미 교차되었다. 따라서 이 병변은 우측 신체(몸통·사지)의 통각을 침범하게 된다. 얼굴 홍조는 시상하부로부터 하행하는 자율신경섬유의 소실에 의해 일어나며, 이 신경섬유는 교감신경계를 조절하므로 호너증후군이라고 알려져 있는 얼굴의 홍조를 유발한다. 연수의 내측부위에는 머리 또는 신체(몸통·사지)로부터 들어오는 통각섬유를 포함하고 있지 않다.

4. 정답: d

삼키기는 인두근과 후두근을 지배하는 설인신경과 미주신경 뉴런에 의해 조절된다. 이들 뉴런은 의문핵으로부터 출발하여 두 뇌신경의 운동 성분을 담당한다. 하올리브핵은 척수와 적색핵으로부터 들어오는 정보의 중개소 역할을 하며 삼키기에는 영향을 미치지 않는다. 연수 단면의 피라미드는 대부분 피질척수로(사지 운동을 조절)를 포함하고 있다. 삼차신경 척수핵은 주로 얼굴의 통각 및 온도감각을 받는다. 설하신경핵은 혀 운동을 조절한다.

5. 정답: b

말초로부터 신체의 자각 고유감각을 전달하는 일차뉴런은 척수의 후섬유단을 통해 하부 연수의 후섬유단핵(이곳에서 종지함)을 통과한다. 상지로부터 들어오는 자각 고유감각을 전달하는 신경섬유는 쐐기핵에 종지하는 반면, 하지와 연관된 신경섬유는 널판핵에 종지한다. 이들 핵은 이어서 반대측 시상으로 투사된다.

요 약

연수에 분포하는 주요 신경로 및 신경핵

구조물 명칭	기능	병변의 결과
신경로		
피라미드로(일부 피질뇌간로 포함) (Pyramidal tract)	사지의 수의적 운동을 조절하고, 설인신경과 미주신경, 설하신경의 운동 기능을 매개함	사지를 침범하는 상위운동신경원 마비 및 설인신경과 미주신경, 설하신경과 연관된 운동기능 장애
내측섬유띠(Medial lemniscus)	몸통·사지로부터 시상으로 자각 고유감각과 통각, 온도감각을 전달함(그리고 이어서 대뇌피질로 전달됨)	몸통·사지의 자각 고유감각 및 약간의 통각과 온도감각 소실; 약간의 운동실조
내측세로다발 (Medial longitudinal fasciculus)	하행경로(연수에 존재함)를 통한 신호는 전정감각에 반응하여 목 위치를 바꾸게 함; 상행경로는 전정감각에 반응하여 안구위치를 조절함	병변 반대측 안구의 내전 장애; 안진; 자세변화에 따라 머리 및 목을 조절하는 반사에 장애가 나타날 수 있음
삼차신경 척수로 (Descending tract of CN V)	머리로부터 뇌로 체성감각(특히 통각과 온도감각)을 전달하는 일차뉴런	머리부위로부터 들어오는 통각 및 온도감각 소실
외측척수시상로 (Lateral spinothalamic tract)	몸통·사지로부터 통각 및 온도감각을 전달함	반대측 몸통·사지로부터 들어오는 통각 및 온도감각 소실
척수소뇌로 (Spinocerebellar tracts)	전·후 척수소뇌로는 비자각 고유감각을 소뇌로 전달함	순수한 척수소뇌로 병변이 보고되지 않아 알려져 있지 않지만, 척수소뇌로 입력의 소실에 의해 근긴장저하와 같은 소뇌장애가 나타날 수 있는 것으로 생각됨(20장 참조)
적색척수로(Rubrospinal tract)	굴근운동뉴런을 촉진함	순수한 적색척수로 병변이 보고되지 않아 잘 모름
그물척수로(Reticulospinal tracts)	알파운동뉴런 및 감마운동뉴런을 통하여 근긴장도를 조정함	뇌졸중 환자에서 나타나는 강직과 근긴장항진에 기여할 수 있음(18장, 22장 참조)
신경핵		
삼차신경 척수핵 (Spinal nucleus of CN V)	체성감각(특히 통각과 온도감각) 정보를 머리로부터 시상(이어서 대뇌피질로)으로 전달하는 이차뉴런	머리의 통각 및 온도감각 소실
널판핵과 쐐기핵 (Nucleus gracilis and nucleus cuneatus)	자각 고유감각과 진동감각, 촉각 정보를 각각 하지와 상지로부터 시상(이어서 대뇌피질로)으로 전달하는 이차뉴런	신체 동측의 침범된 사지로부터 들어오는 자각 고유감각의 소실; 약간의 운동실조가 나타날 수 있음
설하신경핵(Hypoglossal nucleus)	혀 운동을 매개하는 설하신경의 신경핵	혀를 내밀 때 혀가 병변 쪽으로 편위됨

CN, 뇌신경 cranial nerve

요 약

연수에 분포하는 주요 신경로 및 신경핵(계속)

구조물 명칭	기능	병변의 결과
신경핵		
하올리브핵 (Inferior olivary nucleus)	적색핵과 척수로부터 소뇌로 정보를 전달하는 핵심 중계핵	알려져 있지 않음
전정핵(하, 내측, 외측, 상) (Vestibular nuclei [inferior, medial, lateral, and superior])	전정감각을 척수와 뇌신경핵(안구운동을 관장하는 CN VI, CN IV, CN III), 소뇌로 전달함	안진; 병변 반대측 안구의 내전 장애; 소뇌로 들어가는 입력 소실에 따라 운동실조가 나타날 수 있음
미주신경 등쪽핵 (Dorsal motor nucleus of vagus nerve [CN X])	심장과 내장, 기타 내장기관에 분포하는 부교감신경의 원천	부교감신경기능 교란
고립로핵(Solitary nucleus)	심혈관기능을 매개하고 미각정보를 시상으로 보내는 중계핵 역할도 함	심혈관계 조절 장애 및 미각 장애
의문핵(Nucleus ambiguus)	후두 및 인두에 분포하는 설인신경과 미주신경의 운동신경 원천	발성장애; 쉰 목소리; 연하장애; 질식; 구역반사 소실(13장 참조)
달팽이핵(Cochlear nuclei)	청각신호를 내이로부터 고위 중추신경계로 전달하는 중계핵	부분적 난청
그물체핵 (Nuclei of reticular formation)	매우 다양한 기능(운동기능, 감각기능, 자율신경기능, 수면과 각성을 포함한 행동기능)을 매개함	의식 소실 및 감각기능과 운동기능, 자율신경기능, 행동기능에 영향을 주는 기타 기능 소실(23장 참조)

10

뇌간 II: 교뇌 및 소뇌

Brainstem II: Pons and Cerebellum

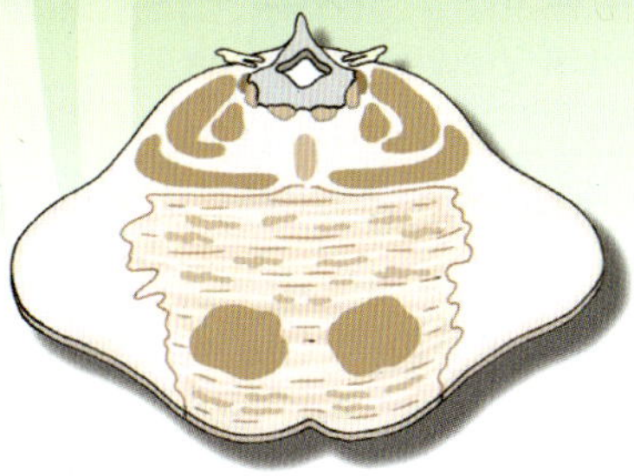

개요

- 육안으로 관찰할 수 있는 표면 구조물 Gross Anatomical View of the Pons
- 교뇌의 내부 구조물 Internal Organization of the Pons
  - 신경로 Fiber Pathways
  - 주요 신경핵 Major Cell Groups
    - 꼬리쪽 교뇌 *Caudal Pons*
    - 입쪽 교뇌 *Rostral Pons*
- 교뇌기저부 Basilar Aspects of the Pons
- 교뇌피개 Pontine Tegmentum
  - 하부 교뇌 Lower (Caudal) Half of the Pons
  - 상부 교뇌 Upper (Rostral) Half of the Pons
- 소뇌 Cerebellum
- 임상적 고찰 Clinical Considerations
  - 꼬리쪽교뇌피개증후군 Caudal Tegmental Pontine Syndrome
  - 꼬리쪽교뇌기저부증후군 Caudal Basal Pontine Syndrome
  - 입쪽교뇌기저부증후군 Rostral Basal Pontine Syndrome
  - 입쪽교뇌피개증후군 Rostral Tegmental Pontine Syndrome
  - 교뇌와 연관된 기타 증후군 Other Related Syndromes of the Pons
    - 감금증후군 *Locked-In Syndrome*
    - 내측피개증후군 *Medial Tegmental Syndrome*
    - 하나반증후군 *One-and-A-Half Syndrome*
- 임상 증례
  - 병력
  - 진찰
  - 설명
- 연습문제
  - 질문
  - 정답 및 설명

학습목표

이 장을 공부한 학생들은

1. 교뇌의 육안 구조물에 대해 설명할 수 있어야 한다.
2. 소뇌의 육안 구조물에 대해 설명할 수 있어야 한다.
3. 교뇌 단면에서 관찰되는 주요 신경로의 구성과 관계를 설명할 수 있어야 한다.
4. 교뇌와 소뇌에 분포하는 주요 신경세포군을 구분할 수 있어야 한다.
5. 교뇌 및 소뇌의 여러 부위와 연관된 증후군의 발생 원리를 설명할 수 있어야 한다.

우리는 앞 장에서 연수의 구조에 대해 공부하였다. 이 장에서는 교뇌와 소뇌에 대해 공부한다. 연수와 유사하게, 교뇌는 여러 종류의 핵(일부는 뇌신경과 연관되어 있고, 일부는 연관되어 있지 않음)으로 구성되어 있다. 또한 교뇌를 통과하는 긴 상·하행신경로들이 존재하며, 이들 대부분은 연수에도 존재한다. 게다가 소뇌를 뇌간에 연결하는 두 쌍의 소뇌다리[소뇌각](중간소뇌다리MCP는 교뇌로부터 직접적으로 소뇌로 나가며, 위소뇌다리SCP는 교뇌를 통과해서 나감)가 지나간다.

육안으로 관찰할 수 있는 표면 구조물

Gross Anatomical View of the Pons

육안으로 보았을 때, **교뇌**pons는 연수medulla(교뇌 하부에 위치)와 **중뇌**midbrain(교뇌 상부에 위치)를 연결하고 있다(그림 10.1). 해부학적 관점에서 보면, 교뇌는 전형적으로 두 부

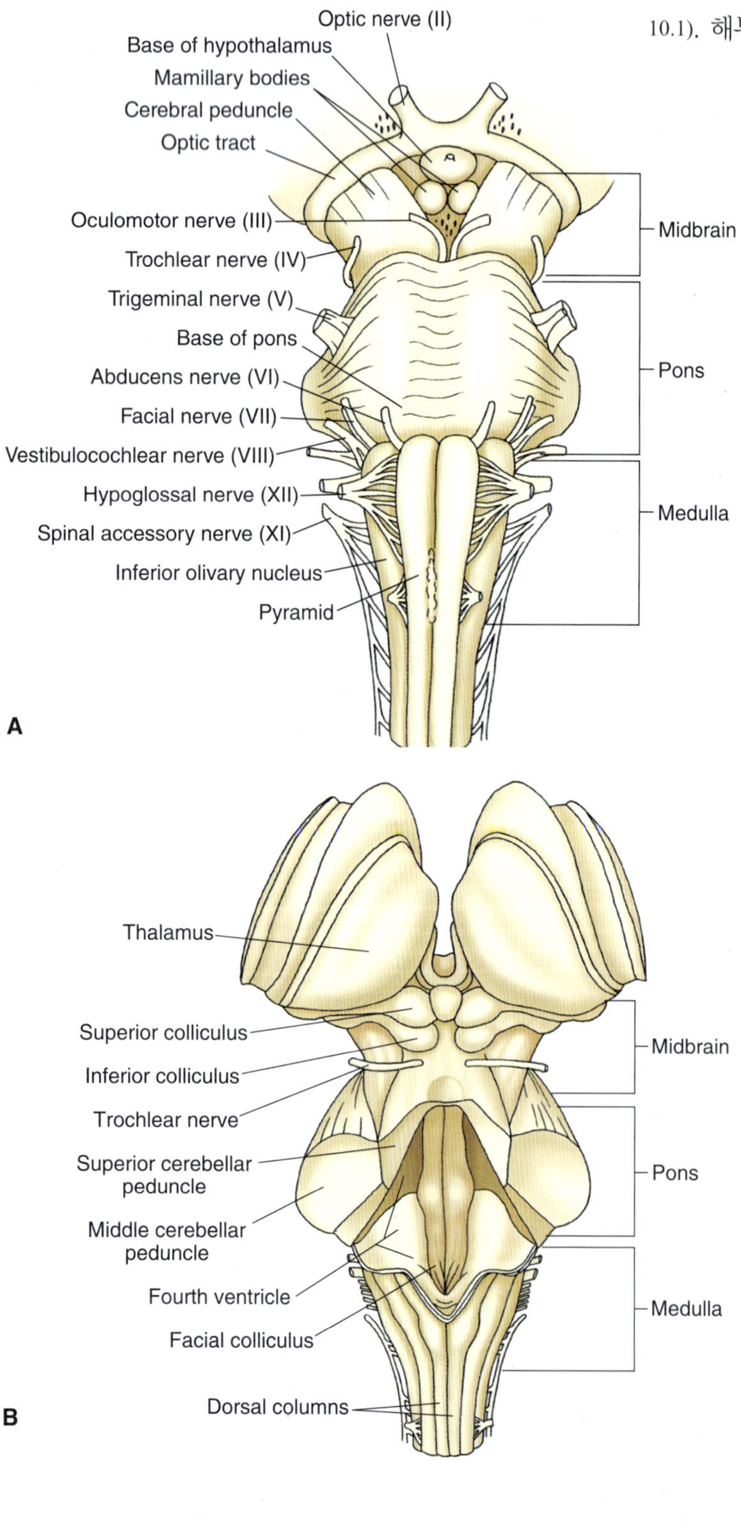

그림 10.1 뇌간의 배쪽면과 등쪽면. (A) 교뇌의 위치를 보여주는 뇌간의 배쪽면(연수와 중뇌, 그리고 뇌신경핵의 위치를 함께 나타냄). 외전신경은 꼬리쪽 교뇌의 내측에서, 얼굴신경은 외측에서 출현하며, 삼차신경은 중간 교뇌의 외측에서 출현하는 것에 주목하자. (B) 제4뇌실을 통해 내려다 본 뇌간의 등쪽면(연수 및 중뇌에 대한 교뇌의 상대적 위치를 알 수 있음). 소뇌는 제4뇌실을 볼 수 있게 제거하였다. 위소뇌다리와 중간소뇌다리의 위치에 주목하자.

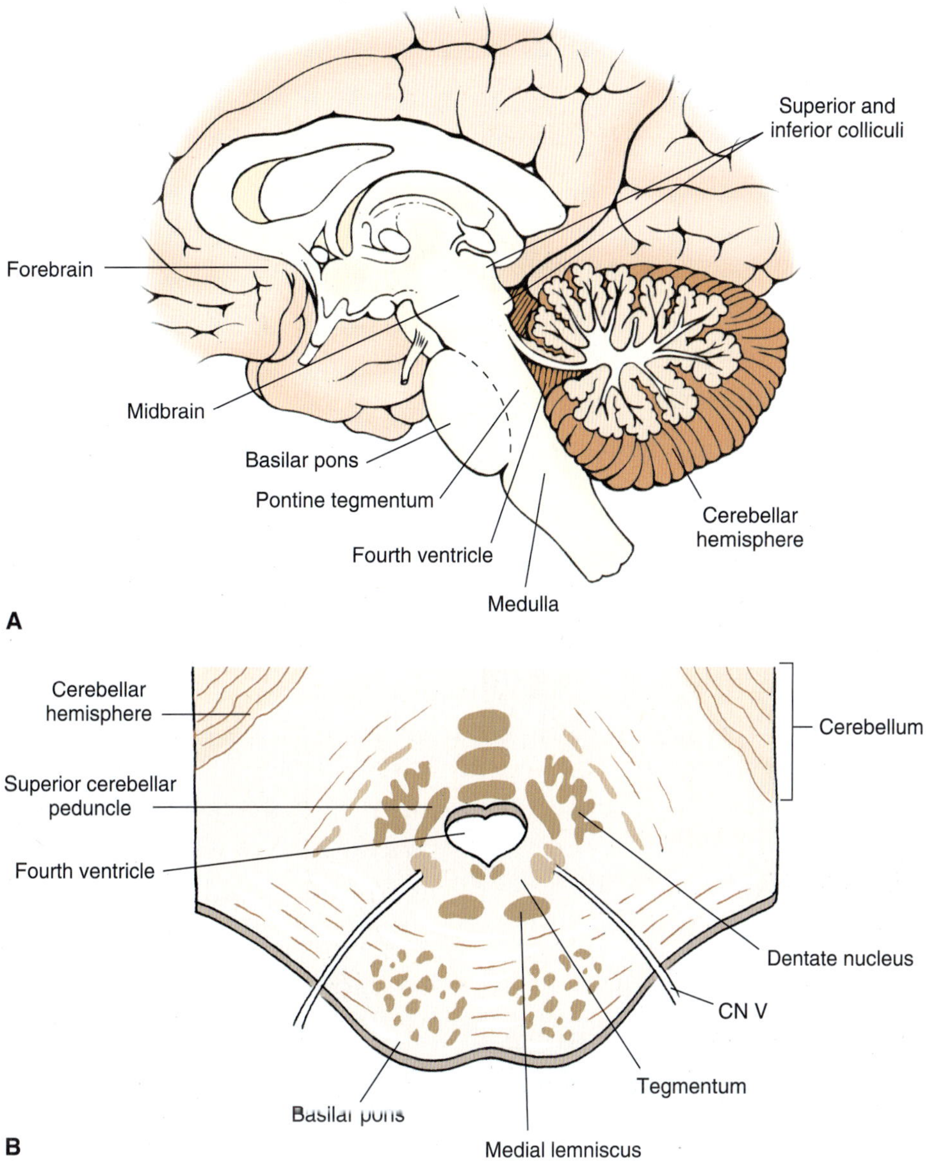

그림 10.2 뇌간의 시상면. **(A)** 뇌신경축의 정중시상단면(연수, 중뇌, 소뇌, 전뇌와 교뇌의 관계를 볼 수 있음). 교뇌는 교뇌기저부(배쪽 부위)와 교뇌피개(등쪽 부위)로 나뉜다는 것에 주목하자. **(B)** 중간 교뇌 높이의 수평단면에서는 교뇌기저부와 교뇌피개를 볼 수 있다.

위, 즉 **교뇌기저부**basilar pons(배쪽 부분)와 **교뇌피개**pontine tegmentum(등쪽 부분)로 나뉜다(그림 10.2). 교뇌기저부는 두 종류의 신경로와 신경세포로 이루어져 있다. 한 종류의 신경로는 교뇌기저부의 등쪽배쪽부위와 입쪽꼬리쪽부위에 모두 존재하며, 교뇌를 가로질러 가로방향으로 주행한다. 따라서 이 거대한 신경로를 **교뇌가로섬유**transverse pontine fiber(**교뇌소뇌섬유**pontocerebellar fiber)라고 하며, 이 신경섬유는 교뇌기저부에 산재해 있는 **교뇌심부핵**deep pontine nuclei이라 불리는 신경세포로부터 기원한다. 다른 종류의 신경로는 피질척수로corticospinal tract와 피질뇌간로corticobulbar tract로 이루어져 있으며, 이들은 대뇌피질로부터 뇌간의 신경축neuraxis을 따라 각각 척수spinal cord와 하부 뇌간lower pons으로 세로방향으로 하행하므로 교뇌가로섬유와 직각방향으로 주행하게 된다.

교뇌기저부의 중간선을 따라 **기저고랑**basilar sulcus이 관찰되는데, 이 고랑은 뇌기저동맥basilar artery에 의해 형성된다. 외측에서 보이는 **중간소뇌다리**middle cerebellar peduncle [MCP]라 불리는 거대한 신경다발은 교뇌가로섬유가 소뇌로 나가면서 형성된 것이다. 중간소뇌다리MCP는 외측 및 등쪽 방향으로 진행하여 외측 교뇌로부터 소뇌로 진행하므로 교뇌와 소뇌를 연결하는 다리 역할을 하게 된다. 교뇌피개의 등쪽면은 제4뇌실의 바닥 및 교뇌의 지붕을 형성한다. 제4뇌실의 바닥에는 내측 부위를 따라 꼬리방향으로 융기부위가 관찰된다. 이것을 **얼굴신경둔덕**facial colliculus이라 부르며, 이 둔덕은 외전신경핵abducens nucleus의 등쪽 부위를 지나는 얼굴신경 섬유에 의해 형성된다(그림 10.1B). 제4뇌실 외측벽은 위소뇌다리superior cerebellar peduncle [SCP]에 의해 형성되며, 위소뇌다리SCP는 입쪽 교뇌 높이의 등쪽외측부위에 존재하며 주로 소뇌에서 출발하여 뇌간으로 들어오는 신경다발이다.

교뇌피개도 마찬가지로 신경핵과 신경로로 이루어져 있다. 교뇌피개에 분포하는 신경핵은 뇌신경과 연관된 것도 있고, 뇌신경과 연관되어 있지는 않지만 감각기능과 운동기능, 자율신경기능, 행동기능에 중요한 역할을 하는 신경핵도 있다. 교뇌피개에 분포하는 신경로는 교뇌에서 출발하는 축삭으로 이루어져 있으며, 신경로는 등쪽 또는 꼬리쪽 방향으로 주행한다. 게다가 교뇌피개는 뇌간이나 척수, 전뇌에서 출발하는 다른 상·하행신경로를 포함하고 있다. 이들 신경세포군 및 신경로에 대한 자세한 내용은 다음 단락에서 다룬다.

교뇌의 내부 구조물
Internal Organization of the Pons

신경로 Fiber Pathways

연수에 분포하던 많은 동일한 신경로들이 교뇌에도 분포한다. 가장 뚜렷한 두 개의 상행로는 **내측섬유띠**medial lemniscus와 **내측세로다발**내측종속·MLF이다(그림 10.3). 내측섬유띠는 교뇌피개 내에서 입쪽 방향으로 주행할 때 꼬리쪽 간뇌의 가장 외측 및 등쪽 부위에 도달할 때까지 더 외측으로 그리고 다소 더 등쪽으로 방향을 틀게 되며, 결국 시상의 배쪽후외측핵VPL에 시냅스하게 된다는 점에 주목하자(8장 참조). 이와는 반대로, 내측세로다발MLF은 등쪽내측부위를 통해(위치나 방향은 그대로 유지됨) 중뇌로 상행한다. 게다가 중뇌 및 중뇌 상부로 올라가는 다른 신경로들은 교뇌피개 외측부위에 위치하고 있다. 이러한 신경로에는 각각 신체(몸통·사지)와 머리 부위의 체성감각을 시상으로 전달하는 척수시상로spinothalamic tract(시상의 배쪽후외측핵VPL으로 전달됨)와 삼차시상로trigeminothalamic tract(시상의 배쪽후내측핵VPM으로 전달됨)가 포함된다. 이 두 신경로는 외측섬유띠lateral lemniscus(청각신경로의 일부)와 내측섬유띠 사이에 위치한다.

주요 하행신경로에는 피질뇌간로corticobulbar tract와 피질척수로corticospinal tract가 포함된다(그림 10.3). 이들 신경로는 계속하여 교뇌기저부 내에 위치한다. 다른 신경로(교뇌 단면에서 명확히 식별할 수는 없음)에는 적색척수로rubrospinal tract 및 덮개척수로tectospinal tract가 포함된다. 교뇌에서 적색척수로는 내측섬유띠 바로 뒤에 위치한다. 교뇌에서 덮개척수로는 연수에서의 위치와 비슷하게 내측세로다발MLF의 바로 앞 등쪽내측에 위치한다. 게다가 중뇌피개와 연수피개뿐 아니라 교뇌피개의 등쪽외측부위에는 변연계와 시상하부로부터 하행하는 신경로가 존재하는데, 이들 신경로는 하부 뇌간으로 투사하여 자율신경기능을 매개한다.

주요 신경핵 Major Cell Groups

그림 10.3~6에는 주요 신경핵들이 표시되어 있다.

꼬리쪽 교뇌 Caudal Pons

꼬리쪽 교뇌에는 부분적으로 뇌신경과 연관된 중요한 핵이 몇 개 존재한다. 이러한 핵으로는 얼굴신경 운동핵motor nucleus of CN VII과 외전신경 운동핵motor nucleus of CN VI, 삼차신경 척수핵spinal nucleus of CN V, 상올리브핵superior olivary nucleus(청각로 중계핵), 솔기핵raphe nuclei, 교뇌핵pontine nuclei(교뇌기저부에 존재)을 들 수 있다.

입쪽 교뇌 Rostral Pons

입쪽 교뇌에 존재하는 주요 핵으로는 삼차신경 주감각핵main sensory nucleus of CN V과 삼차신경 중뇌핵mesencephalic nucleus of CN V, 삼차신경 운동핵motor nucleus of CN V, 상전정핵superior vestibular nucleus, 외측전정핵lateral vestibular nucleus, 청색반점locus ceruleus을 들 수 있다. 다른 신경핵(교뇌핵pontine nuclei [교뇌기저부에 위치] 및 솔기핵raphe nuclei [교뇌피개에 위치]과 같은)도 교뇌의 모든 높이에 존재한다.

교뇌기저부 Basilar Pons

전체 교뇌를 두 부분, 즉 등쪽 부위와 배쪽 부위로 나눌 수 있다. 등쪽 부위를 피개뒤판·tegmentum라고 부르며 연수 및 중뇌 피개와 이어져 있다. 배쪽 부위를 교뇌기저부basilar pons라고 부른다. 교뇌기저부는 배쪽 연수의 입쪽 연장부위로 볼 수 있으며 피라미드로pyramidal tract를 포함하고

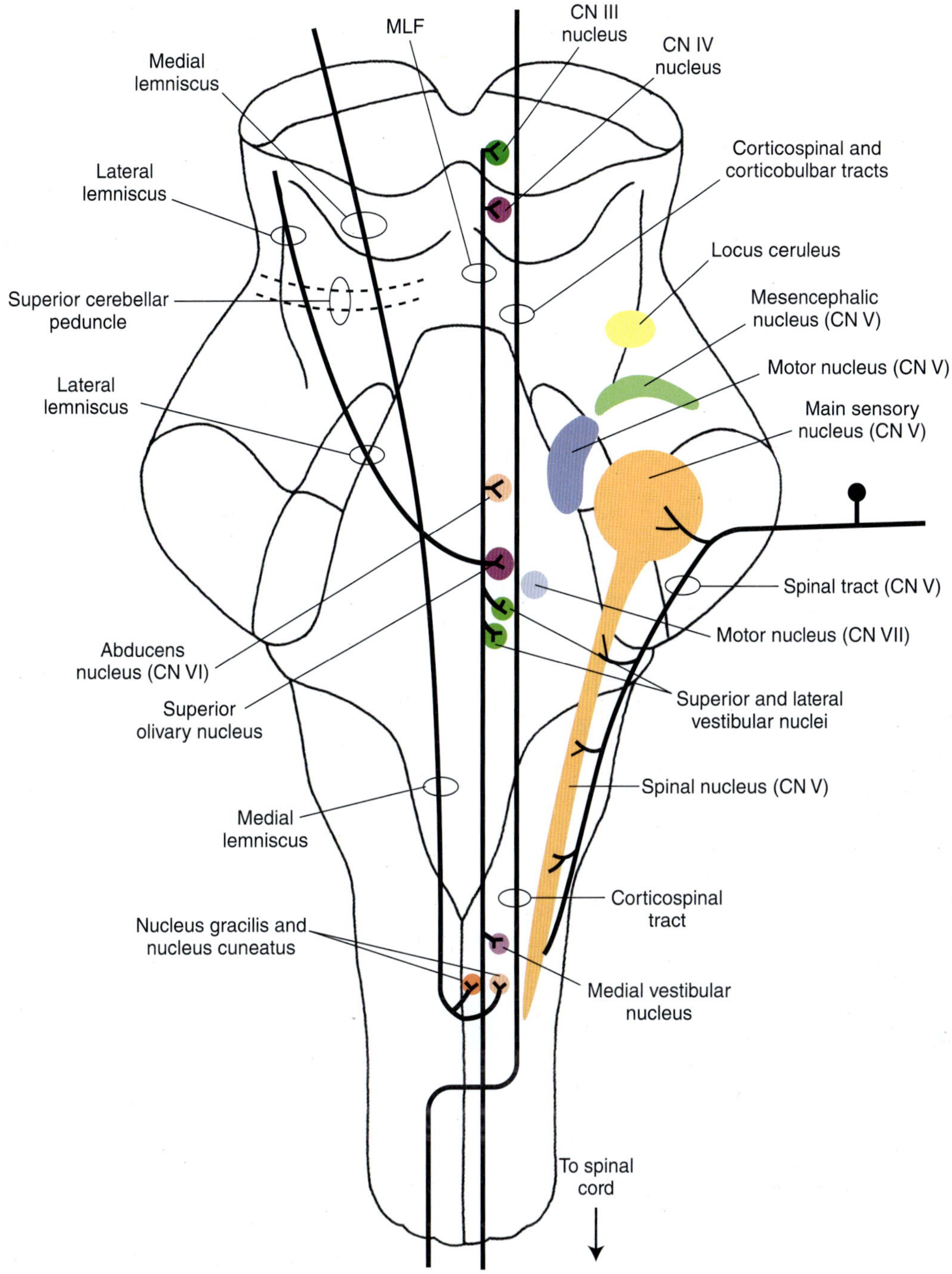

그림 10.3 주요 신경핵의 대략적인 위치와 교뇌를 통해 오르내리는 주요 신경로.

있다. 그러나 교뇌 높이에서는 뚜렷한 형태적 변화를 관찰할 수 있다. 가장 중요한 특징은 커다란 신경섬유다발이 뚜렷하게 존재하는 것인데, 이들 신경섬유다발은 가로방향으로 주행하여 중간소뇌다리MCP(중간소뇌다리는 소뇌피질로 들어감)에 합쳐진다. 교뇌가로섬유pontine transverse fiber 사이에는 수많은 신경핵들이 산재해 있다. 이 핵들을 **교뇌(심부)핵**(deep) pontine nuclei이라 부른다. 이들 신경핵은 교뇌가로섬유의 출발부위이기 때문에 중요하다. 교뇌핵은 대뇌피질로부터 중요한 입력을 받아 소뇌피질로 축삭(교뇌가로섬유)을 보낸다. 따라서 대뇌피질로부터 소뇌피질로 들어가는 신경로는 두 개의 신경회로(피질교뇌섬유cerebropontine fiber와 교뇌소뇌섬유pontocerebellar fiber)로 이루어져 있다. 이 신경로의 기능적 중요성에 대해서는 20장에서 더 자세히 다룬다.

교뇌핵과 교뇌가로섬유 이외에도 교뇌기저부에는 피질척수로corticospinal tract와 피질뇌간로corticobulbar tract가 포함되어 있는데, 이들 신경로는 뇌간의 세로축을 따라 교뇌가로섬유와 직각을 이루며 하행한다. 교뇌 높이에서 수많은 **피질뇌간로**corticobulbar tract(피질핵로corticonuclear tract라고도 함) 섬유들이 빠져나와 주로 그물체 개재뉴런(뇌신경 운동핵 및 그물척수섬유 신경핵 근처에 위치함)에 종지한다.

교뇌피개 Pontine Tegmentum

하부 교뇌 Lower (Caudal) Half of the Pons

하부 교뇌lower pons(꼬리쪽 교뇌caudal pons)에는 연수와 공통적인 특징이 여전히 존재한다(그림 10.4). 다음 구조물에 주목하자. 내측세로다발MLF과 덮개척수로tectospinal tract는 교뇌의 등쪽내측부위에 위치하며, 척수핵spinal nucleus과 척수신경로spinal tract는 교뇌의 외측부위에 위치하며, 내측섬유띠medial lemniscus는 여전히 교뇌피개의 배쪽내측부위에 위치하고 있다.

하부 교뇌에서 관찰되는 중요한 구조물은 다음과 같다.

1. **외전신경핵**abducens nucleus·nucleus of CN VI. 이 핵은 제4뇌실 바닥에 가까운 교뇌의 등쪽내측부위에 위치한다. 외전신경핵은 일반체성원심뉴런GSE neuron (하위운동신경원lower motor neuron [LMN])으로 외직근lateral rectus muscle을 지배하므로 안구를 외측방향으로 움직이게 한다.
2. **얼굴신경핵**facial nucleus·nucleus of CN VII. 이 핵은 교뇌피개의 배쪽외측부위에 위치한다. 이 핵의 축삭(특수내장원심SVE섬유)은 특이하게 처음에는 등쪽내측방향으로 주행한다. 얼굴신경이 교뇌 등쪽부위에 도달하여 얼굴둔덕facial colliculus을 형성하면서 외전신경핵 뒤를 돌아 외측으로 주행한다. 얼굴신경은 이어서 배쪽외측방향으로 주행한 후 뇌를 빠져 나와 동측 얼굴표정근에 분포한다.
3. 상·외측 **전정핵**superior and lateral vestibular nuclei. 이들 신경핵은 교뇌피개의 등쪽외측부위에 위치하며, 본래 더 꼬리쪽에 있는 연수에 분포하던 내측·하 전정핵을 대체한다. 상전정핵superior vestibular nucleus과 외측전정핵lateral vestibular nucleus은 전정기관으로부터 직접적으로 입력을 받아 내측세로다발MLF로 전달한다. 또한 외측전정핵의 축삭은 외측전정척수로lateral vestibulospinal tract를 형성하며, 이 신경로는 전 척수 높이에 분포한다. 8장과 18장에서 설명한 대로, 이 신경로의 역할은 신전근 운동뉴런extensor motor neuron을 촉진하는 것이다.
4. 청각중계구조물인 **마름섬유체**trapezoid body(그리고 마름섬유체핵nucleus of trapezoid body)와 **상올리브핵**superior olivary nucleus, **외측섬유띠**lateral lemniscus. 이들 핵은 교뇌피개의 배쪽부위에 위치한다. 마름섬유체핵 및 상올리브핵은 달팽이핵으로부터 주로 청각입력을 받아 뇌간 고위중추로 청각신호를 전달한다. 마름섬유체는 맞교차섬유commissural fiber를 형성하는데, 맞교차섬유는 배쪽 달팽이핵ventral cochlear nucleus 또는 상올리브핵superior olivary nucleus으로부터 출발한다. 외측섬유띠는 달팽이핵과 상올리브핵의 신경섬유로 이루어져 있으며, 아래둔덕inferior colliculus으로 청각신호를 전달한다. 청각경로의 구조와 특성에 대한 자세한 내용은 16장에서 다룬다.
5. **상타액핵**superior salivatory nucleus. 이 신경핵GVE은 외전신경핵abducens nucleus의 바로 배쪽외측부위에 위치한다. 상타액핵으로부터 얼굴신경의 부교감신경 절전섬유가 출발하여 악하신경절submandibular ganglion (상악하신경절submaxillary ganglion)과 날개입천장신경절pterygopalatine ganglion에 분포한다. 따라서 이 핵은 눈물분비와 침분비, 혈관이완을 매개한다. 상타액핵은 매우 작아 특별한 생리학적 또는 조직학적 처리를 하지 않으면 관찰할 수 없다. (뇌신경 기능에 대한 자세한 내용은 13장을 참조할 것.)
6. **그물체**reticular formation에 있는 신경핵과 신경섬유. 9장에서 설명한 대로, 그물체는 하부 연수에서부터 입쪽 중뇌까지 이어져 있다. 교뇌그물체pontine reticular formation는 세 구역, 즉 중심구역midline region(**솔기핵**raphe nuclei을 포함함)과 거대세포구역large-celled region(그물체의 내측 2/3에 위치함), 소세포구역small-celled region(외측부에 위치함)으로 이루어져 있다. 간략히 설명하면, 솔기핵세포raphe cells는 세로토닌을 생산하며 많은 중추신경계 부위로 투사한다. 거대세포구역은 중심피개로central tegmental tract에 많이 포함되어 있는 긴 상·하행 신경로를 내며, 소세포구역은 그물체로 들어가는 입력의 원천 역할을 한다.

상부 교뇌 Upper (Rostral) Half of the Pons

상부 교뇌upper pons (입쪽 교뇌rostral pons)에서는 수많은 구조물들이 처음으로 출현한다. 이러한 구조물은 다음과 같다.

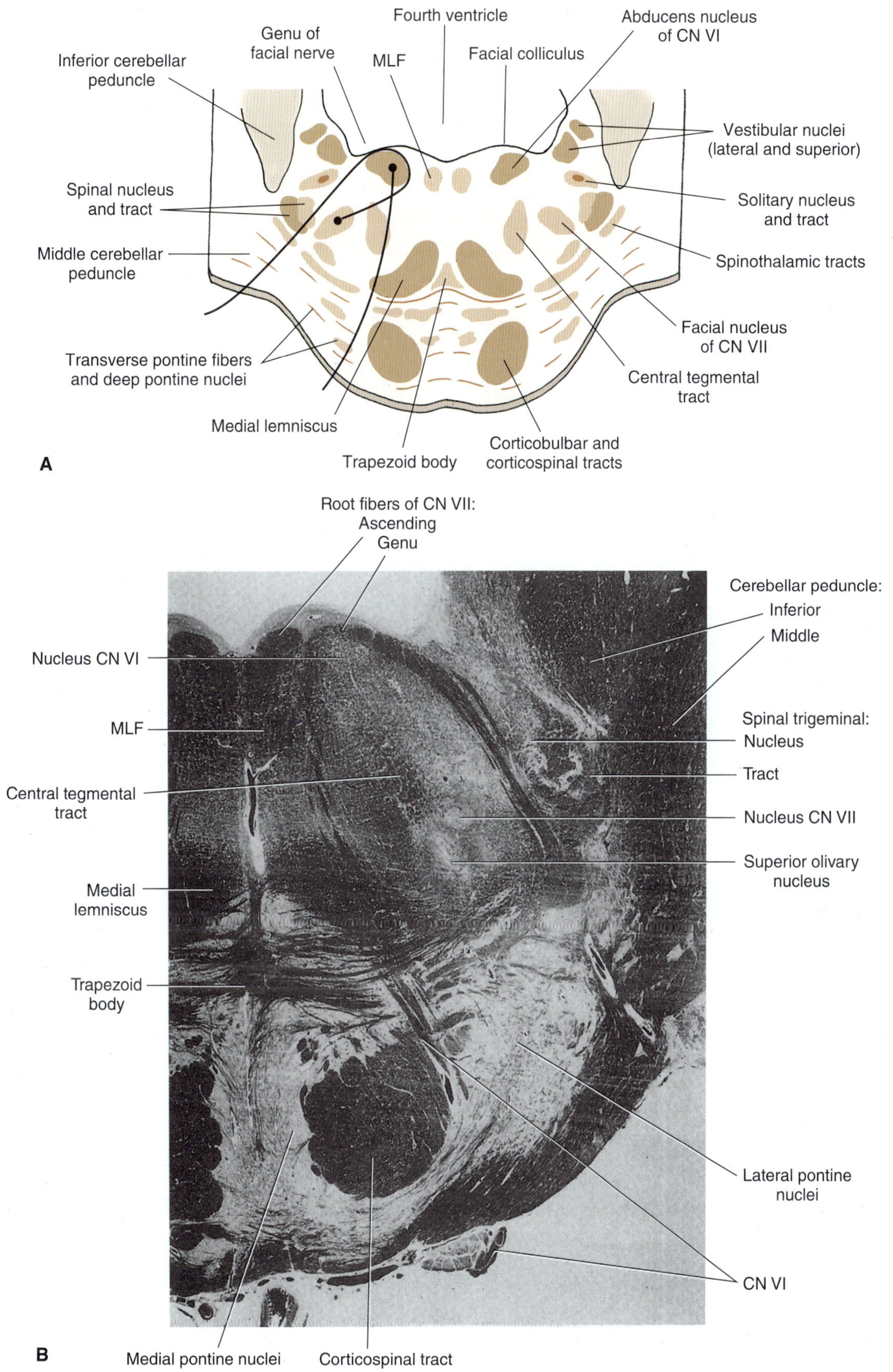

그림 10.4 꼬리쪽 교뇌. **(A)** 꼬리쪽 교뇌의 얼굴둔덕을 지나는 수평단면. 얼굴신경 축삭은 외전신경핵의 등쪽부위 주위를 등쪽내측 방향으로 돌아 주행하면서 얼굴둔덕을 형성하며, 이어서 배쪽외측 방향으로 주행하여 뇌간을 빠져나간다는 점에 주목하자. 이와는 반대로, 외전신경 축삭은 배쪽으로 진행하여 상대적으로 내측부위를 통해 뇌간을 빠져나간다. **(B)** 미엘린 염색 후 관찰한 꼬리쪽 교뇌의 수평단면. (Panel B: Reproduced with permission from Parent A: Carpenter's Human Neuroanatomy, 9th ed. Baltimore: Williams & Wilkins, 1996, p. 496.)

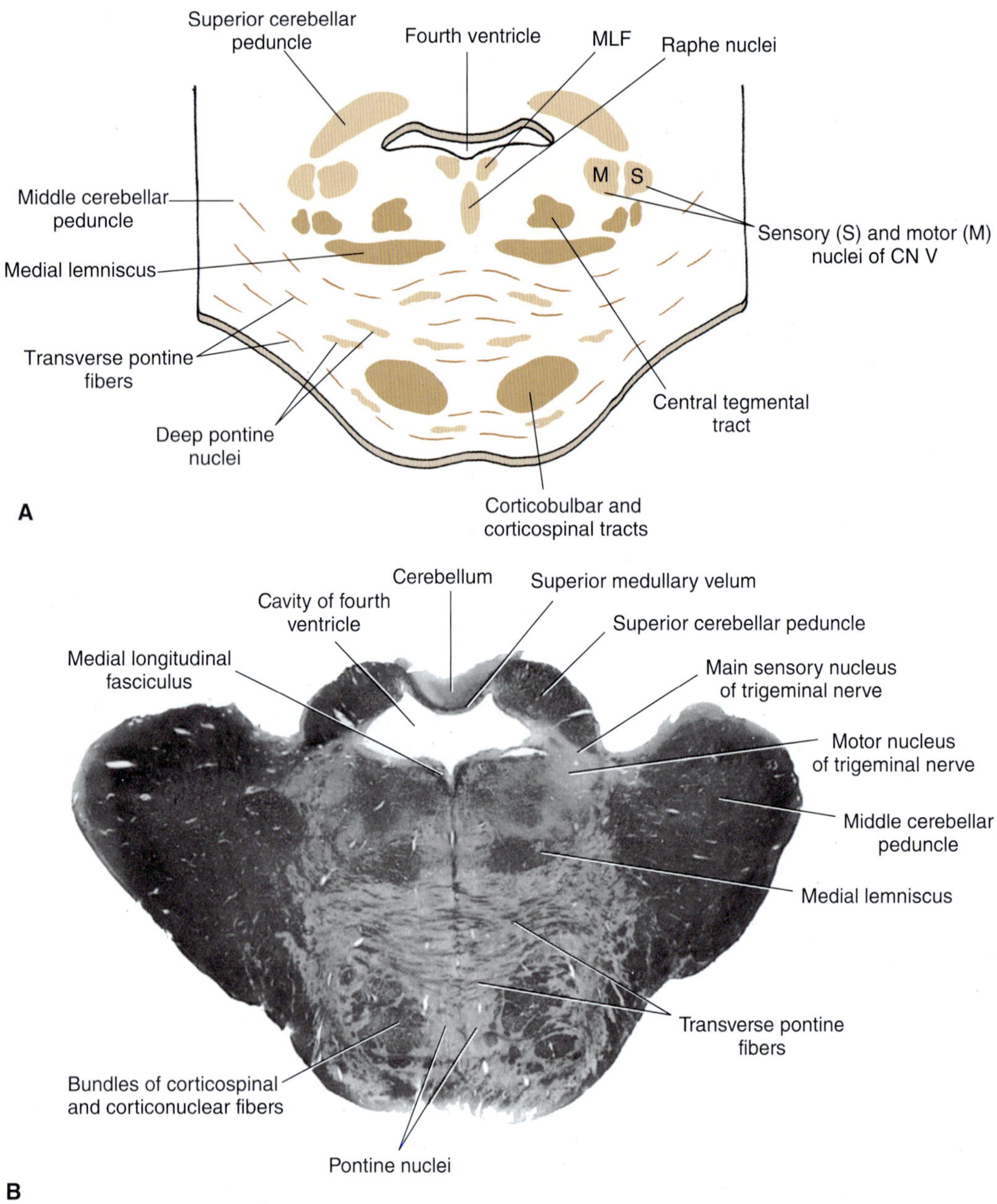

그림 10.5 중간 교뇌. **(A)** 중간 교뇌의 삼차신경 주감각핵 및 운동핵을 지나는 수평단면. **(B)** 미엘린 염색 후 관찰한 동일한 높이의 중간 교뇌의 수평단면. (Panel B: Reproduced with permission from Snell RS: Clinical Neuroanatomy, 6th ed. Philadelphia: Lippincott Williams & Wilkins, 2006, p. 198.)

1. **삼차신경 주감각핵** main sensory nucleus of CN V. 삼차신경 주감각핵(일반감각구심성분GSA)은 교뇌피개의 등쪽외측부위에 존재하는 큰 신경핵이다. 이 핵은 하부 수평단면에서 보이던 삼차신경 척수핵 spinal trigeminal nucleus 자리를 차지하고 있다. 이 핵은 머리부위에서 들어오는 체성감각정보를 전달하는 이차뉴런을 포함하며, 이 핵의 축삭은 시상의 배쪽후내측핵VPM으로 투사한다(그림 10.5).
2. **삼차신경 운동핵** motor nucleus of CN V. 삼차신경 운동핵(특수내장원심성분SVE)은 저작근 mastication muscle을 지배하는 축삭으로 투사하므로 턱을 닫는데 중추적인 역할을 한다. 이 핵은 삼차신경 주감각핵 바로 내측에 위치하며, 삼차신경뿌리섬유 trigeminal root fibers(운동핵과 주감각핵 사이를 지나는)가 존재하므로 주감각핵과 구분된다(그림 10.5).
3. **청색반점핵** nucleus locus ceruleus. 이 핵은 상부 교뇌피개(삼차신경 운동핵을 지나는 수평단면 및 이 부위의 약간 입쪽 부위)의 등쪽외측부위에 위치한다(그림 10.6). 청색반점 locus

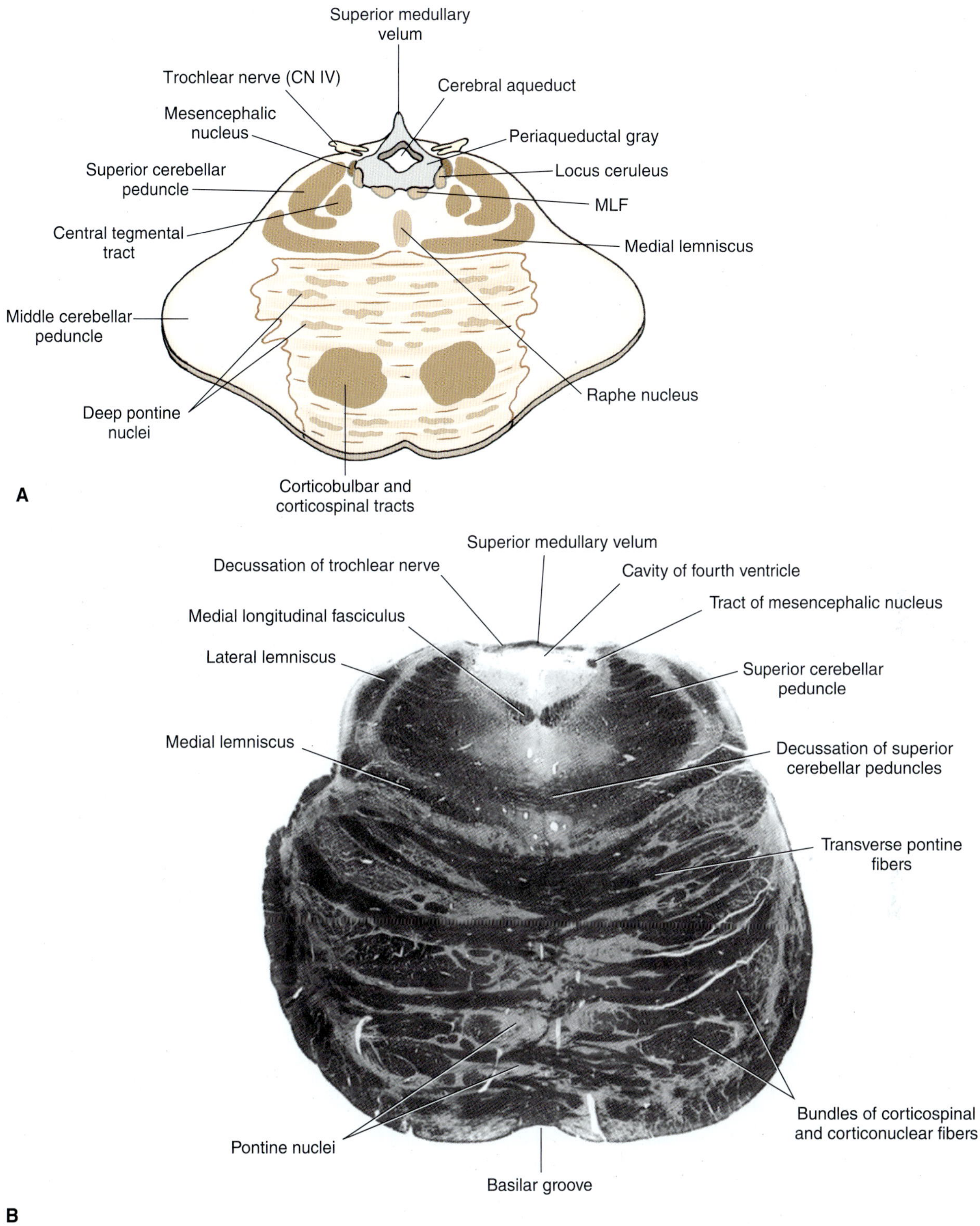

그림 10.6 입쪽 교뇌. (A) 상부 교뇌의 청색반점과 삼차신경 중뇌핵을 지나는 수평단면. (B) 미엘린 염색 후 관찰한 동일한 높이의 상부 교뇌 수평단면. (Panel B: Reproduced with permission from Snell RS: Clinical Neuroanatomy, 6th ed. Philadelphia: Lippincott Williams & Wilkins, 2006, p. 199.)

ceruleus은 노르에피네프린-함유 뉴런으로 이루어져 있으며, 뇌간에 있는 여러 신경핵과 전뇌(대뇌피질 포함), 소뇌로 투사한다.

4. **삼차신경 중뇌핵** mesencephalic nucleus of CN V. 중뇌핵은 입쪽 교뇌에서부터 중뇌까지 뻗어 있다. 이 핵은 제4뇌실의 입쪽 말단 주변을 둘러싸고 있는 회색질의 배

쪽외측부위와 대뇌수도관 시작부위에 위치한다(그림 10.6). 이 핵은 주로 턱과 턱 주변 근육(교근masseter muscle, 측두근tempolaris muscle)의 근방추로부터 입력을 받으며, 턱을 닫는 반사를 일으키는 구심정보를 제공한다.

5. **위소뇌다리**상소뇌각·superior cerebellar peduncle [SCP]. 입쪽 교뇌에 있는 위소뇌다리SCP는 소뇌로부터 중뇌와 시상으로 나가는 대부분의 소뇌원심섬유들을 포함하고 있으며, 제4뇌실의 외측벽을 형성한다(그림 10.5). 양쪽 위소뇌다리SCP는 제4뇌실의 지붕을 형성하고 있는 **상연수천장**superior medullary velum에 의해 서로 붙어 있다. 교뇌의 입쪽 경계부위에서(그림 10.6) 위소뇌다리SCP는 교뇌로 들어와 중심을 향해 주행한다. 이들 섬유는 꼬리쪽 중뇌에서 만나 반대측 뇌간으로 교차한다.

소뇌 Cerebellum

1장에서 설명한 대로, 소뇌의 주요 기능은 운동기능을 통합하는 것이다. 소뇌는 손상되는 부위에 따라 균형소실과 떨림, 근육협동운동 소실, 근긴장저하와 같은 증상이 나타난다. 소뇌는 3쌍의 소뇌다리에 의해 뇌간에 붙어 있다(그림 1.9 참조). **아래소뇌다리**하소뇌각·inferior cerebellar peduncle [ICP]는 상부 연수의 등쪽외측부위에서 소뇌로 이어져 있다. 이곳에는 척수와 하부 뇌간에서 출발하는 신경섬유들이 포함되어 있다. **중간소뇌다리**중소뇌각·middle cerebellar peduncle [MCP]는 교뇌의 외측부위에 위치하므로 교뇌 외측부위에서 소뇌로 들어간다. 중간소뇌다리MCP는 주로 대뇌피질과 소뇌피질을 연결하는 이중시냅스 경로의 이차가지로 이루어져 있다. **위소뇌다리**상소뇌각·superior cerebellar peduncle [SCP]는 소뇌의 입쪽내측부위로부터 입쪽 방향으로 주행하여 상부 교뇌 높이에서 뇌간으로 들어가는데, 주된 표적은 적색핵red nucleus 및 시상의 외측배쪽핵VL(이어서 대뇌피질로 투사함)이다. 따라서 아래·중간소뇌다리ICP·MCP는 일반적으로 소뇌로 들어가는 소뇌구심섬유를 포함하고 있는 반면, 위소뇌다리SCP는 소뇌에서 나오는 소뇌원심섬유를 포함하고 있다.

소뇌는 두 개의 소뇌반구cerebellar hemisphere와 소뇌벌레vermis(소뇌반구를 연결하는 부위)로 이루어져 있다(그림 10.7). 소뇌반구는 3개의 엽으로 나뉜다. 중뇌에 가장 가까이 위치하는 엽을 **소뇌전엽**anterior lobe이라 하며, 소뇌전엽은 주로 척수로부터 입력을 받고 **일차틈새**primary fissure에 의해 **소뇌후엽**posterior lobe(가장 큰 소뇌엽)으로부터 분리되어 있다. 소뇌후엽은 대뇌피질 및 여러 뇌간 구조물(예, 그물체와 하올리브핵)로부터 입력을 받는다. **타래결절엽**flocculonodular lobe(가장 작은 소뇌엽)은 주로 전정기관이나 전정뉴런으로부터 입력을 받는다. 이 소뇌엽은 소뇌의 가장 하부에 위치하며 **후외측틈새**posterolateral fissure에 의해 소뇌후엽으로부터 분리되어 있다.

소뇌 내부는 소뇌피질cortex과 백색질white matter(회색질gray matter 바로 아래에 위치), **심부핵**deep cerebellar nuclei(여러 개의 신경핵으로 구성)으로 이루어져 있다. 심부핵 중 맨 외측에 있는 가장 큰 핵을 **치아핵**dentate nucleus이라 부르며, 치아핵의 축삭은 시상의 외측배쪽핵VL으로 투사한다(그림 10.8). 가장 내측에 있는 핵을 **꼭지핵**fastigial nucleus이라 부르며, 주로 그물체 및 전정뉴런으로 투사한다. 치아핵과 꼭지핵 사이에 두 개의 작은 핵(마개핵, 둥근핵)이 위치한다. 사람의 경우, **둥근핵**globose nucleus은 마개핵의 내측에 위치하며, **마개핵**emboliform nucleus은 치아핵 입구에 가까이 위치한다. 그러나 하등동물(예, 고양이)에서는 이 두 핵이 합쳐져 있으며, 이를 **중간위치핵**interposed nuclei이라 한다. 중간위치핵의 주요 표적은 중뇌에 있는 적색핵red nucleus이다. 따라서 심부핵은 이들 핵의 축삭들이 소뇌 밖으로 정보를 내보내는 주된 경로라는 점에서 중요하다.

소뇌의 해부학·생리학·임상 연관성에 관한 자세한 내용은 20장에서 다룬다.

임상적 고찰 Clinical Considerations

9장에서 설명한 대로, 서로 다른 동맥을 침범하는 혈관폐쇄는 다른 구조물을 손상시키므로 다양한 조합의 신경학적 증상을 일으킨다. 특정 교뇌 부위의 손상과 연관된 다양한 증후군이 알려져 있다. 가장 흔한 교뇌 증후군을 아래에서 설명한다.

꼬리쪽교뇌피개증후군 Caudal Tegmental Pontine Syndrome

꼬리쪽교뇌피개증후군은 뇌기저동맥basilar artery의 둘레분지circumferential branch 폐색에 의해 발생하며, 꼬리쪽 교뇌피개에 위치하는 구조물에 영향을 미친다. 침범되는 주요 구조물로는 내측세로다발MLF과 외전신경 운동핵, 얼

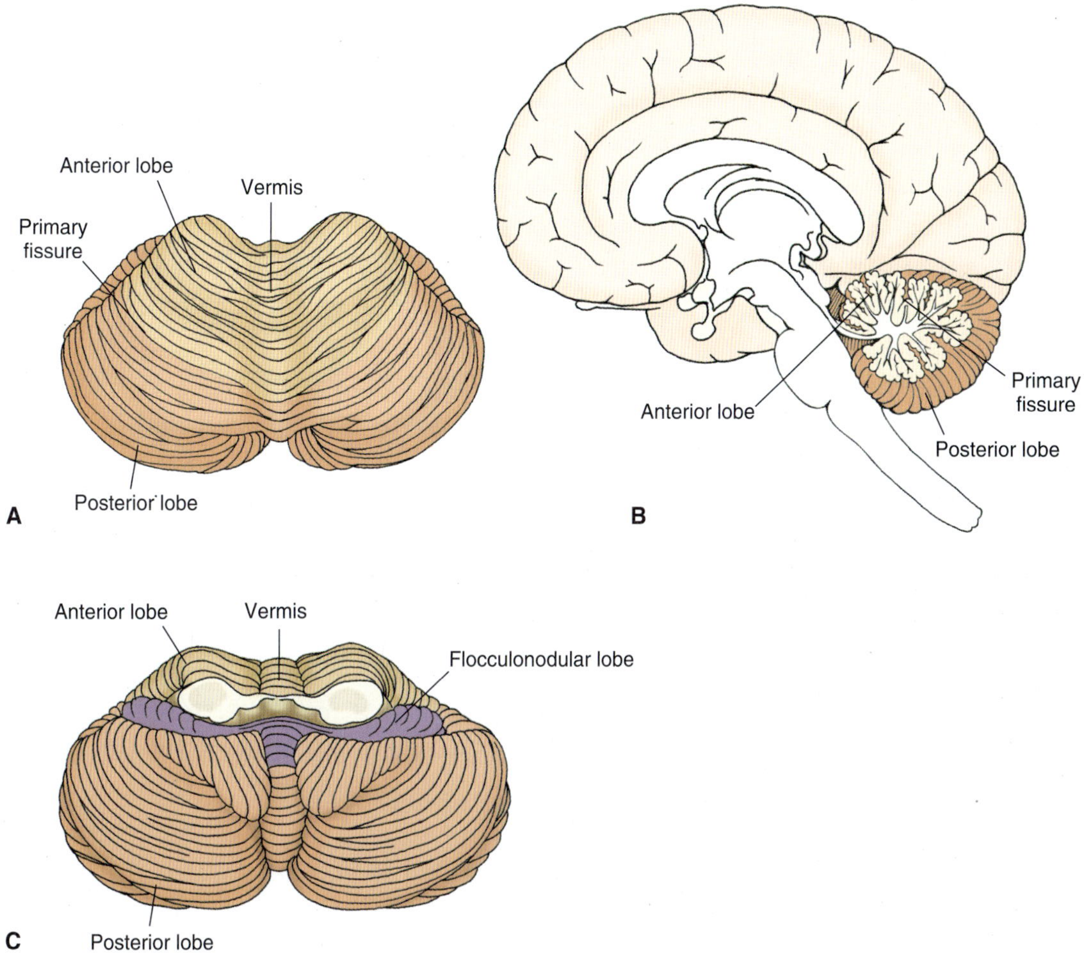

그림 10.7 소뇌. 소뇌전엽과 소뇌후엽, 타래결절엽 뿐만 아니라 소뇌반구와 소뇌벌레를 나타낸 (A) 소뇌의 윗면, (B) 소뇌의 정중시상면, (C) 소뇌의 아랫면.

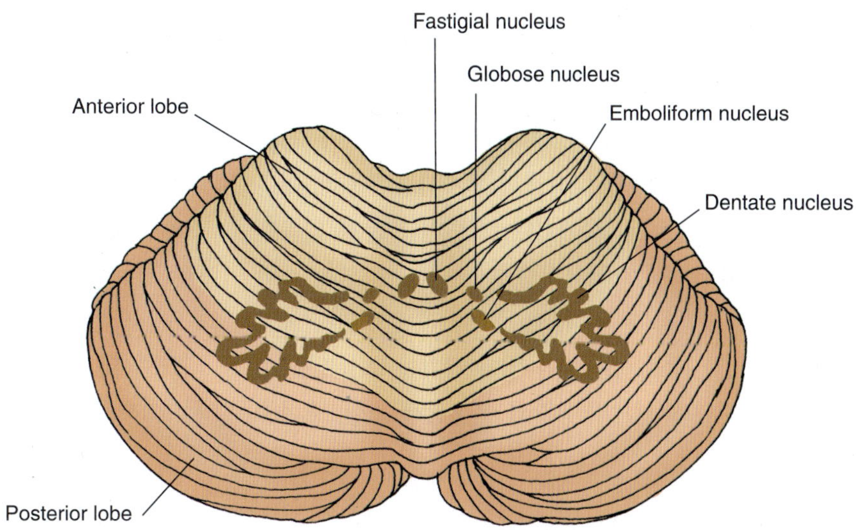

그림 10.8 소뇌와 소뇌심부핵. 소뇌심부핵의 위치를 나타낸 그림. 가장 큰 심부핵인 치아핵은 외측에 위치한다. 꼭지핵은 내측에 위치하며, 둥근핵과 마개핵은 중간부위에 위치한다.

굴신경 운동핵, 삼차신경 척수핵, 척수시상로, 시상하부로부터 내려오는 하행신경로를 들 수 있다. 따라서 이러한 혈관폐색에 의해 나타나는 손상으로는 동측 얼굴마비(얼굴신경 마비), 외측주시마비(외전신경 마비), 그리고 **호너증후군**Horner's syndrome(하부 뇌간으로 내려오는 교감신경섬유 차단)을 들 수 있다. 이 증후군의 증상과 징후의 정도는 손상 범위(혈관폐색에 의해 일어난)에 의해 결정된다.

꼬리쪽교뇌기저부증후군
Caudal Basal Pontine Syndrome

꼬리쪽교뇌기저부증후군은 주로 뇌기저동맥basilar artery의 정중곁분지paramedian branch와 연관되어 있으며, 주로 하행하는 피질척수로를 침범하고, 병변이 내측으로 충분히 확장될 경우 외전신경섬유도 침범될 수 있다. 이러한 병변에 따른 결과는 전형적으로 반대측 반신마비 및 외전신경 마비 징후(병변 동측 안구를 외전시키지 못함)가 발생하게 된다.

입쪽교뇌기저부증후군
Rostral Basal Pontine Syndrome

입쪽교뇌기저부증후군은 교뇌기저부의 입쪽 절반에 영향을 주는 뇌기저동맥basilar artery의 정중곁분지paramedian branch 폐색에 의해 발생하며, 그럴 경우 삼차신경의 감각축삭과 운동축삭, 그리고 피질척수로를 침범하게 될 것이다. 가장 흔한 손상 증상으로는 반대측 반신마비(피질척수로 손상 증상), 그리고 동측 얼굴감각 및 저작기능 소실(삼차신경 손상 증상)을 들 수 있다.

입쪽교뇌피개증후군
Rostral Pontine Tegmental Syndrome

입쪽교뇌피개증후군은 주로 뇌기저동맥basilar artery의 긴둘레분지long circumferential branch 폐색과 연관되어 있다. 침범되는 구조물은 삼차신경 감각핵과 삼차신경 운동핵, 내측섬유띠, 척수시상로, 그물체이며, 병변이 충분히 외측으로 확장된 경우 중간소뇌다리MCP에 포함되어 있는 소뇌구심섬유도 침범될 수 있다. 이 증후군과 관련된 전형적인 손상 증상은 동측 얼굴감각 및 저작기능 소실(삼차신경 손상 증상); 반대측 신체의 통각과 온도감각 소실, 호너증후군, 자각 고유감각 소실(척수시상로 및 내측섬유띠 손상 증상)이며; 심할 경우 운동실조(소뇌구심섬유 손상 증상)가 나타날 수 있다.

교뇌와 연관된 기타 증후군
Other Related Syndromes of the Pons

위에서 설명한 증후군 이외에도 여러 가지 증후군이 알려져 있으며, 일부 증후군을 여기서 설명한다.

감금증후군 Locked-In Syndrome

교뇌기저부에 큰 경색이 발생한 경우, 피질뇌간로corticobulbar tract 및 피질척수로corticospinal tract 모두와 연관된 중대한 기능소실이 일어나며, 이를 **감금증후군**이라 한다. 이 경우에, 대부분의 운동기능이 소실(피질척수로 손상에 의해 사지마비가 나타나고, 피질뇌간로 손상에 의해 뇌신경 운동기능이 소실됨)되고, 환자는 눈을 깜박이는 것blinking과 수직주시vertical gaze만 할 수 있다. 따라서 환자가 외부와 소통할 수 있는 방법은 눈을 깜박이거나 안구를 수직방향으로 움직이는 방법뿐이다.

내측피개증후군 Medial Tegmental Syndrome

내측 교뇌에 국한된 병변이 발생한 경우를 **내측피개증후군**이라 하며, 이때 외전신경핵과 얼굴신경섬유(외전신경핵 주변을 돌아 주행함)뿐 아니라 내측섬유띠도 침범될 수 있다. 이때 발생하는 손상 증상은 동측 얼굴마비와 동측 안구의 외측주시마비, 그리고 병변이 배쪽으로 확장되어 내측섬유띠를 침범한 경우에는 반대측 신체의 자각 고유감각 소실 및 분별촉각 소실이 일어난다.

하나반증후군 One-and-a-Half Syndrome

등쪽내측피개에 국한된 병변이 있을 경우, 외전신경핵과 외측주시중추lateral gaze center(정중곁교뇌그물체PPRF에 위치; 13장 참조), 내측세로다발MLF이 손상되므로, 환자는 **하나반증후군**(핵간안근마비internuclear ophthalmoplegia[병변 동측 방향을 주시하지 못함]와 함께 외측주시마비lateral gaze paralysis를 나타냄)을 나타낼 것이다. 따라서 환자는 동측 안구를 수평방향으로 움직일 수 없고, 반대측 안구는 외전운동만 가능하게 되므로 대개 반대측 안구에서 안진nystagmus이 발생하게 된다(13장과 16장의 안진에 대한 설명 참조).

임상 증례

병력

병원에서 첫 야간 당직 근무를 하던 인턴에게 간호사가 시모어Seymour라는 노인환자가 갑가지 혼수상태에 빠진 것처럼 보인다고 말하였다. 혈관질환 병력과 금연을 하지 못하는 것 이외에 이 환자의 혼수의 원인을 찾을 수는 없었다.

진찰

시모어를 진찰한 인턴은 자신이 환자에게 질문을 하였을 때 환자가 자신을 똑바로 쳐다보고 눈을 깜박이라고 하였을 때 눈을 깜박이는 것을 알아차렸다. 눈을 두 번 깜박이라고 하거나 눈을 감고 있으라고 하였을 때 그는 그대로 할 수 있었다. 그러나 나머지 신체를 이용해야 하는 어떤 명령도 수행하지 못했다. 시모어는 말을 할 수 없었으며 팔다리도 움직이지 못했다. 인턴이 말을 할 때 환자는 인턴을 주시할 수 있었다. 인턴은 시모어에게 자신의 말을 이해하지만 그 지시에 따르는 움직임을 할 수 없는 것이면 눈을 두 번 깜박이라고 하였고, 시모어는 그렇게 하였다. 그의 팔과 다리는 마비된 것처럼 보였으며, 양쪽 발바닥의 외측부위를 긁었을 때 엄지발가락은 뒤로 굽혀졌고, 나머지 발가락은 펴졌다.

설명

시모어가 나타내는 증후군은 뇌기저동맥에 의해 혈액을 공급받는 교뇌기저부의 내측 절반의 경색에 의해 발생하는 감금증후군locked-in syndrome이다. 교뇌의 이 부위에는 피질척수로와 피질뇌간로가 존재하며, 이 부위의 경색은 얼굴 및 신체의 양쪽 마비를 초래하고 말을 하지 못하게 되는 것을 포함하여 거의 모든 혹은 모든 운동기능이 마비된다. 종종 교뇌피개(즉 그물체)는 보존되므로 의식과 감각은 유지된다. 따라서 환자는 혼수상태처럼 보이지만 실제로는 각성상태를 유지한다. 이 증후군에 대한 기술을 처음으로 발견할 수 있는 곳 중 하나는 '몬테 크리스토 백작The Count of Monte Cristo'(1844년에 발간된 알렉상드르 뒤마Alexandre Dumas의 소설)이다. 소설 속 캐릭터인 '누아르티에 드 빌포르Monsieur Noirtier de Villefort'는 말을 할 수 없었을 뿐 아니라 사지를 모두 움직일 수 없었으며, 눈을 깜박이는 것으로 외부와 소통하였고, 이러한 방식으로 자신의 유언서까지도 받아쓰게 하였다. 뒤마가 서술한 이 질병은 갑자기 발생하였고, 아마도 그 원인은 혈관사고vascular accident였을 것이다.

연습문제

질문

각 문항에서 가장 알맞은 답을 고르시오.

문항 1과 2

어떤 68세 여성이 자신의 집에서 의식을 잃은 채 응급실에 왔다. 며칠 후 의식을 회복하였으며, 신경학적 검사 결과, 안진이 관찰되었으며, 우측 눈이 내측으로 편위되었고, 우측 얼굴의 감각 및 좌측 신체의 통각과 온도감각이 소실되었으며, 호너증후군이 관찰되었고, 일부 협동운동 소실이 있었다. 신경과의사는 뇌졸중으로 진단하였다.

1. 이 환자에서 가장 가능성이 높은 뇌졸중 발생부위는?
   a. 양측 교뇌-중뇌 경계부
   b. 우측 교뇌기저부
   c. 좌측 교뇌기저부
   d. 우측 교뇌피개
   e. 좌측 교뇌피개

2. 뇌졸중에 의해 침범된 구조물은?
   a. 피질척수로, 내측섬유띠, 척수시상로, 중간소뇌다리, 삼차시상로, 우측 입쪽교뇌의 그물체
   b. 척수시상로, 삼차신경 구조물, 내측섬유띠, 내측세로다발, 전정달팽이신경, 우측 꼬리쪽 교뇌의 중간소뇌다리
   c. 내측세로다발, 외전신경, 중간소뇌다리, 그물체, 척수시상로, 우측 꼬리쪽 교뇌의 삼차시상로 구조물

정답 및 설명

1과 2 정답: **1-d, 2-c**

이런 손상 증상들을 나타내는 병변은 당연히 우측 교뇌피개에 존재한다. 병변은 우측에 존재하는데, 그 이유는 머리로부터 들어오는 일차감각섬유는 교차하지 않는 반면, 신체로부터 들어오는 통각 및 온도감각 섬유는 교차하기 때문이다. 교뇌피개에는 이들 신경섬유들이 분포한다. 교뇌피개에는 하행성 교감신경섬유와 내측세로다발, 외전신경 및 외전신경핵 역시 존재하므로 이 증례에서 기술된 손상 증상들이 나타나게 된다.

연습문제 (계속)

d. 교뇌 경계부 근처의 우측 교뇌피개의 그물체
e. 소뇌, 내측세로다발, 내측섬유띠, 척수시상로, 삼차신경 주감각핵, 우측 입쪽 교뇌의 얼굴신경 운동핵

3. 어떤 환자를 검사한 결과, 우측 눈에서 외측주시마비와 복시가 나타났고, 우측 얼굴에서 미소를 지을 수 없었다. 병변이 발생한 주된 부위는?
a. 우측 꼬리쪽 교뇌의 등쪽부위
b. 우측 입쪽 교뇌의 등쪽부위
c. 좌측 교뇌기저부의 꼬리쪽부위
d. 우측 교뇌기저부의 입쪽부위
e. 삼차신경 주감각핵 수평단면의 교뇌 중간선 부위

4. 여성 노인 환자가 화장실에서 넘어져 머리와 신체(몸통·사지)를 다친 후 응급실에 실려 왔다. 일반적인 신경학적 검사 결과, 걸으려고 할 때 균형을 유지하기 어려웠고 한쪽으로 넘어지는 경향을 보였다. 또한 우측 팔을 이용한 운동에서 심한 협동장애를 나타내었고 목적 지향적 운동을 시도할 때 떨림이 나타났다. 병변이 발생한 것으로 가장 의심되는 부위는?
a. 교뇌기저부
b. 꼬리쪽 교뇌피개의 외측부
c. 입쪽 교뇌피개의 외측부
d. 소뇌
e. 교뇌피개와 교뇌기저부의 중간선 부위

5. 턱에 분포하는 근방추의 활성에 의해 직접적으로 반응하는 신경핵은?
a. 얼굴신경 운동핵
b. 삼차신경 척수핵
c. 삼차신경 주감각핵
d. 삼차신경 운동핵
e. 삼차신경 중뇌핵

3. 정답: a

얼굴표정근 마비와 동반된 우측 눈의 외측주시장애는 병변이 얼굴둔덕 부위에 있을 때만 일어나는데, 얼굴둔덕에는 외전신경핵 뒤로 통과하는 얼굴신경 섬유가 존재한다. 다른 부위의 병변은 이 두 뇌신경 구조물을 포함하고 있지 않다.

4. 정답: d

소뇌는 운동기능을 조절하며, 소뇌에 병변이 발생할 경우 여러 가지 운동장애(균형소실, 협동운동장애, 목표 지향적 사지운동 시 나타나는 떨림 등)가 발생할 수 있다. 교뇌의 다른 부위에서 발생한 병변은 피질척수로 손상과 연관된 증상(상위운동신경원 마비 UMN paralysis)을 나타낸다.

5. 정답: e

삼차신경 중뇌핵은 머리 부위에 분포하는 일차뉴런의 세포체(이 뉴런의 말초수용기는 머리 부위의 근육에 분포하는 근방추이며, 이들 근방추는 이들 근육 중 하나의 신전에 반응함)를 포함하고 있다. 다른 답가지는 이와는 다른 감각(삼차신경 주감각핵 또는 삼차신경 척수핵)과 연관되어 있거나 운동기능(삼차신경 운동핵 또는 얼굴신경 운동핵)을 매개하는 구조물이다.

요 약

일부 신경전달물질의 합성과 제거, 분포

구조물 명칭	기능	병변의 결과
교뇌 신경로		
피라미드로(일부 피질뇌간로 포함) (Pyramidal tract)	사지의 수의적 운동을 조절하고, 설인신경과 미주신경, 설하신경의 운동 기능을 매개함	사지를 침범하는 상위운동신경원 마비 및 설인신경과 미주신경, 설하신경과 연관된 운동기능 장애
내측섬유띠(Medial lemniscus)	신체(몸통·사지)로부터 시상으로 자각 고유감각과 통각, 온도감각을 전달함(그리고 이어서 대뇌피질로 전달됨)	신체(몸통·사지)의 자각 고유감각 및 약간의 통각과 온도감각 소실. 약간의 운동실조를 나타냄
내측세로다발(Medial longitudinal fasciculus)	이 높이에서는 상행경로만 존재함. 전정입력에 반응하여 안구의 위치를 조절함	병변 반대측 안구의 내전 장애. 안진
삼차신경척수로(꼬리쪽 교뇌에만 존재) (Descending tract of CN V)	머리로부터 뇌로 체성감각(특히 통각과 온도감각)을 전달하는 일차뉴런	동측 머리부위로부터 들어오는 통각 및 온도감각 소실
외측척수시상로(Lateral spinothalamic tract)	신체(몸통·사지)로부터 통각 및 온도감각을 전달함	반대측 신체(몸통·사지)로부터 들어오는 통각 및 온도감각 소실
마름섬유체(Trapezoid body)	전정핵으로부터 들어오는 청각신호를 상올리브핵으로 전달함	부분적으로 중추신경계 청각장애를 나타낼 수 있음
적색척수로(Rubrospinal tract)	굴근 운동 뉴런을 촉진함	순수한 적색척수로 병변이 보고되지 않아 잘 모름
내측그물척수로 (Medial reticulospinal tract)	알파운동뉴런 및 감마운동뉴런을 통하여 근긴장도를 증가시킴	이 신경로만 침범된 증례는 없지만, 이론적으로 이 신경로를 통하여 척수로 들어가는 입력이 소실될 경우 근긴장저하가 발생할 수 있음(18장 및 22장 참조)
교뇌가로섬유(Transverse pontine fibers)	대뇌피질과 소뇌피질을 연결하는 두 개의 신경로의 일부로서 교뇌심부핵으로부터 소뇌로 들어가는 정보를 전달함	대체적으로 잘 모르지만, 이 신경로에 병변이 생길 경우 소뇌기능과 관련된 목표 지향적 운동조절에 영향을 미칠 가능성이 높음
교뇌 신경핵		
외측·상 전정핵 (Vestibular nuclei [lateral and superior])	전정감각을 척수와 뇌신경핵(안구운동을 조절하는 CN VI, CN IV, CN III), 소뇌로 전달함	안진, 병변 반대측 안구의 외전 장애, 소뇌로 들어가는 입력의 소실로 운동실조가 일어날 수 있음
교뇌심부핵(Deep pontine nuclei)	교뇌가로섬유의 원천으로서 중간소뇌다리를 통해 주행하여 소뇌피질로 들어가며, 대뇌피질로부터 소뇌피질로 들어가는 정보를 전달함	대체적으로 잘 모르지만, 이 신경로에 병변이 생기면 소뇌기능과 연관된 목표 지향적 운동의 조절 장애가 발생할 수 있음
그물체(Reticular formation)	수면 및 각성, 감각기능, 운동기능, 그리고 자율신경기능과 같은 다양한 기능을 매개하는 신경핵과 신경섬유	주로 의식 소실
외전신경핵(Abducens nucleus [CN VI])	동측 안구의 외측방향 움직임을 매개함	동측 안구를 외전시킬 수 없으므로 사시(동일한 물체에 양쪽 눈의 초점을 맞추지 못함) 발생
얼굴신경핵 및 얼굴신경 (Facial nucleus and nerve [CN VII])	얼굴표정을 매개하는 운동신경핵; 상타액핵(침샘, 날개입천장샘, 눈물샘, 입천장샘에 분포하는 부교감신경)	동측 표정근 마비와 침샘 기능 감소

요 약

일부 신경전달물질의 합성과 제거, 분포(계속)

구조물 명칭	기능	병변의 결과
교뇌 신경핵		
삼차신경 주감각핵 (Main sensory nucleus of CN V)	머리부위의 체성감각을 시상(이어서 대뇌피질로 전달됨)으로 전달하는 이차뉴런	병변 동측 머리부위의 체성감각 소실
삼차신경 운동핵(Motor nucleus of CN V)	저작근(그리고 턱닫힘반사근)을 매개함	턱닫힘반사 소실
삼차신경 중뇌핵 (Mesencephalic nucleus of CN V)	주로 턱에 분포하는 근방추로부터 들어오는 비자각 정보를 소뇌와 삼차신경 운동핵(단일시냅스로 구성되는 턱닫힘반사에 관여)으로 전달함	턱닫힘반사의 소실
청색반점핵 및 솔기핵 (Nucleus locus ceruleus and raphe nuclei)	각각 노르에피네프린과 세로토닌의 원천이며, 여러 중추신경계 구조물로 투사함	수면 및 각성 장애, 특히 감정행동 조절과 연관된 기능 장애
고립로핵(Solitary nucleus)	심혈관기능을 매개하고, 미각을 시상으로 전달하는 중계핵으로 작용함	심혈관계 조절 및 미각 소실
소뇌		
소뇌앞엽, 소뇌뒤엽, 타래결절엽 (Anterior, posterior, and flocculonodular lobes)	균형과 협동운동, 근긴장도를 조절하기 위해 세 개의 소뇌엽은 척수(주로 소뇌전엽)와 뇌간(소뇌전엽과 소뇌후엽), 전정구조물(타래결절엽), 대뇌피질(주로 소뇌후엽)로부터 선택적으로 입력을 받음	침범된 부위에 따라 다르지만, 병변에 의해 균형소실이나 근긴장저하, 협동운동소실이 발생할 수 있음
중간소뇌다리 (Middle cerebellar peduncle)	반대측 교뇌심부핵으로부터 출발한 신호를 소뇌피질로 전달함(대뇌피질로부터 소뇌피질로 정보를 전달하는 신경로는 2개의 뉴런으로 이루어져 있음)	대체적으로 잘 모르지만, 이 신경로에 병변이 생기면 소뇌기능과 연관된 목표 지향적 협동운동에 악영향을 미칠 수 있음
위소뇌다리(Superior cerebellar peduncle)	소뇌피질의 주요 원심로이며, 이들의 축삭은 적색핵과 시상(배쪽외측핵)으로 향함	소뇌기능과 연관된 협동운동장애가 나타날 것으로 생각됨
치아핵, 중간위치핵, 꼭지핵 (Dentate, interposed, and fastigial nuclei)	소뇌심부핵; 치아핵과 중간위치핵은 위소뇌다리를 통해 각각 적색핵과 시상으로 진행하며, 꼭지핵은 근긴장도와 균형을 조절하는 하부 뇌간 뉴런(예, 그물핵과 전정핵)으로 진행함(자세한 내용은 20장 참조)	소뇌와 연관된 기능 소실(즉 협동운동장애, 안진, 운동실조, 근긴장도저하)

CN, 뇌신경 cranial nerve

11

뇌간 III: 중뇌

Brainstem III: The Midbrain

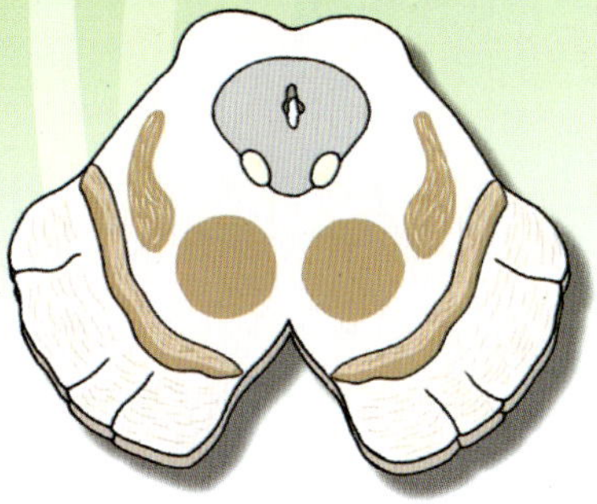

개요

- 중뇌의 내부 구조물 Internal Organization of the Midbrain
  - 아래둔덕 높이 Level of the Inferior Colliculus
    - 덮개 *Tectum*
    - 피개 *Tegmentum*
    - 대뇌다리기저부 대뇌각기저부 · *Crus Cerebri*
  - 위둔덕 높이 Level of the Superior Colliculus
    - 덮개 *Tectum*
    - 피개 *Tegmentum*
    - 대뇌다리기저부 대뇌각기저부 · *Crus Cerebri*
- 임상적 고찰 Clinical Considerations
  - 웨버증후군 Weber's syndrome
  - 베네딕트증후군 Benedikt's syndrome
  - 주시마비 Gaze Palsy (파리노증후군 Parinaud's Syndrome)
- 임상 증례
  - 병력
  - 진찰
  - 설명
- 연습문제
  - 질문
  - 정답 및 설명

학습목표

이 장을 공부한 학생들은

1. 중뇌에서 육안으로 관찰되는 구조물을 설명할 수 있어야 한다.
2. 중뇌의 대표적인 두 수평단면인 아래둔덕과 위둔덕 높이에서 주요 신경핵의 위치를 찾아낼 수 있어야 한다.
3. 중뇌에서 출발하거나 중뇌를 통과하는 주요 신경로의 위치와 상관관계를 설명할 수 있어야 한다.
4. 중뇌 부위의 손상에 의해 발생하는 몇 가지 증후군의 신경학적 기전을 설명할 수 있어야 한다.

중뇌중간뇌·midbrain는 **교뇌**pons와 **전뇌**forebrain 사이에 위치한다(그림 11.1~2). 중뇌의 입쪽 또는 꼬리쪽 수평단면을 보면, 육안적으로 대략 세 부분으로 나눌 수 있다(그림 11.3). (1) 가장 등쪽 부위를 **덮개**tectum라고 부른다. 흔히 덮개는 **네쌍둥이체**corpora quadrigemina라고도 부르는데, 이 말은 '4개의 소체'라는 뜻(뒤쪽에서 중뇌를 내려다보면

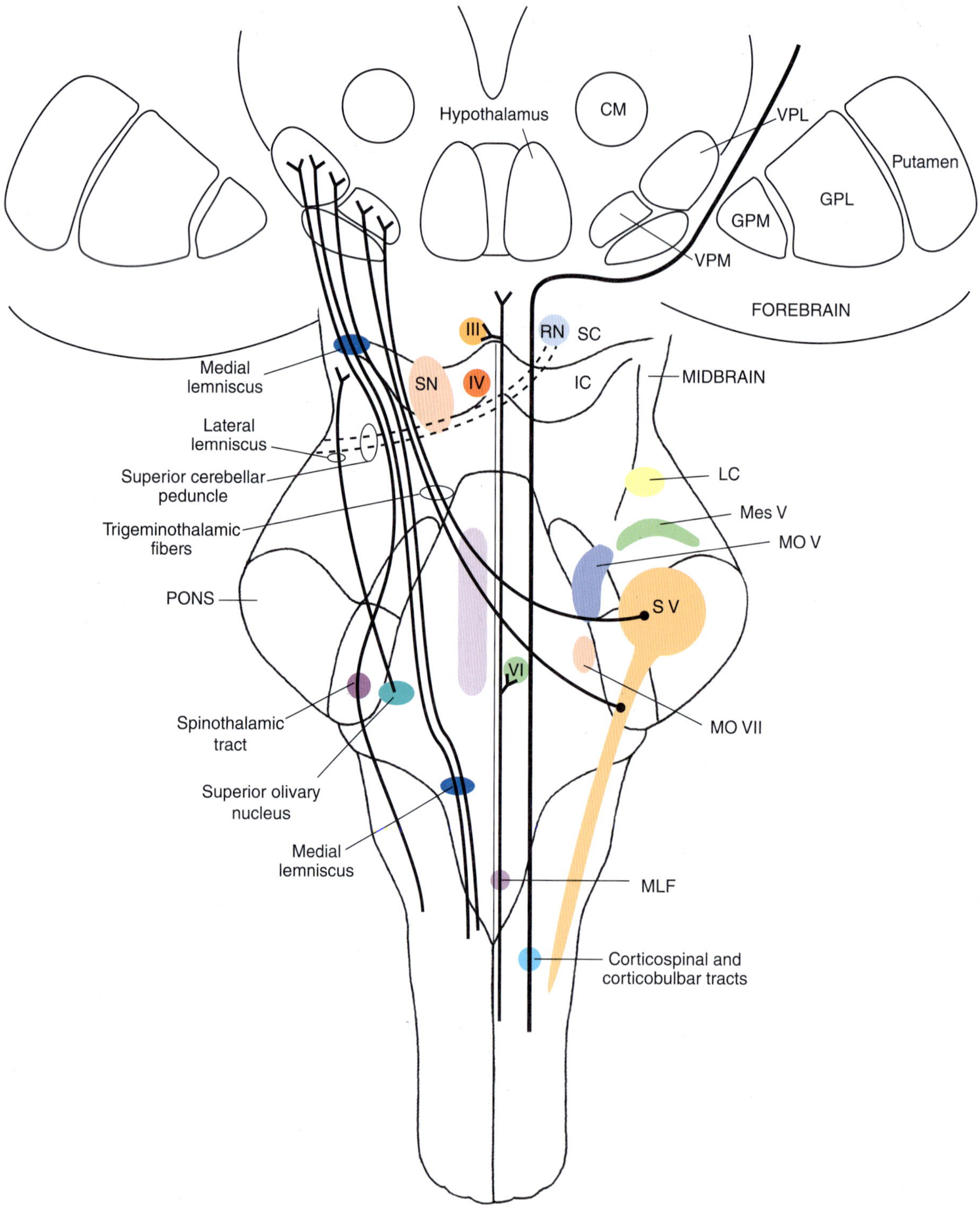

그림 11.1 중뇌에서 관찰되는 주요 신경핵 및 신경로의 위치. CM, centromedian nucleus of the thalamus; GPM, medial segment of the globus pallidus; GPL, lateral segment of the globus pallidus; IC, inferior colliculus; LC, locus ceruleus; MLF, medial longitudinal fasciculus; Mes V, mesencephalic nucleus of cranial nerve (CN) V; MO V, motor nucleus of CN V; MO VII, motor nucleus of CN VII; RN, red nucleus; SC, superior colliculus; SN, substantia nigra; VPM, ventral posterolateral nucleus of the thalamus; VPL, ventral posteromedial nucleus of the thalamus; VI, nucleus of CN VI; IV, nucleus of CN IV; III, nucleus of CN III.

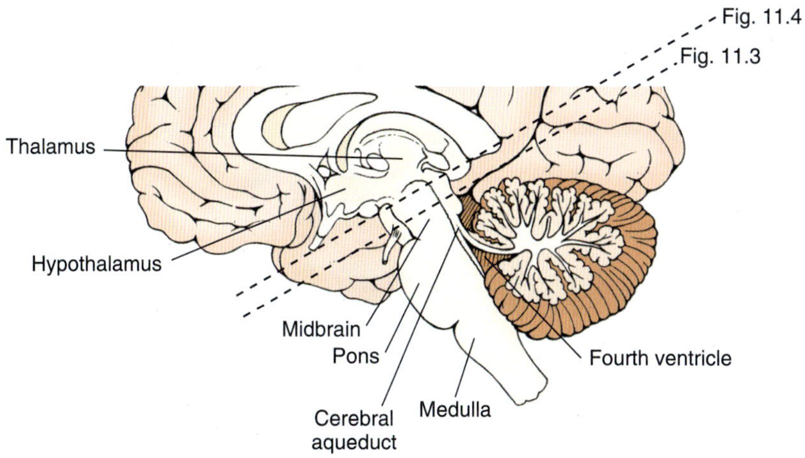

그림 11.2 중뇌를 관찰할 수 있는 뇌간의 정중시상단면 및 그림 11.3과 그림 11.4의 수평단면 위치.

위둔덕상구·superior colliculus과 아래둔덕하구·inferior colliculus이 마치 4개의 둥근 소체처럼 보임)이다. (2) 배쪽 부위를 **대뇌다리기저부**대뇌각기저부·crus cerebri라고 한다. 이 부위에는 대뇌피질로부터 뇌간brainstem과 척수spinal cord로 하행하는 많은 신경다발들이 존재한다. (3) 중뇌의 중심부위를 **피개**뒤판·tegmentum라고 부르며, 이 부위는 교뇌피개pontine tegmentum와 이어져 있다. **흑색질**흑질·substantia nigra이라 불리는 신경핵은 대뇌다리기저부crus cerebri와 피개tegmentum의 경계가 된다. **수도관주위회색질**periaqueductal gray [PAG]이라 불리는 회색질에 둘러싸여 있는 **대뇌수도관**cerebral aqueduct은 덮개와 피개의 경계가 된다(그림 11.3). 3장에서 설명한 대로, 대뇌수도관은 뇌실계의 일부이며 제3뇌실과 제4뇌실을 잇는 연결로 역할을 한다. 일부 저자들은 중뇌를 두 부분, 즉 덮개tectal region(앞에서 설명함)와 **대뇌다리**대뇌각·cerebral peduncle(대뇌다리는 대뇌다리기저부crus cerebri[배쪽에 위치]와 피개tegmentum[등쪽에 위치]를 합쳐서 부르는 명칭임)로 나누기도 한다.

중뇌에는 두 개의 뇌신경이 존재한다. **도르래신경**활차신경·trochlear nerve[CN IV]은 아래둔덕 바로 아래의 꼬리쪽 중뇌 등쪽면에서 출현한다(그림 11.3~4). **눈돌림신경**동안신경·oculomotor nerve[CN III]은 중뇌의 배쪽내측부위(대뇌다리기저부의 바로 내측 부위)에서 출현한다(그림 11.5).

중뇌의 내부 구조물
Internal Organization of the Midbrain

중뇌에 존재하는 주요 신경핵과 신경다발의 배열 때문에 두 높이(아래둔덕 높이, 위둔덕 높이)에서 중뇌 구조물들을 설

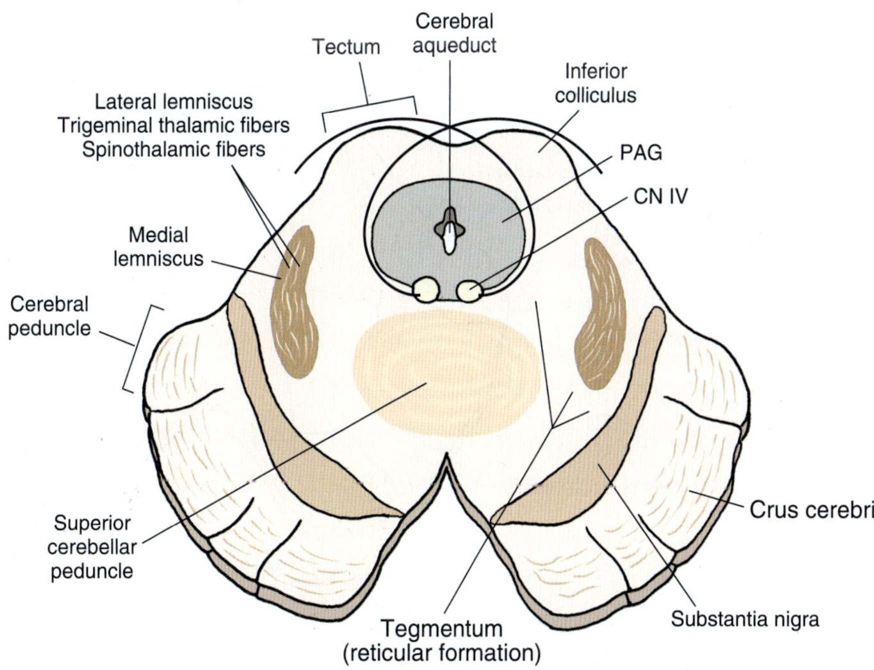

그림 11.3 아래둔덕 높이의 수평단면에서 관찰되는 주요 구조물. 교뇌는 기본적으로 덮개와 피개, 대뇌다리기저부로 이루어져 있다는 점에 주목하자.

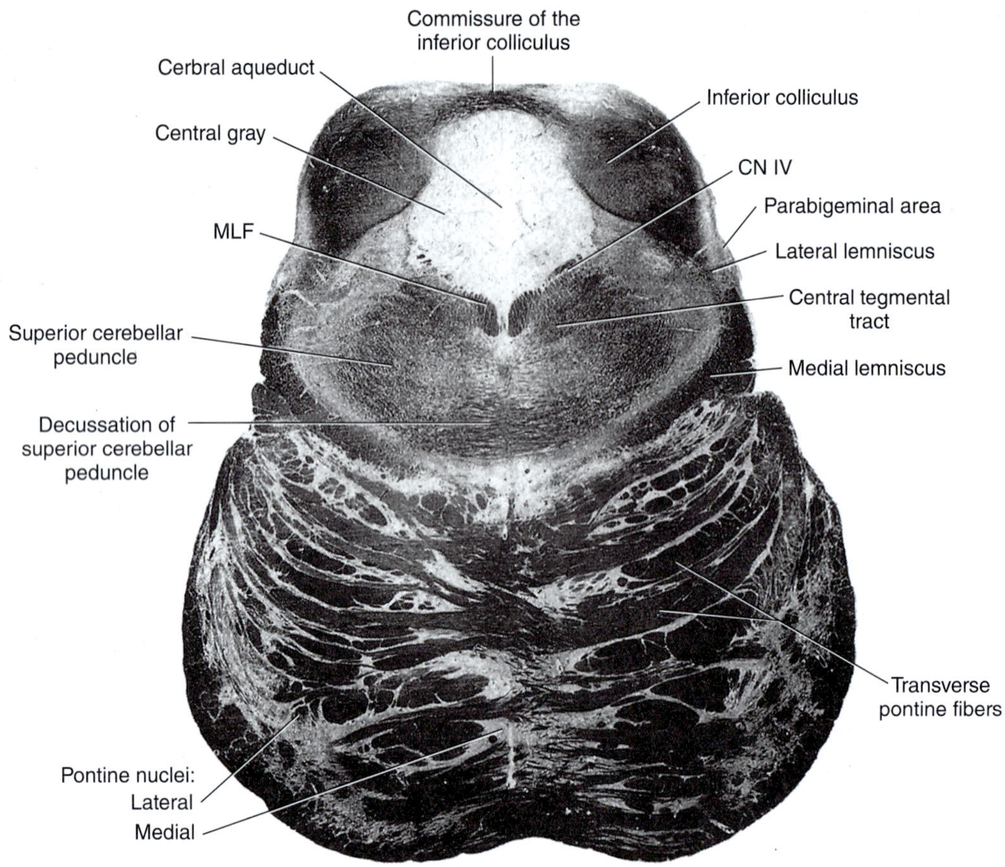

그림 11.4 아래둔덕 높이의 수평단면을 보여주는 사진(Weigert stain). (Reproduced with permission from Parent A: Carpenter's Human Neuroanatomy, 9th ed. Baltimore: Williams & Wilkins, 1996, p. 528.)

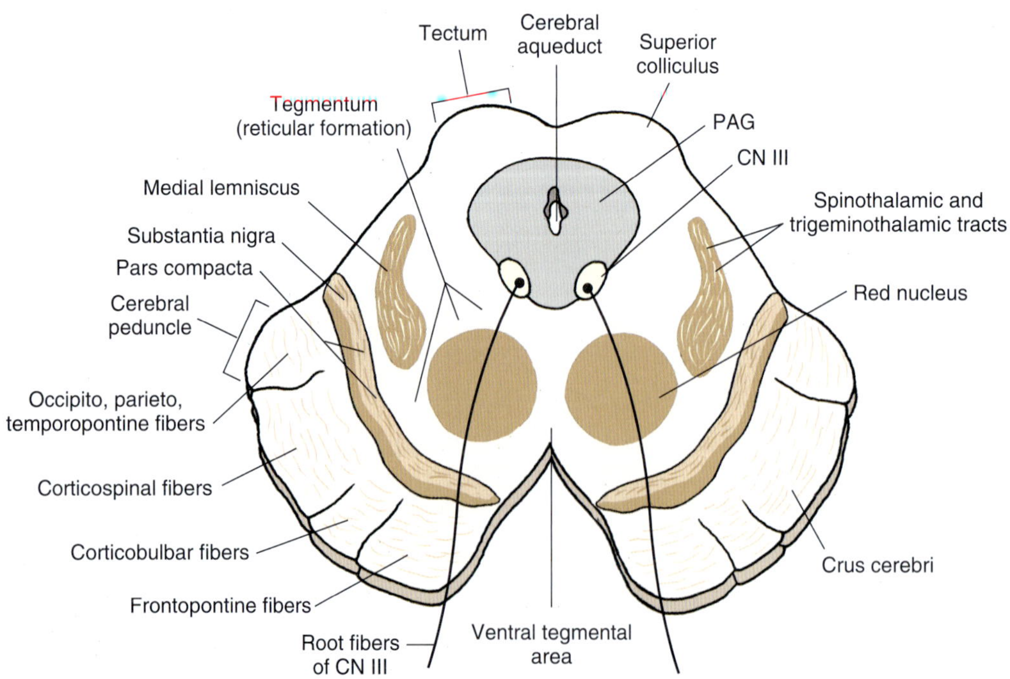

그림 11.5 위둔덕 높이의 수평단면에서 관찰되는 주요 구조물.

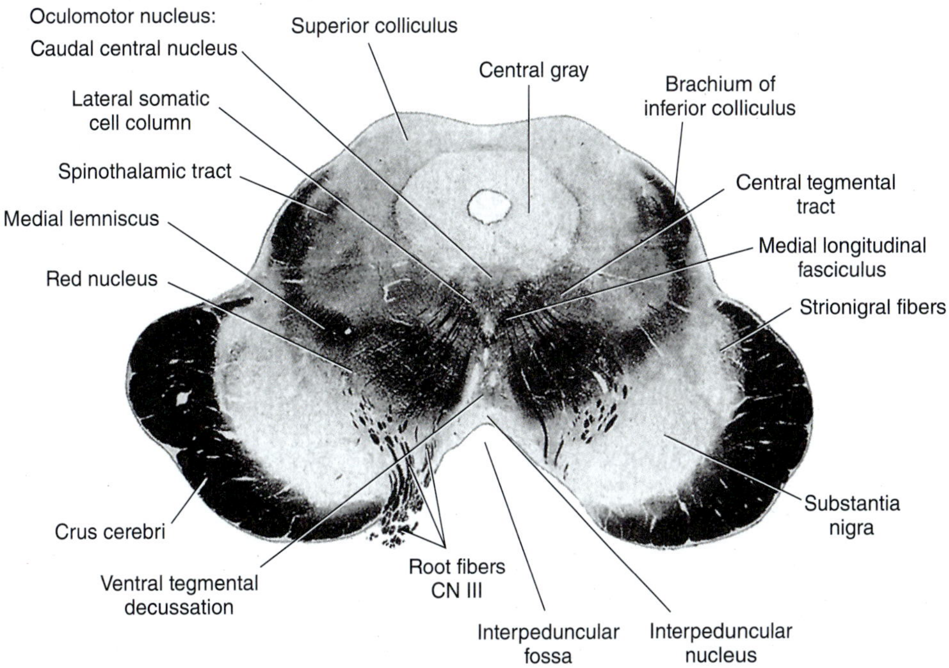

그림 11.6 위둔덕 높이의 수평단면을 보여주는 사진(Weigert stain). (Reproduced with permission from Parent A: Carpenter's Human Neuroanatomy, 9th ed. Baltimore: Williams & Wilkins, 1996, p. 534.)

명하는 것이 편리하다. 꼬리쪽 중뇌는 **아래둔덕**inferior colliculus 높이를 포함하며, 입쪽 중뇌는 **위둔덕**superior colliculus 높이를 포함한다.

아래둔덕 높이 Level of the Inferior Colliculus

덮개 Tectum

중뇌의 꼬리쪽 절반 부위의 덮개부위에는 아래둔덕하구·inferior colliculus이 포함되어 있다(그림 11.1, 11.3, 11.4). 아래둔덕은 청각신경로의 중요한 중계핵 역할을 하는 큰 신경핵을 포함하고 있다. 아래둔덕은 연수와 교뇌에 존재하는 청각 중계핵(달팽이핵cochlear nucleus, 상올리브핵superior olivary nucleus, 마름섬모체핵nucleus of the trapezoid body; 16장 참조)으로부터 올라오는 입력을 받는다. 이들 신경핵은 **외측섬유띠**lateral lemniscus(교뇌 및 꼬리쪽 중뇌의 외측부위를 통해 상행함)를 통해 아래둔덕으로 정보를 보낸다(그림 11.3). 이어서 아래둔덕은 **아래둔덕팔**brachium of the inferior colliculus이라 불리는 신경다발을 통해 시상의 **내측무릎핵**medial geniculate nucleus으로 투사한다(내측무릎핵은 더 입쪽 부위에 위치하기 때문에 그림 11.6에는 이 핵이 나타나 있지 않음).

피개 뒤판·Tegmentum (수도관주위회색질PAG 포함)

피개에는 여러 신경핵과 신경섬유들이 존재한다. 수도관주위회색질PAG(덮개와 피개 사이에 존재하는 이행부위)은 대뇌수도관을 둘러싸고 있는 부위로 주로 신경세포들이 단단히 밀집되어 있다(그림 11.3, 11.5). 특수 염색을 하지 않으면 잘 보이지 않지만, 수도관주위회색질과 전뇌 부위로부터 출발한 축삭은 여러 높이의 수도관주위회색질을 통해 하행한 후, 수도관주위회색질 또는 하부 뇌간에 종지한다. 수도관주위회색질에는 신경전달물질인 엔케팔린enkephalin이 고농도로 존재한다(7장 참조). 수도관주위회색질은 자율신경기능 조절, 감정 및 감정처리과정, 그리고 통각 조정에 중요한 역할을 한다.

수도관주위회색질 바로 아래에는 도르래신경핵nucleus of trochlear nerve(일반체성원심핵GSE nucleus)이 존재한다. 도르래신경은 등쪽 및 꼬리쪽 방향으로 주행한 후 반대측 아래둔덕 바로 아랫부분을 통해 뇌를 빠져나간다(13장, 그림 13.1 참조). 이어서 도르래신경은 상사근위빗근·superior oblique muscle을 지배하여, 안구가 내전adduction된 상태에서 안구를 아래로 움직이게 한다. 도르래신경의 손상이 있을 경우, 환자는 하향주시(계단을 걸어 내려갈 때처럼)를 하려고 할 때 복시diplopia가 생긴다. 도르래신경핵의 하부에는 내측세로다발MLF이 위치하며, 이 신경다발은 도르래신경핵에 구심정보를 전달해준다(그림 11.4).

외측 피개에는 많은 중요한 상행감각로들이 존재한다.

이러한 상행감각로에는 외측섬유띠lateral lemniscus(상부 연수에 존재하는 여러 청각중계핵으로부터 아래둔덕으로 청각 입력을 전달)와 척수시상로, 삼차시상로, 내측섬유띠medial lemniscus가 포함되어 있다(그림 11.1, 그림 11.3).

내측과 외측 피개 사이에는 **중심피개구역**central tegmental area이 위치한다. 중심피개구역은 그물체reticular formation(앞에서 설명한 대로 연수에서부터 입쪽으로 뻗어 있음)를 포함하고 있다(그림 11.4). 이 뇌간 높이의 그물체에는 여러 가지 신경핵과 신경로가 포함되어 있다. 그물체의 내측 경계를 따라 솔기핵raphe nuclei(세로토닌을 함유한 뉴런이 존재하며, 이들은 전뇌와 하부 뇌간으로 투사함)이 분포하고 있다. 피개 부위에 존재하는 신경핵들은 체성운동기능과 자율신경기능, 기타 내장기능의 조절에도 관여한다.

아래둔덕을 지나는 중뇌 높이의 피개에는 위소뇌다리교차상소뇌각교차 · decussation of SCP가 위치한다(그림 11.4). 위소뇌다리SCP는 소뇌의 치아핵dentate nucleus과 중간위치핵interposed nucleus으로부터 출발하여 상부 교뇌 높이에서 뇌간으로 들어온다. 아래둔덕 높이에서 이들 섬유는 교차한 후 적색핵red nucleus으로 그리고 시상의 외측배쪽핵VL으로 상행하여 그곳(적색핵 또는 외측배쪽핵VL)에 종지한다(그림 11.5).

대뇌다리기저부 대뇌각기저부 · crus cerebri

아래둔덕을 지나는 수평단면의 뇌간 배쪽 부위에는 대뇌다리기저부crus cerebri가 존재한다(그림 11.3). 앞에서 설명한 대로, 대뇌다리기저부에는 대뇌피질로부터 하행하는 굵은 신경다발이 포함되어 있는데, 이 신경다발은 뇌간(피질뇌간로corticobulbar tract) 또는 척수(피질척수로corticospinal tract)에서 종지한다. 대뇌다리기저부는 명확히 다음과 같은 방식으로 배열되어 있다. 외측 1/5부위에는 두정엽과 후두엽, 측두엽에서 출발하여 교뇌심부핵에 종지하는 신경섬유가 분포한다. 내측 1/5부위에는 전두엽에서 출발하여 교뇌심부핵에 종지하는 신경섬유가 분포한다. 내측 3/5부위에는 피질뇌간로와 피질척수로를 이루는 신경섬유가 분포한다(그림 11.1, 11.5). 신경섬유의 배열 방식에서, 머리 부위와 연관된 신경섬유(피질뇌간로)는 내측에 위치하는 반면, 상지와 몸통, 하지와 연관된 신경섬유는 외측에 위치한다(8장, 9장, 그림 8.12 참조).

대뇌다리기저부와 피개 사이에 있는 이행부에는 흑색질흑질 · substantia nigra이 위치하고 있다. 흑색질은 두 그룹의 신경핵을 포함하고 있는데, 한 그룹은 내측에 위치하고 있고 매우 밀집되어 분포(**치밀부**pars compacta)하며, 다른 그룹은 외측에 위치하고 있고 그물모양으로 분포(**그물부**pars reticulata)한다(그림 11.5). 이들 두 그룹은 신경전달물질을 합성할 뿐만 아니라 표적부위로 투사하기 때문에 중요하다. 예를 들면, 도파민dopamine은 치밀부와 연관되어 있고, 기저핵의 새줄무늬체신선조체 · neostriatum에 분포하는 신경세포로 유리된다. 이와는 다르게, 그물부에 분포하는 신경세포는 감마아미노부티르산gamma-aminobutyric acid [GABA]을 분비하며 시상으로 투사한다. 임상적으로, 흑색질의 도파민신경세포dopaminergic neuron가 소실되면 **파킨슨병**Parkinson's disease이라고 불리는 운동질환이 초래된다는 것이 알려져 있다.(흑색질 및 그 기능에 대한 자세한 내용은 19장에 설명되어 있다.)

위둔덕 높이 Level of the Superior Colliculus

덮개 Tectum

입쪽 중뇌의 덮개는 위둔덕상구 · superior colliculus으로 이루어져 있다(꼬리쪽 중뇌의 이 부위에는 아래둔덕이 위치함)(그림 11.5~6). 위둔덕은 망막retina으로부터 입력을 받는다. 위둔덕은 덮개척수로tectospinal tract를 통해 목척수로 투사하는데, 아마도 이 신경로는 감각입력에 반응하여 머리와 목을 반사적으로 움직이는데 관여하는 것으로 생각된다. 위둔덕은 안구운동반응의 조절에 관여하며, 특히 시야에서 움직이는 물체를 추적(동향수평주시horizontal conjugate gaze)하는 데 관여한다.

피개 Tegmentum

아래둔덕을 지나는 수평단면과 비교하여 위둔덕을 지나는 수평단면에서는 수도관주위회색질PAG에 상당한 형태학적 변화가 나타난다. 수도관주위회색질 바로 앞에는 눈돌림신경핵복합체oculomotor nuclear complex(아래둔덕 단면에서는 눈돌림신경핵이 위치)가 위치한다(그림 11.5). 눈돌림신경동안신경 · oculomotor nerve [CN III]은 일반체성원심GSE 성분과 일반내장원심GVE 성분을 모두 포함하고 있으며 적색핵을 통과한 후 중뇌의 배쪽내측부위를 통해 빠져나간다. 체성운동성분에는 내직근medial rectus muscle과 하직근inferior rectus muscle, 상직근superior rectus muscle, 하사근inferior oblique muscle, 눈꺼풀올림근levator palpebrae muscle에 분포하는 신경섬유가 포함되어 있다. 따라서 눈돌림신경의 체성운동성분은 안구의 수직방향 운동과 내측 편위, 눈꺼풀 올림에 필수적인 역할을 한다. 부교감신경성분은 '대뇌다리기저부crus cerebri' 부분에서 설명하였으며, 눈돌림신경 및 다른 뇌신경들은 13장에서 자세히 설명한다.

이 수평단면에서 나타나는 다른 주요 변화는 위소뇌다리SCP를 대신하여 **적색핵**적핵·red nucleus이 출현하는 것이다. 적색핵은 입쪽 중뇌 전체에 분포하며 꼬리쪽 간뇌까지 확장되어 있다(그림 11.5). 적색핵은 운동기능에 중요한 역할을 한다. 적색핵의 축삭은 전 척수로 투사하며, 굴근운동뉴런의 흥분을 촉진한다. 또한 적색핵은 축삭을 하올리브핵으로 투사한 후 순차적으로 반대편 소뇌피질로 보내므로 소뇌활동에도 영향을 미친다.

피개tegmentum의 새로운 특징은 줄무늬체striatum보다는 주로 전뇌forebrain로 들어가는 도파민신경섬유의 중요한 원천이 존재한다는 점이다. 이들 도파민신경세포dopaminergic neuron는 피개의 배쪽내측부위에 위치하는데, 이 부위를 **배쪽피개구역**ventral tegmental area [VTA]이라 부르며 흑색질치밀부와 인접해 있다(그림 11.5).

피개의 다른 특징은 아래둔덕 수평단면의 특징과 기본적으로 유사하다는 것이다. 상행감각로(내측섬유띠, 삼차시상로, 척수시상로)는 피개의 외측부위에 위치한다. 마찬가지로, 흑색질은 여전히 이 수평단면에도 존재한다. 또한 그물체도 이 수평단면 전체에 존재하며 중뇌의 최상단까지 이어져 있다.

대뇌다리기저부 대뇌각기저부·Crus Cerebri

대뇌다리기저부는 모든 중뇌 수평단면에서 모양이 비슷하며, 하행신경로의 국소 순위적 배열도 아래둔덕 수평단면에서 설명했던 대로 유지되어 있다.

중뇌의 최상단 부위에서 여러 가지 형태적 변화가 나타나기 시작한다. 중뇌 최상단의 등쪽 부위에는 위둔덕을 대신하여 **덮개앞구역**pretectal region (or area)이라 불리는 큰 신경핵이 나타난다. 덮개앞구역은 **동공빛반사**pupillary light reflex(눈에 빛을 비췄을 때 동공을 수축시키는 반사)회로의 일부를 이룬다. 이 반사는 빛에 의해 망막신경섬유의 활성이 일어나고, 이 정보가 덮개앞구역으로 전달된 후 순차적으로 눈돌림신경핵으로 투사하는 과정으로 이루어져 있다. **에딩거-베스트팔핵**Edinger-Westphal nucleus(부교감신경의 절전뉴런)의 축삭은 눈돌림신경CN III을 통해 주행한 후 섬모체신경절ciliary ganglion에 위치하는 절후뉴런에 시냅스하며, 이 절후뉴런은 동공수축근pupillary constrictor muscle을 지배한다. 빛이 눈으로 들어오면 이 반사신경로를 통해 동공이 수축하는 동공빛반사가 일어나게 된다.

이 부교감신경성분은 섬모체근ciliary muscle도 지배하며, 섬모체근이 수축하면 수정체의 걸이인대suspensory ligament가 이완되므로 수정체의 만곡도curvature가 증가하게 된다. 눈돌림신경의 체성운동성분과 부교감신경성분은 함께 근거리시력을 증가시키는 **원근조절반사**accommodation reaction를 활성화시킨다.

이 수평단면의 또 다른 형태학적 변화는 **뒤맞교차**후교련·posterior commissure(수도관주위회색질PAG의 바로 뒤에 위치함)가 존재하는 것이다. 뒤맞교차는 덮개앞구역을 포함한 여러 신경으로부터 유래한 신경섬유를 포함하고 있으며, 외안근extraocular muscle을 조절하는 뇌신경핵에 시냅스한다. 뒤맞교차를 통한 신경연결은 두 눈의 움직임을 조정한다.

이 수평단면은 중뇌와 간뇌diencephalon 사이에 위치하는 이행부이므로 당연히 여러 구조물들이 간뇌와 연관되어 있다. 시상핵 3개가 마치 텐트처럼 중뇌 주위에 위치한다. 이들 중 가장 큰 시상핵은 **시상베개**pulvinar라 불리는데, 시상베개는 뒤쪽시상posterior thalamus의 대부분을 차지하며 덮개앞구역 및 위둔덕의 등쪽외측부위에 위치한다. 나머지 핵은 내측무릎핵medial geniculate nucleus(청각 중계로의 일부이며 외측 피개에 위치함)과 외측무릎핵lateral geniculate nucleus(시각 중계로의 일부이며 내측무릎핵의 외측에 위치함)이다. 이들 구조물의 기능은 13장, 15장, 25장에서 자세히 다룬다.

임상적 고찰 Clinical Considerations

가장 흔한 중뇌 질환은 주로 후대뇌동맥posterior cerebral artery 분지의 혈관병변에 의해 발생하지만, 송과체pineal gland 부위에 생긴 종양에 의해서도 발생한다.

웨버증후군 Weber's Syndrome

웨버증후군의 특징은 반대측 상위운동신경원UMN 마비와 함께 동측 눈돌림신경 마비ipsilateral oculomotor paralysis가 나타나는 것이다. 구체적인 눈돌림신경 결손 증상으로는 동공의 확장 및 무반응, 안검하수, 그리고 안구의 하향편위downward deviation를 들 수 있다. 이 질환은 전형적으로 위둔덕을 지나는 수평단면에서 대뇌다리 내측부위를 침범하거나 눈돌림신경의 신경뿌리를 침범하는 혈관질환에 의해 발생한다.

베네딕트증후군 Benedikt's Syndrome

베네딕트증후군 환자는 동측 눈돌림신경 마비와 함께 반대측 사지의 떨림(반대측 몸통과 사지의 체성감각 소실과 연관된 것으로 보임)을 나타낸다. 또한 이 증후군은 눈돌림신경의 신경뿌리와 적색핵 부위(위소뇌다리SCP와 그 주변의 내측섬유띠가 포함되며, 척수시상로가 포함되기도 함)를 침범하는 혈관병변에 의해서도 발생한다. 떨림tremor은 위소뇌다리SCP 또는 기저핵 섬유(적색핵에 근접하여 주행하는)의 손상에 의해 생길 수 있으며, 심지어 적색핵 자체의 손상에 의해서도 생길 수 있다. 감각 소실은 주로 내측섬유띠와 척수시상로 손상에 의해 일어난다.

주시마비(파리노증후군) Gaze Palsy (Parinaud's Syndrome)

주시마비는 혈관 병변 또는 송과체 종양에 의해 발생하며, 덮개앞구역과 뒤맞교차 부위를 포함하는 중뇌 등쪽 부위가 침범되어 발생한다. 주시마비 환자는 상향주시마비upward gaze paralysis(13장의 수직주시 참조)를 나타내고, 하향주시downward gaze를 할 때 안진nystagmus이 생길 수 있으며, 동공빛-근접반사해리light-near dissociation, 큰 동공, 위눈꺼풀의 비정상적 올림elevation, 그리고 원근조절반사 마비를 나타낸다.

임상 증례

병력

마크Mark는 35세 남성으로 과거에 신경학적 이상을 나타낸 기록이 없다. 며칠 동안, 그의 친구 중 일부가 마크의 좌측 동공이 약간 확장되어 있다고 생각했으며, 그는 하루 이틀 동안 눈을 뜨고 있기 힘들어했다. 그는 그 친구들의 말을 들으려고 하지 않았고 병원에도 가지 않았다. 운전 도중, 그는 시야가 흐려지는 것을 느꼈으며, 복시가 나타났고, 어디선지 모르게 튀어 나온 것 같은 나무와 충돌하는 것을 피하기 위해 핸들을 돌리다 좌측의 전혀 보지 못했던 나무와 충돌하였다. 앰뷸런스를 기다리는 동안, 그는 우측 다리를 움직일 수 없었기 때문에 우측 다리를 다쳤다고 생각했다.

진찰

응급실에 도착한 후, 마크의 다친 좌측 눈과 우측 다리 때문에 신경과의사가 왔다. 좌측 눈은 좌측으로 편위되어 있었다. 마크가 우측을 주시하려 할 때, 좌측 눈은 좌측 및 다소 아래로 편위되었다. 좌측 눈에 빛을 비췄을 때 좌측 눈의 동공은 반응하지 않았다. 미소를 지었을 때 그의 좌측 입꼬리는 우측 입꼬리만큼 올라가지 않았지만, 그의 눈썹을 올렸을 때 이마는 대칭이었다. 그의 우측 팔과 다리는 근력이 약간 감소되어 있었고, 그의 오른쪽 발바닥 외측 부위를 긁었을 때 엄지발가락은 뒤로 젖혀졌고 다른 발가락은 펴졌다. 좌측에서 이 검사를 반복하였을 때, 모든 발가락은 아래로 굽혀졌다. 그는 즉시 머리부위의 자기공명영상을 위해 촬영실로 갔다.

설명

마크의 병명은 웨버증후군Weber's syndrome으로, 중뇌에 발생한 병변은 눈돌림신경CN Ⅲ의 출구와 대뇌다리cerebral peduncle를 통해 하행하는 피질척수로corticospinal tract 및 피질뇌간로corticobulbar tract를 침범한다. 자기공명영상 촬영 결과 후교통동맥posterior communicating artery에 동맥류aneurysm(동맥이 주머니처럼 부풀어 오른 것으로서 원인은 선천성인 경우가 많음)가 발견되었으며, 이 동맥류가 좌측 대뇌다리 및 눈돌림신경의 출구를 압박하고 있었다.

눈돌림신경은 안구를 움직이는 6개의 외안근 중 4개를 지배한다. 경쟁근육이 사라진 상사근과 외직근(이 두 근육은 눈돌림신경의 지배를 받지 않음)은 안구를 아래 및 바깥으로 편위시킨다. 에딩거-베스트팔핵에서 출발한 눈돌림신경섬유를 동맥류가 압박함으로써 동공이 반응하지 않게 된다. 대뇌다리의 압박에 의해 얼굴마비(이마부위는 양측 중추신경계의 지배를 받으므로 침범되지 않음) 및 우측 다리의 근력약화와 바빈스키징후와 같은 전형적인 상위운동신경원 마비 증상이 나타난다.

웨버증후군은 후대뇌동맥의 대뇌다리사이분지 폐색, 이 부위를 압박하는 종양 또는 다발성경화증플라크에 의해서 일어나는 뇌졸중 증후군으로서도 발생할 수 있다.

연습문제

질문

각 문항에서 가장 알맞은 답을 고르시오.

1. 어떤 68세 남성이 계단에서 넘어져 굴렀다. 환자는 심하게 다치지는 않았지만, 계단을 걸어 내려갈 때 복시diplopia가 나타난다고 말했다. 환자에게 눈을 위로 또는 좌우로 움직이게 하면서 신경학적 검사를 하였지만 복시의 원인을 알아내지 못했다. 이 환자의 어느 부위에 병변이 발생하였는가?
   a. 눈돌림신경cranial nerve III
   b. 도르래신경cranial nerve IV
   c. 외전신경cranial nerve VI
   d. 중뇌의 배쪽내측부위ventromedial aspect of midbrain
   d. 위둔덕superior colliculus

2. 어떤 환자가 복시diplopia와 안검하수ptosis, 동공확장mydriasis, 아래 및 바깥으로 편위된 안구, 원근조절반사accommodation reflex 장애를 나타내었다. 이 환자의 어느 부위에 병변이 발생하였는가?
   a. 눈돌림신경cranial nerve III
   b. 도르래신경cranial nerve IV
   c. 외전신경cranial nerve VI
   d. 위둔덕superior colliculus
   e. 외측 피개lateral tegmentum

3. 어떤 47세 여성이 응급실에 왔다. 그녀는 신체 및 얼굴의 같은쪽에서 자각 고유감각과 통각, 온도감각이 소실되어 뇌간 혈관경색증으로 진단받았다. 이 환자의 어느 부위에 병변이 발생하였는가?
   a. 중뇌 수도관주위회색질midbrain PAG
   b. 덮개구역pretectal area
   c. 중뇌의 외측부위lateral aspect of midbrain
   d. 등쪽중뇌의 내측부위medial aspect of dorsal midbrain
   e. 중뇌의 배쪽내측부위ventromedial aspect of midbrain

4. 어떤 환자가 병원에 입원하여 신경학적 검사를 받았으며, 다음과 같은 결과가 나왔다. 좌측을 주시하라고 하였을 때, 우측 눈은 우측으로 편위되어 있었다. 마찬가지로, 정면을 주시하라고 하였을 때, 우측 눈은 우측으로 편위되어 있었다. 또한 환자는 복시diplopia가 나타나고 가까이 있는 물체에 초점을 맞추기 어렵다고 말하였다. 게다가 환자는 좌측 팔 또는 다리를 움직이지 못했다. 신경과의사는 중뇌 병변으로 진단하였다. 이 환자의 병변 부위는 어디인가?
   a. 그물체reticular formation
   b. 위둔덕superior colliculus
   c. 눈돌림신경핵nucleus of CN III
   d. 중뇌 외측부위lateral aspect of midbrain
   e. 중뇌 배쪽내측부위ventromedial aspect of midbrain

정답 및 설명

1. 정답: b

도르래신경CN IV은 안구를 아래로 내리는 역할을 하는 상사근superior oblique muscle을 지배한다. 이 신경이 손상되면 복시가 생기며 하향주시downward gaze(예, 죽 늘어선 계단을 걸어 내려갈 때처럼)를 할 때 특히 복시diplopia가 심해지는 것이 특징이다. 다른 것은 확실히 틀린 답가지이다. 눈돌림신경CN III과 외전신경CN VI의 손상은 이와는 다른 여러 가지 손상 증상을 나타내는데, 가장 뚜렷한 증상은 각각 내측주시medial gaze와 외측주시lateral gaze에 가장 크게 영향을 미친다. 도르래신경은 교뇌-중뇌 이행부에서 뇌간의 등쪽에서 출현하므로 배쪽내측 교뇌 또는 위둔덕 병변은 이 신경의 기능에 영향을 미치지 않는다.

2. 정답: a

눈돌림신경CN III의 체성운동성분은 상직근superior rectus muscle과 하직근inferior rectus muscle, 내직근medial rectus muscle, 하사근inferior oblique muscle, 눈꺼풀올림근levator palpebrae muscle을 지배한다. 눈돌림신경의 부교감신경성분은 섬모체근ciliary muscle과 동공수축근pupillary constrictor muscle을 지배한다. 따라서 눈돌림신경이 손상되면 안구가 외측 및 아래로 편위deviation(상사근superior oblique muscle과 외직근lateral rectus muscle의 대항근이 모두 마비되기 때문)되고, 복시diplopia(마비가 한쪽 눈에만 나타나 양쪽 눈이 함께 동작하지 못하기 때문)가 나타난다. 또한 눈꺼풀올림근 마비에 의해 눈꺼풀처짐안검하수·ptosis이 일어나며, 동공수축근 마비에 의해 동공확대산동·mydriasis가 일어나고, 내직근과 섬모체근의 마비에 의해 원근조절반사accommodation reflex가 소실된다. 도르래신경CN IV과 외전신경CN VI은 부교감신경성분을 포함하고 있지 않으며, 눈돌림신경CN III은 중뇌의 배쪽에서 출현하므로 위둔덕 또는 외측 피개에서 발생한 병변은 눈돌림신경의 기본적인 기능에 영향을 미치지 않는다.

3. 정답: c

중뇌피개midbrain tegmentum의 외측부분에는 척수시상로spinothalamic tract와 삼차시상로trigeminothalamic tract, 내측섬유띠medial lemniscus가 포함되어 있다. 따라서 외측 피개가 손상되면 병변 반대측 머리 및 신체(몸통·사지)의 통각과 온도감각이 소실되고, 반대측 신체의 자각 고유감각이 소실된다. 증례에서, 감각소실은 병변 반대측에서 일어나는데, 그 이유는 이들 감각을 전달하는 신경로(척수로부터 들어오는 척수시상로, 하부 뇌간으로부터 들어오는 내측섬유띠 및 삼차시상로)가 이미 교차되었기 때문이다. 다른 부위에는 이들 신경로가 포함되어 있지 않다.

4. 정답: e

눈돌림신경CN III(그리고 위둔덕)을 볼 수 있는 수평단면에서 교뇌의 배쪽내측부위를 침범한 병변은 피질척수로(대뇌다리기저부에 위치함)와 눈돌림신경섬유(중뇌 기저부에서 출현한 후 배쪽내측방향으로 주행함)를 손상시킨다. 따라서 이들 구조물의 손상은 반대측 사지에서 상위운동신경원 마비UMN paralysis를 초래하고, 동측 안구에서 눈돌림신경CN III과 연관된 기능을 소실시킨다(문항 2의 설명 참조). 중뇌의 다른 부위는 이 두 구조물을 포함하고 있지 않으므로 다른 것은 모두 틀린 답가지이다.

연습문제 (계속)

5. 중뇌의 배쪽부위에 있는 특수한 신경세포는 각각 어느 뇌 부위로, 어떤 신경전달물질을 공급하는 원천인가?
   a. 전뇌기저부, 엔케팔린
   b. 변연계, 세로토닌
   c. 대뇌피질, 노르에피네프린
   d. 척수, 세로토닌
   e. 새줄무늬체, 도파민

5. 정답: e

흑색질치밀부pars compacta of the substantia nigra에 분포하는 신경세포는 대뇌다리기저부 바로 위의 배쪽 중뇌에 위치하며, 새줄무늬체neostriatum로 투사하는 도파민신경세포dopaminergic neuron를 포함하고 있다. 노르에피네프린신경세포noradrenergic neuron는 교뇌와 연수에 위치하며, 세로토닌신경세포serotonergic neuron는 뇌간에 있는 솔기핵복합체raphe complex의 등쪽내측부위에 위치하고, 엔케팔린신경세포enkephalinergic neuron는 수도관주위회색질에 위치한다.

요 약

중뇌에 분포하는 주요 신경로 및 신경핵

구조물 명칭	기능	병변의 결과
신경로		
대뇌다리(Cerebral peduncle)	피질뇌간로와 피질척수로, 피질교뇌로 섬유를 포함함	사지에 영향을 주는 상위운동신경원 마비, 뇌신경과 연관된 운동기능 소실(거짓연수마비, 18장 참조)
내측섬유띠(Medial lemniscus)	몸통 및 사지로부터 시상(이어서 대뇌피질로 전달됨)으로 입력되는 자각 고유감각과 통각, 온도감각을 전달함	몸통 및 사지로부터 들어오는 자각 고유감각 및 일부 통각과 온도감각 소실, 약간의 운동실조
내측세로다발 (Medial longitudinal fasciculus)	상행성분의 말단이 꼬리 쪽 중뇌에 위치함, 전정입력에 반응하여 안구의 위치를 조절함	병변 반대측 안구의 내전 장애, 안진
외측 척수시상로 및 삼차시상로 (Lateral spinothalamic and trigeminothalamic tracts)	반대측 신체 및 머리로부터 들어오는 통각과 온도감각을 전달함	반대측 신체 및 대부분의 반대측 머리로부터 들어오는 통각 및 온도감각 소실
신경핵		
수도관주위회색질 (Periaqueductal gray)	하행성 교감신경섬유를 하부 뇌간에 있는 자율신경뉴런으로 보내는 부위, 통각을 억제하는 하행섬유를 보내는 부위(14장 참조), 감정행동(공포, 도피, 불안, 분노행동)을 조절하는 부위	중추신경계 내의 교감신경 조절 붕괴(호너증후군이 발생할 수 있음); 특정 형태의 감정행동(분노, 도피, 공포 등) 표현 소실; 통증억제경로 소실(아마도 유해자극에 대해 더 강한 통증을 느낌)
위소뇌다리(상소뇌각) (Superior cerebellar peduncle)	소뇌로부터 적색핵 및 시상으로 가는 상행섬유를 포함함	운동실조; 협동운동 소실이 일어날 수 있음
적색핵(적핵) (Red nucleus)	반대측 굴근운동뉴런을 촉진하는 적색척수로를 냄	대체적으로 잘 모르지만, 이 신경로에 병변이 생기면 소뇌기능과 연관된 목표 지향적 운동의 조정에 영향을 미침
그물체(일부 솔기핵 뉴런과 배쪽 피개 뉴런을 포함함) (Reticular formation)	수면과 각성, 감각기능, 운동기능, 그리고 자율신경기능에 영향을 미치는 신경핵과 신경로를 포함함; 솔기핵 뉴런은 세로토닌을 분비하며 다양한 중추신경계 구조물로 투사함; 배쪽 피개 뉴런은 도파민을 분비하며 여러 전뇌 구조물로 투사함	주로 의식소실; 감정행동조절과 연관된 과정의 소실로 인해 불안과 우울증, 기타 질환이 발생할 수 있음(자세한 내용은 28장 참조)
도르래신경(Trochlear nerve [CN IV])	동측 안구를 외전시킴	복시, 특히 하향주시를 할 때 뚜렷해짐
눈돌림신경핵 및 눈돌림신경 (Oculomotor nucleus and nerve [CN III])	일반체성원심뉴런(상사근과 외직근을 제외한 모든 외안근을 지배함)과 일반내장원심뉴런(섬모체신경절 및 섬모체근[원근조절반사 조절], 동공수축근[동공빛반사 조절])을 포함함	안구의 직접적인 내전 및 상하운동 소실; 동공빛반사 및 원근조절반사 소실
아래둔덕(하구)(Inferior colliculus)	청각신호를 시상의 내측무릎핵으로 전달하는 청각중계핵	약간의 중추성 청력소실
위둔덕(상구)(Superior colliculus)	시각로섬유로부터 일부 시각 정보를 받음; 하행성 덮개척수로(움직이는 물체를 추적하는 안구운동과 머리와 목의 반사적 움직임을 조절)를 냄	대체적으로 잘 모름
흑색질(흑질) (Substantia nigra)	도파민신경세포(치밀부)와 GABA신경세포(그물부)를 포함하고 있음; 도파민신경세포는 새줄무늬체로 투사하고, GABA신경세포는 시상으로 투사함(이 두 투사경로는 운동기능 조절에 관여함)	흑색질의 도파민신경세포 소실에 의해 파킨슨병이 생김

CN, 뇌신경 cranial nerve; GABA, 감마아미노부티르산 gamma-aminobutyric acid

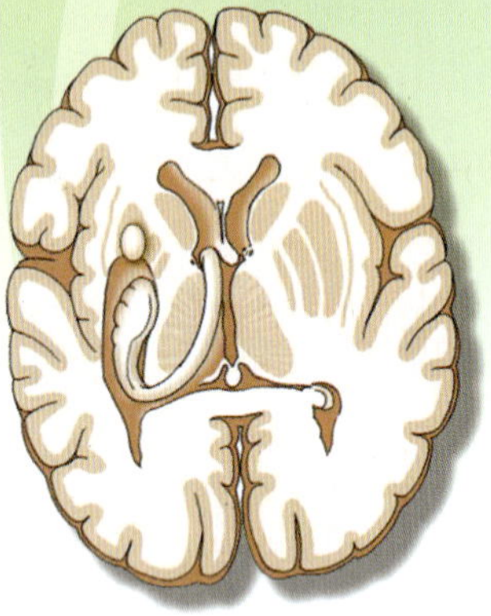

12 전뇌 The Forebrain

개요

- 간뇌 사이뇌 · Diencephalon
  - 시상 Thalamus
  - 시상상부 Epithalamus
    - 고삐핵과 시상수질선조 *Habenular Complex and Stria Medullaris*
    - 송과체 솔방울샘 · *Pineal Gland*
  - 시상밑부 Subthalamus
  - 시상하부 Hypothalamus
    - 외측시상하부 *Lateral Hypothalamus*
    - 내측시상하부 *Medial Hypothalamus*
    - 전-후 축을 기준으로 나눈 시상하부 *Anterior-Posterior Levels of Hypothalamus*
      - 전시상하부(그리고 시각전구역) Anterior Hypothalamus (and Preoptic Area)
      - 중간시상하부 Mid-Level of the Hypothalamus
      - 후시상하부 Posterior Hypothalamus
- 기저핵 바닥핵 · Basal Ganglia
  - 핵심 구조물 Principal Component Structures
    - 꼬리핵 미상핵 · *Caudate Nucleus*
    - 조가비핵 피각 · *Putamen*
    - 창백핵 담창구 · *Globus Pallidus*
  - 기저핵 신경로 Fiber Pathways of the Basal Ganglia
- 변연계 및 이와 연관된 전뇌기저부 구조물 Limbic System and Associated Structures of the Basal Forebrain
  - 해마형성체 Hippocampal Formation
  - 중격구역 Septal Area
  - 분계선조침대핵 Bed Nucleus of the Stria Terminalis
  - 중격의지핵 Nucleus Accumbens
  - 무명질 Substantia Innominata
  - 편도체 Amygdala
- 전뇌에 분포하는 다른 주요 신경로 Other Major Pathways of the Forebrain
  - 속섬유막 Internal Capsule
  - 앞맞교차 전교련 · Anterior Commissure

학습목표

이 장을 공부한 학생들은

1. 주요 시상핵군을 나열하고 모식도를 그릴 수 있어야 한다.
2. 주요 시상하부핵과 시상을 지나는 신경로를 나열하고 모식도를 그릴 수 있어야 한다.
3. 변연계를 구성하는 구조물과 변연계와 밀접하게 연관되어 있는 주요 신경로를 나열하고 모식도를 그릴 수 있어야 한다.
4. 기저핵을 구성하는 구조물을 나열하고 모식도를 그릴 수 있어야 한다.
5. 속섬유막과 앞맞교차를 모식도를 그려 설명할 수 있고, 이들의 해부학적 특성을 설명할 수 있어야 한다.

개요 (계속)

- **임상적 고찰** Clinical Considerations
  - 시상 Thalamus
  - 시상하부 Hypothalamus
  - 기저핵 Basal Ganglia
  - 변연구조물 Limbic Structures
  - 대뇌피질 Cerebral Cortex
- **임상 증례**
  - 병력
  - 진찰
  - 설명
- **연습문제**
  - 질문
  - 정답 및 설명

전뇌앞뇌·forebrain는 중뇌의 상부에 위치하는 뇌 부위로서 전뇌 소포prosencephalon로부터 유래한다. 전뇌에 속하는 구조물은 간뇌사이뇌·diencephalon(시상, 시상밑부, 시상상부, 시상하부)와 기저핵basal ganglia, 변연계limbic system, 속섬유막internal capsule, 앞맞교차전교련·anterior commissure, 대뇌피질cerebral cortex이다. 이들 구조물은 감각기능과 운동기능, 자율신경기능, 복잡한 행동과정 및 내장기능을 포함한 다양한 기능을 매개한다. 전뇌의 기능에 대해서는 이어지는 여러 장에서 자세히 설명한다. 대뇌피질의 국소 해부에 대해서는 1장에서 설명하였으며, 대뇌피질에 대한 세부 내용은 25장에서 다루므로 이 장에서는 생략하였다.

간뇌 사이뇌·Diencephalon

간뇌는 커다란 구조물인 **시상**thalamus과 **시상하부**hypothalamus, 그리고 좀 더 작은 구조물인 **시상상부**epithalamus와 **시상밑부**subthalamus로 이루어져 있다. 간뇌의 경계는 다음과 같다. (1) 입쪽 경계는 앞맞교차전교련·anterior commissure와 종말판lamina terminalis(제3뇌실의 입쪽 끝 또는 입쪽 벽)이며, (2) 꼬리쪽 경계는 뒤맞교차posterior commissure·후교련(간뇌와 중뇌의 경계)이고, (3) 등쪽 경계는 간뇌 천장roof of the diencephalon이며, (4) 배쪽 경계는 시상하부 바닥이고, (5) 외측 경계는 속섬유막internal capsule(내측의 간뇌와 외측의 렌즈핵[창백핵과 조가비핵] 사이에 위치함)이며, (6) 내측 경계는 제3뇌실third ventricle이다(그림 12.1~3).

시상 Thalamus

시상은 간뇌에서 가장 큰 부분이다. 시상은 타원모양의 구조물이며, 앞쪽 경계는 앞맞교차anterior commissure이고, 뒤쪽 경계는 뒤맞교차posterior commissure이다. 등쪽 경계는 시상의 천장roof of the thalamus이며(대뇌가로틈새transverse cerebral fissure에 형성된 거미막밑공간subarachnoid space), 배쪽 경계는 제3뇌실의 시상아래고랑hypothalamic sulcus이다(그림 12.1). 시상은 다양한 기능을 수행하는 여러 신경핵으로 이루어져 있다. 일반적으로 이들 신경핵은 여러 중추신경계 부

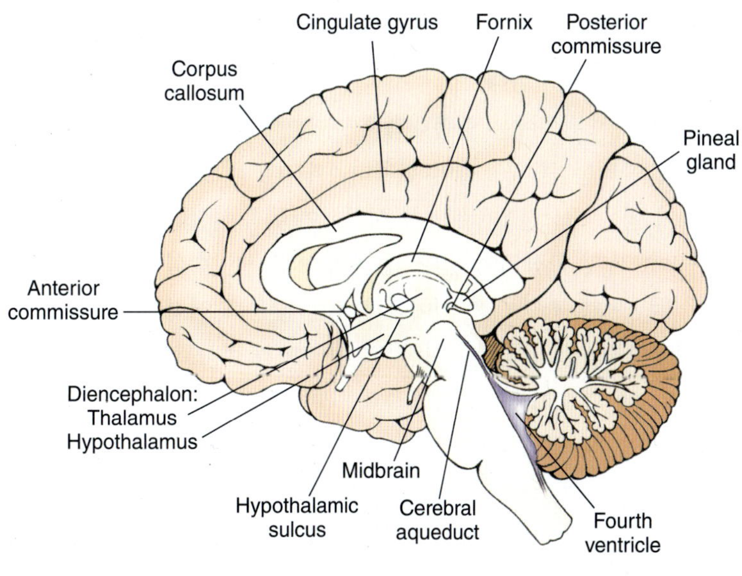

그림 12.1 전뇌 내측면을 보여주는 정중시상단면. 간뇌의 앞쪽 경계는 앞맞교차이고, 뒤쪽 경계는 뒤맞교차이다. 간뇌 내에서 시상은 시상아래고랑에 의해 시상하부와 맞닿아 있다.

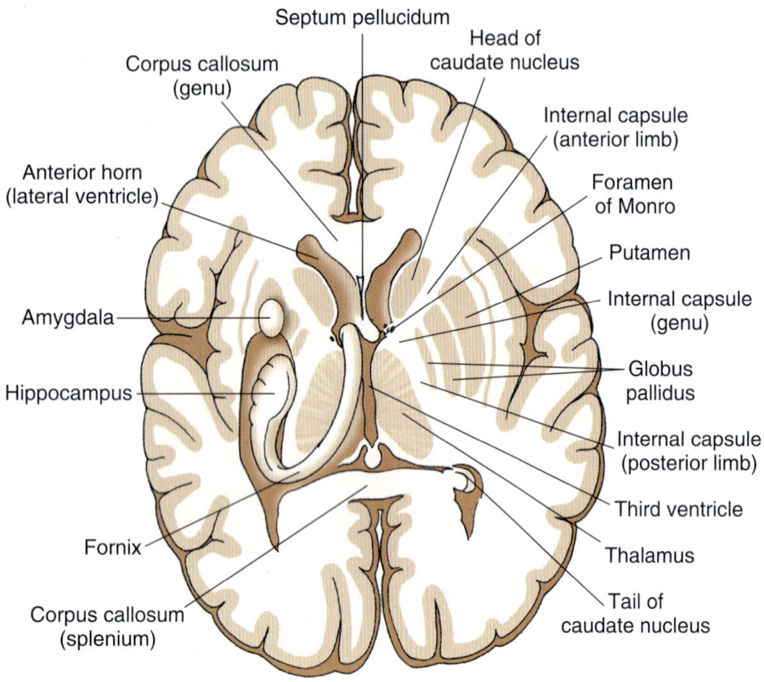

그림 12.2 뇌의 수평단면. (1) 우측에서는 외측뇌실과 시상, 기저핵의 위치를 속섬유막의 위치와 비교하면서 볼 수 있고, (2) 좌측에서는 해마형성체와 뇌활, 편도체의 위치를 볼 수 있다.

위로부터 정보를 받아서 대뇌피질로 전달하는 중계핵 역할을 한다. 시상핵의 입력-출력 관계와 기능에 대한 자세한 내용은 25장에서 다룰 것이다. 주요 시상핵군으로는 시상전핵군anterior nuclear group과 시상내측핵군medial nuclear group, 시상외측핵군lateral nuclear group을 들 수 있다(그림 12.3B). **시상전핵**anterior (thalamic) nucleus [A]은 시상의 앞쪽 부위를 구성한다(그림 12.4, 그림 12.5A).

시상은 해마형성체hippocampal formation, 띠이랑대상이랑·cingulate gyrus, 유두체mammillary body와 해부학적으로 연결되어 있다. 해마형성체와 띠이랑은 기억기능에 중요한 역할을 하므로 시상전핵A도 역시 기억 기능에 일부 관여할 가능성이 높다. 이전에는 이 핵이 감정행동의 조절과도 연관되어 있다고도 생각했다.

시상전핵A 뒤쪽에는 **등쪽내측핵**dorsomedial nucleus [MD, DM]이라 불리는 큰 구조물이 위치하는데(그림 12.5B, 그림 12.6), 이 핵은 시상전핵A 뒤에서 시작하여 뒤쪽 시상posterior thalamus까지 확장되어 있다. 등쪽내측핵MD은 **속섬유판**내수질판·internal medullary lamina이라 불리는 얇은 말이집섬유myelinated fiber에 의해 외측 시상lateral thalamus과 접하고 있다(그림 12.3, 그림 12.6). 등쪽내측핵MD은 감정처리과정affective process 및 감정행동emotional behavior의 조정과 연관되어 있다.

외측 시상lateral thalamus에는 맨 앞쪽부터 다음 시상핵들이 위치한다. **배쪽전핵**ventral anterior nucleus [VA]은 시상전핵A과 대략 같은 전-후 평면anterior-posterior plane에 위치한다(그림 12.3B). 배쪽전핵VA 바로 뒤에는 **외측배쪽핵**ventral lateral nucleus [VL]이 위치한다. 배쪽전핵VA과 외측배쪽핵VL은 둘 다 운동기능 조절과 밀접하게 연관되어 있다. 외측배쪽핵VL 단면에서 다른 시상핵을 관찰할 수 있다. **외측등쪽핵**lateral dorsal nucleus [LD]이라 불리는 이 시상핵은 외측배쪽핵VL의 등쪽외측부위에서 약간 떨어진 곳에 위치한다. 외측등쪽핵LD의 기능은 잘 알려져 있지 않다. 외측배쪽핵VL 뒤에는 **배쪽기저복합체**ventral basal complex가 위치한다. 배쪽기저복합체는 **배쪽후외측핵**ventral posterior lateral nucleus [VPL]과 **배쪽후내측핵**ventral posterior medial nucleus [VPM]으로 이루어져 있다(그림 12.6). 배쪽후외측핵VPL과 배쪽후내측핵VPM은 각각 신체body(몸통·사지)와 머리head로부터 들어오는 체성감각 정보를 전달하는 중계핵으로 작용하며, 각 정보를 정해진 중심뒤이랑postcentral gyrus으로 전달한다. 배쪽기저복합체의 등쪽외측면 부근에는 **외측후핵**lateral posterior nucleus [LP]이 위치한다. 외측후핵LP은 서로 다른 감각 입력의 통합 및 이들과 연관된 인지기능과 연관된 것으로 보인다.

뒤쪽 시상posterior thalamus에는 상부 중뇌와 인접해 위치하는 3개의 중요한 시상핵이 있는데, 이들 시상핵은 대개 상부 중뇌 단면에서 관찰할 수 있다(그림 12.7). 이들 중

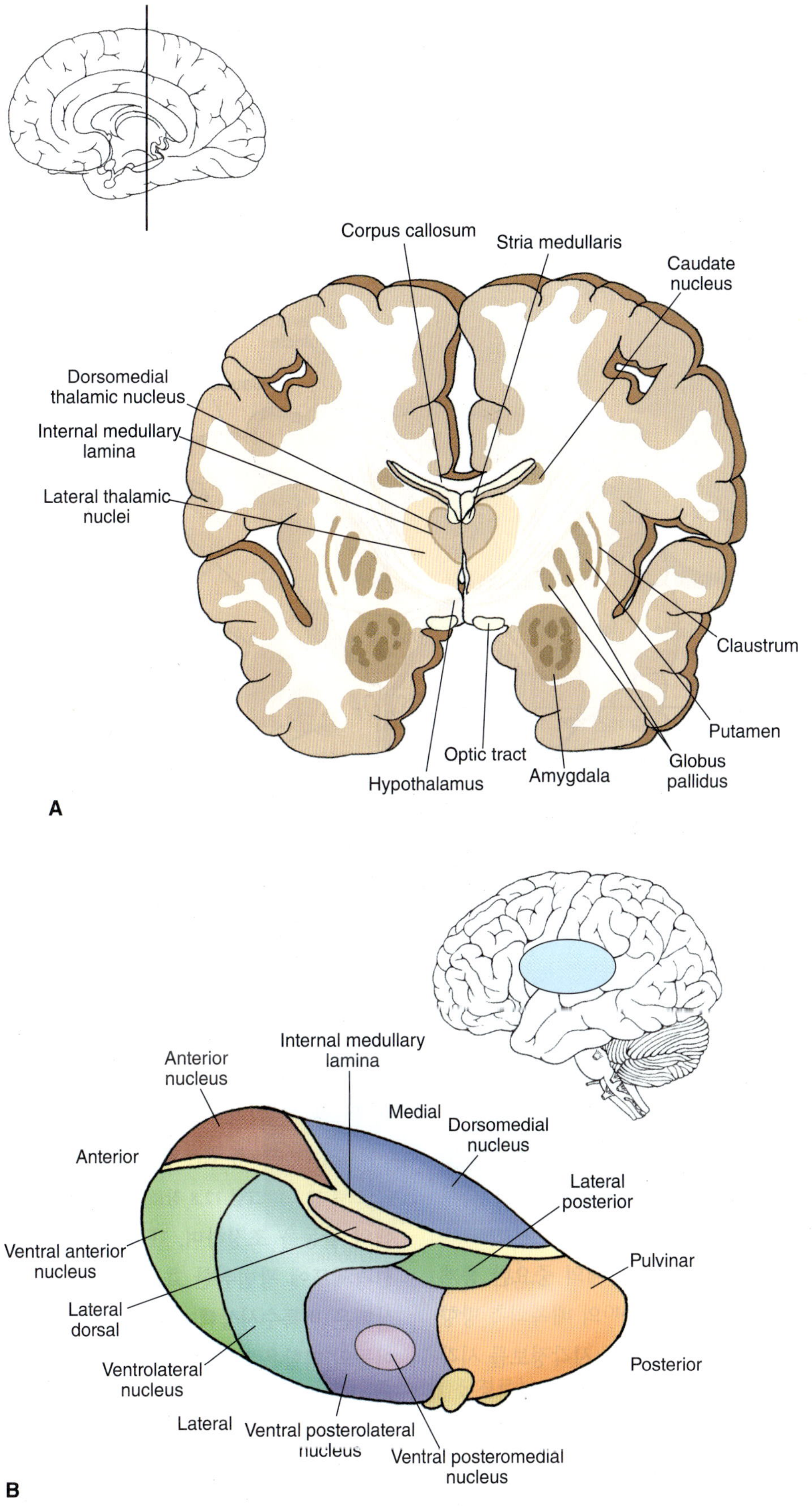

그림 12.3 시상핵의 배열. (A) 간뇌의 앞쪽 1/3 위치에서 절단한 관상단면. 이 단면에서는 속섬유막 및 기저핵의 간뇌와의 관계와 측두엽 내의 편도체의 위치를 볼 수 있다. 삽화는 절단면의 대략적인 위치를 나타낸다. (B) 시상핵의 상대적 위치와 뇌 속에서의 시상의 위치를 나타낸다.

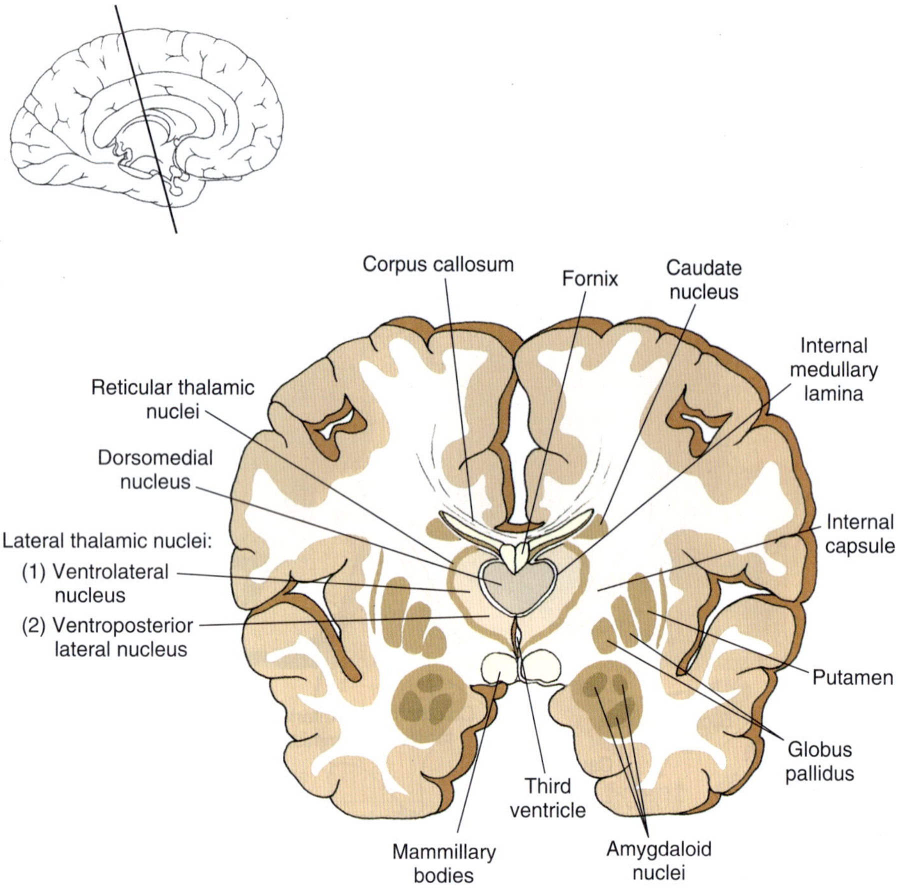

그림 12.6 시상의 중간 1/3 부위에 있는 등쪽내측핵의 위치를 나타낸 관상단면. 속섬유판이 내측 시상과 외측 시상을 나누는 것에 주목하자. 삽화는 절단면의 대략적인 위치를 나타낸다.

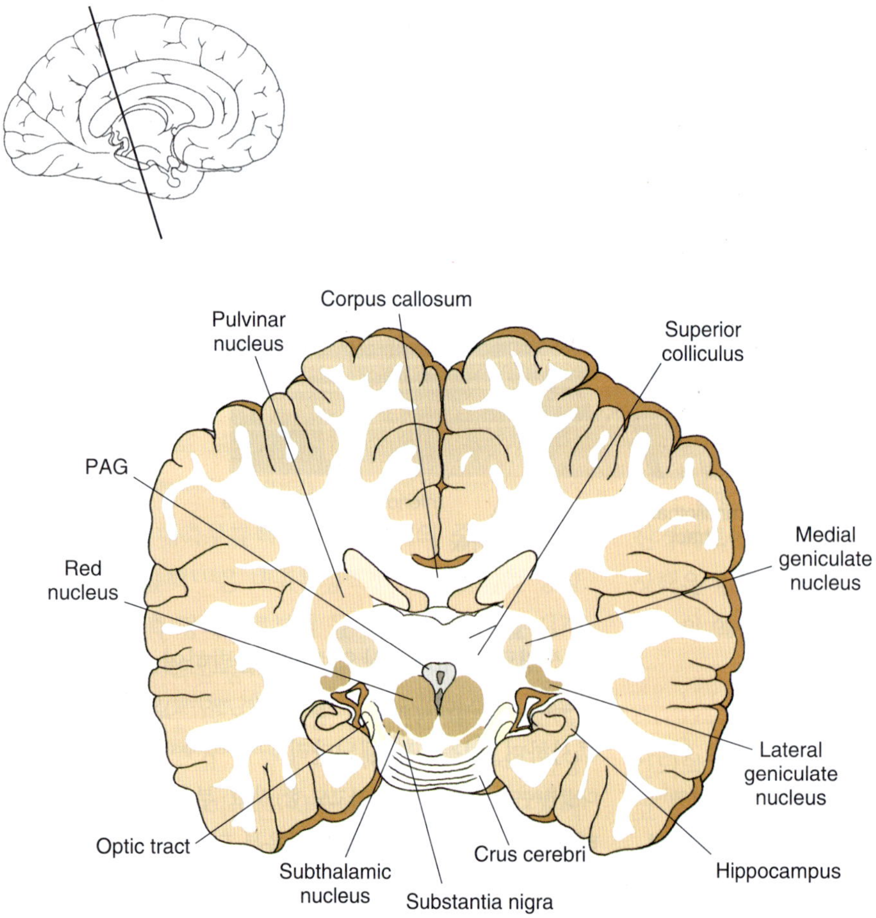

그림 12.7 시상의 꼬리부위 및 중뇌 근처에 있는 시상베개핵과 내측무릎핵, 외측무릎핵의 위치를 나타낸 관상단면. 삽화는 절단면의 대략적인 위치를 나타낸다.

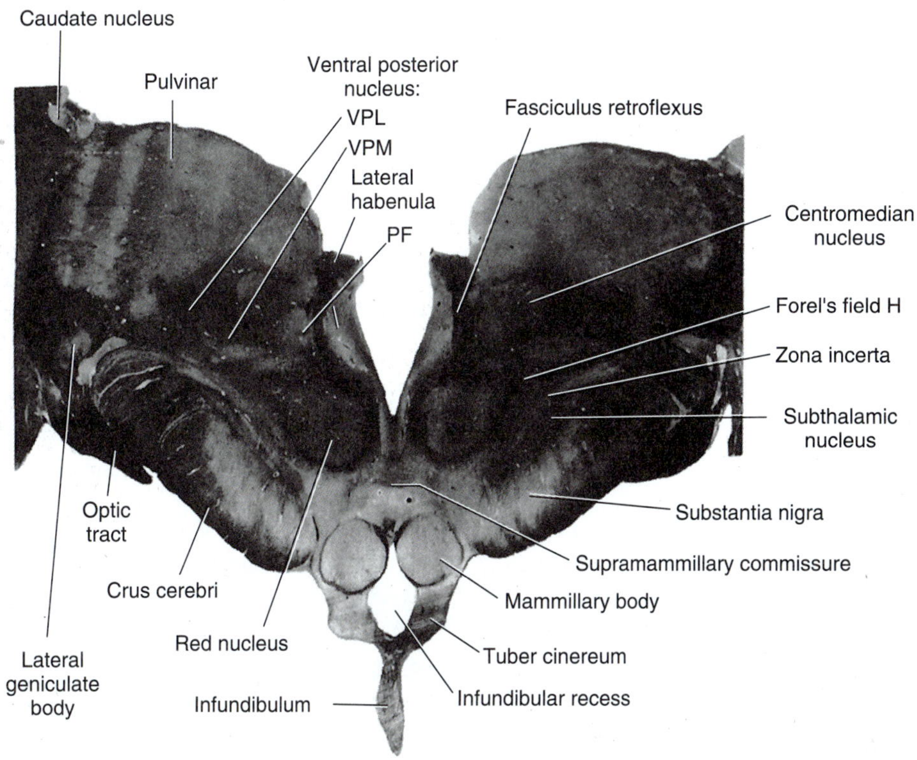

그림 12.8 고삐핵과 중심정중핵 위치에서 시상의 뒤쪽 1/3을 통해 절단한 관상단면 사진. 다발옆핵의 주변으로 주행하는 굴곡후다발의 위치에 주목하자. 이 단면에서는 누구나 여러 후시상핵(외측무릎핵, 베개핵)을 볼 수 있다. 중뇌-간뇌 이음부에서는 적색핵과 포렐H구역, 흑색질, 시상밑핵도 볼 수 있다. VPL, 배쪽후외측핵; VPM, 배쪽후내측핵; PF, 다발옆핵. (Reproduced with permission from Parent A: Carpenter's Human Neuroanatomy, 9th ed. Baltimore: Williams & Wilkins, 1996, p. 637.)

림 12.5B)라고 불리는 두 번째 경로는 주로 고삐핵 구심섬유로 이루어져 있다. 고삐핵habenular complex을 외측 시상하부lateral hypothalamus와 시각전구역preoptic region, **무명질**substantia innominata(시각전구역의 바로 외측 부위), 중격구역septal area, 시상전핵A과 연결하는 구심 및 원심 신경섬유들의 원천이 시상수질선조stria medullaris thalami를 통해 주행한다. 전체적으로 보았을 때, 고삐핵은 변연계 및 시상하부의 중계핵 역할을 함으로써 중요한 중뇌 구조물(그물체 및 뇌간 신경전달물질을 분비하는)의 활동에 영향을 미치는 것으로 보인다. 게다가 고삐핵이 통각전달과정과 스트레스, 학습, 보상과정(특히 보상이 없을 때 운동반응을 차단하는 것과 관련됨), 우울증(고삐핵의 구심 원천 부위인 시상수질선조를 자극하면 우울증이 완화됨)과 같은 여러 기능에도 관여한다는 증거가 있다.

송과체 솔방울샘 · Pineal Gland

송과체는 원뿔모양의 구조물로서 제3뇌실 뒤쪽에 붙어 있다(그림 12.1). 송과체는 중추신경계와 직접적인 연결이 없다는 점에 주목해야 한다. 그러나 송과체는 위목신경절superior cervical ganglion을 통해 교감신경계로부터 신경 입력을 받는다. 동물에서 관찰되는 송과체의 독특한 특징 중의 하나는 여러 가지 호르몬의 분비와 관련하여 빛에 따른 일일주기리듬circadian rhythm을 나타낸다는 것이다. 이 과정은 망막으로부터 직접적으로 시각교차상핵suprachiasmatic nucleus으로 전달되는 빛-주기 정보light-cycle information의 일부를 전달해 주는 간접경로가 존재하기 때문에 가능한 것으로 보인다. 이 정보는 이어서 시각교차상핵으로부터 간접적으로 가슴척수thoracic cord의 중간외측핵intermediolateral cell column [IML]으로 전달된다. 빛-주기 정보는 이어서 위목신경절로 중계되며, 이 신경절은 직접적으로 송과체와 연결되어 있다.

송과체는 또한 혈관이 풍부한 결합조직을 포함하고 있다. 결합조직그물 속에는 **송과체세포**pinealocyte라고 불리는 특수한 분비세포가 분포한다. 송과체 분비물 속에는 멜라토닌melatonin(세로토닌을 원료로 하여 송과체 내에서 합성됨), 세로토닌serotonin, 노르에피네프린norepinephrine과 같은 생체아민을 포함한 여러 가지 물질이 존재한다는 것이 밝혀져 있다. 또한 시상하부유리호르몬hypothalamic-releasing hormone(**갑상샘자극호르몬분비호르몬**thyrotropin-releasing hormone, **소마토스타틴**somatostatin, **황체형성호르몬분비호르몬**luteinizing hormone-releasing hormone 등)의 농도 역시 높다는 것이 밝혀져 있다. 송과체는 이들 호르몬을 전신순환계와 뇌(혈액뇌장벽BBB을 통해)로 유리함에 따라 중추신경계 기능에 영향을 미칠 수 있다.

시상밑부 Subthalamus

시상밑부는 여러 신경핵과 신경로를 포함하고 있으며, 이들 대부분은 간뇌의 뒤쪽 1/3 높이에 위치하고 있으며, 기저핵과 연관된 운동기능 조절에 관여한다. 시상밑부에 위치하고 있는 신경핵으로는 **시상밑핵** subthalamic nucleus과 **불확정구역** zona incerta을 들 수 있다(그림 12.8).

시상밑핵은 직사각형 모양을 이루고 있으며, 속섬유막의 배쪽내측부위에서 약간 떨어져 위치한다. 시상밑핵은 창백핵globus pallidus과 상호 연결되어 있으므로 기저핵에 의한 운동조절에 중요한 역할을 한다(자세한 내용은 19장 참조).

시상밑핵의 등쪽내측부위에는 불확정구역이 위치하며, 불확정구역의 기능은 거의 알려져 있지 않다. 불확정구역은 시상다발thalamic fasciculus과 렌즈다발lenticular fasciculus(이들 신경로는 다음 절에서 설명함)을 나누는 얇은 띠로 이루어져 있다.

시상하부 Hypothalamus

시상하부는 앞쪽의 시각교차optic chiasm에서부터 뒤쪽의 뒤맞교차후교련·poterior commissure까지 이어져 있다(그림 12.9). 시각전구역preoptic area은 시상하부 앞쪽이 연장된 부위로 맨 앞은 종말판lamina terminalis(제3뇌실의 앞쪽 끝)까지 확장되어 있다. 시각전구역의 등쪽 경계는 앞맞교차anterior commissure인 반면, 나머지 시상하부의 등쪽 경계는 시상아래고랑hypothalamic sulcus 및 배쪽 시상ventral thalamus이다. 시각교차optic chiasm 바로 뒤의 뇌 배쪽면에 깔때기누두·infundibulum가 위치하며, 깔때기에 뇌하수체pituitary gland가 매달려 있다. 시상하부는 여러 신경핵과 구역, 신경로를 포함하고 있다. 겉에서 보면, 뇌활fornix 하행부가 시상하부를 두 구역, 즉 외측 시상하부와 내측 시상하부로 나눈다. 시상하부는 주로 내장기능과 내분비기능, 자율신경기능, 감정기능의 중추신경계 조절과 연관되어 있다. 따라서 시상하부는 체온조절, 교감신경 및 부교감신경, 뇌하수체 내분비기능, 성행동, 섭식 및 수분섭취 행동, 그리고 감정기능(예, 공격aggression과 회피flight)의 중추조절을 담당한다. 시상하부의 자세한 기능은 23장에서 다룬다.

외측 시상하부 Lateral Hypothalamus

외측 시상하부(시상하부의 전-후 축을 따라 연속적으로 존재)는 다양한 세포군과 분산되어 분포하는 신경세포뿐 아니라 **내측전뇌다발** medial forebrain bundle [MFB](앞 방향 및 뒤 방향으로

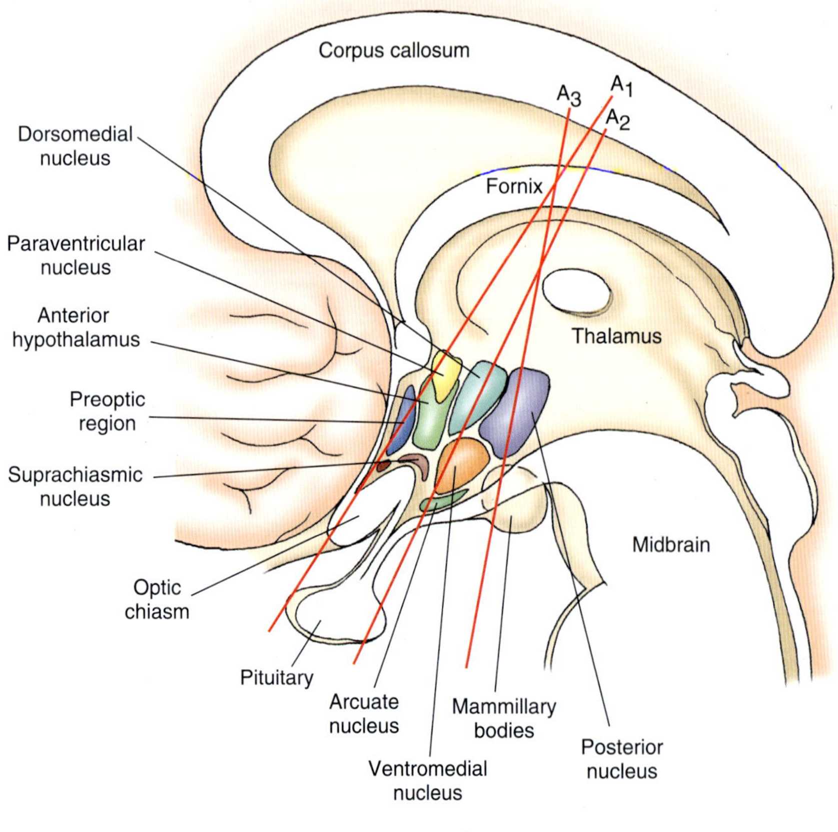

그림 12.9 주요 시상하부핵의 상대적 위치를 나타낸 뇌 시상단면. A1과 A2, A3는 그림 12.10에 제시한 시상하부 절단면의 대략적인 위치를 나타낸다.

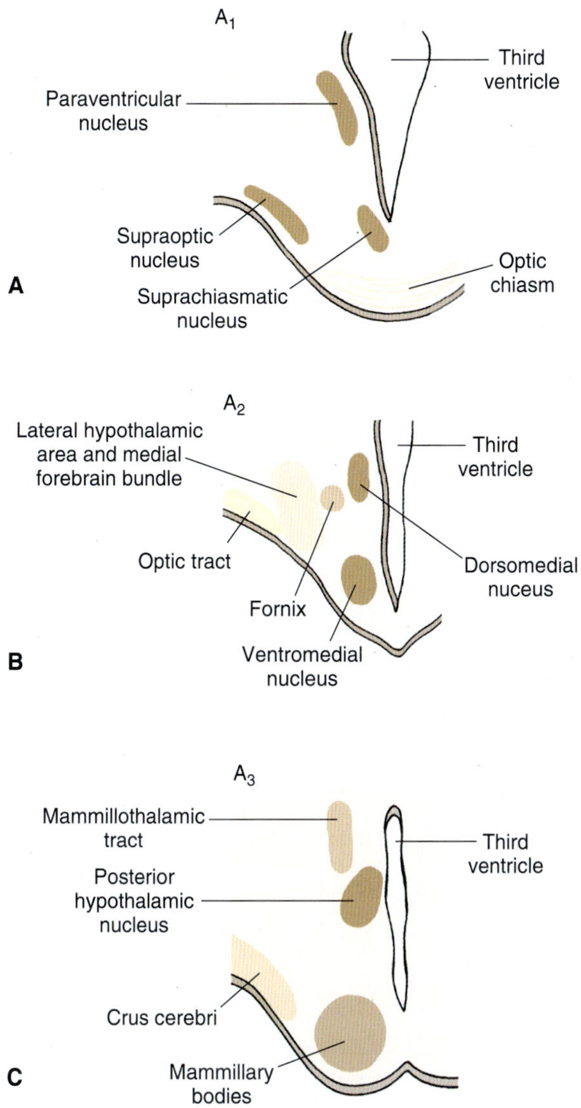

그림 12.10 (A~C) 그림 12.9에서 표시한 시상하부의 앞(A1)과 중간(A2), 뒤(A3) 부분에 분포하는 주요 시상하부핵의 분포를 나타내는 관상 단면.

주행하는 신경섬유를 포함하고 있음)이라 불리는 주요 신경다발로 이루어져 있다(그림 12.10). 외측 시상하부는 수분섭취drinking 및 포식predation 행동과 같은 여러 행동기능과 연관되어 있다.

내측 시상하부 Medial Hypothalamus

내측 시상하부는 여러 가지 중요한 신경핵과 신경다발로 이루어져 있다. 내측 시상하부는 뇌하수체기능을 조절하는 대부분의 유리호르몬releasing hormone을 포함하고 있다. 또한 이 부위는 동물 및 사람에게서 섭식feeding을 조절하고, 분노행동과 같은 감정반응을 일으키며, 이들의 하행 축삭은 자율신경기능을 조절한다.

전-후 축을 기준으로 나눈 시상하부

Anterior-Posterior Levels of Hypothalamus

전시상하부(그리고 시각전구역)

Anterior Hypothalamus (and Preoptic Area)

전시상하부에 분포하는 주요 신경핵으로는 시각전핵preoptic nucleus과 시각교차상핵suprachiasmatic nucleus [SCN], 시각상핵supraoptic nucleus [SON], 뇌실옆핵뇌실곁핵·paraventricular nucleus [PVN]을 들 수 있다(그림 12.9~10). **시각전구역**preoptic area은 기본적으로 외측 시각전핵lateral preoptic nucleus과 내측 시각전핵medial preoptic nucleus으로 나뉜다. 내측 시각전핵은 주로 내분비기능 및 체온 조절과 연관되어 있다. 외측 시각전핵의 기능은 잘 알려져 있지 않다. 시각교차상핵SCN은 시각전구역과 인접한 전시상하부의 배쪽내측부위에 위치한다. 시각교차상핵SCN은 망막으로부터 신경 입력을 받으며 호르몬 분비에 영향을 미치는 일일주기리듬diurnal rhythm과 연관되어 있다. 거대세포를 포함하고 있는 **시각상핵**SON은 시각교차optic chiasm 외측 경계부 근처에 위치한다. **뇌실옆핵**PVN은 제3뇌실에 인접한 전시상하부의 등쪽내측부위에 위치한다. 시각상핵SON과 뇌실옆핵PVN은 **바소프레신**vasopressin과 **옥시토신**oxytocin을 합성하며, 이어서 이들 호르몬은 축삭을 따라 뇌하수체후엽으로 운반된다. 나머지 전시상하부는 내측 구역과 외측 구역으로 나뉘지만, 해부학적으로 구별하기는 쉽지 않다.

중간시상하부 Mid-Level of the Hypothalamus

이 위치에는 시각교차optic chiasm 대신에 간뇌의 배쪽면을 따라 시각로optic tract가 존재한다(그림 12.9~10). 또한 시각교차상핵SCN 대신에 **활꼴핵**궁상핵·arcuate nucleus이 존재하며, 활꼴핵은 **깔때기줄기**infundibular stalk 바로 위에 있는 시상하부의 가장 배쪽내측부위에 위치한다. 또한 활꼴핵은 정중융기median eminence와 가까이 위치하며, 활꼴핵에 분포하는 많은 신경세포들은 도파민dopamine을 분비한다. 이들 도파민신경세포dopaminergic neuron는 프로락틴분비억제호르몬prolactin release-inhibiting hormone의 원천일 것으로 생각되고 있다.

배쪽내측핵ventromedial nucleus은 가장 뚜렷한 구조물로서 내측 시상하부의 배쪽부위에 위치한다. 분노행동 표출과 섭식 억제, 내분비 조절은 배쪽내측핵과 연관된 기능에 속한다. 배쪽내측핵의 바로 등쪽부위는 상대적으로 작은 세포들로 이루어져 있으며, 이들은 제3뇌실에 가까이 위치하며 배쪽내측핵 세포와 기능이 유사하다. 제3뇌실 근처에 위치하는 뉴런군(예, **융기핵**tuberal nucleus)은 조절호르몬(즉 유리호르몬 또는 유리억제호르몬)을 유리하는데, 이들 조절호르몬은 문맥계를 통해 뇌하수체전엽으로 운반되므로 뇌하수체전엽의 호르몬 유리를 조절한다.

후시상하부 Posterior Hypothalamus

이 부위에도 여전히 외측 시상하부가 존재하지만, 크기는 작다. 뇌활fornix의 하행섬유는 **유두체**mammillary body에 종지하며, 유두체는 시상하부의 배쪽내측구역에 있는 배쪽내측핵ventromedial nucleus을 대신하여 나타난다. 유두체는 뇌활로부터 많은 입력을 받지만, 시상전핵anterior thalamic nucleus [A]으로 투사하는 많은 축삭들의 원천이기도 하다. 이 신경로를 **유두시상로**mammillothalamic tract라 부르며, 시상하부의 여러 부위에서 관찰할 수 있다(그림 12.10C). 유두체와 연관된 기능은 잘 알려져 있지 않지만, **파페즈회로**Papez circuit와 연관되어 있는 것으로 보인다(24장 참조).

기저핵 바닥핵 · Basal Ganglia

기저핵은 운동기능을 조절하는데 핵심적인 역할을 한다. 기저핵을 이루는 주요 구조물에는 꼬리핵미상핵 · caudate nucleus과 조가비핵피각 · putamen, 창백핵담창구 · globus pallidus이 포함된다. 이 외에도 흑색질substantia nigra과 시상밑핵subthalamic nucleus을 기저핵에 포함시키는데, 그것은 구조적·기능적으로 **새줄무늬체**신선조체 · neostriatum(꼬리핵, 조가비핵) 및 창백핵과 연관되어 있기 때문이다.

핵심 구조물 Principal Component Structures

꼬리핵 Caudate Nucleus

꼬리핵(1장에서 이미 설명함)은 C자 모양을 이루고 있으며, 외측뇌실을 따라 위치한다. 꼬리핵 중 가장 큰 부위를 '머리head'라고 하며, 머리는 시상의 입쪽에 위치하고 외측뇌실 전각anterior horn의 외측면을 형성한다(그림 12.11). 속섬유막internal capsule은 꼬리핵의 외측 경계 및 배쪽 경계를 형성하며, 뇌들보뇌량 · corpus callosum는 꼬리핵의 등쪽 경계를 형성한다. 꼬리핵은 뒤쪽으로 확장되면서 크기가 점점 더 작아진다. 꼬리핵 머리의 바로 뒤 부위는 '몸통body'이며, 가장 좁은 부위는 '꼬리tail'이다. 외측뇌실 하각inferior horn의 등쪽부위에 위치하는 꼬리핵의 꼬리는 처음에는 배쪽 궤도로 외측뇌실을 따라 주행한 후, 입쪽으로 주행방향을 바꿔 편도체 방향으로 진행한다.

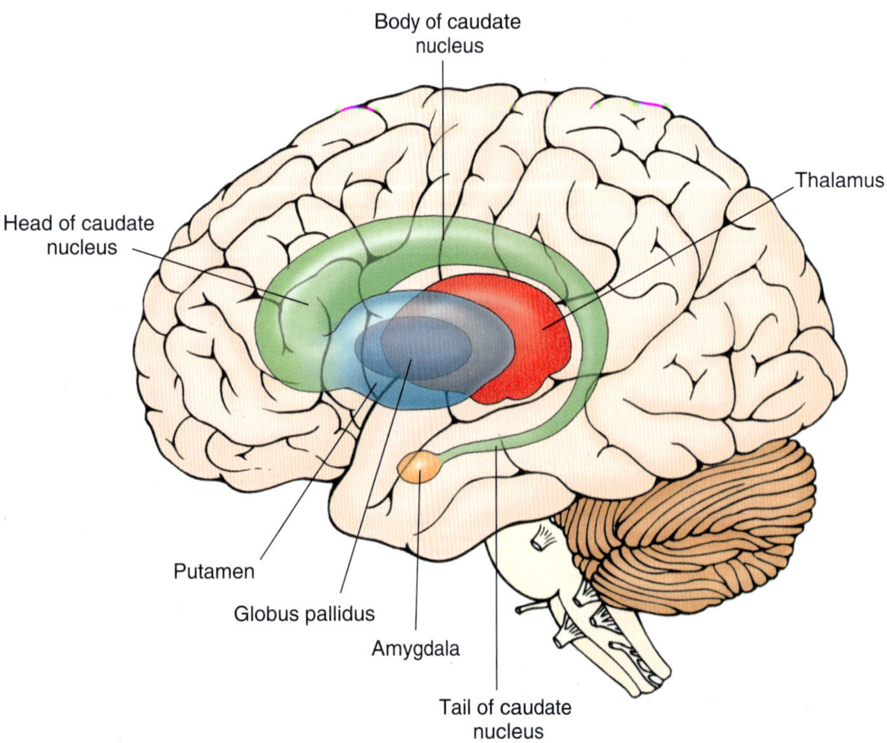

그림 12.11 꼬리핵의 구성 및 꼬리핵과 주변 구조물(시상, 속섬유막, 창백핵, 조가비핵, 뇌간)의 상관관계.

조가비핵 Putamen

조가비핵은 창백핵globus pallidus과 바깥섬유막external capsule 사이에 위치하는 큰 구조물이다(그림 12.2, 그림 12.4, 그림 12.5, 그림 12.12) 조가비핵과 창백핵은 속섬유막internal capsule 외측에 위치하는 반면, 꼬리핵은 속섬유막 내측에 위치한다. 조가비핵은 꼬리핵 머리(앞쪽 경계)로부터 시상의 뒤 1/3(뒤쪽 경계)까지 이어져 있다(그림 12.11~2). 발생학적으로, 속섬유막앞다리내포전각·anterior limb of internal capsule가 줄무늬체 덩어리striatal mass를 통과하여 자라므로 부분적으로 내측의 꼬리핵과 외측의 조가비핵으로 나뉘게 된다. 맨 앞쪽에서 조가비핵은 꼬리핵과 합쳐지는데, 그것은 이 부위에는 더 이상 속섬유막이 존재하지 않기 때문이다. 꼬리핵과 조가비핵을 합쳐서 새줄무늬체신선조체·neostriatum라고 하며, 새줄무늬체는 여러 부위(예, 대뇌피질, 시상, 흑색질)로부터 입력을 받는 기저핵의 주요 입력부위이다. 담장claustrum은 바깥섬유막external capsule과 맨바깥섬유막extreme capsule을 나누는 얇은 신경핵으로서 조가비핵의 바로 외측에 위치한다(그림 12.4). 그러나 이 부위의 기능은 확실히 알려져 있지 않으며, 일반적으로 기저핵에 포함시키지 않는다.

창백핵 Globus Pallidus

창백핵은 속섬유막의 바로 외측 및 조가비핵의 바로 내측에 위치한다(그림 12.12). 창백핵은 창백외핵외측창백구역·lateral palllidal segment과 창백내핵내측창백구역·medial pallidal segment으로 이루어져 있으며, 두 구역을 구분하는 얇은 백색질 띠를 **내측수질판**medial medullary lamina이라 한다. **외측수질판**lateral medullary lamina은 조가비핵과 창백핵을 구분하는 백색질 띠이다. 창백핵의 앞쪽 경계는 거의 앞맞교차anterior commissure까지 확장되어 있으며, 뒤쪽 경계는 대략 시상 중간위치에 해당한다. 주로 기저핵의 입력 부위로 작용하는 새줄무늬체와는 달리, 창백핵은 기저핵의 주요 출력부위이다. 창백핵으로부터 출력되는 신경로는 렌즈고리ansa lenticularis와 렌즈다발lenticular fasciculus이다(다음 단락 참조).

기저핵 신경로 Fiber Pathways of the Basal Ganglia

두 신경로가 창백핵의 서로 다른 부위로부터 나오며, 간뇌 중간부위 절단면에서 확인할 수 있다(그림 12.12). **렌즈고리**ansa lenticularis는 창백내핵에서 출발하여 배쪽내측방향으로 주행한 후 꼬리쪽으로 방향으로 바꿔 중뇌로 향한다(그림 12.8, 그림 12.12). 두 번째 신경로는 **렌즈다발**lenticular fasciculus이라 불린다(그림 12.12). 이 신경로는 시상밑핵 등쪽면을 따라 창백내핵으로부터 등쪽내측방향으로 주행한다. 이 신경로는 이어서 불확정구역zona incerta의 등쪽면을 따라 곡선을 그리며 주행한 후, 중뇌를 향해 등쪽외측방향으로 꼬리쪽으로 주행한다. 렌즈고리와 렌즈다발이 적색핵의 바로 앞 부위에 도달한 후, 주행경로를 바꾸어 입쪽 방향으로 주행한다(이때 두 신경로는 합쳐지는 것으로 보임). 이들 신경다발은 **치아시상섬유**dentatothalamic fiber라

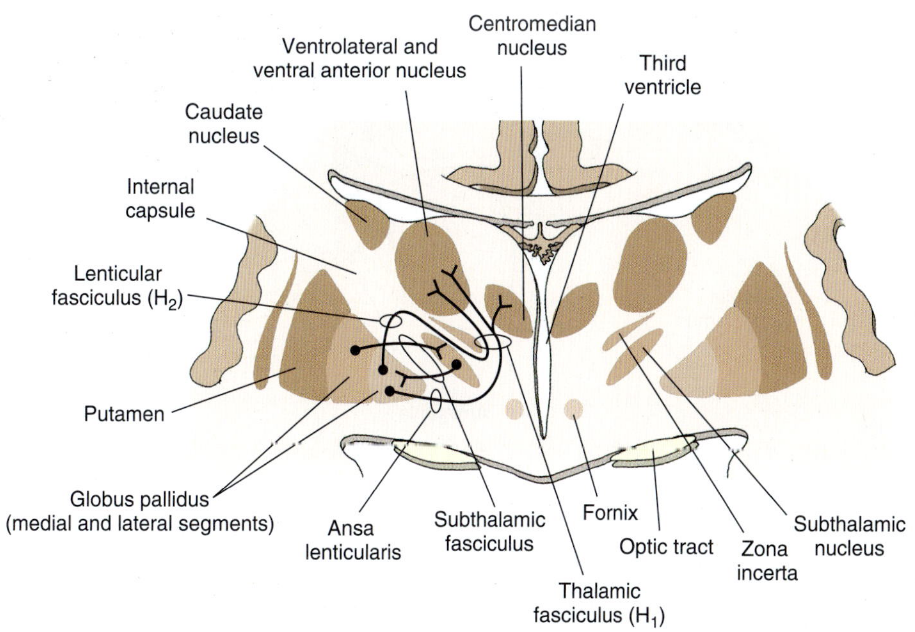

그림 12.12 기저핵의 주요 출력경로. 창백내핵으로부터 2개의 주요 출력경로(렌즈고리, 렌즈다발[포렐H_2구역])가 출발한다. 렌즈고리 및 렌즈다발 섬유는 소뇌로부터 들어오는 치아시상섬유와 합쳐져서 포렐H_1구역이 되어 시상으로 들어간다.

고 불리는 소뇌로부터 온 다른 신경섬유와 합쳐져서 **시상다발**thalamic fasciculus을 형성한다. 시상다발에서부터 나온 신경섬유는 주로 시상의 외측배쪽핵VL 및 배쪽전핵VA에 종지한다. 렌즈다발과 렌즈고리 섬유들이 합쳐진 후 입쪽으로 향하는 적색핵 바로 앞 부위를 **포렐H구역**H field of Forel이라 부른다(그림 19.7 참조). 포렐H구역은 때때로 적색핵앞구역pre-rubral field이라고도 불리며, 간뇌-중뇌 이음부에 있는 적색핵의 바로 입쪽에 위치한다. 시상다발을 **포렐H_1구역**H_1 field of Forel이라 부르며, 렌즈다발을 **포렐H_2구역**H_2 field of Forel이라 부른다(그림 12.12)

변연계 및 이와 연관된 전뇌기저부 구조물

Limbic System and Associated Structures of the Basal Forebrain

'변연계limbic system'(변연limbic은 가장자리border를 의미)라는 용어는 원래 주로 후각기능과 연관되어 있는 것으로 생각했던 고리 모양의 구조물(신피질과 간뇌 사이에 위치함)을 설명하기 위해 사용해왔다. 변연계(변연구조물limbic structures)를 구성하는 주요 구조물로는 해마형성체와 중격구역, 편도체, 그리고 이들과 인접한 대뇌피질(**내후각피질**entorhinal cortex, **조롱박피질**pyriform cortex)을 들 수 있다. 또한 전전두엽피질prefrontal cortex과 띠이랑대상이랑·cingulate gyrus도 흔히 변연계에 포함시키는데, 그것은 이들 피질이 구조적으로 그리고 기능적으로 변연계와 밀접하게 연관되어 있기 때문이다.

해마형성체 Hippocampal Formation

해마형성체는 측두엽 속에 깊숙이 위치한다. 해마형성체는 측두엽을 따라 앞뒤로 길게 위치하는 구조물이다. 이 구조물의 전체 길이가 외측뇌실 하각측두각의 내측벽을 형성한다(그림 12.13). 조직학적 관점에서, 해마는 원시피질archicortex이므로 뚜렷한 세포층과 신경섬유층으로 이루

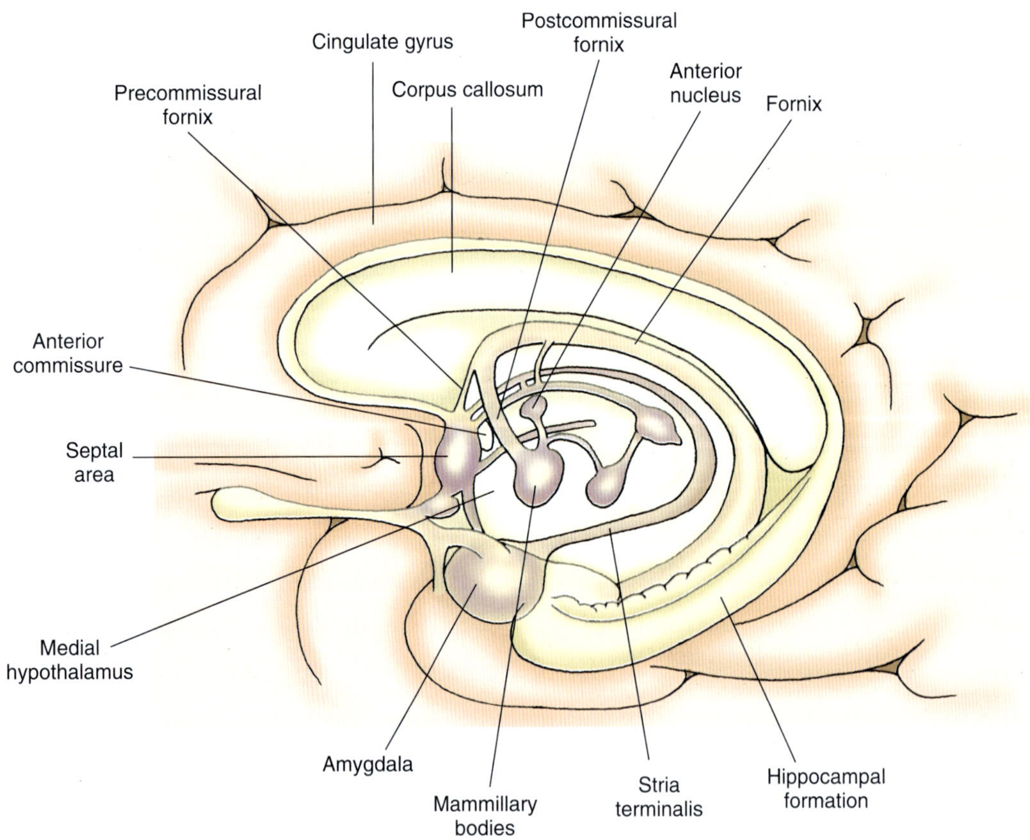

그림 12.13 변연구조물의 위치. 편도체는 측두엽의 입쪽 부위에 위치하며, 해마형성체는 편도체 바로 뒤에 있으며 뒤쪽 방향으로 확장되어 있다. 뇌활의 주요 성분은 간뇌로 투사하는 섬유(맞교차뒤뇌활)이며, 기타 성분은 중격구역으로 투사되는 섬유(맞교차앞뇌활)이다. 분계선조는 편도체로부터 시상하부 배쪽내측핵으로 투사된다. 후각입력섬유는 두 개의 섬유다발, 즉 외측후각선조(측두엽에 분포함)와 내측후각선조(중격구역 및 반대측 후각망울에 분포함)를 형성한다.

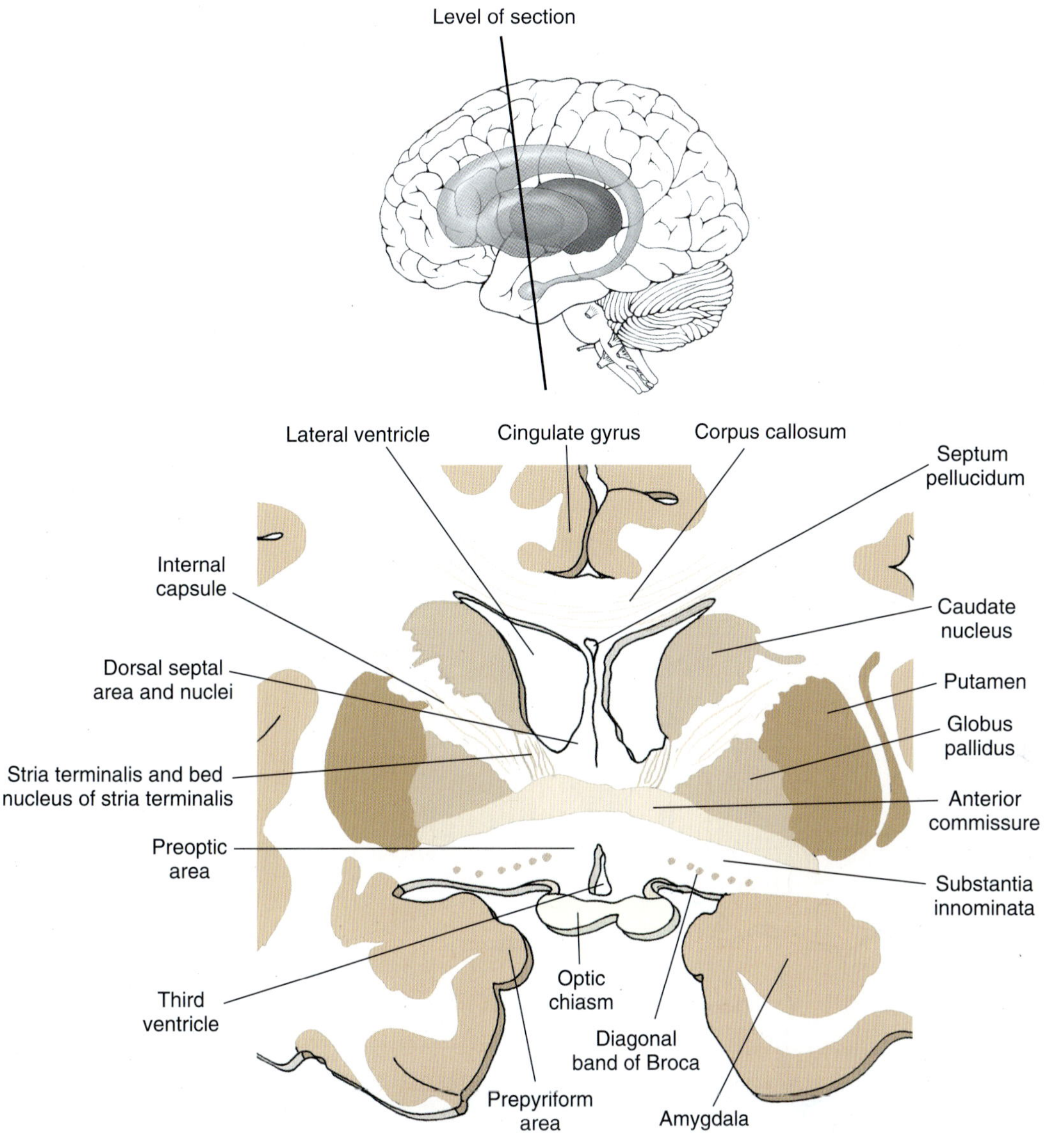

그림 12.14 앞맞교차 위치에서 절단한 전뇌 관상단면. 중격핵과 분계선조침대핵, 시각전구역의 위치에 주목하자. 삽화는 절단 위치를 나타낸다.

어져 있으며, 신피질neocortex과 약간의 유사성을 나타낸다.

해마형성체의 주요 출력 신경로는 **뇌활**fornix이다(그림 12.12~13). 뇌활 신경섬유는 처음에는 뇌 중간부위를 향해 뇌들보 바로 아래 위치에 도달할 때까지 등쪽내측방향으로 주행한다. 이어서 뇌활은 뇌 전방을 향해 앞맞교차 위치에 도달할 때까지 입쪽으로 주행한다. 많은 뇌활 신경섬유는 이어서 앞맞교차의 뒤를 통해 배쪽으로 주행하여 간뇌로 들어간 후 시상전핵과 시상하부의 유두체에 종지한다. 간뇌에 분포하는 뇌활 성분을 **맞교차뒤뇌활**postcommissural fornix이라 부른다. 뇌활의 다른 신경섬유는 앞맞교차에 도달할 때까지 입쪽으로 주행한 후 중격구역septal area에 분포한다. 이 뇌활 섬유를 **맞교차앞뇌활**precommissural fornix이라 부른다(그림 12.13). 해마형성체와 중격구역은 감정행동, 동기유발, 호르몬 및 자율신경 조절, 그리고 기억과 관련된 중추 조절에 관여한다.

중격구역 Septal Area

중격구역은 변연계의 중요한 부위 중 하나인데, 그 이유는 부분적으로 내측 및 외측 시상하부로 유입되는 해마형성체의 중계핵 역할을 하기 때문이다(그림 12.14). 중격구역은 해마형성체로부터 출발한 맞교차앞뇌활에 포함된 신경섬유를 주로 받는 구역이다. 순차적으로 중격구역은 시상하부의 여러 구역으로 많은 축삭을 투사한다. 따라서 중격구역은 해마형성체가 기능적으로 확장된 것

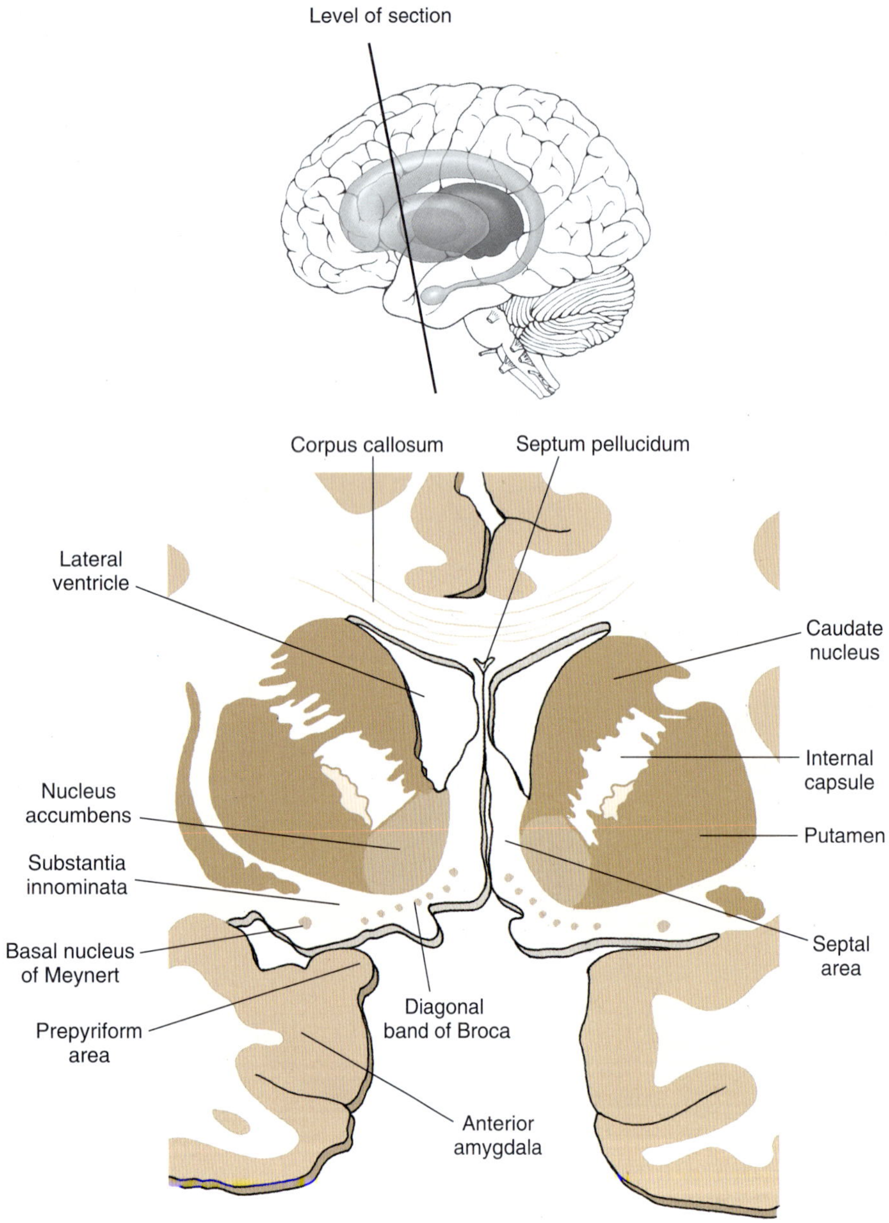

그림 12.15 그림 12.14 보다 더 앞쪽에서 절단한 전뇌 관상단면. 전뇌기저부에는 브로카대각선조 및 무명질을 포함한 주요 핵이 존재한다. 삽화는 절단 위치를 나타낸다.

으로 생각할 수도 있다. 중격구역의 일차적 기능은 정상적으로 시상하부와 연관되어 있는 과정(예, 공격성, 분노, 내분비기능, 생식기능)을 조절하는 것이다.

영장류(사람은 제외)를 포함한 동물에서 중격구역은 두 부분, 즉 등쪽부분dorsal division과 배쪽부분ventral division으로 이루어져 있다(그림 12.15). 등쪽 중격구역은 앞맞교차anterior commissure 앞쪽에서 전뇌 중간선을 따라 앞부분에 위치하므로 외측뇌실 전각의 내측벽을 이룬다. 하등동물의 등쪽 중격구역은 고등동물과 다르게 두꺼운데, 그 이유는 많은 신경세포들이 존재하기 때문이다. 배쪽 중격구역에는 상대적으로 큰 신경세포들이 많이 존재하며, 전뇌기저부basal forebrain의 내측모서리에 인접하여 위치하고 있다. 더구나 세포들은 뇌의 내측모서리와 평행하게 위치하며, 배쪽 방향으로 뇌기저부를 향해 뻗어 있다. 뇌기저부에서 이 신경세포군은 이어서 짧은 거리에 걸쳐 수평(또는 외측) 방향으로 분포한다. 내측 중격구역에 존재하는 신경세포를 **브로카대각선조**diagonal band of Broca라고 부른다. 사람에서 등쪽 중격구역은 사실상 거의 존재하지 않으며, 신경세포가 존재하지 않는 투명중격septum pellucidum만 존재한다. 그 대신, 중격구역은 배쪽 구역으로 밀려나 있다(그림 12.15).

전뇌기저부에는 중요한 기능을 수행하는 다른 신경세포군이 존재하며, 이들은 중격구역과 가까이 위치한다. 이러한 신경세포군에는 분계선조침대핵bed nucleus of the stria terminalis과 여러 전뇌기저부 부위(무명질substantia innominata, 중격의지핵nucleus accumbens)가 포함된다.

분계선조침대핵 Bed Nucleus of the Stria Terminalis

분계선조침대핵은 뇌활 기둥column of the fornix의 바로 배쪽 외측부위(앞맞교차 위치에서 간뇌로 들어가는 부위)에 위치한다(그림 12.14). 이 핵은 편도체amygdala로부터 많은 구심섬유 받아 시상하부 및 뇌간자율신경중추로 원심섬유를 내보낸다. 분계선조stria terminalis는 정상적으로 편도체와 연관된 자율신경과 내분비 기능, 그리고 감정 기능을 조절하는 것으로 여겨지고 있다.

중격의지핵 Nucleus Accumbens

중격의지핵은 꼬리핵의 머리 위치에서 관찰된다. 이 핵의 배쪽 경계는 무명질substantia innominata이며, 내측 경계는 중격구역septal area이고, 외측 경계와 등쪽 경계는 각각 조가비핵과 꼬리핵이다(그림 12.15). 중격의지핵은 뇌간으로부터 많은 도파민신경섬유를 받고, 편도체 및 일부 해마형성체로부터 다른 입력을 받는다. 중격의지핵은 순차적으로 무명질과 흑색질, 배쪽피개구역ventral tegmental area으로 축삭을 내보낸다. 중격의지핵은 감정과 연관된 운동반응의 순서를 통합하는 것으로 여겨진다. 또한 이 핵은 중독addiction과도 연관되어 있다.

무명질 Substantia Innominata

무명질(간혹 확장편도체extened amygdala의 일부처럼 보임)은 줄무늬체 바로 아래에 있는 중격핵 부위에 위치한다. 무명질의 내측 경계는 브로카대각선조diagonal band of Broca와 시각전구역preoptic region이다. 무명질은 **전조롱박피질**prepiriform area 세포와 합쳐지는 것으로 보이는 위치까지 외측으로 확장한다. 무명질의 배쪽 경계는 뇌기저부이다(그림 12.14~15).

뇌기저부 근처에서 **마이네르트기저핵**basal nucleus of Meynert이라고 불리는 큰 세포들이 모여 있는 구역을 관찰할 수 있다. 이 신경핵의 특징은 축삭을 여러 대뇌피질 부위와 해마형성체 및 편도체와 같은 변연계로 투사하는 것이다. 더구나 이들 세포는 아세틸콜린을 분비하는 것으로 알려져 있다. 알츠하이머병 환자에서는 마이네르트기저핵의 변성과 동반하여 대뇌피질로 투사되는 콜린성 입력이 소실되어 있어, 마이네르트기저핵의 손상이 알츠하이머병Alzheimer's disease의 발병에 관여하는 것으로 생각되고 있다. 무명질은 편도체와 상호 연결되어 있으며, 외측 시상하부로도 축삭을 내보낸다. 이런 방식으로 무명질은 편도체의 일부로부터 입력되는 신호를 외측 시상하부로 전달하는 중계핵 역할도 수행하는 것으로 생각된다.

편도체 편도핵 · Amygdala

편도체는 측두엽 속 심부에 위치(해마형성체 앞쪽 경계의 바로 앞에 위치함)하는 큰 구조물이다(그림 12.2, 그림 12.13). 편도체는 외측핵lateral nucleus과 중심핵central nucleus, 기저핵basal nucleus, 내측핵medial nucleus으로 이루어져 있다(그림 12.16). 편도체의 기능과 핵들의 형태학적 구성, 신경섬유의 투사와 관련된 자세한 내용은 24장에서 다룬다. 편도체의 주요 기능 중 하나는 정상적으로 시상하부 및 중뇌 수도관주위회색질과 연관된 과정들을 조정하는 것이다. 예를 들면 분노 및 공격, 도피 및 기타 감정행동, 섭식행동, 내분비 및 호르몬 활성, 성행동, 그리고 자율신경 조절 등이다.

이러한 과정의 조정은 실제로 편도체로부터 시상하부와 중뇌 수도관주위회색질로 들어오는 입력에 의해 일어난다. 편도체의 가장 중요한 신경로는 **분계선조**stria terminalis이다. 분계선조는 내측편도체로부터 출발하여 뒤쪽

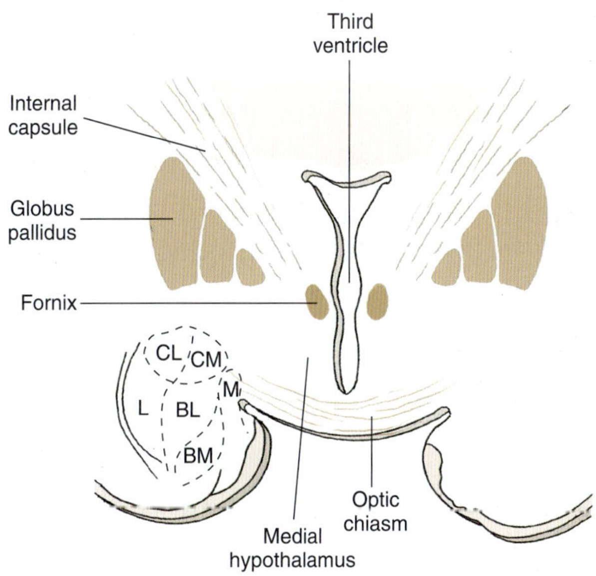

그림 12.16 고양이 편도체의 관상단면에 관찰되는 주요 핵. BL, 기저외측핵; BM, 기저내측핵; CL, 중심핵의 중심외측부; CM, 중심핵의 중심내측부; L, 외측핵; M, 내측핵.

시상 주위를 따라 꼬리 방향 및 등쪽 방향으로 진행하여 꼬리핵의 꼬리를 따라 외측뇌실로 합류하는 뇌들보밑구역subcallosal area 위치까지 주행한다(그림 12.13). 이어서 분계선조 신경섬유는 꼬리핵의 꼬리를 따라 입쪽 방향으로 주행하므로 신경섬유들이 꼬리핵 꼬리의 바로 배쪽내측에 위치하게 된다. 앞맞교차 위치에서 분계선조 신경섬유는 분계선조침대핵을 통과하여 내측시상하부를 향해 배쪽내측방향으로 하행한다.

전뇌에 분포하는 다른 주요 신경로

Other Major Pathways of the Forebrain

속섬유막 내포 · Internal Capsule

속섬유막은 대뇌피질로부터 뇌간과 척수로 향하는 하행섬유와 시상으로부터 대뇌피질로 향하는 상행섬유를 포함하고 있다. 앞에서 설명한 대로, 속섬유막에 포함되어 있는 신경섬유는 감각운동기능에 중요한 역할을 한다. 수평단면을 공부할 때(그림 12.2), 속섬유막은 세 부분, 즉 앞다리전각 · anterior limb와 뒤다리후각 · posterior limb, 무릎genu으로 이루어져 있다는 것을 기억해야 한다. 전두교뇌섬유frontopontine fiber는 앞다리에, 피질뇌간로corticobulbar fiber는 무릎에, 피질척수로corticospinal fiber는 뒤다리에 분포한다. 속섬유막은 시상과 창백핵의 경계로서, 그리고 꼬리핵과 조가비핵의 경계로서 중요한 해부학적 기준 역할도 한다(그림 12.2).

앞맞교차 전교련 · Anterior Commissure

앞맞교차는 뇌활의 하행기둥 바로 앞에 위치하며(그림 12.1), 후각전핵anterior olfactory nucleus으로부터 반대측 후각망울olfactory bulb로 넘어가는 후각섬유와 편도체를 포함한 일부 측두엽으로부터 출발한 신경섬유를 포함하고 있다. 후각계의 구조적 · 기능적 특성에 관한 자세한 내용은 17장에서 다룬다.

임상적 고찰 Clinical Considerations

전뇌에서 발생한 혈관 및 기타 병변은 이어지는 전뇌 구조물과 관련된 장에 설명한다. 따라서 여기서는 전뇌 질환을 간략히 다룬다.

시상 Thalamus

흔히 뒤쪽 시상을 침범하는 시상경색에 의해 환자는 아주 고통스럽고 불쾌한 감각을 느낀다. 통증은 대개 불에 타는 것과 같은 감각이 지속되는데, 이를 **시상통증증후군**thalamic pain syndrome이라 한다.

시상하부 Hypothalamus

시상하부는 자율신경 반응과 내장신경 반응, 감정 반응 등 다양한 기능을 매개하므로 여러 시상하부핵의 손상은 섭식 장애와 내분비기능 장애, 체온조절 장애, 공격 및 분노 장애, 그리고 교감신경 기능 이상을 유발할 수 있다. 시상하부 질환의 한 예인 **요붕증**diabetes insipidus은 시각상핵SON 또는 뇌실옆핵PVN에 존재하는 바소프레신신경세포vasopressin neurons의 손상에 의해 발생하며, 다량의 물을 섭취하는 것과 아울러 다량의 소변을 생산하는 것이 특징이다.

기저핵 바닥핵 · Basal Ganglia

기저핵 질환은 안정 시 나타나는 비정상적인 불수의적 움직임(이런 움직임을 총괄하여 운동이상증dyskinesia이라고 함)과 비정상적인 근긴장도muscle tone 변화를 나타내는 것이 특징이다. 운동감소질환의 한 예인 **파킨슨병**Parkinson's disease은 떨림tremor과 경직rigidity, **운동불능증**akinesia과 연관되어 있다. 이 질환은 흑색질로부터 새줄무늬체에 공급될 도파민이 유리되지 못해 발생한다. 다른 질환으로는 운동과다증hyperkinesia을 나타내는 **무도병**chorea(이 병은 줄무늬체에서 일어나는 GABA 소실과 연관되어 있고, 사지에서 빠른 불수의적 움직임을 나타냄)과 **편측도리깨운동증**hemiballism(이 병은 시상밑핵의 손상에 의해 일어나며, 반대측 신체의 팔과 다리에서 비정상적인 도리깨 운동이 발생함)을 들 수 있다.

변연구조물 Limbic Structures

시상하부와 중뇌 수도관주위회색질의 관계 때문에 흔히 혈관병변 또는 종양에 의해 일어나는 변연계 손상은 심각한 감정행동 변화와 과민성, 충동성, 분노 등과 연관된다. 이런 이상과 연관된 대부분의 구조물은 편도체와 해마형성체, 전전두엽피질이다. 다른 질환으로는 단기기억 소실(특히 해마형성체 손상 후에 잘 나타남), 전전두엽피질의 손상에 의해 일어나는 인지능력 감소 및 감정반응 둔감,

그리고 측두엽 구조물의 손상과 가장 흔히 연관되는 발작seizure을 들 수 있다.

대뇌피질 Cerebral Cortex

대뇌피질과 연관된 다양한 이상에 대해 25장에서 자세히 다룬다. 간추려 설명하면, 대뇌피질과 연관된 일부 질환에 대해서만 여기서 다루는데, 질병의 흔한 원인은 종양 또는 혈관병변이다. 이러한 질환으로는 (1) 중심앞피질precentral cortex 및 전운동피질premotor cortex 손상과 연관된 상위운동신경원 마비upper motor neuron paralysis, (2) 전운동피질의 배쪽외측부위 또는 측두엽과 두정엽의 경계부위 손상과 연관된 여러 유형의 **실어증**aphasia(언어를 표현하지 못하거나 이해하지 못함), (3) 전운동피질 또는 후두정엽피질posterior parietal cortex 손상과 연관된 **실행증**apraxia(감각 및 운동 회로가 온전함에도 불구하고 올바른 운동 행위를 하지 못함), (4) 각각 중심뒤이랑postcentral gyrus과 상측두이랑superior temporal gyrus 손상에 의해 발생하는 체성감각 식별능력 상실과 청각 식별능력 상실, (5) 후두엽피질에 있는 새발톱고랑 부위의 손상에 의해 나타나는 부분 시각상실partial blindness을 들 수 있다.

임상 증례

병력

존John은 36세 남성으로 10살 때 트랙터에서 떨어져 머리 앞부분을 다쳤다. 그 이후로 존은 행동장애를 나타냈다. 그는 학교에서 학습에 주의를 집중하기 어려웠다. 다른 학생들에 대한 그의 행동은 감정반응이 빈약한 동시에 충동을 억제하지 못하는 등 종종 부적절하였다. 그는 매년 진급하기는 하였지만, 주의력결핍장애attention deficit disorder 및 학습장애learning disability로 진단받았다. 메틸페니데이트methylphenidate [Ritalin] 및 행동요법으로 치료하였고, 그의 행동에 큰 변화가 일어나지는 않았지만, 그래도 그는 진급하여 졸업할 수 있었다.

성인이 되었을 때 존은 그의 충동적 행동을 조절하는 것을 더욱 어려워했다. 그는 적절한 사회적 억제가 부족했고, 자신의 비정상적인 행동에 대해서도 인지하지 못하였다. 예를 들면, 한 여성이 그의 관심을 거부한 후, 그는 이 여성의 집으로 차를 몰고 가 그녀가 경찰에 신고할 때까지 그녀의 차고 진입로에서 4시간 동안 자신의 차를 세차하였다. 또한 그는 작은 물건을 수집하는 것과 같은 의미 없는 행동을 하였다. 그는 종종 부적절한 말을 하였으며, 그로 인해 여러 번 실직을 하였다. 존은 그의 아버지가 심하게 다쳤다는 소식을 들었을 때 소리 내어 웃는 등 감정적 상황에 대해 적절하게 반응하지 못했다.

진찰

신경심리학자가 그를 검사한 후 존이 다소 정서적으로 둔감한 것을 밝혀냈다. 그는 검사자에 대해 말하게 하였을 때 "멍청이들만 이 검사를 할 거야"라고 말하는 식으로 적절한 억제를 나타내지 못했다. 표준화 그림을 보여주면서 상황을 설명하라고 했을 때, 그는 그림에서 보이는 그대로를 설명하였지만 그림의 더 개념적이고 추상적인 측면에 대해서는 설명하지 못했다. 예를 들면, 두 어린이가 부엌 바닥에 물을 쏟고 바닥에 계란을 던지는 그림을 보여준 후 어린이들이 어떤 잘못을 하였는지 물었을 때, 그는 그림에 나타난 행동을 그대로 설명하였다. 그러나 어린이들이 잘못한 것이 있는지 물었을 때, 그는 바닥에 널려 있는 물건에 대해 설명하였지만 어린이들의 행동에는 잘못된 점이 없다고 말하였다. 그는 손을 움켜쥐는 행동을 약간 나타내었으며 검사자를 따라하는 경향도 보였다. 존에게 그의 첫 손상 이후 새로운 문제가 발생하였는지 검사하기 위해 자기공명영상을 촬영하였다.

설명

이 증례는 양측 전두엽기능장애bilateral frontal lobe dysfunction의 예이다. 전두엽 병변(특히 전두엽 하부) 및 전전두엽 병변은 계획 장애initiative disorder, 무감동apathy, 의지상실abulia(운동활동 결핍), 신생아에서 관찰되는 원초적인 움켜쥐는 반응, 그리고 사회적 억제 결핍을 초래한다. 병변이 충분히 뒤쪽으로 확장하여 운동피질을 침범하는 경우에는 상위운동신경원 병변에 따른 근력감소가 나타날 수도 있다. 이러한 특징들은 20세기 초에 정신질환을 치료하기 위해 시행하였던 전전두엽절개술을 받은 환자에서 나타났던 증상들이며, 그런 이유로 이 수술법은 더 이상 시행되지 않게 되었다.

존의 증례에서 자기공명영상을 촬영한 결과, 양측 전전두엽 위축이 발견되었으며, 이 소견은 초기 손상이 그대로 남아 있다는 것을 의미한다. 이후에 시행한 자기공명영상은 이 초기 손상이 진행성인지를 결정하는 데는 도움이 될 수 있다. 그러나 쉬운 임상적 검사방법이 있으므로 자기공명영상은 대개 필요하지 않다.

연습문제

질문

각 문항에서 가장 알맞은 답을 고르시오.

1. 어떤 환자가 두통을 호소하면서 응급실에 왔다. 검사 결과 안정 시 발생하는 불수의적 움직임을 나타내는 어떤 운동기능이상이 발견되었다. 분석 결과 환자의 외측뇌실 전각의 외측벽 근처에서 종양이 발견되었다. 위 결손증상을 일으키는 종양이 위치할 가능성이 가장 높은 부위는?
   a. 창백핵 globus pallidus
   b. 조가비핵 putamen
   c. 꼬리핵 caudate nucleus
   d. 뇌들보 corpus callosum
   e. 투명중격 septum pellucidum

2. 어떤 환자가 갑자기 좌측 신체에서 모든 감각을 소실하였다. 다음 중 이 환자의 병변의 위치로 가장 가능성 높은 부위는?
   a. 우측 외측시상하부 right lateral hypothalamus
   b. 우측 내측시상하부 right medial hypothalamus
   c. 우측 조가비핵 right putamen
   d. 우측 외측시상 right lateral thalamus
   e. 우측 대상피질 right cingulate cortex

3. 어떤 환자가 한쪽 눈의 눈꺼풀이 처지고, 동측 얼굴에서 땀이 나지 않으며, 동공이 작아져서 응급실에 왔다. 이 환자의 병변의 위치는 어디인가?
   a. 시상하부 hypothalamus
   b. 시상 thalamus
   c. 꼬리핵 caudate nucleus
   d. 창백핵 globus pallidus
   e. 해마형성체 hippocampal formation

4. 자동차 사고로 심하게 머리를 다친 운전자가 의식을 잃은 채 응급실에 왔다. 의식을 회복한 후, 이 환자는 곧 욕설을 하기 시작했고, 걸핏하면 화를 냈으며, 악의 없는 일들에 대해 폭발적 감정반응을 나타내기 시작했다. 의사는 환자의 자기공명영상 촬영하도록 했으며, 추가검사를 위해 정신과의사에게 의뢰하였다. 검사 소견을 종합한 결과, 머리 손상에 의해 뇌의 특정 부위가 손상된 것으로 밝혀졌다. 다음 중 이 환자에서 손상되었을 것으로 생각되는 부위는?
   a. 뇌들보 corpus calosum
   b. 꼬리핵 caudate nucleus
   c. 시상밑핵 subthalamic nucleus
   d. 편도체 amygdala
   e. 속섬유막 internal capsule

5. 편도체의 주요 원심로는?
   a. 시상수질선조 stria medullaris thalami
   b. 분계선조 stria terminalis
   c. 렌즈고리 ansa lenticularis
   d. 앞맞교차 anterior commissure
   e. 내측전뇌다발 medial forebrain bundle

정답 및 설명

1. 정답: c

이 증례에서 종양은 외측뇌실 전각 외측부에 위치하고 있는데, 이 부위는 꼬리핵의 머리 부위에 해당한다. 꼬리핵의 머리부위가 손상되면 안정 시 발생하는 불수의적 움직임과 같은 운동이상 증상이 나타난다. 창백핵과 조가비핵은 뇌실에서 떨어져 위치하므로 종양에 의해 영향을 받지 않을 가능성이 높다. 투명중격과 뇌들보는 운동기능과 아무런 상관이 없다. 투명중격은 중간부위를 따라 위치하므로 외측뇌실을 좌측과 우측으로 나눈다.

2. 정답: d

외측시상에는 중요한 중계핵이 위치하는데, 이 중 배쪽후외측핵VPL은 반대측 신체로부터 중심뒤이랑으로 올라가는 체성감각정보를 전달한다. 이 경로가 손상되면 반대측 신체의 체성감각이 소실된다. 다른 답가지는 체성감각을 대뇌피질로 전달하는 부위가 아니다.

3. 정답: a

이 문항은 호너증후군의 예이다. 호너증후군은 작은 동공small pupil과 눈꺼풀처짐ptosis, 무한증anhidrosis을 나타내며, 이들 증상은 모두 하행성 교감신경섬유의 파괴에 의해 일어난다. 시상하부는 이러한 교감신경섬유를 내는 중요한 부위이다. 다른 부위는 중추신경계에서 일어나는 자율신경의 전달과는 별로 상관이 없다.

4. 정답: d

편도체는 감정행동(공격성, 분노, 공포 등)의 조절에 중요한 역할을 한다. 흔히 머리 손상에 의해 측두엽 구조물이 손상되는데, 그 중 하나가 편도체이다. 편도체는 시상하부(여러 감정행동을 매개함)로 중요한 입력을 보내므로 편도체가 손상되면 이러한 조절 기전이 파괴되어 이 환자가 나타내는 여러 증상을 일으키게 된다. 다른 답가지는 감정행동과 연관되어 있다고 알려져 있는 구조물이 아니다.

5. 정답: b

분계선조는 편도체의 주요 원심로이다. 이 신경로는 주로 내측시상하부로 투사하며, 이 신경로를 통해 전달된 정보를 이용하여 시상하부 기능을 조절한다. 시상수질선조는 고삐핵(시상상부의 일부)과 연관된 신경로이며, 렌즈고리는 기저핵과 연관되어 있고, 앞맞교차는 주로 후각망울과 연관되어 있으며, 내측전뇌다발은 시상하부와 연관되어 있다.

요 약

전뇌에 분포하는 주요 신경핵 및 신경로

부위	구조물	상관관계
간뇌(사이뇌)		
시상(Thalamus)	시상전핵(Anterior nucleus)	해마형성체와 유두체로부터 입력을 받고, 대상이랑으로 출력을 내보냄. 기억과 연관되어 있음
	등쪽내측핵(Dorsomedial nucleus)	전전두엽피질과 여러 변연핵으로부터 입력을 받고, 전전두엽피질 등으로 출력을 내보냄; 감정반응 및 감정행동과 연관되어 있음
	배쪽전핵 및 배쪽외측핵 (Ventral anterior and ventrolateral nuclei)	창백핵과 소뇌로부터 입력을 받고, 대뇌피질 운동영역으로 출력을 내보냄. 운동기능과 연관되어 있음
	배쪽후외측핵과 배쪽후내측핵 (Ventral posterolateral and ventral posteromedial nuclei)	각각 신체(몸통·사지) 및 머리로부터 체성감각정보를 받아서 체성감각피질로 전달함
	시상베개핵과 후외측핵 (Pulvinar and lateral posterior nuclei)	감각입력을 받아 통합하며, 인지기능과 연관되어 있는 것으로 보임
	내측무릎핵(Medial geniculate nucleus)	아래둔덕으로부터 청각정보를 받아서 청각피질로 전달하는 청각중계핵
	외측무릎핵(Lateral geniculate nucleus)	망막으로부터 시각정보를 받아서 시각피질로 전달하는 시각중계핵
	섬유판속핵: 그물핵과 중심정중핵 (Intralaminar nuclei: reticular nucleus and centromedian nucleus)	여러 시상핵 및 기타 뉴런으로부터 입력을 받아 광범위한 대뇌피질로 투사함으로서 대뇌피질의 활성을 조정함
시상상부 (Epithalamus)	고삐핵과 시상수질선조 (Habenular complex and stria medullaris)	시상수질선조를 통해 일부 전뇌기저부로부터 입력을 받고 고삐대뇌다리로를 통해 배쪽내측중뇌로 투사함
	송과체(Pineal gland)	간뇌-중뇌 이음부의 천장에 붙어 있음. 생체아민을 분비하는 특수한 분비세포(송과체세포)를 포함하고 있음
시상밑부 (Subthalamus)	시상밑핵과 불확정구역 (Subthalamic nucleus and zona incerta)	시상밑핵은 구조적·기능적으로 기저핵의 운동기능과 연관되어 있음. 불확정구역의 기능은 대체적으로 잘 모름
시상하부 (Hypothalamus)	외측시상하부(Lateral hypothalamus)	변연계로부터 입력을 받아 뇌간핵으로 투사함. 수분 섭취 및 포식 기능에 중요한 역할을 함
	내측시상하부(Medial hypothalamus)	변연계로부터 입력을 받아 중뇌 수도관주위회색질로 투사함. 음식섭취와 감정반응(분노 등), 교감신경계 활성과 같은 내장 기능을 조절함
	시각상핵과 뇌실옆핵(Supraoptic-paraventricular nuclei)	바소프레신과 옥시토신을 합성하며, 이들 호르몬은 뇌하수체후엽으로 운반됨
	유두체(Mammillary bodies)	해마형성체로부터 입력을 받아 시상전핵(유두시상로를 통함)과 중뇌(유두다리)로 투사함

요 약

전뇌에 분포하는 주요 신경핵 및 신경로(계속)

부위	구조물	상관관계
기저핵(사이뇌)		
	꼬리핵과 조가비핵(Caudate nucleus and putamen)	대뇌피질과 시상, 흑색질로부터 정보를 받는 기저핵의 주요 입력부위
	창백핵(Globus pallidus)	기저핵 정보를 내보내는 주요 출력부위
	연관 신경로: (Related pathways)	렌즈고리와 렌즈다발은 다른 부위의 창백핵으로부터 시상으로 정보를 전달함. 시상다발은 소뇌 치아핵으로부터 출발한 신경섬유(치아시상로)와 렌즈고리, 렌즈다발이 합쳐진 신경로임
변연계		
	해마형성체(Hippocampal formation)	측두엽 속에 위치하는 변연계의 주요 구조물. 뇌활을 통해 중격구역과 시상하부로 투사하며 자율신경 및 기타 내장신경 기능(예, 시상하부의 호르몬 기능), 감정행동, 그리고 단기기억과 연관되어 있음
	중격구역(Septal area)	해마형성체의 주요 중계핵. 시상하부로 축삭을 투사함. 시상하부의 조절기능과 연관되어 있음
	분계선조침대핵(Bed nucleus of stria terminalis)	편도체로부터 주요 입력을 받음. 시상하부와 뇌간 부위(자율신경 및 내분비 기능과 연관된 부위)로 축삭을 투사함
	중격의지핵(Nucleus accumbens)	중뇌의 배쪽 피개에 분포하는 도파민신경세포로부터 주요 입력을 받음. 감정행동 및 중독과 연관된 기능과 연관된 운동반응을 통합하는 것으로 여겨짐
	무명질(Substantia innominata)	때때로 확장편도핵으로 여겨짐. 편도체와 상호 연결되어 있고, 시상하부 및 광범위한 대뇌피질로 투사함. 대뇌피질 투사섬유는 아세틸콜린을 이용하므로 이 부위의 소실이 알츠하이머병 발생에 기여하는 것으로 보임
	편도체(Amygdala)	측두엽 앞부분에 위치하는 변연계의 주요 구조물. 주 기능으로는 시상하부 및 중뇌 수도관주위회색질과 연관된 내장기능과 행동기능, 감정기능을 조절하는 것을 들 수 있음. 주 출력 신경로인 분계선조를 통해 내측편도핵으로부터 내측시상하부로 직접 투사함
기타 신경로 (Other pathways)	속섬유막: 전각, 무릎, 후각 (Internal capsule: Anterior limb, genu, posterior limb)	속섬유막에는 주로 대뇌피질로부터 시상과 뇌간, 척수로 내려가는 신경섬유가 포함되어 있음. 전각에는 대부분 소뇌에 분포하는 전두교뇌섬유가, 무릎에는 뇌간에 분포하는 신경섬유가, 후각에는 사지의 움직임을 조절하는 피질척수로 신경섬유가 포함되어 있음
	앞맞교차(Anterior commissure)	후각전핵anterior olfactory nucleus으로부터 반대측 후각망울로 향하는 후각섬유와 한쪽 측두엽으로부터 반대쪽 측두엽으로 향하는 측두엽신경섬유(편도체에 분포하는 섬유 포함)를 포함하고 있는 입쪽 전뇌에 위치하는 맞교차섬유

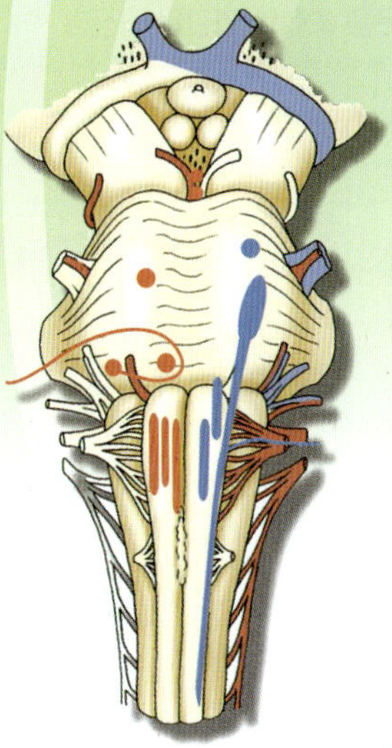

13

뇌신경
The Cranial Nerves

개요

- 서론 Introduction
- 뇌신경 분류 Classification of the Cranial Nerves
  - 원심신경(중추신경계로부터 말초로 나옴) Efferent Nerves (From the Central Nervous System)
    - 일반체성원심성분 *General Somatic Efferents [GSE]*
    - 특수내장원심성분 *Special Visceral Efferens [SVE]*
    - 일반내장원심성분 *General Visceral Efferents [GVE]*
  - 구심신경 (말초로부터 뇌로 들어감) Afferent Fibers (to the Brain)
    - 일반체성구심성분 *General Somatic Afferents [GSA]*
    - 특수체성구심성분 *Special Somatic Afferents [SSA]*
    - 특수내장구심성분 *Special Visceral Afferents [SVA]*
    - 일반내장구심성분 *General Visceral Afferents [GVA]*
- 뇌간에 존재하는 뇌신경의 해부학적 배열 Anatomical Organization of the Cranial Nerves Within the Brainstem
  - 하부 뇌간 및 척수인접부위와 연관된 뇌신경 Cranial Nerves Associated With the Lower Brainstem and Adjoining Regions of the Spinal Cord
    - 혀밑신경 설하신경 · *Hypoglossal Nerve [CN XII]*
      - 성분: GSE-기원, 분포, 기능 Component: GSE-Origin, Distribution, and Function
        - 기원 및 분포 *Origin and Distribution*
        - 기능 *Function*
      - 임상질환 Clinical Disorders
    - 척수더부신경 척수부신경 · *Spinal Accessory Nerve [CN XI]*
      - 성분: SVE Component: SVE
      - 임상질환 Clinical Disorders
    - 미주신경 *Vagus Nerve [CN X]*
      - 성분: SVE, GVE, GVA, SVA, GSA Components: SVE, GVE, GVA, SVA, GSA
      - 특수내장원심성문: 기원, 분뵤, 기능 SVE Component: Origin, Distribution, and Function
      - 일반내장원심성분 GVE Component
      - 일반내장구심성분 GVA Component
      - 특수내장구심성분 SVA Component
      - 일반체성구심성분 GSA Component

학습목표

이 장을 공부한 학생들은 각 뇌신경(아래 내용 포함)을 열거하고 해당 뇌신경을 기능적으로 분류할 수 있어야 한다.

1. 각 뇌신경의 일차뉴런과 이차뉴런, 삼차뉴런(적절한 부위) 세포체의 기원
2. 각 뇌신경의 말초영역 및 중추영역에서의 분포
3. 각 뇌신경 성분의 기능
4. 다른 뇌신경 그룹과 연관된 반사 행동
5. 각 뇌신경 손상과 연관된 기능장애

개요 (계속)

서론 Introduction

뇌신경cranial nerve은 뇌에서 출발하는 말초신경이므로 머리 부위(일부 신체 부위 포함)에 감각신경과 운동신경, 자율신경을 제공한다. 뇌신경은 척수에서 출발하는 말초신경과 많은 공통점을 가지고 있다. 대부분의 뇌신경은 뇌간 높이의 중추신경계에서 출현한다(그림 13.1). 2개의 뇌신경(후각신경CN I, 시신경CN II)은 전뇌forebrain 부위에서 중추신경계로 들어간다. 유일하게 더부신경CN XI은 뇌에서 출현하지 않는다. 그 대신, 이 뇌신경은 척수에서 출현한다. 몇 개의 뇌신경(예, 혀밑신경CN XII)은 운동기능에만 관여한다. 일부 뇌신경(예, 시신경CN II)은 특수감각기능에만 관여하며, 나머지 뇌신경은 여러 복합적인 기능에 관여한다. 복합적 기능을 수행하는 뇌신경으로는 감각·운동기능에 관여하는 것(예, 삼차신경CN V)과 감각·운동·자율신경기능에 관여하는 것(예, 설인신경CN IX), 심지어는 체성운동기능 및 자율신경기능을 함께 수행하는 것(예, 동안신경CN III)을 들 수 있다. 각 뇌신경(CN I, CN II, CN VIII은 관련된 다른 장에서 설명함)의 구조적·기능적 특성에 대해 이 장에서 설명한다.

뇌신경의 특성을 설명하기 위해 오랫동안 문헌에서 채택되고 확립된 전반적인 분류체계를 이 장에서 이용하였다. 이러한 접근방식은 학생들로 하여금 어떤 뇌신경이 감각성분, 운동성분 그리고/또는 자율신경성분을 포함하고 있는지 배울 수 있도록 해 줄 것이다. 이러한 분류체계를 공부한 후, 각 뇌신경과 관련된 육안구조와 기

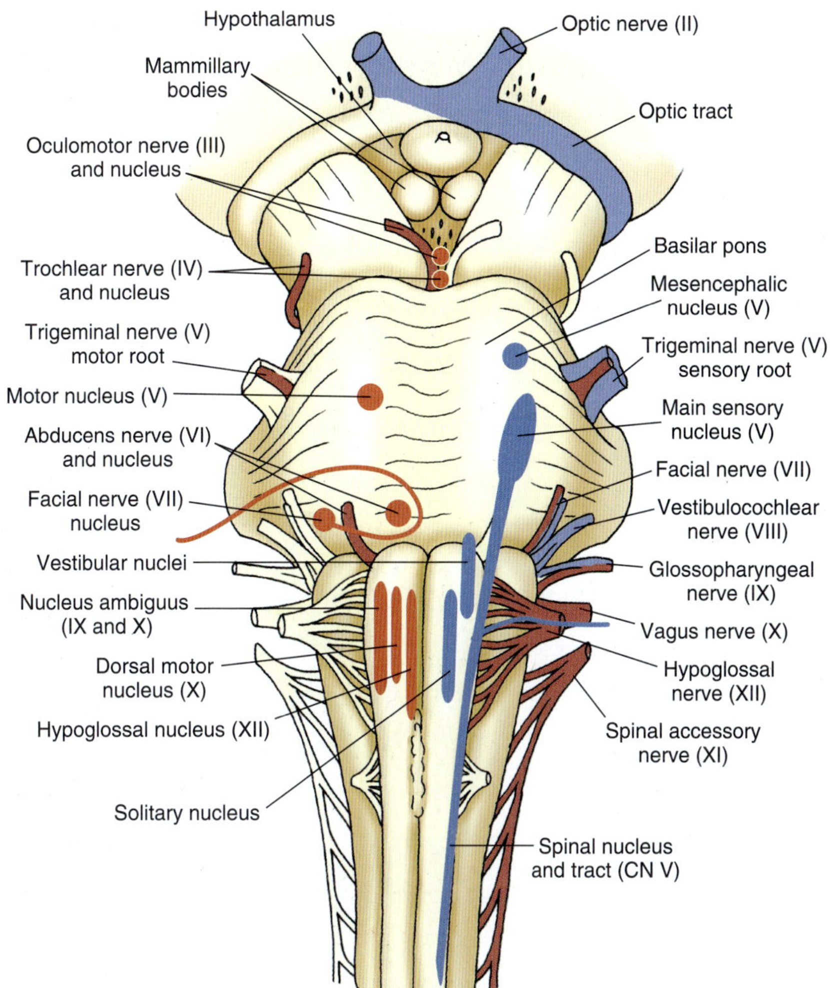

그림 13.1 거의 모든 뇌신경의 출입부위를 볼 수 있는 뇌 배쪽면 모식도. 후각신경은 이 모식도에서 보이지 않으며, 도르래신경은 뇌간 뒷면에서 출현하여 하부 중뇌 바깥경계를 따라 주행한 후 외전신경과 함께 해면정맥동으로 들어가는 것에 주목하자.

능, 임상적 연관성에 대해 별도로 공부할 것이다. 뇌신경을 설명하는 순서는 다소 자의적이기는 하지만, 이 장에서는 혀밑신경CN XII에서 시작하여 후각신경CN I에서 끝나는 순서로 뇌신경을 설명할 것이다. 이런 순서로 설명하는 이유는 뇌신경의 감각성분과 운동성분, 자율신경성분을 알 수 있게 해주는 해부학적으로 중요한 내측–외측 기둥배열medial-to-lateral columnar arrangement('뇌간에 분포하는 뇌신경의 해부학적 배열' 참조; 그림 13.2~3)을 연수medulla와 교뇌pons에서 가장 잘 관찰할 수 있기 때문이다. 이러한 해부학적 관계는 CN V~X과 CN XII에서 가장 잘 확인할 수 있으므로 뇌신경을 공부할 때 매우 유용할 것으로 생각하였다. 두 번째 이유는 이러한 접근방법을 통해 뇌간뇌줄기·brainstem과 전뇌앞뇌·forebrain의 해부학적 순서에 따라 뇌신경을 공부함으로써 우리 방식으로 중추신경계를 이해할 수 있기 때문이다. 우리는 이러한 일관성 있는 접근방법이 복잡한 주제를 공부하는 데 더 도움이 된다고 생각하고 있다.

뇌신경 분류 Classification of the Cranial Nerves

2장에서는 말초신경에 대한 전반적인 설명과 특히 뇌신경을 설명하는데 이용한 일반적인 분류체계에 대해 간략하게 설명하였다. 여기서는 이 분류체계에 대해 좀 더 자세히 공부하고 각 뇌신경과 관련된 분류 유형을 설명한다.

원심신경(중추신경계로부터 말초로 나옴) Efferent nerves (From the Central Nervous System)

일반체성원심성분 General Somatic Efferents [GSE]

일반체성원심섬유GSE fiber는 뇌간 또는 척수에 세포체가 존재하고, 골격근으로 축삭을 보내는 신경섬유이다. 이들 신경섬유는 체절somite에서 기원한 골격근skeletal muscle

을 지배한다. 일반체성원심성분GSE을 포함하는 뇌신경(동안신경CN III, 활차신경CN IV, 외전신경CN VI, 혀밑신경CN XII)은 신경관neural tube으로부터 기원하며 특정 체절과 연관되어 있다.

특수내장원심성분 Special Visceral Efferents [SVE]

특수내장원심섬유SVE fiber는 일반체성원심성분GSE으로 분류되는 신경과 기능적으로 동일하다. 기본적으로, 이들 신경은 뇌간에서 기원하여 골격근을 지배한다. 이들 뇌신경의 분류가 달라지는 유일한 이유는 뉴런이 인두궁이 중간엽mesenchyme of the branchial arch에서 기원한 골격근을 지배하기 때문이다. '내장visceral'이라는 용어는 덜 발달된 동물(예, 물고기)에서 인두궁이branchial arch가 절후뉴런에 시냅스하는 신경과 연관되어 있고, 이들은 이어서 평활근 또는 분비샘에 분포한다는 사실에 기초한다. 특수내장원심성분SVE을 포함하고 있는 뇌신경으로는 삼차신경CN V과 얼굴신경CN VII, 설인신경CN IX, 미주신경CN X, 척수더부신경CN XI을 들 수 있다.

일반내장원심성분 General Visceral Efferents [GVE]

일반내장원심섬유GVE fiber는 중추신경계 내에 세포체가 위치하며, 이들의 신경섬유는 평활근이나 심장근, 분비샘에 분포한다. 일반내장원심신경GVE 성분을 포함하고 있는 뇌신경으로는 동안신경CN III과 얼굴신경CN VII, 설인신경CN IX, 미주신경CN X을 들 수 있다.

구심신경(말초로부터 뇌로 들어감)

Afferent Fibers (to the Brain)

일반체성구심성분 General Somatic Afferents [GSA]

일반체성구심섬유GSA fiber는 중추신경계 바깥에 위치하는 세포체(대개 **가단극신경세포**pseudo-unipolar neuron라고 함)를 가지고 있다. 이 신경의 말초가지말초돌기·peripheral limb는 전형적으로 피부skin와 골격근skeletal muscle, 인대ligaments, 관절joints에 분포한다. 이들 신경과 연관된 수용체는 통각과 온도감각, 자각(및 비자각) 고유감각, 접촉감각, 압력감각을 매개한다. 이 신경의 중추가지중추돌기·central limb는 뇌간 속에 있는 특수핵specific nuclei에 분포한다. 일반체성구심성분과 연관된 주요 뇌신경은 삼차신경CN V이다. 몇 가지 다른 뇌신경도 뇌간에 일반체성구심성분을 전달한다. 이러한 신경으로는 미주신경CN X과 설인신경CN IX, 얼굴신경CN VII을 들 수 있으며, 귀의 피부skin of the ear와 연관되어 있다. 또한 이들 신경은 외이도external auditory meatus 및 일부 고막tympanic membrane에도 분포한다(더 자세한 내용은 다음 단락 참조).

특수체성구심성분 Special Somatic Afferents [SSA]

특수체성구심섬유SSA fiber는 일반체성구심섬유GSA fiber와 유사하지만, 특수체성구심섬유는 매우 특수한 체성감각 수용체로부터 들어오는 정보를 뇌로 전달한다는 점에서 차이를 보인다. 특수체성구심섬유SSA fiber를 포함하고 있는 뇌신경으로는 시신경CN II과 속귀신경CN VIII을 들 수 있다.

특수내장구심성분 Special Visceral Afferents [SVA]

특수내장구심섬유SVA fiber는 특수감각을 담당하며 특수한 수용체를 가지고 있다는 점에서 특수체성구심성분SSA과 유사하다. 그러나 특수내장구심성분SVA은 수용체 기전이 특수체성구심성분SSA과는 다르므로 구별된다. 특수내장구심성분SVA은 화학수용체chemoreceptor(화학적 환경 변화에 따라 반응하는 수용기)를 이용하는 반면, 특수체성구심성분SSA과 관련된 수용체는 다른 종류의 기전(빛 또는 물리적 변화)을 이용한다. 화학수용체는 후각과 미각 신호에 주로 반응하는 수용체를 포함하고 있다. 후각은 후각신경CN I에 의해 전달되며, 미각은 얼굴신경CN VII과 설인신경CN IX, 미주신경CN X에 의해 전달된다.

일반내장구심성분 General Visceral Afferents [GVA]

일반내장구심섬유GVA fiber는 주로 내장의 장막serosa이나 근육층muscle layer에 존재하는 수용체를 가지고 있다. 이러한 수용체에는 파치니소체Pacinian corpuscle, 자유신경종말free nerve ending 또는 심지어 피막이 미약하게 존재하는 신경종말조차도 포함된다. 내장감각에 대한 인식은 대개 명확하지 않고 위치도 알기 어렵다. 이들 감각과 연관된 구심섬유는 갈증, 배고픔, 내장통증, 일반적인 불쾌감과 같은 신호를 전달한다. 이 감각과 연관된 대부분의 신경섬유들은 뇌신경과 직접적인 연관성이 없다. 뇌신경의 일반내장구심신경GVA 성분은 주로 혈압 변화와 연관된 정보를 전달한다. 일부 저자들은 화학감각도 포함시킨다(화학감각을 전달하는 설인신경CN IX 및 미주신경CN X 설명 참조). 뇌로 일반내장구심성분GVA과 연관된 정보를 전달하는 뇌신경으로는 설인신경CN IX과 미주신경CN X을 들 수 있다.

뇌간에 존재하는 뇌신경의 해부학적 배열 Anatomical Organization of the Cranial Nerves Within the Brainstem

뇌간에 존재하는 뇌신경의 해부학적 배열에 대한 발생학적 기초에 대해서는 2장에서 설명하였다. 간략히 설명하면, 발생학적 기초에 대해서는 다음 단락에서 설명하고 있으며, 뇌신경핵의 해부학적 위치(그림 13.2)뿐 아니라 기능선(즉 경계고랑sulcus limitans)을 기준으로 하였을 때의 상대적 위치(그림 13.3)를 모식도로 나타내었다. 중요한 것은 뇌신경핵의 위치와 세포기둥(뇌신경핵이 속한) 간의 상관관계이다.

뇌신경핵cranial nerve nuclei과 **경계고랑**sulcus limitans 사이의 상관관계가 우리가 설명할 요점이다. 경계고랑은 운동구조물과 감각구조물을 나누는 경계라는 점을 상기하자. 경계고랑의 내측에 위치하는 구조물은 기저판basal plate으로부터 기원하며, 경계고랑의 외측에 위치하는 구조물은 날개판alar plate으로부터 기원한다. 이 상관관계는 앞에서 설명하였던 척수전각은 기저판(운동기능과 연관)으로부터 기원하고, 척수후각은 날개판(감각기능과 연관)으로부터 기원한다는 것과 매우 유사하다. 경계고랑 근처 부위는 자율신경기능과 연관되어 있다.

따라서 경계고랑 내측에 위치하는 뇌신경은 운동기능을 담당하며, 경계고랑의 외측에 위치하는 뇌신경은 감각기능을 담당한다. 그림 13.3에서 보이는 것처럼, 일반체성원심성분기둥GSE column 및 특수내장원심성분기둥SVE cloumn은 모두 일반내장원심성분기둥GVE column의 내측에 위치하며 경계고랑 가까이 붙어 위치한다. 감각구조물인 특수체성구심성분기둥SSA column 및 일반내장구심성분기둥GVA cloumn은 경계고랑에서 멀리 떨어져 위치하는 반면, 특수내장구심성분기둥SVA column과 일반내장구심성분기둥GVA column은 경계고랑 가까이 위치한다. 감각신경핵과 운동신경핵, 자율신경핵은 전 뇌간에 걸쳐 비교적 일정한 배열 양상을 나타내고 있으므로 이러한 배열 양상을 알고 있으면 뇌신경핵을 확인하는 데 유용하게 이용할 수 있다.

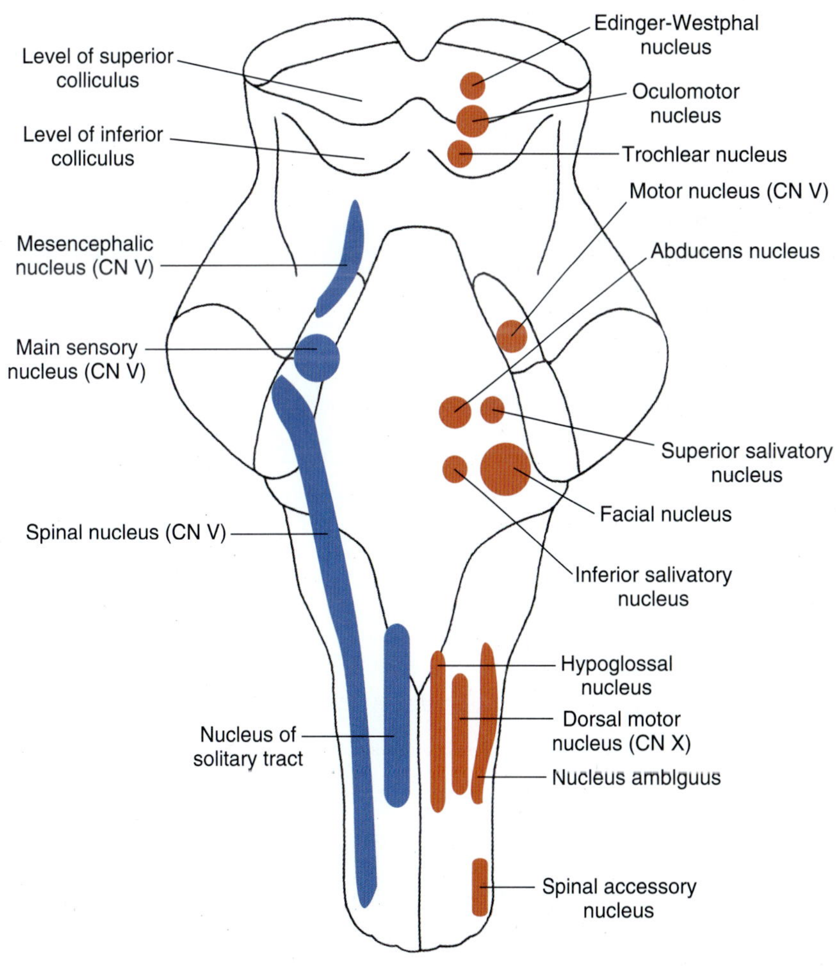

그림 13.2 뇌신경과 연관된 일차뉴런 및 이차뉴런을 이루는 여러 핵(감각핵, 운동핵, 자율신경핵)의 위치와 배열을 나타낸 뇌간의 모식도. 일부 뇌신경(CN III, CN IV, CN VI, CN XII)의 운동핵은 일반체성원심성분으로 분류하며 중간선 근처에 위치하고 있다. 일부 뇌신경(CN V, CN VII, CN IX, CN X; CN IX~X의 운동핵은 의문핵임)의 운동핵은 특수내장원심성분으로 분류하며, GSE 뉴런의 약간 외측에 위치하고 있다. 자율신경핵(일반내장원심신경)은 CN III(에딩거-베스트팔핵)과 CN VII(상타액핵), CN IX(하타액핵), CN X(미주신경 등쪽핵)으로부터 유래하며, 약간 더 외측에 위치하고 있다. 감각뉴런은 운동뉴런보다 더 외측에 위치한다. 일반내장구심성분 뉴런으로는 CN IX와 CN X을 들 수 있다. CN I(그림에는 나타내지 않음), CN VII, CN IX, CN X은 특수내장구심성분(CN I을 제외하고 모두 고립로핵이 관여함)을 포함하고 있다. 일반체성구심성분 및 특수체성구심성분은 GVA 및 SVA 성분보다 더 외측에 위치하고 있다. GSA성분은 CN V(삼차신경 주감각핵), CN IX, CN X(CN IX와 CN X에서 들어온 입력은 삼차신경 척수핵이 담당)에서 발견된다. SSA 성분으로 분류되는 뇌신경으로는 CN II(시신경핵)와 CN VIII(청각전정신경핵)을 들 수 있으며, 이들은 그림에 나타내지 않았다.

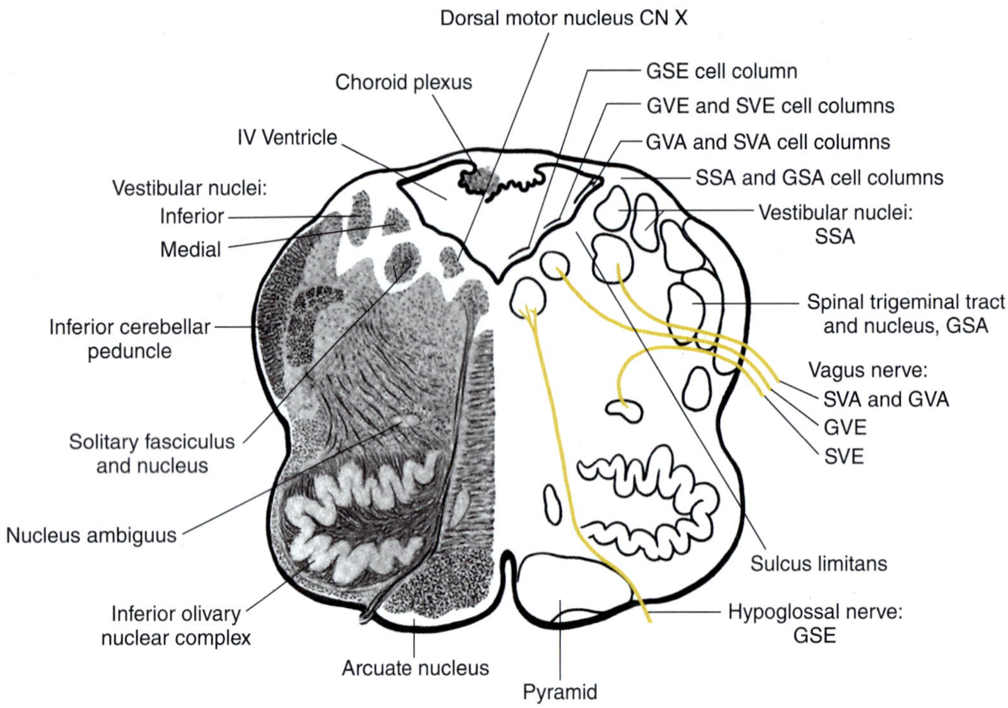

그림 13.3 뇌신경의 다양한 성분을 구성하는 여러 세포기둥의 위치를 보여주는 연수 중간부위의 수평절단면. 이 단면은 연수의 수평단면이지만, 이러한 배열은 다른 뇌간 부위에서도 적용된다. 일반체성원심성분 기둥이 가장 내측에 위치하며; GSE 기둥 다음에는 특수내장원심성분 기둥과 일반내장원심성분 기둥이 위치한다. 경계고랑의 외측부위에는 감각신경 기둥이 위치하는데, 가장 내측에서 일반내장구심성분 기둥과 특수내장구심성분 기둥이 위치하고 있다. 가장 외측에는 특수체성구심성분 기둥과 일반체성구심성분 기둥이 위치하고 있다. 이러한 배열을 나타내게 되는 발생학적 기초에 대해서는 2장에서 자세히 설명하였다. (Reproduced with permission from Parent A: Carpenter's Human Neuroanatomy, 9th ed. Baltimore: Williams & Wilkins, 1996, p. 438.)

하부 뇌간 및 척수인접부위와 연관된 뇌신경

Cranial Nerves Associated With the Lower Brainstem and Adjoining Regions of the Spinal Cord

혀밑신경 설하신경 · Hypoglossal nerve [CN XII]

성분: GSE-기원, 분포, 기능

Component: GSE-Origin, Distribution, and Function

혀밑신경은 주로 운동신경이다(일부 근방추구심신경muscle spindle afferent을 포함하고 있음). 체절somite에서 유래한 근육을 지배하기 때문에 일반체성원심성분GSE으로 분류된다.

기원 및 분포 Origin and Distribution

혀밑신경hypoglossal nerve은 혀밑신경핵hypoglossal nucleus(하부 연수의 등쪽내측부위에 위치함)에서 기원한다(그림 13.1, 그림 13.4). 혀밑신경핵의 축삭은 배쪽외측부위를 통해 주행한 후 피라미드pyramids와 하올리브핵inferior olivary nucleus 사이에서 뇌간을 빠져나온다. 혀밑신경은 혀밑신경관hypoglossal canal을 통해 뇌간을 빠져나와 혀 바깥기원근육extrinsic muscle(혀의 모양과 위치를 조절함; 붓혀근styloglossus, 목뿔혀근hyoglossus, 턱끝혀근geniglossus)과 혀 자체기원근육intrinsic muscle(혀 모양을 조절함)을 모두 지배한다.

기능 Function

혀밑신경의 일반적 기능은 혀의 바깥기원근육과 자체기원근육을 지배하여 혀의 모양과 위치를 조절하는 것이다. 양쪽에 각각 존재하는 턱끝혀근이설근 · genioglossus muscle이 수축하면 혀가 내밀어지게 된다.

임상질환 Clinical Disorders

혀밑신경 마비는 혀밑신경핵의 세포체가 손상되거나 혀밑신경을 이루는 축삭이 손상될 때 발생할 수 있다. 한쪽의 혀밑신경이 손상된 사람이 혀를 내밀려고 하면 혀는 병변이 있는 쪽으로 편위deviation된다. 그렇게 되는 이유는 손상되지 않은 쪽의 턱끝혀근genioglossus muscle은 혀 절반을 전방으로 당기지만, 손상된 쪽의 턱끝혀근은 수축하지 않아 혀 절반을 전방으로 당기지 못하기 때문이다. 다시 말해서, 손상된 쪽의 턱끝혀근은 손상받지 않은 쪽의 턱끝혀근의 수축에 대하여 회전축 역할을 한다.

혀 마비는 중심앞이랑 부위region of precentral gyrus(이 부위

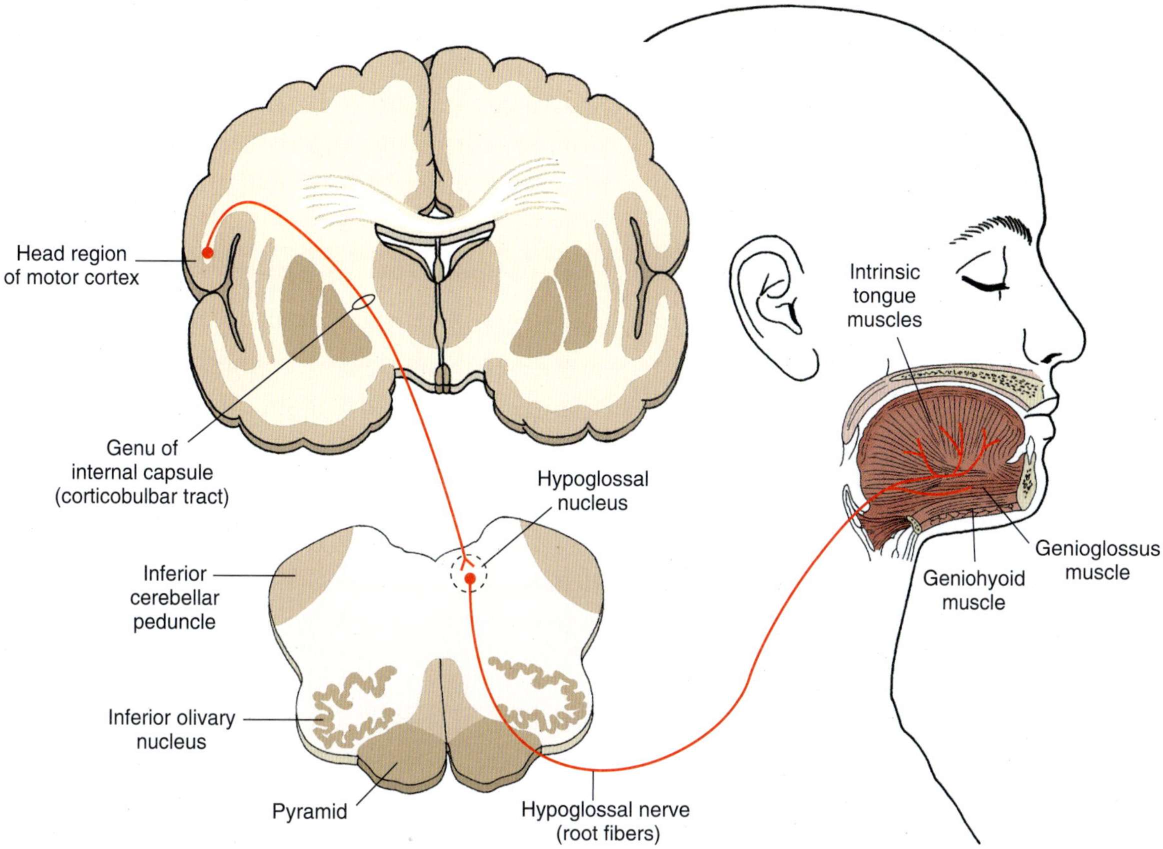

그림 13.4 이 모식도는 혀밑신경의 기원과 분포를 보여주고 있다. 그림에는 혀밑신경핵에 분포하는 피질뇌간로도 함께 나타내었으며, 교차하는 성분과 교차하지 않는 성분이 존재한다. 그러나 일부 환자에서, 이 피질뇌간로에 병변이 생기면 반대측에서 근력약화가 나타난다.

가 혀밑신경핵을 지배함)를 침범하는 피질 병변(핵상마비 supranuclear paralysis라고 함)에 의해서도 발생할 수 있다. 수많은 피질섬유는 혀밑신경핵으로 내려가면서 반대측으로 교차하므로 반대측 혀밑신경핵 및 혀밑신경이 침범된다. 따라서 이 경우에는 혀를 내밀려고 하면 혀가 병변 반대측으로 편위된다.

척수더부신경 Spinal Accessory Nerve [CN XI]

성분: SVE Component: SVE

이 신경의 특성에 대해서는 몇 가지 논란이 있다. 초기 해부학자들은 척수더부신경이 두 성분(즉 뇌 부분과 척수 부분)으로 이루어져 있다고 여겼다. 후속 연구 결과, 뇌 부분은 미주신경 곁가지로 판명되었다. 두 번째 논란은 이 신경의 발생학적 기원과 관련된 것으로써, 이 신경을 특수내장원심성분SVE으로 분류할 것인지, 일반체성원심성분GSE으로 분류할 것인지에 관한 것이었다. 대부분의 저자들은 이 신경의 발생학적 특징이 다른 특수내장원심성분SVE(일반체성원심성분GSE 보다는)과 더 밀접하게 연관되어 있어 특수내장원심성분SVE으로 분류하는 것이 더 적절하다고 여겼다. 기억해야 할 중요한 사항은 이 신경은 순수한 체성운동신경이고 다른 성분은 포함하고 있지 않다는 점이다.

척수더부신경은 목척수의 첫 다섯 분절 또는 여섯 분절의 등쪽 잔뿌리와 배쪽 잔뿌리 사이에 위치하고 있는 세포로부터 기원한다. 이들 세포에서 나온 신경섬유는 먼저 외측 방향으로 주행한 후 척수를 빠져나오며, 이어서 짧게 상행한 후 대공큰구멍·foramen magnum을 통해 두개골머리뼈·skull로 들어간 다음 경정맥공jugular foramen을 통해 다시 두개골을 빠져나온다. 이 신경섬유는 승모근등세모근·trapezius muscle과 목빗근흉쇄유돌근·sternocleidomastoid muscle을 지배한다(그림 13.5).

목빗근 및 승모근의 기본 기능은 고개를 드는 것과 머

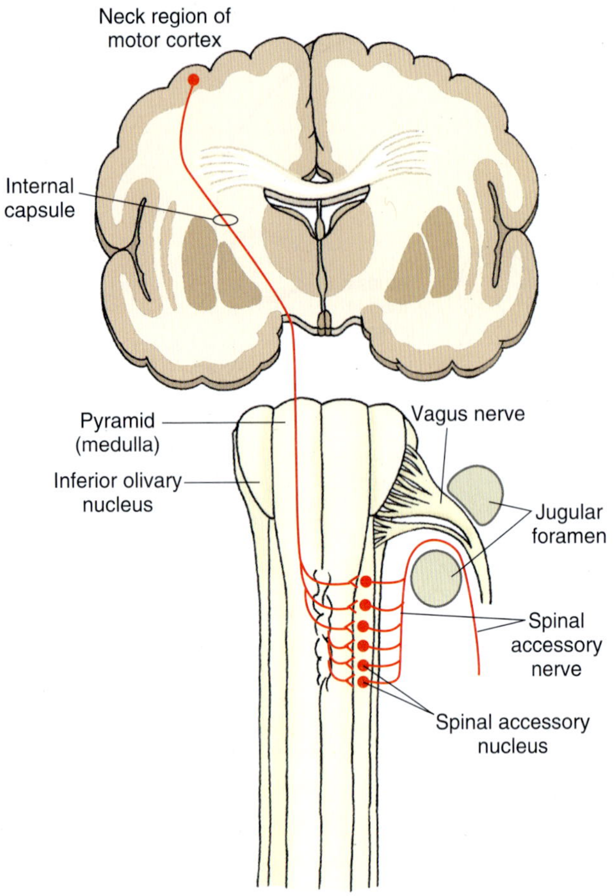

그림 13.5 이 모식도는 척수더부신경의 기원과 분포를 보여주고 있다. 이 뇌신경이 기원하는 세포체가 척수에 존재한다는 점과 신경섬유가 승모근과 목빗근에 분포한다는 점에 주목하자. 그림에는 이 신경의 상위운동신경원도 함께 나타내었다. 이 뇌신경의 세포체는 대뇌피질로부터 신경로(교차함)를 받는다.

리를 반대쪽으로 돌리는 것이다.

임상질환 Clinical Disorders

목빗근sternocleidomastoid muscle의 병변은 머리를 반대측으로 돌리는 운동에 문제를 일으킬 수 있는 반면, 승모근trapezius muscle의 병변은 침범된 쪽의 어깨를 처지게 한다. 침범된 쪽 어깨뼈scapula가 더 낮게 위치하게 되므로 내측모서리가 정상보다 더 외측에 위치하게 된다. 그러나 이러한 병변의 효과에 대한 보고에서, 일부 저자들은 반대측 방향으로의 목 운동에 장애가 나타나는 것이 아니라 동측 방향으로의 목 운동에 장애가 나타난다고 보고함으로써 병변의 효과가 완전히 일관성을 보이는 것은 아니다.

목빗근sternocleidomastoid muscle을 침범한 척수더부신경 손상을 검사하는 방법으로는, 환자가 하늘을 보고 누워 있을 경우에는 베개를 벤 채 고개를 들어보라고 하고, 환자가 서 있을 경우에는 목을 움직이지 못하게 붙잡은 후 고개를 앞으로 숙여 보라고 하는 것이다. 그런 다음 양쪽 근육을 비교한다. 앞에서 설명한 대로, 승모근을 지배하는 신경섬유가 손상될 경우 어깨가 쳐지고 어깨뼈가 바깥 및 아래로 돌아간다. 손상을 검사하는 방법으로는, 환자에게 한쪽 어깨를 각각 으쓱이라고 한 후 각 어깨의 힘을 비교하는 것이다.

또한 핵상마비supranuclear paralysis는 척수더부신경CN XI에서도 일어날 수 있다. 척수더부신경세포에 분포하는 피질척수섬유는 반대쪽에서 기원한다. 따라서 침범되는 신체 부위는 피질 병변 부위의 반대쪽이다. 이러한 병변은 목빗근과 승모근의 불완전마비paresis 또는 마비paralysis를 일으키게 된다.

미주신경 Vagus Nerve [CN X]

성분: SVE, GVE, GVA, SVA, GSA

Components: SVE, GVE, GVA, SVA, GSA

미주신경은 감각뉴런과 운동뉴런을 모두 포함하므로 혼합 신경이다. 미주신경은 두 종류의 운동성분, 즉 (1) 특수내장원심성분SVE(체성운동성분으로써 네 번째 및 다섯 번째 인두굽이에서 유래한 근육을 지배함), (2) 일반내장원심성분GVE(이들의 축삭은 다양한 신체 내장 부위를 지배함)을 포함하고 있어 매우 복잡하다. 미주신경은 세 종류의 감각 성분, 즉 (1) 작은 일반체성구심성분GSA(귀 뒤쪽으로부터 들어가는 체성감각신호를 전달함), (2) 일반내장구심성분GVA(혈압 변화와 관련된 일부 정보를 뇌로 전달함), (3) 특수내장구심성분SVA(미각 정보와 혈중 산소 농도 변화를 뇌로 전달함)을 포함하고 있다.

특수내장원심성분: 기원, 분포, 기능

SVE Component: Origin, Distribution, and Function

미주신경의 특수내장원심성분SVE은 의문핵nucleus ambiguus에서 기원한다. 의문핵에서 출발한 축삭은 배쪽외측방향으로 주행하여 뇌의 외측경계부위에 도달한 후 경정맥공jugular foramen을 통해 두개골skull을 빠져나온다. 말초부위에서, 특수내장원심성분SVE의 미주신경은 몇 개로 나뉜다. 첫 번째 가지인 인두신경pharyngeal nerve은 주요 운동 가지로서 인두pharynx와 연구개soft palate에 분포한다. 두 번째 가지인 상후두신경superior laryngeal nerve은 인두 근처로 하행한 후 다시 분지되어 하수축근inferior constrictor muscle과 윤상갑상근cricothyroid muscle에 분포한다. 세 번째 가지인 되돌이후두신경 반회후두신경·recurrent laryngeal nerve은 후두

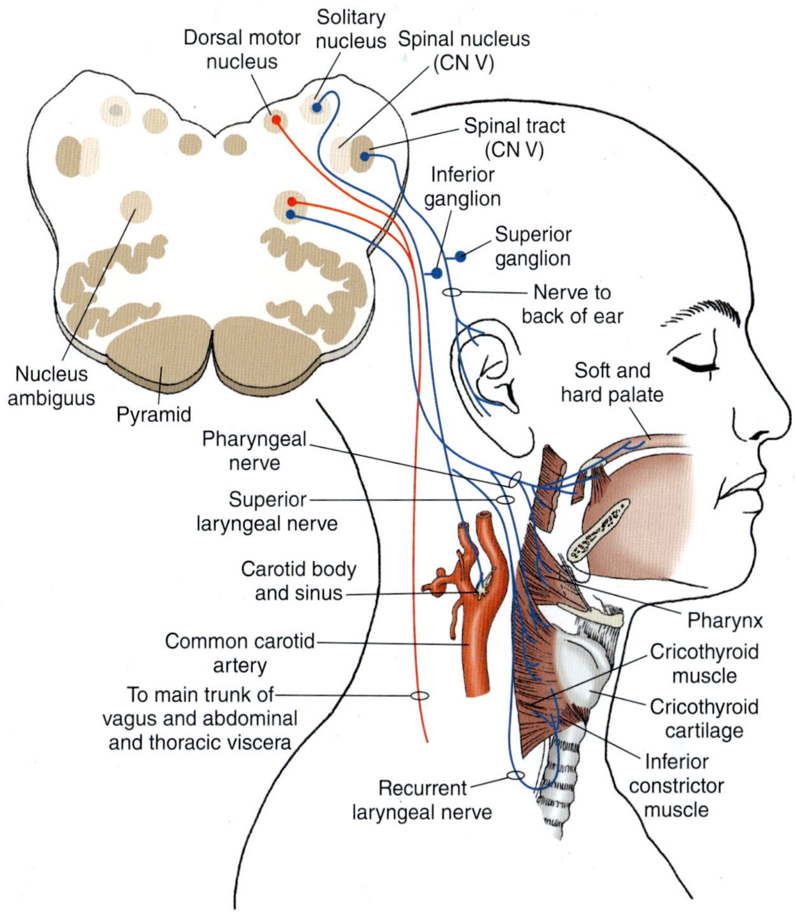

그림 13.6 이 모식도는 모든 미주신경 성분의 기원과 주행경로, 분포를 보여주고 있다. 미주신경의 자율신경성분의 분포 역시 모식도에 나타내었다.

근muscles of the larynx에 분포한다(그림 13.6).

특수내장원심성분SVE은 인두근muscles of the pharynx 및 후두 자체기원근육intrinsic muscles of the larynx의 수축을 일으킨다. 이들 근육의 정상적인 수축은 말을 하는 데 중요한 역할을 한다.

일반내장원심성분 GVE Component

일반내장원심성분GVE으로 분류되는 신경섬유는 미주신경 등쪽핵dorsal motor nucleus(이 핵은 제4뇌실 바닥 근처에 위치하며 꼬리쪽으로 약간 확장하여 제4뇌실을 지나 폐쇄연수까지 뻗어 있음)에서 기원한다. 미주신경 등쪽핵에서 기원한 축삭은 외측으로 주행한 후 뇌를 빠져나와 부교감신경 절전섬유로서 미주신경에 합류한다. 미주신경의 부교감신경 절전섬유는 신체 내장에 있는 많은 구조물에 분포한다. 이러한 구조물로는 기관trachea과 폐lung, 심장heart, 신장콩팥·kidney, 식도esophagus, 위stomach, 창자intestines(앞창자foregut, 중간창자midgut[대장 부위까지 뻗어 있음]), 지라굽이이자splenic flexure pancreas, 지라spleen, 간liver을 들 수 있다.

일반내장원심성분GVE의 기원과 관련하여 계통발생학적 변이가 존재한다. 대부분의 저자들은 사람의 미주신경 일반내장원심성분GVE은 미주신경 등쪽핵dorsal motor nucleus에서 기원한다는 데 동의한다. 그럼에도 불구하고, 다른 동물(설치류rodents 같은 덜 발달된 동물)을 대상으로 진행한 여러 연구에 따르면 의문핵nucleus ambiguus이 심장에 분포하는 부교감신경 절전섬유의 출발부위라는 것을 보여주었다. 따라서 사람의 심장에 분포하는 부교감신경의 정확한 기원에 대해서는 여전히 다소 논란이 있다.

미주신경 하행섬유의 주요 작용은 기관지 수축, 연동운동 촉진, 심장주기 지연, 그리고 분비 증가(기관지bronchi, 위stomach, 췌장pancreas, 창자intestines)를 일으키는 것이다.

일반내장구심성분 GVA Component

미주신경의 구심가지를 형성하는 일반내장구심섬유GVA fiber는 일반내장원심성분GVE섬유와 함께 주행한다. 따라서 이들 감각신경섬유는 동일한 내장부위(일반내장원심성분이 분포하는)에서 기원한다. 일반내장구심섬유GVA fiber가 분포하는 내장부위는 신경얼기nerve plexus(복부내장과 흉부내장 주위의)와 후두 점막laryngeal mucosa(후두 내 성대주름의 하부), 인두pharynx, 연구개soft palate, 식도esophagus 등이다.

또한 일반내장구심섬유GVA fiber는 대동맥활aortic arch로부터도 기원한다. 대동맥활에 분포하는 신장수용기는 압력수용체baroreceptor(혈압 변화를 감지함) 역할을 한다. 신체의 다른 내장부위뿐만 아니라 대동맥활로부터 들어온 일반내장구심섬유GVA fiber의 세포체는 **하신경절**결절신경절·inferior (or nodose) ganglion에 위치한다. 이들 뉴런의 중추가지는 이어서 연수로 들어가 고립로핵solitary nucleus에서 시냅스를 형성한다.

미주신경의 일반내장구심성분GVA과 연관된 대부분의 감각정보(중추신경계로 들어가는)는 일부 감각(예, 갈증, 배고픔, 포만감)을 제외하고는 의식적으로 인식할 수 없다. 이들 감각정보는 결국 미주신경 등쪽핵dorsal motor nucleus의 활성을 일으키기 위한 다른 목적(예, 다양한 반사 유발에 필요한 구심원천)에 활용된다. 다양한 이러한 반사로는 위와 창자의 연동운동, 구토, 위 분비, 기관지 분비(기침 유발), 폐 내강 변화를 들 수 있다. 중요한 반사 중의 하나는 **압력수용체반사**baroreceptor reflex이다. 이 반사에서, 대동맥의 압력(혈압) 증가는 대동맥활에 존재하는 압력수용체를 활성화시킨다. 대동맥활에서 기원하는 신경섬유 및 이들의 세포체(하신경절에 위치)가 대동맥 압력 변화와 관련된 신호를 고립로핵에 전달한다. 이어서 고립로핵은 이 정보를 미주신경 등쪽핵과 의문핵으로 전달하고, 이들 핵은 심장으로 이 정보를 보낸다. 그 결과 심박수가 감소하게 된다. 그러나 혈압 감소는 동일한 경로를 통해 반대 결과를 일으킨다. 설인신경CN IX도 내장감각신호를 경동맥동carotid sinus에 위치하는 압력수용체로부터 동일한 뇌간 부위로 전달함으로써 압력수용체반사에 관여한다는 점에 주목하자. 이런 방식으로, 일부 하부 뇌간은 심혈관기능의 항상성 조절에 관여한다. 심혈관계 조절에 관여하는 하부 뇌간의 다양한 다른 기초신경기전에 대해서는 21장과 22장에서 더 자세히 설명한다.

특수내장구심성분 SVA Component

특수내장구심섬유SVA fiber에는 두 가지 기능적 성분이 존재한다. 한 성분은 호흡기능respiratory function과 연관되어 있다. 대동맥소체carotid body에 존재하는 수용체는 화학수용체chemoreceptor(혈액 속의 pH, 산소분압, 이산화탄소분압의 변화를 감지함)이다. 따라서 미주신경의 이 감각성분은 특수내장구심성분SVA (SVA 뉴런의 수용체를 화학수용체라고 정의함)으로 분류[1]한다. 일반내장구심뉴런GVA neuron과 유사하게, 특수내장구심뉴런SVA neuron은 대동맥소체aortic body(이들의 세포체는 하신경절에 위치함)에서 기원한다. 이들 뉴런의 중추가지는 하부 연수로 들어간 후 고립로핵 근처의 그물체에 분포하는 뉴런에 시냅스한다. 이들 특수내장구심성분SVA 입력의 기능적 중요성에 관해서는 설인신경CN IX(22장)의 특수내장구심성분SVA을 참조하자.

특수내장구심뉴런SVA neuron의 두 번째 성분은 미각taste과 연관되어 있다. 후두덮개epiglottis 및 인두뒷벽에 분포하는 **맛봉오리**taste buds의 일부는 미주신경CN X에 포함되어 있는 구심신경섬유의 수용체 역할을 한다. 다시 말하면, 이들 신경섬유의 세포체는 하신경절 내에 위치하며, 이 성분을 담당하는 미주신경의 중추가지는 하부 뇌간으로 들어가 고립로핵 꼬리쪽 부위[2]에 시냅스한다. 미각신호를 전달하는 고립로핵에서 기원한 신경섬유는 시상의 배쪽후내측핵VPM으로 상행한 후, 이 정보는 중심뒤이랑postcentral gyrus의 배쪽외측부위(즉 머리 담당 부위)로 전달된다. 미각계의 구조 및 기전의 특징에 관한 자세한 내용은 17장에서 설명한다.

일반체성구심성분 GSA Component

미주신경은 일반체성구심성분GSA도 아주 일부 포함하고 있다. 이 성분을 담당하는 수용체(통각·온도감각, 압력감각, 촉각 자극 담당)는 귀 뒤쪽 피부와 외이도에 존재한다. 게다가 일반체성구심성분GSA은 뒷머리뼈우묵posterior cranial fossa에 있는 경막dura 일부와 외이도, 바깥고막으로부터 올라오는 일부 감각뿐만 아니라 후두덮개와 인두, 후두(성대주름 부위 및 그 상부 부위)에서도 기원한다. 이 성분을 담당하는 중추가지는 미주신경 상신경절superior ganglion·jugular ganglion에 세포체가 위치하며 미주신경과 함께 하

---

[1] 그러나 이들 수용체는 혈관 벽을 따라 위치하고 있으므로 논리적으로 특수내장구심성분SVA 대신에 일반내장구심성분GVA(혈중 산소분압 변화를 매개한다는 점에서)으로 분류할 수도 있다는 점에 주의해야 한다. 실제로 많은 저자들은 이들 뉴런을 그렇게 분류하고 있다. 분류체계가 어떻든 간에 여기서는 특수내장구심성분SVA의 특성에 맞게 일관성을 유지하기 위해 미주신경(그리고 설인신경)의 호흡성분은 특수내장구심성분SVA으로 분류하였다.

[2] 고립로핵solitary nucleus은 CN VII, CN IX, CN X(이들은 미각정보를 뇌로 전달함)과 CN IX, CN X(이들은 압력수용체 신호를 뇌로 전달함)으로부터 감각구심섬유를 받아들인다. 이들 각 정보는 고립로핵 속에 있는 다른 뉴런군으로 향한다. 따라서 고립로핵은 매우 복잡한 구조물로 생각할 수 있으며, 이들 중 일부는 감각중계 기능(미각정보를 고위 중추신경으로 전달하는)을 하며, 일부는 심혈관계와 호흡계를 조절하는 신경기전에 관여하는 것으로 생각할 수 있다.

부 연수로 들어간다. 그러나 이들 신경섬유는 중추신경계로 들어간 후 삼차신경 척수핵spinal trigeminal nucleus에 종지하므로 기능적 관점에서 보면 이들 정보는 삼차신경계의 일부가 되어 시상의 배쪽후내측핵VPM을 경유하여 대뇌피질로 전달된다(삼차신경계 설명 참조; 그림 13.6).

임상질환 Clinical Disorders

특수내장원심성분 손상 Damage to the SVE Component

의문핵 또는 미주신경(말초 부위) 병변은 후두근의 마비와 인두근의 불완전마비를 일으킨다. 목젖uvula과 인두pharynx는 종종 정상부위 쪽으로 편위된다. 이러한 병변은 흔히 쉰 목소리hoarseness와 연하곤란dysphagia을 유발한다. 양쪽에 병변이 생겼을 경우에는 성대가 모두 벌려져 있게 되므로 발성불능aphonia이 나타나며, 더 중요하게는 후두근의 협착에 의해 질식asphyxia이 발생하므로 사망할 수도 있다. 게다가 후윤상갑상근posterior cricothyroid muscle에 분포하는 신경이 양쪽 모두 절단될 경우에는 성대문glottis이 좁아질 수 있으므로 이 경우 '협착음stridor'이라 불리는 시끄러운 호흡음이 발생하게 된다. 이러한 결과는 갑상선수술 중 신경이 절단된 경우에 초래될 수 있다.

일반내장원심성분 손상 Damage to the GVE Component

미주신경이 과도하게 작용할 경우, 위 분비가 증가하고 위궤양이 발생할 수 있다. 미주신경의 일반내장원심성분GVE 중 한쪽이 손상된 경우에는 일반적으로 뚜렷한 증상을 나타내지 않지만, 한쪽 경동맥동 압력수용체반사는 소실된다(21장, 22장의 반사 활동에 대한 설명 참조).

핵상부위의 영향supranuclear influences(역자 주: 핵상부위supranuclear region는 상위운동신경원UMN을 의미하며 여기서는 주로 대뇌피질을 말함)을 살펴보면, 미주신경 등쪽핵과 의문핵은 모두 양쪽 대뇌피질로부터 입력을 받는다. 따라서 이들 피질뇌간섬유의 한쪽이 손상된 경우 일반적으로 증상이 나타나지 않는다.

일반내장구심성분 손상 Damage to the GVA Component

미주신경 병변은 항상 감각신경과 운동신경에 모두 영향을 미친다. 따라서 미주신경의 감각가지에 국한된 병변의 정확한 효과를 설명하기는 어렵다. 그러나 감각섬유가 손상될 경우 필연적으로 기침반사cough reflex와 구토vomiting, 삼킴swallowing, 점액 분비mucous secretion(위장관 및 기도의), 호흡기능 및 심혈관기능 조절에 영향을 미친다고 결론짓는 것이 타당하다. 미주신경 일부분에 종양이 생겼을 경우, 종양이 미주신경을 자극하므로 반사에 의해 구토와 기침이 증가하고 기도 분비가 증가하며, 심지어 실신을 일으키기도 한다.

설인신경 혀인두신경 · Glossopharyngeal Nerve [CN IX]

성분: SVE, GVE, GVA, SVA, GSA

Components: SVE, GVE, GVA, SVA, GSA

설인신경CN IX은 기능적 관계뿐 아니라 구조적 관계도 미주신경과 매우 유사하다. 설인신경은 또한 미주신경과 마찬가지로 매우 복잡하며 동일한 수의 성분을 포함하고 있다. 설인신경은 두 종류의 운동성분을 포함하고 있다. 한 성분은 붓인두근stylopharyngeus muscle (중간엽mesenchyme[즉 세 번째 인두굽이]으로부터 유래)에 분포하므로 특수내장원심성분SVE으로 분류된다. 이 가지에서 나온 축삭은 인두의 붓인두근에 분포한다. 두 번째 성분인 일반내장원심성분GVE은 부교감신경 절전뉴런(침분비 과정과 연관됨)이다. 세 종류의 감각성분 중 일반내장구심성분GVA은 경동맥동 압력수용체로부터 들어오는 정보를 연수로 전달하며, 특수내장구심성분SVA은 경동맥소체carotid body에 의해 감지된 정보(혈액 속의 산소분압과 이산화탄소분압, pH)와 혀 뒷부분의 미각정보를 연수로 전달하고, 일반체성구심성분GSA은 귀 뒤편으로부터 들어오는 체성감각을 연수로 전달한다(그림 13.7).

특수내장원심성분 SVE Component

의문핵nucleus ambiguus의 입쪽 절반(꼬리쪽 절반에서는 미주신경 원심섬유가 기원함)은 설인신경의 특수내장원심성분SVE이 출발하는 세포체를 포함하고 있다(그림 13.7). 설인신경의 특수내장원심섬유SVE fiber는 의문핵에서 외측으로 주행하여 뇌를 빠져 나온다. 이들은 경정맥공을 통해 두개골을 빠져 나온 후 붓인두근stylopharyngeus muscle에 분포한다. 이 근육이 수축하면 상부 인두를 들어올린다(말을 하거나 삼킬 때 수축이 일어남).

일반내장원심성분 GVE Component

설인신경의 일반내장원심성분GVE은 하타액핵아래침분비핵 · inferior salivatory nucleus(연수 그물체에 위치함)에서 기원한다(그림 13.7). 이들은 부교감신경 절전뉴런으로 귀신경절otic ganglion에 분포한다. 귀신경절은 짧은 부교감신경 절후뉴런을 내어 귀밑샘이하선 · parotid gland에 분포한다. 따라서 일

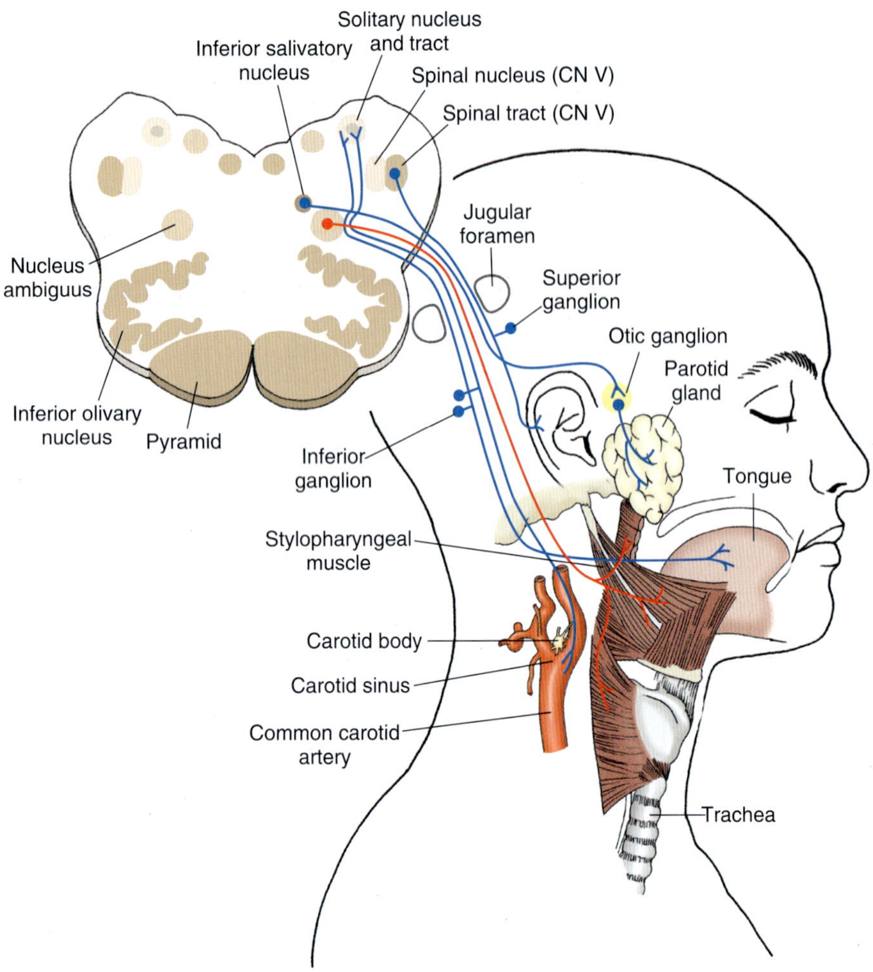

그림 13.7 이 모식도는 설인신경의 감각가지와 운동가지, 자율신경가지의 기원과 분포를 보여주고 있다. 모식도에는 말초감각섬유와 연관되어 있는 상·하신경절(설인신경과 미주신경을 통해 뇌로 들어감)의 해부학적 배치에 대해서도 보여주고 있다. 연수 단면은 설인신경과 관련된 주감각핵과 운동핵을 보여주고 있다.

반내장원심성분GVE의 기능은 귀밑샘을 자극하여 침을 분비시키는 것이다.

일반내장구심성분 GVA Component

압력수용체baroreceptor는 설인신경CN IX의 일반내장구심성분GVA을 이루며 경동맥동목동맥팽대·carotid sinus에 위치하고 있다. 미주신경CN X과 연관된 대동맥활aortic arch에서와 마찬가지로, 설인신경은 혈압 변화에 반응한다. 이들 감각섬유의 세포체는 **하신경절**바위신경절·inferior (or petrosal) ganglion에 존재하며, 중추가지는 뇌간으로 들어간 후 고립로핵에 시냅스[3]한다.

앞에서 설명한 대로, 고립로핵solitary nucleus은 미주신경 등쪽핵 및 의문핵에 시냅스한다. 이런 방식으로, 혈압 증가는 반사기전(미주신경 부분에서 설명한 것과 유사한 기전)을 활성화시킨다. 경동맥동에 존재하는 신장수용기는 설인신경의 일반내장구심성분GVA을 따라 흥분파를 촉발하므로 이어서 고립로핵에 존재하는 뉴런이 흥분하게 된다. 고립로핵의 자극은 미주신경 등쪽핵과 의문핵에 분포하는 뉴런을 흥분시키므로 심박수가 느려지게 된다. 이것을 **경동맥동압력반사**carotid sinus baroreflex라고 부른다.

특수내장구심성분 SVA Component

미주신경CN X과 유사하게, 설인신경CN IX은 기능적으로 다른 두 종류의 특수내장구심섬유SVA fiber를 포함하고 있다. 한 신경섬유의 수용체는 경동맥소체carotid body에 분포하고 있다. 이들은 화학수용체chemoreceptor이며 혈액 속의 산소분압과 이산화탄소분압, pH 변화에 반응한다. 이러한 변화는 일차감각신경을 통해 뇌간으로 전달된다. 세포체는 하신경절inferior ganglion에 위치하며, 이들의 중추가지는 뇌간으로 들어가 고립로핵의 꼬리쪽 부위에 시냅스한다. 혈액 속의 이산화탄소분압이 증가하면 설인신경CN IX에 포함되어 있는 구심섬유가 흥분하고 결국 그물체에

[3] 미주신경과 유사하게, 설인신경 역시 두 개의 신경절(하신경절inferior (petrosal) ganglion, 상신경절superior ganglion)을 가지고 있다. 내장구심신경 세포체는 하신경절에 포함되어 있고, 체성구심신경 세포체는 상신경절에 포함되어 있다.

존재하는 그물척수뉴런reticulospinal neuron을 활성화시킨다. 이들 신경섬유는 척수로 하행하여 목척수(C3~C5) 전각세포(이들의 축삭은 횡격막신경phrenic nerve을 이루어 횡격막 근육에 분포함)에 시냅스한다. 따라서 설인신경의 특수내장구심성분SVA이 활성화되면 횡격막의 반사적 수축을 일으킬 수 있으며, 그에 따라 호흡횟수가 증가하고 혈중 이산화탄소분압이 감소하게 된다. 이 반사를 **경동맥소체반사**carotid body (chemo) reflex라고 부르며, 미주신경과 관련된 유사한 수용체반사와 협동하여 기능을 나타낸다. 이 내용은 21장과 22장에서 더 자세히 설명된다.

특수내장구심섬유SVA fiber의 두 번째 종류는 혀 뒤쪽 1/3에서 출발하는 미각과 연관되어 있다. 이 부위의 혀에 분포하는 미각수용기가 활성화되면 설인신경(세포체는 하신경절inferior ganglion에 분포함)의 구심가지를 따라 흥분파가 전달된다. 이들 축삭은 고립로핵 내에서 시냅스를 이루며 시상의 배쪽후내측핵VPM으로 상행하는 신경로를 흥분시키고, 이 신경로는 이어서 중심뒤이랑의 미각영역에 존재하는 뉴런을 흥분시킨다(17장 참조).

일반체성구심성분 GSA Component

일반체성구심성분GSA은 고막과 외이 피부, 혀 뒤쪽 1/3, 유스타키오관eustachian tube, 편도tonsil, 상부 인두에서 기원한다. 이들 구심섬유는 고막의 내면 및 중이 내강의 점막에도 분포한다. 이들 구심신경은 상신경절superior ganglion에 세포체를 가지고 있으며 체성감각(통각을 포함한)을 뇌간으로 전달하며 이 정보는 결국 대뇌피질로 전달된다. 미주신경의 일반체성구심성분GSA과 유사하게 설인신경의 일반체성구심성분GSA은 삼차신경 척수핵에서 시냅스하므로 이들 체성감각 정보는 삼차시상로trigeminothalamic pathway를 통해 시상과 대뇌피질로 전달된다(삼차시상로에 대한 자세한 내용은 12장과 17장, 25장의 설명 참조)

임상질환 Clinical Disorders

설인신경CN IX 손상은 여러 가지 증상을 일으킨다. 감각기능과 관련하여, 이 신경이 양쪽 모두 손상되면 혀 뒤쪽 1/3에서 미각 및 체성감각이 소실될 수 있다. 환자가 무엇인가를 씹거나 삼킨 후에 **혀인두신경통**glossopharyngeal neuralgia(즉 이 신경의 분포영역에 발생하는 심한 통증)이 발생할 수도 있다.

운동 기능과 관련하여, 이 신경이 손상되면 인두의 붓인두근의 근력약화가 초래될 수 있으며 , 이 근육에 의존하는 반사(구역반사gag reflex, 목젖반사uvular reflex, 구개반사palatal reflex)에 장애가 발생할 수 있다. 실제로, 설인신경 기능은 구역반사(인두 벽을 건드려 유발할 수 있음)가 일어나는지 아닌지를 보고 검사할 수 있다. 이 신경이 손상되면 이 신경의 일반내장원심성분GVE도 손상될 수 있으므로 귀밑샘parotid gland으로부터의 침분비가 소실된다. 하행성 피질뇌간섬유는 뇌간에 있는 양쪽의 운동뉴런에 분포하므로 한쪽 대뇌피질의 병변은 설인신경의 반사 기능에 거의 영향을 미치지 않는다.

속귀신경 전정와우신경 · Vestibulocochlear Nerve [CN VIII]

속귀신경CN VIII(상부 연수의 소뇌교뇌각cerebellopontine angle 높이에서 뇌간으로 들어감)은 특수체성구심성분SSA(수용체가 매우 특수하기 때문)으로 분류하며, 이들은 청각신호와 전정신호를 중추신경계로 전달한다. 수용체의 특성과 중추연결, 기능적 기전에 대해서는 16장에서 자세히 설명한다.

교뇌와 중뇌에 분포하는 뇌신경

Cranial Nerves of the Pons and Midbrain

얼굴신경 안면신경 · Facial Nerve [CN VII]

성분: SVE, GVE, SVA, GSA Components: SVE, GVE, SVA, GSA

얼굴신경CN VII도 혼합 신경이다. 이 신경은 두 종류의 운동 성분과 두 종류의 감각 성분을 포함하고 있다. 한 종류는 두 번째 인두굽이branchial arch의 신경으로 인두굽이의 중간엽에서 기원한 근육에 분포하므로 특수내장원심성분SVE으로 분류된다. 다른 종류는 일반내장원심성분GVE으로 부교감신경 절전뉴런이며 이들은 침분비와 눈물분비, 비강의 점액분비와 같은 다양한 과정과 연관되어 있다. 특수내장구심성분SVA은 혀로부터 들어오는 정보를 뇌로 전달하는 것과 연관되어 있으며, 일반체성구심성분GSA은 귀의 뒷부분과 외이도에서 들어오는 체성감각을 뇌로 전달한다.

특수내장원심성분 SVE Component

얼굴신경의 운동핵은 하부 교뇌피개의 배쪽외측부위에 존재한다. 이들의 축삭은 미주경로aberrant course를 통해 뇌간을 빠져나온다. 이들은 먼저 등쪽내측방향으로 상행하여 제4뇌실 바닥부위로 간다. 그런 다음 이들은 외전신경핵의 뒤를 돌아 외측으로 주행한 후 배쪽외측 경로로 하행하여 하부 교뇌에서 뇌간을 빠져나온다(그림 13.8). 뇌에서 빠져나올 때, 얼굴신경 섬유는 내이도 및 측두골 암

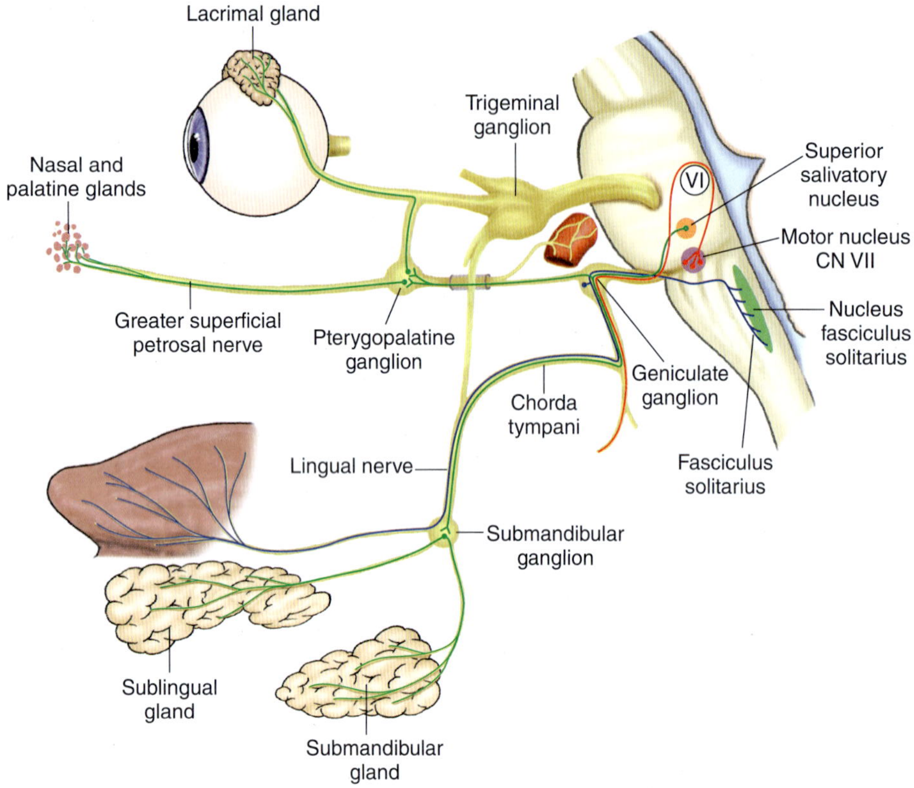

그림 13.8 이 모식도는 얼굴신경의 (1) 특수내장구심신경로(혀 앞쪽 2/3 부위의 미각정보를 뇌로 전달함), (2) 일반내장원심신경로(눈물샘, 코샘, 입천장샘, 침샘에 분포함)를 보여주고 있다. 얼굴표정근에 분포하는 신경섬유(얼굴신경의 특수내장원심성분에 포함되어 있음)는 나타내지 않았다. (Reproduced with permission from Parent A: Carpenter's Human Neuroanatomy, 9th ed. Baltimore: Williams & Wilkins, 1996, p. 495.)

석부위petrous portion of the temporal bone로 들어간다. 이어서 이 신경섬유는 얼굴신경관facial canal을 통해 계속 주행한 다음 결국 붓꼭지구멍stylomastoid foramen을 통해 두개골을 빠져나온다. 특수내장원심섬유SVE fiber는 몇 개의 가지로 나뉘어져 얼굴표정근(즉 볼근buccinator muscle [볼 부위], 이마근frontalis muscle, 입둘레근orbicularis oris muscle[상부 얼굴]) 뿐만 아니라 귀 근육auricular muscle과 뒤힘살근posterior belly(두힘살근digastric muscle 중), 붓목뿔근stylohyoid muscle, 넓은 목근platysma muscle, 등자근stapedius muscle에 분포한다.

특수내장원심성분SVE의 주요 기능은 얼굴표정근을 조절하는 것이다. 다양한 다른 기능으로는 무엇인가 각막에 접촉하였을 때 나타나는 눈을 감는 반사(257~261쪽의 삼차신경반사 설명 참조)와 큰 소리가 난 후 일어나는 등자근의 수축 반사를 들 수 있다.

일반내장원심성분 GVE Component

얼굴신경의 일반내장원심성분GVE은 상타액핵위침분비핵·superior salivatory nucleus(하부 교뇌의 그물체에 위치)에서 기원한다(그림 13.8). 절전뉴런은 중간신경intermediate nerve(얼굴신경과 속귀신경auditory-vestibular nerve 사이에서 나옴)을 이루어 뇌에서 빠져 나온다. 중간신경은 두 개의 가지로 나뉜다. 한 가지는 고실끈신경chorda tympani과 합류하고, 이어서 혀신경lingual nerve과도 합류하며, 결국 턱밑신경절악하신경절·submandibular ganglion에서 시냅스한다. 부교감신경 절후섬유는 턱밑신경절에서 기원한 후 턱밑샘악하선·submandibular gland과 혀밑샘설하선·sublingual gland에 분포한다. 중간신경에 존재하는 다른 절전섬유는 큰바위신경major petrosal nerve과 합류하여 날개입천장신경절pterygopalatine ganglion에 종지한다. 이 신경절로부터 부교감신경 절후섬유가 기원하여 눈물샘lacrimal gland과 코샘nasal gland, 입천장샘palatine gland에 분포한다.

일반내장원심성분GVE이 활성화되면 턱밑샘과 혀밑샘으로부터 침분비가 일어나고, 눈물샘과 점액샘mucous gland(비강nasal cavity 및 구강oral cavity에 존재)으로부터 분비가 일어난다. 중간신경에 병변이 발생하면 흔히 침분비 및 눈물분비에 이상이 생긴다.

특수내장구심성분 SVA Component

특수내장구심뉴런SVA neuron은 혀 앞쪽 2/3로부터 들어오는 미각을 중추신경계로 전달한다. 이 뉴런의 세포체는 무릎신경절geniculate ganglion에 위치하며, 말초가지는 혀신경lingual nerve과 고실끈신경chorda tympani이 된다. 중추가지는 중간신경을 통해 뇌간으로 들어간 후 고립로핵(입쪽 절반)에 종지한다. 미각정보는 고립로핵으로부터 시상의 배쪽후내측핵VPM으로 전달되고, 이어서 미각영역taste-receiving regions(중심뒤이랑 외측부에 위치)으로 전달된다.

일반체성구심성분 GSA Component

앞에서 설명한 대로, 얼굴신경CN VII에는 일부 일반체성구심성분GSA도 포함되어 있으며, 이 성분은 귀 뒷부분과 고막 바깥면, 외이도로부터 들어오는 피부 감각을 전달한다.[4] 세포체는 무릎신경절에 위치하며, 중추가지는 중간신경을 통해 중추신경계로 들어간다. 이들 신경섬유는 일단 중추신경계로 들어간 후, 이어서 삼차신경 척수로spinal tract of the trigeminal nerve로 들어가 삼차신경 척수핵spinal trigeminal nucleus 뉴런에 시냅스한다. 이런 방식으로, 얼굴신경을 타고 들어온 피부감각은 삼차신경계를 통해(미주신경CN X과 설인신경CN IX을 타고 들어온 일반체성구심성분GSA 입력과 유사한 방식으로) 대뇌피질로 전달된다.

임상질환 Clinical Disorders

상위운동신경원 Upper Motor Neurons [UMN]

피질뇌간섬유corticobulbar fibers는 양측성으로 얼굴신경 운동핵(등쪽 절반)에 분포한다. 그러나 이 핵의 좀 더 배쪽부위(이들의 축삭은 이마보다 더 하부의 얼굴근육을 지배함)는 반대쪽 대뇌피질로부터 입력을 받는다. 따라서 이마에 분포하는 근육(이마근frontalis muscle, 눈둘레근orbicularis oculi muscle)은 대개 전두엽피질 병변에 의해 영향을 받지 않는다. 한쪽 대뇌피질에 병변(핵상병변supranuclear lesions)이 있는 환자는 일반적으로 이마를 움직일 수 있고(이마 주름을 잡을 수 있음), 눈을 감을 수 있다. 그렇지만 핵상병변supranuclear lesions을 가진 환자는 병변 반대측의 입꼬리를 올리거나 입술을 움직일 수 없다. 상부 얼굴(이마)은 움직일 수 있고, 하부 얼굴(입꼬리, 입술)은 움직일 수 없는 것은 하위운동신경원 병변(다음 단락에서 설명함)과 구분되는 상위운동신경원 병변의 특징이다.

하위운동신경원 Lower Motor Neurons [LMN]

하위운동신경원 마비LMN paralysis는 얼굴신경이나 얼굴신경 말초가지, 얼굴신경핵 손상에 의해 일어날 수 있다. 환자는 거의 또는 전혀 얼굴표정을 짓지 못한다. 근긴장도가 소실되면, 침범된 쪽 얼굴은 전혀 표정을 나타낼 수 없어 마치 마스크를 쓴 것처럼 보일 수 있다. 침범된 쪽의 입꼬리는 아래로 처질 수 있으며, 치아를 보이고자 할 때 외측 입꼬리를 움직일 수 없다. 환자는 말하는 데에도 영향을 받게 될 수 있으며, 휘파람을 불지 못한다. 이들 환자는 또한 침범된 쪽 눈을 감을 수 없으며, 눈깜박반사eye-blink reflex도 소실된다. 게다가 얼굴신경 병변은 등자근 마비를 초래하므로 **청각과민**hyperacusis(병변이 있는 쪽 귀에서 소리에 대한 민감도가 증가함)도 유발할 수 있다. 이러한 증상은 흔히 얼굴을 가격당하거나 추운 날씨에 과도하게 노출될 때 나타나며, 이 경우 두개골 바깥에 있는 얼굴신경 말초가지가 손상된다. 이러한 질환을 흔히 **벨마비**Bell's palsy라고 한다.

얼굴신경 손상에 의해 나타나는 감각장애로는 미각소실(혀 앞쪽 2/3의)과 체성감각소실(귀 뒷부분, 외이도)을 들 수 있다.

삼차신경 Trigeminal Nerve [CN V]

성분: GSA, SVE Components: GSA, SVE

삼차신경은 매우 큰 신경으로 교뇌 중간부위(중간소뇌다리MCP 출현 부위 근처)에서 나오는 것을 쉽게 관찰할 수 있다. 삼차신경은 대부분 일반체성구심성분GSA으로 이루어져 있으며, 머리의 앞쪽 2/3 부위로부터 들어오는 체성감각(통각, 촉각, 압력감각, 온도감각)을 중추신경계로 전달한다. 특수내장원심성분SVE(감각성분보다 훨씬 크기가 작으며, 첫 번째 인두굽이 중간엽에서 기원한 골격근에 분포함)은 저작근muscles of mastication의 운동을 지배한다.

일반체성구심성분: 기원, 분포, 기능 GSA: Origin, Distribution, and Function

삼차신경의 일반체성구심성분GSA의 세포체는 **삼차신경절**trigeminal ganglion(**가서신경절**Gasserian ganglion 또는 **반월신경절**semilunar ganglion이라도 함)에 위치한다. 신경절 자체는 해면정맥굴cavernous sinus 외측의 바위뼈petrosal bone 틈새에 위치한다. 삼차신경 감각성분은 안신경눈신경·ophthalmic nerve과 상악신경위턱신경·maxillary nerve, 하악신경아래턱신경·mandibular nerve으로 이루어져 있다(그림 13.9A). 안신경ophthalmic nerve의 말초 분포를 설명하면, 이 신경섬유는 이마forehead와 각막cornea, 상안검위눈꺼풀·upper eyelid, 코 등쪽부위, 부비동 점막에 분포한다. 안신경의 중심가지는 위눈확틈새상안와열·superior orbital fissure를 통하여 두개골로 들어간다. 상악신경maxillary nerve의 말초 분포 부위로는 코 외측면과 상

---

[4] 혀의 앞쪽 2/3부위로부터 들어오는 체성감각정보는 하악신경mandibular nerve(삼차신경의 가지로 일반체성구심신경GSA 성분임)을 통해 뇌간으로 전달된다는 점에 주목하자.

부 치아upper teeth, 경구개hard plate, 상부 뺨upper cheek, 점막(상부 치아와 코, 입천장에 있는)을 들 수 있다. 상악신경은 원형구멍원형공 · foramen rotundum을 통하여 두개골로 들어간다. 세 번째 가지인 하악신경mandibular nerve은 하악골아래턱뼈 · lower jaw과 하부 치아, 턱chin, 뺨cheek의 뒷부분 일부, 측두부temple, 외이external ear, 혀 앞쪽 2/3, 구강 바닥에 분포한다. 삼차신경trigeminal nerve의 모든 가지는 경질막dura에도 분포한다. 하악신경은 타원구멍타원공 · foramen ovale을 통하여 두개골로 들어간다.

앞에서 설명한 대로, 각 삼차신경가지의 중추가지는 서로 다른 구멍을 통하여 두개골로 들어간다. 그러나 교뇌로 들어가면서 이들 일차신경섬유는 두 경로 중 한 경로, 즉 (1) 삼차신경 주감각핵main sensory nucleus of CN V에서 직접적으로 시냅스하는 경로 또는 (2) 삼차신경로tract of CN V로 들어간 다음 하부 교뇌 및 연수로 하행한 후 이어서 삼차신경 척수핵spinal nucleus of CN V에서 시냅스하는 경로를 통해 주행한다. 얼굴 뒷부분과 관련된 일부 삼차통각섬유는 제2목척수까지 확장되기도 한다. 삼차신경 주감각핵 및 삼차신경 척수핵으로부터 이차뉴런이 나오며, 이들의 축삭은 반대측 시상의 배쪽후내측핵VPM으로 들어간다. 삼차신경 척수핵으로부터 기원한 신경섬유는 배쪽 삼차시상로ventral trigeminothalamic tract를 경유하여 반대측 배쪽후내측핵VPM으로 들어간다. 동측으로 주행하는 신경섬유는 등쪽 삼차시상로dorsal trigeminothalamic tract를 따라가는 반면, 반대측으로 주행하는 신경섬유는 배쪽 삼차시상로ventral trigeminothalamic tract를 따라간다. 전체적으로 보아 삼차신경계로부터 시상으로 감각정보를 전달하는 데 있어서 배쪽 삼차시상로가 훨씬 더 중요한 것으로 보인다. 시상의 배쪽후내측핵VPM에서 출발하는 삼차감각섬유는 이어서 동측 중심뒤이랑(얼굴영역)으로 투사한다 (그림 13.9B).

실험 연구 및 임상 연구 결과, 통각 및 온도감각을 전달하는 신경섬유는 삼차신경 척수핵의 꼬리쪽 부위에 분포하는 반면, 자각 고유감각conscious proprioception과 압력감각, 촉각은 삼차신경 주감각핵을 통하여 분포(일부는 삼차신경 척수핵을 통해서도 분포함)한다는 것이 밝혀졌다. 통각섬유가 다른 체성감각섬유와 분리되어 있다는 사실을 임상적으로 활용하고 있는데, 예를 들면 통각섬유가 삼차신경 척수로spinal tract of CN V로 들어간 후 감각섬유를 절단하면 심한 삼차신경통trigeminal neuralgia을 완화시킬 수 있다.

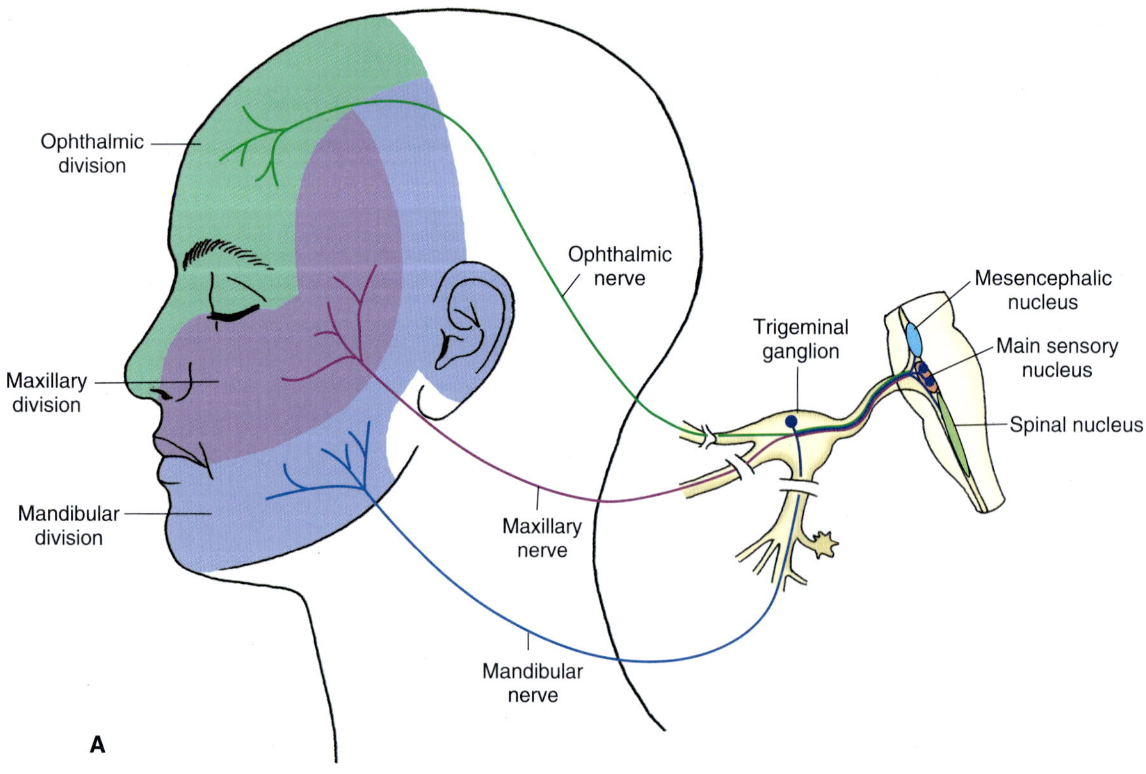

그림 13.9 (A) 삼차신경의 감각성분(일반체성구심성분)과 운동성분(특수내장원심성분)의 분포(삼차신경 감각가지의 배치와 함께 나타냄).

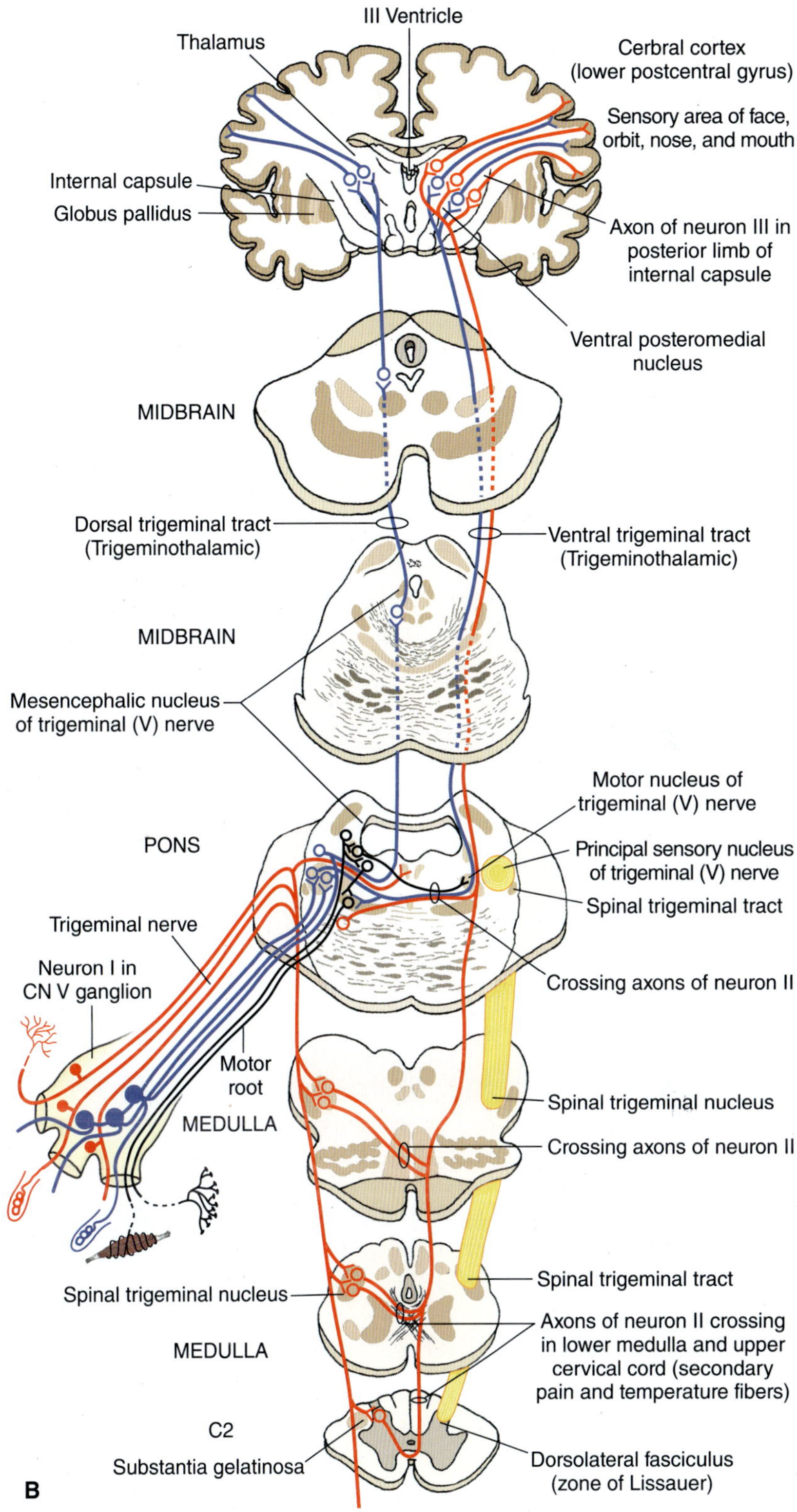

그림 13.9 (계속) (B) 중추 삼차신경로(말초로부터 대뇌피질로 들어가는 경로)의 구조와 분포. 통각 및 온도감각을 전달하는 신경섬유는 적색으로 나타내었고, 촉각과 압력감각을 전달하는 신경섬유는 청색으로 나타내었으며, 운동뿌리는 그림의 좌측에 흑색으로 나타내었고, 상행성 외측척수시상로는 그림의 우측에 흑색으로 나타내었다. (Used with permission from Parent A: Carpenter's Human Neuroanatomy, 9th ed. Baltimore: Williams & Wilkins, 1996, p. 505.)

하악신경mandibular nerve에 포함되어 있는 일부 신경섬유의 수용체는 근방추muscle spindle이다. 이들 신경섬유는 비자각 고유감각unconscious proprioception 신호를 뇌로 전달하는 역할을 하며, 삼차신경 중뇌핵mesencephalic nucleus of CN V(일차감각뉴런)에 종지한다. 따라서 삼차신경 중뇌핵(삼차신경절에 존재하는 세포와 모양이 유사함)의 특이점은 중추신경계 바깥에 존재하는 것이 아니라 중추신경계 내부에 존재한다는 점이다. 삼차신경 중뇌핵은 기능적으로 후근신경절dorsal root ganglion [DRG]과 유사하기는 하지만, 감각신경으로만 이루어져 있고 일차세포체가 중추신경계 내(말초신경계에 존재하는 것이 아니라)에 존재한다는 점에서 차이를 나타낸다. 후근신경절DRG에 있는 뉴런과 유사하게, 삼차신경 중뇌핵에서는 두 번째 가지가 나오며, 이 가지는 삼차신경 중뇌핵으로부터 삼차신경 운동핵motor nucleus of CN V으로 정보를 전달한다. 두 번째 가지는 단일시냅스반사monosynaptic reflex(때때로 턱반사하악반사·jaw-jerk reflex라고 부름)의 기반을 제공한다. 턱반사는 아래턱의 저작근에 분포하는 근방추를 자극한 후 나타나기 때문에 신전반사에 해당한다. 구심흥분파(Ia 섬유를 통해 전달)는 삼차신경 운동핵에 있는 뉴런을 흥분시키며, 이어서 턱을 다무는 반응jaw-closing response이 나타난다. 삼차신경 중뇌핵에서 기원한 다른 신경섬유는 소뇌로 투사하여 아래턱 근육 상태에 관한 정보를 소뇌에 전달한다.

현재까지의 설명을 종합해 보면, 삼차신경계 섬유는 척수의 다양한 감각경로와 병렬 관계를 나타낸다고 결론 내릴 수 있겠다. 예를 들면, 배쪽 삼차시상로ventral trigeminothalamic tract(머리로부터 들어오는 통각과 온도감각을 시상으로 전달하는 신경로)는 외측 척수시상로lateral spinothalamic tract와 유사한 기능을 하고, 등쪽 삼차시상로dorsal trigeminothalamic tract(자각 고유감각과 촉각 정보를 시상으로 전달하는 신경로)는 내측섬유띠medial lemniscus와 유사한 기능을 하며, 삼차신경 중뇌핵으로 입력되는 신경로 및 이들의 소뇌투사는 후척수소뇌로posterior spinocerebellar tract와 유사한 기능을 한다고 볼 수 있다. 이런 방식으로, 신체 부위로부터 뇌에 도달하는 동일한 종류의 감각 입력이 머리 부위로부터도 삼차신경계 내에 포함되어 있는 특정 상행신경로를 통해 뇌에 도달할 수 있다.

특수내장원심성분: 기원, 분포, 기능

SVE: Origin, Distribution, and Function

삼차신경 운동핵은 삼차신경 주감각핵의 바로 내측에 위치하며, 삼차신경섬유에 의해 분리되어 있다(그림 13.9B). 삼차신경 운동핵의 축삭은 배쪽외측방향으로 주행한 후 적절한 높이에서 출현(출현하는 부위는 감각섬유가 들어가는 부위이기도 함)한다. 운동섬유는 타원구멍foramen ovale을 통해 두개골을 빠져 나가 고막긴장근tensor tympani과 입천장긴장근tensor veli palatine, 두힘살근의 앞힘살anterior belly of the digastric muscle, 턱목뿔근mylohyoid muscle, 저작근muscles of mastication(깨물근masseter, 날개근pterygoid, 관자근temporalis)에 분포한다. 이들 근육의 주요 기능은 씹고 뜯는 것이다(앞에서 설명한 턱반사 참조). 삼차신경 운동핵은 양측 대뇌피질로부터 입력을 받는다. 따라서 편측 상위운동신경원UMN 병변은 대개 운동장애를 나타내지 않는다.

임상질환 Clinical Disorders

삼차신경은 운동성분과 감각성분을 모두 포함하고 있으므로 이 신경이 손상되면 운동장애 또는 감각장애가 초래될 수 있다. 만약 침범된 저작근에서 마비나 불완전마비가 생길 경우, 강직spasticity이 나타난 후 이완flaccid이 일어날 것이다. 게다가 환자에게 입을 벌려 보라고 하면 날개근pterygoid muscle이 영향을 받으므로 턱이 침범된 방향으로 편위deviation되게 된다.

감각성분에 대해서는, 문제의 부위에 통각이나 촉각, 온도감각 자극을 가하여 어떤 감각신경가지가 손상되었는지 검사할 수 있다. 이들 자극 중 어떤 자극이라도 인식하지 못하는 것은 침범된 부위에 감각소실이 일어났음을 의미한다. 안신경ophthalmic nerve에서 감각소실이 일어났다면 **각막반사**corneal reflex(즉 각막에 무엇인가 접촉하였을 때 나타나는 눈깜박임, 이 반사는 안신경에 포함된 감각구심섬유와 삼차신경 운동핵의 연결을 통해 일어남)가 소실될 것이다. 삼차신경이 자극(염증, 종양 또는 혈관 병변에 의해)될 경우 심한 통증이 발생할 수 있다. 이것을 **삼차신경통**trigeminal neuralgia(때때로 **동통성틱**발작삼차신경통·tic douloureux이라고도 함)이라 부르며, 대개 얼굴 한쪽(대개 삼차신경 특정 가지와 연관된 부위)에 국한되어 발생한다. 신경성통증neurologic pain은 바이러스 질환(대상포진herpes zoster·shingles)과 관련하여 나타나기도 하는데, 이때는 주로 삼차신경의 안신경ophthalmic nerve이 침범되며 이를 **눈대상포진**ophthalmic zoster이라 부른다.

감각소실은 말초신경 손상에 의해서만 나타나는 것은 아니다. 이 증상은 중추신경계 손상에 의해서도 일어날 수 있다. 예를 들면, 후하소뇌동맥PICA 폐색에 의한 병변은 외측 연수를 침범하며, 이때 발생한 장애를 **발렌버그 증후군**Wallenberg's syndrome이라 한다. 이때 식사와 관련된 약간의 문제가 발생하는 것 이외에도, 삼차신경 척수로 및 삼차신경 척수핵 뿐만 아니라 외측 척수시상로도 손상된다. 따라서 동측 얼굴과 반대측 신체에서 통각 및 온도감각이 소실된다.

교뇌와 중뇌에 분포하는 안구운동조절과 연관된 뇌신경

Cranial Nerves of the Pons and Midbrain Associatied With the Control of Eye Movements

외전신경 갓돌림신경 · Abducens Nerve [CN VI]

성분: GSE Components: GSE

외전신경CN VI은 순수한 운동신경이며, 이들의 주요 기능은 안구를 외측 방향으로 움직이게 하는 것이다(즉 안구의 외전abduction). 외전신경의 세포체는 외전신경핵abducens nucleus(등쪽 교뇌의 등쪽내측부위에 위치)에 존재한다. 이들의 축삭은 배쪽으로 주행하여 교뇌-연수 이음부pons-medulla border의 내측부위에서 뇌를 빠져나온다. 외전신경은 배쪽으로 주행하여 해면정맥동cavernous sinus으로 들어간 후 상안와열위눈확틈새 · superior orbital fissure을 통해 두개골을 빠져나온다(도르래신경CN IV 및 눈돌림신경CN III과 함께). 말초에서 이 신경섬유는 동측 외직근lateral rectus muscle에 분포한다(그림 13.10). 외전신경을 자극하면 외직근이 수축하게 되므로 안구가 외측 방향으로 회전하게 된다.

임상질환 Clinical Disorders

외전신경핵abducens nucleus을 침범하는 중추 병변 및 말초 병변은 외직근 마비를 초래한다. 그 결과 내사시medial strabismus(양쪽 안구가 동시에 동일 물체에 초점을 맞출 수 없음)가 나타난다. 내사시가 나타나는 이유는 침범된 안구는 외전 할 수 없기 때문에 전방을 주시하려고 하면 침범된 안구는 내측으로 돌아가는 경향을 나타내기 때문이다. 그 결과 복시double vision · diplopia가 생긴다. 복시를 없애기 위해 환자는 머리를 움직여 침범된 눈으로 물체를 직접 주시하며, 침범되지 않은 정상 눈은 시야에 있는 물체의 위치 변화를 보정한다. 외전신경의 기능은 머리를 움직이지 못하게 한 후, 시야 외측부에 놓인 물체를 주시하게 하여 검사한다. 침범된 안구는 내직근의 방해로 인해 시야 중간선을 넘어가지 못해 정상 눈을 감은 환자는 시야 외측에 놓인 물체를 볼 수 없으므로 이 질환을 쉽게 발견할 수 있다.

도르래신경 활차신경 · Trochlear Nerve [CN IV]

성분: GSE Components: GSE

도르래신경CN IV은 유일하게 뇌 등쪽에서 출현하며 반대편으로 교차하는 독특한 뇌신경이다. 세포체는 아래둔덕inferior colliculus 높이의 중뇌 수도관주위회색질PAG 바로 아래의 내측부위(내측세로다발MLF 근처)에 위치한다(그림 13.11). 신경섬유들은 등쪽 및 꼬리쪽 방향으로 주행한 다

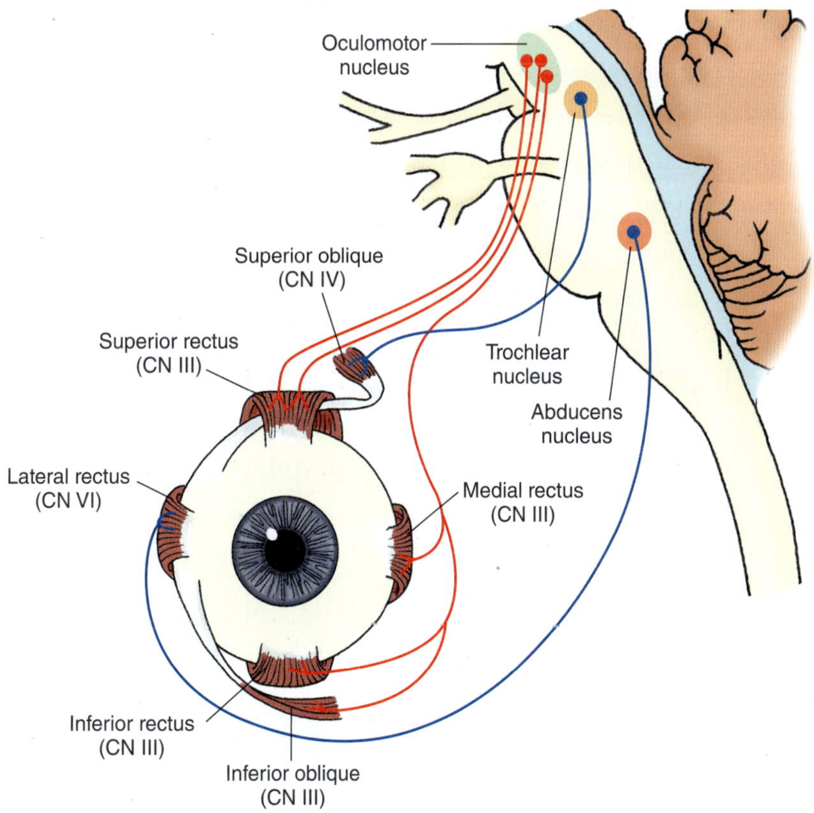

그림 13.10 외안근을 지배하는 CN VI, CN IV, CN III의 기원과 분포. 그림의 상부에는 수평주시에 필수적인 외전신경 및 눈돌림신경을 나타내었다. 그림의 하부에는 외안근 및 이들 근육과 CN III, CN IV, CN VI의 관계를 나타내었다.

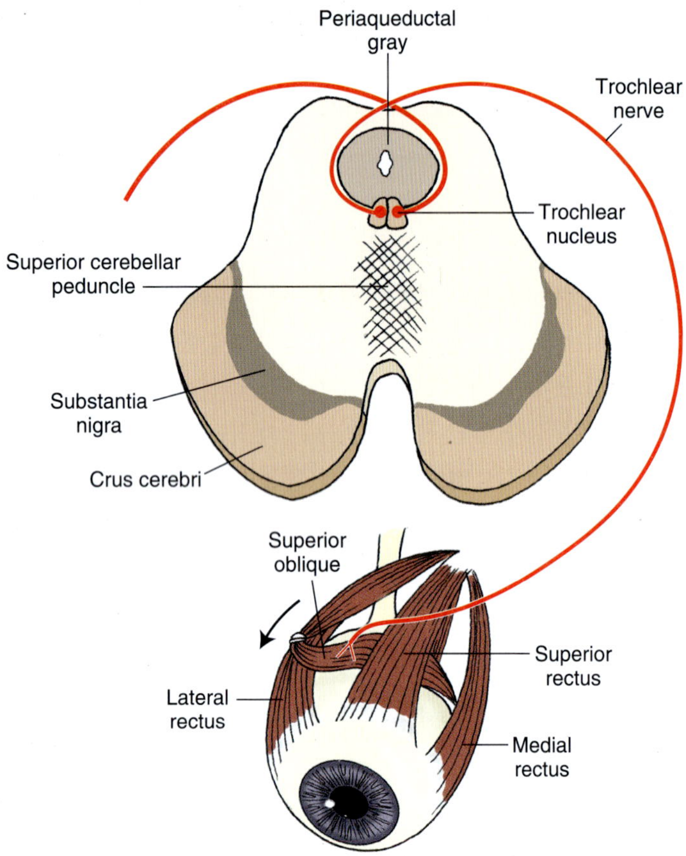

그림 13.11 도르래신경의 기원과 분포(상사근에 분포). 뇌간 단면에서 나타낸 대로, 이 신경은 뇌 뒤쪽에서 출현하고 교차하는 유일한 신경이라는 점에 주목하자. 화살표는 안구가 움직이는 방향(아래쪽 및 안쪽)을 나타낸다.

음 반대편으로 교차하여 아래둔덕 바로 아래에서 뇌를 빠져나온다. 이 신경섬유는 이어서 앞 방향으로 진행하여 해면정맥동의 외측 벽 속으로 들어가 주행한다. 이들 신경섬유는 상안와열superior orbital fissure을 통해 안와orbit로 들어간 후 상사근superior oblique muscle에 분포한다. 상사근의 일차 기능은 내측에 위치하고 있는 안구를 아래쪽으로 움직이게 하는 것이다.

임상질환 Clinical Disorders

도르래신경CN IV이 마비되면 하사근inferior oblique muscle이 상사근의 방해를 받지 않은 채 수축하게 되므로 안구가 바깥방향으로 회전하게 된다. 따라서 계단을 걸어 내려갈 때, 이들 환자는 복시를 경험하게 되며 잘 넘어지는 경향을 보이게 된다. 환자들은 종종 복시를 자신들의 머리를 기울여 보상하게 된다. 하방주시downward gaze 때 머리를 기울이는 것은 도르래신경에 병변이 있다는 단서이다. 임상적으로, 도르래신경 병변을 검사하는 방법 중 하나는 환자에게 자신의 내측시야에서 아래쪽으로 움직이는 물체를 머리를 움직이지 않고 계속 주시하게 하는 것이다. 즉 환자가 아래쪽으로 움직이는 물체를 주시할 수 없다면 도르래신경 병변이 있는 것이다.

눈돌림신경 동안신경 · Oculomotor Nerve [CN III]

성분: GSE, GVE Components: GSE, GVE

눈돌림신경CN III은 골격근과 평활근을 모두 조절한다(절후뉴런을 통해). 일반체성원심성분GSE은 외직근lateral rectus muscle과 상사근superior oblique muscle을 제외한 모든 외안근extraocular muscle (골격근임)에 분포한다(그림 13.12). 일반내장원심성분GVE은 부교감신경 절전섬유로서 동공수축근pupillary constrictor muscle과 섬모체근ciliary muscle에 분포(섬모체신경절ciliary ganglion에 위치하는 부교감신경 절후뉴런과의 연결을 통해)한다.

일반체성원심성분: 기원, 분포, 기능 GSE: Origin, Distribution, and Function

눈돌림신경핵oculomotor nucleus은 위둔덕superior colliculus 높이의 중뇌 수도관주위회색질PAG 바닥 바로 아래의 내측부위에 위치하고 있다(그림 11.6 참조). 실제로 눈돌림신경핵은 여러 개의 아핵subnucleus으로 이루어져 있는데, 각 아핵에서 출발한 축삭은 골격근skeletal muscle이나 섬모체신

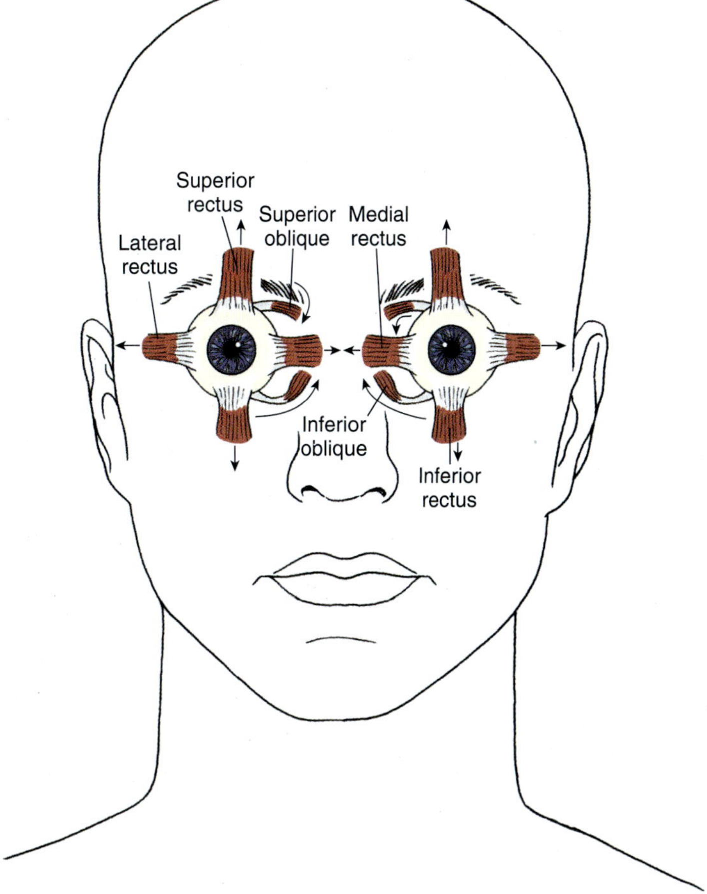

그림 13.12 외안근의 작용 방향(화살표로 나타냄)을 보여주는 모식도. 외직근은 외전신경에 의해, 상사근은 도르래신경에 의해, 나머지 근육은 눈돌림신경에 의해 지배된다.

경절ciliary ganglion에 분포한다. 이들 신경섬유는 중뇌의 내측부위에서 배쪽으로 주행하여 대뇌다리cerebral peduncle의 내측부위를 통해 뇌를 빠져나온 다음, 대뇌다리사이오목interpeduncular fossa을 통하여 해면정맥동cavernous sinus으로 들어간 후 이어서 상안와열superior orbital fissure을 통해 안와orbit로 들어간다. 눈돌림신경의 일반체성원심성분GSE은 상직근superior rectus muscle과 내직근medial rectus muscle, 하직근inferior rectus muscle, 하사근inferior oblique muscle뿐만 아니라 안검거근눈꺼풀올림근·levator palpebrae superioris muscle에 분포한다. 내직근의 작용은 안구를 내측으로 돌리는 것이며, 상직근과 하직근의 작용은 각각 안구를 위와 아래 방향으로 돌리는 것이고, 하사근의 작용은 내측위치에 있는 안구를 위로 올리는 것이며, 안검거근은 위눈꺼풀을 올리는 것이다.

일반내장원심성분 GVE Component

앞에서 설명한 대로, 눈돌림신경의 일반내장원심성분GSE을 내는 신경세포를 **에딩거-베스트팔핵**덧눈돌림신경핵·Edinger-Westphal nucleus(일반내장원심성분GSE 근처에 위치하고 있으며, 중간선 주위에 위치함)이라 부른다(그림 13.13~14). 에딩거-베스트팔핵에서 기원한 신경섬유(부교감신경 절전뉴런)는 섬모체신경절ciliary ganglion로 투사한다. 섬모체신경절로부터 나온 부교감신경 절후섬유는 이어서 **동공수축근**pupillary constrictor muscle과 **섬모체근**ciliary muscle에 분포한다. 안구의 동공확대근pupillary dilator muscle은 교감신경 절후섬유(위목신경절superior cervical ganglion에서 기원함)의 지배를 받는다는 점에 주목하자.

동공수축근이 수축하면 동공 크기가 줄어든다. 마찬가지로, 섬모체근이 수축하면 수정체의 걸이인대suspensory ligament에 가해지는 장력이 감소하므로 수정체가 두꺼워진다(곡률curvature 증가). 따라서 눈돌림신경의 일반내장원심성분GVE은 동공 크기(즉 눈으로 들어가는 광량)와 수정체 모양을 모두 조절할 수 있다.

이러한 신경연결은 15장에서 설명하는 여러 가지 반사의 기반이 되지만 이러한 반사들이 눈돌림신경과 기능적으로 관련되어 있으므로 이곳에서 한 번 더 설명한다.

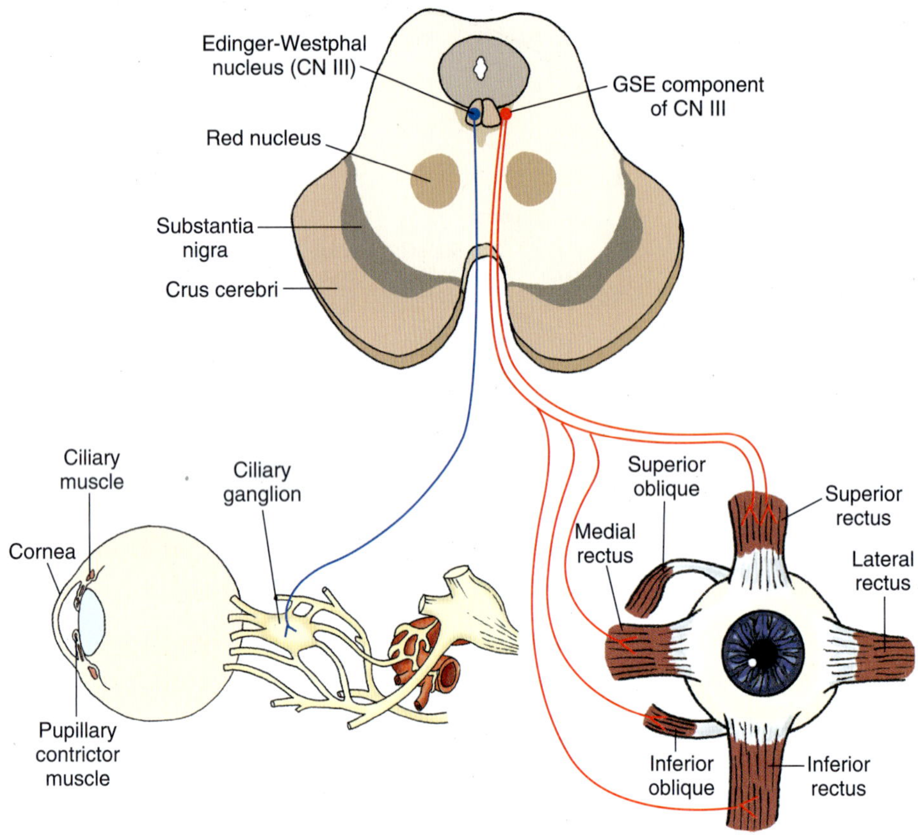

그림 13.13 눈돌림신경의 기원과 분포. 눈돌림신경의 일반체성원심성분 세포기둥(이들의 축삭은 외직근과 상사근을 제외한 모든 외안근을 지배함)과 에딩거-베스트팔핵(이들의 축삭은 부교감신경 절전뉴런으로 섬모체신경절에 분포함)의 해부학적 배열을 보여준다. 섬모체신경절로부터 부교감신경 절후뉴런(그림에는 나타내지 않음)이 나와 동공수축근과 섬모체근을 지배한다.

첫 번째 반사는 **동공빛반사**대광반사·동공반사·pupillary light reflex라고 불린다. 이 반사가 일어날 때, 한쪽 눈에 비춰진 빛은 양쪽 동공을 모두 수축시킨다. 빛을 받은 눈의 동공이 수축되는 반사를 **직접빛반사**direct light reflex라 부르고, 반대쪽 눈의 동공이 수축되는 반사를 **공감빛반사**consensual light reflex라 부른다. 이 반사가 일어나는데 필요한 신경로는 구심신호를 전달하는 시신경optic nerve 및 시각로시삭·optic tract(이들 신경섬유의 일부는 덮개앞구역pretectal region에 종지함)를 포함한다. 덮개앞구역에서 기원한 신경섬유는 양쪽 눈돌림신경핵에 분포한다(그림 13.15A). 양쪽에 각각 존재하는 눈돌림신경핵이 자극되면 흥분파가 절전뉴런을 따라 동측 동공수축근으로 각각 전달(섬모체신경절의 절후뉴런을 통해)된다.

두 번째 반사는 **원근조절반사**accommodation reflex라고 불린다(그림 13.15B). 이 반사는 어떤 사람이 멀리 있는 물체를 보고 있다가 가까이 있는 물체를 보려고 할 때 일어난다. 원근조절반사 때 나타나는 반응으로는 (1) 동공수축, (2) 눈모음(양쪽 내직근의 동시 작용에 의해 일어남), (3) 가까이 있는 물체에 초점 형성(섬모체근의 수축에 의해 걸이인대가 이완되고 수정체가 볼록해져 일어남)을 들 수 있다. 이 반사는 다음 경로, 즉 (1) 후두엽피질occipital cortex로부터 눈돌림신경핵복합체oculomotor complex로 하행하는 피질섬유(덮개앞구역에서 시냅스를 이룸), (2) 양쪽 체성운동섬유의 활성(양쪽 내직근의 수축을 일으킴), (3) 내장운동뉴런의 활성(섬모체신경절을 자극하므로 동공을 수축시키고 수정체를 볼록하게 만듦으로써 광선이 가까이 있는 물체에 적절하게 초점을 맞출 수 있게 함)에 의해 일어난다.

임상질환 Clinical Disorders

눈돌림신경CN III이 손상된 경우 일반체성원심성분GSE과 일반내장원심성분GVE에 모두 영향을 미칠 수 있다. 일반체성원심성분GSE에 대해 설명하면, 병변은 이 신경의 지배를 받는 외안근의 하위운동신경원 마비를 일으킨다. 가장 흔한 증상으로는 (1) 안구를 내측 또는 수직 방향으로 움직이지 못하는 것(곧은근[외직근 제외]과 하사근을 조절할 수 없기 때문에), (2) 외사시lateral strabismus(각 안구가 온전한 외안근에 의해 끌려가 발생하며, 복시diplopia·double vision가 나타나게 됨), (3) **안검하수**눈꺼풀처짐·ptosis(눈꺼풀올림근을 조절하던 신경의 손상에 의해 발생)를 들 수 있다. 눈돌림신경핵복합체oculomotor complex 병변은 중추신경계나 말초에서 일어날 수 있

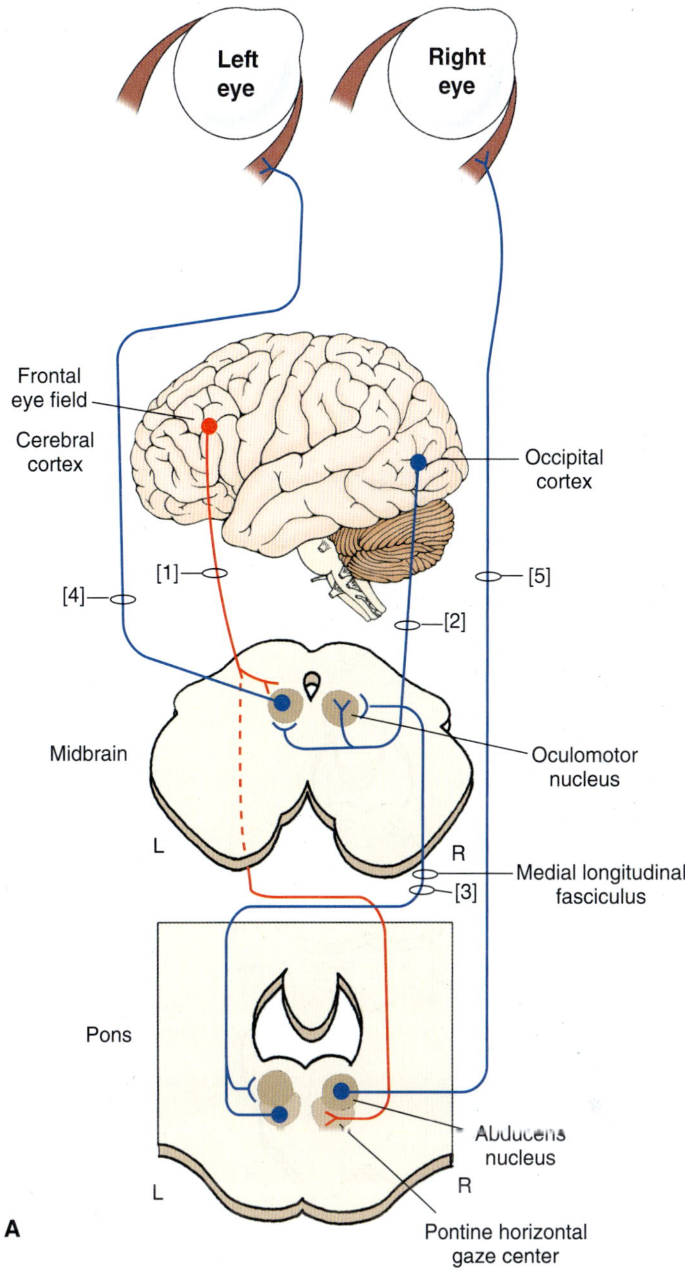

그림 13.14 동향주시 및 전정안구반사를 의식적으로 그리고 무의식적으로 조절하는 해부학적 구조물을 나타낸 모식도. **(A)** 대뇌피질과 교뇌주시중추 사이의 연결뿐만 아니라 외전신경과 눈돌림신경 사이의 연결을 볼 수 있는 여러 핵심 구조물을 나타내었다. 동향주시의 의식적 조절을 위해 전두엽에서 발원한 신호가 반대측 수평주시중추로 전달된다(*1*). 이런 연결 때문에 좌측 전두안구영역이 흥분하면 안구는 우측(우측 외전신경과 좌측 눈돌림신경이 흥분하므로)으로 돌아가게 된다. 동향주시의 무의식적 조절은 후두엽피질 일부에서 시작되어 양쪽 눈돌림신경으로 투사된다(*2*). 교뇌주시중추는 동측 외전신경 및 반대측 눈돌림신경으로 투사한다(*3*). 눈돌림신경(*4*)은 내직근과 연결되어 있고, 외전신경(*5*)은 외직근과 연결되어 있는 것도 볼 수 있다.

다. 그림 13.16은 말초부위에서 발생한 눈돌림신경 병변(슈반세포종신경집종·Schwannoma, 신경을 감싸고 있는 슈반세포에 생긴 종양)을 나타낸 것이다. 이 종류의 종양은 눈돌림신경 마비와 함께 편두통과 유사한 두통을 동반할 수 있다. 이런 경우에, 수술을 하는 것이 도움이 된다.

일반내장원심성분GVE 병변은 다음 자율신경 효과, 즉 (1) 동공빛반사는 소실되지만, (2) 원근조절반사accommodation(눈모음 포함)는 나타나게 된다. 이 병변의 결과로서, 동공은 작아져 있지만, 원근조절반응에 의한 동공수축은 활발히 일어날 수 있다. 이러한 장애는 매독syphilis에 의해 발생하며 아가일로버트슨동공Argyll Robertson pupil으로 불리지만, 병변 위치는 밝혀져 있지 않다.

눈돌림신경을 침범하는 병변이 말초 부위가 아니라 중추신경계에 위치할 경우, 여러 증상이 함께 나타나게 된다. 가장 전형적인 증례는 중뇌의 배쪽외측부위 근처에 병변이 발생한 경우이다. 이 병변은 언제나 대뇌다리 기저부crus cerebri에 존재하는 눈돌림신경과 피질척수섬유를 함께 손상(이들 신경섬유는 근접하여 위치함)시킨다(11장 참조). 이런 경우에 환자는 눈돌림신경 마비와 함께 반대측 사지에서 상위운동신경원 마비를 나타내게 된다. 이것을

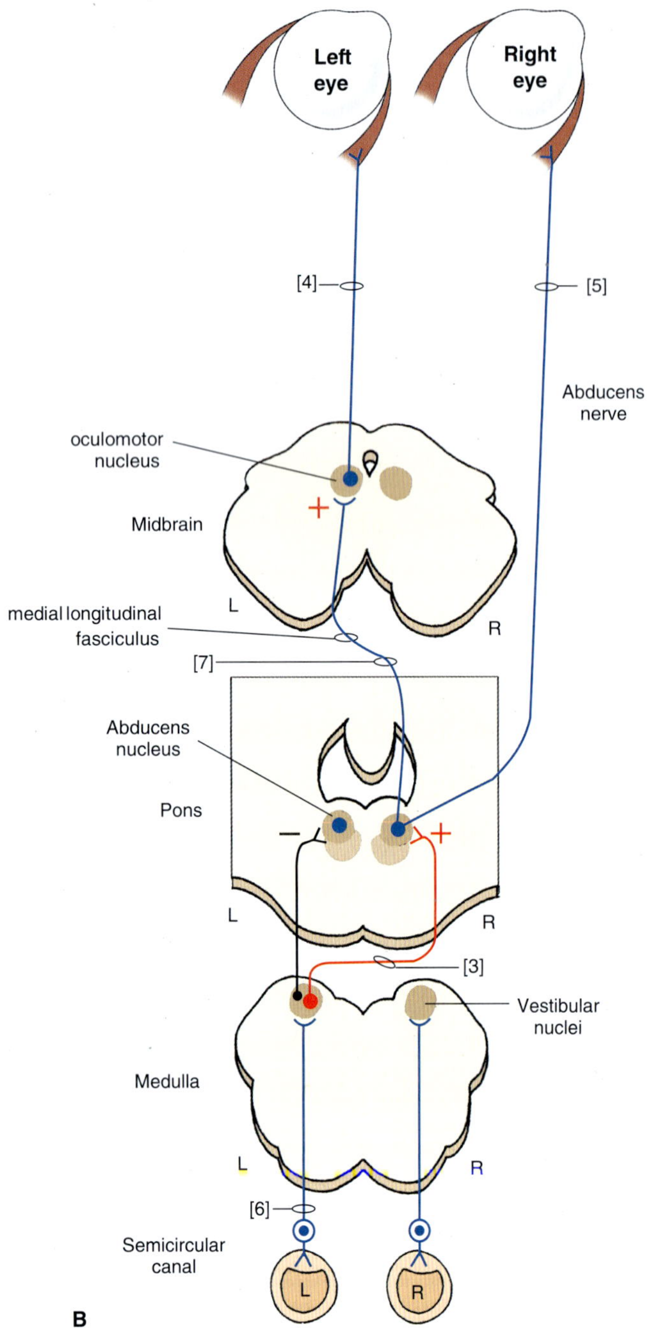

그림 13.14 (계속) **(B)** 이 모식도는 동향주시와 전정안구반사 조절에 핵심적인 역할을 하는 다른 중요한 구조물과의 상관관계를 나타내고 있다. 이 관계에 있어 필수요소는 전정핵(6)으로 들어가는 전정 입력을 들 수 있다. 전정핵은 동측 외전신경(억제시킴)과 반대측 외전신경(흥분시킴)으로 투사한다(3). 외전신경으로부터 반대측 눈돌림신경으로 향하는 투사 역시 흥분성이다(7). 내측세로다발에는 전정핵과 교뇌주시중추로부터 외전신경과 눈돌림신경으로 주행하는 신경섬유 뿐만 아니라 외전신경으로부터 반대측 눈돌림신경으로 주행하는 신경섬유도 포함되어 있다. 이러한 관계를 형성하고 있는 이들의 기능을 설명하기 위해, 머리를 좌측으로 돌린다고 가정하자. 그 결과 안구는 우측으로 돌아간다. 이렇게 되기 위해서는 우측 외직근과 좌측 내직근이 수축해야 한다. 이들 근육의 수축은 좌측 수평반고리뼈관에서 기원한 전정신경섬유(좌측 전정핵으로 투사함)의 초기 활성에 의해 유발된다. 좌측 전정핵으로부터 우측 외전신경핵으로 향하는 투사로는 흥분성이므로 우측 안구의 외직근을 수축시키게 된다. 우측 외전신경핵으로부터 좌측 눈돌림신경핵으로 향하는 투사로 역시 흥분성이므로 우측 외전신경핵이 흥분하게 되면 좌측 내직근이 수축하게 된다. 좌측 전정핵으로부터 동측(여기서는 좌측) 외전신경핵으로 향하는 투사로는 억제성이므로 좌측 외직근은 수축하지 않으려는 경향이 커지며, 마찬가지로 좌측 외전신경핵으로부터 우측 눈돌림신경핵으로 향하는 흥분성 투사로는 활성화되지 않게 되므로(전정핵으로부터 억제성 신호가 들어오므로) 우측 내직근의 수축도 감소하게 된다.

웨버증후군Weber's syndrome·superior alternating hemiplegia이라 부른다.

안구운동조절: 교뇌주시중추의 역할

Control of Eye Movements: Role of the Pontine Gaze Center

안구운동이 일어나기 위해서는 눈돌림신경CN III과 도르래신경CN IV, 외전신경CN VI의 작용이 필수적이므로 안구운동의 조절에는 핵상조절supranuclear control이 관여한다. 정확한 기전에 대해서는 완전히 알려져 있지는 않지만 몇 가지 핵심 구조물은 밝혀져 있다. 수평주시horizontal gaze 조절에 관여하는 구조물로는 대뇌피질과 **교뇌주시중추**pontine gaze center(외전신경핵 근처), 전정핵을 들 수 있다.

눈돌림신경과 도르래신경, 외전신경의 운동핵은 대뇌피질로부터 직접적인 입력을 받지는 않는 것으로 보인다. 그 대신, 대뇌피질은 간접적인 경로를 통해 영향을 미친다. 이들의 상관관계는 그림 13.14에 나타내었다. 요

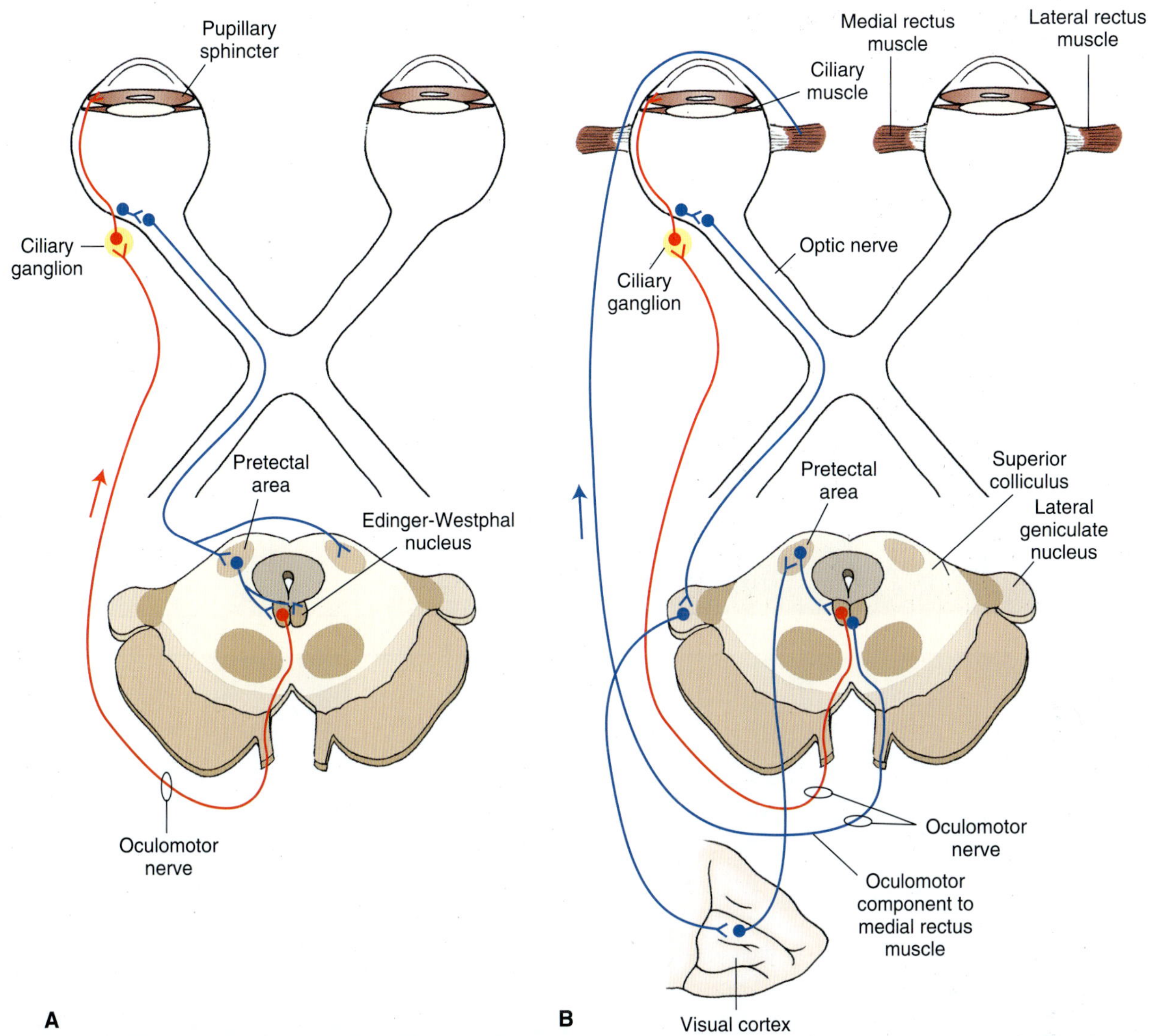

그림 13.15 (A) 동공빛반사와 (B) 원근조절반사를 매개하는 신경회로.

약하면, 수평주시horizontal gaze를 통합하고 조절하는 핵심 구조물은 교뇌주시중추pontine gaze center이다. 교뇌주시중추는 반대측 대뇌피질(즉 전두안구영역frontal eye field)로부터 입력을 받는다. 이들 영역으로부터 들어온 신호를 통합한 후 교뇌주시중추는 동측 외전신경핵과 반대측 눈돌림신경핵으로 축삭을 투사한다. 이런 방식으로 작용함에 따라, 우측 교뇌주시중추가 자극(동측 전정핵 또는 반대측 대뇌피질에 의해)되면 동측 외전신경과 반대측 눈돌림신경이 활성화된다. 따라서 우측 교뇌주시중추가 자극되면 우안은 외전되고, 좌안은 내전되므로 안구가 우측으로 돌아간다. 이와는 반대로, 우측 교뇌주시중추에 병변이 발생할 경우 안구를 우측으로 돌리지 못한다. 그러나 좌측 교뇌주시중추는 온전하므로 안구를 좌측 방향으로 돌릴 수는 있다. 수평안구운동반사는 수동적으로 머리를 좌우로 돌려서 검사하는데, 반사가 온전하게 일어나는 경우 두 눈은 모두 머리를 돌린 반대방향으로 돌아간다. 이것을 **인형눈검사**doll's eye maneuver(**눈머리검사**oculocephalic maneuver)라고 부른다. 이 검사는 환자가 자발적으로 안구를 움직이지 못할 때 시행하며, 뇌간이 온전한지 알아보는 데 적합하다. 중뇌와 교뇌 사이의 뇌간을 침범하는 병변은 전정로와 안구운동로(내측세로다발MLF)를 침범하므로 머리 회전 방향과 같은 방향으로 안구가 움직이게 된다. 전정반사에 대해서는 다음 단락에서 더 자세히 설명한다.

대뇌피질 및 전정계에 의한 외안근 조절
Cortical and Vestibular control of extraocular eye muscles

안구운동의 수의적 조절Voluntary Control of Eye Movements

그림 13.14에서 설명한 대로, **전두안구영역**frontal eye fields

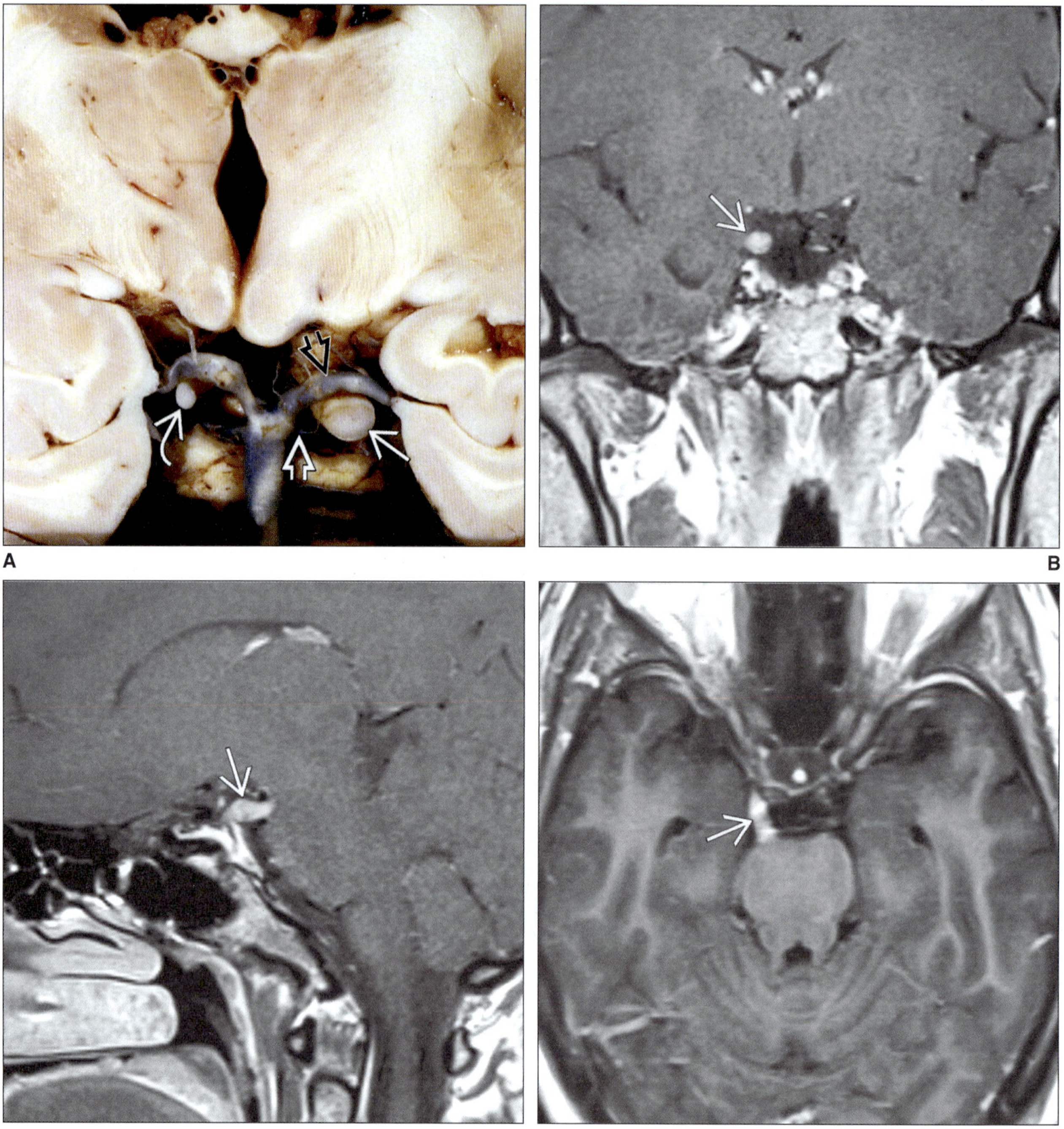

그림 13.16 눈돌림신경의 슈반세포종. 정의에 따르면 슈반세포종(느리게 자라는 슈반세포종양)은 중추신경계 바깥에 존재한다. 이러한 종양은 다른 뇌신경의 말초부위도 침범할 수 있다. 이 그림에 제시한 슈반세포종 증례에서, **상부 패널**은 좌측 눈돌림신경이 커진 것(화살표로 표시, 우측과 비교하여)을 보여주는 관상단면이다. 우측에 있는 다른 화살표는 후대뇌동맥과 상소뇌동맥의 위치를 나타낸다. **하부 패널**은 눈돌림신경이 커진 것(화살표로 표시)을 시상단면과 축면(수평면)에서 각각 나타낸 것이다. 이러한 병변은 편두통과 유사한 두통을 일으킬 수 있고 눈돌림신경 마비를 일으킬 수 있다. (Used with permission from Osborne AG: Osborne's Brain Imaging, Pathology, and Anatomy. Manitoba, Canada: AMIRSYS Publishing Inc, 2013, p. 635.)

[FEF]이라 불리는 전두엽피질 부위는 반대측 교뇌주시중추pontine gaze center로 투사한다. 이러한 신경연결로 인해 수평안구운동horizontal eye movements(전정핵[안진을 제외하고]으로부터 교뇌주시중추로 들어오는 입력과 관련된 어떤 반사적 안구운동을 중단시킬 수도 있음)을 수의적으로 조절할 수 있게 된다. 예를 들면, 좌측 대뇌피질로부터 우측 교뇌주시중추로 투사하는 신경로에 병변이 생겼다면(그림 13.17), 우측 주시 능력이 손상될 것이다.

수평안구운동의 조절은 매우 중요한 기능을 제공한다. 이 운동은 자신의 시야 내에 있는 정지된 물체 또는 움직이는 물체를 읽고 주시하는데 광범위하게 이용된다. 수평안구운동은 매우 신속(기간: 50 msec 미만)하게 일어날 수 있다. 이러한 운동을 **신속눈운동**홱보기 · saccadic movement이라 부른다. 어떤 사람이 자신의 시야에 있는 물체에 시선을 고정하게 되면, 수평주시운동은 신속눈운동으로부터 **원활추종운동**부드런따라보기 · smooth pursuit movement으로 바뀌게 된다. 원활추종운동은 시각피질의 일차·이차·삼차영역이 관여할 가능성이 매우 높으며, 이들 부위는 전두엽(전두안구영역FEF 포함)과 신경연결로를 가지고 있다.

전정유도반사 Vestibular-Induced Reflexes

전정핵vestibular nuclei은 전정기관vestibular apparatus(반고리뼈관 semicircular canal에 존재)으로부터 직접적으로 입력을 받는다. 전정핵은 이들 정보를 교뇌주시중추pontine gaze center와 안구운동핵(외전신경핵, 도르래신경핵, 눈돌림신경핵)에 전달한다. 전정계와 외안근 사이의 관계는 매우 중요한 부분이다. 이들의 관계는 공간 속에서 머리를 움직이는 동안에도 양쪽 눈은 계속해서 특정 물체를 주시할 수 있게 해주는 해부학적 기반을 제공해준다. 예를 들면, 어떤 사람이 머리를 좌측으로 회전시키게 되면, 양쪽 안구는 우측으로 회전하게 된다. 이런 반응이 일어나는 것은 내림프endolymph(반고리뼈관 속에 존재함)의 관성에 의해 마루cupula에 힘이 가해져 마루가 운동반대방향(여기서는 우측)으로 움직이게 됨으로써 좌측에 있는 일차전정뉴런에서 활동전위가 발생하게 되어 좌측 전정핵으로 전달되기 때문이다(전정뉴런의 수용체 활성과 관련된 자세한 말초기전에 대해서는 16장을 참조할 것). 좌측 전정핵은 내측세로다발MLF을 통하여 우측 외측주시중추lateral gaze center와 우측 외전신경운동핵(외직근 지배)을 흥분시키고, 개재뉴런interneuron을 통하여 좌측 눈돌림신경운동핵(내직근 지배)을 흥분시킨다. 다른 신경로는 좌측에 있는 외측주시중추lateral gaze center(좌측 외전신경과 우측 눈돌림신경으로 투사함)를 억제한다. 머리가 회전한 상태로 있게 되면, 물체를 계속 주시하기 위해 안구는 반대방향으로 원활추종운동을 나타내게 된다. 머리가 계속 회전하게 되어 결국 물체가 이 사람의 시야에서 벗어나게 되면, 이 사람은 다른 물체를 주시하려고 시도할 것이다. 이러한 시도는 안구를 머리회전방향으로 빠르게(신속눈운동) 이동시킬 것이다. 이러한 전체 과정에 의해 안구가 처음에는 머리회전방향과 반대방향으로 느리게 움직이다가slow movement, 이어서 머리회전방향과 같은 방향으로 빠르게 움직이는rapid movement 일련의 움직임을 나타내게 된다. 이러한 현상을 **전정안구반사**vestibulo-ocular reflex [VOR] 또는 **안진**nystagmus이라 부른다. 안구운동의 방향은 빠른 성분을 기준으로 정의한다(즉 안구운동의 빠른 성분이 우측 방향으로 일어난다면, 이것을 우방안진right nystagmus이라 부르게 됨).

정상인을 대상으로 실험적으로 안진nystagmus을 유발하기 위해 바라니의자Barany chair를 이용한다. 바라니의자에 앉은 사람에게 특정 물체를 주시하라고 한 후, 의자를 빠르게 회전시킨다. 의자가 회전을 멈추었을 때, 이 사람은 일정 기간 동안 의자 회전방향과 반대방향으로 일어나는 안진을 나타낸다. 이것을 회전후안진postrotatory nystagmus라고 하며, 회전후안진은 의자 회전을 멈춘 후에도 관성에 의해 내림프가 움직이기 때문에 발생하게 된다.

안진nystagmus은 환자에서도 관찰되는데, 대개 교뇌주시중추pontine gaze center의 입쪽 높이에서 발생한 내측세로다발MLF 병변과 연관되어 나타난다. 이들 병변은 안구의 정상적인 동향편위conjugate deviation를 조절하는 기전을 손상시키며, 이 질환을 핵간안근마비internuclear ophthalmoplegia라고 부른다. 핵간안근마비는 안진 이외에도, 전형적으로 안구는 외전abducting eye되는데, 그것은 사람이 반대편을 주시하려고 시도할 때 안구의 내전adducting eye이 일어나지 않기 때문이다. 예를 들면, 좌측 내측세로다발에 병변이 있는 환자가 우측을 주시하려 할 경우, 이 사람은 안구를 외전시킬 수는 있지만 내전시킬 수는 없다(그림 13.16, 병변 2). 게다가 안진은 좌측 안구(외전된 안구)에서 일어난다.

수직주시중추 Vertical Gaze Center

안구의 상하운동 조절은 중뇌midbrain 부위가 담당한다는데 대개 동의하고 있다. 이 부위를 수직주시중추vertical gaze center라고 부른다. 그러나 안구의 수직주시 조절에 관여하는 기전에 대해 아직까지 잘 모르는 부분이 많다. 실험연구에 따르면, 수직주시운동을 일으키는 핵심구조물은 입쪽 중뇌 수도관주위회색질rostral midbrain PAG의 배쪽외측부위ventrolateral aspect에 존재하는 것으로 제안되었다(이 구조물을 내측세로다발MLF의 입쪽 간질핵rostral interstitial nucleus이라 부름). 이들 뉴런은 수직안구운동에 반응하여 흥분하

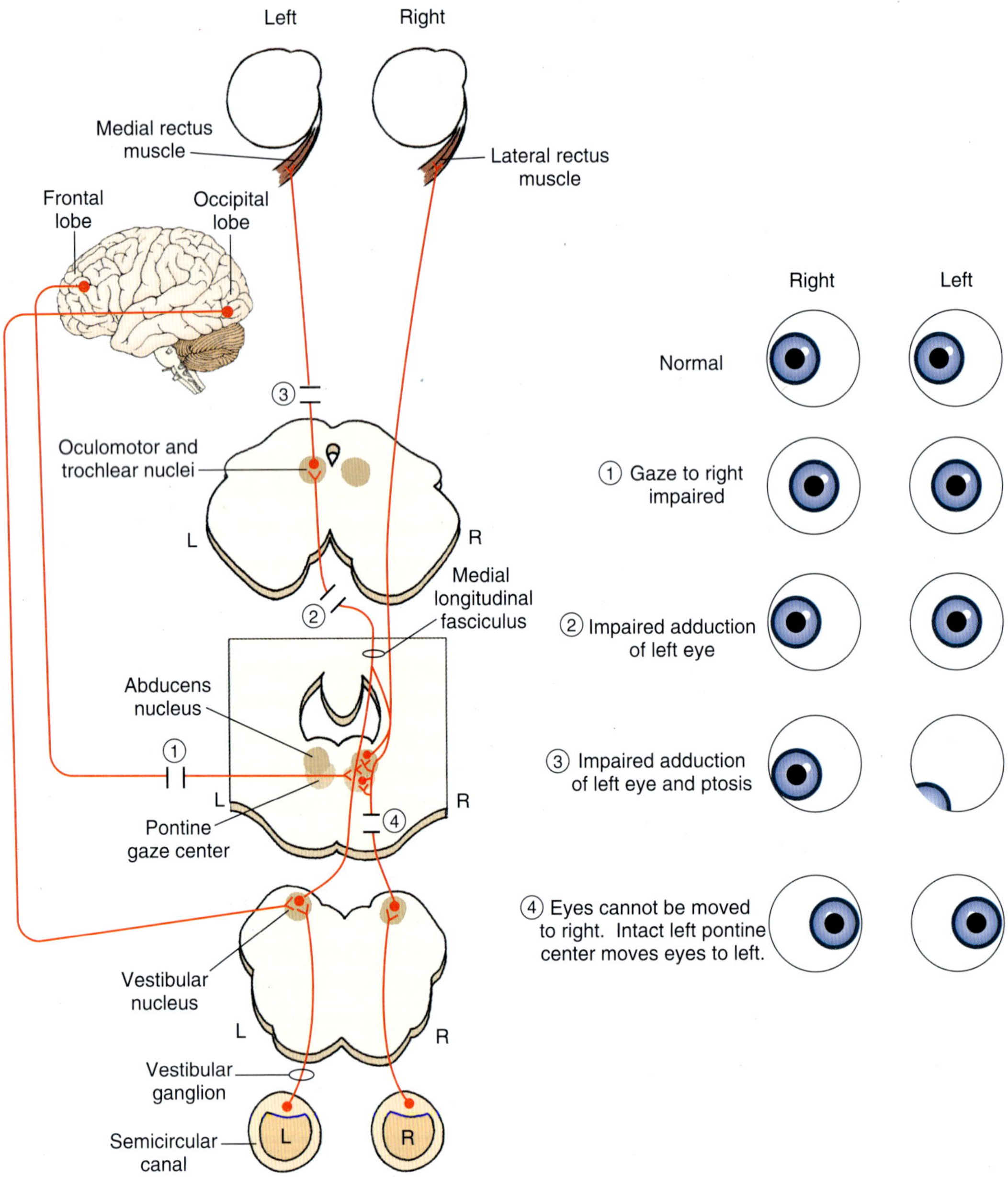

그림 13.17 외측주시에 관여하는 해부학적 구조물(그림의 좌측에 나타냄)과 이 신경로 상의 여러 부위의 병변에 따른 결손증상(그림의 우측에 나타냄)을 나타낸 모식도. 설명을 위해, 모식도에는 우측 동향주시에 관여하는 기전을 나타내었다. 자발적인 우측 동향주시는 좌측 전두엽에서 기원하여 교뇌주시중추로 향하는 신경로에 의해 개시된다. 비자발적인(반사적인) 동향주시는 후두엽피질과 연관되어 있다. 교뇌주시중추는 동측 외전신경핵과 반대측 눈돌림신경핵으로 투사하는 점에 주목하자. 병변의 위치(*1~4*)는 좌측 그림에 나타내었다. 해당되는 결손증상은 우측 그림에 나타내었다.

며, 이들의 축삭은 눈돌림신경핵(외안근 지배)으로 투사한다. 임상적으로, 수직주시중추를 침범한 장애가 보고되어 있으며, 일부는 종양(중뇌 수도관주위회색질PAG[배쪽외측부위] 및 송과체pineal gland[중뇌덮개tectum를 아래로 누름])과 다발성 경화증 플라크multiple sclerosis plaques에 의해 발생하였다.

전뇌에 분포하는 뇌신경 Cranial Nerves of the Forebrain

시신경 시각신경 · Optic Nerve [CN II]

시신경은 시각신호를 중추신경계로 전달하는 매우 특수한 감각뇌신경이므로 특수체성구심성분SSA으로 분류된다. 시신경은 간뇌의 시각전구역preoptic region 부위에서 뇌로 들어간다. 수용체의 특성과 수용체 기전, 기능 기전과 관련된 자세한 내용은 15장에서 설명한다.

후각신경 Olfactory Nerve [CN I]

후각신경(실제로는 신경다발)은 특수내장구심성분SVA으로 분류된다(이들의 수용체가 화학수용체chemoreceptor이기 때문). 후각신경 다발은 체판cribriform plate(벌집뼈ethmoidal bone에 있음)을 통해 뇌로 들어가 후각망울olfactory bulb에 분포한다. 수용체의 특성과 후각계의 중추연결, 기타 기능 기전과 관련된 자세한 내용은 17장에서 설명한다.

임상 증례

병력

주디Judy는 29세 여성으로 비서로 일하고 있으며, 어렸을 때부터 당뇨병을 앓고 있다. 어느 날 아침, 그녀는 좌측 얼굴이 처지고 좌측 눈을 감을 수 없다는 것을 느끼며 잠에서 깼다. 좌측 눈은 건조하기까지 했고, 우측에 비해 좌측의 소리가 더 크게 들렸다. 그래도 그녀는 이것이 수면자세 때문에 나타난 일시적 증상이라 생각하여 출근하였지만, 그녀의 상사는 뇌졸중이 생긴 것 같다며 응급실에 가봐야 한다고 말하였다.

진찰

응급실에서, 의사는 곧바로 그녀의 좌측 얼굴이 처져 있다는 것을 알아차렸다. 이것 때문에 그녀의 발음이 약간 불분명하였지만, 문장을 만들고 말을 이해하는 데 문제가 있다는 증거는 없었다. 그녀의 좌측 눈은 완전히 감기지 않았고 약간 처져 있었다. 좌측 눈에서 각막반사가 나타나지 않았다. 그녀는 좌측 볼을 볼록하게(공기를 품어) 만들 수 없었고, 미소를 지어보라고 했을 때 입 우측만 올라갔다. 눈썹을 상하로 움직여 보라고 했을 때, 우측 눈썹만 올라갔다. 그녀는 좌측에서 들리는 작은 소리(그렇게 시끄럽지 않음에도 불구하고)에도 매우 민감했다. 설탕물을 그녀의 혀 좌측에 묻혔을 때는 맛을 느끼지 못했지만, 혀 우측에 묻혔을 때는 맛을 느낄 수 있었다. 의사는 채혈을 한 후 주디에게 약을 처방해 주었다. 그녀는 좌측 눈에 궤양이 생기는 것을 방지하기 위해 좌측 눈에 안대를 착용하였다.

설명

주디는 교뇌에 있는 얼굴신경핵에서 기원하는 얼굴신경 마비(벨마비Bell's palsy)를 나타내고 있다. 얼굴 부위에서 나타난 운동장애는 전형적인 하위운동신경원 손상에 따른 근력약화(대부분의 얼굴에서 근력약화가 나타남)이다. 이러한 증상은 상위운동신경원 손상에 의한 것은 아닌 것으로 보이는데, 그것은 상위운동신경원(얼굴의 상부 1/3에 분포하는 얼굴신경핵 뉴런은 대뇌피질로부터 양측성 지배를 받음) 손상에 따른 근력약화는 얼굴의 상부 1/3을 침범되지 않기 때문이다. 얼굴의 상부 1/3 부위는 하위운동신경원 병변에 의해서 침범된다.

말초 얼굴신경 병변의 동측 미각소실은 고실끈신경chorda tympani nerve과 얼굴신경facial nerve이 합류하는 부위의 근위부에 병변이 있을 때 나타난다. 고실끈신경은 혀의 앞쪽 2/3 부위의 미각을 담당한다. 얼굴신경은 신경가지를 등자근stapedius muscle으로 보내므로 얼굴신경 병변은 이 근육의 근력약화를 일으킬 수 있다. 등자근은 이소골ossicles(중이에 존재하는 작은 뼈로 소리 자극의 특성을 조절함)의 움직임을 줄이는 역할을 하므로 등자근이 마비되면 소리가 정상보다 더 크게 들리게 된다(청각과민hyperacusis). 각막반사가 소실되는 이유는 얼굴신경이 이 반사의 원심가지로 작용하기 때문이다. 각막반사가 소실되면 각막 손상이 발생할 수 있다. 얼굴신경에 의해 조절되는 다른 기능인 눈물분비도 감소되며 이에 따라 각막이 더 손상될 수 있다.

대부분의 벨마비는 명확한 원인이 없는 경우가 많다. 일부 원인으로 당뇨병과 얼굴에 가해지는 강한 충격, 감염·염증을 들 수 있다.

연습문제

질문

각 문항에서 가장 알맞은 답을 고르시오.

1. 어떤 34세 남성인 보행 중에 누군가가 창문 밖으로 부주의하게 던진 무거운 물체에 머리를 맞았다. 그는 응급실로 옮겨져 자기공명영상을 촬영하였으며, 36시간 후에 의식을 회복하였다. 며칠 후, 이 환자는 자신의 시야에 있는 움직이는 물체를 주시하는 데 어려움을 나타내었고, 이마를 핀으로 가볍게 찔렀을 때 거의 또는 전혀 감각을 느끼지

정답 및 설명

1. 정답: c

안구운동신경(CN III, CN IV, CN VI)은 상안와열superior orbital fissure을 통해 두개골에서 빠져나온다. 삼차신경의 안신경ophthalmic nerve도 상안와열을 통해 빠져나온다. 따라서 상안와열의 손상은 이곳을 통과하는 뇌신경 기능에 영향을 준다. 이 증례에서 환자는 안구운동(예, 움직이는 물체 추적)을 소실하였고, 이마의 통각과 온도감각을 소실(삼차신경의 안신경 손상에 의해 일어남)하였다. 다른 답가지들은 이러한 증상들과 관련이 없

연습문제 (계속)

못했다. 자기공명영상으로 알 수 있는 머리외상에 의해 손상되었을 것으로 가장 의심되는 부위는?

a. 얼굴신경 말초섬유
b. 삼차신경 중심가지
c. 상안와열superior orbital fissure속에 있는 신경섬유
d. 중뇌의 배쪽절반
e. 경정맥공jugular foramen을 통해 주행하는 신경가지

2. 어떤 60세 남성이 지난 몇 달간 나타난 연하장애dysphagia와 쉰 목소리hoarseness, 그리고 간혹 목소리를 낼 수 없다고 하여 병원에 왔다. 이 환자에게 신경검사와 일반검사를 하였고, 자기공명영상을 촬영하였다. 검사에서 목젖uvula이 한쪽으로 편위되어 있었으며, 위액gastric fluid이 많이 감소되어 있었다. 자기공명영상에서 종양이 발견되었다. 이 종양의 위치는?

a. 배쪽내측연수ventromedial medulla
b. 등쪽외측교뇌dorsolateral pons
c. 내이도internal acoustic meatus
d. 경정맥공jugular foramen
e. 혀밑신경관hypoglossal canal

3. 외측주시마비lateral gaze paralysis를 나타내는 사람의 양 눈이 병변 반대측으로 동향편위되었다. 병변은 어느 부위에 있을 가능성이 가장 높은가?

a. CN III
b. 내측세로다발MLF
c. CN IV
d. 교뇌주시중추pontine gaze center
e. CN VI

4. 어떤 환자가 반대측 반신마비contralateral hemiplegia와 함께 동측 내측주시마비medial gaze paralysis를 나타낸다. 병변은 어디에 위치하는가?

a. 연수medulla
b. 꼬리쪽 교뇌caudal pons
c. 입쪽 교뇌rostral pons
d. 중뇌midbrain
e. 간뇌diencephalon

5. 의사가 진찰을 하면서 환자의 인두 뒤쪽을 자극하여 구역반사를 유발하려고 하였다. 이 반사는 주로 어느 뇌신경의 감각신경말단을 활성화시켜 개시되는가?

a. CN V
b. CN VII
c. CN IX
d. CN XI
e. CN XII

다(즉 얼굴신경은 이러한 질환과 관련이 없으며; 삼차신경 중심가지는 감각소실만을 설명할 수 있고; 배쪽 중뇌 손상은 눈돌림신경 기능에는 영향을 미칠 수 있지만, CN VI, CN IV, CN V과는 관련이 없으며; 경정맥공jugular foramen에는 이러한 뇌신경들이 포함되어 있지 않음).

2. 정답: d
경정맥공jugular foramen은 CN IX와 CN X 신경섬유를 포함하고 있다. 특히, 미주신경과 관련된 신경섬유 손상은 이 증례에서 설명된 체성운동장애와 자율신경장애를 모두 설명할 수 있다. 미주신경은 후두의 자체기원근육intrinsic muscle을 지배하므로 이 신경이 손상되면 삼킴 및 말하기(쉰 목소리가 남)에 영향을 미친다. 위액 분비 감소는 위stomach를 자극하는 미주신경의 부교감성분이 손상되었기 때문이다. 다른 답가지들은 미주신경과 연관된 세포체나 신경섬유를 포함하고 있지 않으므로 정답으로 적절하지 않다.

3. 정답: d
교뇌주시중추pontine gaze center는 축삭을 동측 외전신경(외측주시를 위해)과 반대측 눈돌림신경(내측주시를 위해)으로 투사한다. 동향외측주시가 일어나려면 한쪽 외전신경의 활성과 반대쪽 눈돌림신경의 활성이 필요하며, 그 과정은 교뇌주시중추에 의해 조절되고, 이 부위에 병변이 생기면 병변 반대쪽으로 동향주시가 일어난다(정상적인 교뇌주시중추가 방해를 받지 않고 작용하게 되므로). 눈돌림신경이나 도르래신경, 외전신경 병변의 효과는 병변 동측에서 나타나고, 내측세로다발 병변은 병변 동측 안구를 내전시킬 수 없다(내측세로다발로부터 눈돌림신경으로 투사되지 못하므로). 내측세로다발 병변은 안진도 유발한다.

4. 정답: d
내측주시medial gaze는 눈돌림신경CN III의 작용에 의해서 일어난다. 이 신경은 주행 도중에 대뇌다리기저부crus cerebri에 근접하여 지난 후 뇌를 빠져나온다. 따라서 중뇌의 배쪽내측부위에 병변이 발생하면 피질척수로corticospinal tract의 하행섬유뿐만 아니라 눈돌림신경뿌리도 쉽게 손상된다. 이러한 병변은 반대측 신체의 사지 마비(피질척수로 손상)와 동측 눈돌림신경 마비를 일으킨다. 이들 증상을 합쳐서 웨버증후군Weber's syndrome이라 부른다.

5. 정답: c
구역반사gag reflex의 구심신경가지는 혀인두신경의 일반체성구심성분GSA을 통해 뇌간으로 들어간 후 미주신경의 특수내장운동성분과 시냅스하며, 미주신경의 축삭이 인두근을 지배하는 구역반사의 원심가지를 이룬다. 다른 뇌신경은 구역반사에 관여하지 않는다.

요 약

뇌신경 및 이들의 기능 요약

뇌신경	신경 성분	세포체 위치	기능	병변의 효과
혀밑신경(설하신경) (Hypoglossal nerve [CN XII])	GSE	등쪽내측연수(혀밑신경핵)	혀를 내밈	혀가 병변 쪽으로 편위됨
척수더부신경 (Spinal accessory nerve [CN XI])	SVE	C1~C5 척수전각세포	목빗근과 승모근 지배; 머리를 반대편으로 돌리고 고개를 듦	머리를 반대편으로 돌리기 어렵고(목빗근) 침범된 쪽 어깨가 처짐(승모근); 등을 대고 베개를 벤 채 누웠을 때 고개를 들기 어려움
미주신경 (Vagus nerve [CN X])	SVE	외측연수그물체(의문핵)	인두와 연구개 지배; 말하기	인두의 불완전마비(쉰 목소리, 연하장애)
	GVE	주로 미주신경 등쪽핵(등쪽내측연수)	심장과 내장의 부교감신경 작용; 연동운동 촉진; 심박수 감소	미주신경 과잉활동-위궤양; 경동맥반사가 소실될 수 있음(GVE·GVA 성분); 연하반사·구토반사·기침반사 장애(SVE 성분)
	GVA	하신경절(대동맥활)	복부 및 흉부 내장의 감각정보 전달; 대동맥활의 신전수용체(압력수용체 정보, 압력수용체반사의 일부)	위에서 설명한 GVE 성분 참조
	SVA	하신경절(대동맥소체)	대동맥소체로부터 들어오는 호흡 기능 매개; 후두덮개와 인두뒷벽으로부터 들어오는 미각 매개	호흡기능의 소실 또는 일부 장애 가능; 미각기능의 일부 소실 가능
	GSA	상신경절	피부(귀 부위) 및 외이도의 체성감각 입력	귀 뒷부분 감각의 약간 소실
혀인두신경(설인신경) (Glossopharyngeal nerve [CN IX])	SVE	외측연수그물체(의문핵)	붓인두근 지배; 상부 인두를 들어 올림(말할 때와 삼킬 때)	인두근의 근력약화 때문에 반사(구역반사, 목젖반사, 구개반사) 장애
	GVE	연수그물체(하타액핵)	귀신경절에 있는 부교감신경 절전뉴런은 이어서 귀밑샘에 분포함(침분비)	귀밑샘의 분비 소실로 침분비 감소
	GVA	경동맥팽대에 있는 하신경절	혈압 변화에 반응	경동맥동압력반사 장애 또는 소실
	SVA	경동맥소체에 있는 하신경절	혈중 산소 및 이산화탄소 농도 변화를 연수그물체(정상 호흡에 필수적임)에 전달(횡격막의 반사적 수축을 일으키는 구심가지); 혀 뒤쪽 1/3 부위의 미각을 고립로핵에 전달	정상 호흡기능 장애; 혀 뒤쪽 1/3 부위의 미각 소실

요 약

뇌신경 및 이들의 기능 요약(계속)

뇌신경	신경 성분	세포체 위치	기능	병변의 효과
	GSA	상신경절	고막과 외이 피부, 혀 뒤쪽 1/3 부위에서 기원한 체성감각구심 정보를 삼차신경핵으로 전달하고 이어서 이 정보는 시상과 대뇌질(체성감각을 자각할 수 있음)로 전달됨	외이 피부와 고막, 혀 뒤쪽 1/3 부위의 체성감각 소실 가능
속귀신경(전정와우신경) (Vestibulocochlear nerve [CN VIII])	SSA	전정신경절(전정신호 전달); 달팽이신경절(청각신호 전달)	전정입력과 청각입력을 내이로부터 이들을 처리하는 중추뉴런으로 전달	전정입력 소실은 운동실조와 균형소실, 안진, 관련 안구운동장애를 일으킬 수 있음; 청각입력 소실은 침범된 내이의 청각 소실을 일으킬 수 있음
얼굴신경(안면신경) (Facial nerve [CN VII])	SVE	얼굴운동핵(배쪽외측교뇌개의 꼬리쪽 부위에 있음)	얼굴표정근의 조절	얼굴표정 소실; 병변이 있는 쪽 귀의 청각과민
	GVE	상타액핵(하부 교뇌 그물체에 있음)	부교감신경 절전뉴런과 시냅스하여 턱밑샘과 혀밑샘, 눈물샘, 코샘, 입천장샘에 분포함	침 분비 장애와 눈물분비 감소 또는 소실
	SVA	무릎신경절	혀 앞쪽 2/3 부위의 미각을 고립로핵에 전달	혀 앞쪽 2/3 부위의 미각 소실
	GSA	무릎신경절	귀 뒷부분과 외이도의 피부 감각; 이들 뉴런은 이어서 삼차신경 척수핵 뉴런과 시냅스함	귀 뒷부분과 외이도의 일부 감각 소실 가능
외전신경(갓돌림신경) (Abducens nerve [CN VI])	GSE	외전신경핵(뒤쪽 교뇌의 등쪽내측부위에 있음)	외직근 지배	외직근 마비로 인해 내사시 발생
삼차신경 (Trigeminal nerve [CN V])	SVE	삼차신경 운동핵(주감각핵 내측의 중심 교뇌에 있음)	저작근 지배(물거나 씹는 역할)	저작근의 근력약화 또는 마비; 날개근 손상은 침범된 쪽으로 턱을 편위시킴
	GSA	삼차신경절;삼차신경 중뇌핵(상부 교뇌에 있음)	입천장과 치아, 잇몸, 얼굴, 각막으로부터 들어오는 체성감각 담당; 통각과 온도감각을 삼차신경 척수핵에 전달; 자각 고유감각과 압력감각, 촉각은 주로 삼차신경 주감각핵을 통해 전달됨; 비자각 고유감각(하악신경으로부터 들어오는 근방추 정보)를 삼차신경 중뇌핵으로 전달함	병변(병변이 등쪽외측연수에 있을 때)에 의해 침범된 얼굴에서 통각과 온도감각 소실; 병변이 말초 또는 삼차신경 주감각핵에 있으면 일반감각 소실; 안신경이 손상되면 각막반사가 소실될 수 있음; 삼차신경이 자극받으면 삼차신경통이 생길 수 있음; 저작근반사 소실

뇌신경	신경 성분	세포체 위치	기능	병변의 효과
도르래신경(활차신경) (Trochlear nerve [CN Ⅳ])	GSE	도르래신경핵 (PAG 바로 아래의 꼬리쪽 중뇌 등쪽에 있음)	상사근 지배 (안구가 내측에 있을 때 안구를 아래로 움직이게 함)	안구 바깥회전; 환자는 계단을 내려가는데 어려움을 나타냄; 하방주시를 위해 머리를 기울임
눈돌림신경(동안신경) (Oculomotor nerve [CN Ⅲ])	GSE	눈돌림신경핵 (PAG 바로 아래의 입쪽 중뇌에 있음)	모든 외안근(상사근, 외직근 제외)과 안검거근 지배; 안구를 내측 및 상하로 움직이게 함	안구를 내측방향 또는 수직방향으로 움직일 수 없음; 한쪽 눈의 외사시(복시 발생); 안검하수
	GVE	에딩거-베스트팔핵 (눈돌림신경의 GSE핵 과 붙어 있음)	부교감신경 절전뉴런은 섬모체신경절과 시냅스하며, 섬모체신경절은 이어서 동공수축근과 섬모체근을 지배; 동공수축반사, 근거리시력, 원근조절반사에 필수적임	동공빛반사와 원근조절반사 소실
시신경(시각신경) (Optic nerve [CN Ⅱ])	SSA	망막세포	시신경과 시각로는 시각정보를 외측무릎핵과 시각피질로 전달	시력상실 (시력상실 정도는 병변의 위치와 크기에 따라 결정됨, 자세한 내용은 15장 참조)
후각신경 (Olfactory nerve [CN Ⅰ])	SVA	후각점막	후각신경은 후각을 후각망울로 전달하며 일련의 중추에서 여러 번 시냅스를 형성하여 전전두엽피질로 전달	후각 소실 또는 감소(17장 참조)

CN, 뇌신경cranial nerve; GSE, 일반체성원심신경general somatic efferent; SVE, 특수내장원심신경special visceral efferent; GVE, 일반내장원심신경general visceral efferent; GVA, 일반내장구심신경general visceral afferent; SVA, 특수내장구심신경special visceral afferent; GSA, 일반체성구심신경general somatic afferent; SSA, 특수체성구심신경special somatic afferent; PAG, 수도관주위회색질periaqueductal gray matter

감각계

Sensory Systems

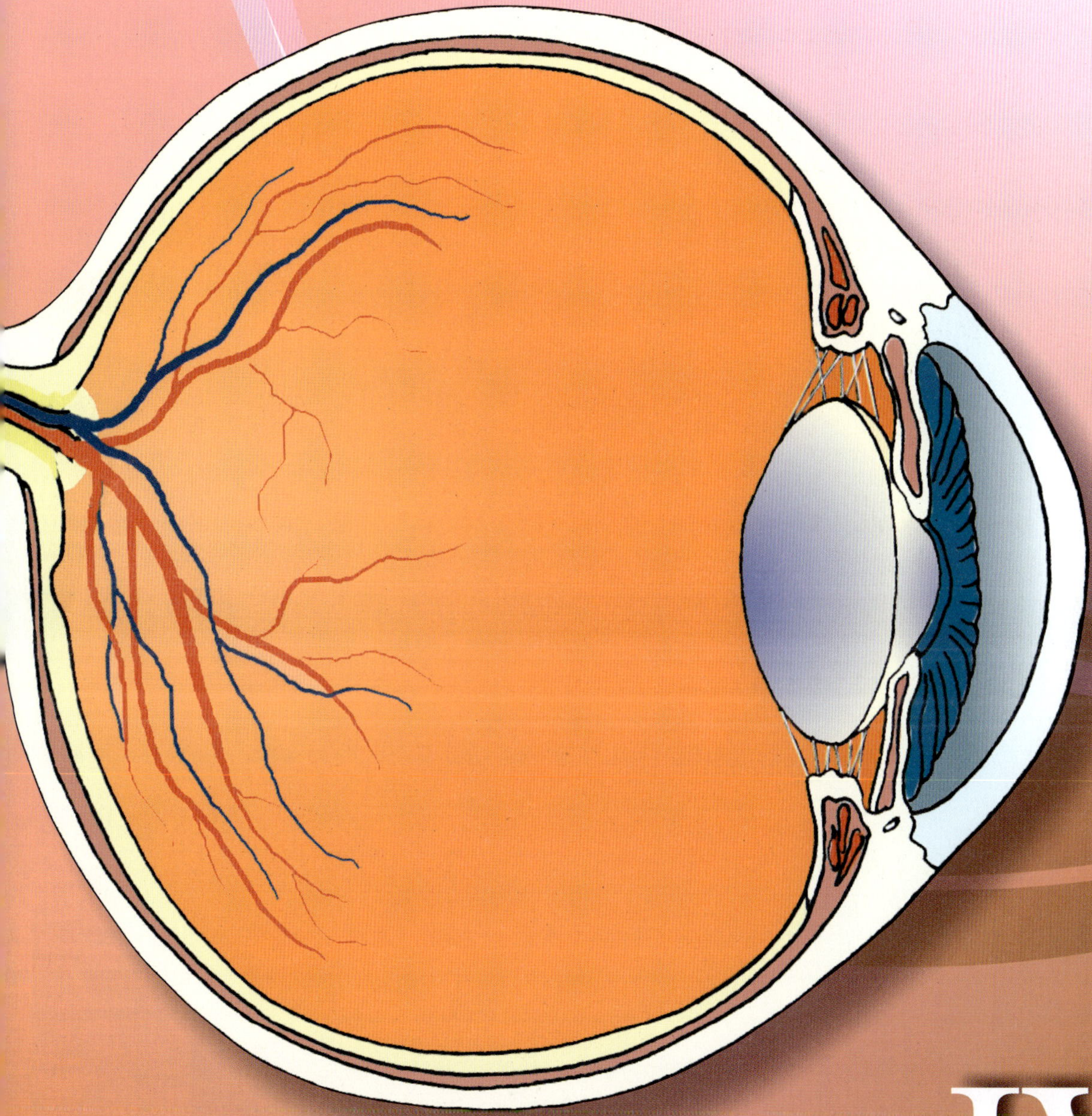

IV부

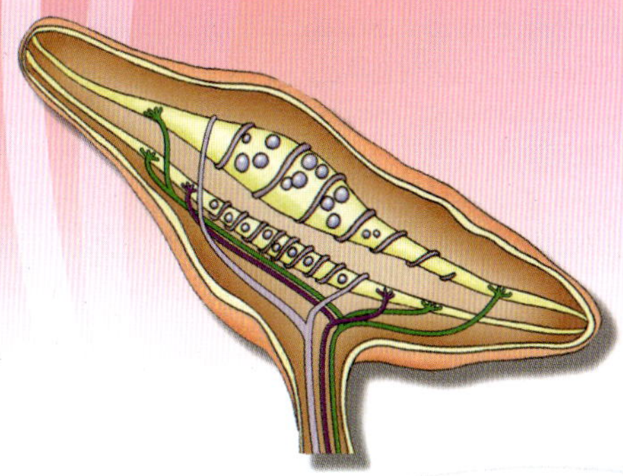

14

체성감각계
Somatosensory System

개요

- 감각계의 일반적 구성 General Organization of Sensory Systems
  - 감각수용기 Sensory Receptors
    - 종류 *Modality*
    - 강도 *Intensity*
    - 기간 *Duration*
    - 위치 *Location*
    - 자극 변환 *Stimulus Transduction*
    - 감수영역 *Receptive Field*
  - 중계핵 Relay Nuclei
  - 피질 기전 Cortical Mechanisms
- 신경섬유 분류 Classification of Nerve Fibers
- 체성감각계 Somatosensory System
  - 감각의 종류 Sensory Modalities
    - 접촉감각(촉각, 압력감각, 진동감각) *Tactile Sensations (Touch, Pressure, and Vibration)*
      - 수용기 Receptors
        - 모낭 *Hair Follicles*
        - 마이스너소체 *Meissner's Corpuscles*
        - 메르켈수용기 *Merkel's Receptors · Merkel's Disks*
        - 파치니소체 *Pacinian Corpuscles*
        - 루피니소체 *Ruffini's Corpuscles · Ruffini's Endings*
    - 고유감각 *Proprioception*
      - 자각 고유감각 Conscious Proprioception
        - 수용기 *Receptors*
        - 신체(몸통·사지)로부터 올라오는 촉각을 전달하는 신경로 *Anatomical Pathways Conveying Tactile Information From the Body*
        - 후섬유단-내측섬유띠신경로 병변의 증상 *Deficits After Lesions in the Dorsal Column-Medial Lemniscus System*
        - 머리와 얼굴로부터 올라오는 촉각을 전달하는 신경로 *Anatomical Pathways Conveying Tactile Information From the Head and Face*
      - 비자각 고유감각 Nonconscious Proprioception
        - 근방추 *Muscle Spindles*
          - 신전반사 Stretch Reflex · Myotatic Reflex
          - 감마운동뉴런 감마운동신경원 · Gamma Motor Neurons

학습목표

이 장을 공부한 학생들은

1. 감각계의 일반적 구성에 대해 설명할 수 있어야 한다.
2. 감각계의 여러 성분을 나열할 수 있어야 하고, 모식도를 그릴 수 있어야 한다.
3. 주요 감각계의 분류에 대해 설명할 수 있어야 한다.
4. 다음 감각과 관련된 수용기와 신경로, 생리적 기능에 대해 설명할 수 있어야 하고, 모식도를 그릴 수 있어야 한다.
   a. 촉각(피부의 기계수용기에 의해 매개되는 접촉, 압력, 진동)
   b. 자각 고유감각(관절의 위치와 관절 움직임, 관절이 움직이는 방향과 속도와 관련된 감각 또는 운동감각)
   c. 비자각 고유감각(근방추와 골지힘줄기관에 의해 매개되는 감각)
   d. 통각
   e. 온도감각

개요 (계속)

감각계의 일반적 구성

General Organization of Sensory Systems

우리를 둘러싼 환경에 대해 우리들이 인지할 수 있는 것은 감각뉴런의 특수한 신경말단인 말초수용기로부터 정보를 받기 때문이다. 주요 감각계로는 체성감각계와 시각계, 청각계, 전정계, 미각계, 후각계를 들 수 있다. 이 장에서는 **체성감각계** somatosensory system에 대하여 설명한다. 각 감각계에서 감각뉴런은 중추로 투사하며, 중추신경계에서 이차뉴런과 시냅스를 형성한 후 순차적으로 고위뉴런으로 투사한다. 감각계를 이루는 여러 구조물 및 감각과 연관된 용어는 다음 단락에서 다룬다.

감각수용기 Sensory Receptors

우리를 둘러싸고 있는 환경과의 첫 접촉은 특수한 신경구조물인 감각수용기에서 일어난다. 감각은 접촉, 신체위치, 통각, 시각, 청각, 후각, 그리고 미각 수용기를 포함한 말초수용기에 의해 일어난다. 각각의 자극은 다음과 같은 특징을 나타낸다.

종류 Modality

감각수용기를 자극하는 자극의 유형(예, 기계적 자극, 열 자극, 화학 자극, 시각 자극, 청각 자극)을 감각의 **종류** modality라고 한다.

강도 Intensity

자극의 세기 strength가 감각의 **강도** intensity를 결정한다. 어떤 감각에서 감지될 수 있는 가장 작은 강도를 **감각역치** sensory threshold라고 부른다.

기간 Duration

감각 기간은 감각 자극이 지속되는 **기간**을 말한다. 길게 자극을 가할 경우, 대개 감각 강도는 감소하게 된다. 이것을 **적응** adaptation이라 부른다.

위치 Location

어떤 사람이 감각을 인식하기 위해서는 자극이 가해진 위치를 알아차릴 수 있어야 하고, 근접하여 가해진 자극들을 구분(**두점식별능력** two-point discrimination)할 수 있어야 한다. 피부의 두점식별능력은 부위에 따라 매우 다르다. 예를 들면, 손가락 말단부위의 피부에서 두 점을 동시에 자극하여 인지할 수 있는 두 점사이의 거리를 재어보면 매우 가까운 것(예, 5 mm)을 알 수 있다. 그러나 아래팔 forearm에서 재어보면 그 거리가 적어도 40 mm 이상인 것을 알 수 있다. 이렇게 두점식별능력에 차이를 나타내는 이유는 두점식별에 관여하는 기계수용기의 수가 아래팔에 비해 손끝에 훨씬 많이 분포하고 있기 때문이다.

자극변환 Stimulus Transduction

감각수용기 sensory receptor는 자극 stimulus을 신경활동 neural

activity으로 바꾸는데, 이러한 과정을 **자극변환**stimulus transduction이라 부른다. 자극은 수용기 세포막에 발생기전위generator potential 또는 수용기전위receptor potential를 유발한다. 이 국소전위local potential는 전기긴장성으로electronically 전파된다(5장의 활동전위의 전파 참조). 대개, 자극은 이온통로를 개방(나트륨Na^+ 유입, 칼륨K^+ 유출)시켜 세포막을 탈분극depolarization시킨다. 자극의 강도 및 기간과 같은 특수한 특성들은 **신경부호**neural codes라고 불리는 특수한 양상의 활동전위action potential로 변환된다. 예를 들면, 자극 강도의 증가는 큰 수용기전위를 유발하며, 순차적으로 활동전위의 빈도수 증가로 이어진다. 이와 비슷하게, 자극 기간의 증가는 대개 수용기전위의 크기를 감소시키며, 이에 따라 반응에 대한 적응이 나타나게 된다. 반응에 대한 적응 속도는 빠른 경우(예, 파치니소체Pacinian corpuscle)도 있고, 느린 경우(예, 메르켈소체Merkel's receptor)도 있다. 이들 수용기는 이 장에서 촉각을 설명하면서 다룬다.

감수영역 Receptive Field

감각수용기가 분포하는 공간 및 자극이 변환되는 공간을 수용기의 **감수영역**이라 부른다.

중계핵 Relay Nuclei

시상thalamus은 감각정보를 대뇌피질 감각영역으로 전달하는 역할을 하는 여러 중계핵을 포함하고 있다. 다만 후가계olfactory system로부터 들어오는 감각정보는 시상 중계핵을 거치지 않고 직접 전전두엽피질prefrontal cortex로 전달되는데, 이것은 감각정보 전달의 일반적 원칙에 맞지 않는 유일한 예외이다.

피질 기전 Cortical Mechanisms

대뇌피질 감각영역은 감각 인식에 중요한 역할을 한다. 감각인식과 연관된 **피질 기전**은 25장에서 설명한다.

신경섬유 분류 Classification of Nerve Fibers

신경섬유는 다음의 네 가지 그룹으로 나뉘는데, (1) I군type I은 근방추의 **고리나선신경종말**annulospiral ending(type Ia 또는 Aα 신경섬유)이나 **골지힘줄기관**Golgi tendon organ(type Ib 또는 Aα 신경섬유)에 분포하는 말이집신경섬유myelinated fiber이고, (2) II군type II은 근방추의 **꽃술신경종말**flower-spray ending(type II 또는 Aβ 신경섬유)에 분포하는 말이집신경섬유이며, (3) III군type III은 둔한 촉각과 온도감각, 통각을 전달(type III 또는 Aδ 신경섬유)하는 말이집신경섬유이고, (4) IV군type IV은 통각과 온도감각을 전달(type IV 또는 C 신경섬유)하는 민말이집신경섬유unmyelinated fiber이다. 이들 신경섬유의 명칭과 직경, 전도속도가 표 14.1에 요약되어 있다.

체성감각계 Somatosensory System

감각 종류 Sensory Modalities

체성감각의 종류에는 (1) 접촉감각(촉각, 압력감각, 진동감각), (2) 자각 고유감각conscious proprioception 또는 운동감각kinesthesia(관절의 위치와 운동 그리고 관절의 운동 방향과 속도 감지), (3) 비자각 고유감각unconscious proprioception(근방추와 골지힘줄기관에 의해 매개되는 감각), (4) 통각 및 온도감각이 포함된다.

표 14.1 신경섬유 분류

신경섬유	숫자 명명	알파벳 명명	신경섬유 직경 (μm)	전도속도 (m/sec)	예
말이집신경섬유 (유수신경섬유) (Myelinated fiber)	Ia	Aα	약 17	80~120	근방추의 고리나선신경종말로부터 들어오는 신경섬유
	Ib	Aα	약 16	80~120	골지힘줄기관으로부터 들어오는 신경섬유
	II	Aβ	약 8	35~75	근방추의 꽃술신경종말로부터 들어오는 신경섬유; 피부 촉각수용기
	III	Aδ	1~5	5~30	둔한 촉각, 온도감각 및 통각을 전달하는 신경섬유
민말이집신경섬유 (무수신경섬유) (Unmyelinated fiber)	IV	C	0.2~1.5	0.5~2	통각 및 온도감각을 전달하는 신경섬유

표 14.2 기계수용기

기계수용기	기능	
피부 및 피하: 촉각, 압력감각, 진동감각에 관여	마이스너소체(저역치, 빠른 적응); 털이 없는 피부에 존재	촉각, 진동감각(<100 Hz)
	메르켈수용기(저역치, 느린 적응); 털이 없는 피부에 존재	압력감각
	파치니소체*(저역치, 빠른 적응); 털이 있는 피부와 털이 없는 피부에 존재	피부의 빠른 함몰(예, 고주파 진동 [100~400 Hz])
	루피니소체(저역치, 느린 적응); 털이 있는 피부와 털이 없는 피부에 존재	신전의 크기와 방향
근육 기계수용기	근방추 골지힘줄기관	사지의 고유감각

* 파치니소체는 장관막에도 존재함.

접촉감각(촉각, 압력감각, 진동감각)

Tactile Sensations (Touch, Pressure, and Vibration)

수용기 Receptors

피부는 **접촉감각**에서 중요하다. 두 종류의 피부, 즉 털이 있는 피부hairy skin(예, 손등 피부)와 털이 없는 피부hairless (glabrous) skin(예, 손바닥 피부)가 존재한다. 피부 및 심부 피하 기계수용기(표 14.2)는 외부 자극에 반응한다. 접촉감각을 매개하는 여러 수용기를 그림 14.1에 나타내었고 다음 단락에서 설명한다.

모낭 Hair Follicles

각각의 털은 피부에 묻혀있는 **모낭**으로부터 자라며, 모낭 주변에는 신경말단이 분포하고 있다(그림 14.1). 털이 굽혀지면 모낭이 변형되고, 모낭 주위의 조직에 의해 인접한 신경말단이 활성화된다.

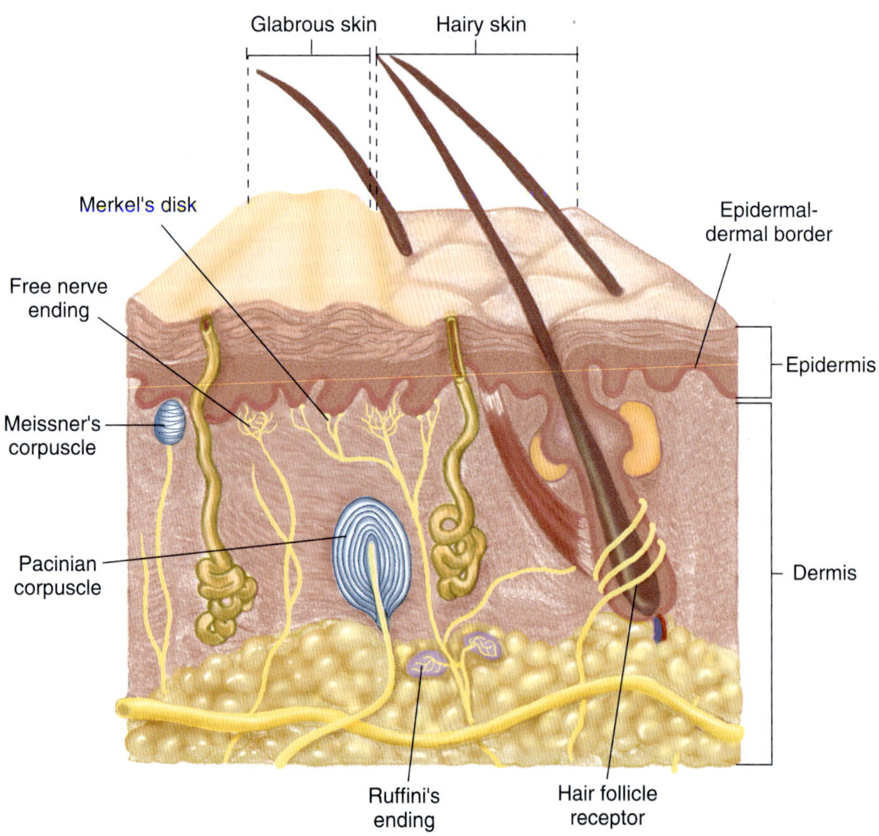

그림 14.1 접촉감각을 매개하는 수용기. 모낭은 표피와 진피에 위치한다. 마이스너소체는 촉각과 진동감각에 예민하며 표피 아래에 위치한다. 메르켈수용기(메르켈원반)는 압력자극에 예민한 기계수용기로서 표피 깊숙이 위치한다. 파치니소체는 고주파 진동에 의해 일어나는 피부의 함몰에 예민하며 진피 깊숙이 위치한다. 루피니소체는 진피에 위치하며 신전의 크기 및 방향에 대한 정보를 제공한다.

마이스너소체 Meissner's Corpuscles

이 수용기는 수평 방향으로 차곡차곡 쌓여 있는 납작한 상피세포를 피막(결합조직으로 이루어져 있음)이 감싸고 있는 모양을 하고 있다. 1~4개의 말이집축삭이 피막 속으로 들어가 종지하며, 말이집축삭은 여러 상피모양세포epithelioid cells에 분지하여 분포한다. **마이스너소체**는 털이 없는 피부glabrous skin인 손가락과 손바닥, 발바닥, 발가락의 표피epidermis 밑에 위치한다(그림 14.1). 이들은 역치가 낮고 빠르게 적응하는 기계수용기이며, 촉각과 진동감각에 예민하다.

메르켈수용기(메르켈원반·촉각원반) Merkel's Receptors (Merkel's Disks)

이 수용기는 털이 없는 피부의 표피 밑, 특히 입술과 사지 말단, 외부생식기에 위치한다(그림 14.1). **메르켈수용기**는 축삭과 근접해 있는 표피 기저층에 분포하는 큰 상피세포로 이루어져 있다. 이들은 역치가 낮고 느리게 적응하는 기계수용기이며, 압력 자극에 예민하다.

파치니소체 Pacinian Corpuscles

이 수용기는 털이 있는 피부hairy skin 및 털이 없는 피부glabrous skin의 진피층에 깊숙이 위치한다(그림 14.1). 예를 들면, 이들 수용기는 손, 발, 젖꼭지, 그리고 젖샘의 피부에 분포한다. 이들은 또한 장간막벽과 혈관벽, 복막, 관절낭에도 분포한다. **파치니소체**는 콜라겐조직에 의해 지지되는 동심원으로 층층이 쌓인 납작한 세포로 이루어져 있다. 층 사이의 공간에는 체액이 들어 있다. 하나의 말이집신경섬유가 파치니소체 속으로 들어가면서 말이집이 소실되고, 노출된 신경섬유 말단은 파치니소체의 중앙에 위치한다. 이들 수용기는 역치가 낮고 빠르게 적응하며, 고주파 진동에 의해 일어나는 피부의 빠른 함몰에 예민하다.

루피니소체 Ruffini's Corpuscles (Endings)

이 수용기는 털이 있는 피부hairy skin 및 털이 없는 피부glabrous skin의 진피층에 모두 존재하며(그림 14.1), 폭넓게 분포한다. 이들은 피막에 싸여 있는 콜라겐원섬유collagen fibril 다발로 이루어져 있으며, 진피의 유사한 원섬유와 연결되어 있다. 감각축삭말단은 콜라겐원섬유 내에서 여러 갈래로 나뉜다. **루피니소체**는 역치가 낮고 느리게 적응하며 피부의 신전에 예민하다. 이들은 신전의 크기와 방향에 대한 정보를 제공한다.

고유감각 Proprioception

고유감각에는 두 유형, 즉 자각 고유감각과 비자각 고유감각이 있다.

자각 고유감각 Conscious Proprioception

외부자극에 대한 정보를 제공하는 피부의 기계수용기와는 달리, **고유수용기**proprioceptors는 자신의 신체 내부에서 생성되는 물리적 힘에 반응한다. **자각 고유감각**과 관련하여 관절낭에 분포하는 고유수용기는 대뇌피질에 감각정보를 제공하며, 대뇌피질은 이 정보를 이용하여 운동감각kinesthesia(관절 위치joint position, 관절운동의 방향과 속도)을 자각할 수 있다.

수용기 Receptors

운동감각의 자각은 주로 관절수용기joint receptors에 의해 일어난다고 여겨지고 있다. 인대와 관절낭에 분포하는 수용기는 자유신경종말free nerve endings과 피막수용기encapsulated receptors로 구성되어 있다. 피막수용기는 역치가 낮은 기계수용기이다. 이들 중 일부는 느리게 적응하며 운동감각의 정적 측면(관절을 보지 않고도 그리고 관절운동이 일어나지 않는 상태에서도 자신의 관절 위치를 알 수 있음)에 대한 정보를 제공한다. 다른 수용기들은 빠르게 적응하며 운동감각의 동적 측면(관절의 운동을 인식하고 관절의 운동 방향과 속도를 판단함)에 대한 정보를 제공한다.

신체(몸통·사지)로부터 올라오는 촉각을 전달하는 신경로 Anatomical Pathways Conveying Tactile Information From the Body

촉각 및 자각 고유감각은 후섬유단-내측섬유띠신경로dorsal column-medial lemniscus system를 통해 전달된다(그림 8.7 참조). 촉각과 자각 고유감각을 매개하는 감각뉴런의 세포체는 후근신경절dorsal root ganglia [DRG]에 위치한다. 촉각을 매개하는 수용기(마이스너소체, 메르켈소체, 파치니소체, 루피니소체)와 자각 고유감각수용기(관절 및 관절낭에 위치하는 수용기)는 후근신경절DRG에 위치하는 감각뉴런 말초가지의 특수 말단을 일컫는다. 이들 감각뉴런의 중추가지는 척수후근dorsal root을 통해 주행한 후 척수의 후섬유단dorsal (posterior) column으로 들어간다. 8장에서 설명한 대로, T6 분절 아래에 위치하는 감각뉴런으로부터 유래한 축삭은 후섬유단의 내측부분(널판다발fasciculus gracilis)을 형성하며, T6분절 위에 위치하는 감각뉴런으로부터 유래한 축삭은 후섬유단의 외측부분(쐐기다발fasciculus cuneatus)을 형성한다. 널판로 및 쐐기로에 포함된 신경섬유들은 동측 척수를 따라 상행한 후 연수에 있는 후섬유단핵dorsal column nuclei (널판핵nucleus gracilis, 쐐기핵nucleus cuneatus)에 시냅스한다. 이차뉴런인 후섬유단핵의 축삭들은 속활꼴섬유internal arcuate fiber가 되어 배쪽내측으로 주행하여 반대편으로 교차한 후 내측섬유띠medial lemniscus를 형성한다. 내측섬유띠는 연수와 교뇌, 중뇌를 통해 상행한 후 이어서 시상thalamus의 배쪽후외측핵VPL에 위치하는 뉴런으로 투사한다. 시상에 위치하는 삼차뉴런은 두정엽의 일차체성감각영역으로 투사하며, 투사할 때는 몸 형태를 유지한 채 머리는 외측 부위에, 팔은 좀 더 등쪽 부위에, 다리는 내측 부위에 분포한다.

후섬유단-내측섬유띠신경로 병변에 따른 신경학적 결손

Deficits After Lesions in the Dorsal Column-Medial Lemniscus System

후섬유단-내측섬유띠신경로에 병변이 생긴 환자는 운동감각을 소실하므로 눈을 감고는 자신의 팔다리의 위치를 알 수 없으며, 관절이 굽혀져 있는지 펴져 있는지도 알 수 없게 된다. 또한 자신의 손에 쥐어진 물체의 모양이나 크기, 질감을 촉각을 이용하여 알아낼 수 없게 된다. 이러한 신경학적 결손을 **입체실인증**입체인식불능증·astereognosis이라 한다. 이것의 반대인 **입체감각인식**stereognosis은 촉각을 이용하여 물체의 모양이나 크기, 질감을 알아 낼 수 있는 것이다. 이러한 환자는 눈을 감은 채 일정한 자세를 유지할 수 없으며, 몸통 및 사지에 가해진 진동을 인식할 수 없다.

머리와 얼굴로부터 올라오는 촉각을 전달하는 신경로

Anatomical Pathways Conveying Tactile Information From the Head and Face

이들 경로는 삼차신경과 연관되어 있으며, 13장에서 자세히 설명하였다.

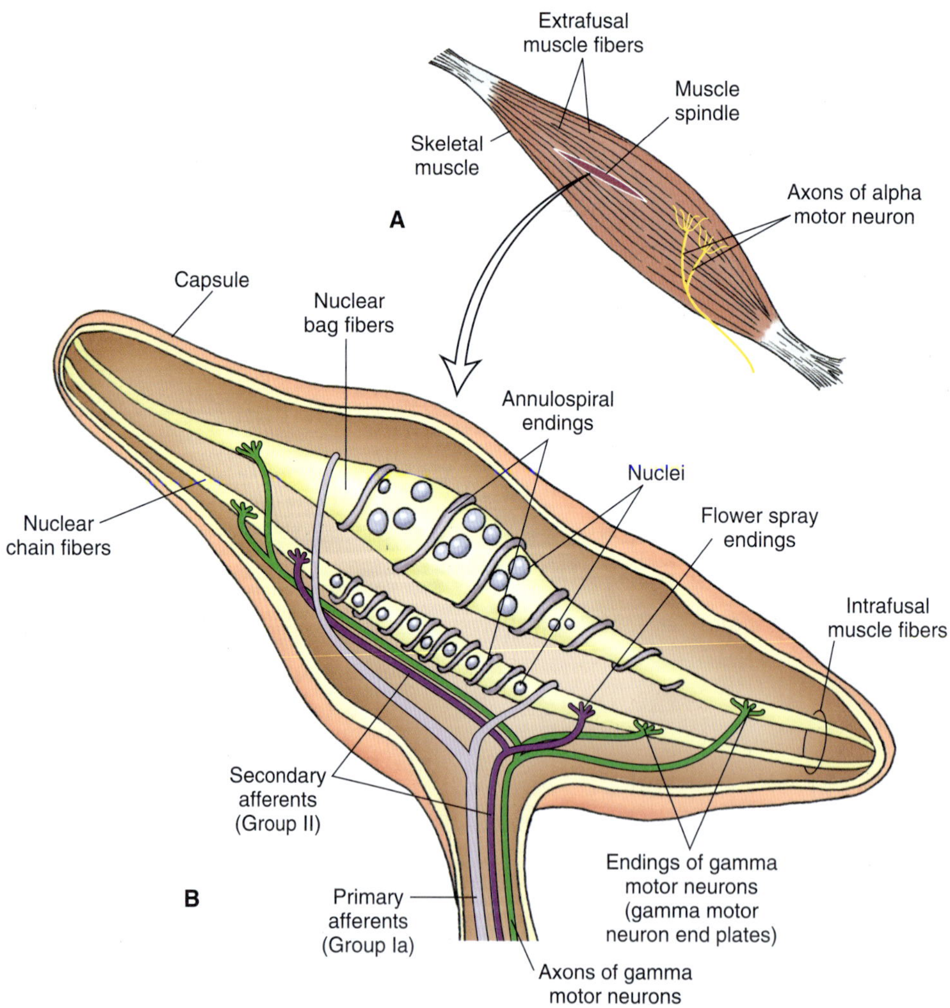

그림 14.2 **(A)** 근방추는 골격근 심부에 위치하며, 알파운동뉴런의 지배를 받는 방추외근섬유와 병렬로 배열되어 있다. **(B)** 각각의 근방추는 8~10개의 방추내근섬유(핵사슬섬유, 핵주머니섬유)와 이를 둘러싼 결합조직으로 이루어져 있다. 방추내근섬유에 분포하는 일차구심신경은 고리나선신경종말로부터 출발하고, 이차구심신경은 꽃술신경종말로부터 출발한다는 것에도 주목하자. (자세한 내용은 본문을 참조할 것)

비자각 고유감각 Nonconscious Proprioception

이 유형의 감각을 매개하는 고유수용기(근방추muscle spindle, 골지힘줄기관Golgi tendon organs)로부터 유래한 흥분파는 대뇌피질이 아니라 소뇌로 중계된다. 근방추에 의해 매개되는 고유감각이 주된 **비자각 고유감각**이다. 이러한 감각은 근육수용기인 근방추와 골지힘줄기관에 의해 매개된다(표14.2).

근방추 Muscle Spindles

근방추는 골격근(굴근굽힘근·flexor, 신근폄근·extensor)에 존재한다(그림 14.2A). 이들은 정교한 움직임을 조절하는 근육(손 근육, 발성기관 근육, 외안근)에 더 많이 분포한다. 근방추의 여러 성분을 그림 14.2B에 나타내었다. 각각의 근방추는 8~10개의 **방추내근섬유**intrafusal fiber와 이를 둘러싼 피막(결합조직)으로 이루어져 있다. 방추내근섬유와 피막은 주변에 있는 **방추외근섬유**extrafusal fiber라고 불리는 골격근섬유와 병렬로 배열되어 있다. 방추내근섬유에는 척수의 감마운동뉴런gamma motor neuron이 분포하는 반면, 방추외근섬유는 뇌간 및 척수에 분포하는 **알파운동뉴런**알파운동신경원·alpha motor neuron이 분포하고 있다. 머리와 목 근육을 지배하는 알파운동뉴런은 뇌간에 위치하고 있는 반면, 나머지 신체의 근육을 지배하는 알파운동뉴런은 척수에 위치하고 있다. 방추내근섬유는 두 종류가 있다. **핵사슬섬유**nuclear chain fiber는 한 줄로 늘어선 중심부위에 위치한 핵을 포함하고 있으며 핵주머니섬유보다 짧다. **핵주머니섬유**nuclear bag fiber는 여러 핵들이 모여 있는 중심부위가 주머니처럼 확장되어 있다. 원심신경은 두 유형(핵주머니섬유, 핵사슬섬유)의 방추내근섬유의 양 끝에 분포하는데, 이 원심신경은 척수전각에 위치하는 감마운동뉴런의 원심 축삭이다.

방추내근섬유로부터 두 유형의 구심섬유, 즉 (1) 고리나선신경종말annulospiral ending(일차구심신경; 핵주머니섬유와 핵사슬섬유의 중심부에 위치함), (2) 꽃술신경종말flower-spray endings(이차구심신경; 핵주머니섬유와 핵사슬섬유의 고리나선신경종말의 바깥쪽 끝부분에 위치함)이 존재한다. 고리나선신경종말은 근육의 짧은 신전 또는 진동에 의해 활성화되는 반면, 두 구심섬유 말단은 모두 근육의 지속적 신전에 의해 활성화된다. 따라서 근방추는 근육의 길이 변화를 감지한다.

신전반사 Stretch Reflex · Myotatic Reflex

신전반사가 일어나는 동안, 근육의 신전은 근방추의 방추내근섬유에 위치하는 말단 수용기(고리나선신경종말, 꽃술신경종말)를 자극하고 이에 따라 구심신경섬유(Ia type; 표 14.1 참조)로부터 활동전위가 발생하며, 이 활동전위가 척수전각에 위치하는 알파운동뉴런알파운동신경원·alpha motor neuron으로 전달된다. 알파운동뉴런은 방추외근섬유를 지배한다. 이 원심섬유가 활성화되면 방추외근섬유에서 반사에 의해 유발되는 수축이 일어난다. 따라서 근방추의 활성에 의해 근장력이 빠르게 증가하여 신전에 대항하게 된다(8장 참조).

감마운동뉴런 감마운동신경원 · Gamma Motor Neurons

이들 뉴런은 척수전각에 있는 알파운동뉴런 사이에 산재해 있다. **감마운동뉴런**은 근방추로부터 구심정보를 받지 않는다. 신전반사 부분에서 설명한 대로, 근방추로부터 출발한 구심신경은 결국 신전되었던 원래 근육의 반사적 수축을 일으키게 된다. 신전되었던 근육의 수축에 의해 방추내근섬유의 장력이 감소하므로 근방추로부터 더 이상 구심흥분이 발생하지 않게 된다. 그러나 수의적 운동을 하는 동안에는 알파운동뉴런과 감마운동뉴런이 고위중추에 의해 동시에 활성화되므로 신전에 대한 근방추의 민감도가 유지된다. 감마운동뉴런에 의해 일어나는 근방추 민감도를 유지하는 기전은 다음과 같다. 감마운동뉴런이 활성화되면 근방추의 수축 성분(방추내근섬유)이 짧아지려하지만, 양쪽 끝이 고정되어 있는 근방추의 길이는 변하지 않는다(근방추의 등척수축isometric contraction). 근방추에서 등척수축이 일어나면 고리나선신경종말과 꽃술신경종말이 변형되므로 이 부위에서 활동전위가 발생하게 된다. 앞에서 설명한 대로, 근방추의 구심섬유는 알파운동뉴런에 시냅스하므로 구심섬유가 흥분할 경우 동일 근육homonymous muscle의 방추외근섬유에서 수축이 발생하게 된다.

골지힘줄기관 Golgi Tendon Organ

이 고역치수용기는 근육muslce과 인대tendon의 연결부위에 위치한다. 골지힘줄기관은 근섬유muscle fiber와 직렬로 배열되어 있다(근방추는 근섬유와 병렬로 배열되어 있음). 인대는 결합조직에 둘러싸인 콜라겐다발로 이루어져 있다. 골지힘줄기관은 큰 말이집신경을 포함하고 있으며, 이 신경섬유들은 피막 결합조직으로 들어 간 후 많은 민말이집신경 수용기 말단으로 나뉘어져 콜라겐섬유와 섞여 콜라겐섬유를 감싼다. 근육의 능동적 수축이나 근육의 신전은 골지힘줄기관을 활성화시킨다. 따라서 골지힘줄기관은 근육수축에 의해 발생하는 근육장력 증가에 민감하다. 근방추와는 달리 이들은 피동신전passive stretch에는 반응하지 않는다. 8장에서 설명한 대로, 골지힘줄기관의 활성은 해당 구심신경(Ib 신경섬유)을 흥분시킨다. 이 구심섬유는 동일 근육군homonymous muscle group을 지배하는 알파운동뉴런을 억제하는 개재뉴런과 흥분성 시냅스를 형성한다. 이에 따라 신전에 대한 반응으로 일어나는 근육의 수축기간이 줄어드는 순효과가 나타난다. 골지힘줄기관의 자극에 의해 유발되는 이러한 유형의 반응(동일 근육의 수축 감소)을 **역신전반사**inverse myotatic reflex라고 부른다.

신경로 Anatomical Pathways

사지의 고유감각은 두 신경로, 즉 후척수소뇌로posterior (dorsal) spinocerebellar tract(그림 8.8 참조)와 전척수소뇌로anterior (ventral) spinocerebellar tract(그림 8.9 참조)를 통해 전달된다. 이 두 신경로에서 감각을 매개하는 일차감각뉴런의 세포체는 후근신경절DRG에 위치한다. 앞서 설명한 대로, 근방추와 골지힘줄기관은 후근신경절DRG에 위치하는 감각뉴런의 특수한 말초가지이다.

후척수소뇌로 Dorsal (Posterior) Spinocerebellar Tract

그림 8.8에서 이 신경로의 해부학적 주행경로를 볼 수 있으며, 기능은 여기서 설명한다. 일차감각뉴런(후근신경절DRG에 위치함)의 말초가지는 주로 근방추에 분포하며, 일부는 골지힘줄기관에 분포한다. 근방추 감각뉴런의 중추가지는 척수후근dorsal root으로 주행한 후 동측 척수에 있는 클라크등쪽핵nucleus dorsalis of Clarke으로 투사한다(즉 신경로는 교차하지 않음). 클라크등쪽핵에 있는 이 이차감각뉴런으로부터 출발하는 축삭은 **후척수소뇌로**를 형성한다. 이 신경로는 동측 척수의 외측섬유단lateral funiculus을 통해 상행하여 연수 외측부위에 도달한다. 이어서 이 신경로는 **아래소뇌다리**ICP (밧줄모양체restiform body)를 통해 소뇌에 몸통trunk 및 하지lower limb의 개별근육의 활동에 관한 정보를 전달한다.

T6 상부 척수후근(상지upper limb에 있는 개별근육으로부터 들어오는 신호 전달)을 통해 척수로 들어오는 중추가지는 동측으로 상행하여 연수에 도달하고 부쐐기핵accessory cuneate nucleus에 위치하는 뉴런에 시냅스한다. 부쐐기핵에 위치하는 이차감각뉴런의 축삭은 **쐐기소뇌로**cuneocerebellar tract를 형성하며, 쐐기소뇌로는 아래소뇌다리ICP를 통해 소뇌에 도달한다.

전척수소뇌로 Ventral (Anterior) Spinocerebellar Tract

그림 8.9에서 이 신경로의 해부학적 주행경로를 볼 수 있다. 골지힘줄기관으로부터 들어오는 흥분파는 척수후근을 통해 척수후각으로 들어온 후 척수후각의 기저부 및 경부 외측부위에 위치하는 뉴런에 시냅스한다. 이 이차감각뉴런의 축삭은 반대쪽 척수의 외측섬유단으로 교차한다. 이어서 이 축삭은 연수를 통해 교뇌로 상행하여 위소뇌다리SCP와 만난 다음 다시 반대쪽으로 교차하여 소뇌전엽의 벌레부위에 종지한다. 소뇌는 **전척수소뇌로**를 통해 근육군의 움직임에 관한 정보를 받아들인다.

통증 Pain

통증은 불쾌한 감각의 인식이다. 통증자극유해자극(예, 예리한 통증 또는 타는 듯한 통증)은 **유해수용기**nociceptor라고 불리는 특수한 수용기를 자극한다. 중추신경계가 유해수용기로부터 온 신호를 인식하는 것을 **통각인식**nociception이라 부른다. 통각을 매개하는 신경로 상에 있는 여러 요소들을 다음 단락에서 설명한다.

유해수용기 Nociceptors

유해수용기는 자유신경종말free nerve endings로 이루어져 있다. 서로 다른 유해자극에 의해 활성화되는 세 종류의 유해수용기가 존재하며, 이들의 기능적 특성을 기준으로 표 14.3에 나타내었다. 기계수용기mechanical receptor는 물리적 자극(예, 날카로운 물건에 찔림)에 의해 활성화되고, 온도수용기thermal receptor 및 기계-온도수용기mechano-thermal receptor는 느린 화끈거리는 통증에 의해 활성화되며, 다중수용기polymodal receptor는 물리적 자극 및 온도 자극(예, 뜨거운 또는 찬 자극에 의한 화끈거리는 감각)에 의해 활성화된다.

통각구심섬유 Afferent Carrying Pain Sensations

빠른 통증fast pain(급성 통증acute pain)과 관련된 정보는 직경이 작은 말이집섬유인 Aδ신경섬유를 통해 중추신경계

표 14.3 통각수용기 유형

수용기 유형	신경 섬유	감각
기계수용기	Aδ	예리하고 찌르는 듯한 통증
온도수용기 및 기계-온도수용기	Aδ	느린 작열통, 예리한 차가움, 찌르는 듯한 통증
다중수용기	C	뜨거움, 작열감, 차가움, 물리적 자극

로 전달되는데, 이 신경섬유의 전달속도는 C신경섬유보다 훨씬 빠르다. 느린 통증slow pain(만성 통증chronic pain)은 민말이집섬유인 C신경섬유를 통해 중추신경계로 전달된다. 두 유형의 신경섬유는 모두 척수후각 첨부apex of dorsal horn를 통해 척수로 들어가 몇 개의 분지로 나뉜 후 1~3 척수분절을 상행하거나 하행한 후 척수후각으로 들어간다.

신체(몸통·사지)로부터 올라오는 통각을 전달하는 신경로

Anatomical Pathways Mediating Pain Sensations From the Body

통각을 매개하는 감각뉴런의 세포체는 후근신경절DRG(일차감각뉴런)에 위치한다. 유해수용기는 후근신경절에 위치하는 감각뉴런 말초가지의 신경말단을 말한다. 이 감각뉴런의 중추가지(Aδ신경섬유, C신경섬유)는 척수후각에 도달한 후 상행가지 및 하행가지로 분지하여 **리사우어등쪽외측로**dorsolateral tract (fasciculus) of Lissauer를 형성한다. 리사우어신경로Lissauer's tract에서 이들 신경섬유(Aδ신경섬유, C신경섬유)는 몇 척수분절을 상행하거나 하행한 후 척수후각 회색질로 들어간 다음 제I·II층판(교양질substantia gelatinosa)에 위치하는 뉴런에 시냅스한다. 제I층판 및 제II층판으로부터 들어오는 감각정보는 제IV~VI층판에 위치하는 이차뉴런으로 전달된다. 제IV~VI층판에 분포하는 이차뉴런을 합쳐서 **척수고유핵**nucleus proprius(주감각핵principal sensory nucleus)이라 부른다.

신척수시상로neospinothalamic tract는 통각 신호를 고위중추로 전달하는 데 관여하는 주요 상행로이다(8장 참조). 이 신경로는 척수고유핵으로부터 출발한다. 통각신호를 매개하는 척수고유핵의 축삭은 척수의 앞백색질맞교차anterior (ventral) white commissure에서 반대편으로 교차하여 외측섬유단lateral funiculus에 위치하는 신척수시상로를 형성한다. 이어서 신척수시상로는 연수와 교뇌, 중뇌를 거쳐 상행한 후 시상의 배쪽후외측핵VPL과 후핵posterior nucleus으로 투사한다. 시상뉴런의 축삭은 일차감각피질primary sensory cortex로 투사한다(그림 8.10 참조).

뇌간 또는 척수에서 신척수시상로가 손상되면 병변 이하의 반대측 신체의 통각과 온도감각이 소실된다. 신경외과의사들은 신척수시상로의 구조적·기능적 특성에 대한 지식을 난치성 통증 치료에 적용하였는데, 이들은 대개 해당 척수 높이에서 척수시상로를 외과적으로 절단(**척수시상로절단술**cordotomy)하였다.

머리와 얼굴로부터 들어오는 통각을 전달하는 신경로

Anatomical Pathways Mediating Pain Sensation From the Head and Face

머리와 얼굴로부터 들어오는 통각을 매개하는 주 신경로는 삼차신경 척수로trigeminal thalamic pathways이다(13장 삼차신경 참조).

통각 기전을 조정하는 하행신경로

Descending Pathways Modulating Pain Sensory Mechanisms

통각은 다음의 하행신경로에 의해 조정된다.

수도관주위회색질로부터 내려오는 신경로

Pathway From the Periaqueductal Gray

중뇌의 **수도관주위회색질**periaqueductal gray matter [PAG]에 위치하는 뉴런은 연수에 위치하는 **거대솔기핵**nucleus raphe magnus으로 투사한다. 사람과 실험동물의 수도관주위회색질PAG을 전기로 자극하면 통증기전의 활성이 억제(즉 진통작용이 일어남)된다는 사실이 알려져 있다. 따라서 수도관수위회색질PAG의 자극은 거대솔기핵에 분포하는 뉴런을 활성화시키고 이에 따라 통각 조정이 일어난다고 생각하고 있다(다음 단락 참조).

거대솔기핵으로부터 내려오는 신경로

Pathway From the Nucleus Raphe Magnus

그림 14.3에서 이 신경로의 주행경로를 볼 수 있다. 거대솔기핵raphe magnus은 연수의 중간선 부위에 위치하며, 이 핵에 분포하고 있는 많은 뉴런은 세로토닌serotonin을 분비한다. 이들 뉴런의 축삭은 전 척수 높이까지 하행하여 척수후각에 위치하는 엔케팔린enkephalin(내인성 아편유사체 펩티드, 8장 참조)을 함유하고 있는 개재뉴런에 시냅스한다. 엔케팔린을 분비하는 개재뉴런은 통각섬유의 일차구심섬유말단과 축삭-축삭 시냅스를 형성하며, 통각을 매개하는 이차뉴런인 척수후각에 축삭-수상돌기 시냅스를 형성한다. 거대솔기핵으로부터 하행하는 세로토닌투사로serotonergic projection를 자극하면 척수에 있는 엔케팔린 분비 개재뉴런이 흥분한다. 이 개재뉴런으로부터 분비된 엔케팔린은 통증을 전달하는 후근신경절DRG의 중추가지로부터 유리되는 신경전달물질 분비를 억제한다. 또한 엔케팔린 분비 개재뉴런을 자극하면 시냅스이후 기전을 통해 척수시상로의 이차뉴런인 척수후각도 억제한다('통각신경로의 신경전달물질' 참조). 따라서 거대솔기핵 뉴런을 자극하면 척수후각(척수시상로의 출발 부위)을 억제함으로써 진통작용을 유발하게 된다.

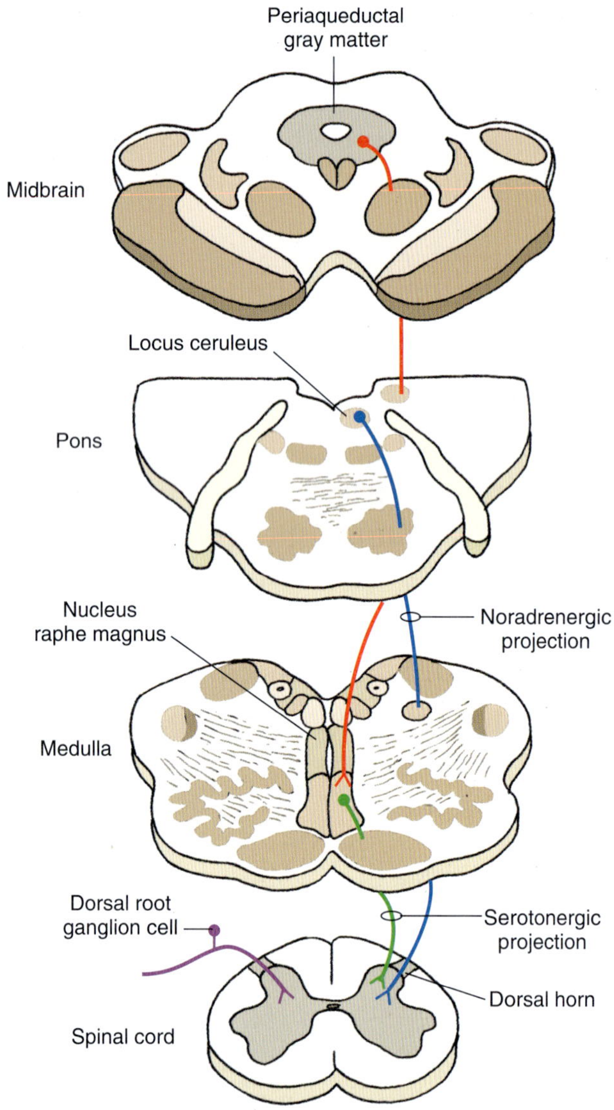

그림 14.3 통각기전을 조정하는 하행신경로. 중뇌의 수도관주위회색질PAG에 분포하는 뉴런은 연수 중간부위에 있는 거대솔기핵에 분포하는 세로토닌신경세포로 투사한다. 노르아드레날린 뉴런이 분포하는 청색반점은 상부 교뇌에 위치한다. 세로토닌을 분비하는 거대솔기핵 뉴런의 축삭과 노르아드레날린을 분비하는 청색반점 뉴런의 축삭은 전 척수 높이까지 내려가 척수후각에 있는 엔케팔린 개재뉴런에 시냅스한다.

노르아드레날린신경로 Noradrenergic Pathway

상부 교뇌에 위치하는 청색반점locus ceruleus 뉴런의 축삭은 연수를 거쳐 척수후각으로 하행한다. 이 하행성 노르아드레날린신경로를 자극하면 앞 단락에서 설명한 기전을 통해서 엔케팔린 개재뉴런을 활성화시키므로 척수후각 뉴런(통각 중계를 담당)이 억제된다('거대솔기핵으로부터 내려오는 신경로').

통각신경로 신경전달물질

Neurotransmitter Involved in Pain Pathways

현재까지 알려져 있는 통각을 매개하는 신경로의 여러 부위에서 유리되는 다양한 신경전달물질들은 다음과 같다(그림 14.4). 척수후각(일차통각뉴런인 후근신경절DRG의 중추가지 말단이 있는 부위)으로부터 유리되는 신경전달물질은 **글루탐산**glutamate과 **서브스탠스P**물질P · substance P이다. 이들 신경전달물질은 이차뉴런인 척수후각 뉴런dorsal horn neuron(척수시상로spinothalamic tract의)을 흥분시킨다. 이들 이차뉴런의 축삭은 반대편으로 교차하여 상행하는 신척수시상로neospinothalamic tract를 형성한다. 여러 아편유사체수용체는 일차통각뉴런인 후근신경절DRG의 중추가지 말단(시냅스이전 아편유사체수용체presynaptic opiate receptor)과 이차척수시상뉴런의 수상돌기(시냅스이후 아편유사체수용체postsynaptic opiate receptor)에 분포한다.

척수후각에 위치하는 엔케팔린 개재뉴런은 일차통각뉴런인 후근신경절DRG의 중추가지 말단과 이차뉴런인 척수시상뉴런의 수상돌기에 각각 축삭-축삭 시냅스와 축삭-수상돌기 시냅스를 형성한다. 엔케팔린 개재뉴런은 연수의 거대솔기핵(세로토닌 함유)과 교뇌의 청색반점(노르에피네프린 함유) 뉴런의 투사에 의해 활성화된다. 척수후각의 엔케팔린 개재뉴런 말단으로부터 유리된 엔케팔린은 후근신경절DRG에 위치하는 통각뉴런의 중추가지에 있는 아편유사체수용체에 작용하여, 아편유사체수용체 말단으로 유입되는 칼슘Ca^{2+}을 줄여 신경전달물질(글루탐산 그리고/또는 서브스탠스P) 유리를 감소시킨다. 또한 척수후각의 개재뉴런 말단으로부터 유리된 엔케팔린은 이차뉴런인 척수시상뉴런의 수상돌기에 분포하는 시냅스이후 아편유사체수용체를 활성화시키며, 이에 따라 칼륨K^+ 전도도가 증가되어 과분극hyperpolarization되므로 척수시상뉴런이 억제된다. 이러한 엔케팔린의 작용은 통각자극을 약화시킨다. 따라서 척수후각으로 내려오는 하행성 세로토닌 및 노르아드레날린의 투사는 척수후각의 엔케팔린 개재뉴런을 자극하므로, 이때 유리된 엔케팔린은 시냅스이전 및 시냅스이후 기전에 의해 이차뉴런인 척수시상뉴런을 억제하게 된다.

칼시토닌유전자관련펩티드calcitonin gene-related peptide [CGRP]는 말초뉴런 및 중추뉴런에서 생산된다. CGRP는 두 가지 아형, 즉 α-CGRP와 β-CGRP가 존재한다. 두 아형은 모두 37개의 아미노산으로 이루어져 있으며, 사람에서 두 아형은 단지 한 개의 아미노산만 다르다. 두 아형은 adenylyl cyclase의 활성 및 세포내 cAMP 농도 증가를 일으키는 것을 포함하여 생물학적 작용이 비슷하다. 척

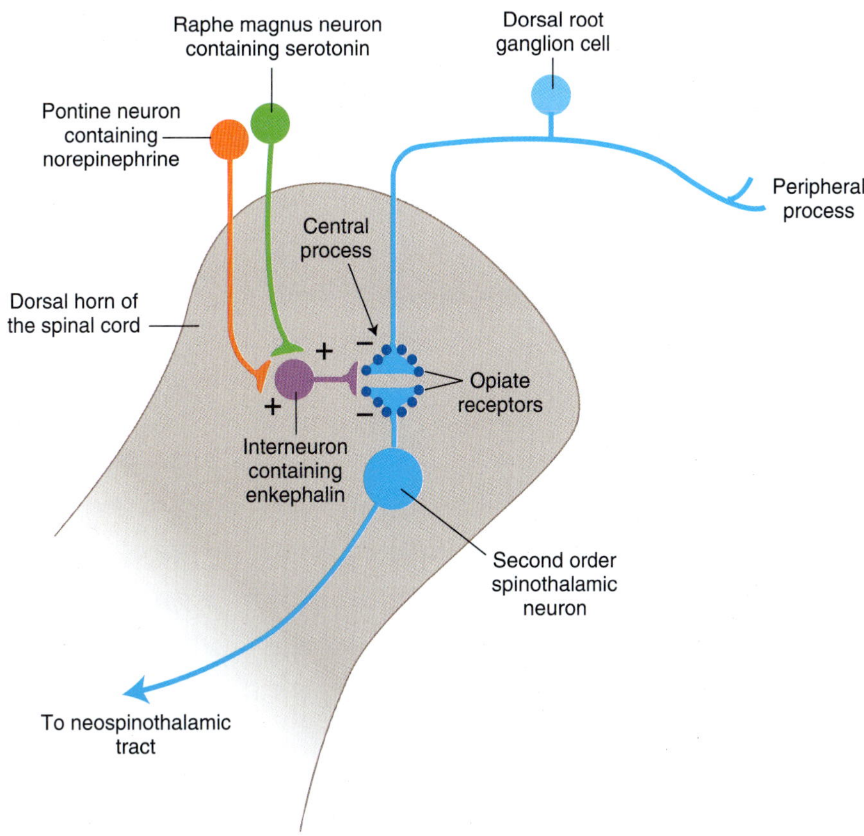

그림 14.4 통각신경로에 관여하는 신경전달물질. 서브스탠스P와 글루탐산은 말초통각자극에 반응하여 척수후각에서 분비된다. 거대솔기핵과 청색반점으로부터 오는 하행성 축삭은 척수후각에 있는 엔케팔린 개재뉴런을 활성화시킨다. 이 개재뉴런으로부터 유리된 엔케팔린은 서브스탠스P 및 글루탐산 분비를 억제한다. (자세한 내용은 본문을 참조할 것)

수전각에서는 운동뉴런에 의해 CGRP가 합성된다. 운동뉴런으로부터 분비되는 CGRP는 손상 이후의 신경조직 재생에 관여할 가능성이 있다.

CGRP수용체는 단일 단백질 분자로 이루어져 있지 않다. 기능을 나타내는 CGRP수용체는 3개의 단백질 분자(calcitonin receptor-like receptor seven transmembrane spanning protein, receptor activity modifying protein 1 RAMP1 [single transmembrane-spanning protein], receptor component protein RCP [intracellular protein])로 이루어져 있다. CGRP수용체는 Gαs 또는 Gαq와 연결되어 있다.

후근신경절DRG에 존재하는 감각뉴런 역시 CGRP를 합성하며, 이 CGRP는 통각을 감지하는 기전에 관여한다. 감각뉴런은 주로 α-CGRP를 생산하며, 이 아형은 통각에 관여하는 일차 기여물질이다. 후근신경절 뉴런은 가단극신경세포pseudounipolar neuron(즉 이 뉴런의 세포체로부터 나온 하나의 축삭이 말초조직을 지배하는 말초가지와 척수후각으로 투사하는 중추가지로 나뉨)이다. 말초조직에 분포하는 가느다란 말이집신경섬유(Aδ신경섬유)와 민말이집신경섬유(C신경섬유)가 통각자극 및 조직손상에 의해 활성화되면, 후근신경절 뉴런의 중추가지로부터 척수후각의 표층(제I층판 및 제II층판)으로 CGRP가 분비되며, 통각에 관여하는 이차척수뉴런이 활성화되어 이 정보가 시상을 거쳐 감각피질로 중계된다. 따라서 CGRP와 CGRP수용체는 척수후각에서 통각의 전달과 조정에 관여한다.

또한 CGRP와 CGRP수용체는 삼차신경절trigeminal ganglion [TG] 뉴런에도 존재한다. 삼차신경절TG 뉴런 역시 가단극신경세포pseudounipolar neuron이다. 이 뉴런의 말초가지는 대뇌에 있는 혈관에 분포한다. 이 신경섬유가 통각(예, 과도한 그리고 장시간에 걸친 혈관확장)에 의해 활성화되면 삼차신경절TG로부터 나온 중추가지가 삼차신경 미부핵trigeminal nucleus caudalis에 CGRP를 유리하므로 이 핵에 분포하는 이차감각뉴런이 활성화되고 통각이 대뇌피질로 전달된다. 이 신경로는 편두통migraine에 의한 두통과 관련되어 있을 것으로 추정되고 있다.

일부 통증증후군 Some Pain Syndromes

통각과민 Hyperalgesia

통각이 증진되는 것을 **통각과민**이라 부르며, 통각과민은 조직손상 및 많은 내인성 화학물질의 유리에 의해 초래된다. 이들 화학물질은 통각수용기 자체를 활성화시키거나 통각수용기를 민감(예, 역치를 낮춤)하게 만들 수 있다. 통각수용기를 민감하게 만든다고 알려져 있는 내인성 물질 중의 하나가 **프로스타글란딘** E_2 PGE2이다. 아스피린aspirin 및 기타 비스테로이드성 항염증 진통제는 시클로옥시게나아제cyclo-oxygenase를 억제하여 프로스타글란딘 합성을 억제함으로써 진통효과를 나타낸다. 통각과민을 일으키는 다른 내인성 화학물질로는 히스타민histamine과 서브스탠스P substance P, 세로토닌serotonin, 브라디키닌bradykinin을 들 수 있다.

환상사지통증 Phantom Limb Pain

사지limb가 절단된 일부 환자는 절단된 사지로부터 발생하는 통증을 경험한다. 이런 통증을 **환상사지통증**이라 부른다. 이 통증은 절단된 쪽에 있는 척수후각 뉴런의 과잉흥분성에 의해 일어나는 것으로 여겨지며, 이에 따라 환자는 절단된 사지로부터 올라오는 거짓 통증을 경험하게 된다.

작열통(교감신경이상증후군)

Causalgia (Sympathetic Dystrophy Syndrome)

불에 타는 듯한 감각을 일으키는 **작열통**은 말초신경 손상 후에 교감신경 원심섬유 활성이 증가하여 발생한다(대개는 정중신경median nerve 또는 척골신경ulnar nerve 손상에 의해 발생하며, 이보다는 덜하지만 좌골신경sciatic nerve 또는 비골신경peroneal nerve 손상에 의해서도 발생할 수 있음). 지속적인 작열통은 손(대부분은 손가락 및 손바닥에서 발생) 또는 발(발바닥에서 발생)에서 발생한다. 현재, 침범된 사지에 분포하는 손상된 통각수용기가 혈액 속에서 순환하거나 교감신경으로부터 국소적으로 유리된 신경전달물질에 비정상적으로 예민해져 통각이 유발되는 것으로 생각하고 있다. 이 증후군의 치료는 일반적으로 만족스럽지 않다. 치료방법 중 하나는 침범된 사지에 구아네티딘guanethidine을 정맥 주사하는 것이다. 이 약물은 교감신경말단으로부터 노르에피네프린 유리를 감소시켜 통증을 줄이는 것으로 보인다.

신경통 Neuralgia

신경통은 뇌신경 또는 척수신경 분포 부위에서 지속적으로 심한 통증을 나타내는 것이 특징이다. 예를 들면, 삼차신경통trigeminal neuralgia에서 나타나는 통증(간헐적으로 칼로 찌르는 듯한 통증이 나타남)은 음식을 먹거나 칫솔질과 같은 활동에 의해 촉발되며, 통증은 얼굴에 분포하는 삼차신경의 감각부위에 국한되어 나타난다. 가끔 삼차신경통을 완화시키거나 소멸시킬 목적으로 삼차신경 또는 삼차신경척수로 절단술(삼차신경로절단술trigeminal tractotomy)을 시행한다. 항경련제(예, 카르바마제핀carbamazepine 또는 페니토인phenytoin)를 경구 투여할 경우, 비정상인 신경전도에 의해 발생하는 간헐적 통증을 완화시킬 수 있다. 전기응고술electrocoagulation(삼차신경절을 전기적으로 파괴) 및 알코올 처치(삼차신경에 알코올 주입)도 삼차신경통을 완화시킬 목적으로 이용하고 있다.

시상통증증후군 Thalamic Pain Syndrome

뒤쪽 시상posterior thalamus에 병변이 있는 일부 환자에서 만성통증이 발생할 수 있다(이 증후군에 대한 더 자세한 설명은 25장을 참조할 것). **시상통증증후군**의 원인 및 특성은 잘 알려져 있지 않다.

연관통증 Referred Pain

가끔 심부내장구조물로부터 유래한 통증이 신체 표면부위에서 느껴진다. 예를 들면, 심근허혈에 의해 발생하는 통증은 흉골sternum과 팔, 손목 부위로 뻗친다. 이런 통증을 **연관통증**이라 부른다. 연관통증이 발생하는 기전에 대한 설명 중 하나는 심장에 분포하는 통증감각섬유가 심장에 분포하는 교감신경섬유(이들의 신경세포체는 T1~T5 분절에 있는 가슴 후근신경절에 위치함)를 따라 척수로 들어감으로써 생긴다는 것이다. 상부 가슴 및 상지의 피부분절에 분포하는 신경의 신경세포체 역시 같은 후근신경절DRG(T1~T5)에 위치하며 동일한(심장 통각섬유가 시냅스하는) 척수분절(T1~T5)에 있는 이차뉴런에 시냅스한다. 이러한 해부학적 연결 때문에 통각인식에 관여하는 중추신경계 구조물은 내장기관으로부터 올라오는 통각신호와 상부 가슴 및 상지로부터 올라오는 통각신호를 명확하게 구분할 수 없게 되며, 이에 따라 통증감각이 심부내장구조물 대신에 앞서 설명한 피부분절로부터 올라온다고 여기게 된다. 이것은 피부통각수용기로부터 올라오는 정보가 내장통각수용기로부터 올라오는 정보보다 훨씬 많기 때문이다.

두통 Headaches

국제두통학회는 두통을 약 150가지로 분류하고 있다. 이 학회는 두통을 크게 원발두통과 이차두통, 뇌신경통으로 분류한다. 원발두통primary headache(다른 기저질환과 연관되어 있지 않은 두통)에는 긴장두통tension headache과 편두통migraine, 군발두통cluster headache이 포함된다. 이차두통secondary headache은 외상(머리 또는 목의)이나 뇌혈관질환, 감염과 같은 다양한 요인에 의해 발생한다. 뇌신경통cranial neuralgia은 머리 부위에 분포하는 신경에서 발생하는 통증이다.

두통의 가장 흔한 증상은 통증이다. 통증의 빈도와 강도, 기간은 다양하다. 환자들은 흔히 통증을 지끈거린다pounding, 박동한다throbbing, 지속적이다steady, 극심하다intense 등으로 표현한다. 통증은 머리의 한쪽 또는 양쪽에서 생길 수 있다. 통증은 일부 구역에 국한되어 발생하기도 하고, 전반적으로 발생하기도 한다. 통증은 구역nausea과 구토vomiting, 일시적인 시각장애, 과민성irritability, 안절부절restlessness, 심한 발한excessive sweating, 피로fatigue와 같은 다른 증상을 동반하기도 한다. 일부 흔한 두통에 대해 다음 단락에서 간략히 설명한다.

긴장두통Tension Headache: 이것은 두통 중 가장 흔한 유형이다. 둔하고 누르는 듯한 통증이 머리와 목, 두피에서 특징적으로 나타나며, 전형적으로 오전에 시작되고 여성에서 더 흔하다.

편두통Migraine: 이것은 두통 중 두 번째로 흔한 유형이다. 여성 및 가족력이 있는 15~55세 사이의 사람들(편두통을 앓고 있는 부모 또는 형제자매를 둔)에서 흔하다. 편두통은 종종 다음과 같은 특징을 나타내는데, (1) 전구기prodromal phase는 두통이 일어나기 수 시간 또는 수 일 전에 기분 변화를 나타내는 것이 특징이며, 증상으로는 우울depression과 졸림sleepiness, 다변수다스러움·talkativeness, 안절부절restlessness을 들 수 있고, (2) 조짐aura은 시각이상(불빛 또는 별빛이 희미하게 빛남, 시야에 떠다니는 지그재그모양의 선, 맹점, 빛이 번쩍임, 흐릿한 시각, 한쪽 눈의 시력 소실)과 신체 일부에서 나타나는 무감각과 저린감, 어지럼, 언어장애를 들 수 있으며, (3) 이어서 두통기headache phase가 나타난다. 두통 자체는 대개 한쪽 이마에서 시작되지만 양쪽에서 모두 나타나게 된다. 성인에서 통증은 점진적으로 시작되며 4시간~3일까지 지속될 수 있다. 두통은 종종 식욕소실과 구역, 구토, 빛·소리에 대한 과민성, 흐릿한 시각, 두피 또는 목 부위 압통을 동반한다. 이 단락의 앞부분에서 설명한 대로, 혈관에 분포하는 신경섬유가 통각자극(예, 과도한 그리고 지속적인 혈관확장)에 의해 활성화되면 삼차신경절 감각뉴런의 중추가지로부터 삼차신경 미부핵으로 CGRP가 유리되어, 이 핵에 분포하는 이차감각뉴런이 활성화되므로써 통각이 대뇌피질로 전달된다.

수막동맥meningeal artery의 혈관확장이 편두통에서 일어나는 두통의 원인으로 생각되고 있지만, 다른 신경성 기전도 알려지고 있다. 편두통에 의한 두통을 완화시키기 위해 일반적으로 처방하는 약물로는 세로토닌수용체 작용제5-HT(serotonin) receptor agonists인 트립탄triptans과 에르고트 알칼로이드ergot alkaloids 및 이들의 유도체(이들은 뇌혈관을 수축시킴), 진통제(예, 아스피린aspirin과 부탈바이탈butalbital, 카페인caffeine을 함께 투여), 비스테로이드성 항염증제nonsteroidal anti-inflammatory drugs [NSAID](예, 이부프로펜ibuprofen과 나프록센naproxen sodium)를 들 수 있다. 수마트립탄sumatriptan은 5-HT$_{1B/1D}$수용체를 경유해 뇌혈관을 수축시키는데, 이 수용체는 뇌혈관의 내측 평활근층에 위치한다. 게다가 수마트립탄은 삼차구심뉴런에 분포하는 시냅스이전 5-HT$_{1B/1D}$수용체와도 결합하여 이들의 활성을 억제함으로써 삼차신경 미부핵caudal trigeminal nucleus으로부터 CGRP 유리를 억제시키므로 통증을 완화시키게 된다.

편두통 환자에서 밝은 빛은 두통을 악화시킨다. 편두통 환자에서 일어나는 광선눈통증photophobia의 발생기전은 확실하지 않다. 최근에 멜라놉신-함유 망막신경절세포melanopsin-containing retinal ganglion cell(15장 참조)가 편두통 환자의 두통을 악화시키는데 관여할 수 있다는 것이 제안되었다. 이러한 제안과 일치하는 결과가 보고되었는데, 빛에 민감한 멜라놉신-함유 망막신경절세포의 축삭이 통증감각에 작용을 나타내는 시상의 특정 신경세포로 연결된다는 것이다. 멜라놉신-함유 망막신경절세포는 청색 빛에 가장 잘 반응한다. 이 신경절세포를 흥분시키기 위해서는 많은 양의 빛이 필요하다. 그러나 일단 이 신경절세포가 흥분되면 긴 시간동안 흥분을 지속한다. 멜라놉신-함유 망막신경절세포의 이러한 특성은 편두통 환자에게 도움이 되지 않는다. 이러한 유형의 망막신경절세포로 유입되는 칼슘Ca^{2+}은 L형-칼슘통로차단제L-type Ca^{2+} channel blockers(베라파밀verapamil, 딜티아젬diltiazem)에 의해 차단된다. 칼슘통로차단제Ca^{2+} channel blockers의 이러한 특성은 편두통 환자의 광선눈통증을 완화하는 데 도움이 될 수 있다.

군발두통cluster headache: 이 병은 두통이 주기적 양상으로 나타나는 것이 특징이다. 군발두통은 수주 혹은 수 개월간 지속되기도 하며, 그 다음에 이어지는 완화기(수개월 또는 수년간 지속될 수 있음)에는 두통이 완전히 사라진다.

군발 양상은 사람에 따라 다양하다. 군발두통은 가장 아픈 두통 중의 하나이다. 증상으로는 강하고, 예리하며, 타는 듯한 통증이 대개 안구 주변 또는 안구 내에서 발생하지만, 얼굴과 머리, 목, 어깨로 퍼지기도 한다. 통증은 한쪽에서 발생하는 경우가 많고, 환자는 가만히 있지 못하며, 심한 눈물분비와 안구 충혈, 안구 주변의 부종, 동공수축, 눈꺼풀처짐, 코충혈 등을 동반할 수 있다. 두통이 발생하는 동안, 환자는 종종 안절부절 못하고 걸어 다니거나, 앉아서 앞뒤로 왔다 갔다 하면서 두통을 진정시킨다. 두통이 발생하는 기간 동안 누우면 두통이 심해진다. 군발두통은 상대적으로 드물며 생명을 위협하는 질병도 아니다. 치료는 두통의 기간과 강도를 약화시키는데 도움을 줄 수 있다. 또한 예방적 약물치료는 두통의 횟수를 줄이는데 도움을 줄 수 있다. 100% 산소를 흡입하면 흔히 통증이 완화된다. 군발두통을 완화시킬 수 있는 약물에는 에르코타민ergotamine과 수마트립탄sumatriptan [Imitrex], 코르티코스테로이드corticosteroids(예, 프레드니손prednisone), 메티세르지드methysergide 등이 있다.

부비동두통sinus headache: 이 병은 감기 및 알레르기에 의해 발생하는 부비동염증sinusitis과 흔히 동반되어 나타난다. 증상으로는 뺨과 이마 위에서 통증이 나타나는 것이며, 간혹 안구에서 통증이 나타나기도 한다.

요추천자두통post-lumbar puncture headache: 이 유형의 두통은 요추천자허리천자·lumbar puncture를 하여 약간의 뇌척수액CSF을 채취한 후 1주일 이내에 나타날 수 있다. 뇌척수액의 압력 감소가 두통을 촉발하는 것으로 여겨진다. 두통은 대개 2주일 내에 사라진다. 똑바로 앉기, 일어서기 그리고 기침에 의한 압박은 두통을 악화시키는 반면, 누운 자세에서는 두통이 완화된다.

온도감각 Temperature

찬 자극 및 뜨거운 자극에 의해 발생하는 신호는 작은 말이집섬유(Aδ신경섬유)와 민말이집섬유(C신경섬유)에 의해 전달된다. 이들 신경섬유는 리사우어신경로로 들어가 분지를 형성한 다음 1~3개의 척수분절을 상행하거나 하행한 후 척수후각에 종지한다. **온도감각**을 전달하는 신경로는 통각신경로와 동일하다. 또한 온도감각을 전달하는 신경로는 자유신경종말로부터 들어오는 둔한 촉각도 전달한다.

임상 증례

병력

애니Annie는 56세 여성으로 30년 동안 당뇨병을 앓고 있다. 지난 몇 년간 그녀는 자주 발의 감각이 무뎌지고 저리며 통증이 생기는 것을 느꼈다. 그러나 최근에는 발에 궤양이 생겼으며, 걸을 때 발이 자주 걸린다고 말하였다. 커다란 박스를 가파른 계단 아래로 운반하던 중, 그녀는 발을 잘못 디뎌 계단 아래로 굴러 넘어졌다. 그녀는 도움을 요청하였고 병원 응급실로 이송되었다.

진찰

응급실에서 의사는 애니의 머리와 등, 사지에 여러 개의 커다란 멍이 있다고 기록하였으며, 의식은 명료하고 지남력orientation도 정상이라고 기록하였다. 그녀의 발에서는 몇 개의 궤양이 발견되었다. 그녀는 손을 발에 올려놓은 것을 느낄 수 있었지만, 눈을 감았을 때는 발가락이 어느 방향으로 움직이는지 알 수 없었다. 또한 그녀는 진동하는 소리굽쇠를 자신의 발목에 대었을 때 진동을 느끼지 못했지만, 소리굽쇠를 자신의 무릎에 대었을 때는 진동을 살짝 느낄 수 있었다. 걸음걸이는 약간 뒤뚱거렸지만, 바닥을 보면서 걸을 때는 좋아졌다. 의사가 애니에게 눈을 감은 채 두 발을 모으고 서 있으라고 했을 때, 애니의 자세는 매우 불안정해졌다. 양쪽의 무릎반사knee-jerk reflex는 약하게 나타났지만, 발목반사ankle-jerk reflex는 나타나지 않았다.

설명

애니의 신경학적 문제점은 전형적인 말초신경병peripheral neuropathy(중추신경계는 침범하지 않고, 말초신경을 침범하는 기능장애)의 예이다. 이 병은 종종 '스타킹 장갑stocking glove'이라고 설명하는데, 그 이유는 손과 발이 주로 침범되기 때문이다. 당뇨병은 말초신경병의 흔한 원인이다. 정확한 기전은 알려져 있지 않지만, 작은 운동신경과 Aα 및 C 신경섬유(주로 통각과 온도감각을 전달함)를 침범하기 전에 먼저 더 큰 말이집섬유를 침범한다. 저린감numbness이 나타나기는 하지만, 검사를 해보면 일차적으로 위치감각과 진동감각 소실이 일어난다는 것을 알 수 있다. 감각소실이 어느 정도 존재하므로 잘 맞지 않는 신발을 알기 어려워 당뇨병 환자에서 족부궤양foot ulcer이 생기는 경우가 흔하다. 앞에서 설명한 걸음걸이를 감각성실조sensory ataxia라고 부르며, 발을 디딘 위치를 알지 못하므로 불안정한 걸음걸이를 나타내게 된다. 애니가 큰 박스를 운반하기 위해 계단을 걸어 내려갈 때 발이 있는 아래쪽을 거의 볼 수 없었기 때문에 계단에 있는 발의 위치를 알 수 없어 넘어지게 된 것이다. 발목반사가 소실되는 이유는 심부건반사deep tendon reflex의 감각성분이 소실되기 때문이다. 롬베르그검사Romberg's test는 환자에게 눈을 감고 두 발을 모은 채 서 있게 하여 위치감각을 검사하는 방법이다. 소뇌 및 운동 기능이 정상(이 증례에서는 그렇다고 가정함)이라면 서 있을 때 불안정해지는 원인은 위치감각의 소실 때문이다. 위치감각과 진동감각은 동일한 신경섬유에 의해 전달되므로 진동감각 역시 소실된다. 당뇨병성신경병diabetic neuropathy이 좀 더 진행되면 운동기능뿐만 아니라 통각 및 온도감각도 소실될 수 있다.

연습문제

질문

각 문항에서 가장 알맞은 답을 고르시오.

1. 어떤 47세 남성이 내과의사에게 걸을 때 균형을 유지하기 어렵고 눈을 감으면 손에 있는 물체를 알 수 없다고 말하였다. 내과의사는 그에게 종양이 있는지 밝히는 검사를 위해 지역 신경과 의원으로 전원하였다. 종양이 존재할 가능성이 가장 높은 부위는?
   a. 전척수소뇌로 anterior spinocerebellar tract
   b. 후척수소뇌로 posterior spinocerebellar tract
   c. 리사우어등쪽외측로 dorsolateral tract of Lissauer
   d. 후섬유단 dorsal columns
   e. 신척수시상로 neospinothalamic tract

2. 어떤 67세 여성이 얼굴 부위에서 짧고 반복적으로 갑자기 나타나는 격심통 excruciating pian 때문에 응급실에 왔다. 신경학적 검사 결과, 환자는 삼차신경통으로 진단받았다. 약물을 투여하였지만 통증이 완화되지 않아 신경외과적 수술을 하기로 하였다. 신경외과의사의 목표는 중추신경계에 있는 작은 부위를 외과적으로 파괴하는 것이다. 가장 타당한 부위는 어느 곳인가?
   a. 등쪽 내측교뇌 dorsomedial pons
   b. 중뇌 배쪽내측부위 ventromedial aspect of midbrain
   c. 하부 연수외측부위 lateral aspect of lower medulla
   d. 교양질 substantia gelatinosa
   e. 교뇌 기저부 basilar pons

3. 신경과학자가 통증을 조절하는 뇌간 기전을 연구하는 실험을 고안하려고 한다. 이 연구자는 연수 중간부위에 전기 자극을 가하면 통증이 완화된다는 것을 발견하였다. 보기 중 이러한 관찰에 부합하는 내용은?
   a. 척수후각에서 세로토닌이 유리된다.
   b. 교양질에서 아세틸콜린이 유리된다.
   c. 후근신경절세포의 중추가지로부터 노르에피네프린이 유리된다.
   d. 후근신경절세포의 중추가지로부터 서브스탠스P 유리가 증가된다.
   e. 교양질에서 엔케팔린 개재뉴런이 억제된다.

정답 및 설명

1. 정답: **d**

척수의 후섬유단은 널판다발과 쐐기다발을 포함하고 있다. 후섬유단에 병변이 있는 환자는 운동감각을 소실하므로 눈을 감으면 공간 속에서 자신의 사지의 위치를 알 수 없으며, 관절이 굽혀져 있는지 펴져 있는지도 알 수 없게 된다. 또한 이들은 촉각을 이용하여 손에 있는 물체의 모양과 크기, 질감을 알아낼 수 없다(입체실인증 astereognosis). 이들 환자는 신체에 가해진 진동감각을 인식할 수 없으므로 눈을 감으면 안정된 자세를 유지할 수 없다. 후척수소뇌로 및 전척수소뇌로는 사지 고유감각을 비자각적으로 인식하는 데 관여한다. 외측 신척수시상로 및 리사우어등쪽외측로는 통각을 전달하는 데 관여한다.

2. 정답: **c**

삼차신경통 trigeminal neuralgia은 찌르는 듯한 격심통이 주기적으로 나타나는 것이 특징이다. 삼차신경통은 무엇을 먹는다든지 칫솔질을 한다든지 하는 활동에 의해 촉발되며 얼굴 부위에 분포하는 삼차신경의 감각 분포 영역에 국한되어 나타난다. 통증 완화를 위해 간혹 외과적 수술이 필요한 경우도 있다. 잘 시행하는 수술법은 아니지만, 빗장 obex 바로 아래의 하부 연수에 위치(제4뇌실의 바닥을 이루는 마름오목 rhomboid fossa의 맨 아래부분)하는 삼차신경 척수로를 절단하는 수술을 한다. 이 수술을 하여 삼차신경 척수미부핵 caudal spinal trigeminal nucleus으로 들어가는 입력을 차단하게 되면 통증이 사라진다. 이 수술을 하여도 얼굴 부위의 촉각은 정상으로 유지된다. 얼굴 및 머리 앞쪽 2/3부위의 통증을 감각하는 세포의 말초가지의 신경종말은 삼차신경절 trigeminal (Gasserian) ganglion에 위치한다. 삼차신경절에 위치하는 감각세포의 중추가지는 교뇌 높이에서 뇌간으로 들어간 후 교뇌와 연수의 외측부위를 통해 하행하는데, 이 신경로를 하행성 삼차신경 척수로 descending (or spinal) tract of trigeminal nerve라고 부른다. 이들 신경섬유는 삼차신경 척수핵 spinal trigeminal nucleus의 꼬리쪽 1/3부위로 투사한다. 따라서 등쪽내측교뇌, 배쪽내측중뇌 및 척수교양질에 분포하는 신경로를 차단하는 것은 이 환자의 통증 완화에 도움이 되지 않는다.

3. 정답: **a**

연수 중간부위에 위치하는 거대솔기핵 뉴런을 자극하면 척수후각에 위치하는 이 뉴런의 신경말단에서 세로토닌이 분비되고 이에 따라 척수후각에 위치하는 엔케팔린 개재뉴런을 흥분(억제시키는 것이 아님)시키게 된다. 척수후각에서 엔케팔린이 분비되면 후근신경절세포 중 통각을 전달하는 중추가지 말단에 있는 아편유사제수용체에 작용하여 통각 전달에 관여하는 신경전달물질(글루탐산, 서브서탠스P)의 분비를 감소시킨다. 또한 엔케팔린은 척수후각에 위치하는 이차척수시상뉴런(이들의 수상돌기에 있는 아편유사제제수용체를 활성화시킴으로써)도 억제시킨다. 따라서 엔케팔린은 시냅스이전 및 시냅스이후 기전을 통해 통증을 완화시킨다. 아세틸콜린은 척수에서의 통각전달에 관여하지 않는다. 노르에피네프린은 엔케팔린 개재뉴런을 활성화시킬 수 있기는 하지만, 이 물질은 교뇌에 위치하는 노르아드레날린신경세포가 자극받을 때 유리된다(후근신경절세포의 중추가지가 자극받을 때 유리되는 것이 아님).

연습문제 (계속)

4. 다음 수용기신호 중 근육 활동을 변화시키는 것은?
   a. 골지힘줄기관 Glogi tendon organs
   b. 마이스너소체 Meissner's corpuscle
   c. 파치니소체 Pacinian corpuscle
   d. 메르켈수용기 Merkel's receptor
   e. 루피니소체 Ruffini's corpuscle

5. 통각구심섬유 말단으로부터 유리되는 신경전달물질은?
   a. 서브스탠스P substance P
   b. 감마아미노부티르산 gamma aminobutyric acid
   c. 엔케팔린 enkepahlins
   d. 세로토닌 serotonin
   e. 아세틸콜린 acetylcholine

4. 정답: a

골지힘줄기관은 근육의 능동적 수축이나 신전에 의해 활성화되고 근육의 활동에 관한 정보를 제공한다. 마이스너소체 및 메르켈수용기는 촉각을 매개한다. 파치니소체는 진동에 민감하다. 루피니소체는 신전의 크기와 방향을 감지한다.

5. 정답: a

척수에 있는 통각구심섬유말단에서 서브스탠스P와 글루탐산이 유리된다. 엔케팔린과 세로토닌은 통각구심섬유말단에서 유리되는 신경전달물질이 아니다. 이들 신경전달물질은 하행성 통증조절회로에 속하는 다른 부위에서 유리된다. 감마아미노부티르산과 아세틸콜린은 중추신경계에서 각각 억제성 및 흥분성 신경전달물질로 작용하며 통증에 관여하지 않는다.

요 약

몇 가지 통증증후군

통증증후군	핵심적 특징
통각과민 (Hyperalgesia)	통각이 과도해짐; 조직손상 및 많은 내인성 화학물질 유리에 의해 발생함; 화학물질들은 통각수용기를 활성화시키거나 민감하게 만듦; 통각수용기를 활성화시킨다고 알려져 있는 내인성 물질 중의 하나가 프로스타글란딘E_2(아라키돈산의 시클로옥시게나아제 대사물)임; 아스피린 및 기타 비스테로이드성 항염증 진통제는 시클로옥시게나아제를 억제하여 프로스타글란딘 합성을 방해함(이것에 의해 진통효과가 나타나는 것으로 보임); 통각과민을 초래하는 내인성 화학물질에는 히스타민과 서브스탠스P, 세로토닌, 브라디키닌이 있음
환상사지통증 (Phantom limb pain)	절단된 사지로부터 들어오는 통각; 절단된 사지 쪽에 위치하는 척수후각뉴런의 과잉흥분에 의해 절단된 사지로부터 통증이 들어오는 것처럼 가짜 감각을 발생시키는 것으로 보임
작열통(교감신경이상증후군) (Causalgia)	말초신경손상 후에 교감신경 원심활동이 증가하여 타는 듯한 통증이 발생함
삼차신경통 (Trigeminal neuralgia)	삼차신경 분포 영역에 심하고 지속적인 통증이 나타나는 것이 특징임; 통증은 가끔씩 발생하며, 찌르는 듯한 느낌을 줌; 음식을 먹거나 칫솔질과 같은 활동에 의해 촉발되며 얼굴부위에 위치하는 삼차신경 감각영역에 국한되어 나타남; 삼차신경통을 완화시키거나 소실시키기 위해 가끔 삼차신경 또는 연수에 있는 삼차신경 척수로를 절단하는 외과 수술을 함; 삼차신경절의 전기응고술 및 삼차신경 내에 알코올을 주입하는 시술을 삼차신경통을 완화시키기 위해 이용함
시상통증증후군 (Thalamic pain syndrome)	뒤쪽 시상에 생긴 병변은 일부 환자에서 과성통증을 유발할 수 있음; 이 증후군의 원인 및 특성은 잘 알려져 있지 않음
연관통증 (Referred pain)	간혹 심부내장구조물에서 유래한 통증이 신체 표면에서 느껴짐(예, 심근허혈통증이 흉골과 팔, 팔목 등으로 뻗침); 이러한 현상이 나타나는 이유 중 하나는 심장에 분포하는 감각뉴런이 상부 가슴 및 팔의 피부분절을 지배하는 뉴런과 동일한 후근신경절(T1~T5)에 위치하기 때문임; 이러한 해부학적 배열에 의해 심장통증은 상부 가슴 및 팔의 피부분절에서 발생하는 것으로 부정확하게 느끼게 됨
원발두통 (Primary headaches)	다른 기저 질환 없이 발생하는 두통
긴장두통 (Tension headache)	머리와 목, 두피에서 일어나는 둔하고 압박하는 듯한 두통; 오전에 시작되고 여성에서 더 흔함
편두통 (Migraine headache)	여성과 가족력이 있는 사람(부모 또는 형제자매 중 한 명 이상 편두통 병력이 있는 경우)에서 흔함; 시기 별로 다음과 같은 증상이 나타나는데, (1) 전구기(두통이 나타나기 수 시간 또는 수 일 전에 기분 변화가 나타나는 것이 특징이며, 우울과 졸림, 다변, 안절부절 같은 증상을 나타냄), (2) 조짐은 시각이상(불빛 또는 별빛이 희미하게 빛남, 시야에 떠다니는 지그재그 모양의 선, 맹점, 빛이 번쩍임, 흐릿한 시야, 한쪽 눈의 시력소실)과 감각이상(신체 일부에서 나타나는 감각 저하 또는 저림), 어지럼, 언어장애가 나타나는 것이 특징이고, (3) 두통기에는 한쪽 또는 양쪽 머리에서 두통이 발생함; 통증은 점진적으로 시작하며, 성인에서 4시간~3일간 지속될 수 있음; 대개 식욕소실과 구역, 구토, 빛과 소리에 대한 과민성, 흐릿한 시야, 두피 또는 목 부위의 압통이 동반됨; 원인으로는 신경성 요인 및 수막동맥의 확장을 들 수 있음; 편두통을 완화시키기 위해 대개 약물을 처방함; 처방하는 약물로는 세로토닌수용체 작용제와 에르고트 알칼로이드, 에르고트유도체(이들은 뇌혈관을 수축시킴), 진통제(예, 아스피린과 부탈바이탈, 카페인을 함께 투여), 비스테로이드성 항염증제(예, 이부프로펜, 나프록센)를 들 수 있음
군발두통 (Cluster headache)	주기적 양상으로 두통이 발생하는 것이 특징임; 군발두통은 수주 또는 수개월간 지속될 수 있으며 이어서 수개월 또는 수년간 지속되기도 하는 완화기 동안에는 두통이 완전히 소실됨; 증상으로는 심하고 예리한 타는 듯한 통증이 나타나는데, 통증은 주로 안구 주위 또는 안구 내에 발생하지만, 얼굴과 머리, 목, 어깨 등으로 퍼지기도 함; 통증은 한쪽에서 발생하는 경우가 많으며 안절부절 못함, 심한 눈물분비, 안구 충혈, 안구 주변의 부종, 동공수축, 눈꺼풀처짐, 코충혈 등을 동반할 수 있음; 누우면 두통이 심해짐; 군발두통을 완화시키는 약물에는 에르고타민과 수마트립탄, 코르티코스테로이드, 메티세르지드가 있음

요 약

몇 가지 통증증후군(계속)

통증증후군	핵심적 특징
부비동두통(Sinus headache)	감기 및 알레르기에 의해 발생하는 부비동염을 동반함; 뺨과 이마 위에 통증이 발생하며, 간혹 안구에서도 통증이 발생함
요추천자두통 (Post-lumbar puncture headache)	요추천자를 하여 뇌척수액을 채취한 후 1주 이내에 나타남; 두통은 뇌척수압력 감소에 의해 촉발됨; 두통은 2주 이내에 소멸됨; 통증은 똑바로 앉거나, 서거나, 기침 등에 의해 압박이 가해지면 심해지는 반면, 비스듬히 누우면 완화됨
이차두통 (Secondary headaches)	머리 또는 목 종양, 뇌혈관질환, 감염과 같은 여러 가지 요인들에 의해 발생하는 두통
뇌신경통(Cranial neuralgia)	머리 부위에 분포하는 신경에서 발생하는 통증

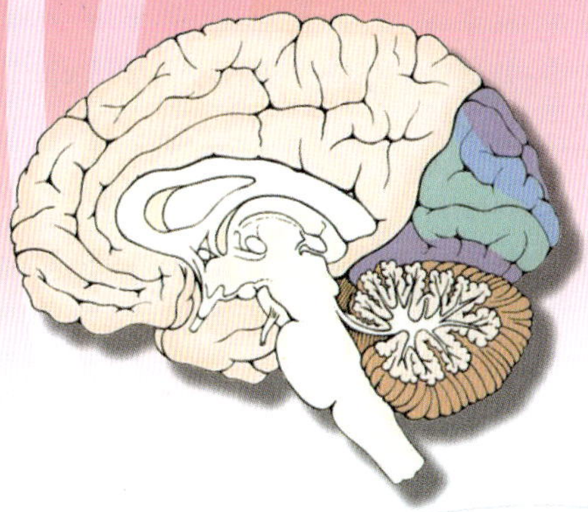

15

시각계
Visual System

개요

- 눈의 구성 Components of the Eye
- 망막층 Retinal Layers
  - 색소상피층 Pigment Epithelium Layer
  - 막대세포 및 원뿔세포 층 Layer of Rods and Cones
  - 바깥경계막 External Limiting Membrane
  - 바깥핵층 Outer Nuclear Layer
  - 바깥얼기층 Outer Plexiform Layer
  - 속핵층 Inner Nuclear Layer
  - 속얼기층 Inner Plexiform Layer
  - 신경절세포층 Layer of Ganglion Cells
  - 시신경층 Optic Nerve Layer
- 광수용기 Photoreceptors
  - 원뿔세포 원추세포 · Cones
  - 막대세포 간상세포 · Rods
  - 멜라놉신-함유 망막신경절세포 Melanopsin-Containing Retinal Ganglion Cells
- 광변환 Phototransduction
- 광수용기로부터 여러 망막세포를 거쳐 일어나는 신호 처리 Processing of Signals from the Photoreceptors by Different Retinal Cell
  - 두극세포, 수평세포 및 신경절세포 Bipolar, Horizontal, and Ganglion Cells
  - 두극세포(중심흥분, 중심억제)와 신경절세포(중심흥분, 중심억제)의 활성 변화가 나타내는 의미 Significance of Changes in On-Center and Off-Center Bipolar and Ganglion Cell Activities
- 색각 Color Vision
- 망막의 혈액 공급 Blood Supply of the Retina
- 시야와 망막야 Visual and Retinal Fields
- 시각경로 Visual Pathways
  - 시상의 외측무릎핵 Lateral Geniculate Nucleus of Thalamus
  - 무릎체새발톱로 Geniculocalcarine Tract
  - 시각피질 Visual Cortex
  - 위둔덕 Superior Colliculus
- 바인딩 기전 Binding Mechanism
- 시각반사 Visual Reflexes
  - 동공(빛)반사 빛반사 · 대광반사 · Pupillary Light Reflex
  - 원근조절반사 Accommodation Reflex

학습목표

이 장을 공부한 학생들은

1. 안구의 구조를 모식도를 그려 설명할 수 있어야 한다.
2. 망막층을 나열하고 모식도를 그려 설명할 수 있어야 한다.
3. 광수용기의 구조와 기능을 설명할 수 있어야 한다.
4. 광변환 기전을 설명할 수 있어야 한다.
5. 광수용기로부터 망막신경절세포까지 시각신호를 중계하는 여러 망막세포의 역할을 설명할 수 있어야 한다.
6. 시각경로를 설명하고 모식도를 그릴 수 있어야 한다.
7. 시각반사를 설명하고 모식도를 그릴 수 있어야 한다.
8. 색각을 설명할 수 있어야 한다.
9. 중요한 시각장애를 나열하고 설명하고 모식도를 그릴 수 있어야 한다.

개요 (계속)

시각vision은 가장 중요한 감각 기능에 속한다. 우리들은 시각을 통해 외부 세계를 인식하게 된다. 예를 들면, 물체의 형태와 인상, 색깔, 움직임은 시각계를 통해 얻는 정보이다. 광수용기에 의해 감지된 광신호의 초기 처리과정은 망막에서 일어난다. 망막retina에서 출발한 축삭은 시상thalamus에 위치하는 중계핵에 종지한다. 이어서 시상 중계핵에 분포하고 있는 신경세포는 대뇌피질로 투사하며, 대뇌피질에서 시각인식과 관련한 추가적인 처리과정이 일어난다. 시각계를 이루는 여러 성분에 대한 세부사항은 다음 단락에서 설명한다.

눈의 구성 Components of the Eye

시각계의 수용기는 눈eye이다(그림 15.1A). 세 층의 조직이 눈을 둘러싸고 있다. 맨 바깥층outermost layer을 **공막**sclera이라 부르며, 공막은 질긴 백색 섬유조직으로 이루어져 있다. 공막의 앞부분에는 **각막**cornea이 있으며, 각막은 투명하여 눈 속으로 빛이 들어갈 수 있게 허용한다.

중간층middle layer은 **맥락막**choroid이라 불리며, 맥락막에는 혈관이 잘 발달되어 있다. 맥락막은 홍채iris 및 **섬모체근**ciliary muscle(**섬모체**ciliary body)과 연결되어 있다. **홍채**iris는 각막을 통해 관찰할 수 있으며, 눈에서 색깔을 띄고 있는 부분이다. 홍채의 중심 부위에는 구멍이 있으며, 이 구멍을 **동공**pupil이라 부른다. 동공 크기는 홍채에 존재하는 동공수축근constrictor pupillae muscle과 동공확대근dilator pupillae muscle을 통해 조절(동공수축근과 동공확대근은 자율신경의 지배를 받고 있음)된다.

눈의 맨 안쪽층innermost layer은 **망막**retina이다. 망막으로부터 시신경이 빠져나오는 부위를 **시신경유두**optic disc·optic nerve head라 부른다(그림 15.1A). 눈에 분포하는 혈관은 시신경유두를 통해 들어간다. 시신경유두에는 광수용기가 존재하지 않으므로 이 부위를 **맹점**blind spot이라 부른다. 시신경유두의 외측모서리 곁에는 적당한 조명에서 관찰할 때 황색으로 보이는 부분이 존재하는데, 이는 이 부위에 있는 세포가 황색색소yellow pigment를 가지고 있기 때문이다. 망막에 존재하는 이 부위를 **황반**macula lutea·macula이라 부른다. 황반은 중심시각central vision(말초시각peripheral vision의 반대 의미)을 제공한다. 황반의 중심부에는 **망막중심오목**fovea이라 불리는 함몰부위가 존재하는데, 이 부위에는 주로 **원뿔세포**cones가 분포한다. 망막의 다른 부위에서 광수용기 위에 위치하던 세포체 및 신경가지로 이루어진 층은 망막중심오목에서는 옆으로 빗겨나 있다. 망막중심오목의 중심에 위치하는 작은 부위인 **오목**foveola에는 혈관조차 분포하지 않는다. 망막중심오목(오목foveola 포함)에는 세포층 및 이들의 신경가지, 그리고 혈관이 분포하지 않기 때문에 광선의 산란이 최소화되므로 망막 중에서 시력visual acuity이 가장 높다. 광수용기photoreceptors(막대세포rods, 원뿔세포cones)의 구조와 기능, 그리고 여러 망막 부위에서의 광수용기의 분포에 대해서는 이 장의 뒷부분에서 설명한다.

눈을 싸고 있는 다른 조직층은 눈의 특정 구조물과 이어져 있다. 예를 들면, 공막은 각막과 이어져 있고, 맥락막은 홍채 및 섬모체근과 이어져 있으며, 신경망막neural retina은 톱니둘레거상연·ora serrata와 이어져 있고, 비신경망

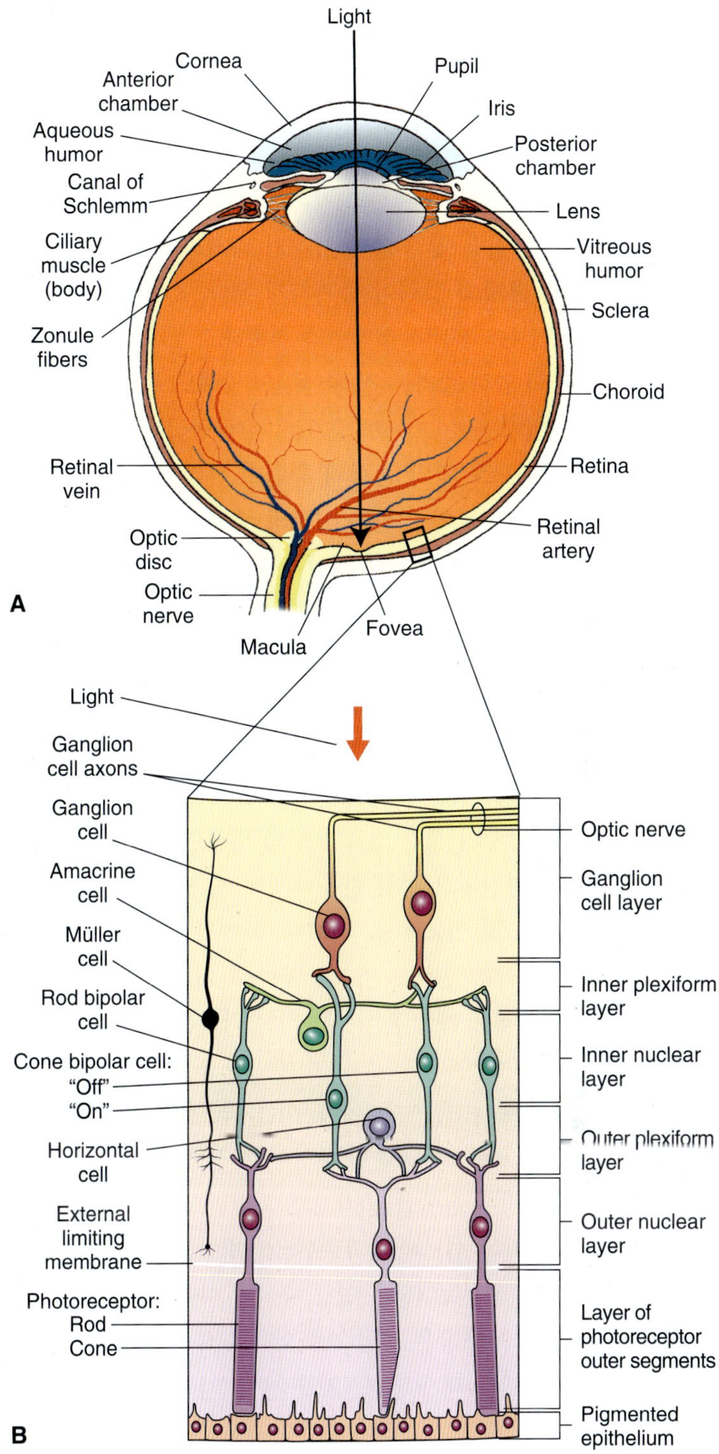

그림 15.1 눈과 망막의 구조. (A) 눈의 여러 성분. (B) 사람 망막의 여러 층(신경세포 사이의 연결을 명확하게 설명하기 위해 몇 가지 세포만 나타냄).

막nonneural retina은 섬모체근의 상피와 이어져 있다. 톱니둘레는 섬모체근 바로 뒤에 위치하는 톱니 모양의 테두리로 신경망막(광수용기와 여러 세포[광자극의 감각 및 처리와 연관된]로 이루어져 있음)의 경계를 이룬다. 망막과 광수용기의 구조 및 기능, 그리고 망막에서의 광수용기의 분포는 이 장의 뒷부분에서 설명한다.

수정체lens와 각막cornea 사이의 공간을 **전방**앞방·anterior chamber이라 부르며, 전방은 **방수**aqueous humor라고 불리는 물 같은 액체로 채워져 있다. 이 액체는 섬모체돌기ciliary process(섬모체근의 혈관성분으로 구성되어 있음)의 상피세포에 의해 계속 생산된다. 섬모체돌기는 **후방**뒷방·posterior chamber(수정체와 홍채 사이의 공간) 모서리 주변에 위치한다. 방수는 동공을 통해 전방으로 유입되어 수정체와 각막에 영양분을 공급한다. 그런 다음 특수한 세포 덩어리인 섬유주trabeculae를 통해 **실렘관**canal of Schlemm(정맥 통로로서 홍채와 각막 경계부인 전방각anterior chamber angle에 위치)으로 흘러들어간다. 정상적인 경우, 방수의 생산과 흡수가 평형을 이룬다. 평형이 깨지면 전방 및 후방에 방수가 축적되며, 이에 따라 전방 및 후방의 압력이 증가하게 된다. 후방은 유리체vitreous body(다음 단락에서 설명함)와 접촉하고 있으므로 전방 및 후방의 압력 증가는 전체 안구의 압력도 증가시키게 된다. 안압intraocular pressure 증가는 눈에 공급되는 혈액량을 감소시키므로 망막 손상의 원인이 된다. **녹내장**glaucoma이라고 불리는 이 질환은 실명의 주요 원인 중 하나이다. 녹내장은 두 유형, 즉 개방각녹내장open-angle glaucoma과 폐쇄각녹내장closed-angle glaucoma · narrow-angle glaucoma · angle-closure glaucoma이 있다. **개방각녹내장**은 섬유주trabeculae를 통해 실렘관으로 유입되는 방수의 투과도가 감소하여 방수가 덜 제거됨으로써 발생한다. **폐쇄각녹내장**은 홍채가 앞쪽으로 이동하여 전방각anterior chamber angle이 감소됨으로써 방수의 제거 경로가 막혀 발생한다. 개방각녹내장은 만성질환으로 콜린유사제제(예, 필로카르핀pilocarpine 국소투여) 및 이뇨제(예, 도르졸아미드dorzolamide 국소투여 또는 아세타졸아미드acetazolamide 경구 투여)로 치료한다. 개방각녹내장 치료제로 가장 흔히 사용하는 약물은 프로스타글린딘 유사체(예, 라타노프로스트latanoprost)와 β-아드레날린수용체 차단제(예, 티모롤timolol)이며, 이들 약물을 국소적으로 투여한다. 프로스타글란딘 유사체는 전방anterior chamber으로부터의 방수 유출을 증가시키는 반면, β-아드레날린수용체 차단제는 섬모체 상피로부터의 방수 분비를 감소시킨다. 급성 폐쇄성녹내장은 안압 증가에 따라 통증을 동반하는데, 이 녹내장은 응급으로 약물을 투여하거나, 외과적으로 홍채를 제거(홍채절제술iridectomy)하여 치료하여야만 한다.

앞에서 설명한 대로, **유리체**vitreous body · vitreous humor는 찐득한 젤리 같은 물질로서 수정체와 망막 사이의 공간을 채우고 있다. 유리체에는 포식세포phagocyte가 존재하는데, 이들 포식세포는 정상적으로 안구 내의 혈액과 찌꺼기를 제거하는 역할을 한다. 노화와 같은 특정 상황에서는 찌꺼기의 크기가 너무 커 유리체에 있는 포식세포에 의해 제거되지 않는 경우도 있다. 이럴 경우 **부유물**floaters이라 불리는 찌꺼기 입자들이 유리체 내에 둥둥 떠다니게 되는데, 부유물은 망막에 그림자를 드리우게 된다.

포도막uveal tract은 홍채iris와 섬모체근ciliary muscle, 맥락막choroid으로 이루어져 있다. 포도막을 구성하는 구조물의 염증(대개 손상 또는 감염에 의해 발생)을 **포도막염**uveitis이라 부른다. 전형적인 치료법은 아트로핀을 투여하는 것으로, 아트로핀은 통증의 원인인 섬모체근의 연축을 막는다. 스테로이드를 국소투여하면 대개 염증 완화에 도움이 된다.

안와 속에 있는 안구를 움직이는 세 쌍의 외안근extra-ocular muscle이 공막sclera에 붙어 있다. 외안근은 **결막**이음막 · conjunctiva(눈꺼풀 안쪽과 공막을 덮고 있는 막)에 의해 덮여 있어 정상적으로 외부에서는 보이지 않는다. 외안근의 신경에 의한 조절 및 안구운동 조절장애는 13장에서 설명하였다.

광선은 각막cornea과 수정체lens, 전방anterior chamber, 후방posterior chamber을 통과하여 망막retina에 분포하는 **광수용기**photoreceptors(막대세포rods, 원뿔세포cones)에 도달한다. 영상이 광수용기에 선명하게 맺히게 해 주는 초점 맞추기는 광선이 각막과 수정체를 통과할 때 굴절됨으로써 일어난다. 수정체의 굴절력 변화를 **조절**accommodation이라 부른다. 수정체를 붙잡고 있는 걸이인대suspensory ligament(방사상으로 배열된 결합조직 띠)를 **섬모체띠**zonule fibers라고 부르며, 섬모체띠는 섬모체근ciliary muscle에 붙어 있다. 섬모체근은 작은 도넛모양으로 둥글게 수정체를 둘러싸고 있다. 섬모체근은 조임근sphincter muscle이다. 섬모체근이 수축하면 섬모체근의 내경이 더 작아지고, 걸이인대(섬모체띠)가 이완되면서 수정체가 더 볼록해지므로 근거리시력near vision에 적합해진다. 정상 조건에서, 섬모체근은 이완되어 있어 섬모체띠가 수정체를 잡아당기게 되며, 이에 따라 수정체의 모양은 얇고 납작해져 원거리시력distant vision에 적합해진다.

망막층 Different Layers of the Retina

사람의 망막은 다음과 같은 층으로 이루어져 있다(그림 15.1B).

색소상피층 The Pigment Epithelium Layer

색소상피층은 망막의 맨 바깥층으로서 색소침착입방세포pigmented cuboidal cell(멜라닌melanin 함유)로 이루어져 있다. 이들 입방세포의 기저부base는 망막 바깥에 위치하는 눈의 맥락층choroidal layer에 단단히 붙어 있다. 이들 입방세포 사이에는 치밀이음tight junction이 존재하며, 치밀이음은 이온과 혈장의 이동을 방지한다. 입방세포의 첨부apex에 존재하는 미세융모microvilli에 의해 광수용기와 서로 맞물려 있다. 색소상피세포pigment epithelium cell는 광수용기 및 이들과 관련된 세포에 영양분(포도당 및 필수 이온들)을 공급한다. 검정색 색소인 멜라닌melanin은 망막에 포획되지 않은 모든 빛을 흡수하여 망막으로 다시 반사되지 않게 함으로써 망막에 맺힌 영상이 훼손되지 않게 한다. 따라서 색소상피층은 광수용기를 손상시킬 수 있는 강한 빛으로부터 광수용기를 보호하는 역할을 한다.

색소상피층은 맥락층의 일부로서 안배눈술잔·optic cup의 바깥면으로부터 발달한다. 나머지 망막은 안배의 안쪽면으로부터 발달하여 안쪽으로 접혀 색소상피와 접하게 된다. 색소상피와 나머지 망막 사이에는 잠재적 공간이 존재한다. 이러한 해부학적 배열은 색소상피층pigmented epithelium layer과 신경망막neural retina(광수용기와 여러 세포[빛 자극의 감각 및 처리와 관련된]로 구성)간의 접촉을 물리적으로 불안정하게 만든다. 따라서 색소상피층은 때때로 신경망막으로부터 분리된다. 이런 상태를 **망막박리**retinal detachment라고 하며, 이럴 경우 광수용기들이 색소상피층으로부터 정상적으로 영양분을 공급받을 수 없기 때문에 광수용기들이 손상될 수 있다. 망막박리는 현재 레이저 수술로 치료하고 있다.

막대세포 및 원뿔세포 층 The Layer of Rods and Cones

막대세포rods와 원뿔세포cones는 광수용기이다. 광수용기의 구조와 기능은 나중에 설명한다. 이들 광수용기의 광민감부위light-sensitive portion는 **막대세포** 및 **원뿔세포 층**에 포함되어 있다. 대부분의 망막에서 막대세포는 원뿔세포보다 훨씬 많이 존재한다(사람의 망막에는 약 1억 개의 막대세포와 5백만 개의 원뿔세포가 존재함). 이러한 원칙은 시력이 가장 높은 부위인 망막중심오목fovea(황반 중심부에서 보이는 함몰부위)에서만은 적용되지 않는다. 망막중심오목에는 원뿔세포만 분포한다. 망막중심오목, 특히 오목foveola에서 관찰되는 높은 시력은 이 부위에 원뿔세포 수용기가 매우 고밀도로 분포하기 때문이다. 오목에서 관찰되는 높은 시력에 관여하는 다른 해부학적 특징은 혈관들이 오목을 피해서 주행하고 오목 주위의 세포체 및 이들의 신경가지의 층이 옆으로 이동하기 때문이다. 이러한 해부학적 특성은 광선이 광수용기에 도달하는 과정 동안에 일어나는 산란을 최소화한다. 앞에서 설명한 대로, 오목의 기능을 침범하는 질환들은 망막의 매우 제한적인 부위(직경 1.2~1.4 mm)에 국한되어 발생하지만 시각소실은 매우 크게 일어난다(다른 시각장애는 이 장의 뒷부분에서 설명함).

바깥경계막 The External Limiting Membrane

막대세포와 원뿔세포의 광민감신경돌기photosensitive process는 **바깥경계막**external limiting membrane을 통해 주행하여 이들의 세포체와 연결된다. 또한 이 부위는 **부챗살아교세포**Müller cell(중추신경계의 신경아교세포glial cell에 상응하는 구조물로서 망막에만 존재함)의 신경돌기도 포함하고 있다.

바깥핵층 The Outer Nuclear Layer

막대세포와 원뿔세포의 세포체는 **바깥핵층**outer nuclear layer에 위치한다.

바깥얼기층 The Outer Plexiform Layer

바깥얼기층에는 막대세포 및 원뿔세포의 축삭돌기와 수평세포horizontal cell의 신경돌기, 두극세포bipolar cell의 수상돌기가 포함되어 있다. 이 층은 광수용기와 다른 세포(수평세포, 두극세포) 사이에서 시냅스 상호작용이 일어나는 부위 중 하나이다.

속핵층 The Inner Nuclear Layer

속핵층은 무축삭세포amacrine cell와 수평세포, 두극세포의 세포체를 포함하고 있다. 무축삭세포 및 수평세포(또는 연합세포association cell)는 개재뉴런으로 작용한다. 무축삭세포는 두극세포와 신경절세포 사이에 끼여 있으며, 신경절세포의 활성을 조정하는 역할을 한다. 광수용기로부터 들어오는 신호 처리에 관여하는 수평세포와 두극세포에 대해서는 뒤에서 설명한다.

속얼기층 The Inner Plexiform Layer

속얼기층은 두극세포의 축삭과 무축삭세포의 신경돌기, 신경절세포ganglion cell의 수상돌기를 포함하고 있다. 이 층은 여러 망막 세포 사이의 시냅스 상호작용이 일어나는 또 다른 부위이다.

신경절세포층 The Layer of Ganglion Cells

다극신경절세포multipolar ganglion cell의 세포체는 **신경절세포층**에 위치한다. 망막의 황반중심오목fovea centralis에서 신경절세포의 밀도가 가장 높다. 망막으로 들어온 시각 자극은 최종적으로 신경절세포ganglion cell의 축삭으로 이루어진 시신경을 통해 중추신경계로 전달된다. 신경절세포는 활동전위를 발생시킬 수 있는 유일한 망막세포이다.

시신경층 The Optic Nerve Layer

시신경층은 신경절세포의 축삭과 부챗살아교세포Müller cell의 신경돌기로 이루어져 있다. 신경절세포의 축삭은 눈 뒷부분을 향하여 주행한 후 공막sclera을 통해 시신경유두optic disc를 빠져나온 후 시신경optic nerve을 형성한다.

앞에서 살펴본 망막의 층들은 빛 자극의 감각 및 처리와 연관되어 있다. 이들은 신경망막을 구성하는데, 신경망막은 막대세포·원뿔세포층, 바깥경계막, 바깥핵층, 바깥얼기층, 속핵층, 속얼기층, 신경절세포층, 시신경층으로 이루어져 있다.

광수용기 The Photoreceptors

앞에서 설명한 대로, 사람의 망막은 두 종류의 광수용기, 즉 막대세포와 원뿔세포로 이루어져 있다. 막대세포와 원뿔세포는 몇 가지 기능적 부위, 즉 바깥분절outer segment과 속분절inner segment, 시냅스말단synaptic terminal으로 이루어져 있다(그림 15.2A).

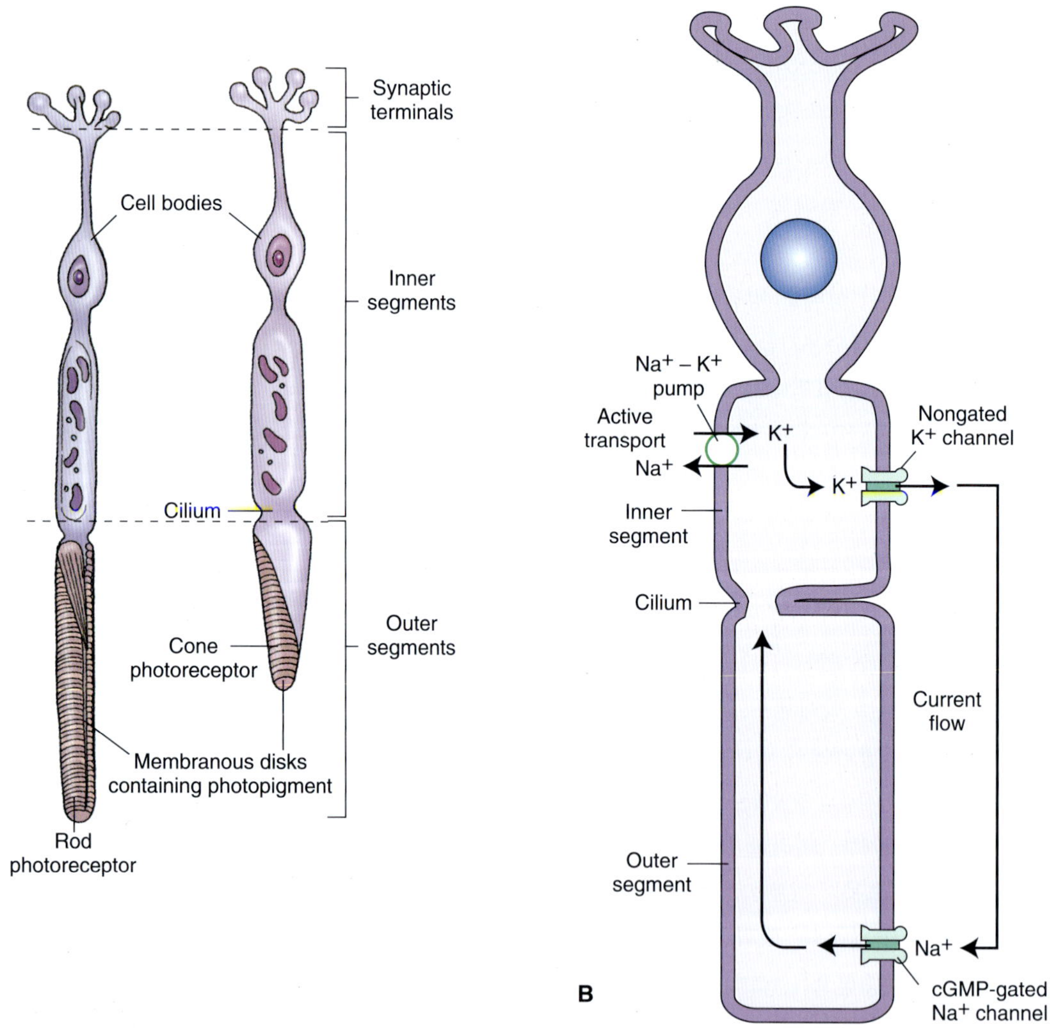

그림 15.2 광수용기의 구조. **(A)** 각 광수용기(막대세포, 원뿔세포)는 세 부분, 즉 바깥분절과 속분절, 시냅스말단으로 이루어져 있다. **(B)** cGMP에 의해 열리는 나트륨통로 및 비관문 칼륨(누출)통로의 위치에 주목하자. 자세한 내용은 본문을 참조할 것. cGMP, cyclic guanosine monophosphate.

바깥분절outer segment은 망막의 바깥면을 향해 위치하며 광변환phototransduction에 관여한다(뒤에서 설명함). 이 분절은 빛을 흡수하는 광색소를 포함하고 있는 막 모양의 원반disc이 차곡차곡 쌓여 형성된다. 이들 원반은 형질막plasma membrane이 함몰되어 형성된다. 막대세포에서 이들 원반은 둥둥 떠다니는데, 그 이유는 이들 원반이 형질막에 붙어 있지 않기 때문이다. 원뿔세포에 존재하는 원반은 형질막에 붙어 있다. 바깥분절은 일정한 속도로 새로 교체된다. 버려지는 꼭대기 부분은 색소상피세포에 의해 포식되어 제거된다. 속분절inner segment은 핵을 포함하고 있으며 대부분의 생합성 기전이 일어나는 부위이다. 속분절은 미세관microtubule을 포함하는 줄기 또는 섬모에 의해 바깥분절과 연결되어 있다. 시냅스말단은 다른 세포와 시냅스를 이루는 부위이다.

원뿔세포 Cones

원뿔세포는 주간 시각daylight vision을 담당한다. 원뿔세포가 매개하는 시력은 막대세포가 매개하는 시력보다 더 높다. 원뿔세포는 색각color vision을 담당하는 반면, 막대세포는 색각에 관여하지 않는다. 원뿔세포는 빠르게 반응하므로 원뿔세포의 통합시간integration time은 짧다. 원뿔 모양을 하고 있어 직사광선에 더욱 민감하게 반응한다. 앞에서 설명한 대로, 이들은 망막중심오목fovea에 집중적으로 분포하고 있다. 원뿔세포가 소실되면 시력visual acuity이 떨어지고 색각장애color vision deficit가 초래된다. 원뿔세포가 소실된 사람은 법률상 실명한 것으로 간주된다.

막대세포 Rods

막대세포는 희미한 빛에 매우 민감하여 약한 빛도 감지할 수 있다. 이들은 야간 시각night vision에 적합하며 주간에는 포화된다. 막대세포가 소실되면 야맹증밤소경증·night blindness이 초래되며, 주변시야의 시력이 소실된다. 이들은 원뿔세포보다 더 많은 광민감색소photosensitive pigment를 포함하고 있다. 광민감색소 때문에 막대세포는 더 많은 빛을 흡수할 수 있다.

신경절세포와는 달리, 원뿔세포와 막대세포는 빛에 대한 반응으로 활동전위action potential를 생성하지 않는다. 그 대신, 이들은 차등전위graded potential를 생성한다. 막대세포의 반응은 느린 반면, 원뿔세포의 반응은 빠르다(표 15.1).

멜라놉신-함유 망막신경절세포 Melanopsin-Containing Retinal Ganglion Cells

막대세포와 원뿔세포 이외에, 최근 포유동물에서 제3의 광수용기가 확인되었다. 이 광수용기는 망막신경절세포의 일부(1~3%)를 차지하고 있다. 이들은 막대세포 및 원뿔세포와는 다른 광색소(**멜라놉신**melanopsin)를 이용하는데, 이 광색소는 빛에 덜 민감하며 공간 해상력도 낮다. 이들 광수용기는 시각반사(예, 동공수축) 및 하루주기리듬 동안의 빛신호전달에 관여한다. 멜라놉신-함유 망막신경절세포에서 일어나는 광변환 기전은 막대세포 및 원뿔세포와 다르다(다음 단락 참조). 14장에서 설명한 대로, 멜라놉신-함유 망막신경절세포는 편두통을 앓고 있는 환자에

표 15.1 막대세포와 원뿔세포 비교

	원뿔세포	막대세포
광자극에 대한 민감도	낮음	높음
광민감색소	덜 풍부함	더 풍부함
광자극에 대한 반응	빠름	느림
특화된 기능	주간 시각	야간 시각
손상의 결과	시력 저하를 초래함(법률적 실명)	야맹증 및 주변시각소실
시력	높음	낮음
포화	매우 강한 빛에 의해 포화됨	주간에 포화됨
색각 기능	색각을 매개함(3종의 원뿔세포 존재)	색각을 매개하지 않음
망막중심오목에서의 밀도	높음	없음
상대적 숫자	막대세포보다 적음	원뿔세포보다 많음(20배)

서 나타나는 광선눈통증photophobia과 관련이 있다.

광변환 Phototransduction

광수용기의 바깥분절막outer segment membrane에는 cGMP에 의해 열리는 나트륨통로cGMP-gated Na^+ channel가 존재한다. cGMP는 나트륨통로의 세포질 쪽에 직접적으로 결합하여 통로를 개방시켜 나트륨Na^+을 유입시킨다. 어두운 곳에 있을 때, 광수용기에는 고농도의 cGMP가 존재하므로 나트륨통로는 개방되며, 이에 따라 광수용기의 바깥분절 속으로 나트륨이 유입된다(그림 15.2B). 따라서 어두운 환경에서 광수용기는 탈분극depolarization되게 된다. 칼륨K^+은 광수용기의 속분절막inner segment membrane에 분포하는 비관문 칼륨통로nongated K^+ channel(칼륨누출통로 K^+ leak channel)를 통해 광수용기 밖으로 유출된다. 나트륨Na^+과 칼륨K^+의 출입에도 불구하고 광수용기 내의 나트륨 및 칼륨 농도가 일정하게 유지되는 것은 광수용기의 속분절에 있는 나트륨펌프Na^+-K^+ pump 때문이다.

막대세포에는 광색소인 로돕신이 존재한다. **로돕신**rhodopsin은 **옵신**opsin(단백질)이 레티날retinal(빛 흡수 성분으로써 비타민A의 알데히드aldehyde 형태)과 결합된 형태이다. 원뿔세포에 존재하는 단백질을 **원뿔세포-옵신**cone-opsin이라 부르는데, 이들은 로돕신에 존재하는 것과 유사한 빛 흡수 성분에 붙어 있다. **광변환**phototransduction 과정은 그림 15.3에 설명되어 있는데, (1) 로돕신의 레티날 성분이 빛을 흡수함에 따라 광수용기색소의 모양이 변하고 이에 따라 G단백질(막대세포에서는 트랜스듀신transducin이라 부름)을 활성화시키며, (2) G단백질은 cGMP phosphodiesterasePDE를 활성화시키고, (3) 활성화된 PDE는 cGMP를 가수분해하여 cGMP 농도를 낮추며, (4) cGMP 농도 감소에 따라 cGMP에 의해 열리는 나트륨통로가 폐쇄되고, (5) 나트륨 유입이 감소되어 광수용기세포가 과분극hyperpolarization된다. 따라서 광수용기는 과분극 발생기전위수용기전위·hyperpolarizing generator (receptor) potential를 일으킨다(다른 수용기에서는 탈분극 발생기전위가 생김). 광수용기(막대세포, 원뿔세포)는 활동전위action potential를 생성하지 못한다.

멜라놉신-함유 망막신경절세포의 광변환 기전은 막대세포 및 원뿔세포와 다르다. 막대세포와 원뿔세포는 빛에 대해 과분극hyperpolarization 반응을 나타내지만, 멜라놉신-함유 망막신경절세포는 탈분극depolarization 반응을 나타낸다. 또한 멜라놉신-함유 망막신경절세포의 빛반응은 빛이 존재하는 한 계속해서 일어난다. 막대세포와 원뿔세포는 이차전령으로서 cGMP가 관여하는 연쇄반응을 활용하며, 빛반응으로 cGMP 농도가 감소하여 형질막의 과분극을 초래하게 된다. 멜라놉신-함유 망막신경절세포에서 일어나는 광변환은 Gq/11 계열의 G단백질을 필요로 하고 포스포이노시티드phosphoinositide 신호전달 연쇄반응이 관여하는데, 포스포리파아제C Phospholipase C [PLC] 활성에 따른 포스파티딜이노시톨 이인산phosphatidylinositol bisphosphate [PIP2](막지질 성분)의 가수분해에 의해 양이온통로

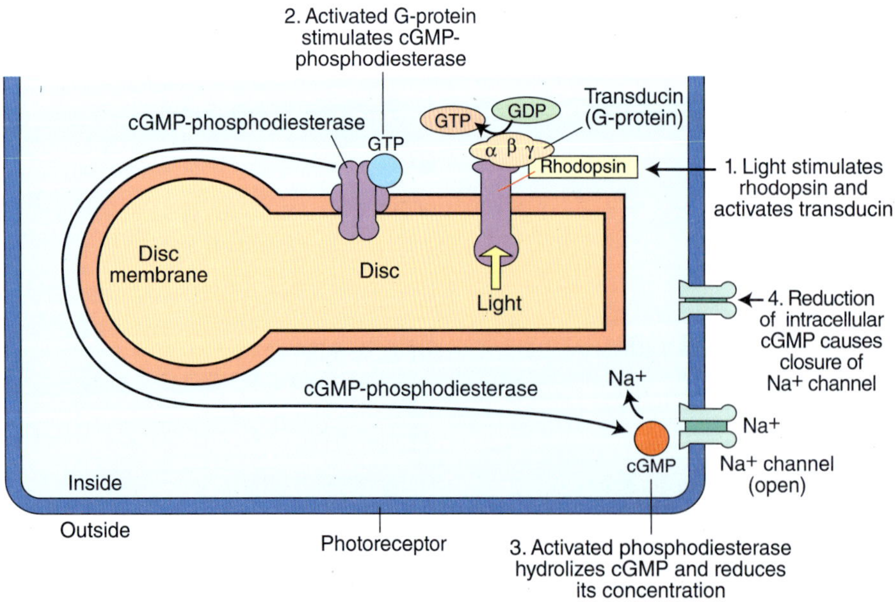

그림 15.3 막대세포에서 일어나는 광변환 기전. 로돕신(막대세포에 있는 광색소)의 레티날 성분은 빛을 흡수하며, 로돕신의 모양을 변화시키고, G단백질(막대세포에서의 트랜스듀신)이 활성화되며, cGMP phosphodiesterase가 활성화되고, cGMP가 분해되어 농도가 감소하며, cGMP에 의해 열리는 나트륨통로가 닫히고, 세포 속으로 나트륨Na^+ 유입이 줄어들게 되므로 광수용기는 과분극된다. cGMP, cyclic guanosine monophosphate; GTP, guanosine triphosphate; GDP, guanosine diphosphate.

가 개방되고 세포막이 탈분극된다. 멜라놉신-함유 망막 신경절세포의 중추 연결은 하루주기리듬circadian rhythm 및 동공수축miosis에 관한 이들의 역할과 부합하는데, 이들 신경절세포는 시각교차상핵suprachiasmatic nucleus과 외측무릎핵lateral geniculate nucleus, 덮개앞핵pretectal nucleus으로 투사한다. 덮개앞핵에 분포하는 뉴런은 에딩거-베스트팔핵Edinger-Westphal nucleus에 분포하는 뉴런으로 투사하며, 에딩거-베스트팔핵의 축삭은 섬모체신경절ciliary ganglion을 통해 홍채iris에 분포한다(이 장의 뒤에서 설명하는 시각반사 참조).

막대세포와 원뿔세포는 두극세포bipolar cell 및 수평세포horizontal cell의 수상돌기와 시냅스를 이룬다. 막대세포와 원뿔세포로부터 나오는 신호는 화학시냅스를 통해 두극세포와 수평세포로 전달된다. 앞에서 설명한 대로, 주간 시각daylight vision은 원뿔세포가 담당하고, 야간 시각night vision은 막대세포가 담당한다.

광수용기로부터 여러 망막세포를 거쳐 일어나는 신호 처리

Processing of Signals From the Photoreceptors by Different Retinal Cells

두극세포, 수평세포 및 신경절세포

Bipolar, Horizontal, and Ganglion Cells

두극세포의 세포체는 망막의 속핵층에 위치한다. 이들 세포는 막대세포rods와 원뿔세포cones로부터 신경절세포ganglion cells로 가는 시각신호 전달과 주로 연계되어 있다. **두극세포**의 **감수영역**은 원형망막영역circular area of retina이며, 감수영역이 빛 자극에 의해 흥분될 경우 두극세포의 막전위가 변하게 된다. 두극세포의 감수영역은 두 부분, 즉 중심감수영역receptive field center(광수용기로부터 들어오는 입력을 직접적으로 두극세포에 제공함)과 주변감수영역receptive field surround(광수용기로부터 들어오는 입력을 수평세포를 통해 간접적으로 두극세포에 제공함)으로 이루어져 있다(그림 15.4A).

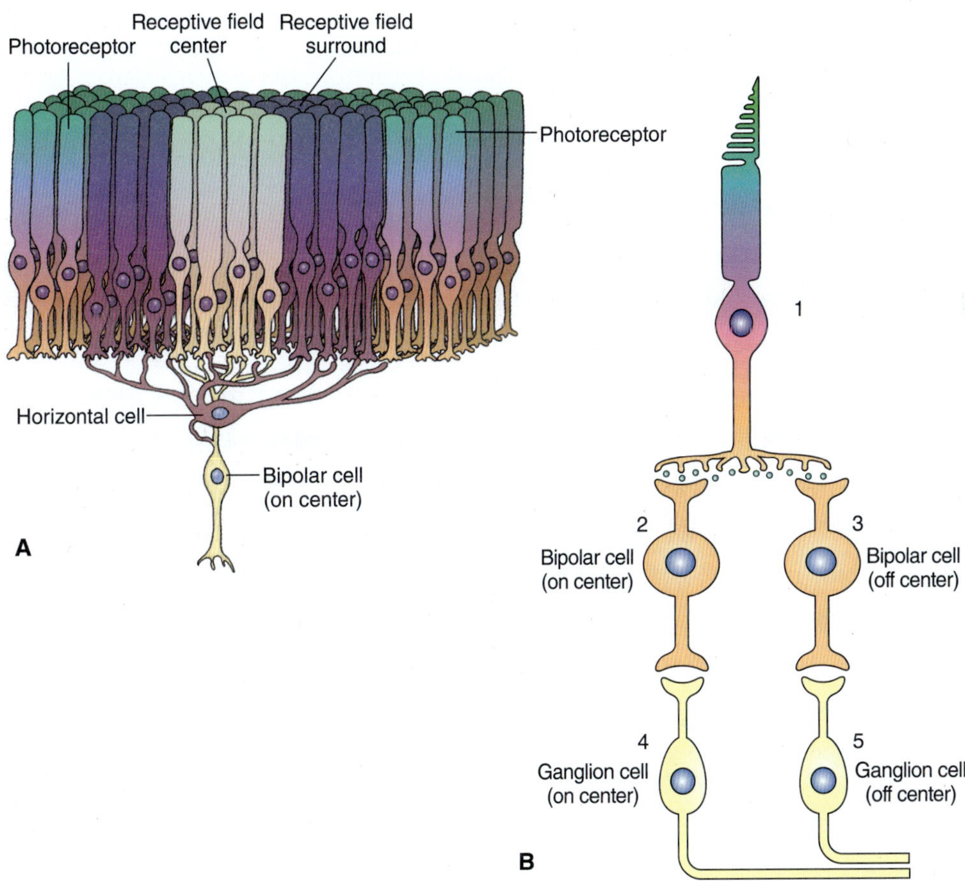

그림 15.4 광수용기의 감수영역과 신경연결. **(A)** 중심감수영역은 광수용기로부터 들어오는 입력을 직접 두극세포에 제공하며, 주변감수영역은 광수용기로부터 들어오는 입력을 수평세포를 거쳐 간접적으로 두극세포에 제공한다. **(B)** 1. 광수용기세포; 2. 중심흥분두극세포; 3. 중심억제두극세포; 4. 중심흥분신경절세포; 5. 중심억제신경절세포.

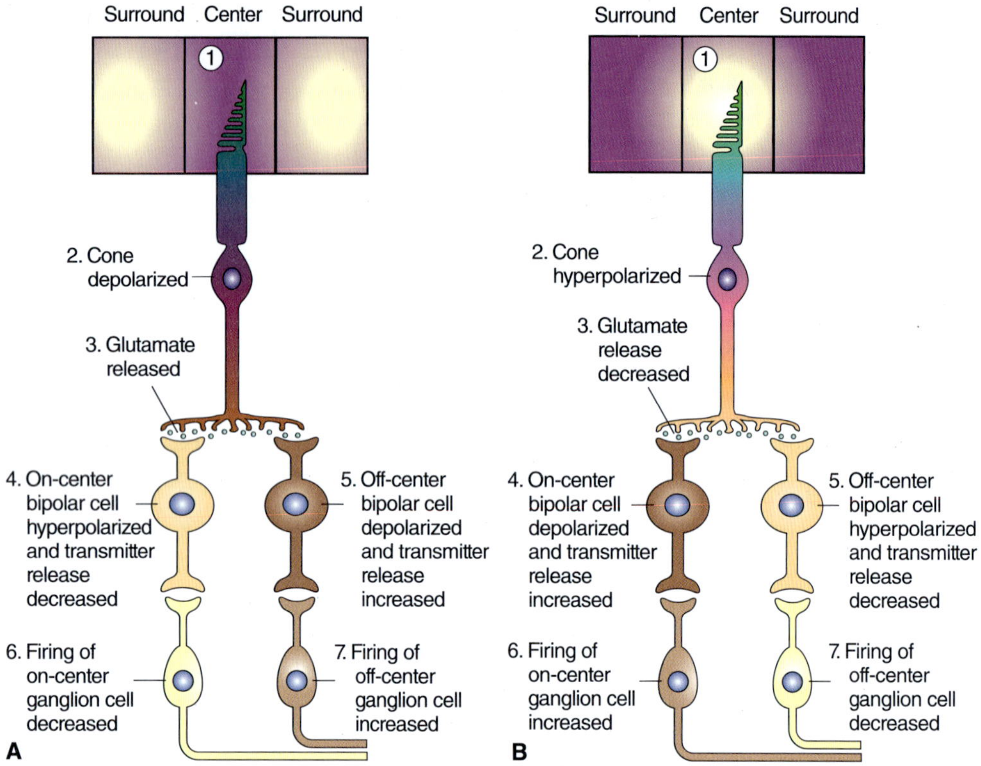

그림 15.5 중심감수영역에 빛이 들어오지 않을 때와 빛이 들어올 때의 망막 두극세포와 신경절세포의 반응. **(A)** 광수용기의 중심감수영역에 빛이 들어오지 않을 때의 광수용기와 두극세포(중심흥분, 중심억제), 신경절세포(중심흥분, 중심억제)의 전기적 활성 변화. **(B)** 광수용기의 중심감수영역에 빛이 들어올 때의 광수용기와 두극세포(중심흥분, 중심억제), 신경절세포(중심흥분, 중심억제)의 전기적 활성 변화. 자세한 내용은 본문을 참조할 것.

광자극에 대해 두극세포의 중심감수영역과 주변감수영역에서 발생하는 막전위 변화는 서로 반대이다.

빛에 반응하여 두극세포에서 막전위 변화가 생기는 기전은 다음과 같이 요약할 수 있다. 두 종류의 두극세포가 있으며, 한 종류는 중심흥분두극세포"on"-center bipolar cell이며, 다른 종류는 중심억제두극세포"off"-center bipolar cell이다. 자극을 받으면 두극세포는 활동전위action potential가 아니라 차등전위graded potential를 생성한다(6장 참조). 각각의 원뿔세포(그림 15.4B, 1)는 중심흥분두극세포(그림 15.4B, 2)와 중심억제두극세포(그림 15.4B, 3)에 시냅스한다. 이어서 각 중심흥분두극세포는 중심흥분신경절세포on-center ganglion cell(그림 15.4B, 4)와 시냅스하고, 각 중심억제두극세포는 중심억제신경절세포off-center ganglion cell(그림 15.4B, 5)와 시냅스한다.

중심감수영역receptive field center에 빛이 들어오지 않으면(그림 15.5A, 1) 광수용기는 탈분극depolarization되며(그림 15.5A, 2), 계속적으로 글루탐산glutamate을 유리한다(그림 15.5A, 3). 광수용기 말단으로부터 유리된 글루탐산은 중심흥분두극세포에 분포하는 대사성 글루탐산수용체metabotropic glutamate receptor를 자극하므로 칼륨통로K^+ channel가 개방되어 칼륨K^+이 유출되므로 중심흥분두극세포는 과분극hyperpolarization되며, 이에 따라 신경전달물질(대개 글루탐산) 유리가 줄어들게 된다(그림 15.5A, 4). 한편, 광수용기 말단에서 유리된 글루탐산은 중심억제두극세포에 분포하는 이온성 글루탐산수용체ionotropic glutamate receptor를 자극하므로 나트륨통로Na^+ channel가 개방되어 나트륨Na^+이 유입되므로 중심억제두극세포는 탈분극되며, 이에 따라 신경전달물질(대개 글루탐산) 유리가 증가하게 된다(그림 15.5A, 5).

중심흥분두극세포on-center bipolar cell가 과분극hyperpolarization되면(그림 15.5A, 4) 이들로부터의 신경전달물질 유리가 줄어들며, 이에 따라 해당 중심흥분신경절세포의 활동전위가 감소하게 된다(그림 15.5A, 6). 중심억제두극세포off-center bipolar cell가 탈분극depolarization되면(그림 15.5A, 5) 이들로부터 신경전달물질 유리가 증가되며, 이에 따라 해당 중심억제신경절세포의 활동전위가 증가하게 된다

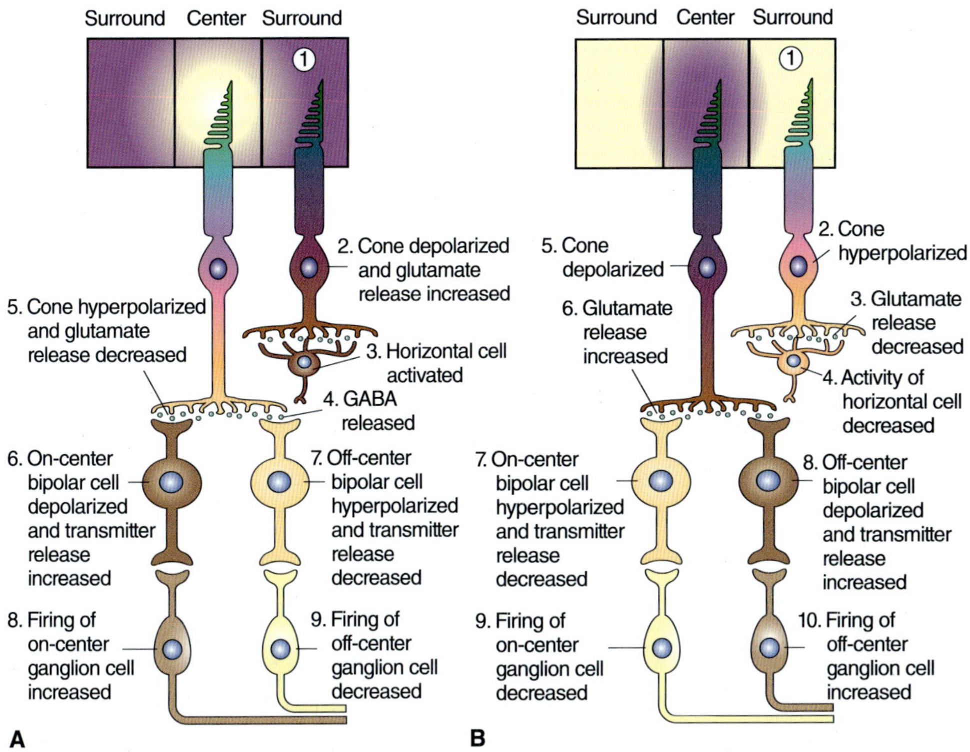

그림 15.6 주변감수영역에 가해진 어둠 및 빛에 대한 망막 두극세포 및 신경절세포의 반응. **(A)** 광수용기의 주변감수영역에 어둠이 가해졌을 때 나타나는 광수용기와 두극세포(중심흥분, 중심억제), 신경절세포(중심흥분, 중심억제)의 전기적 활성 변화. **(B)** 광수용기의 주변감수영역에 빛이 가해졌을 때 나타나는 광수용기와 두극세포(중심흥분, 중심억제), 신경절세포(중심흥분, 중심억제)의 전기적 활성 변화. 자세한 내용은 본문을 참조할 것. GABA, gamma aminobutyric acid.

(그림 15.5A, 7).

중심감수영역에 분포하는 광수용기에 빛이 들어오면(그림 15.5B, 1) 광수용기는 과분극되고(그림 15.5B, 2), 말단에서 글루탐산 유리가 감소된다(그림 15.5B, 3). 광수용기 말단으로부터 글루탐산 유리가 줄어들면 중심흥분두극세포는 탈분극되고 신경전달물질 유리는 증가되는 반면(그림 15.5B, 4), 중심억제두극세포는 과분극되고 신경전달물질 유리는 감소된다(그림 15.5B, 5). 중심흥분두극세포의 탈분극(그림 15.5B, 4)은 이들의 신경전달물질 유리를 증가시켜 해당 중심흥분신경절세포의 활동전위를 증가시킨다(그림 15.5B, 6). 중심억제두극세포의 과분극(그림 15.5B, 5)은 이들의 신경전달물질 유리를 감소시켜 해당 중심억제신경절세포의 활동전위를 감소시킨다(그림 15.5B, 7).

주변감수영역receptive field surround에 빛이 들어오면 두극세포와 신경절세포는 서로 반대 반응을 나타낸다. 두극세포의 주변감수영역에 위치하는 광수용기는 **수평세포**horizontal cell라고 불리는 개재뉴런에 의해 중심감수영역에 위치하는 광수용기와 연결되어 있다. 빛이 없을 경우(그림 15.6A, 1), 주변감수영역에 분포하는 광수용기는 탈분극되어 이들의 신경전달물질(글루탐산) 유리를 증가시킨다(그림 15.6A, 2). 광수용기로부터 유리된 글루탐산은 수평세포를 활성화시키며(그림 15.6A, 3), 이에 따라 중심감수영역에 위치하는 광수용기와 시냅스하는 부위에 억제성 신경전달물질(대개 GABA)을 유리하므로 과분극이 유도되고 이들의 말단으로부터의 글루탐산 유리가 줄어든다(그림 15.6A, 5). 이 현상을 **측방억제**lateral inhibition라고 부른다. 중심감수영역에 분포하는 광수용기 말단으로부터의 글루탐산 유리 감소는 중심흥분두극세포를 탈분극시키고 이들의 신경전달물질 유리를 증가시키는 반면(그림 15.6A, 6), 중심억제두극세포를 과분극시키고 이들의 신경전달물질 유리를 감소시킨다(그림 15.6A, 7). 앞에서 설명한 대로, 중심흥분두극세포의 탈분극(그림 15.6A, 6)은 해당 신경절세포의 활동전위를 증가(그림 15.6A, 8)시키는 반면, 중심억제두극세포의 과분극(그림 15.6A, 7)은 해당 신경절세포의 활동전위를 감소(그림 15.6A, 9)시킨다.

주변감수영역receptive field surround에 빛이 들어오면(그림

15.6B, 1) 이 영역에 분포하는 광수용기는 과분극(그림 15.6B, 2)된다. 이들의 말단으로부터 글루탐산 유리가 감소(그림 15.6B, 3)하며, 수평세포의 활성이 감소(그림 15.6B, 4)하고, 수평세포 말단으로부터 GABA 유리가 감소하며, 이들 세포에 의해 일어나는 중심감수영역에 분포하는 광수용기에 대한 측방억제가 줄어든다. 그러므로 중심감수영역에 위치하는 광수용기는 수평세포에 의한 측방억제로부터 해제된다. 따라서 중심감수영역에 분포하는 광수용기는 탈분극되므로(그림 15.6B, 5), 이들의 말단으로부터의 글루탐산 유리가 증가된다(그림 15.6B, 6). 그 결과, 중심흥분두극세포는 과분극되고, 이들의 신경전달물질 유리는 감소된다(그림 15.6B, 7). 중심억제두극세포는 탈분극되고, 이들의 신경전달물질 유리는 증가된다(그림 15.6B, 8). 중심흥분두극세포의 과분극(그림 15.6B, 7)은 해당 신경절세포의 활동전위를 감소(그림 15.6B, 9)시키는 반면, 중심억제두극세포의 탈분극(그림 15.6B, 8)은 해당 신경절세포의 활동전위를 증가시킨다(그림 15.6B, 10).

두극세포(원뿔두극세포cone bipolar cell는 원뿔 광수용기와, 막대두극세포rod bipolar cell는 막대 광수용기와 시냅스함)는 원뿔광수용기 또는 막대광수용기 중 하나와 시냅스하며, 둘 모두와 시냅스하지는 않는다. 원뿔두극세포cone bipolar cell는 약 10종이 존재하지만, 막대두극세포rod bipolar cell는 단지 1종만 존재한다. 막대두극세포는 망막 신경절세포와 직접적으로 시냅스하지 않고 무축삭세포amacrine cell(AII 무축삭세포AII amacrine cell)와 시냅스한다(그림 15.1B). 대부분의 무축삭세포는 많은 수상돌기를 가지고 있지만, 축삭은 거의 가지고 있지 않다. AII 무축삭세포는 중심흥분 원뿔두극세포on-center cone bipolar cell의 축삭 말단과 틈새이음gap junction에 의해 연결되어 있다. AII 무축삭세포는 이들 틈새이음을 통해 중심흥분 원뿔두극세포를 흥분시키며, 글리신glycine을 유리하는 시냅스를 통해 중심억제 원뿔두극세포off-center cone bipolar cell를 억제한다. 중심흥분 원뿔두극세포 및 중심억제 원뿔두극세포는 해당 망막 신경절세포retinal ganglion cell와 접촉한다. 이 신경로는 막대세포광수용기(낮은 강도의 빛[암소시scotopic vision] 신호를 막대두극세포와 AII 무축삭세포를 통해 망막 신경절세포로 보냄)에 의해 이용된다. 앞에서 설명한 대로, 수평세포(그림 15.1B)는 망막감수영역에 존재하는 중심-주변 억제center-surround inhibition에서 일어나는 측방억제에 관여한다. 또한 무축삭세포도 현재까지는 잘 알려져 있지 않은 기전을 통해 측방억제 작용을 나타낼 수 있다.

두극세포(중심흥분, 중심억제)와 신경절세포(중심흥분, 중심억제)의 활성 변화가 나타내는 의미

Significance of Changes in On-Center and Off-Center Bipolar and Ganglion Cell Activities

앞에서 설명한 대로, 빛 자극(중심감수영역 및 주변감수영역에 가해지는)에 대한 중심흥분두극세포와 중심억제두극세포의 막전위 변화와 해당되는 신경절세포의 활동전위 변화는 서로 반대로 일어난다. 이러한 기전은 두극세포와 신경절세포를 중심감수영역과 주변감수영역에 가해지는 빛의 대비contrast에 민감하게 만든다. 빛의 대비(빛의 절대치가 아닌)에 대한 두극세포 및 신경절세포의 민감도는 밝은 조건에서 끊임없이 넓은 범위의 명암에 대한 정보를 제공한다. 예를 들면, 인쇄된 페이지에서, 그 페이지의 흑black (활자) 또는 백white (배경)은 방에서 볼 때나 햇빛 아래에서 볼 때나 똑같이 보인다. 실험 조건에서, 중심흥분신경절세포가 손상될 경우 실험동물은 배경보다 검은 물체를 여전히 볼 수 있다. 그러나 이들은 배경보다 밝은 물체는 볼 수 없다. 이러한 관찰 결과는 시야의 명(밝음)과 암(어두움)에 대한 정보는 각각 중심흥분신경절세포와 중심억제신경절세포를 통해 뇌로 전달된다는 것을 나타낸다.

망막 신경절세포retinal ganglion cell는 적어도 두 종류, 즉 M세포M cell (M 신경절세포M ganglion cell · M-type ganglion cell)와 P세포P cell (P 신경절세포P ganglion cell · P-type ganglion cell)가 존재한다. P세포의 숫자는 M세포보다 많다. M세포는 시상 외측무릎핵lateral geniculate nucleus [LG]의 거대세포층magnocellular layer으로 투사하는 반면, P세포는 같은 시상핵의 소세포층parvocellular layer으로 투사한다('시각경로' 단락 참조). M세포는 P세포에 비해 세포체와 수상돌기 영역, 축삭이 더 크다. 시각자극에 대해 M세포는 일과성으로 반응하는데 비해, P세포는 지속적으로 반응한다. M세포는 색깔 정보를 전달할 수 없지만, P세포는 색깔 정보를 전달할 수 있다. P세포가 색깔 정보를 전달할 수 있는 이유는 이들의 중심부 및 주변부에 서로 다른 유형의 원뿔세포를 포함하고 있기 때문이다. 예를 들면, P세포의 중심부에는 장파장의 빛(적색)에 민감한 원뿔세포가 존재하는 것으로 보이며, 주변부에는 중파장의 빛(녹색)에 민감한 원뿔세포가 존재하는 것으로 보인다. 이들 P세포는 서로 다른 파장의 빛이 이들의 중심부 및 주변부로 들어오는 것에 민감하게 반응하게 될 것이다.

색각 Color Vision

원뿔세포cones는 세 종류가 있으며, 각 원뿔세포에는 원색primary colors(적색red, 청색blue, 녹색green) 중 하나에 민감하게 반응하는 광색소photopigment를 포함하고 있다. 각 원뿔세포로부터 유래하는 흥분파의 상대적 빈도는 어떤 색깔을 감지하느냐에 따라 결정된다. 원뿔세포 이외에도 망막에는 색각의 처리과정에 관여하는 다른 세포도 포함하고 있는데, 이러한 세포로는 수평세포horizontal cell(단색 자극에 의해 과분극 또는 탈분극됨)와 신경절세포ganglion cell(단색 자극에 의해 흥분"on" 또는 흥분되지 않음"off")를 들 수 있다. 특정 단색(예, 녹색)에 의해 우선적으로 자극된 원뿔세포에서 유래한 정보는 시각피질에 의해 처리되어 특정 색깔(이 경우에는 녹색)로 해독된다. 두 종류의 다른 원뿔세포가 두 종류의 다른 단색(예, 적색과 녹색)에 의해 같은 정도로 자극되는 경우, 시각피질은 이들을 노란색으로 해독한다. 시각피질에는 밝기와 대비를 구분할 수 있는 세포들과 특정 단색에 반응하는 세포들을 포함하고 있다. 시각피질에서 일어나는 색각 처리과정은 원뿔세포와 수평세포, 신경절세포, 외측무릎핵세포에서의 반응들을 통합하는 과정들을 포함하고 있다.

망막의 혈액공급 Blood Supply of the Retina

망막은 **안동맥**눈동맥·ophthalmic artery 분지로부터 혈액을 공급받는다. 이들 중 하나의 분지(망막중심동맥central retinal artery)는 시신경유두optic nerve disc를 통해 눈으로 들어가 신경망막의 내측부위에 혈액을 공급한다. 다른 분지(섬모체동맥모양체동맥·ciliary artery)는 시신경 출구 근처에서 공막을 뚫고 들어가 맥락막의 일부인 맥락막모세혈관층chorio-capillaris에 혈액을 공급한다. 막대세포와 원뿔세포를 포함하고 있는 바깥망막은 맥락막모세혈관층으로부터 영양분을 공급받기 때문에 이들의 대사활동은 맥락층에 공급되는 혈액량에 의존하게 된다.

시야와 망막야 Visual and Retinal Fields

시야결손을 이해하기 위해서는 먼저 시야와 망막야를 구분하는 것이 필요하다. 각 눈의 **시야**visual field는 머리를 고정한 채 정면을 주시할 때 해당 눈이 볼 수 있는 공간 범위를 말한다. 각 눈의 망막중심오목fovea은 시야에 있는 **주시점**fixation point과 일직선상에 위치한다. 수직선은 각 눈의 시야를 좌측반시야left-half field와 우측반시야right-half field로 나누는 선이다. 수평선은 각 눈의 시야를 상반

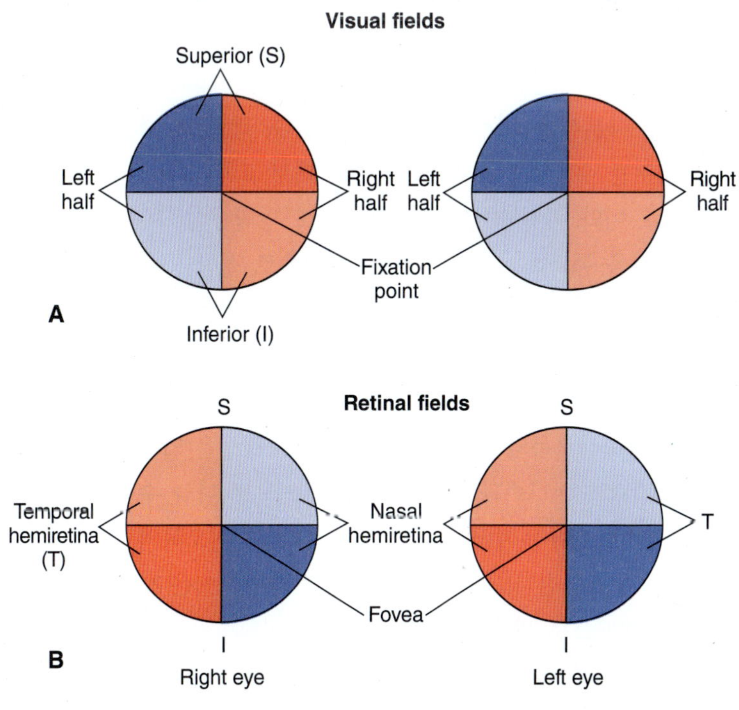

그림 15.7 시야와 망막야. (A) 수직선은 공간 속에 위치하는 각 눈의 시야를 좌·우 반시야로 나누는 선이다. 수평선은 각 눈의 시야를 상·하 반시야로 나누는 선이다. 이들 선은 주시점에서 교차한다. (B) 수직선은 각 눈의 망막을 귀쪽반망막과 코쪽반망막으로 나누는 선이다. 수평선은 각 눈의 망막을 상·하 반망막으로 나누는 선이다. 이들 선은 망막중심오목에서 교차한다.

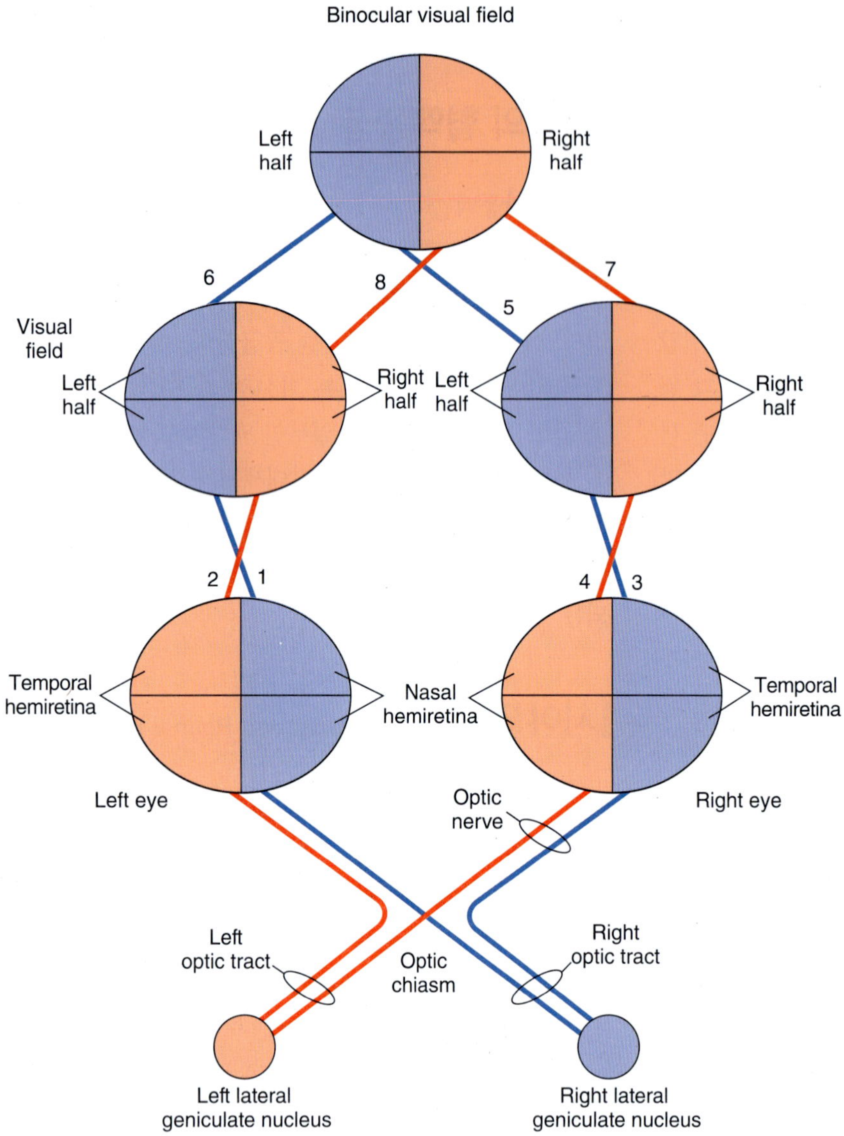

그림 15.8 시야와 망막 사이의 관계. 1과 2: 좌안의 코쪽반망막은 좌안의 좌측반시야(청색으로 나타냄)에 있는 물체를 보며, 좌안의 귀쪽반망막은 좌안의 우측반시야(적색으로 나타냄)에 있는 물체를 본다. 3과 4: 우안의 시야와 반망막 사이의 관계를 나타내며, 좌안에서의 관계와 유사하다. 5와 6: 두 눈의 시야를 겹쳐 놓으면 두 눈의 좌측반시야는 양안시야의 좌측반시야(청색으로 나타냄)와 겹쳐진다. 7과 8: 두 눈의 시야를 겹쳐 놓으면 두 눈의 우측반시야는 양안시야의 우측반시야(적색으로 나타냄)와 겹쳐진다. 각 시신경은 코쪽 및 귀쪽 반망막으로부터 출발한 축삭으로 이루어져 있다. 시각교차 부위에서 코쪽반망막으로부터 출발한 축삭은 반대쪽으로 교차하고, 귀쪽반망막으로부터 출발한 축삭은 교차하지 않는다. 왼쪽 또는 오른쪽에서 교차한 축삭과 교차하지 않은 축삭들이 만나 시각로를 형성한다.

시야superior half와 하반시야inferior half로 나누는 선이다. 각 반시야는 사분시야quadrant로 세분될 수 있다. 각 눈의 시야를 나누는 수직선과 수평선은 주시점에서 교차한다(그림 15.7A). 이와 비슷하게, 망막표면에서도 망막중심오목의 중심점을 통과하는 수직선을 그려 좌우로 절반을 나눌 수 있는데, 망막중심오목의 내측에 있는 망막을 **코쪽반망막**비측반망막·nasal hemiretina이라 하고, 망막중심오목의 외측에 있는 망막을 **귀쪽반망막**측두반망막 temporal hemiretina이라 한다. 망막중심오목의 중심점을 통과하는 수평선은 망막을 상반망막superior half과 하반망막inferior half으로 나눌 수 있다. 망막을 나누는 수직선과 수평선은 망막중심오목의 중심점에서 교차한다(그림 15.7B). 각 반망막hemiretina은 사분망막quadrant으로 세분될 수 있다.

시야의 물체 이미지가 망막에 맺힐 때는 상·하 및 좌·우가 바뀐다. 따라서 좌안 시야의 좌측 절반의 이미지는 좌안의 코쪽반망막에 맺히고, 좌안 시야의 우측 절반의 이미지는 좌안의 귀쪽반망막에 맺힌다(그림 15.8의 선1, 선2). 이와 마찬가지로, 우안 시야의 좌측 절반의 이미지는 우안의 귀쪽반망막에 맺히고, 우안 시야의 우측 절반의 이미지는 우안의 코쪽반망막에 맺힌다(그림 15.8, 선3 선4). 각 안구의 상반시야 및 하반시야와 상반망막 및 하반망막 사이에도 이와 비슷한 관계가 존재한다(그림 15.8에 나타내지 않음).

각 눈의 시야 중심부는 양쪽 망막으로 볼 수 있다. 양쪽 눈으로 볼 수 있는 이 부분을 **양안시야**binocular visual field라고 한다. 양안시야 그림(그림 15.8)에서 양 눈의 시야는 겹쳐지는데, 양안시야의 왼쪽절반 시야(청색으로 나타냄)는 각 눈의 왼쪽절반 시야가 담당하며(그림 15.8, 청색선

5, 6), 양안시야의 오른쪽절반 시야(적색으로 나타냄)는 각 눈의 오른쪽절반 시야가 담당한다(그림 15.8, 적색선 7, 8).

시각경로 Visual Pathways

신경절세포ganglion cell의 축삭은 시신경유두optic disc가 위치하는 안구의 뒤쪽으로 주행한다. 이 지점에서, 신경절세포의 축삭은 말이집축삭myelinated axon으로 바뀐 후 시신경optic nerve이 되어 안구를 빠져나온다. 뇌를 덮고 있는 수막meninges이 시신경도 감싸고 있다. 시신경optic nerve과 시각로optic tract, 그리고 이들과 각 눈의 시야와의 관계가 그림 15.8에 설명되어 있다. 양 눈의 시신경이 뇌에 도달하면, 시신경이 합쳐져 **시각교차**시신경교차·optic chiasm를 형성한다. 이 부위에서, 각 눈의 코쪽반망막nasal hemiretina에 맺힌 이미지를 전달하는 신경섬유는 반대쪽으로 교차하는 반면, 각 눈의 귀쪽반망막temporal hemiretina에 맺힌 이미지를 전달하는 신경섬유는 교차하지 않는다. 시각교차를 지난 후, 우측 또는 좌측으로 향하는 교차섬유 및 비교차섬유들이 각각 합쳐져서 **시각로**시삭·optic tract를 형성한다. 좌측시각로left optic tract는 좌안의 귀쪽반망막 및 우안의 코쪽반망막으로부터 출발한 축삭으로 구성된다. 앞에서 설명한 대로, 좌안의 귀쪽반망막은 좌안의 우측반시야에 있는 물체를 보고, 우안의 코쪽반망막은 우안의 우측반시야에 있는 물체를 본다(그림 15.8, 적색선 2, 4). 이것은 좌측시각로에는 각 눈의 우측시야로부터 들어오는 시각정보를 전달하는 신경섬유가 포함되어 있다는 것을 의미한다(그림 15.8, 적색선 7, 8).

우측시각로right optic tract는 우안의 귀쪽반망막 및 좌안의 코쪽반망막으로부터 출발한 축삭을 포함하고 있다. 우안의 귀쪽반망막은 우안의 좌측반시야에 위치하는 물체를 보고, 좌안의 코쪽반망막은 좌안의 좌측반시야에 위치하는 물체를 본다(그림 15.8, 청색선 1과 3). 따라서 우측시각로는 각 눈의 좌측반시야 또는 양안시야의 좌측 절반으로부터 들어오는 시각정보를 전달하는 신경섬유를 포함하고 있다(그림 15.8, 청색선 5, 6). 각 시각로는 해당 시상의 외측무릎핵LG으로 투사한다(다음 단락 참조).

시상의 외측무릎핵 The Lateral Geniculate Nucleus of Thalamus

외측무릎핵lateral geniculate nucleus [LG]으로 투사하는 시각로optic tract를 그림 15.9A에 나타내었다. 외측무릎핵LG은 6층으로 이루어져 있다. 배쪽 층(1층, 2층)은 큰 세포를 포함하고 있어 **거대세포층**magnocellular layer이라 불리는 반면, 등쪽 층(3층, 4층, 5층, 6층)은 작은 세포를 포함하고 있어 **소세포층**parvocellular layer이라 불린다. 거대세포층이 손상되면 빠르게 움직이는 시각 자극을 감지하는 능력은 감소하지만, 시력visual acuity 또는 색각color vision에 대한 효과는 거의 없거나 전혀 없다. 한편, 소세포층이 손상되면 색각이 소실되며 시력이 나빠진다(빠르게 움직이는 시각 자극에 대한 인식에는 영향을 미치지 않음). 따라서 소세포계통은 색깔 및 섬세한 시각 정보와 연관되어 있는 것으로 보이며, 거대세포 계통은 시각 자극의 위치 및 움직임과 연관되어 있는 것으로 보인다. 일반적으로, 소세포계는 **일차시각피질**primary visual cortex의 더 배쪽 부위(심층부)로 투사하며, 거대세포계는 일차시각피질의 더 등쪽 부위(표층부)로 투사한다. 반대쪽의 코쪽반망막으로부터 출발한 축삭은 1층과 4층, 6층으로 투사하는 반면, 같은쪽의 귀쪽반망막으로부터 출발한 축삭은 2층과 3층, 5층으로 투사한다. 망막 중심부위 또는 황반부위는 망막 주변부위에 비해 상당히 넓은 외측무릎핵을 차지한다.

무릎체새발톱로 The Geniculocalcarine Tract

외측무릎핵의 소세포층과 거대세포층에 분포하는 뉴런의 축삭은 **무릎체새발톱로**geniculocalcarine tract(시각방사optic radiation)를 통해 후두엽피질 내측부에 위치하는 일차시각피질로 투사한다. 이 신경로에 포함된 여러 신경다발의 주행경로는 그림 15.9B에 나타내었다. 반대쪽 반시야의 하사분시야(상반망막을 통해 들어옴)를 담당하는 무릎체새발톱로는 외측무릎핵의 등쪽내측부위로부터 출발하며 시각피질의 새발톱고랑calcarine fissure의 위쪽 부분에 시냅스하는 상부(등쪽)주행로를 이용한다. 반대쪽 반시야의 상사분시야(하반망막을 통해 들어옴)를 담당하는 무릎체새발톱로는 외측무릎핵의 배쪽외측부위로부터 출발하며 상대적으로 좀 더 아래에 위치하여 외측뇌실의 측두각 끝부분을 향해 주행하는 하부(배쪽)주행로를 이용하는데, 이 주행로는 측두엽의 아래부분에서 뇌리쪽으로 휘어져(마이어고리Meyer's loop라고 부름) 주행한 후 시각피질의 새발톱고랑의 아래 부분에 종지한다. 황반macula(망막중심오목fovea 포함)으로부터 들어오는 정보를 전달하는 축삭은 외측무

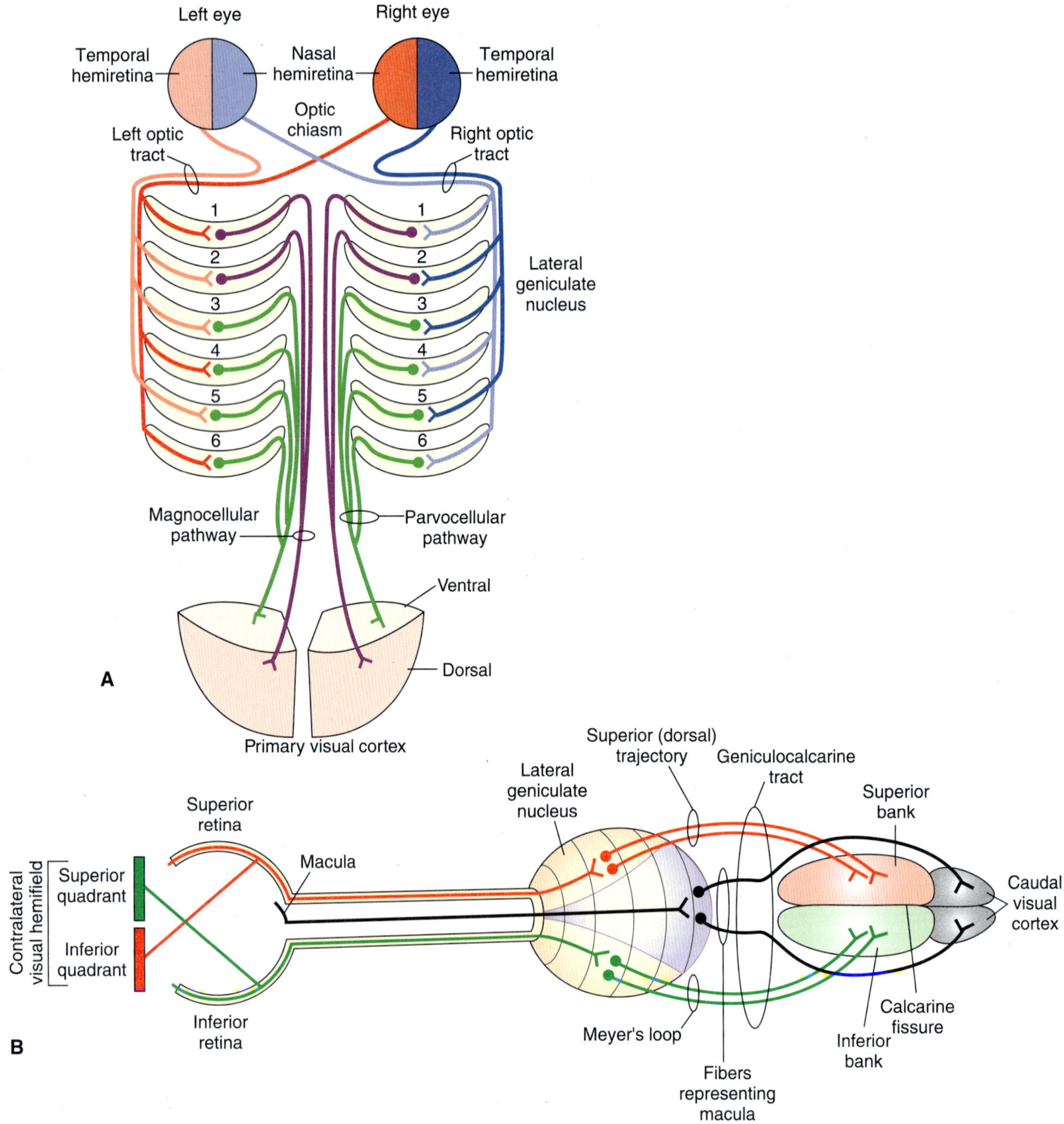

그림 15.9 망막 절반으로부터 출발한 축삭의 주행경로. **(A)** 시각로에 존재하는 귀쪽반망막으로부터 출발한 비교차 축삭은 외측무릎핵의 2층과 3층, 5층에 시냅스하며, 코쪽반망막으로부터 출발한 교차 축삭은 외측무릎핵의 1층과 4층, 6층에 시냅스한다. 좌측(우측) 외측무릎핵으로부터 출발한 축삭은 좌측(우측) 일차시각피질로 투사한다. **(B)** 상반망막 및 하반망막으로부터 출발한 축삭은 외측무릎핵으로 투사한다. 하반망막으로부터 입력을 받는 외측무릎핵 뉴런은 마이어고리를 형성하여 새발톱고랑의 아래쪽으로 투사한다. 상반망막으로부터 입력을 받는 외측무릎핵 뉴런은 위쪽으로 주행하여 새발톱고랑의 위쪽으로 투사한다. 황반의 시각정보를 운반하는 신경섬유는 외측무릎핵의 중심부위에 시냅스하며, 외측무릎핵 뉴런은 후두엽 맨 뒷부분으로 투사한다. 자세한 내용은 본문을 참조할 것.

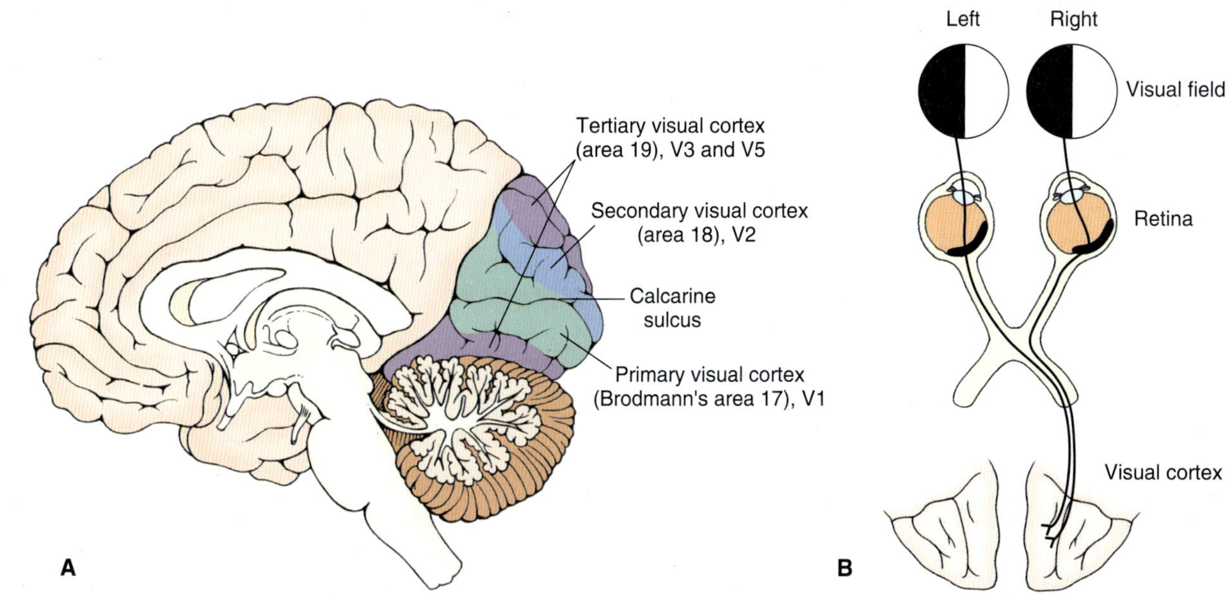

그림 15.10 시각피질. **(A)** 일차시각피질(Brodmann's area 17)과 이차시각피질(Brodmann's area 18), 삼차시각피질(Brodmann's area 19)의 위치를 기억하자. **(B)** 좌안의 코쪽반망막 및 우안의 귀쪽반망막으로부터 들어오는 정보(양안의 좌측반시야에 해당)는 우측 시각피질로 향한다. 마찬가지로, 우안의 코쪽반망막 및 좌안의 귀쪽반망막으로부터 오는 정보(양안의 우측반시야에 해당)는 좌측 시각피질로 향한다(나타내지 않음).

륭핵의 중심부위에서 출발하며 후두엽피질 맨 뒷부분에 시냅스한다.

시각피질 Visual Cortex

일차시각피질을 이루는 여러 부위를 그림 15.10A에 나타내었다. 일차시각피질primary visual cortex [V1] (Broadmann's area 17)은 후두엽 내측면에 위치하는 새발톱고랑의 상·하 부위에 위치하며, 시상의 외측무릎핵LG으로부터 정보를 받는다. 이차시각피질secondary visual cortex [V2] (Broadmann's area 18)과 삼차시각피질tertiary visual cortex [V3 & V5] (Broadmann's area 19)은 일차시각피질과 인접하여 위치하고 있다. 이차시각피질 및 삼차시각피질을 시각연합영역association area, 선조외영역extrastriate area 또는 선조주위영역peristriate area이라고도 한다. 시각영역 V4는 하후두측두영역inferior occipitotemporal area(그림 5.10A에서는 보이지 않음)에 위치한다. V3은 물체의 형태form와 연관되어 있고, V4는 색깔color과 연관되어 있으며, V5는 움직임motion과 연관되어 있다. 물체의 움직임과 관련되어 있는 시각영역 V5 부위는 중간측두이랑middle temporal gyrus에 위치한다. 일차시각피질은 이차시각피질로 축삭을 보내는데, 이차시각피질에서 이 정보가 삼차시각피질로 중계된다. 따라서 좌안left eye의 코쪽반망막nasal hemiretina 및 우안right eye의 귀쪽반망막temporal hemiretina으로부터 들어온 정보(양안both eye의 좌측반시야left visual field를 담당함)는 우측 시각피질로 향한다(그림 15.10B). 마찬가지로, 우안의 코쪽반망막 및 좌안의 귀쪽반망막으로부터 들어온 정보(양안의 우측반시야right visual field를 담당함)는 좌측 시각피질로 향한다. 일차시각피질에서 전반적인 망막의 분포는 다음과 같은데, 망막의 황반부위는 시각피질 뒷부분에 분포하고, 망막의 주변부위는 시각피질 앞부분에 분포하며, 하반시야를 담당하는 망막의 상반부는 시각피질 윗부분에 분포하고, 상반시야를 담당하는 망막의 하반부는 시각피질 아랫부분에 분포한다. 시각피질 내에서 일어나는 시각신호의 처리과정에 대해서는 25장에서 자세히 설명한다.

위둔덕 The Superior Colliculus

위둔덕상구은 **빠른눈운동**급속안구운동·saccadic (high velocity) eye movements을 조절한다. 위둔덕의 표층부는 망막(시각로를 통함) 및 시각피질로부터 들어오는 시각처리과정과 연관된 입력을 받는다. 이외에도 위둔덕은 체성감각계 및 청각계로부터 입력을 받는다. 이들 세 감각계로부터 들어온 정보를 기반으로, 위둔덕의 심층부는 빠른눈운동 및 자극이 가해진 쪽으로 안구를 돌리는 운동 기전을 조절한다. 위둔덕은 실제로 눈돌림신경핵과 외전신경핵으로 투사함으로써 안구의 수평운동을 일으킨다. 또한 하행로인 덮개척수로tectospinal tract(위둔덕으로부터 출발함)는 상부 척수로 내려가 목 근육을 조절하는 뉴런을 흥분시킴으로써 시각입력에 대한 반응으로 반사적 목 운동을 일으킨다. 다른 덮개섬유는 배쪽 교뇌그물핵ventral pontine reticular nucleus 및 정중곁그물핵paramedian pontine reticular nucleus에서 일어나는 신경연결을 통해 간접적으로 소뇌에 분포한다. 이러한 연결이 존재함으로써 소뇌는 안구 및 목 운동을 조정할 수 있게 된다.

바인딩 기전 Binding Mechanism

시야에 있는 물체의 형태form와 깊이depth, 움직임motion, 색깔color에 대한 정보는 각각 독립적인 신경로를 통해 뇌로 전달된다. 이 정보는 시각피질에 있는 여러 세포군에서 처리된다. 아직 확실히 밝혀져 있지 않은 이 기전은 개별 정보(물체의 형태와 깊이, 색깔, 움직임에 관한 특정 정보)를 이용하여 통합된 이미지를 구축하는 과정이며, 이 기전을 통해 여러 피질세포군에 의해 처리된 정보를 통합하는 것으로 여겨지고 있다. 이 기전을 **바인딩 기전**binding mechanism이라 부른다.

시각반사 Visual Reflexes

동공(빛)반사 빛반사·대광반사·Pupillary Light Reflex

눈에 분포하는 교감신경에 대해서는 21장에서 설명한다. 간략히 설명하면, 제1가슴척수T1의 중간외측핵IML에 위치하는 교감신경 절전뉴런의 축삭은 위목신경절superior cervical ganglion에 있는 뉴런에 시냅스한다. 위목신경절에서 유래하는 교감신경 절후섬유는 홍채의 동공확대근dilator pupillae muscle(평활근)에 분포한다. 교감신경계의 흥분은 홍채의 동공확대근을 수축시키므로 **산동**동공확대·mydriasis이 일어난다. 눈에 분포하는 교감신경이 차단되면 **호너증후군**Horner's syndrome이 발생한다(21장 참조).

동공빛반사pupillary light reflex(13장에서 설명)에 관여하는 부교감신경로를 그림 15.11에 나타내었다. 망막신경세포의 축삭은 시각로optic tract를 통해 덮개앞구역pretectal area으로 투사한다. 중뇌에 있는 덮개앞구역은 위둔덕 바로 위에 위치한다. 덮개앞구역에 분포하는 세포들은 **에딩거-베스트팔핵**Edinger-Westphal nucleus(눈돌림신경핵을 구성하고 있는 일부 핵)에 있는 부교감신경 절전뉴런에 양쪽으로 투사한다. 에딩거-베스트팔핵에 있는 부교감신경 절전뉴런의 축삭은 **눈돌림신경**oculomotor nerve을 통해 뇌간을 빠져나온 후 눈확안와·orbit에 위치하는 섬모체신경절ciliary ganglion에 있는 부교감신경 절후뉴런에 시냅스한다. 섬모체신경절로부터 출발한 절후신경섬유는 안구로 들어가 홍채 및 섬모체근의 동공수축근constrictor pupillae muscle(평활근)에 분포한다. 망막신경절세포가 밝은 빛에 의해 활성화되면 덮개앞구역에 있는 뉴런이 흥분하고, 이어서 순차적으로 에딩거-베스트팔핵에 있는 부교감신경 절전세포가 흥분하게 된다. 이 일련의 과정은 결국 홍채의 동공수축근에 분포하는 부교감신경의 활성을 증가시키므로 **축동**동공수축·miosis이 일어나고, 이에 따라 눈으로 들어가는 빛을 줄이게 된다. 한쪽 눈의 망막에 비춰진 빛은 양쪽 눈의 동공을 모두 수축시킨다. 직접 빛을 받은 눈에서 일어나는 반응을 **직접빛반사**직접대광반사·direct pupillary light reflex라 부르고, 빛을 받은 반대쪽 눈에서 일어나는 반응을 **공감빛반사**공감대광반사·consensual pupillary light reflex라고 부른다. 공감빛반사가 나타나는 이유는 덮개앞구역의 뉴런이 양쪽 에딩거-베스트팔핵으로 투사하기 때문이다. 섬모체근의 수축은 **수정체 걸이인대**suspensory ligament of the lens를 이완시키므로 수정체가 더욱 볼록해지게 되어 광선을 더 크게 굴절시키므로 근거리시력near vision에 더 적합해진다. 이 두 반응(동공수축, 수정체 볼록해짐)은 원근조절반사accommodation reflex에서 일어난다(다음 단락에서 설명).

원근조절반사 Accommodation Reflex

원근조절반사는 멀리 떨어진 물체를 보다가 가까운 물체를 보면서 눈의 초점을 맞출 때 일어난다. 반사는 세 가지 과정(① 눈모음convergence, ② 동공수축constriction of the pupil, ③ 근거리시력에 알맞게 수정체를 더 볼록하게 만듦)으로 이루어져 있다. 눈모음은 직·간접적으로 대뇌피질 신경로가 양 눈의 내직근medial rectus muscle을 활성화시키는 에딩거-베스팔핵(이 핵의 체성신경 성분)으로 투사하기 때문이다. 앞에서 설명한 대로, 동공수축(가까운 물체에 초점을 맞추기 위해서 필요)은 에딩거-베스트팔핵으로부터 섬모체신경절로 향하는 부교감신경 및 홍채의 동공수축근으로 가는 절후섬유의 활성에 의해 일어난다. 근거리시력을 위한 수정체 고정fixation of the lens은 눈돌림신경CN III

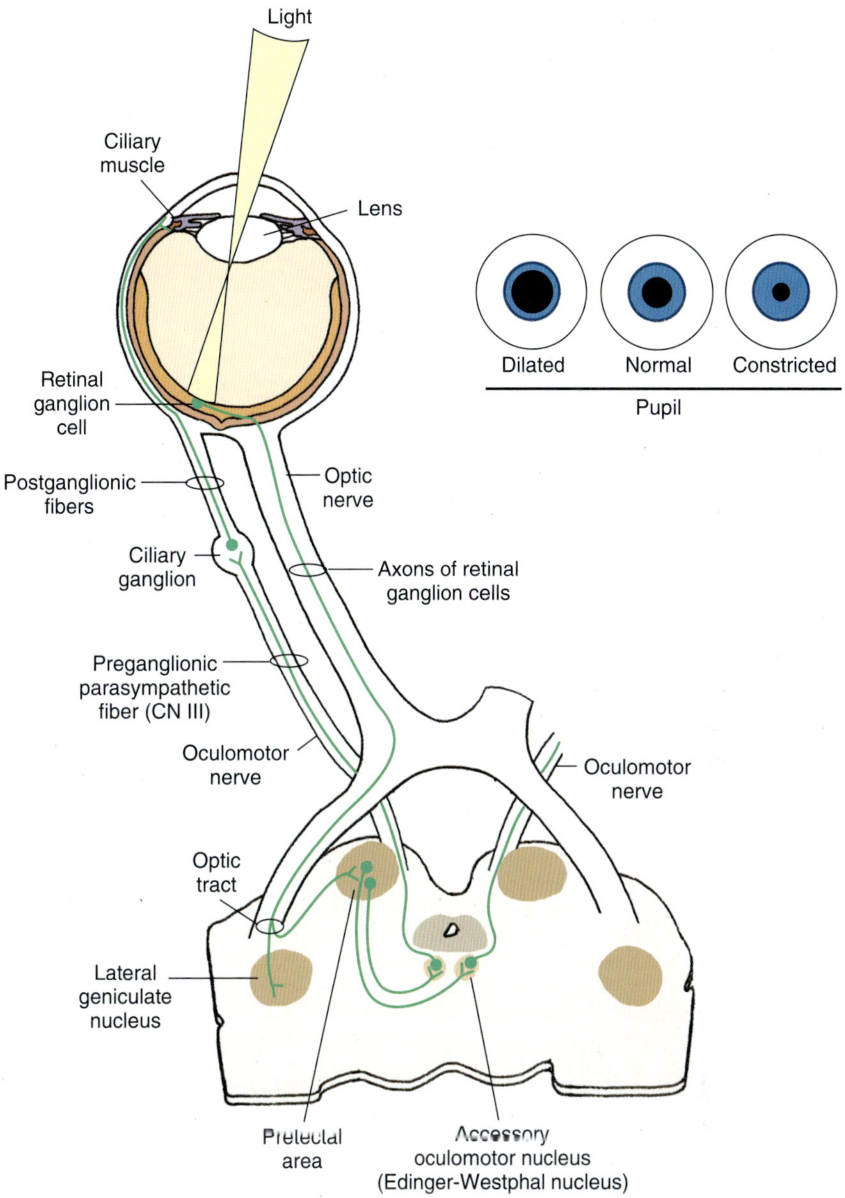

그림 15.11 동공빛반사를 매개하는 신경로. 망막신경절세포의 축삭은 덮개앞구역으로 투사한다. 덮개앞구역에 분포하는 뉴런은 같은쪽 및 반대쪽 에딩거-베스트팔핵에 분포하는 부교감신경 절전뉴런으로 투사한다. 각 에딩거-베스트팔핵에 분포하는 뉴런의 축삭은 같은쪽 눈돌림신경을 통해 빠져나온 후 해당 섬모체신경절로 투사한다. 섬모체신경절의 절후섬유가 섬모체근에 분포한다(자세한 내용은 본문을 참조할 것).

의 부교감성분의 활성에 의해 일어난다. 절전섬유는 섬모체신경절로 투사하며, 이어서 섬모체근으로 향하는 절후신경섬유를 낸다. 이들 근육의 수축은 걸이인대suspensory ligament의 장력을 감소시키므로 수정체는 더 볼록해진다.

시각 장애 Prominent Defects in Vision

정상 눈emmetropic eye에서, 멀리 떨어져 있는 물체로부터 들어오는 평행광선은 섬모체근이 완전히 이완되었을 때 망막에 예리하게 초점이 맺힌다. 정상 눈에서, 가까이 있는 물체로부터 들어오는 광선이 망막에 초점을 맺기 위해서는 섬모체근이 수축하여 근거리시력에 필요한 조절이 일어나야 한다(그림 15.12A).

원시 Hypermetropia

원시hypermetropia · hyperopia · far-sightedness는 안구가 너무 작거나 수정체 계통의 굴절력이 너무 약해서 어떤 물체로부터 들어오는 평행광선을 충분히 굴절시키지 못해 섬모체근이 완전히 이완되었을 때 초점이 망막 뒤에 형성되는 것을 말한다(그림 15.12B). 원시는 안구 앞에 적절한 굴절률을 가진 볼록렌즈convex lens를 위치시킴으로서 교정할 수 있고, 교정 후에 먼 거리에 있는 물체로부터 들어오는 평행광선은 폭주convergence되어 망막에 초점을 맺게 된다(그림 15.12C).

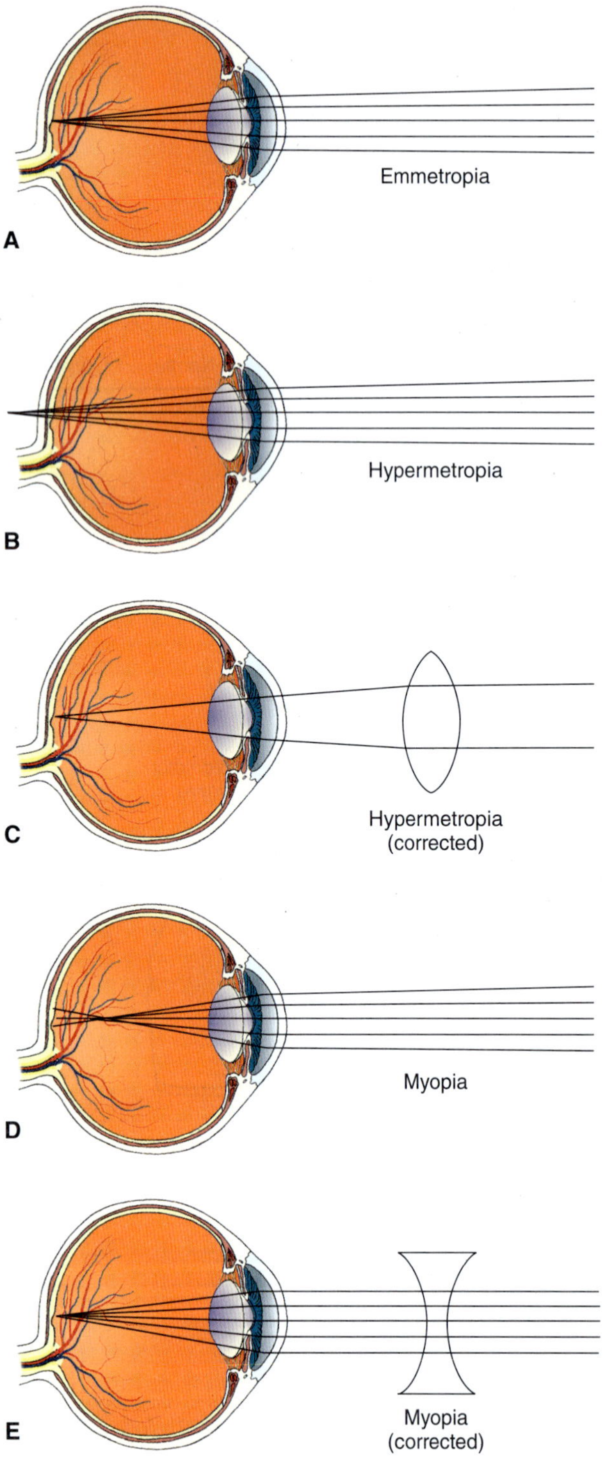

그림 15.12 굴절 이상. (A) 정상 눈. (B) 원시. 섬모체근이 완전히 이완하였을 때 광선의 초점이 망막 뒤에 맺힌다. (C) 원시는 안구 앞에 적절한 굴절력을 가진 볼록렌즈를 위치시킴으로써 교정할 수 있다. (D) 근시. 섬모체근이 완전히 이완하였을 때 멀리 떨어져 있는 물체로부터 오는 광선의 초점이 망막 앞에 맺힌다. (E) 근시는 안구 앞에 적절한 굴절력을 가진 오목렌즈를 위치시킴으로써 교정할 수 있다.

근시 Myopia

근시myopia · near-sightedness는 대개 안구의 길이가 길어서 생기지만, 일부의 경우는 수정체 계통의 굴절력이 증가되어 생기기도 한다. 섬모체근이 완전히 이완되었을 때 먼 거리에 있는 물체로부터 오는 광선은 망막 앞쪽에 초점이 형성된다(그림 15.12D). 근시는 안구 앞에 적절한 굴절률을 가진 오목렌즈concave lens를 위치시킴으로써 교정할 수 있고, 교정 후에는 먼거리에 있는 물체로부터 들어오는 평행광선은 오목렌즈에 의해 개산divergence되므로 망막에 초점을 맺게 된다(그림 15.12E).

난시 Astigmatism

난시는 대개 각막의 모양이 장란형oblong일 때 발생한다. 이러한 모양에 의해 한 면의 각막 굴곡도가 다른 면의 굴곡도보다 더 작아지게 된다. 따라서 멀리 있는 물체로부터 오는 광선은 이 두 면에서 굴절되는 정도가 달라지므로 한 점에 초점이 맺히지 못한다. 난시는 안구 앞에 원주렌즈cylindrical lens를 위치시킴으로써 교정할 수 있다.

사시약시 Strabismic Amblyopia

입체시stereoscopic vision는 생후 3개월부터 발달하기 시작한다. 일부 신생아에서 양 눈의 시축visual axes이 평행하지 않는 경우가 생기며, 이것을 **사시**strabismus라고 부른다. 복시diplopia · double vision가 생기는 것을 피하기 위해 사시가 있는 신생아는 비우성눈nondominant eye의 중심시력을 억압(아마도 대뇌피질로부터 나오는 신호에 의해)한다. 출생 후 첫 6개월 동안 시축이 교정되지 않을 경우, **사시약시**strabismic amblyopia로 바뀐다. 사시는 대개 안구근육 훈련과 프리즘 안경(비정상적인 안구 위치 때문에 생기는 사시를 교정하기 위해 광선을 굴절시킴)을 이용하여 성공적으로 치료할 수 있다. 일부에서 특정 안구 근육을 짧게 만드는 수술을 통해 사시를 교정한다.

야맹증 밤소경증 · Night Blindness

앞에서 설명한 대로, 광색소는 단백질(옵신opsin)과 비타민A 알데히드(레티날retinal)로 이루어져 있다. 따라서 비타민A 결핍이 생기면 막대세포와 원뿔세포에 존재하는 광색소가 감소하게 된다. 광색소가 고갈되더라도 낮 동안에는 남아있는 광색소를 활성화시킬 수 있다. 따라서 주간 시각daylight vision은 크게 영향을 받지 않는다. 그러나 야간에는 빛이 약해 고갈된 광색소를 충분하게 활성화시킬 수 없으므로 이 사람은 물체를 볼 수 없게 된다. 비타민A를 먹어서 보충하면 **야맹증** night blindness·nyctalopia 치료에 도움이 된다.

색맹 Color Blindness

적색소 red pigment 및 녹색소 green pigment를 암호화하는 하나 이상의 원뿔세포 광색소 유전자의 돌연변이는 대개 **색맹** color blindness(특정 색깔을 인식하지 못함)을 유발한다. 색맹을 나타내는 사람들 대부분은 적녹색맹 red-green blind이며, 이들 중 대부분은 녹색을 인식하지 못한다(녹색맹 green-color blind). 일부 사람은 청색맹 blue-color blind이다. 적녹색맹은 X-염색체 열성유전자에 의해 유전되므로 여성보다 남성에서 더 많이 발생한다.

아가일로버트슨동공 Argyll Robertson Pupil

중추신경계 합병증을 동반한 매독 환자(척수매독 tabes dorsalis 또는 신경매독 neurosyphilis)에서 동공은 빛을 비추었을 때는 수축하지 않지만, 원근조절반사가 일어날 때는 수축한다. 이것은 망막이 여전히 빛에 민감하며, 눈을 지배하는 절전자율신경섬유와 절후자율신경섬유가 손상되지 않았다는 것을 나타낸다. 이들 환자는 덮개앞구역 pretectal area이 손상되어 있기 때문에 동공빛반사가 일어나지 않는데, 덮개앞구역은 동공빛반사를 유발하는 데 필수적인 시각섬유로부터 들어오는 정보를 받는다. 그러나 덮개앞구역은 원근조절반사 때 일어나는 동공수축에는 필수적이지 않다. **아가일로버트슨동공** Argyll-Robertson pupil을 유발하는 정확한 병변의 위치는 알려져 있지 않다. 그러나 시각피질로부터 내려오는 하행로(이것이 원근조절반사 때 일어나는 동공수축을 매개함)가 덮개앞구역을 거치지 않고 눈돌림신경의 에딩거-베스트팔핵으로 투사하기 때문이라고 추정한다. 이 신경로는 신경매독 환자에서는 침범되지 않는다. 따라서 원근조절반사 때 필요한 동공수축 기전은 이들 환자에서 대체적으로 온전하게 남아 있는 반면, 동공빛반사는 덮개앞구역의 손상 때문에 소실되는 것이다.

에이디동공 Adie's Pupil

에이디동공은 빛을 비추었을 때 동공이 길게 그리고 느리게 수축하는 것이다. 동공수축 다음에 일어나는 동공확장도 지연된다. 이 질환을 나타내는 환자는 섬모체신경절에서 병적인 변화를 나타낸다.

마르쿠스-건동공 Marcus-Gunn Pupil

마루쿠스-건동공은 두 눈 중 한쪽 눈의 시신경 병변에 의해 발생한다. **교대불빛검사** swinging flashlight test는 이들 환자에서 동공빛반사를 검사하는 방법이며, 다음과 같이 검사한다. 이 검사를 하는 동안, 환자를 희미한 빛이 있는 방에 앉아 있게 한 다음, 광원을 한 눈에서 다른 눈으로 왔다갔다 빠르게 움직이면서 동공수축을 관찰한다. 정상 눈에 빛을 비추면 양쪽 눈의 동공이 모두 수축한다(직접빛반사, 공감빛반사). 시신경이 손상된 눈에 빛을 비추면 에딩거-베스트팔핵에 도달하는 신호가 줄어든다. 이 핵은 빛을 약한 강도로 감각하며 이에 따라 빛 자극에 대한 부교감신경 반응을 차단함으로써 모순적으로 양쪽 동공이 확장된다.

웨버증후군 Weber Syndrome

웨버증후군은 대개 눈돌림신경 oculomotor nerve 뿌리를 침범하는 경색 infarction에 의해 발생한다. 증상으로는 병변 동측에서 일어나는 안구의 아래쪽 및 바깥쪽 편위, 안검하수, 그리고 확장된 채 반응하지 않는 동공을 들 수 있으며, 반대측 상위운동신경원 마비 UMN paralysis를 동반한다.

파리노증후군 Parinaud Syndrome

파리노증후군은 덮개앞구역에서 발생한 병변에 의해 일어난다. 환자는 상방주시마비 paralysis of upward gaze와 큰 동공 large pupil, 눈꺼풀뒤당김 retraction of eyelids을 나타낸다.

색소망막염 망막색소변성·Retinitis Pigmentosa

이 시각장애는 광수용기의 퇴화에 의해 점진적으로 시력을 소실하는 병으로 다양한 유전질환에 의해 발생한다. 현재까지 **색소망막염**과 관련된 약 30종의 돌연변이가 발견되었다. 광수용기는 세포자멸사 apoptosis에 의해 변성된다. 망막염증(병명으로 표현된)은 이 질환의 주요 증상은 아니다. 흔한 증상은 망막혈관이 좁아지고 이에 따라 손상된 색소상피로부터 짙은 색소덩어리가 형성되는 것이다. 대개 색소덩어리는 망막혈관 근처에서 형성된다. 초기에는 막대세포 광수용기의 소실에 의해 야맹증 night blindness이 생긴다. 이어서 원뿔세포도 변성되므로 점진적으로 시력을 소실한다.

황반변성 Macular Degeneration

황반변성은 55세 이상의 나이에 가장 흔히 발생한다. 이 병은 점진적으로 시력이 소실되는 것이 특징이다. 초기에는 시야가 흐릿해지고 이미지가 변형된다. 이러한 시각장애를 나타내는 환자는 암슬러 그리드Amsler grid(황반변성 환자의 시력검사에 이용하는 그래프 용지)의 수직선 및 수평선이 흐릿하게 보이게 된다. 이 병의 원인은 알려져 있지 않다. 다양한 요인들(예, 흡연, 빛에 대한 노출, 심혈관질환, 유전)이 관련되어 있다. 일부 환자에서 비정상적인 혈관이 황반 아래에 존재한다. 이들 혈관으로부터 누출된 혈액이 망막에 도달하여 광수용기를 손상시킨다. 황반변성이 있을 때 시각소실은 빠르게 일어난다. 습성wet form 황반변성은 빛에 의해 활성화되는 약물(예, Visudyne)을 팔정맥에 투여하여 치료한다. 약물이 비정상 망막혈관을 통과할 때 특정 주파수를 가진 저에너지의 비열레이저파를 가함으로써 비정상 혈관을 파괴하는 화학반응을 유도한다. 따라서 망막으로 누출되는 혈액이 감소되거나 없어진다. 이 방법은 통증을 수반하지 않고 주변 조직에도 거의 손상을 입히지 않는다.

황반변성을 나타내는 대부분의 환자에서 일부 구역의 망막색소상피가 손상되어 있어 이 구역의 광수용기와 시력 기능이 소실된다. 일부 환자에서는 시력 기능이 정상인 경우도 있다. 이 유형을 건성dry form 황반변성이라 하며, 현재까지 이 유형의 황반변성에 대한 치료법은 개발되어 있지 않다. 20세 이하의 젊은 사람에서도 드물게 황반변성이 발생한다. 이러한 경우는 유전적 원인에 의해 발생하는 것이다. 이런 환자의 대부분은 50세 이전에 법률적으로 실명상태로 판정된다.

시각경로의 여러 부위에서 발생한 병변에 의한 시야결손

Deficits After a Lesion at Different Sites in the Visual Pathway

그림 15.13에서 시각경로 상에 생긴 병변의 위치를 숫자로 나타내었고(패널 A), 해당되는 시야결손을 문자로 나타내었다(a~i, 패널 B).

우측 시신경right optic nerve 손상 (위치 1): 오른쪽 눈에서 출발한 모든 신경절세포의 축삭이 손상된다. 따라서 오른쪽 눈의 시력이 완전히 소실된다(그림 15.13B, a).

시각교차optic chiasm 손상 (위치 2): 시각교차 병변은 양쪽 눈의 코쪽 반망막nasal hemiretina에서 출발한 축삭을 차단하고, 귀쪽 반망막temporal hemiretina에서 출발한 축삭은 차단하지 않는다. 따라서 시력소실은 우측시야right visual field의 우측 절반과 좌측시야left visual field의 좌측 절반에서 일어난다. 이러한 시야결손을 **비동측 양귀쪽반맹**비동측 양측두반맹·nonhomonymous bitemporal hemianopia이라 한다(그림 15.13B). 이때 '**비동측**nonhomonymous·heteronomous'은 서로 다른 절반 시야half of visual field에서 생긴 시야결손을 나타낸다.

비동측 양귀쪽반맹은 시각교차를 압박하는 큰 뇌하수체샘종pituitary adenoma이 있을 때 흔히 나타난다. 뇌하수체샘종은 흔히 혈중 난포자극호르몬follicle stimulating hormone과 황체형성호르몬luteinizing hormone 결핍을 동반하므로 여성에서는 무월경amenorrhea을, 남성에서는 정자수 감소를 초래할 수 있다. 이들 환자에서 나비뼈경유미세수술접형골경유수술·trans-sphenoidal microsurgery을 통해 뇌하수체샘종을 제거한다. 일부 경우에 뇌하수체샘종을 파괴하기 위해 방사선을 이용하기도 한다. 뇌하수체샘종은 프로락틴prolactin 또는 성장호르몬growth hormone을 과도하게 분비할 수 있다. 시상하부의 활꼴핵궁형핵·arcuate nucleus에 분포하는 도파민dopamine은 정상적으로 뇌하수체전엽으로부터의 프로락틴 분비를 억제한다. 따라서 도파민수용체작용제인 브로모크립틴bromocriptine을 투여하여 프로락틴 분비를 억제시킨다(샘종이 프로락틴-분비형인 경우). 시상하부에 분포하는 소마토스타틴somatostatin은 뇌하수체전엽으로부터의 성장호르몬 분비를 억제하는 것으로 알려져 있다. 뇌하수체샘종이 성장호르몬-분비형인 경우, 소마토스타틴 유사체인 옥트레오티드octreotide를 투여하여 성장호르몬 분비를 억제시킨다.

우측 시각로right optic tract 손상 (위치 3): 오른쪽 눈의 귀쪽 반망막temporal hemiretina(오른쪽 눈의 좌측 반시야left visual field에 있는 물체를 봄)과 왼쪽 눈의 코쪽 반망막nasal hemiretina(왼쪽 눈의 좌측 반시야에 있는 물체를 봄)에 있는 신경절세포로부터 출발한 축삭이 손상된다. 따라서 각 눈의 좌측 반시야는 볼 수 없다. 이런 유형의 시야결손을 **반대쪽**contralateral(이 경우에 왼쪽) **동측반맹**homonymous hemianopia이라 부른다. 이때 '**동측**homomymous'은 각 눈의 같은 반시야(이 경우에 각 눈의 좌측 반시야)에서 생긴 시야결손을 나타낸다.

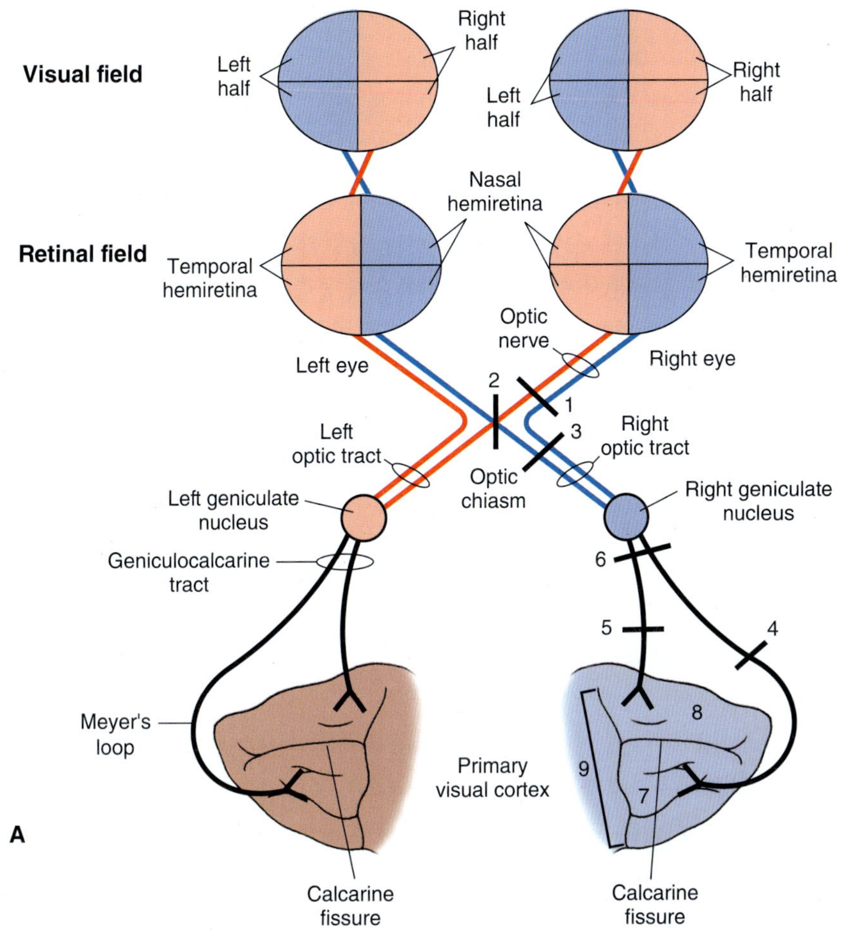

Site of Lesion (Right side)	Deficit in the visual field: Left eye	Right eye	Name of the disorder
Optic nerve: 1			a. Total loss of vision in the right eye
Optic chiasm (midline): 2			b. Nonhomonymous bitemporal hemianopia
Optic tract: 3			c. Contralateral (left) homonymous hemianopia
Temporal lobe (Meyer's loop); 4			d. Superior left homonymous quadrantanopia (pie in the sky disorder)
Parietal lobe: 5			e. Inferior left homonymous quadrantanopia (pie on the floor disorder)
Geniculocalcarine tract: 6			f. Contralateral (left) homonymous hemianopia
Inferior bank of calcarine fissure: 7			g. Superior left homonymous quadrantanopia (with macular sparing)
Superior bank of calcarine fissure: 8			h. Inferior left homonymous quadrantanopia (with macular sparing)
Both banks of calcarine fissure: 9			i. Contralateral (left) homonymous hemianopia (with macular sparing)

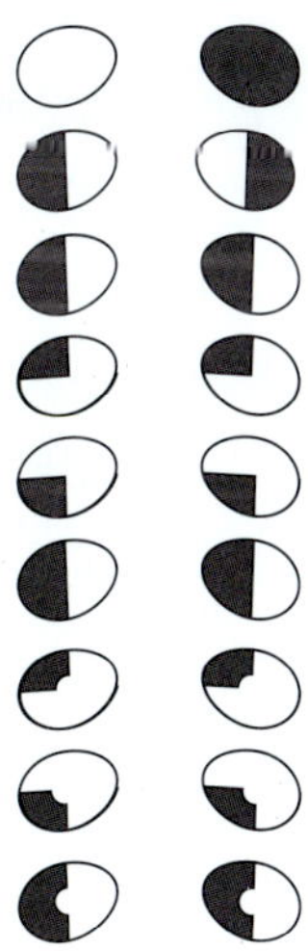

B

그림 15.13 시각경로 병변에 의한 시야결손. **(A)** 시각경로에 생긴 병변의 위치를 숫자로 표시하였다. **(B)** 첫째 열에 있는 숫자는 패널 A에 표시된 병변의 위치를 나타내며, 눈의 시야결손 부위는 검정색으로 표시하였고, 해당 실환에 대해 우측에 설명을 달았고 소문자(*a~i*)로 표시하였다. 황반보존은 시야중심부위를 파내어 표시하였다(자세한 내용은 본문을 참조할 것).

우측 측두엽right temporal lob(마이어고리Meyer's loop 포함) 손상 (위치 4): 중간대뇌동맥middle cerebral artery 폐쇄는 하부 측두엽 병변을 일으킬 수 있다. 외측무릎핵LG에 분포하는 뉴런의 축삭은 무릎체새발톱로geniculocalcarine tract(시각방사optic radiation)를 통해 같은쪽ipsilateral 일차시각피질로 투사한다는 것을 기억하자. 우측 마이어고리에 손상이 발생했기 때문에 각 눈의 좌측 반시야의 상사분시야superior quadrant가 소실된다. 이런 시야결손을 **위쪽 왼쪽 동측사분맹**superior left homonymous quadrantanopia 또는 **반대쪽 위쪽 동측사분맹**contralateral superior homonymous quadrantanopia(위쪽을 보지 못한다고 하여 "pie-in-the-sky" visual disorder라고도 함)이라 부른다(그림 15.3B, d).

우측 두정엽right parietal lobe 손상 (위치 5): 이들 병변은 중간대뇌동맥 폐쇄에 의해 발생할 수 있다. 무릎체새발톱로에서, 아래쪽 반시야에 대한 정보를 전달하는 축삭은 두정엽 하부의 뇌실 외측으로 지나간다. 따라서 시각은 각 눈의 좌측 반시야의 하사분시야inferior quadrant가 소실된다. 이런 시야결손을 **아래쪽 왼쪽 동측사분맹**inferior left homonymous quadrantanopia 또는 **반대쪽 아래쪽 동측사분맹**contralateral inferior homonymous quadrantanopia(아래쪽을 보지 못한다고 하여 "pie-on-the-floor" visual disorder라고도 함)이라 부른다(그림 15.13B, e).

우측 무릎체새발톱로right geniculocalcarine tract(시각방사optic radiation) 전체 손상 (위치 6): 이러한 손상 때 나타나는 시야결손은 우측시각로 손상 때 설명한 것과 유사한데(위치 3), 이 때 발생하는 시야결손을 반대쪽 동측반맹contralateral homonymous hemianopia이라 부른다(그림 15.13B, f).

우측 새발톱고랑 아래부분inferior bank의 병변 (위치 7): 우측 마이어고리의 신경섬유는 우측 새발톱고랑의 아래부분으로 투사한다. 따라서 이 부위에 병변이 생기면 마이어고리에서 설명한 것과 같은 위쪽 왼쪽 사분맹이 발생한다(그림 15.13B, g).

우측 새발톱고랑 윗부분superior bank의 병변 (위치 8): 우측 새발톱고랑의 윗부분은 반대쪽 반시야의 아래쪽 사분시야로부터 들어오는 입력과 연관된 외측무릎핵으로부터 신경섬유를 받으며, 시야결손은 두정엽 손상 때 설명한 것과 동일하다. 앞에서 설명한 대로, 이 시야결손을 **아래쪽 왼쪽 동측사분맹**inferior left homonymous quadrantanopia 또는 **반대쪽 아래쪽 동측사분맹**contralateral inferior homonymous quadrantanopia(아래쪽을 보지 못한다고 하여 "pie-on-the-floor" visual disorder라고도 함)이라 부른다(그림 15.13B, h).

우측 시각피질right visual cortex(새발톱고랑의 위·아래 부분) 전체 손상 (위치 9): 이러한 경우에 생기는 시야결손은 우측 시각로 손상 때 설명한 것과 비슷하다(위치 3). 앞에서 설명한 대로, 이 시야결손을 **반대쪽**(또는 왼쪽)**동측반맹**contralateral (or left) homonymous hemianopia이라 부른다(그림 15.13B, i).

위쪽 왼쪽 동측사분맹superior left homonymous quadrantanopia과 아래쪽 왼쪽 동측사분맹inferior left homonymous quadrantanopia, 반대쪽(이 경우에 왼쪽) 동측반맹contralateral homonymous hemianopia에서는 **황반보존**macular sparing(망막의 황반부위에 해당하는 시야인 작은 중심부위의 시각이 보존되는 현상)이 일어날 수 있다(그림 15.13B, g~i). 황반보존이 일어나는 이유는 다음과 같다. 전체 시각피질은 새발톱동맥calcarine artery에 의해 혈액을 공급받지만, 시각피질의 꼬리쪽 부위는 중간대뇌동맥의 곁가지로부터도 혈액을 공급받는다. 따라서 시각피질의 꼬리쪽 부위는 새발톱동맥의 폐쇄에도 불구하고 보존될 수 있다. 이런 상황에서 황반으로부터 들어오는 시각신호는 외측무릎핵LG을 통해 후두엽 뒷부분으로 전달되므로 꼬리쪽 시각피질에 의해 처리될 수 있다(그림 15.9B).

임상 증례

병력

제임스James는 32세 남성으로 평소 건강하게 지냈다. 지난 몇 달 동안, 그는 우측 눈의 시력, 특히 우측 중심시야의 시력이 나빠졌다고 말하였다. 그의 좌측 눈은 정상이었다. 또한 그는 우측 전두엽 부위에서 두통이 점점 더 자주 나타난다고 말하였다. 주의하지 않을 경우, 우측에 있는 물체에 종종 부딪힌다고 말하였다(눈을 돌리거나 좌측 눈을 이용하거나 목을 돌리면 쉽게 보상할 수 있음에도). 그는 이전에 심각한 시각장애를 경험한 적이 없었기 때문에 안과의사를 찾아갔다.

진찰

안과검사 결과 우측 망막에 커다란 중심 암점scotoma(시야 중심부에 있는 맹점blind area)이 발견되었다. 검안경ophthalmoscope으로 안저 부위를 검사하였을 때 시신경유두가 창백하게 보였다. 오른쪽 눈에 빛을 비추었을 때 양쪽 동공은 모두 반응하지 않았다. 그러나 왼쪽 눈에 빛을 비추었을 때 양쪽 동공은 모두 수축(직접빛반사, 공감빛반사)하였다. 시야 중심부에 선명한 빨간색 펜을 둔 후 무슨 색이냐고 물었을 때 제임스는 분홍색이라고 말하였다. 안과의사는 그의 뇌 자기공명영상 촬영을 의뢰하였고 신경과의사에게 자문을 구하였다.

설명

제임스의 뇌 자기공명영상 촬영 결과 우측 시신경에 신경아교종glioma(시각교차 앞쪽의 시신경을 감싸고 있는 아교세포glia에 생긴 종양)이 발견되었다. 종종 시신경 질환이 있으면 안저검사에서 시신경유두가 창백하게 보인다. 많은 시신경섬유는 중심 시야를 담당한다. 중심시야에 대부분의 시각수용기, 특히 망막중심오목에 위치하는 원뿔세포들이 존재한다. 더구나 색각이 침범되어 빨간색을 분홍색으로(또는 탈색된 빨간색으로) 인식하는 경우가 흔하다. 시신경유두 기능이 적절하지 않으므로 동공반사는 소실(동공반사 구심가지가 손상되므로)되고, 우측 눈이 실명된다. 이런 현상을 종종 '구심신경동공결손afferent pupillary defect'이라 부른다. 좌측 눈의 동공반사는 일어난다. 눈돌림신경CN III의 에딩거-베스트팔핵 성분의 기능은 정상적으로 일어나므로 반사의 원심가지는 양쪽 눈에서 모두 정상이다. 공감빛반사(반대쪽 눈에 비춰진 빛에 반응하여 일어나는 그 반대쪽 동공의 수축)는 정상적으로 일어나는데, 그것은 정상 눈으로부터 들어온 망막섬유가 양쪽 눈돌림신경핵으로 들어가므로 좌측 눈에 비춰진 빛에 반응하여 우측 동공이 수축할 수 있게 된다. 그러나 우측 눈에 빛을 비췄을 때는 공감빛반사는 일어나지 않는데, 그것은 우측 눈으로부터는 반사의 구심가지를 통해 아무런 신호도 전달되지 않기 때문이다. 다음 이유로 우측 망막에 중심 암점이 존재하는 것을 설명할 수 있다. 시야의 중심영역은 망막의 황반부위에 해당한다. 눈에서 빠져나온 황반섬유는 시신경의 외측에 위치한다. 이들 섬유는 시각교차 앞부분에 있는 시신경 신경아교종(시신경을 감싸는 아교세포에 생긴 종양)에 의해 더 쉽게 손상될 수 있다. 따라서 이러한 종양을 가진 환자는 중심시야 결손을 나타내게 된다. 병변이 시신경 전체를 침범하게 되면 해당 눈의 시력이 완전히 소실될 것이다.

연습문제

질문

각 문항에서 가장 알맞은 답을 고르시오.

1. 광수용기에 대한 설명으로 옳은 것은?
   a. 막대세포는 주간 시각day vision에 특화되어 있다.
   b. 막대세포는 원뿔세포보다 더 많은 광민감색소를 포함하고 있다.
   c. 망막에서 원뿔세포가 소실되면 야맹증이 발생된다.
   d. 원뿔세포의 수는 막대세포보다 많다.
   e. 막대세포는 망막중심오목에 밀집되어 있다.

2. 여러 망막세포들에 대한 설명으로 옳은 것은?
   a. 부챗살아교세포는 수평세포를 억제한다.
   b. 막대세포와 원뿔세포는 빛 자극에 반응하여 활동전위를 형성한다.
   c. 원뿔세포가 소실되면 야맹증이 초래된다.
   d. 신경절세포는 망막에 있는 뉴런의 출구에 해당한다.
   e. 색깔은 막대세포 광수용기에 의해 매개된다.

정답 및 설명

1. 정답: b

광색소는 막대세포에 더 풍부하며, 이 광색소는 야간 시각에 특화되어 있다. 막대세포의 소실은 오직 야맹증을 유발하며, 원뿔세포의 소실은 시력 감소 및 색각이상을 유발한다. 막대세포 수는 원뿔세포보다 많다. 막대세포는 망막중심오목에 존재하지 않으며, 이곳에는 원뿔세포가 매우 밀집되어 있다(표 15.1 참조).

2. 정답: d

신경절세포는 망막에 분포하는 뉴런의 출구에 해당한다. 부챗살아교세포는 망막에 분포하는 특이한 아교세포이다. 막대세포와 원뿔세포는 활동전위를 형성하지 않는 대신, 빛 자극에 반응하여 과분극 수용기전위를 형성한다. 막대세포의 소실은 야맹증을 유발한다. 색각은 막대세포가 아니라 원뿔세포에 의해 매개된다.

연습문제 (계속)

3. 어떤 60세 남성이 일과성으로 반복되는 어지럼과 시각장애, 구역, 불안정함 때문에 신경과의사에게 갔다. 혈관검사 결과 우측 중간대뇌동맥 폐색이 발견되었다. 컴퓨터단층 촬영 결과 우측 측두엽 아랫면에서 병변이 발견되었다. 이 환자가 경험했을 가능성이 높은 시야결손은?
   a. 좌측 눈의 완전 시각 소실
   b. 양쪽 눈의 귀쪽 시야에 있는 물체를 볼 수 없음
   c. 양쪽 눈의 왼쪽 위쪽 사분시야에 있는 물체를 볼 수 없음
   d. 양쪽 눈의 왼쪽 아래쪽 사분시야에 있는 물체를 볼 수 없음
   e. 양쪽 눈의 좌측반시야에 있는 물체를 볼 수 없음

4. 오랫동안 불규칙한 월경을 나타낸 55세 여성이 지난 몇 달간 시각장애가 나타나 안과의사에게 갔다. 안과의사는 그녀를 신경과의사에게 보냈다. 환자의 머리 컴퓨터단층촬영 결과 시각교차를 누르는 뇌하수체종양이 발견되었다. 다음 중 환자가 나타낼 가능성이 높은 시야결손은?
   a. 왼쪽(반대쪽) 동측반맹left (contralateral) homonymous hemianopia
   b. 야맹증nyctalopia
   c. 황반이 보존된 아래쪽 왼쪽 동측사분맹inferior left homonymous quadratanopia with macular sparing
   d. 비동측 양귀쪽반맹nonhomonymous bitemporal hemianopia
   e. 사시약시strabismic amblyopia

5. 어떤 50세 여성이 오른쪽 눈에서 시각장애가 있다고 안과의사에게 말하였다. 컴퓨터단층촬영 결과 그녀의 머리에서 우측 시신경에 병변이 발견되었으며, 마르쿠스-건동공Marcus-Gunn pupil으로 진단되었다. 이 환자에게 시행한 교대불빛검사에 관찰되는 결과에 해당하는 것은?
   a. 우측 눈에 빛을 비추면 양쪽 동공이 수축된다.
   b. 우측 눈에 빛을 비추면 양쪽 동공이 확장된다.
   c. 좌측 눈에 빛을 비추면 왼쪽 동공은 수축된다.
   d. 좌측 눈에 빛을 비추면 양쪽 동공이 확장된다.
   e. 좌측 눈에 빛을 비추면 좌측 동공이 확장된다.

3. 정답: c
하부 측두엽 병변은 마이어고리를 손상시키기 쉽다. 마이어고리는 망막의 아래쪽 절반(위쪽 반시야 정보를 전달함)으로부터 들어오는 신경섬유를 포함하고 있다. 우측 마이어고리에 손상이 있으므로 양쪽 눈의 일부 시각이 소실되는데, 우측 눈의 위쪽 코쪽사분맹과 좌측 눈의 위쪽 귀쪽사분맹이 나타난다. 이 질환을 위쪽 왼쪽 동측사분맹superior left homonymous quadrantanopia·contralateral superior homonymous quadrantanopia·pie-in-the-sky visual disorder이라 한다.

4. 정답: d
비동측 양귀쪽반맹은 양쪽 시야의 귀쪽 반시야의 시력이 소실된다. 이런 시야결손은 시각교차 병변에 의해 일어난다. 커다란 뇌하수체종양은 시각교차를 누르므로 흔히 비동측 양귀쪽반맹의 원인이 된다. 코쪽 망막섬유는 시각교차에 교차되므로 시각교차 병변은 양귀쪽반맹을 일으키게 된다. 반대쪽 동측반맹은 한쪽 시각로가 손상되었을 때 나타난다. 황반이 보존된 아래쪽 왼쪽 동측사분맹은 오른쪽 새발톱고랑의 윗부분에 병변이 있을 때 나타난다. 사시약시는 두 눈의 시축이 평행하지 않을 때 일어난다. 야맹증은 비타민A 부족에 의해 일어나며, 비타민A 결핍은 막대세포와 원뿔세포의 광색소량을 감소시킨다. 이런 상황에서 야간에 들어오는 빛으로는 고갈된 광색소를 활성화시키기에 불충분하므로 이 사람들은 어두울 때 사물을 볼 수 없다. 뇌하수체종양은 대개 혈중 난포자극호르몬 및 황체형성호르몬 결핍과 연관되어 있다. 이들 호르몬의 부족은 불규칙한 월경을 초래한다.

5. 정답: b
마르쿠스-건동공은 시신경 중의 하나에 병변이 존재한다. 동공반사를 검사하는 교대불빛검사는 광원을 한쪽 눈에서 다른 눈으로 빠르게 움직여 검사한다. 정상 눈에 빛이 비취면 양쪽 동공이 모두 수축한다. 시신경 병변이 있는 눈에 빛이 비취면 에딩거-베스트팔핵에 도달하는 신호가 줄어든다. 이 핵은 낮은 강도의 빛을 감지하므로 빛에 대한 부교감신경 반응을 없애 모순적으로 양쪽 동공을 확장시키게 된다. 에이디동공은 빛에 대한 동공수축 반응이 지연되어 느리게 일어난 것이다. 동공수축 뒤에 일어나는 동공확장도 지연된다. 이들 환자에서 섬모체신경절에 병적인 변화가 존재한다.

요 약

시각경로의 여러 부위에서 발생한 병변에 의한 시야결손

병변의 위치 (오른쪽)	장애	핵심 특징
시신경(Optic nerve)	우측 눈의 완전한 시각상실	우측 눈에서 출발한 모든 신경절세포의 축삭이 손상됨
시각교차(중간선) (Optic chiasm [midline])	비동측 양귀쪽반맹; 비동측은 시각상실이 서로 다른 반시야에서 일어난 것을 나타냄	양쪽 눈의 코쪽 반망막으로부터 출발하는 축삭이 차단되고, 귀쪽 반망막으로부터 출발하는 축삭은 정상임; 따라서 우측시야의 우측절반과 좌측시야의 좌측절반에서 시각상실이 나타남; 대개 시각교차를 누르는 큰 뇌하수체샘종에 의해 발생함; 뇌하수체종양은 접형골경유미세수술(나비뼈경유미세수술)로 제거함; 종양이 프로락틴-분비형이면 프로락틴 분비를 억제하기 위해 브로모크립틴을 투여함; 종양이 성장호르몬-분비형이면 성장호르몬 분비를 억제하기 위해 옥트레오티드를 투여함
시각로(Optic tract)	반대쪽(이 경우는 왼쪽) 동측반맹; 동측은 각 눈의 동일한 반시야(이 경우는 각 눈의 좌측반시야)에서 시각상실이 일어나는 것을 나타냄	우측 눈의 귀쪽 반망막(우측 눈의 좌측반시야에 있는 물체를 봄) 및 좌측 눈의 코쪽 망막(좌측 눈의 좌측 반시야에 있는 물체를 봄)의 신경절세포로부터 오는 축삭이 손상됨; 따라서 각 눈의 좌측 반시야에 있는 물체를 볼 수 없음
측두엽(마이어고리 포함) (Temporal lobe [including Meyer's loop])	위쪽 왼쪽 동측사분맹	중간대뇌동맥 폐색에 의해 하부 측두엽에 병변이 발생할 수 있음; 외측무릎핵에 분포하는 뉴런의 축삭은 무릎체새발톱로(시각방사)를 통해 같은쪽 새발톱피질의 아랫부분으로 투사함; 우측 마이어고리에 손상이 있으므로 시각상실은 각 눈의 좌측 반시야의 위쪽 사분시야에서 일어남
두정엽(Parietal lobe)	아래쪽 왼쪽 동측사분맹	중간대뇌동맥 폐색에 의해 발생할 수 있음; 새발톱피질의 윗부분으로 투사하는 무릎체새발톱로에 포함된 축삭은 아래쪽 시야에 대한 정보를 전달하며 하부 두정엽에서 뇌실 외측으로 주행함; 따라서 시각상실은 각 눈의 아래쪽 왼쪽 사분시야에서 일어남
무릎체새발톱로(시각방사) (Geniculocalcarine tract [optic radiations])	반대쪽 동측반맹	우측 시각로 손상 때 설명한 것과 유사한 시야결손이 나타남
새발톱고랑 아랫부분 (Inferior bank of the calcarine fissure)	위쪽 왼쪽 사분맹	우측 마이어고리 섬유는 오른쪽 새발톱고랑의 아랫부분으로 투사함; 따라서 마이어고리 병변에서 설명한 것과 같은 시야결손이 나타남
새발톱고랑 윗부분 (Superior bank of the calcarine fissure)	아래쪽 왼쪽 동측사분맹	우측 새발톱고랑의 윗부분은 반대쪽 반시야의 아래쪽 사분시야로부터 들어오는 입력과 관련된 외측무릎핵으로부터 신경섬유를 받아들이며, 두정엽 손상 때 설명한 것과 동일한 시야결손이 나타남
우측 시각피질(새발톱고랑의 위·아래 부분) (Both superior and inferior banks of entire right calcarine cortex)	반대쪽(또는 왼쪽) 동측반맹	우측 시각로 손상 때 설명한 것과 유사한 사야결손이 나타남

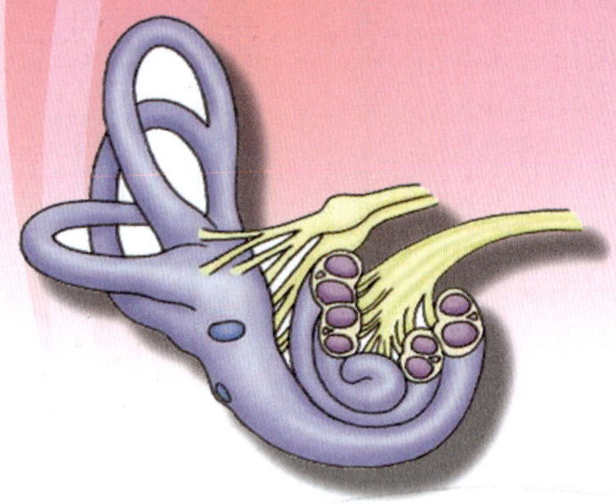

16

청각계 및 전정계

Auditory and Vestibular Systems

개요

- 청각계 Auditory System
  - 소리 물리학 Physics of Sound
  - 귀의 구성 Components of the Ear
    - 외이 *External Ear*
    - 중이 *Middle Ear*
    - 내이 *Inner Ear*
  - 소리전달 기전 Mechanism of Sound Conduction
  - 중추 청각신경로 Central Auditory Pathways
    - 달팽이핵 와우핵 · *Cochlear Nuclei*
    - 상올리브핵 *Superior Olivary Nuclei*
    - 외측섬유띠 및 관련 신경핵 *Lateral Lemniscus and Associated Nuclei*
    - 아래둔덕 *Inferior Colliculus*
    - 내측무릎핵 *Medial Geniculate Nucleus*
    - 일차청각피질 *Primary Auditory Cortex*
  - 하행신경로 Descending Pathways
  - 청각계와 연관된 임상질환 Clinical Disorders Associated With the Auditory System
    - 전도난청 *Conduction Deafness*
    - 감각신경난청 *Sensorineural Deafness*
    - 청력검사 *Hearing Tests*
    - 귀울림 이명 · *Tinnitus*
- 전정계 안뜰계 · Vestibular System
  - 해부학적 구조 Anatomical Components
    - 둥근주머니 *Saccule*
    - 타원주머니 타원낭 · *Utricle*
    - 반고리뼈관 *Semicircular Canals*
  - 전정감각수용기 Vestibular Sensory Receptors
  - 중추 전정신경로 Central Pathways
  - 상행성 전정신경로 Ascending Vestibular Pathways
  - 소뇌 구심투사 및 원심투사 Cerebellar Afferent and Efferent Projections
  - 전정피질경로 Vestibulocortical Pathway
  - 하행성 전정신경로 Descending Vestibular Pathways
  - 전경계와 안구운동조절 Vestibular System and Control of Eye Movements

학습목표

이 장을 공부한 학생들은

1. 음파의 특성을 설명할 수 있어야 한다.
2. 외이와 중이, 내이의 구조와 기능을 설명하고 모식도를 그릴 수 있어야 한다.
3. 소리가 전달되는 기전을 설명할 수 있어야 한다.
4. 상행 및 하행 청각로를 설명하고 모식도를 그릴 수 있어야 한다.
5. 청각계와 연관된 임상질환을 설명할 수 있어야 한다.
6. 전정계를 구성하는 여러 구조물의 구조와 기능을 열거하고, 설명하며, 모식도를 그릴 수 있어야 한다.
7. 중추전정로를 설명하고 모식도를 그릴 수 있어야 한다.
8. 평형 및 자세 유지를 가능하게 하는 기전을 열거하고 설명할 수 있어야 한다.
9. 전정계와 연관된 임상질환을 설명할 수 있어야 한다.

개요 (계속)

청각audition은 가장 중요한 감각 중의 하나이다. 사람들은 청각에 의존하여 많은 의사소통을 한다. 예를 들면, 청각소실을 가진 채 태어난 아이는 말을 배울 수 없게 된다. 성인에서도 청각소실은 사회적 관계를 악화시킬 수 있다.

소리sound는 교대로 일어나는 공기의 압축과 팽창에 의한 진동에 의해 발생한다. 이런 방식으로 공기에 생성된 압축파가 귀에 도달한 후 귀에서 신경신호로 변환되어 뇌에서 처리된다. 이 장의 첫 번째 부분에서는 청각을 조절하는 청각계의 특성에 대해 설명한다. 두 번째 부분에서는 전정계를 다루는데, 전정계는 머리의 각가속과 선가속, 그리고 머리에 가해지는 중력과 관련된 신호에 반응하여 공간 속에서의 머리의 움직임과 위치를 조절한다.

청각계 Auditory System

소리 물리학 Physics of Sound

청각수용기는 음원으로부터 퍼져나가는 공기의 진동인 압력파pressure wave에 반응한다. **소리의 높낮이**pitch는 소리에 의해 생성되는 압력파의 빈도에 의해 결정된다. 압력파의 빈도는 **헤르츠**Hertz [Hz] (cycles/sec)로 나타낸다. 젊은 사람은 20 Hz~20 kHz의 주파수 범위내의 소리를 감지할 수 있다. 연령이 증가하면 감지할 수 있는 주파수 범위는 50 Hz~17 kHz로 줄어든다.

소리의 크기는 **강도**intensity로 나타낸다. 예를 들면, 겨우 들을 수 있는 소리는 약 20 μPa(micro-Pascals, 압력 단위)이며, 귀가 아픈 정도의 소리는 약 2×10^8 Pa이다. 이렇게 강도의 범위가 매우 넓기 때문에 소리의 강도를 절대단위로 표시하는 것은 별 도움이 되지 못한다. 따라서 소리의 강도는 실제 소리 크기를 대수적으로 나타낸다. 소리의 강도를 나타내는 변환 방식은 측정한 소리의 압력을 표준압력으로 나눈 후 상용 로그를 취하여 데시벨decibel로 나타내는 것이다. **데시벨**decibel [dB]은 다음 식으로 구하는 로그비율logarithmic ratio이다.

음압(dB) = 20 log Pt/Pr이며, 여기서 Pt는 검사하는 소리의 압력이고, Pr는 기준소리의 압력으로 20 mPa(또는 0.0002 dynes/cm^2)이다.

귀의 구성 Components of the Ear

외이 External Ear

외이는 **귓바퀴**pinna · auricle와 **외이도**external auditory canal로 이루어져 있으며, 귓바퀴는 공기진동을 **외이도**로 향하게 한다(그림 16.1A). 음파는 이 외이도를 통해 내부로 전달되며 외이도 맨 끝에 위치하는 **고막**tympanic membrane을 진동시킨다.

중이 Middle Ear

세 개의 작은 **귓속뼈** 이소골 · ossicles가 서로 맞물려서 **중이** 내강에 매달려 있다. 이들 귓속뼈는 **망치뼈**추골 · malleus(이뼈의 망치뼈자루manubrim가 고막에 접촉함)와 **모루뼈** 침골 · incus, **등자뼈**등골 · stapes로 이루어져 있다. 등자뼈의 모양은 말안장의 양쪽에 있는 등자stirrup와 유사하며, 등자뼈발판은 윤상인대annular ligament에 의해 **난원창**안뜰창 · oval window과 접촉하고 있다. 중이는 **유스타키오관**eustachian tube을 통해 코인두nasopharynx와 연결되어 있는데, 이 유스타키오관은 고막 안팎의 공기압을 동일하게 유지하는 기능을 갖고 있으며, 중이 내에 체액이 존재할 경우 코인두로 배출하는데 도움을 준다(그림 16.1A). 작은 근육인 **고막긴장근**고막장

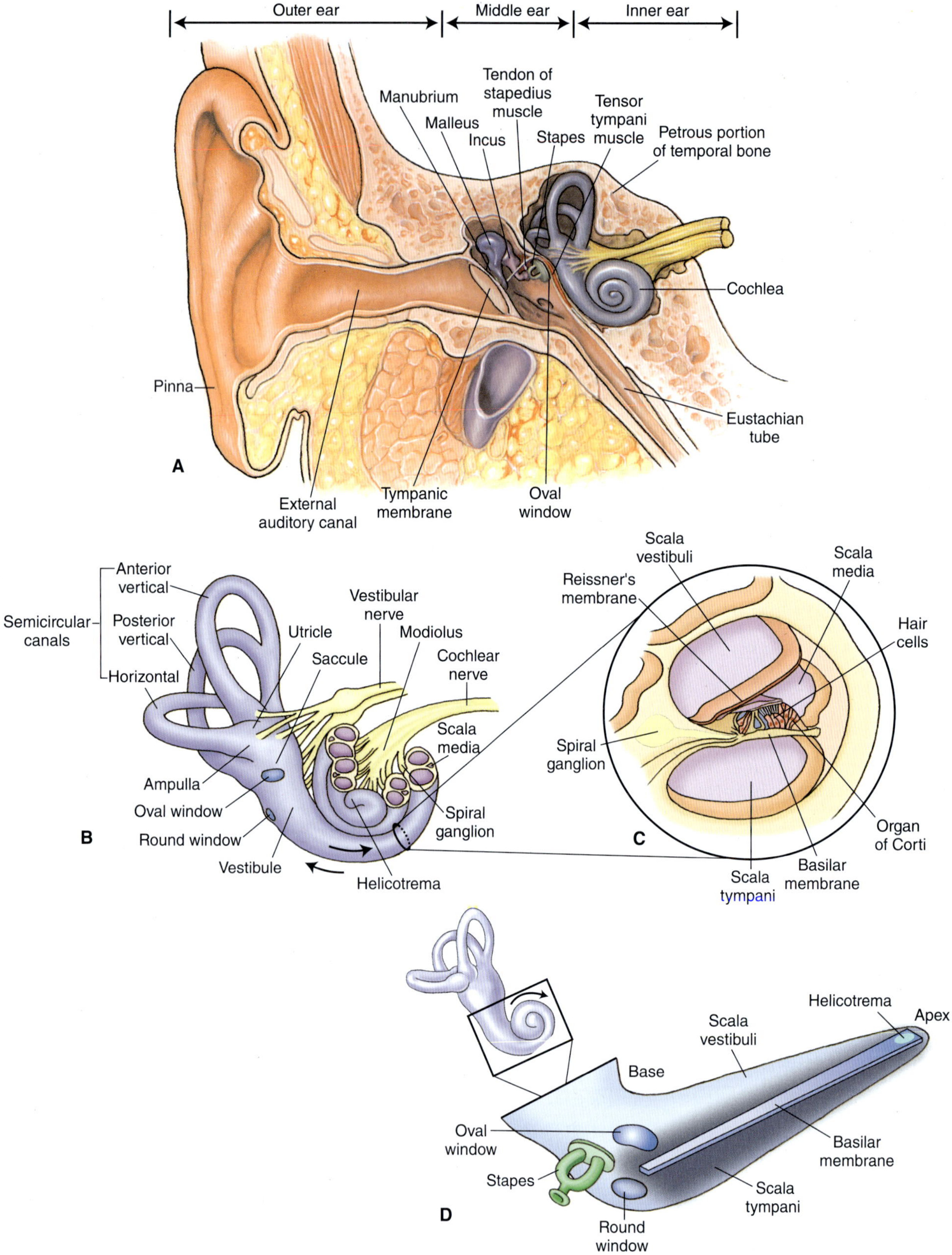

그림 16.1 귀의 구성. **(A)** 외이와 중이, 내이의 위치를 보여준다. 중이에는 세 개의 작은 뼈(망치뼈, 모루뼈, 등자뼈)가 존재한다. **(B)** 내이는 전정과 세 개의 반고리뼈관(앞, 뒤, 외측), 달팽이를 포함하고 있는 뼈미로로 이루어져 있다. **(C)** 달팽이의 횡단면을 보면, 중간계단은 전정막(라이스너막)과 기저막에 의해 경계 지어져 있으며, 코르티기관이 중간계단(달팽이관) 내에 위치한다. **(D)** 달팽이를 펼쳤을 때의 모식도. (Used with permission from Bear MF, et al.: Neuroscience: Exploring the Brain, 3rd ed. Baltimore: Lippincott Williams & Wilkins, 2007, pp. 347, 35, and 352.)

근·tensor tympani이 망치뼈자루에 붙어 있으며, 이 근육은 삼차신경trigeminal nerve 분지에 의해 조절된다. 다른 작은 근육인 **등자근**등골근·stapedius은 등자뼈에 붙어 있으며, 얼굴신경facial nerve 분지에 의해 조절된다. 이들 근육의 수축은 각각 고막과 등자뼈발판(난원창과 접촉)의 움직임을 제한하므로 큰 소리에 의해 발생할 수 있는 중이 및 내이 구조물(음파 충격에 취약한)의 손상을 줄인다. 따라서 중이 및 이와 관련된 구조물의 기능은 공기 음파를 내이에 존재하는 체액의 파형으로 변환하는 것이다. 음파가 중이를 거치지 않고 직접적으로 난원창에 도달할 경우에는 음파의 약 3%만 내이로 전달될 수 있게 된다. 난원창으로 전달되는 압력은 증폭되는데, 그 이유는 (1) 고막의 면적이 난원창 면적보다 훨씬 넓고, (2) 귓속뼈(망치뼈, 모루뼈)가 지렛대처럼 작용하여 기계적 효율을 증가시키기 때문이다.

내이 Inner ear

내이는 뼈미로골미로·bony labyrinth와 막미로membranous labyrinth, 달팽이와우·cochlea (코르티기관나선기관·organ of Corti을 포함하고 있음)로 구성되어 있다.

뼈미로bony labyrinth는 측두골 추체부 속에 있는 복잡한 공간으로 이루어져 있다. 뼈미로는 안쪽의 막미로를 감싸고 있으며, **전정**안뜰·vestibule이라 불리는 중심부분과 세 개의 **반고리뼈관**semicircular canal, **달팽이**와우·cochlea로 이루어져 있다(그림 16.1, A, B). 전정vestibule (둥근주머니saccule와 타원주머니utricle를 포함하고 있음)과 반고리뼈관은 전정계안뜰계·vestibular system의 말초성분에 해당하며, 이들은 움직임movement에 반응한다. 달팽이는 청각에 관여하며, 공기 전달음에 반응한다. 뼈미로를 구성하는 모든 공간에는 **외림프**바깥림프·perilymph(고농도의 나트륨Na^+과 저농도의 칼륨K^+을 포함하고 있는 세포외액과 유사한 맑은 체액)라 불리는 체액으로 채워져 있다. 세 개의 반고리뼈관은 앞(위)anterior (superior)과 뒤posterior, 수평lateral (horizontal) 반고뼈관이다. 달팽이의 중심부에는 **달팽이축**modiolus이 존재하며, 달팽이나선관spiral cochlear canal이 2/4 내지 3/4 회전하면서 이 축을 감고 있다. 달팽이나선관은 위쪽의 **전정계단**안뜰계단·scala vestibuli과 아래쪽의 **고실계단** scala tympani으로 나뉜다(그림 16.1C). 고실계단 및 전정계단은 달팽이축의 첨부에서 **달팽이구멍**계단끝통로·helicotrema이라 불리는 좁은 틈새를 통해 서로 소통한다(그림 16.1D). 뼈로 이루어진 달팽이 나선관 내에는 막미로를 형성하는 **달팽이관**cochlear duct이 존재한다. 달팽이관은 나선모양이며 달팽이 나선관의 외벽을 따라 주행하여 달팽이 나선관의 첨부인 **꼭대기**cupula에서 끝난다(그림 16.2).

달팽이관cochlear duct (중간계단scala media이라고도 함)의 옆면에는 달팽이 속에 있는 두 개의 계단(고실계단[달팽이의 외부 윤곽선을 따라 위치]과 전정계단[달팽이의 내부 윤곽선을 따라 위치])이 위치한다. 고실계단은 둥근창달팽이창·round window(이

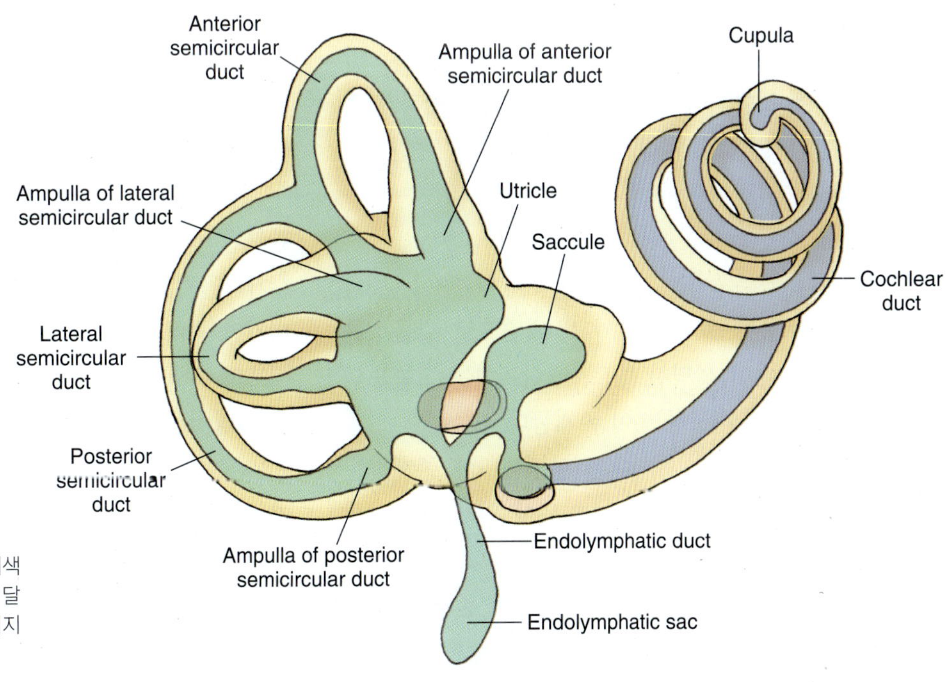

그림 16.2 막미로는 뼈미로(베이지색으로 나타냄)의 내강 속에 위치한다. 달팽이관은 청색으로 나타내었고, 나머지 막미로는 녹색으로 나타내었다.

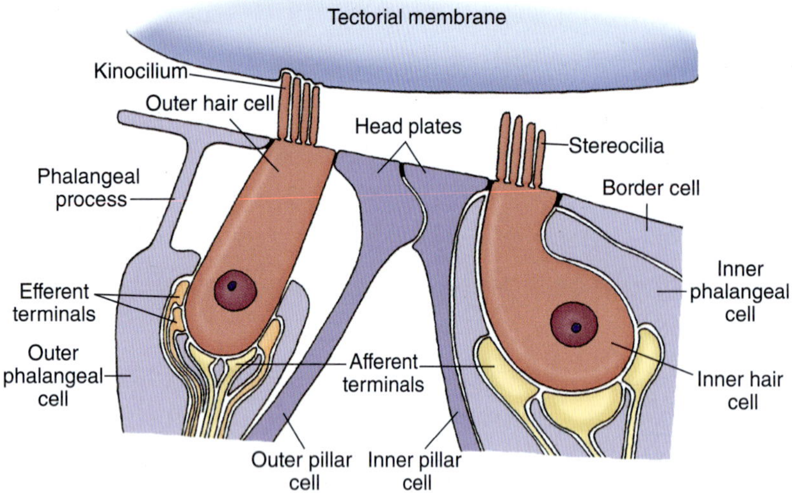

그림 16.3 털세포. 속털세포와 바깥털세포가 있으며, 털세포의 첨부에는 여러 개의 부동섬모와 하나의 운동섬모가 존재한다. 바깥털세포에 존재하는 섬모 끝 부위만 덮개막에 묻혀 있다. 달팽이신경절에 있는 두극신경세포의 말초돌기들이 털세포 기저부에서 시냅스이후 구심신경말단을 형성한다.

차고막)에서 끝나며, 둥근창은 중이와 **고실**tympanic cavity의 경계를 이룬다. 앞에서 설명한 대로, 등자뼈(중이에 위치하는 등자 모양의 작은 뼈)는 탄력인대에 의해 난원창oval window에 붙어 있다. 음파에 반응하여 일어나는 등자뼈의 진동은 난원창을 통해 전정계단으로 전달된다.

막미로membranous labyrinth는 뼈미로의 내강 속에 위치하며 **내림프**속림프·endolymph(저농도 나트륨Na^+과 고농도 칼륨K^+을 포함하는 세포내액과 유사한 체액)로 채워져 있다. 막미로에는 **타원주머니**utricle와 **둥근주머니**saccule(뼈 전정bony vestibule에 있는 두 개의 소낭), 세 개의 반고리관semicircular duct(반고리뼈관 속에 존재), 달팽이관cochlear duct(이미 설명함)이 존재한다(그림 16.2). 중간계단에는 내림프가, 고실계단 및 전정계단에는 외림프가 분포한다. 중간계단은 전정막vestibular membrane(라이스너막Reissner's membrane이라고도 함)과 기저막basilar membrane에 의해 구분되어 있다(그림 16.1C). 이들 두 막은 중간계단에 포함되어 있는 내림프를 고실계단과 전정계단에 포함되어 있는 외림프로부터 격리한다. 중간계단의 외측벽에는 혈관이 매우 풍부한 혈관줄무늬맥관선조·stria vascularis가 위치한다.

혈관줄무늬에 분포하는 나트륨펌프Na^+-K^+ pump는 내림프로부터 나트륨Na^+을 유출시키고, 내림프로 칼륨K^+을 유입시킨다. 앞에서 설명한 대로, 내림프에는 고농도의 칼륨K^+과 저농도의 나트륨Na^+이 존재한다.

나선기관코르티기관·organ of Corti은 달팽이관에 존재하는 감각영역이며, 기저막basilar membrane 위에 위치한다. 나선기관에는 소리 자극에 대한 감각수용기인 **털세포**hair cell가 존재한다. 털세포는 달팽이관(중간계단)에 존재하며, 기저막 전 길이에 걸쳐 분포한다(그림 16.1C). 사람의 달팽이에는 두 종류의 털세포가 존재하는데, 하나는 속털세포inner hair cell이고, 다른 하나는 바깥털세포outer hair cell이다(그림 16.3). 약 100개의 **부동섬모**不動纖毛·stereocilia와 하나의 **운동섬모**運動纖毛·kinocilium(더 긴 섬모)가 털세포 꼭대기에 붙어 있다. 부동섬모는 운동섬모보다 짧으며, 부동섬모의 길이는 운동섬모에 가까이 위치할수록 더 길다. 바깥털세포의 부동섬모 끝부위는 상부에 있는 **덮개막**tectorial membrane에 묻혀 있는데, 덮개막은 콜라겐기질에 포함되어 있는 점액다당류로 이루어져 있다(그림 16.3). 덮개막tectorial membrane이 가만히 있는 상태에서 기저막basilar membrane이 움직이게 되면 그 사이에 있는 섬모가 구부려지므로 구심신호가 발생하게 된다('소리전달 기전' 참조). 속털세포는 덮개막에 붙어 있지 않으며, 속털세포의 부동섬모 움직임은 내림프의 움직임에 의해 유발된다. 털세포의 위치가 변하지 않도록 하는 두 종류의 지지상피세포가 있는데, 하나는 손가락세포phalangeal cell이고 다른 하나는 기둥세포pillar cell이다. **바깥손가락세포**outer phalangeal cell·Deiters' cell는 바깥털세포의 바닥부위와 이들 세포와 관련된 신경말단을 감싸고 있다(그림 16.3). 이들 세포는 손가락돌기phalangeal process를 낸다. 이 돌기는 털세포의 꼭대기면 근처에서 납작해져 판plate처럼 변하며 인접한 털세포의 꼭대기쪽 모서리 및 인접한 손가락판phalangeal plate과 치밀이음tight junction을 형성한다. **속손가락세포**inner phalangeal cell는 속털세포를 완전히 감싸고 있으며 손가락돌기를 가지고 있지 않다. 이와 유사하게, 바깥기둥세포 및 속기둥세포가 존재하는데, 이들의 꼭대기쪽 돌기는 서로 치밀이음을 형성하고 인접한 털세포와도 치밀이음을 형성한다. 치밀이음 연결망에 의해 털세포 몸통은 중간계단에 포함되어 있는 내림프로부터 격리된다. 뼈로 이루어진 달팽이나선관에 위치하는 **나선신경절**달팽이신경절·spiral (cochlear) ganglion 은 두극신경세포bipolar neuron를 포함하고 있다. 나선신경절에 있는 이들 두극신경세포의 말초돌기는 털세포에 분포하며, 이들은 털세포 기저부에서 시냅스이후 구심말단을 형성한다(그림 16.3). 나선신경절에 있는 두극신경세포의 중추돌기는 전정와우신경속귀신경·vestibulocochlear nerve의 와우신경달팽이신경·cochlear division을 형성한다. 바깥털세포는 상올리브핵으로부터 오는 원심섬유(올리브달팽이다발olivocochlear bundle)를 받는다. 이 신경다발은 중추신경계가 직접적으로 수용기 수준에서 청각흥분파를 조정할 수 있는 기반을 제공한다.

소리전달 기전 Mechanism of Sound Conduction

음파는 고막을 진동시키고, 고막의 진동에 따라 등자뼈 발판이 움직이므로 그 진동이 난원창으로 전달된다. 외림프는 압축될 수 없는 액체이고 고실계단과 전정계단은 폐쇄회로이므로 난원창에 접촉하고 있는 등자뼈의 진동운동은 고실계단과 전정계단에 존재하는 외림프에 압력파를 유발한다. 외림프의 진동운동에 의해 기저막이 진동하게 된다.

앞에서 설명한 대로, 바깥털세포의 부동섬모stereocilia 꼭대기는 덮개막에 묻혀 있으며, 털세포 몸통은 기저막 위에 놓여 있다(그림 16.4A). 기저막이 위로 움직이면 전단

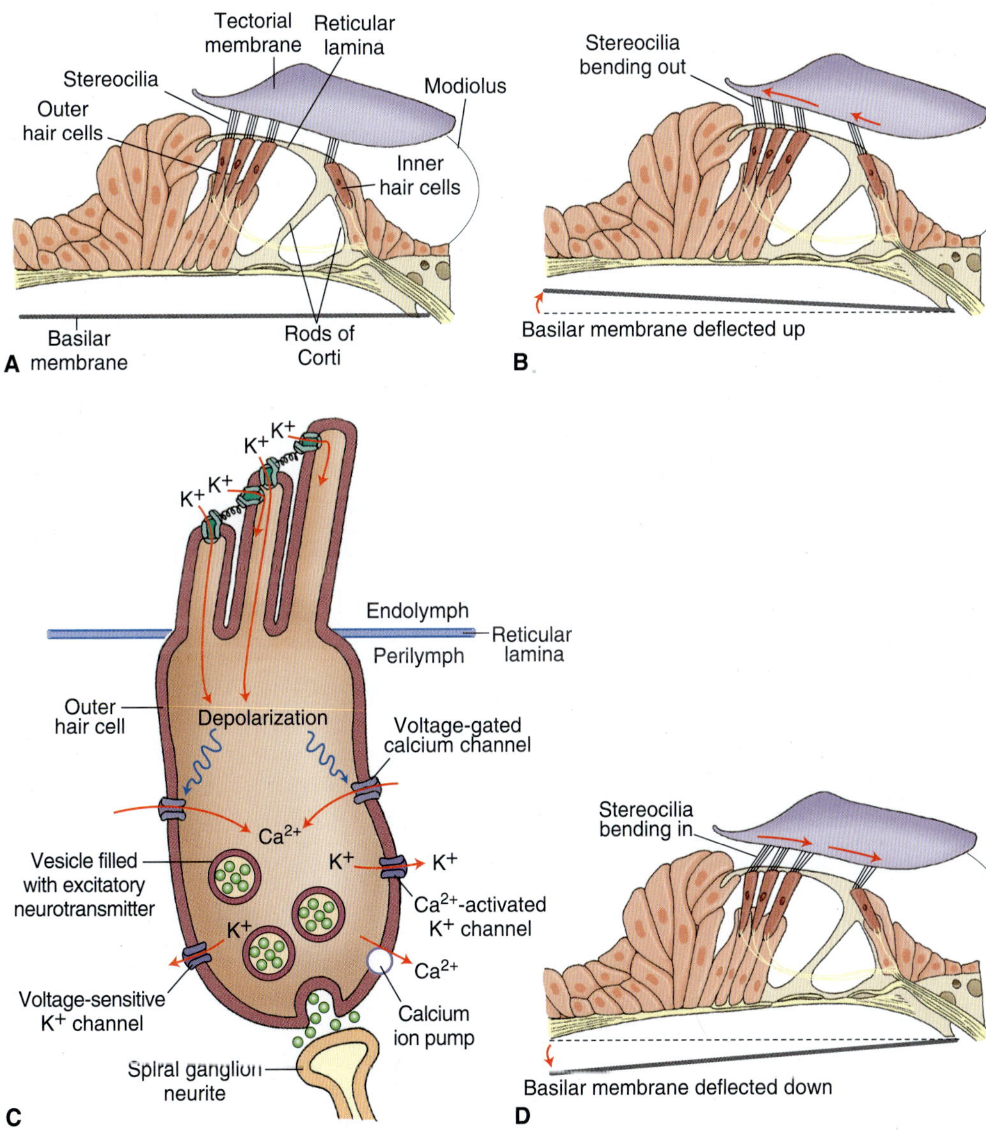

그림 16.4 소리전달 기전. **(A)** 털세포에 있는 부동섬모 첨부는 덮개막에 묻혀 있으며, 털세포 몸통은 기저막에 놓여 있다. **(B)** 기저막이 위로 움직이면 전단력이 발생하고 부동섬모를 외측 방향으로 변위시킨다. **(C)** 외측 방향으로 부동섬모 및 운동섬모가 기계적으로 변위되면 털세포는 탈분극된다. **(D)** 기저막이 아래로 움직이면 전단력이 발생해 털세포는 과분극된다. (Panels **A–C** were redrawn with permission from Bear MF, et al.: Neuroscience: Exploring the Brain, 3rd ed. Baltimore: Lippincott Williams & Wilkins, 2007, pp. 357, 359.)

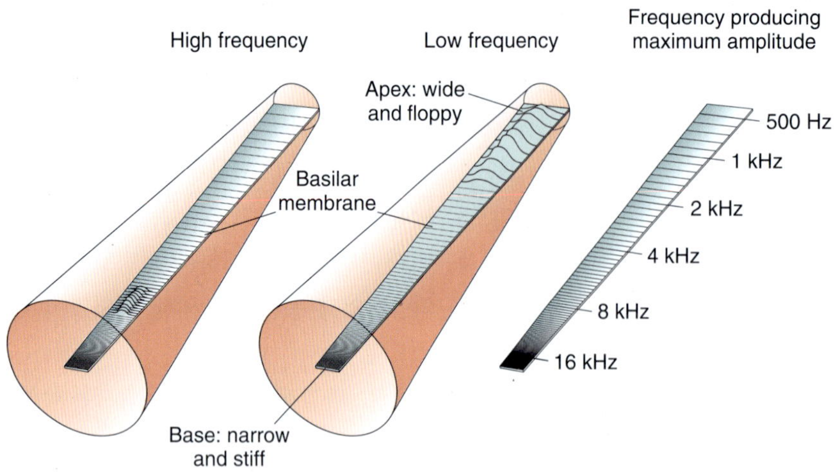

그림 16.5 기저막의 주파수 대응 배열 양상. 달팽이는 펼쳐서 나타내었다. 고주파음을 담당하는 지점은 기저막의 기저부에 위치하는 반면, 저주파음을 담당하는 지점은 기저막의 첨부에 위치한다. Hz, Hertz. (Reproduced with permission from Bear MF, et al.: Neuroscience: Exploring the Brain, 3rd ed. Baltimore: Lippincott Williams & Wilkins, 2007, p. 354.)

력이 발생하게 되고 부동섬모가 외측으로 이동하게 된다(그림 16.4B). 부동섬모와 운동섬모가 외측 방향으로 이동함에 따라 이들 섬모의 세포막을 통해 칼륨K^+이 유입된다. 칼륨K^+ 유입이 일어날 수 있는 이유는 부동섬모 근처의 세포외 칼륨K^+ 농도가 세포 내부보다 높기 때문이다. 털세포는 탈분극depolarization되고, 이에 따라 세포막에 존재하는 전압작동 칼슘통로voltage-sensitive Ca^{2+} channel를 통해 칼슘Ca^{2+}이 유입된다. 털세포 속으로 유입된 칼슘Ca^{2+}은 신경전달물질(아마도 글루탐산glutamate)의 유리를 촉발하고, 순차적으로 털세포 기저부에 있는 구심신경말단에서 활동전위를 유발한다(그림 16.4C). 또한 유입된 칼슘Ca^{2+}은 털세포 기저부에 분포하는 칼슘Ca^{2+}에 의해 활성화되는 칼륨통로Ca^{2+}-activated K^+ channel를 개방시켜 칼륨K^+ 유출을 일으킨다. 털세포 기저부에서 칼륨K^+ 유출이 일어날 수 있는 이유는 털세포 기저부 주변 체액의 칼륨K^+ 농도가 더 낮기 때문이다. 이러한 칼륨K^+ 유출에 의해 털세포는 재분극되고, 앞서 일어났던 칼슘통로Ca^{2+} channel의 활성은 감소하게 된다. 유입되었던 칼슘Ca^{2+}은 털세포막에 분포하는 칼슘펌프Ca^{2+} pump에 의해 세포 밖으로 나가게 된다. 기저막이 아래로 움직이면 전단력이 발생하게 되고 부동섬모와 운동섬모가 내측 방향으로 이동하게 된다(그림 16.4D). 이에 따라 털세포는 과분극hyperpolarization되며, 막전위의 과분극은 전압작동 칼륨통로voltage-sensitive K^+ channel의 개방 및 칼륨K^+ 유출에 관여할 수 있다. 털세포가 과분극되면 칼슘Ca^{2+} 유입이 일어나지 않아 신경전달물질도 유리되지 않는다. 기저막의 기저부base에 위치하는 감각수용기(털세포)는 고주파음에 반응하는 반면, 첨부apex에 위치하는 감각수용기는 저주파음에 반응한다(그림 16.5). 이것을 소리에 반응하는 수용기의 **주파수 대응 배열**tonotopic distribution이라 부른다.

중추 청각신경로 Central Auditory Pathways

그림 16.6에 중추청각로를 나타내었다. 나선신경절달팽이신경절·spiral ganglion에 있는 두극신경세포의 중추가지는 **와우신경**달팽이신경·cochlear nerve을 형성하며, 이 신경이 전정신경vestibular nerve과 만나 **전정와우신경**속귀신경·vestibulocochlear nerve을 형성한다. 전정와우신경은 **내이도**internal auditory meatus를 통해 주행한 후 뒤머리뼈우묵후두개와·posterior cranial fossa으로 들어가 뇌간의 연수교뇌각medullopontine angle에 도달한다. 이곳에서 전정와우신경은 전정가지vestibular branch와 와우가지cochlear branch로 나누어진다. 두 신경가지는 입쪽 연수 높이에서 뇌간으로 들어간다. 와우가지의 투사로는 다음 단락에서 설명하고, 전정가지의 투사로는 더 뒤에서 설명한다.

달팽이핵 와우핵·Cochlear Nuclei

달팽이신경와우신경·cochlear nerve은 나선신경절spiral ganglion에 있는 두극신경세포의 중추가지로 이루어져 있다. 나선신경절은 내이의 달팽이축modiolus에 위치한다. 나선신경절의 두극신경세포의 말초가지는 코르티기관나선기관·organ of Corti에 있는 털세포와 연결되어 있다. 와우신경에 포함된 축삭은 연수로 들어간 다음 입쪽 연수에 위치하는 등쪽 및 배쪽 **달팽이핵**으로 투사한다(그림 16.6). 달팽이신경의 축삭은 주파수 대응 배열 방식tonotopic manner(즉 달팽이cochlea의 기저부에서 출발한 축삭[고주파음 담당]은 달팽이핵의 심층부로 전달되고, 첨부에서 출발한 축삭[저주파음 담당]은 달팽

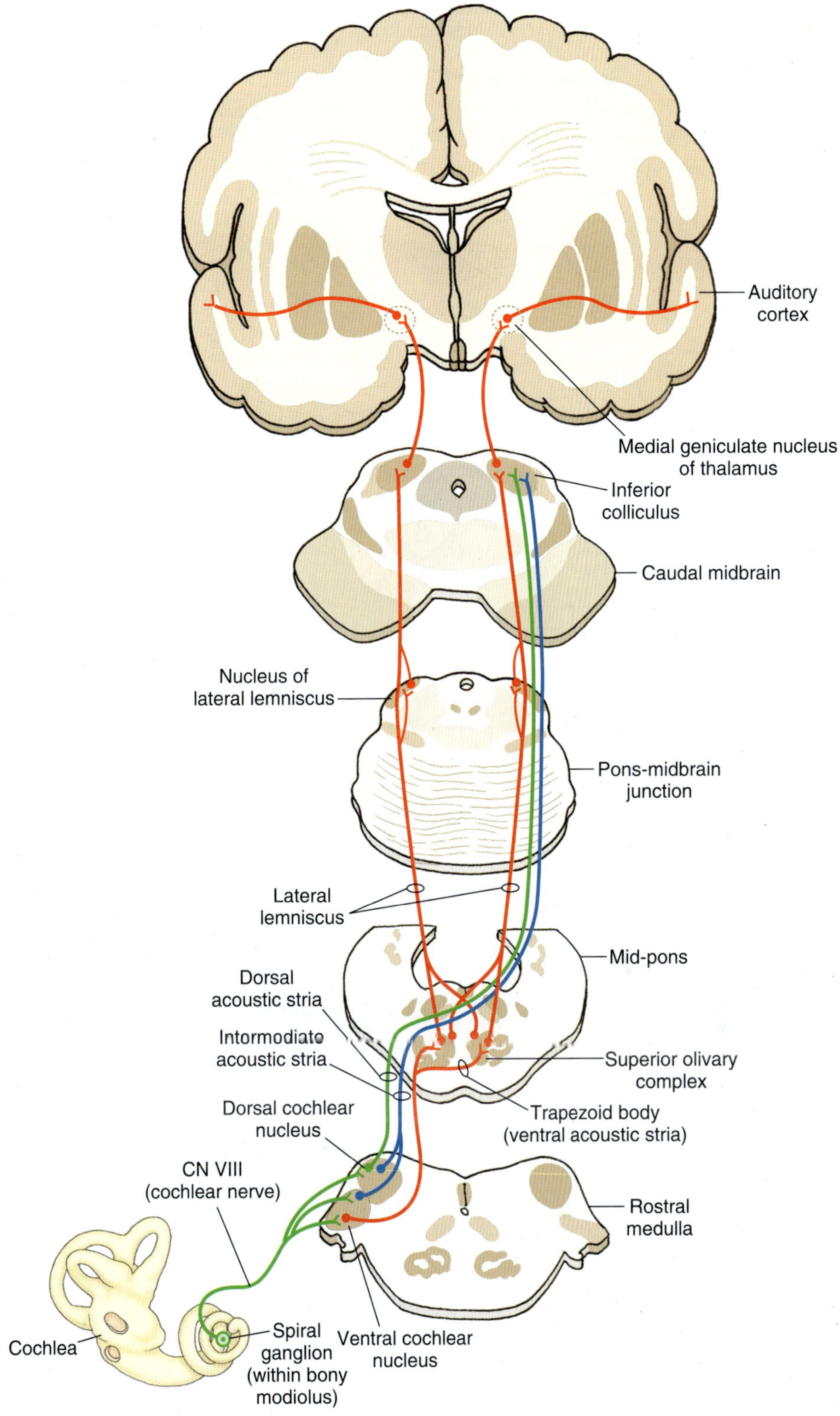

그림 16.6 중추 청각신경로. 자세한 내용은 본문을 참조할 것. CN, cranial nerve. (Used with permission from Bear MF, et al.: Neuroscience: Exploring the Brain, 3rd ed. Baltimore: Lippincott Williams & Wilkins, 2007, p. 364.)

이핵의 표층부로 전달됨)으로 달팽이핵에 투사한다. 입쪽 연수에 위치하는 등쪽달팽이핵dorsal cochlear nucleus에서 출발하는 이차뉴런의 일부 축삭은 교뇌로 올라간 다음 동측 상올리브핵superior olivary nucleus에 시냅스한다(그림 16.6에는 나타내지 않음). 등쪽달팽이핵에서 출발하는 다른 축삭은 등쪽청각선조dorsal acoustic stria가 되어 교뇌피개에서 반대측으로 교차하여 입쪽 교뇌를 통과한 후 아래둔덕inferior colliculus(꼬리쪽 중뇌에 위치)에 있는 신경세포에 시냅스한다. 등쪽 및 배쪽 달팽이핵의 축삭은 중간청각선조intermediate acoustic stria를 형성하며, 중간청각선조 역시 교뇌피개에서

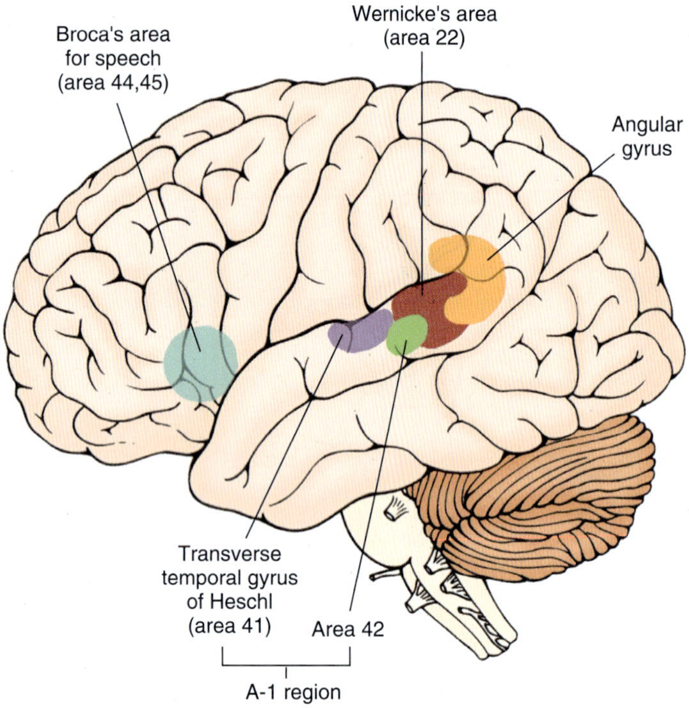

그림 16.7 일차청각피질. 이 영역은 상측두이랑의 내측면에 있는 헤쉴이랑(가로관자이랑)에 위치한다. 이 영역은 내측무릎핵으로부터 시각정보를 받는다(청각부챗살 또는 무릎측두엽섬유를 통함). 이차청각영역(베르니케영역)은 구어의 해석에 중요한 역할을 한다. 다른 영역은 상대적인 위치를 표현하기 위해 나타내었다.

반대측으로 교차하여 입쪽 교뇌를 통과한 후 아래둔덕에 있는 신경세포에 시냅스한다. 배쪽달팽이핵ventral cochlear nucleus에 있는 이차뉴런의 축삭은 배쪽청각선조ventral acoustic stria(능형체마름섬유체·trapezoid body)를 형성하여 중간 교뇌에서 반대측으로 교차하여 상올리브핵복합체superior olivary complex(외측 상올리브핵, 내측 상올리브핵)와 능형체핵에 시냅스한다. 배쪽달팽이핵에 있는 이차뉴런의 일부 축삭은 중간 교뇌에서 동측 상올리브핵복합체에 시냅스한다. 상올리브핵에서 출발하는 투사로는 다음 단락에서 설명한다.

상올리브핵 Superior Olivary Nuclei

뇌의 양쪽에 한 개씩 있는 **상올리브핵**은 주파수 대응 배열을 나타내며 달팽이핵으로부터 양쪽의 청각입력을 받는다. 이 핵군은 각 귀에 도달하는 소리의 강도 또는 도달시간 차이를 구별함으로써 소리가 발생한 장소를 알아낼 수 있다.

외측섬유띠 및 관련 핵 Lateral Lemniscus and Associated Nuclei

상올리브핵복합체와 능형체핵으로부터 출발한 삼차뉴런의 축삭은 **외측섬유띠**lateral lemniscus를 형성하여 양쪽으로 상행하지만, 이들 축삭의 대부분은 반대측 외측섬유띠를 통해 상행하여 교뇌중뇌이음부에서 외측섬유띠핵nucleus of lateral lemniscus으로 투사한다. 외측섬유띠핵에 분포하는 신경세포는 순차적으로 아래둔덕(꼬리쪽 중뇌에 위치함; 그림 16.6)으로 투사한다.

아래둔덕 Inferior Colliculus

아래둔덕 등쪽 부위는 저주파음에 반응하는 신경세포로부터 오는 신경섬유를 받는 반면, 배쪽 부위는 고주파음에 반응하는 신경세포로부터 오는 신경섬유를 받는다. 청각정보는 이어서 아래둔덕에서 가공된 후 시상의 내측무릎핵으로 중계된다.

내측무릎핵 Medial Geniculate Nucleus [MG]

시상의 내측무릎핵MG은 시상의 꼬리부위 및 중뇌와 근접한 부위에 위치한다. 아래둔덕 뉴런의 축삭은 청각신호를 시상의 **내측무릎핵**으로 전달한다(그림 16.6). 주파수 대응 배열을 나타내는 내측무릎핵은 소리의 강도와 주파수, 양쪽 귀로 들어오는 소리의 특성에 관한 정교한 정보를 중계한다. 이들 신경세포의 축삭은 이어서 일차청각피질로 투사한다.

일차청각피질 Primary Auditory Cortex

사람의 경우, 일차청각피질은 상측두이랑superior temporal gyrus 내측에 있는 **헤쉴이랑**가로관자이랑·transverse temporal gyri (of Heschl)에 위치한다(그림 16.7). 브로드만영역 41(25장 참조)은 청각입력을 받는 일차부위이다. 브로드만영역 42는 청각연합영역이다. 브로드만영역 41과 42를 합쳐서 **A-1 영역**A-1 region이라 하며 내측무릎핵으로부터 신경섬유(청각부챗살청각방사 · auditory radiation 또는 무릎측두엽섬유geniculotemporal fiber)를 받아들인다. 청각중계핵들이 나타내었던 주파수 대응 배열은 청각피질에서도 유지된다. **베르니케영역**Wernicke's area(그림 16.7)은 이차청각영역 중의 하나인데, 이 영역은 구어spoken word의 해석에 매우 중요한 역할을 한다(25장 참조).

하행신경로 Descending Pathways

청각피질의 A-1영역A-1 region은 시상의 내측무릎핵MG으로 하행성 신경로를 보낸다. 내측무릎핵은 이어서 아래둔덕으로 하행신경로를 보낸다. 아마도 이들 하행신경로는 중추청각로 내에서 되먹임 기전을 제공하는 것으로 보인다.

다른 하행신경로에는 올리브달팽이원심신경로olivocochlear efferent fiber가 있다. 상올리브핵에 있는 신경세포의 축삭은 교차 또는 비교차하여 올리브달팽이다발olivocochlear bundle을 형성하여 달팽이신경을 타고 내려온 후 최종적으로 달팽이의 속털세포 및 바깥털세포에 분포한다. 속털세포inner hair cell에서, 교차하지 않은 원심섬유는 나선신경절의 두극신경세포로부터 나오는 일차구심섬유와 시냅스를 형성하는 반면, 교차한 원심섬유는 반대측 달팽이신경으로 들어가(반대측) 달팽이의 바깥털세포outer hair cell에 분포한다. 교차 및 비교차 올리브달팽이원심신경로는 털세포의 기능을 조절(기전은 확실히 모름)하고 청각민감도를 조정한다. 이들의 일부 원심신경섬유로부터 유리되는 흥분성 신경전달물질은 아세틸콜린acetylcholine과 글루탐산glutamate, 아스파르테이트aspartate로 생각되는 반면, 억제성 신경전달물질은 GABA로 생각된다.

청각계와 연관된 임상질환 Clinical Disorders Associated With the Auditory System

전도난청 Conduction Deafness

귀경화증otosclerosis은 등자뼈stapes가 돌출됨으로써 난원창oval window을 두드리는 등자뼈의 움직임이 감소되는 질환이다. 따라서 공기 음파가 외림프의 압력파로 효과적으로 변환되지 못하게 된다. 이러한 유형의 전도난청은 현재 **등자뼈절제술**등골절제술 · stapectomy이라고 불리는 미세수술로 치료한다. 이 수술법은 등자뼈를 제거하고 보형물(대개 적당한 두께와 길이를 가진 비자성 금속선)로 대체한다. 일부 경우에서는, 망치뼈malleus와 모루뼈incus를 세라믹/수산화인회석 보형물로 대체한 후 등자뼈와 맞물리게 한다. 수산화인회석hydroxyapatite은 인산칼슘세라믹calcium phosphate ceramic이다. 또한 전도난청은 **중이염**otitis media(중이의 만성감염으로 인해 중이 공간에 체액이 축적됨)에 의해서도 발생하는데, 이 경우 중이에 있는 이소골의 움직임이 제한된다. **진주종**cholesteatoma을 치료하지 않을 경우에도 전도난청이 발생할 수 있다. 진주종은 꼭지돌기mastoid process 그리고/또는 중이에서 각화성 편평상피가 자라서 형성된다. 이렇게 형성된 비정상 구조물은 망치뼈와 모루뼈, 등자뼈를 둘러싸 결국에는 이소골을 파괴함으로써 전도난청을 유발하게 된다.

감각신경난청 Sensorineural Deafness

달팽이, 달팽이신경 또는 중추청각로에 병변이 있는 경우 **감각신경난청**이 발생한다. 달팽이, 달팽이신경 또는 달팽이핵의 병변은 같은쪽 귀의 난청을 일으킨다. 고위청각핵에서 발생한 병변은 청각을 감소시킬 수는 있지만, 청각로가 다중시냅스를 형성하고 교차 및 재교차하므로 완전한 난청을 유발하지는 않는다.

청력검사 Hearing Tests

두 종류의 단순 청력검사, 즉 **베버검사**와 **린네검사**를 검사실에서 흔히 이용한다. **베버검사**Weber's test는 진동하는 소리굽쇠음차 · tuning fork 바닥을 머리의 맨 위 중앙부에 접촉시켜 검사한다. 우측 귀에 전도장애가 있는 난청 환자의 경우, 같은쪽 귀(우측 귀)에서 소리굽쇠의 진동음이 더 크게 들리게 된다. 감각신경 소실 때문에 우측 귀에 난청이 있는 사람이라면, 소리굽쇠의 진동음은 좌측 귀에서 더 크게 들리게 된다. **린네검사**Rinne's test는 공기전도air conduction와 뼈전도골전도 · bone conduction에 의한 소리를 비교하는 것이다(역자 주: 정상적으로 소리는 뼈전도보다 공기전도에 의해 더 효과적으로 전달됨). 진동하는 소리굽쇠를 병변이 있는 귀 근처에 소리가 들리지 않을 때까지 둔 후(공기전도), 소리굽쇠 손잡이를 머리뼈(대개 꼭지돌기)에 접촉(뼈전도)시킨다. 만일 환자가 공기전도에 의한 소리에 비해 뼈전도에 의한 소리를 더 크게 듣는다면, 이 환자는 전도난청conduction hearing loss이 있는 것이다. 만일 환자가 뼈전도에 의한 소리보다 공기전도에 의한 소리를 더 크게 듣는다면, 이 환자는 감각신경난청sensorineural hearing loss이 있는 것이다(역자 주: 감각신경난청이 있을 경우, 공기전도 및 뼈전도를 통해 중추로 들어가는 소리의 전달 효율이 모두 감소되지만, 뼈전도보다는 공기전도에 의한 효율이 여전히 높으므로 정상인과 비슷한 양상[공기전도 > 뼈전도]을 보이게 됨). 전도난청은 수술을 통해 효과적으로 치료할 수 있다(앞에서 설명한 '전도난청' 참조). 한편, 감각신경난청은 치료하기 어렵다. 그러나 지난 10년 동안 달팽이이식와우이식 · cochlear implants을 통해 감각신경난청을 치료함으로써 상당한 발전이 있었다.

귀울림 이명 · Tinnitus

귀울림은 귀에서 "윙윙" 거리는 소음이 발생하는 것이 특징이다. 귀울림의 병태생리는 잘 알려져 있지 않다. 다만 귀울림은 달팽이 및 전정종말기관의 손상에 의해 귀에서 윙윙거리는 소음이 발생하는 것으로 여겨지고 있다. 일부 약물(예, 살리실산염salicylates)은 독성 농도에서 귀울림을 유발한다.

전정계 안뜰계 · Vestibular System

해부학적 구조 Anatomical Components

전정계는 공간 속에서 신체의 위치를 유지하는 데 필수적이며, 이에 따라 운동반응의 조정, 안구운동 및 자세유지에 중요한 역할을 한다. 전정계는 둥근주머니saccule와 타원주머니utricle, 그리고 세 개의 반고리뼈관semicircular canal(앞[또는 위], 뒤, 외측)으로 이루어져 있다. 둥근주머니와 타원주머니(이석기관otolith organ이라 함)는 선가속linear acceleration을 감지하는 반면, 반고리뼈관은 각가속angular acceleration을 감지한다(그림 16.8).

둥근주머니 Saccule

둥근주머니는 난형 주머니 구조물로서 달팽이cochlea(canal reuniens를 통해서) 및 타원주머니utricle(utriculosaccular duct를 통해서)와 연결되어 있다. **내림프관**endolymphatic duct(utriosaccular duct 분지)은 바위뼈petrous bone를 통해 주행하여 경질막dura 사이의 두개골에 내림프낭을 형성하며, **내림프낭**endolymphatic sac은 내림프가 흡수되는 장소일 것으로 추정되고 있다(그림 16.2). 털세포와 지지세포를 포함하고 있는 작은 부위가 둥근주머니 속에 있으며, 이 부위는 둥근주머니의 감각기관으로 생각된다. 이 감각기관을 **둥근주머니 평형반**macula of the saccule이라 부른다. 타원주머니 속에도 이와 유사한 부위가 존재하며, 이 부위를 **타원주머니 평형반**macula of the utricle이라 부른다. 전정미로vestibular labyrinth에는 두 종류의 털세포(평형반macula[둥근주머니와 타원주머니에 존재]과 팽대ampullae[반고리뼈관에 존재])가 존재한다. 이들은 I형 및 II형 털세포를 포함하고 있다('전정감각

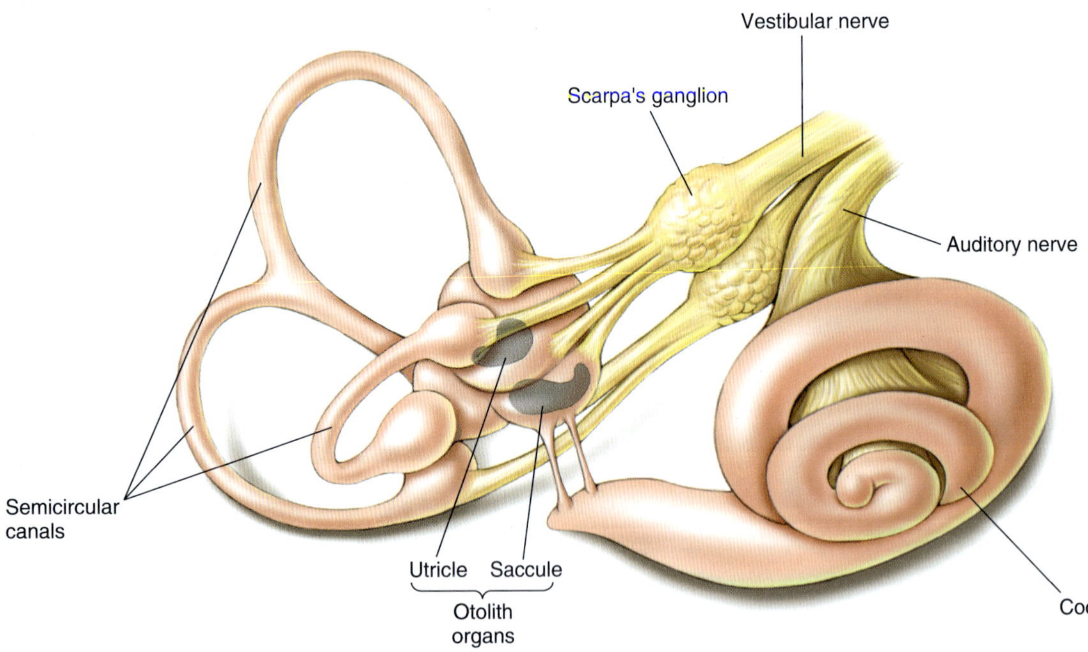

그림 16.8 전정계. 둥근주머니와 타원주머니, 반고리뼈관의 위치에 주목하자.(Used with permission from Bear MF, et al.: Neuroscience: Exploring the Brain, 3rd ed. Baltimore: Lippincott Williams & Wilkins, 2007, p. 377.)

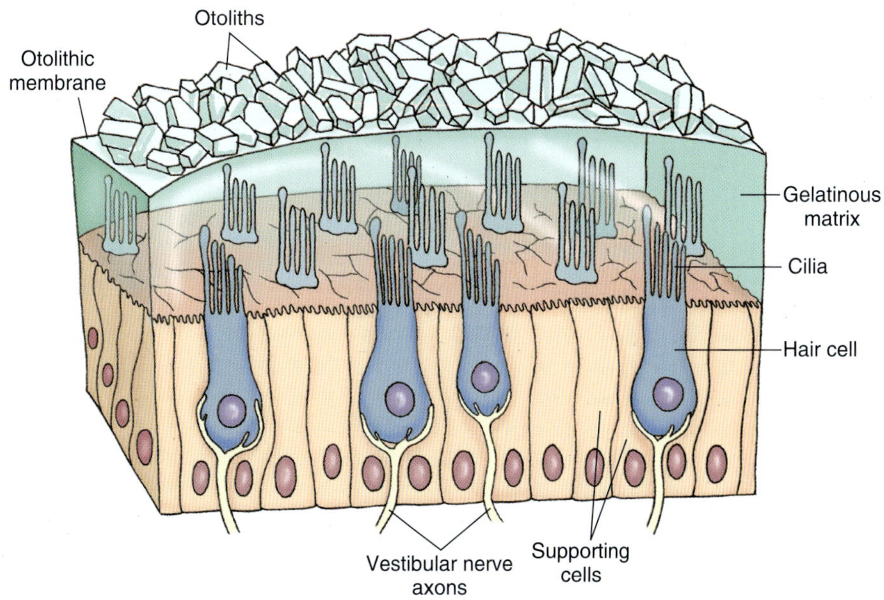

그림 16.9 이석막. 털세포로부터 돌출된 섬모들이 이석(calcium carbonate crystals로 구성됨)을 포함하고 있는 이석막의 젤라틴기질에 묻혀 있다.

수용기' 참조). 털세포로부터 섬모cilia가 돌출되어 있으며, 섬모는 **이석**귀돌·otoliths (calcium carbonate crystals; [그림 16.9])을 포함하고 있는 이석막otolithic membrane의 젤라틴기질에 묻혀있다.

타원주머니 타원낭·Utricle

타원주머니 역시 난형 주머니 구조물이며, 내부 공간은 전정미로vestibular labyrinth에서 가장 크다(그림 16.8). 타원주머니의 감각기관인 타원주머니 평형반macula은 내강의 전이측벽에 위치하며, 털세포와 섬모, 이석막의 구조는 둥근주머니 평형반에서의 구조와 유사하다. 둥근주머니 평형반macula은 타원주머니 평형반과 거의 90°를 이루고 있다. 머리를 똑바로 세웠을 때, 타원주머니 평형반은 수평면에 위치하는 반면, 둥근주머니 평형반은 수직시상면에 위치한다.

반고리뼈관 Semicircular Canals

서로 다른 면에 놓인 세 개의 반고리뼈관(앞 [또는 위], 뒤, 외측 [또는 수평])이 서로 직각을 이루어 위치한다(그림 16.8). 각각의 반고리뼈관은 끝부분에서 타원주머니와 연결되어 있다. 반고리뼈관의 한쪽 끝은 부풀어 있으며, 이 부위를 **팽대**ampulla라고 부른다. 팽대 내부에는 **팽대능선**crista ampullaris이라 불리는 원뿔 모양의 구조물이 반고리뼈관 장축의 90° 방향으로 돌출되어 있다(그림 16.10A). 수용기세포(털세포)와 지지세포는 팽대능선에 위치하고 있다. 젤라틴 덩어리인 **마루**cupula가 팽대 지붕에 있는 털세포로부터 뻗어 있다. 털세포의 섬모는 마루 속에 묻혀 있다(그림 16.10A).

전정감각수용기 Vestibular Sensory Receptors

전정계에 분포하는 수용기(평형반macula [둥근주머니와 타원주머니에 존재], 팽대ampulla [반고리뼈관에 존재])는 털세포이다. 전정계 털세포는 두 유형(I형, II형)이 존재한다(그림 16.10B). 달팽이에 존재하는 두 종류의 감각수용기는 '속털세포inner hair cell'와 '바깥털세포outer hair cell'라고 불린다는 것을 기억하자. 전정계에서 I형 털세포type I hair cell는 술잔 모양이며, II형 털세포type II hair cell는 원기둥 모양이다. 수많은 **부동섬모**stereocilia가 모든 털세포의 꼭대기면으로부터 돌출되어 있다. 하나의 **운동섬모**kinocilium가 꼭대기면의 가장자리에 존재한다. 부동섬모의 길이는 운동섬모보다 짧으며, 운동섬모 쪽으로 갈수록 점점 길어진다. 털세포hair cell는 지지세포supporting cell에 의해 둘러싸여 있다. 털세포와 지지세포 사이에는 치밀이음tight junction이 존재하며, 이에 따라 털세포 내부는 섬모를 싸고 있는 내림프endolymph로부터 격리된다. 부동섬모가 운동섬모 쪽으로 이동하면 털세포는 흥분하게 된다. 부동섬모가 운동섬모로부터 멀어지면 털세포는 억제된다. 반고리뼈관 팽대에서, 머리를 돌리면(반고리뼈관의 한 면에서) 내림프의 관성에 의해 마루cupula를 가로지르는 힘이 발생하며, 이 힘에 의해 머리 회전 반대방향으로 마루cupula가 움직이

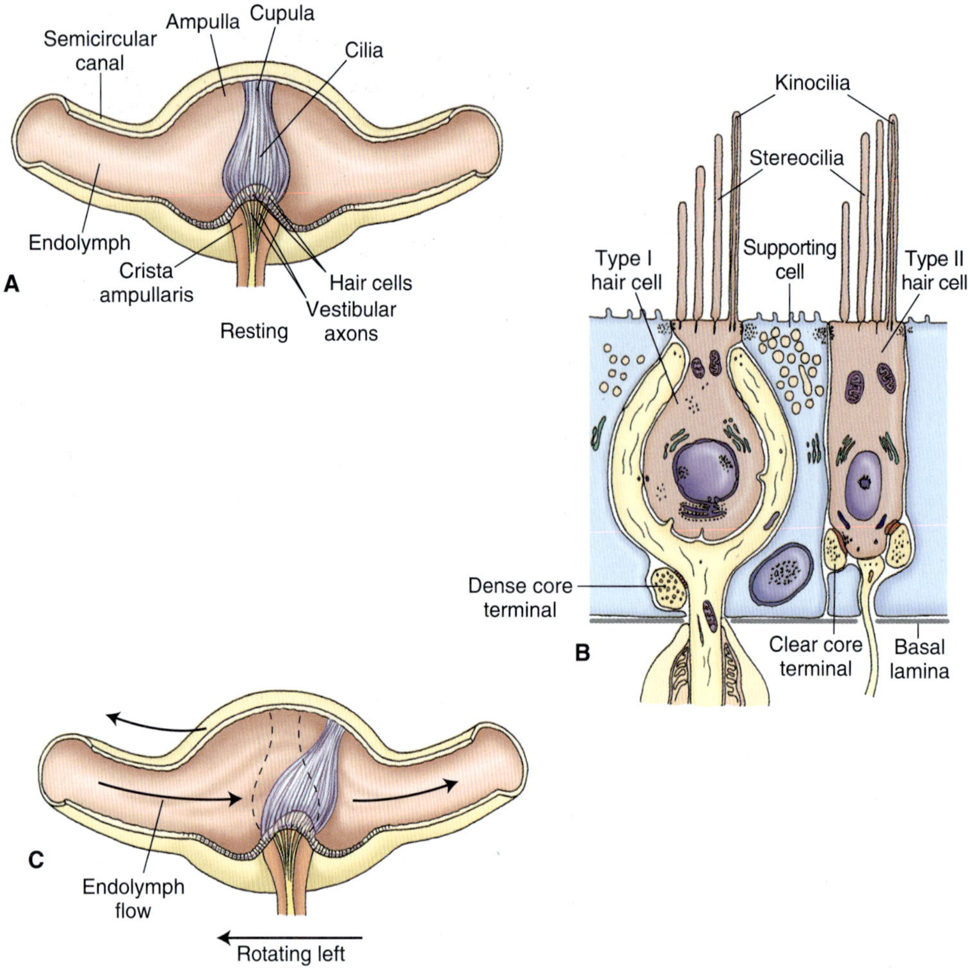

그림 16.10 팽대. **(A)** 팽대 내부에는 팽대능선이 있으며, 팽대능선 위에 털세포와 지지세포가 존재한다. 젤라틴기질로 이루어진 마루가 털세포 표면으로부터 팽대의 지붕으로 뻗어 있으며, 털세포 섬모는 그곳에 묻혀 있다. **(B)** I형 털세포는 술잔 모양이며, II형 털세포는 원기둥 모양이다. 모든 털세포의 꼭대기면으로부터 돌출되어 있는 부동섬모와 꼭대기면의 가장자리에 있는 한 개의 운동섬모에 주목하자. **(C)** 타원주머니 방향으로 마루가 이동되면 털세포는 흥분하는 반면, 그 반대방향으로 마루가 이동되면 털세포는 억제된다.

므로 팽대능선crista 속에 있는 털세포가 구부러지게 된다(그림 16.10C). 털세포에 존재하는 부동섬모의 변위에 의해 털세포는 탈분극 또는 과분극되며, 타원주머니 방향으로의 마루의 변이는 털세포를 흥분시키는 반면, 반대 방향으로의 마루의 변이는 털세포를 억제시킨다. 타원주머니와 둥근주머니에 있는 평형반에서, 선가속 또는 선감속은 이석막otolith membrane과 그 속에 묻혀있는 섬모의 움직임을 유발한다. 이 움직임은 털세포의 탈분극 또는 과분극을 일으킨다. 털세포의 흥분 및 억제 양상은 중추신경로에서 처리되고, 균형감각 sense of balance(평형감각 sense of quilibrium)을 담당하는 소뇌피질 및 대뇌피질에서 해석된다.

섬모의 기계적 이동은 전정털세포의 탈분극 또는 과분극을 일으키고, 이온의 유입(칼륨K^+, 칼슘Ca^{2+})을 일으키며, 청각계에서 이미 설명한 기전과 동일한 반응을 일으킨다('소리전달 기전' 참조).

중추 전정신경로 Central Pathways

전정신경절안뜰신경절 · vestibular (Scarpa's) ganglion은 단일 신경절이라고 설명하지만, 실제로는 두 개의 전정신경절이 존재한다(그림 16.8). 전정신경절에 분포하는 두극신경세포의 말초가지는 전정미로에 분포하는 수용기(평형반macula [타원주머니와 둥근주머니에 존재], 팽대ampulla [반고리뼈관에 존재])에 분포한다. 이들 신경세포의 중추가지는 전정와우신경속귀신경 · vestibulocochlear nerve을 통해 주행한다. 전정미로에서 출발한 구심섬유는 입쪽 연수 및 꼬리쪽 교뇌에 위치

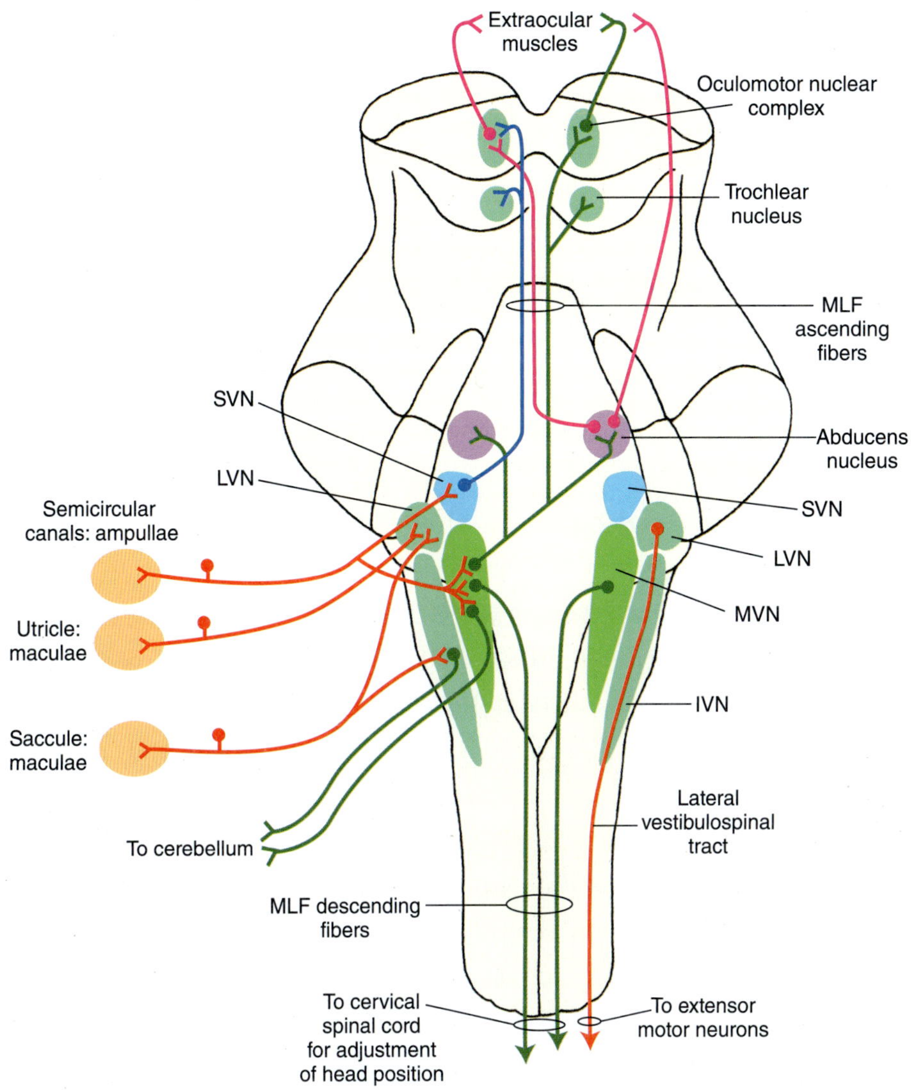

그림 16.11 중추 전정신경로. 전정미로로부터 나오는 구심섬유는 입쪽 연수 및 꼬리쪽 교뇌에 위치하는 각 전정핵으로 투사한다. 팽대(반고리뼈관에 존재)로부터 나오는 구심섬유는 상전정핵 및 입쪽 내측전정핵으로 투사한다. 평형반(타원주머니와 둥근주머니에 존재)으로부터 나오는 구심섬유는 외측전정핵에 종지한다. 둥근주머니에 있는 평형반으로부터 나오는 일부 구심섬유는 하전정핵으로 투사한다. 상행로 및 하행로에 대한 설명은 본문을 참조할 것. MLF, 내측세로다발.

하는 각 전정핵으로 투사한다. 팽대ampulla(반고리뼈관에 존재)에서 출발한 구심섬유는 상전정핵superior vestibular nucleus [SVN]과 입쪽 내측전정핵medial vestibular nucleus [MVN]으로 투사한다. 평형반macula(타원주머니와 둥근주머니에 존재)으로부터 출발한 구심섬유는 외측전정핵lateral vestibular nucleus [LVN]으로 투사한다. 둥근주머니 평형반에서 출발한 일부 구심섬유는 하전정핵inferior vestibular nucleus [IVN]으로 투사한다(그림 16.11). 전정미로에서 출발한 일차구심섬유 말단에서 유리된 흥분성 신경전달물질은 글루탐산glutamate 또는 아스파르테이트aspartate일 것으로 생각된다.

상행성 전정신경로 Ascending Vestibular Pathways

상전정핵SVN에 있는 신경세포의 상행섬유는 외전신경핵abducens nucleus 입쪽에 있는 내측세로다발내측종속·MLF로 들어간 후 동측으로 주행하여 도르래신경핵trochlear nucleus과 눈돌림신경핵oculomotor nucleus에 도달한다. 내측전정핵MVN에 있는 신경세포로부터 출발한 신경섬유 역시 내측세로다발MLF을 통해 상행하며 양쪽의 외전신경핵과 반대측의 도르래신경핵 및 눈돌림신경핵으로 투사한다(그림 16.11).

소뇌 구심투사 및 원심투사

Cerebellar Afferent and Efferent Projections

전정계는 소뇌의 중요한 입력 원천이다. 전정계에서 출발하는 소뇌구심섬유vestibulocerebellar fibers는 직접적으로(전정기관vestibular apparatus으로부터 출발함) 또는 간접적으로(주로 내측전정핵MVN 및 하전정핵IVN으로부터 출발함) 타래결설엽flocculonodular lobe에 도달할 수 있다. 많은 신경섬유는 간접경로를 통해 소뇌에 도달한다. 또한 외측전정핵LVN은 소뇌로부터 흥분성 및 억제성 신호를 받는다. 흥분성 입력은 꼭지핵fastigial nucleus으로부터 출발하며, 억제성 입력은 소뇌전엽의 조롱박세포Purkinje cell로부터 출발한다(이들 입력섬유의 기능에 대해서는 20장을 참조할 것).

전정피질경로 Vestibulocortical Pathway

상전정핵SVN과 외측전정핵LVN에 있는 이차뉴런으로부터 출발한 일부 신경섬유는 대뇌피질로 전달될 수 있는 것으로 보인다. 이렇게 전정감각이 대뇌피질로 전달될 수 있는 이유는 이들 전정핵이 내측세로다발MLF을 통해 양측성으로 시상의 배쪽기저복합체ventrobasal complex로 투사한 후 이어서 대뇌피질(브로드만영역 3a: 일차운동피질 인접부위)로 전달되기 때문일 것으로 보인다. 이 신경로는 후섬유단-내측섬유띠신경로dorsal column-medial lemniscus system(공간 속의 신체 위치에 대한 자각 감각 및 운동감각을 전달함)로부터 들어올 수 있는 가능한 신경로에 해당한다. 그러나 전정감각을 자각적으로 인식하는 대뇌피질의 정확한 위치는 아직 알려져 있지 않다.

하행성 전정신경로 Descending Vestibular Pathways

외측전정척수로lateral vestibulospinal tract(8장, 18장에서 설명)는 외측전정핵LVN으로부터 출발하여 뇌간을 통해 하행한 후 목척수와 허리척수 높이의 전각ventral horn에 종지한다. 외측전정척수로 섬유는 동측으로 하행하여 신근운동뉴런extensor motor neuron을 강하게 흥분시키며, 신경전달물질로는 아세틸콜린을 이용한다. 내측전정척수로medial vestibulospinal tract는 내측전정핵MVN으로부터 출발하여 내측세로다발MLF을 통해 양쪽으로 하행한 후 목척수에 종지하여 머리와 목의 위치를 조정하는 역할을 한다(그림 16.11).

실험동물에서, 위둔덕과 아래둔덕 사이를 절단하면 **제뇌경축**대뇌제거경축·decerebrate regidity이 일어난다. 제뇌경축은 사지의 신근이 과도하게 흥분하여 발생한다. 중뇌에서 발생한 외상 손상이나 혈관질환, 종양에 의해 사람에서도 이와 유사한 증상이 발생할 수 있다. 이 상황에서 피질척수로corticospinal tract와 피질적색로corticorubral tract, 피질그물로corticoreticular tract, 적색척수로rubrospinal tract는 차단되는 반면, 근긴장도muscle tone를 증가시키는 그물체reticular formation와 전정척수로vestibulospinal tract는 정상이다. 그러나 그물체로부터의 근긴장도 억제 효과는 소실되는데, 그것은 이들의 작용이 고위중추로부터 내려오는 흥분파에 의존하기 때문이다. 흥분성 효과와 억제성 효과를 합친 순효과는 항중력근의 긴장도를 증가시키는 것이다.

전정계와 안구운동조절
Vestibular System and Control of Eye Movements

안구운동조절에 대해서는 13장에서 자세히 설명하였다. 간단히 요약하면, 외전신경abducens nerve은 안구의 외측방향 움직임(안구의 외전)에 관여한다. 도르래신경trochlear nerve은 상사근superior oblique muscle에 분포하며, 이 근육은 일차적으로 안구가 내측에 있을 때 안구를 아래로 움직이게 하는 작용을 한다. 눈돌림신경oculomotor nerve은 상직근superior rectus muscle과 내직근medial rectus muscle, 하직근inferior rectus muscle, 하사근inferior oblique muscle을 지배한다. 내직근은 안구를 내측으로 움직이며, 상직근과 하직근은 안구를 각각 위와 아래로 움직이고, 하사근은 안구가 내측에 있을 때 안구를 위로 올린다. 눈돌림신경과 도르래신경, 외전신경 외에, 다른 구조물도 안구운동 조절에 관여한다(13장 참조). 안구운동은 뇌신경핵(외전신경핵, 도르래신경핵, 눈돌림신경핵)으로 신경섬유를 보내는 전정핵에 의해서도 영향을 받는다.

전정계의 기능 요약
Summary of the Functions of the Vestibular System

목 운동(예, 기울이기tilting)은 흥분파(평형반macula[타원주머니와 둥근주머니에 존재]에 분포하는 털세포를 활성화시킴)를 유발하며, 이 흥분파는 일차전정구심섬유를 통해 전정핵으로 전달되어 전정핵에 분포하는 신경세포를 활성화(단일시냅스 연결)시킨다. 전정신경세포로부터 출발하는 상행 및 하행 섬유는 전정구심섬유로부터 오는 신호에 반응하여 안구와 목, 몸통 움직임을 조정하는 역할을 한다. 이러한 조정은 머리 및 안구의 변화와 함께 일어나는 일부 항중력근의 수축과 다른 근육(굴근flexor)의 이완에 필요하다. 이러한 효과는 전정핵에서 출발하여 다음 구조물(1~4)에 분포하는 신경섬유에 의해 일어난다. (1) 눈돌림신경과 도르래신경, 외전신경: 자세변화에 반응하여 일어나는 안구조절을 매개, (2) 목척수 전각세포: 머리와 목 근육을 지배하며 머리의 위치변화를 일으킴, (3) 목척수와 허리척수의 운동뉴런: 신근extensor의 강력한 흥분 유발, (4) 소뇌의 타래결절엽: 전정핵과 그물체으로부터 내려오는 하행성 신경로를 조정하여 자세와 근긴장도 조절.

전정계와 연관된 임상질환

Clinical Disorders Associated With the Vestibular System

안진 안구진탕 · Nystagmus

안진은 시야visual field의 움직임에 의해 일어나는 안구의 반복 운동을 말한다. 앞에서 설명한 대로, 안구운동은 뇌신경핵(눈돌림신경핵, 외전신경핵, 도르래신경핵)으로 신경섬유를 투사하는 전정핵(외측전정핵LVN, 상전정핵SVN, 내측전정핵MVN)에 의해 영향을 받는다. 머리를 한쪽으로 돌리면 반대쪽 방향으로 안구가 회전하며, 이에 따라 안구는 사물을 주시할 수 있게 된다. 머리와 몸이 회전하면 안구는 그 회전방향의 반대방향으로 느리게 움직인다(느린눈운동slow movement). 안구는 물체가 시야를 벗어날 때까지 물체를 주시한다. 그 다음, 안구는 회전방향과 동일한 방향으로 빠르게 움직인 후(빠른눈운동 신속안구운동 · saccadic movement), 다른 물체를 주시한다(이 물체가 시야를 벗어날 때까지). 따라서 안구운동은 두 성분, 즉 초기에 회전반대방향으로 일어나는 느린눈운동slow movement과 그 뒤에 회전방향으로 일어나는 빠른눈운동rapid movement · saccadic movement이 존재한다. 느린눈운동은 전정핵에 의해 조절되고 내측세로다발MLF이 관여하는 반면, 빠른눈운동은 정중곁교뇌그물체 paramedian pontine reticular formation [PPRF](교뇌주시중추pontine gaze center)에 의해 조절된다. 이러한 안구운동 양상을 안진nystagmus 또는 **전정안구반사**안뜰눈반사 · vestibulo-oculomotor reflex라 부른다. 시야의 움직임이 없을 때 나타나는 안진은 뇌간 또는 소뇌에 병변이 있음을 나타낸다(13장 참조).

양방향의 속도가 같은 안진을 **진자안진**시계추눈떨림 · pendular nystagmus이라 한다. 일반적인 안진에서는 느린눈운동 다음에 반대방향의 빠른눈운동이 뒤따르른다. 빠른눈운동의 방향을 안진의 방향으로 정의한다. 따라서 빠른눈운동이 왼쪽방향으로 일어난다면 이를 **좌방안진**leftward-beating nystagmus이라 부른다.

온도안진검사 Caloric Test

어지럼dizziness이나 현기증vertigo(다음 단락 참조)을 나타내는 환자에서 전정안구경로의 이상을 검사하는데 **온도안진검사**를 이용한다. 온도안진검사는 특별히 수평반고리뼈관lateral semicircualr canal을 검사하는 방법이다. 이 검사를 위해서는 먼저 이경검사를 하여 고막이 천공되지 않았음을 확인해야 한다. 그런 다음 환자를 눕게 한 후 머리를 30° 정도 들어서 수평반고리뼈관을 수직면(90°)에 위치시킨다. 그 뒤에, 온수(44℃) 또는 냉수(30℃) 중 하나를 한쪽 외이도에 주입한다. 따라서 두 가지 온도를 이용한 온도안진검사에서, 각 귀는 37℃ 체온을 기준으로 상하 온도차(7℃)가 같은 온도자극을 받게 된다. 온수와 냉수 자극간의 간격은 적어도 5분 이상이어야 한다. 반응은 물을 주입한 약 20초 후에 시작되며, 약 40초에 최고조에 도달한 후, 약 3분 내에 사라진다.

온도안진검사의 기전을 다음과 같이 간략히 요약하여 설명할 수 있다(그림 16.12). 온수로 좌측 외이도를 자극하면(그림 16.12A), 온수의 열이 수평반고리뼈관의 외측부에 도달하여 이 부위의 내림프endolymph를 데우게 된다. 내림프가 (대류에 의해) 위로 올라와 마루cupula의 외측에 압력을 가하므로 마루가 내측방향으로 굽혀지게 된다. 마루가 내측방향으로 굽혀짐에 따라 털세포 역시 내측방향으로 굽혀져 활동전위 횟수가 증가하게 된다. 털세포는 전정신경절에 위치하는 뉴런의 지배를 받는다. 털세포의 활동 증가에 따라 전정신경절에 위치하는 뉴런의 중추가지의 활성이 증가하게 된다. 이들 중추가지는 전정와우신경을 따라 주행하여 동측 전정핵으로 투사한다. 따라서 좌측 수평반고리뼈관에 위치하는 털세포의 활성 증가는 좌측 전정핵을 자극하게 된다. 우측 전정핵(그림 16.12A; 녹색으로 나타낸 경로)에 비하여 좌측 전정핵(그림 16.12A; 활성화된 경로는 적색으로 나타냄)의 활성 증가(그림 16.12A)는 좌측 (동측) 눈돌림신경핵nucleus of CN III과 우측 (반대측) 외전신경핵nucleus of CN VI을 자극한다. 좌측 눈돌림신경핵은 좌안의 내직근을 수축시키고, 우측 외전신경핵은 우안의 외직근을 수축시키므로 양쪽 눈 모두 우측으로 천천히 회전하게 된다. 따라서 좌측 귀를 온수로 자극하면 머리가 왼쪽으로 회전하는 감각을 일으키므로 양쪽 눈이 우측 방향으로 느리게 회전slow movement한 후 이어서 좌측 방향의 빠른눈운동saccadic movement에 의해 주기적으로 차단된다. 이런 유형의 안진을 좌방안진left-beating nystagmus이라 부르는데, 그것은 안진의 방향을 빠른눈운동 성분의 방향으로 정하기 때문이다.

냉수로 좌측 귀를 자극하면 동일한 기전에 의해 반대방향으로 안진nystagmus이 일어난다(그림 16.12B). 냉수는 수평반고리뼈관의 가장 외측부위에 있는 내림프를 냉각시키므로 내림프가 아래로 (대류에 의해) 내려가므로 마루cupula는 외측방향으로 굽혀지며, 이에 따라 털세포도

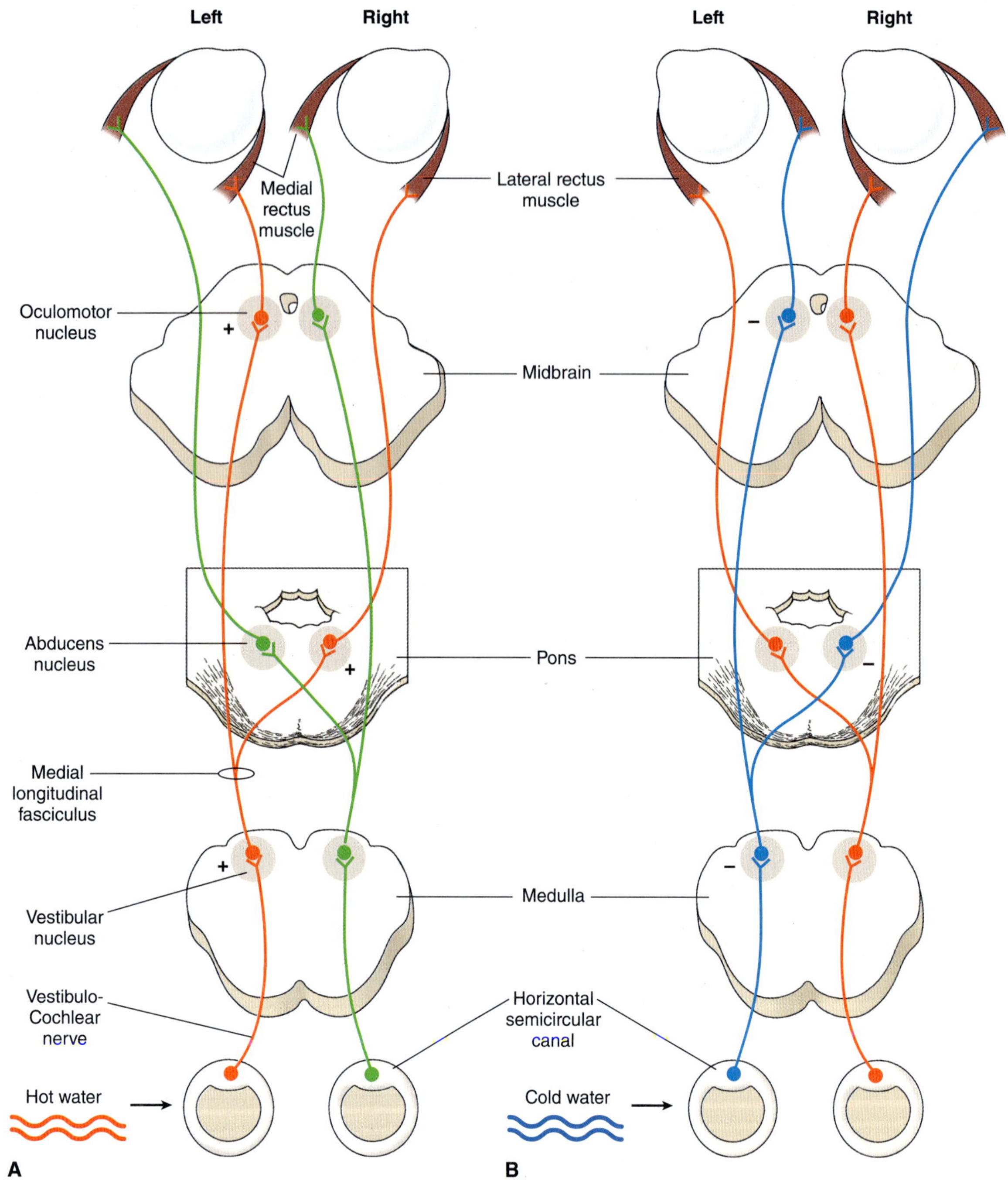

그림 16.12 온도안진검사에 의해 나타나는 안진 신경로. (A) 온수로 좌측 귀를 자극할 때 일어나는 안진의 신경로를 나타내었으며, 적색은 녹색에 비해 활동이 증가한 것을 나타낸다. (B) 냉수로 좌측 귀를 자극할 때 일어나는 안진의 신경로를 나타내었으며, 청색은 적색에 비해 활동이 감소한 것을 나타낸다.

외측방향으로 굽혀지므로 활동전위 횟수가 감소하게 된다. 좌측 수평반고리뼈관에 존재하는 털세포의 활성 감소는 우측 전정핵(그림 16.12B; 적색으로 경로를 나타냄)에 비해 좌측 전정핵(그림 16.12B; 청색으로 경로를 나타냄)에 위치하는 뉴런의 활성을 감소시킨다. 좌측 (동측) 눈돌림신경핵과 우측 (반대측) 외전신경핵에 위치하는 뉴런의 활성이 감소한다. 상대적으로, 우측 눈돌림신경핵의 활성이 증가하므로 우안의 내직근이 수축하게 된다. 좌측 외전신경핵의 상대적인 활동 증가에 의해 좌안의 외직근이 수축하게 되므로 양쪽 눈은 좌측으로 느리게 회전하게 된다. 따라서 냉수로 좌측 귀를 자극하면 머리가 우측으로 회전하는 감각을 일으키므로 양쪽 눈에서 좌측방향으로 느린눈운동이 일어난 후 이어서 우측방향으로 일어나는 빠른눈운동에 의해 주기적으로 차단된다(우방안진 right-beating nystagmus).

전정안구경로 vestibulo-ocular pathway에 이상이 없는 사람에서, 냉수 cold water는 자극한 귀와 같은 방향으로 느린눈운동을 일으키고 반대방향 opposite direction으로 빠른눈운동을 일으키는 반면, 온수 warm water는 반대방향으로 느린눈운동을 일으키고 같은 방향 same direction으로 빠른눈운동을 일으킨다. 자극(냉수, 온수)과 유발되는 눈운동의 빠른 시기와의 관계를 연상기호로 COWS ('**C**old **O**pposite, **W**arm **S**ame')라고 표현한다. 만일 전정안구경로의 한쪽에 병변이 발생할 경우, 병변 동측의 안진은 약화되거나 소실된다. 연상기호 COWS로 설명한 안진은 시각이 정상인 의식이 깨어 있는 환자에서만 일어난다. 대뇌 손상으로 의식이 없을 경우, 빠른눈운동은 일어나지 않는데, 그것은 빠른눈운동이 대뇌에 의해 조절되기 때문이다. 이런 환자에서 냉수로 한쪽 귀를 자극하면 자극한 귀 방향으로 안구가 느리게 회전하고 반대방향으로 일어나는 빠른눈운동은 소실된다. 느린눈운동과 빠른눈운동이 모두 소실되는 경우는 환자의 뇌간반사가 손상되었음을 나타낸다. 온도안진검사는 임상의사가 개별적으로 전정기관을 검사할 수 있는 유일한 전정계 검사법이다.

현기증 현훈·Vertigo

현기증을 나타내는 환자는 실제로 회전하지 않음에도 불구하고 공간 속에서 회전 turning하는 감각을 경험한다. 대개 이석막 otolithic membrane(둥근주머니와 타원주머니에 존재)으로부터 떨어져 나온 찌꺼기가 뒤반고리뼈관의 팽대 ampulla에 축적되어 마루 cupula에 부착됨으로써 각운동 angular movement에 더 민감해진다. **현기증**은 종종 구역 nausea과 구토 vomiting, 보행실조 흔들걸음·gait ataxia를 동반한다. 현기증은 내이의 미로 또는 전정와우신경의 전정성분을 침범하는 말초 전정 병변에 의해 발생할 수 있다. 또한 현기증은 뇌간 전정핵 또는 이들의 신경연결로를 침범하는 중추병변에 의해서도 발생할 수 있다. 말초병변에 의해 발생하는 현기증은 대개 간헐적으로 일어나며, 지속시간이 짧고, 항상 한쪽 방향(수직방향으로 일어나지는 않음)으로 일어나는 안진이 동반된다. 중추병변에 의해 일어나는 현기증은 안진을 동반할 수도 있고, 동반하지 않을 수도 있다. 안진이 발생할 경우, 그 방향은 수직방향, 단방향 또는 다방향으로 일어날 수 있다. 일부 H1 수용체 길항제(예, piperazine derivatives, cyclizine, meclizine) 및 프로메타진 promethazine(phenothaizine의 일종)이 현기증 치료에 도움이 된다는 것이 알려져 있다. 프로메타진은 흔히 현기증과 동반되어 일어나는 구토 완화에도 도움이 된다.

멀미 Motion Sickness

전정계로부터 들어오는 구심섬유는 교뇌 및 연수에 있는 그물체로 들어가는 신경로를 활성화시킨다. 이에 따라 자율신경중추가 활성화되므로 **멀미**가 발생한다.

전정미로 염증 Inflammation of the Vestibular Labyrinth

전정미로에 생긴 염증을 **전정신경세포염** vestibular neuronitis이라고 한다. 대개 청각소실은 일어나지 않는다. 전형적인 증상으로 현기증과 자세불균형, 구역, 안진을 나타낸다. 증상의 정도는 다양하며 단기간(2~3일) 지속된다. 치료법은 다음 단락에서 설명하는 메니에르병 Ménière disease과 같다.

메니에르병 Ménière disease

메니에르병은 간헐적으로 발생하고 재발하는 현기증으로 증상의 정도(가벼운 정도~아주 심한 정도)와 기간(몇 분~몇 시간)은 다양하다. 이 병은 전정계 증상 이외에도 청각장애(예, 이명과 청각 왜곡)를 나타낼 수 있다. 이 병의 원인은 알려져 있지 않다. 조직병리학적 연구에서 내림프가 과도하게 축적되어 있으며, 내림프를 포함하는 공간의 부종과 털세포 손상이 있는 것이 알려져 있다. 내림프의 축적은 대개 막미로 membranous labyrinth로부터의 배출이 불량하여 발생한다. 내림프는 정상적으로 내림프관 endolymphatic duct을 통해 내림프낭 endolymphatic sac으로 배출되며, 내림프낭에서 뇌척수액으로 흡수된다는 것을 상기하자. 효과적인 치료법은 없다. 일부 환자에서 스테로이드 또는 이뇨제가 림프공간의 부종을 줄이므로 증상을 완화시키기도 한다. H1 수용체 길항제(예, meclizine) 역시 도움이 된다. 심한 현기증을 나타내는 환자에서 항생제인 스트렙토마이신을 투여하여 털세포를 파괴하는 치료를 시도한다. 극단적인 경우에는 병변이 있는 미로 labyrinth를 외과적으로 절제하기도 한다.

임상 증례

병력

프랜시네Francine는 42세 여성으로 그동안 아프지 않고 건강하게 지내왔다. 몇 주일 동안, 그녀는 우측 귀에서 약간의 청각소실과 이명이 나타나서 귀에 염증이 생겼다고 생각했으며, 그녀는 약간 불안정한 느낌을 받았고, 입 우측이 약간 처진다고 생각하였다. 그녀는 내과의사를 찾아갔고, 의사는 그녀를 즉시 신경과의사에게 보냈다.

진찰

진찰하면서 신경과의사는 프랜시네의 얼굴이 비대칭이라는 것을 발견하고 기록하였다. 그녀는 입 우측을 좌측만큼 올릴 수 없었다. 우측 귀에서 유의한 청력소실이 발견되었다. 소리굽쇠tuning fork를 그녀의 이마에 대었을 때, 그녀는 좌측 귀에서만 진동소리를 들을 수 있었다. 소리굽쇠로 측정한 우측 귀의 뼈전도는 공기전도보다 약했다. 그녀에게 우측을 쳐다보라고 하였을 때, 우측 눈에서 외측 방향의 주기적인 안진이 생겼다. 또한 우측 얼굴 부위를 바늘로 자극했을 때 통증을 덜 감지하였다. 신경과의사는 그녀에게 뇌 자기공명영상을 촬영해 보자고 하였다.

설명

자기공명영상 결과 이 환자의 우측 귀에 청신경집종속귀신경집종·acoustic neuroma(전정와우신경vestibulocochlear nerve의 슈반세포에서 발생한 소뇌교뇌각종양cerebellopontine angle tumor)이 발견되었다. 이 종양에 의해 전정와우신경 기능장애(예, 청력소실hearing loss)와 안진nystagmus(외측 주시에 의해 발생하는 격동 안구운동), 불안정성unsteadiness, 그리고 대개 현기증vertigo(돌고 쓰러질 것 같은 느낌)이 나타난다. 종양은 흔히 소뇌교뇌각에 있는 다른 구조물을 침범할 정도로 크기 때문에 삼차신경CN V 및 얼굴신경CN VII을 침범하여 이들 뇌신경 기능장애도 나타낸다. 이 환자에서는 이마를 침범한 얼굴신경 기능이상 또는 벨마비Bell's palsy가 나타난 것이다. 또한 삼차신경은 부분적으로 침범되어 우측 얼굴의 무감각 같은 기능이상으로 나타났다. 종양은 삼차신경 척수로를 압박할 수도 있고, 종양이 매우 클 경우 삼차신경을 직접 침범할 수도 있다.

연습문제

질문

각 문항에서 가장 알맞은 답을 고르시오.

1. 어떤 47세 여성이 시간에 따라 진행하는 점진적인 청각소실을 나타낸 후 지역 병원에 입원하였다. 게다가 이 환자는 초기의 청각소실 이후에 발생한 약간의 균형감각의 불안정성을 나타내었다. 자기공명영상과 신경학적 검사를 통해 청각소실이 일어난 쪽에서 일어난 얼굴마비와 각막반사 소실이 추가로 발견되었다. 자기공명영상 및 임상 검사를 통해 밝혀진 이 질환의 원인일 것으로 생각되는 것은?
   a. 외이도로부터 중이로 확장되는 부위의 종양
   b. 전정와우신경을 침범한 소뇌교뇌각의 청신경집종
   c. 교뇌기저부의 내측 2/3를 침범한 혈관 폐쇄
   d. 소뇌피질의 중간부위를 침범한 종양
   e. 내측세로다발과 등쪽 교뇌 인접부를 침범한 혈관 병변

2. 어떤 41세 남성이 다발성경화증multiple sclerosis으로 진단받았다. 이 질병이 진행하는 동안, 환자는 현기증과 안진을 나타내었다. 이들 증상이 나타나는 이유는 아마도 어떤 부위를 침범하여 신경세포의 전도속도를 감소시키기 때문인 것으로 생각된다. 어떤 부위에 생긴 병변 때문인가?
   a. 내이inner ear
   b. 도르래신경trochlear nerve
   c. 소뇌cerebellum
   d. 대뇌다리cerebral peduncle
   e. 적색핵red nucleus

정답 및 설명

1. 정답: b
얼굴신경 및 전정와우신경 손상이 있으면 병변과 동측에서 청각소실이 나타나며, 이 경우 병변 동측에서 약간의 균형감 소실과 얼굴마비, 각막반사 소실이 동반된다. 가장 흔한 병변 부위는 소뇌교뇌각이며, 소뇌교뇌각에서 발생한 청신경집종은 전정와우신경CN VIII뿐만 아니라 얼굴신경CN VII (CN VIII과 근접해 위치함)도 침범한다. 나머지 답가지는 논리적으로 정답이 될 수 없다. 외이 또는 중이의 종양은 얼굴신경 손상에 의한 증상을 나타내지 않는다. 교뇌기저부의 내측 2/3의 혈관 폐쇄는 전정와우신경에 영향을 미치지 않는다. 소뇌 또는 내측세로다발 손상은 청각기능을 손상시키지 않는다.

2. 정답: c
현기증과 안진은 다발성경화증이 있을 때 나타나는데, 그것은 전정기관으로부터 입력을 받는 구조물에서 전도속도가 변하기 때문이다. 이러한 구조물 중 하나가 소뇌인데, 소뇌는 전정기관으로부터 직·간접적으로 입력을 받는다. 소뇌 손상, 특히 전정기관으로부터 입력을 받는 소뇌벌레부위 및 타래결절엽 손상은 증례와 유사한 안진 및 평형장애를 일으킨다. 대뇌다리와 적색핵은 전정입력과 연관되어 있지 않다. 도르래신경은 평형에 아무런 역할을 하지 않으며 이 구조물의 병변은 안구운동장애(도르래신경은 안구가 내측에 있을 때 안구를 아래로 움직이는 역할을 함)만 유발한다. 마찬가지로, 내이 병변은 일차적으로 청각소실을 일으키는데, 청각소실은 이 환자의 증상에 포함되어 있지 않다.

연습문제 (계속)

3. 평소 건강하였던 27세 남성이 어지럼을 나타내었다. 시간이 경과하면서 어지럼은 줄어들었지만, 이명과 청각소실이 나타났고 점점 심해졌다. 신경학적 검사 결과 다른 이상 소견은 발견되지 않았다. 항콜린제를 투여하여 치료한 결과, 증상이 개선되었다. 이 환자에서 발생한 질병의 가능성이 높은 기전은?
   a. 내측세로다발 병변
   b. 소뇌 종양
   c. 소뇌교뇌각에 있는 전정와우신경CN VIII 및 얼굴신경CN VII을 누르는 종양
   d. 내이의 내림프 용적 이상
   e. 외측섬유띠를 침범하는 등쪽외측교뇌 병변

4. 달팽이 털세포의 부동섬모가 운동섬모 쪽으로 변위될 때 일어나는 변화에 해당하는 것은?
   a. 섬모의 세포막을 통해 칼륨K^+ 유입이 일어나고, 이에 따라 전압작동 칼슘통로를 통해 칼슘Ca^{2+} 유입이 일어난다.
   b. 이 섬모를 포함하고 있는 털세포는 과분극된다.
   c. 털세포막에 분포하는 전압작동통로를 통해 칼슘Ca^{2+} 유출이 일어난다.
   d. 억제성 신경전달물질(아마도 GABA)이 털세포에서 유리된다.
   e. 섬모의 세포막을 통해 나트륨Na^+ 유입이 일어나고 털세포는 탈분극되며, 구심신경말단에서 활동전위가 유발된다.

5. 어지럼과 현기증을 호소하는 50세 남성에게 전정안구신경로 손상을 배제하게 위해 온도안진검사caloric test를 하였다. 다음 중 이 사람의 전정안구신경로가 정상임을 나타내는 설명은?
   a. 좌측 외이도에 냉수를 주입하면 우방안진right beating nystagmus이 일어난다.
   b. 좌측 외이도에 냉수를 주입하면 좌방안진left beating nystagmus이 일어난다.
   c. 좌측 외이도에 온수를 주입하면 우방안진이 일어난다.
   d. 우측 외이도에 온수를 주입하면 좌방안진이 일어난다.
   e. 좌측 외이도에 온수를 주입하면 안진이 약화된다.

3. 정답: d

이 환자는 청각 및 전정 증상을 모두 나타내고 다른 임상 징후를 나타내지 않으므로 병변부위는 전정와우신경에 국한되어 있다. 이러한 증상들은 전형적인 말초신경 유래 증상이다. 이 증례에서 환자는 메니에르병을 앓고 있는데, 메니에르병은 내이를 침범하는 질병으로 내림프의 항상성이 교란되어 나타난다. 다른 구조물에 생긴 병변은 이 증례에서 보이는 기능장애를 나타내지 않는다. 소뇌 또는 내측세로다발 병변은 전정장애를 나타낼수 있지만 청각장애를 나타내지는 않으며, 외측섬유대를 침범하는 등쪽외측교뇌 병변은 청각(그리고 아마도 체성감각신경로)에만 영향을 미칠 것이며, 소뇌교뇌각의 종양은 전정와우신경과 얼굴신경(문항1 해설 참조)을 모두 침범할 수 있다. 이 증례에서 얼굴신경 손상을 나타내는 증상은 없다.

4. 정답: a

공기압력파는 고막을 진동시키며, 이 진동이 순차적으로 난원창(둥근창이 아니라)과 접촉하고 있는 등자뼈 바닥을 진동시킨다. 외림프에 전달된 이 압력파는 소리의 주파수에 따라 기저막의 특정 부위를 자극한다. 덮개막을 기준으로 기저막이 움직이면 부동섬모가 굽혀진다. 부동섬모의 기계적 편위(예, 외측 방향)되면 이들의 세포막을 통해서 칼륨K^+이 유입되며, 이에 따라 털세포는 탈분극되고, 이 탈분극에 의해 이들 막에 분포하는 전압작동 칼슘통로를 통해 칼슘Ca^{2+}이 유입된다. 유입된 칼슘Ca^{2+}은 신경전달물질(아마도 글루탐산)을 분비시키므로, 이에 따라 털세포 기저부에 있는 구심신경말단에서 활동전위가 유발된다.

5. 정답: a

정상인에서, 냉수는 물이 주입된 반대방향을 향하는 안진을 일으키며, 온수는 물이 주입된 같은쪽 방향을 향하는 안진을 일으킨다(연상기호 "COWS"를 기억하자). '좌방leftward-beating' 및 우방rightward-beating'은 안진의 방향을 나타낸다는 것을 상기하자. 안진 약화는 전정안구신경로에 병변이 있음을 나타낸다.

요 약

중추청각신경로와 중추전정신경로

<table>
<tr><th>수용기</th><th>감각뉴런</th><th colspan="2">신경로</th></tr>
<tr><td colspan="4">중추 청각신경로</td></tr>
<tr><td>나선신경절에 분포하는 두극신경세포의 말초돌기에 의해 지배되는 코르티기관에 있는 털세포</td><td>나선신경절
(달팽이신경절)</td><td colspan="2">1. 와우신경(달팽이신경, 나선신경절에 분포하는 두극신경세포의 중추돌기)은 전정신경(안뜰신경)과 만나 전정와우신경(속귀신경)을 형성한다.
2. 전정와우신경은 뇌간의 연수교뇌각에서 와우신경가지와 전정신경가지로 분리되며, 와우신경가지는 입쪽 연수 높이에서 뇌간으로 들어간 다음 등쪽 달팽이핵과 배쪽 달팽이핵으로 투사한다.
3. 등쪽 달팽이핵으로부터 나온 이차뉴런의 일부 축삭이 상행한 후 동측 상올리브핵복합체(교뇌에 위치)에 시냅스하며; 다른 축삭들은 교뇌피개에서 반대측으로 교차(등쪽청각선조)한 다음 상행하여 아래둔덕(꼬리쪽 중뇌에 위치)에 분포하는 신경세포에 시냅스한다.
4. 등쪽 달팽이핵 및 배쪽 달팽이핵으로부터 나온 축삭은 중간청각선조를 형성하는데, 이들 역시 교뇌피개에서 반대측으로 교차한 후 상행하여 아래둔덕에 분포하는 신경세포에 시냅스하며; 배쪽 달팽이핵에 분포하는 이차뉴런의 축삭은 배쪽청각선조(마름섬유체)를 형성하는데, 이들은 중간교뇌에서 반대측으로 교차한 후 상올리브핵복합체에 시냅스하고; 배쪽 달팽이핵에 분포하는 이차뉴런의 일부 축삭은 중간 교뇌에 있는 동측 상올리브핵복합체에 시냅스한다.
5. 상올리브핵복합체로부터 출발하는 삼차뉴런 축삭은 외측섬유띠를 통해 양쪽으로 상행한 후 교뇌-중뇌 이행부 높이에 있는 외측섬유띠핵으로 투사하며; 외측섬유띠핵의 뉴런은 아래둔덕으로 투사한다.
6. 청각정보는 시상의 내측무릎핵(시상의 꼬리쪽 부위와 중뇌 근위부에 위치)으로 전달된다.
7. 내측무릎핵은 소리의 강도와 주파수, 양쪽 귀에서 획득한 소리 특성에 대한 정교한 정보를 상측두이랑 내측면에 있는 일차청각피질(헤쉴이랑에 위치)로 중계한다.
8. 이차청각영역에 속하는 구조물인 베르니케영역은 구어의 해독에 중요하다.</td></tr>
<tr><td colspan="4">중추 전정신경로</td></tr>
<tr><td>팽대(반고리뼈관에 존재) 및 평형반(둥근주머니와 타원주머니에 존재)에 분포하는 털세포</td><td>전정신경절의 말초가지에 의해 지배받는 털세포</td><td>1. 전정신경절에 있는 두극신경세포의 중추돌기는 전정신경을 따라 주행한 후 와우신경과 만나 전정와우신경을 형성한다.
2. 전정와우신경은 뇌간의 연수교뇌각에서 와우신경가지와 전정신경가지로 분리된다.
3. 팽대(반고리뼈관에 존재)로부터 출발한 축삭은 상전정핵^{SVN}과 내측전정핵^{MVN}으로 투사한다.
4. 평형반(타원주머니 및 둥근주머니에 존재)으로부터 출발한 축삭은 외측전정핵^{LVN}에 종지하며; 평형반(둥근주머니에 존재)으로부터 출발한 일부 축삭은 하전정핵^{IVN}으로 투사한다.
5. 상전정핵 뉴런은 내측세로다발로 들어간 후 동측 도르래신경핵 및 눈돌림신경핵으로 투사한다.
6. 도르래신경핵 및 눈돌림신경핵에 분포하는 뉴런은 외안근을 지배한다.
7. 내측전정핵 뉴런은 내측세로다발을 통해 상행한 후 양쪽 외전신경핵과 반대측 도르래신경핵 및 눈돌림신경핵에 투사한다.
8. 내측전정핵과 하전정핵으로부터 출발한 구심신경은 소뇌의 타래결절엽으로 투사한다.
9. 하전정핵 뉴런으로부터 출발한 하행축삭은 외측전정척수로를 형성하며 척수에 있는 신근 운동뉴런에 투사한다.
10. 내측전정핵 뉴런으로부터 출발한 하행축삭은 내측세로다발을 통해 주행한 후 목척수로 투사하여 머리의 위치를 조정한다.</td><td>1. 머리의 움직임은 평형반(타원주머니 및 둥근주머니에 위치)에 분포하는 털세포를 활성화시키며; 이들의 구심섬유는 전정뉴런을 활성화시킨다.
2. 전정뉴런으로부터 출발하는 상행 및 하행 신경섬유는 안구와 목, 몸통의 움직임을 조정한다.
3. 이러한 조정은 머리 및 안구의 수정과 함께 일어나는 일부 항중력근의 수축과 다른(굽근)근육의 이완에 필요하다.
4. 이러한 효과는 전정핵으로부터 출발한 신경섬유가 다음 구조물(1, 2, 3, 4)로 투사하기 때문인데, (1) 눈돌림신경핵과 도르래신경핵, 외전신경핵은 자세 변화가 일어날 때 안구를 조정하는 역할을 하며; (2) 목척수 전각세포는 머리와 목 근육을 지배하는 축삭을 내어 머리의 위치를 변화시키고; (3) 목척수 및 허리척수의 운동뉴런은 신근을 강력하게 흥분시키며; (4) 소뇌의 타래결절엽은 전정핵과 그물체로부터 내려오는 하행신경로를 조정함으로써 자세와 근긴장도를 조절한다.</td></tr>
</table>

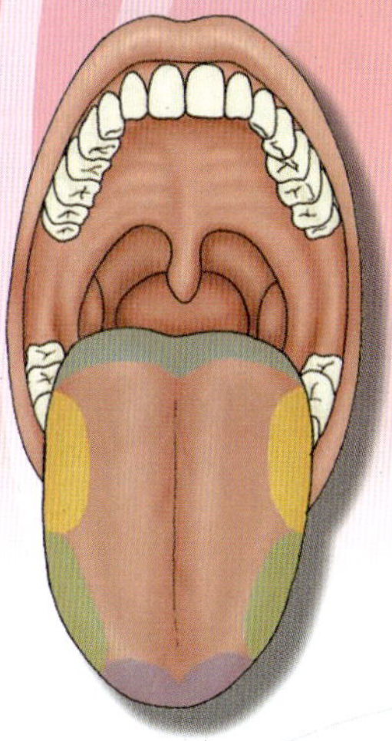

17 후각 및 미각
Olfaction and Taste

개요

- 후각계 Olfactory System
  - 후각 자극 Stimulus
  - 후각수용기 Receptors
  - 후각자극 변환 Sensory Transduction
  - 중추 후각신경로 Central Pathways
    - 공간적 구성 *Spatial Organization*
  - 후각 변화를 동반하는 임상질환 Clinical Conditions in which the Olfactory Sensation is Altered
- 미각 Taste
  - 미각 자극 Stimulus
  - 미각수용기 Receptors
  - 미각자극 변환 Transduction of the Taste Sensation
  - 중추 미각신경로 Central Pathways
  - 미각 인식 Taste Perception
  - 미각 변화를 동반하는 임상질환 Clinical Conditions in Which the Taste Sensation is Altered
- 임상 증례
  - 병력
  - 진찰
  - 설명
- 연습문제
  - 질문
  - 정답 및 설명

학습목표

이 장을 공부한 학생들은

1. 후각수용기를 활성화시키는 자극에 대해 설명할 수 있어야 한다.
2. 후각수용기의 해부학적 구성 성분을 열거하고, 모식도를 그릴 수 있어야 한다.
3. 후각자극의 변환에 대해 설명할 수 있어야 한다.
4. 후각을 전달하는 중추신경로에 대해 설명하고 모식도를 그릴 수 있어야 한다.
5. 후각 변화를 동반하는 임상질환을 열거하고 설명할 수 있어야 한다.
6. 미각수용기를 활성화시키는 자극을 설명할 수 있어야 한다.
7. 미각수용기의 해부학적 구성 성분을 열거하고, 모식도를 그릴 수 있어야 한다.
8. 미각자극의 변환에 대해 설명할 수 있어야 한다.
9. 미각을 전달하는 중추신경로에 대해 설명하고 모식도를 그릴 수 있어야 한다.
10. 미각 변화를 동반하는 임상질환을 열거하고 설명할 수 있어야 한다.

후각olfaction과 미각gustation은 화학적 감각에 해당한다. 다른 감각계와 마찬가지로, 후각계와 미각계는 외부환경에 대한 정보를 받아들인다. 이 두 신경계는 해부학적으로 그리고 형태학적으로 서로 다르다. 두 신경계를 이 장에서 함께 다루는 이유는 이들의 특수한 감각수용기가 화학자극에 의해 활성화되고, 두 신경계가 특수내장구심성분SVA으로서 흔히 서로 보완적으로 작용하기 때문이다. 예를 들면, 포도주 맛 감정가는 전형적으로 미각과 후각에 의존하여 서로 다른 포도주를 구별해 낸다.

후각계 Olfactory System

후각 자극 Stimulus

냄새를 발생시키는 화학물질은 후각계에 존재하는 특수한 수용기를 자극한다. 인간은 후각을 통해 매우 낮은 농도(1조 분의 1)로 희석된 수천 개의 화학물질을 구분할 수 있다.

후각수용기 Receptors

다른 감각계와는 달리, 후각 두극신경세포후각신경세포 · olfacto-

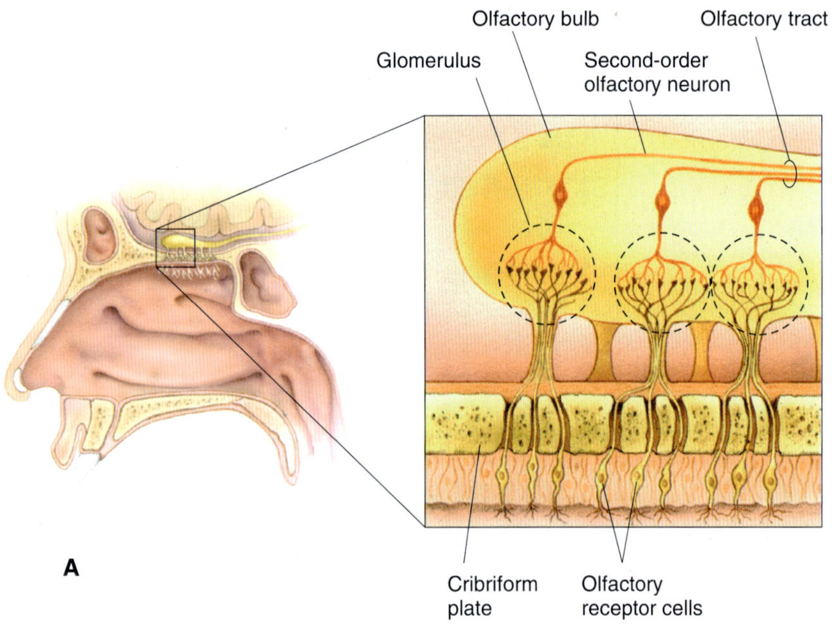

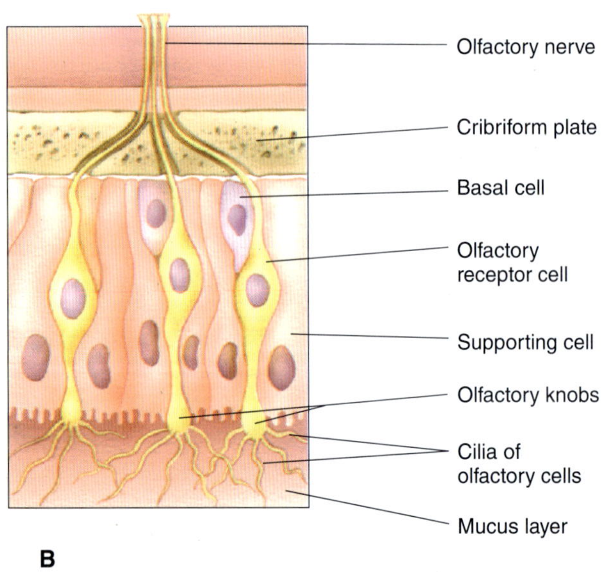

그림 17.1 사람 후각계의 구조. **(A)** 후각 두극신경세포가 체판 바로 아래에 있는 후각점막에 존재한다. **(B)** 후각수용기세포(이들의 확장 말단[후각마디] 포함)와 섬모(후각마디로부터 나옴), 후각신경, 버팀세포의 위치에 주목하자. (From Bear MF, et al.: Neuroscience: Exploring the Brain, 3rd ed. Baltimore: Lippincott Williams & Wilkins, 2007, pp. 265 and 270.)

ry bipolar neuron(후각수용기olfactory receptor)는 신경절에 존재하지 않는다. 그 대신, 이들 신경세포는 **체판**cribriform plate(머리뼈의 벌집뼈ethmoid bone에 위치함)이라 불리는 얇은 뼈 바로 아래의 비강에 존재하는 특수한 후각점막 속에 이들의 신경돌기와 함께 분포한다(그림 17.1, A와 B). 후각신경세포olfactory neuron는 한쪽 끝에 하나의 수상돌기를 가지고 있으며, 이들이 후각점막 표면에 종지(확장후각마디expanded olfactory knobs를 이룸)한다(그림 17.1B). 하나의 민말이집축삭unmyelinated axon이 감각신경세포의 반대쪽 끝에서 출발한다. 이들 축삭을 합쳐서 **후각신경**olfactory nerve이라 부른다. 후각신경세포의 축삭은 다른 뇌신경과 달리 단일 신경섬유를 형성하지 않는다. 그 대신, 이들 축삭은 작은 무리를 이루어 체판을 통과한 후 동측 후각망울에 시냅스한다. 후각상피에 존재하는 **버팀세포**sustentacular (supporting) cell는 후각상피와 접촉하는 화학물질의 해독을 돕는다(그림 17.1B).

대략 10~20개의 섬모가 후각마디olfactory knob로부터 출발하며, 이들 섬모는 점막 표면으로 퍼진다. 이들 섬모는 감각 변환에 관여한다. 후각점막 면적은 후각에 더 많이 의존하는 다른 동물(개는 약 100 cm^2)에 비해 사람(약 5 cm^2)에서는 상대적으로 좁다.

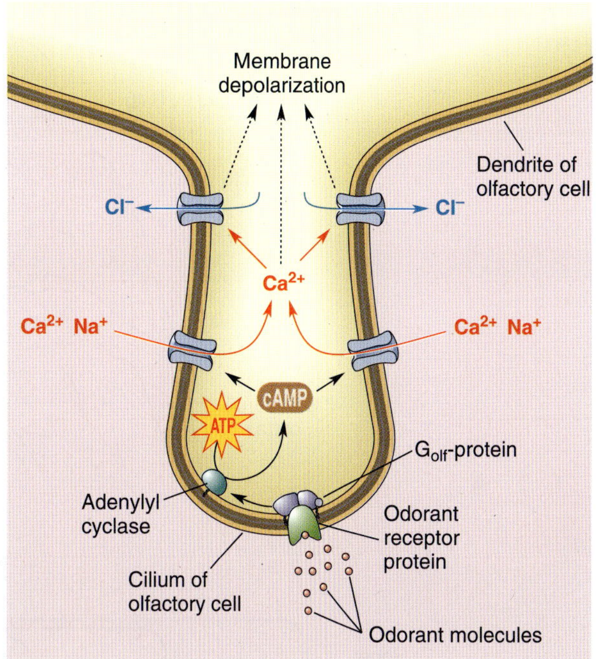

그림 17.2 후각자극 변환. 후각결합단백질은 후각자극분자를 후각신경세포의 섬모로 운반한다. 수용기-후각자극제 복합체가 형성되고, 이 복합체가 G단백질을 활성화시킨다. 이차전령계가 활성화되어 나트륨·칼슘통로 또는 칼슘통로를 개방시키므로 섬모가 탈분극된다. 이러한 탈분극은 후각신경세포의 축삭둔덕으로 전달되고, 축삭둔덕에서 활동전위가 발생하여 후각신경세포의 축삭을 따라 전달된다. (From Bear MF, et al.: Neuroscience: Exploring the Brain, 3rd ed. Baltimore: Lippincott Williams & Wilkins, 2007, p. 266.)

후각자극 변환 Sensory Transduction

후각결합단백질olfactory binding protein이라 불리는 단백질이 **보우만샘**Bowman's glands(후각점막에 분포하며 후각신경세포의 섬모 주변에 더 풍부함)으로부터 분비된다. 후각결합단백질의 정확한 기능은 잘 알려져 있지 않지만, 이들은 섬모 주변에 후각자극제odorant(후각수용기를 자극하는 물질)를 운반 그리고/또는 농축하는 것으로 여겨진다. 후각에 관여하는 과정이 그림 17.2에 정리되어 있다. 적어도 두 개의 이차전령, 즉 cAMP cyclic adenosine monophosphate와 IP_3 inositol triphosphate가 후각신호의 **변환**에 관여한다. 후각자극제 분자가 섬모에 존재하는 수용기 단백질에 결합하면, 수용기-후각자극제 복합체receptor-odorant complex가 형성되고, 이 복합체가 G단백질을 활성화시킨다. 활성화된 G단백질(G_{olf})은 GDP 대신 GTP와 결합한다. GTP-G_{olf} 복합체는 adenylate cyclase를 활성화시켜 cAMP를 생성시키며, 이어서 cAMP가 나트륨·칼슘통로Na^+ & Ca^{2+} channel를 개방시킨다. 나트륨Na^+과 칼슘Ca^{2+}의 유입에 의해 섬모에서 발생기전위generator potential가 생성된다. 다른 경로를 통해 GTP-G_{olf} 복합체는 phospholipase C를 활성화시켜 IP_3를 생성시킨다. IP_3는 칼슘통로Ca^{2+} channel를 활성화시키고 개방시켜 탈분극 발생기전위를 일으킨다. 두 개의 이차전령경로는 공통적으로 세포내 칼슘Ca^{2+}농도를 증가시켜 칼슘에 의해 열리는 염소통로Ca^{2+}-gated Cl^- channel를 개방시켜 염소Cl^-를 유출시키므로 섬모는 더욱 탈분극된다. 이러한 탈분극은 피동적으로 섬모로부터 후각신경세포의 축삭둔덕axon hillock으로 전달된다. 축삭둔덕이 역치에 도달하면 활동전위가 생성되고, 활동전위가 후각신경세포의 축삭을 따라 전달된다. 이 신호는 후각 인식을 위해 중추 후각신경로에서 처리된다.

중추 후각신경로 Central Pathways

후각망울olfactory bulb은 전뇌의 배쪽 앞쪽 부위 양쪽에 위치한다(그림 17.3A). 후각망울은 후각신경세포로부터 들어온 감각신호가 처리되는 중추신경계의 첫 번째 부위이다. 앞에서 설명한 대로, 후각신경세포의 축삭은 후각신경CN I을 따라 주행한 후, 동측 후각망울 표층으로 전파

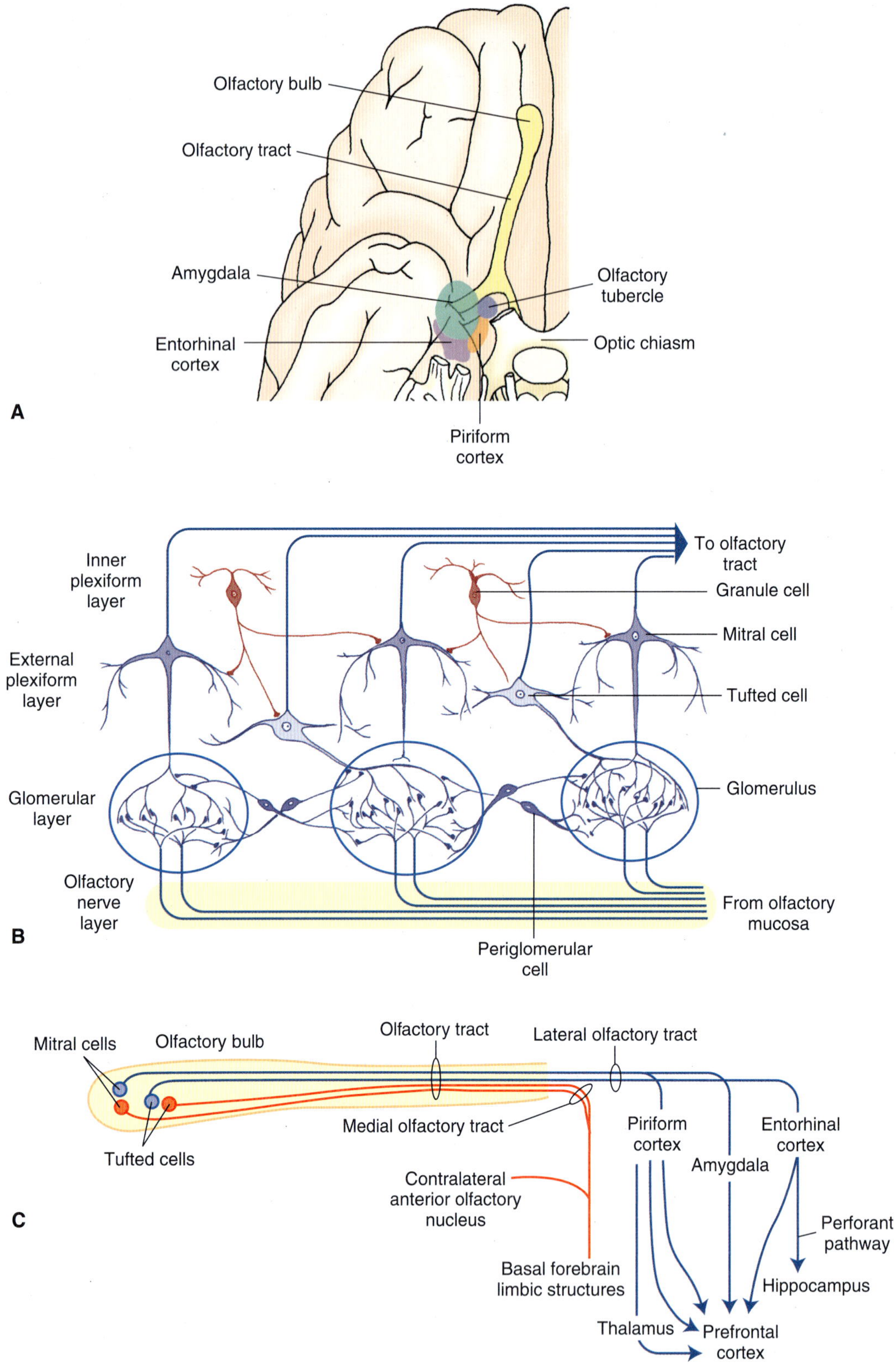

그림 17.3 중추 후각신경로. **(A)** 후각신경세포의 축삭은 후각신경을 통해 동측 후각망울로 투사한다. **(B)** 후각망울에는 후각세포층과 후각토리층, 바깥얼기층, 승모세포층, 속얼기층이 존재한다. **(C)** 후각망울에 있는 승모세포와 얼기세포의 축삭은 후각로를 형성한다. 승모세포 및 얼기세포로부터 출발한 가장 큰 신경다발이 외측후각로이며, 이들은 일차후각피질(조롱박피질)과 편도체, 내후각피질로 투사한다. 내후각피질과 조롱박피질은 측두엽에 위치한다. 해마는 내측 측두엽에 위치한다. 편도체는 해마(측두엽에 존재)의 바로 앞쪽에 위치한다. 전전두엽 피질은 전두엽에 위치한다. 승모세포와 얼기세포로부터 출발한 일부 신경섬유는 내측후각로를 통해 빠져나온다. 자세한 내용은 본문을 참조할 것.

되어 **후각신경층**olfactory nerve layer을 형성한다(그림 17.3B). 후각망울의 표면 근처에 **후각토리층**glomerular layer이 위치한다. 각 토리glomerulus는 후각신경세포의 신경말단, **얼기세포**tufted cells(후각망울의 바깥얼기층external plexiform layer에 위치)의 수상돌기, **승모세포**mitral cells(승모세포층mitral cell later에 위치) 및 **토리주위세포**periglomerular cells(후각망울의 후각토리층에 위치하는 GABA성 개재뉴런GABAergic interneuron)를 포함하고 있다. 일차후각신경세포 말단은 얼기세포와 승모세포, 토리주위세포와 시냅스를 형성한다. 후각신경세포 말단으로부터 분비되는 신경전달물질은 펩티드로 생각된다. 후각망울의 속얼기층inner plexiform layer에는 **과립세포**granule cells라고 불리는 GABA성 개재뉴런이 존재한다. 승모세포와 얼기세포는 자발적으로 흥분한다. 이들은 후각신경세포로부터 들어오는 입력에 의해 흥분한다. 억제성 개재뉴런(토리주위세포, 과립세포)은 승모세포와 얼기세포의 활동을 조정한다. 승모세포와 얼기세포로부터 들어온 신호는 이어서 전뇌구조물로 전달된 후 추가적으로 처리된다.

승모세포와 얼기세포 축삭의 투사경로를 그림 17.3C에 도식적으로 나타내었다. 전두엽 배쪽면에 위치하는 **후각로**olfactory tract는 후각망울이라고 알려져 있는 승모세포와 얼기세포의 말단으로부터 출발한다. 승모세포와 얼기세포로부터 나오는 가장 큰 축삭다발은 후각망울로부터 나와 **외측후각로**lateral olfactory tract를 이루며, 이들의 기능은 흥분성 신경전달물질(글루탐산glutamate 또는 아스파르테이트aspartate)에 의해 일어난다. 외측후각로는 **일차후각피질**primary olfactory cortex(조롱박피질piriform or pyriform cortex)과 편도체amygdala, 내후각피질entorhinal cortex로 투사한다. 내후각피질과 조롱박피질, 해마, 편도체는 측두엽에 위치하며, 해마는 내측 측두엽에 위치한다(12장과 24장 참조). 조롱박피질과 편도체, 내후각피질은 전전두엽피질prefrontal cortex로 투사한다. 후각로를 제외한 다른 감각경로들은 시상을 경유해야만 대뇌피질에 도달할 수 있는 반면, 후각로는 시상을 경유하지 않고도 전전두엽피질에 도달할 수 있다는 점에서 차이가 있다(25장 참조). 내후각피질에 분포하는 신경세포는 **관통로**perforant fiber pathway라고 불리는 신경다발을 통해 해마(변연계의 주요 구조물)로 투사한다. 따라서 후각 입력은 편도체에 영향을 미치는 것과 유사한 방식으로 해마의 기능을 조절하는데 중요한 역할을 할 수 있다(24장 참조). 후각신경경로는 시상을 경유하지 않고 전전두엽피질에 도달할 수 있기는 하지만, 조롱박피질로부터 내측등쪽시상핵mediodorsal thalamic nucleus(이 시상핵은 전전두엽피질을 포함한 광범위한 전두엽 부위로 투사함)으로 직접 들어가는 삼차입력경로가 존재한다.

승모세포와 얼기세포로부터 나온 일부 신경섬유는 **내측후각로**medial olfactory tract를 통해 후각로를 빠져나온다(그림 17.3C). 이들 축삭은 동측 전뇌바닥변연구조물인 **무명질**substantia innominata과 **내측중격핵**medial septal nucleus, **분계선조침대핵**bed nucleus of stria terminalis으로 투사한다. 내측후각로에 포함되어 있는 다른 신경섬유는 반대측 **앞후각핵**anterior olfactory nucleus으로부터 출발한다. 이 핵은 각 후각망울의 뒷부분에 위치하며 승모세포와 얼기세포로부터 감각정보를 받아서 **앞맞교차**anterior commissure를 통해 반대측 후각망울로 중계한다.

공간적 구성 Spatial Organization

어떻게 우리들은 수많은 종류의 냄새를 식별하고 인식할 수 있는 것일까? 이 질문에 대하여 알려진 것은 거의 없지만, 후각 식별은 적어도 부분적으로는 후각망울olfactory bulb 내에서 일어나는 것으로 여겨지고 있다. 서로 다른 토리glomerulus가 특정 후각자극제specific odorants에 반응하는 공간적으로 구분된 후각망울 부위에 위치한다는 것이 제안되었다. 이런 방식으로, 후각신호는 다른 감각(즉 청각과 촉각, 시각은 각각 주파수 대응 배열tonotopically, 몸 형태 배열somatotopically, 시야 대응 배열visuotopically을 나타냄)과 마찬가지로 후각망울 내에서 국소해부학적으로 배열되어 있다. 후각신호의 이러한 국소해부학적 배열은 전전두엽 내의 신경세포 풀neuronal pool이 후각신호를 받아 특정 냄새를 자각할 수 있도록 신호를 변환시킬 수 있는 기반을 제공한다.

기능적 관점에서, 후각의 정서적·감정적 측면은 변연계(내후각피질, 해마형성체, 내측중격핵, 편도체)로 투사되는 후각에 의해 일어난다고 말할 수 있다. 후각자극에 대한 자율신경반응은 시상하부와 중뇌 수도관주위회색질, 자율신경중추(하부 뇌간 및 척수에 존재)로 내려가는 하행신경로를 통해 일어난다(22장과 23장 참조).

후각 변화를 동반하는 임상질환
Clinical Conditions in Which the Olfactory Sensation is Altered

두부외상head trauma이 발생할 경우, 일부에서 후각망울이 체판cribriform plate 위에서 움직이게 되어 감각뉴런(후각점막에 위치함)으로부터 후각망울로 뻗어 나온 축삭이 손상될 수 있다. 이에 따라 후각기능이 상실(**후각상실**anosmia)되거나 저하(**후각저하**hyposmia)될 수 있다. 후각상실이나 후각저하는 감염에 의해 후각점막이 손상될 경우에도 발생할 수 있다. 후각기능의 소실 또는 변화는 **알츠하이머병**Alzheimer's disease과 **파킨슨병**Parkinson's disease에서도 나타날 수 있다.

측두엽 부위에서 발생한 발작은 불쾌한 냄새가 나는 냄새환각후각환각 · olfactory hallucination을 일으킨다(**악취후각**cacosmia). 이 질환을 **갈고리이랑발작**uncinate fit이라고 부른다. 이 질환에서 침범되는 신경구조물은 **갈고리이랑**uncus과 **해마곁이랑**해마옆이랑 · parahippocampal gyrus, **편도체**amygdala, 조롱박피질piriform cortex, **내후각피질**entorhinal cortex이다.

미각 Taste

미각 자극 Stimulus

이 장의 도입부에서 설명한 것처럼, 미각수용기는 화학물질에 의해 자극받는다. 다섯 가지 기본 미각에는 단맛sweet과 쓴맛bitter, 짠맛 salty, 신맛sour, 우마미맛감칠맛 · umami이 포함된다. 우마미umami는 일본말로서 '맛이 좋다pleasant savory taste'는 뜻이다. 글루탐산glutamate 및 여러 뉴클레오티드(예, guanosine monophosphate와 inosine monophosphate)가 우마미맛을 유발한다. 우마미맛을 나타내는 음식으로는 어류fish와 육류meat, 채소류vegetables, 모유breast milk를 들 수 있다. 특정 미각에 예민한 혀 영역이 존재하는데, 단맛은 혀끝 부위에서, 쓴맛은 혀 뒤 부위에서, 짠맛과 신맛은 혀 옆 부위에서 가장 예민하다(그림 17.4A). 우마미맛은 혀의 모든 맛봉오리taste buds 및 다른 구강 부위에서 감지될 수 있다. 혀의 특정 부위가 특정 미각을 담당(혀의 '미각지도taste map')한다는 개념은 일반적으로 받아들여지는 개념은 아니며, 현재는 구강 내 모든 부위로부터 미각이 발생하는 것으로 여겨지고 있다.

미각수용기 Receptors

미각을 매개하는 수용기세포는 미각계의 감각기관인 **맛봉오리**taste buds에 위치하고 있다. 맛봉오리는 혀 표면에 돌출되어 있는 여러 종류의 **유두**papillae에 위치한다. 유두의 종류로는 실모양유두filiform papillae와 버섯유두fungiform papillae, 잎새유두foliate papillae, 성곽유두circumvallate papillae를 들 수 있다. 실모양유두와 버섯유두는 혀의 앞쪽 2/3 부위에 산재해 있으며, 특히 외측모서리와 혀끝 부위에 많다. 잎새유두는 혀 뒤 부위의 등쪽외측부에 존재한다. 성곽유두는 다른 유두보다 더 크며, 혀를 앞쪽 2/3와 뒤쪽 1/3로 나누는 경계선에 V자 모양으로 위치한다(그림 17.4B). 맛봉오리는 실모양유두(이 유두에는 맛봉오리가 존재하지 않음)를 제외한 모든 유두에 존재한다. 잎새유두는 어린이에서는 쉽게 확인할 수 있지만, 약 2~3세에 퇴화되므로 어른에서는 관찰할 수 없다. 맛봉오리는 유두의 외측모서리에 위치하며, 유두는 구강 내의 체액으로 채워져 있는 깊은 고랑에 의해 둘러싸여 있다(그림 17.4C).

각 맛봉오리 꼭대기 부위에는 구멍이 있어 화학물질을 포함하고 있는 체액이 들어갈 수 있다(그림 17.4D). 맛봉오리는 다양한 발달 단계에 해당하는 미각수용기세포를 포함하고 있다. 미각수용기세포는 약 10일간 활동하다가 교체된다. 맛봉오리 기저부에 있는 작은 세포(기저세포basal cells)들이 미각수용기세포를 교체하기 위해 분열한다. 구심신경말단은 이 미각수용기세포의 기저부와 접촉한다. 이 구심신경말단의 세포체는 얼굴신경facial nerve과 혀인두신경glossopharyngeal nerve, 미주신경vagus nerve의 신경절에 위치한다(13장 참조).

미각자극 변환 Transduction of the Taste Stimulus

화학물질을 포함하고 있는 침이 맛봉오리 끝부위에 있는 구멍을 통해 맛봉오리 속으로 들어가 **미세융모**microvilli(미각수용기세포의 끝 부위에 위치함)를 적시게 된다. 화학물질과 미세융모막 특정부위의 상호작용에 의해 수용기세포가 탈분극되어 발생기전위generator potential를 형성한다. 이 초기 단계의 탈분극은 여러 이온통로를 열거나 닫을 수 있다. 예를 들면, 짠맛은 아밀로라이드-민감성 나트륨통로amiloride-sensitive Na^+ channel를 통해 나트륨Na^+이 유입되기 때문에 수용기전위가 생성됨으로써 변환이 일어난다(그림 17.5A). 산에 의해 발생하는 신맛은 전압작동 칼륨통로voltage-dependent K^+ channel의 폐쇄에 의해 일어나는 수용기세포의 탈분극에 의해 일어난다(그림 17.5B). 미각 전달에 관여하는 다른 기전으로는 G단백질의 활성에 의해 순차적으로 활성화되는 신경전달물질 유리를 들 수 있다(7장 참조). 예를 들면, 단맛을 내는 물질(예, 설탕)은 Gs단백질과 결합된 수용기에 작용한다. G단백질이 활성화되면 adenylate cyclase가 활성화되고, 이에 따라 cAMP가 증가하게 된다. cAMP는 인산활성효소phosphokinase를 활성화시켜 칼륨통로K^+ channel를 닫음으로써 수용기세포를 탈분극시킨다(그림 17.5C). 쓴맛을 내는 물질은 G단백질을 활성화시킨 후 순차적으로 phospholipase C를 활성화시켜 IP_3-이차전령계를 동원한다. IP_3는 세포내 칼슘저장고로부터 칼슘을 유리시킨다. 결국 다른 이차전령계를 활성화시켜 전압작동 칼슘통로voltage-dependent Ca^{2+} channel를

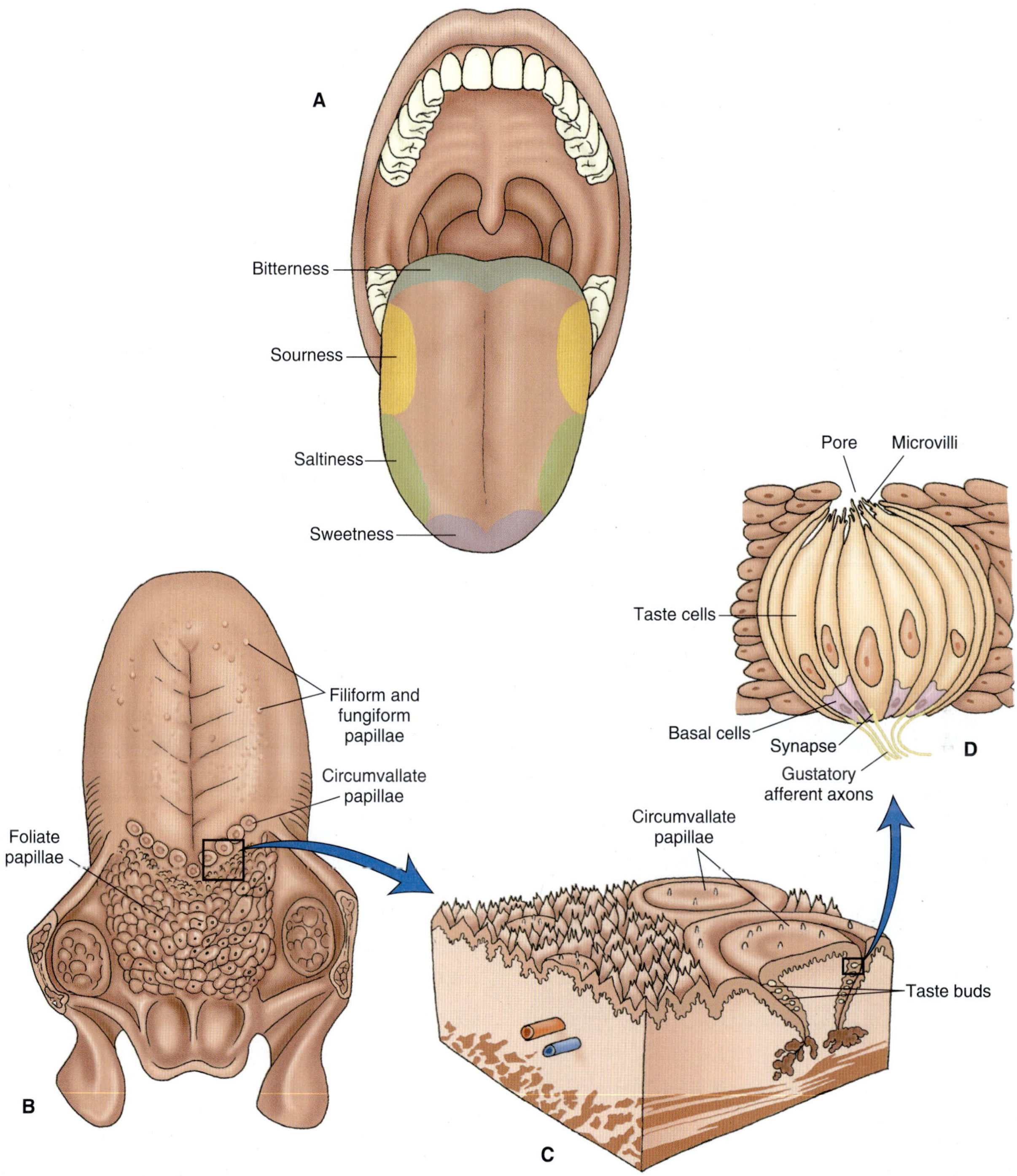

그림 17.4 미각계의 구성. **(A)** 혀는 부위 별로 특정 미각에 가장 예민한 부분이 존재하는데, 혀끝 부위는 단맛에, 혀 뒤 부위는 쓴맛에, 혀 옆 부위는 짠맛과 신맛에 예민하다(혀의 '미각지도'는 일반적으로 통용되고 있지 않다는 점을 기억해야 하며, 현재는 구강 내의 모든 부위로부터 미각이 일어나는 것으로 생각하고 있음). **(B)** 실모양유두와 버섯유두는 혀의 앞쪽 2/3부위에 산재해 있다. 성곽유두는 V자 모양으로 분포하며, 혀의 앞쪽 2/3와 뒤쪽 1/3을 나누는 경계가 된다. **(C)** 맛봉오리는 유두 외측경계를 따라 존재한다. **(D)** 각 맛봉오리에는 화학물질을 포함한 체액이 들어갈 수 있는 구멍이 존재한다.

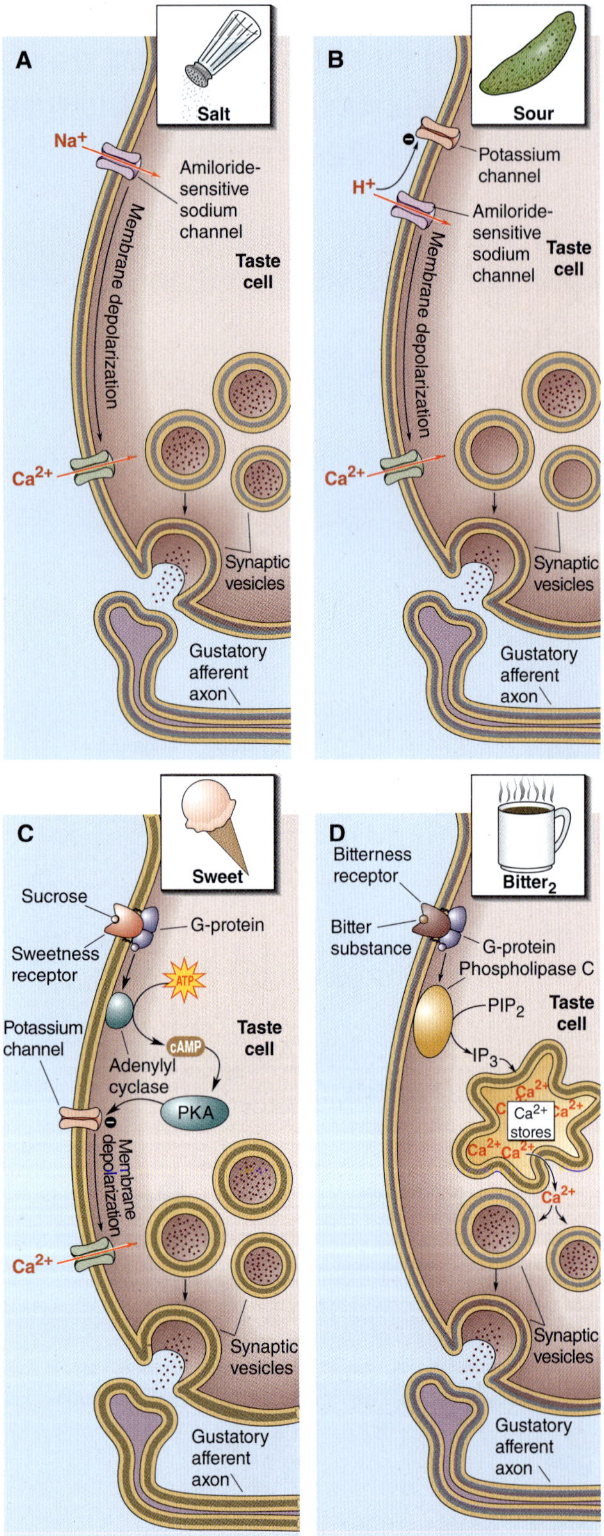

그림 17.5 미각자극 변환. **(A)** 짠맛의 변환은 아밀로라이드-민감성 나트륨통로를 통해 나트륨이 유입되어 일어난다. **(B)** 신맛은 전압작동 칼륨통로의 폐쇄에 의해 일어난다. **(C)** 단맛은 G단백질과 adenylate cyclase의 활성에 의해 일어나며, 이들은 cAMP 농도를 증가시킨다. **(D)** 쓴맛은 G단백질을 활성화시켜 phospholipase C를 활성화시키고 이에 따라 IP_3가 생성된다. (From Bear MF, et al.: Neuroscience: Exploring the Brain, 3rd ed. Baltimore: Lippincott Williams & Wilkins, 2007, pp. 257-258.)

열어 칼슘Ca^{2+}을 유입시키고, 이에 따라 신경전달물질이 유리되므로 수용기세포 기저부에 위치하는 구심신경말단을 흥분시키게 된다.

중추 미각신경로 Central Pathways

혀의 앞쪽 2/3부위에 분포하는 맛봉오리는 얼굴신경CN VII의 지배를 받고, 혀의 뒤쪽 1/3에 분포하는 맛봉오리는 혀인두신경CN IX의 지배를 받으며, 후두덮개epiglottis 및 인두벽pharyngeal wall에 분포하는 맛봉오리는 미주신경CN X의 지배를 받는다(그림 17.6). 모든 혀 부위는 5가지 미각을 감지할 수 있다. 그러나 얼굴신경의 구심신경말단은 단맛과 짠맛에 가장 예민한 반면, 혀인두신경의 구심신경말단은 신맛과 쓴맛에 가장 예민하다. 미주신경의 구심신경말단은 쓴맛에 가장 예민하다.

가단극신경세포pseudounipolar neuron가 미각 전달에 관여한다. 얼굴신경을 통해 미각을 전달하는 가단극신경세포는 무릎신경절geniculate ganglion에 위치하는데, 무릎신경절은 측두골관자뼈·temporal bone의 바위부위petrous portion에 위치한다. 이들 신경세포의 말초가지는 얼굴신경에 포함되어 주행하다가 붓꼭지구멍stylomastoid foramen을 통해 두개골을 빠져나온다. 이 높이에서 감각뉴런의 말초가지는 얼굴신경으로부터 빠져나와 고실끈신경chorda tympani nerve을 형성하며, 고실끈신경은 중이 공간을 지나간다(망치뼈자루 위에서 고막 내면을 따라 수평으로 주행함). 고실끈신경은 결국 삼차신경의 혀분지와 만나 혀의 앞쪽 2/3에 분포하는 맛봉오리를 지배한다. 무릎신경절에 분포하는 신경세포의 중추돌기는 중간신경intermediate nerve(얼굴신경 가까이에 위치)에 포함되어 주행하다가 고립로solitary tract로 들어간 후 고립로핵solitary nucleus의 입쪽부위(미각핵gustatory nucleus)에 종지한다(그림 17.6).

혀인두신경CN IX을 통해 미각을 전달하는 가단극신경세포pseudounipolar neuron는 **아래신경절**바위신경절·inferior (petrosal) ganglion(목정맥구멍jugular foramen에 위치)에 위치한다. 이들 신경세포의 말초가지는 혀인두신경에 포함되어 주행한 후 최종적으로 혀의 뒤쪽 1/3에 있는 맛봉오리에 분포한다. 바위신경절petrosal ganglion에 있는 감각뉴런의 중추가지는 혀인두신경에 포함되어 주행한 후 고립로에 합류하여 역시 고립로핵의 입쪽부위(**미각핵**gustatory nucleus)에 종지한다(그림 17.6).

미주신경CN X을 통해 미각을 전달하는 가단극신경세

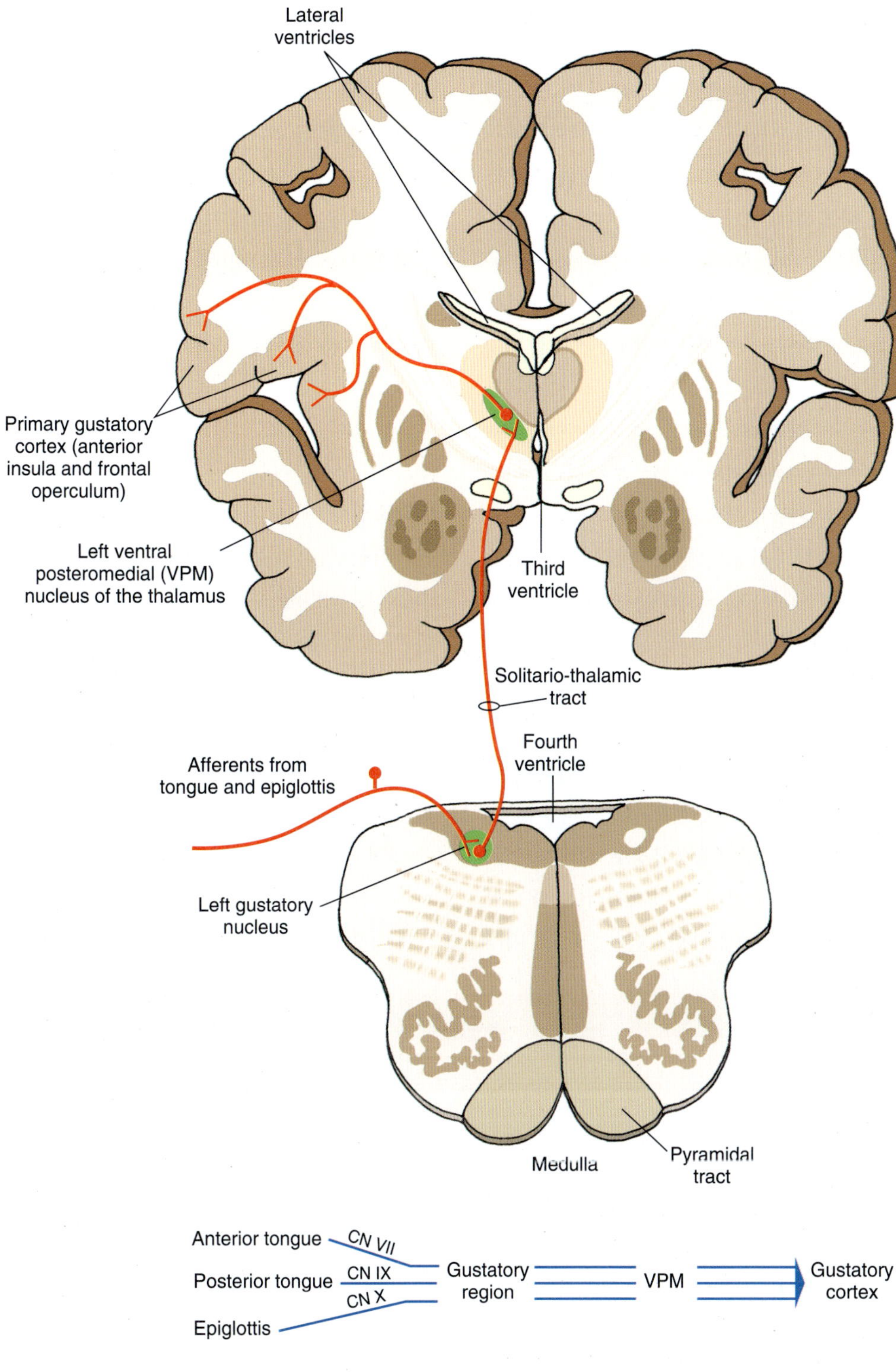

그림 17.6 중추 미각신경로. 얼굴신경과 혀인두신경, 미주신경을 통해 미각을 전달하는 가단극신경세포는 각각 무릎신경절과 아래(바위)신경절, 아래(결절)신경절에 위치한다. 이들 신경세포의 말초가지는 입쪽 고립로핵(미각핵)에 종지한다. 고립로핵에 존재하는 이차뉴런의 축삭은 고립시상로를 통해 상행한 후 시상의 배쪽후내측핵에 종지한다. 배쪽후내측핵에 있는 신경세포의 축삭은 동측 대뇌피질에 분포하는 앞대뇌섬과 이마덮개 사이에 위치하는 미각영역으로 투사한다.

포는 **아래신경절**결절신경절·inferior (nodose) ganglion(목정맥구멍jugular foramen 바로 아래에 위치)에 위치한다. 이들 신경세포의 말초가지는 미주신경에 포함되어 주행한 후 후두덮개에 있는 맛봉오리에 분포한다. 결절신경절nodose ganglion에 있는 감각뉴런의 중추가지는 미주신경에 포함되어 주행한 후 고립로에 합류하여 미각핵에 종지한다(그림 17.6).

미각핵에 분포하는 이차뉴런의 축삭은 **고립시상로**solitario-thalamic tract(내측섬유띠 근처에 위치함)를 통해 상행하여 시상의 배쪽후내측핵ventral posteromedial nucleus [VPM]에 종지한다(그림 17.6). 시상 배쪽후내측핵VPM에 있는 신경세포는 미각영역gustatory area(동측 대뇌피질의 앞대뇌섬anterior insula과 이마덮개frontal operculum 사이에 위치함)으로 투사한다. 미각계의 다른 신경섬유는 고립로핵으로부터 직·간접적으로 그물체에 분포하는 대뇌다리교뇌핵pedunculopontine nucleus(교뇌 미각핵pontine taste nucleus)에 존재하는 연결로를 통해 편도체로 주행한다.

미각 인식 Taste Perception

미각 인식이 일어나는 신경기전은 아직까지 완전하게 밝혀져 있지 않다. 미각 인식과 관련하여 두 가지 이론이 제시되어 있다. 한 가지 이론은 특정신경로specific pathway 이론으로서 각 미각수용기는 하나의 미각자극(예, 단맛)에 반응한다고 설명한다. 이 단맛에 대한 정보는 해당 미각을 인식하는 데 관여하는 특정 신경세포(미각로 내에 존재)로 전달된다. 두 번째 이론은 섬유간 패턴 부호화across-fiber pattern coding 개념에 기반을 두고 있다. 이 이론은 각 미각수용기가 하나 이상의 미각에 반응한다고 생각한다. 따라서 어떤 미각에 대한 인식은 미각피질영역에 존재하는 피질신경세포에 의해 일어나는 수많은 미각 구심정보의 반응 양상의 처리과정에 관여할 수 있다. 이러한 반응에 의해 우리들은 포도주나 다른 맛있는 음식이 나타내는 맛의 미묘한 차이를 알아차릴 수 있다.

미각 변화를 동반하는 임상질환
Clinical Conditions in which the Taste Sensation is Altered

미각소실ageusia은 미각을 잃어버리는 것이다. 맛봉오리에 분포하는 신경이 손상될 경우 손상정도에 따라 완전미각소실total ageusia, 부분미각소실partial ageusia 또는 미각저하hypogeusia를 일으킬 수 있다. 미각소실 또는 이상미각dysgeusia은 중이 수술을 하는 동안 고막 손상과 함께 고실끈신경의 손상(고실끈신경이 잘리지는 않고 늘어나거나 손상되어)이 일어남으로써 발생할 수 있다. 이상미각은 거듭되는 불쾌한 금속성 미각이 동측 혀의 앞 2/3에서 느껴지는 것이 특징이다. 이상미각은 3~6개월 이내에 소실될 수도 있고 영구히 지속될 수도 있다.

임상 증례

병력

실리아Celia는 32세 여성으로 특별한 의학적 문제없이 잘 지내왔다. 어느 날 백화점에서 쇼핑을 하며 걸으면서 옷을 보고 있던 중 이동용 옷장이 빠른 속도로 자신이 있는 곳으로 오는 것을 알아차리지 못했다. 그녀는 무엇이 자신을 향해 오는지 알지 못했기 때문에 이동용 옷장과 부딪쳐 얼굴을 다쳤다. 그녀는 그 즉시 코와 이마에서 통증을 느꼈다. 코에서 출혈이 일어났기 때문에 그녀는 응급실로 옮겨졌고, 두개골 X선 촬영을 한 결과 체판cribriform plate에서 작은 골절(치료할 수 없을 정도로 작았음)이 발견되었다. 의사는 그녀에게 통증완화제를 처방하면서 다른 후유증이 있을 경우 병원에 다시 와야 한다고 말하였고, 그녀를 집으로 돌려보냈다.

진찰

사고 2주 후, 부기swelling와 출혈bleeding이 다소 진정되었을 때 레스토랑에서 저녁식사를 하던 중 실리아는 음식 냄새를 맡을 수 없다는 것을 알았다. 다른 식사 때에도 같은 증상을 보여 신경과의사를 방문하였고, 그 의사는 커피 찌꺼기를 포함한 여러 물질에 대한 후각 검사를 하였다. 신경과의사는 그녀의 후각상실이 두부외상에 의해 일어났고 양쪽 코 모두에서 후각상실이 있다고 진단하였다.

설명

실리아는 체판 손상에 의해 일어난 후각상실증anosmia을 나타내고 있다. 이 후각상실은 체판을 통과하는 후각수용기세포의 가느다란 신경섬유의 손상에 의해 일어난다. 손상 정도에 따라 후각은 이 같은 환자의 약 1/3에서 수일부터 수주 사이에 회복될 수 있다.

연습문제

질문

각 문항에서 가장 알맞은 답을 고르시오.

1. 후각정보가 대뇌피질에 도달할 수 있는 경로를 나타낸 것은?
   a. 후각망울 → 해마 → 시상전핵 → 전전두엽피질
   b. 후각망울 → 조롱박피질 → 편도체 → 전전두엽피질
   c. 후각망울 → 중격핵 → 대상이랑 → 전전두엽피질
   d. 후각망울 → 분계선조침대핵 → 시상의 배쪽후외측핵 → 전전두엽피질
   e. 후각망울 → 시상하부 → 시상 → 전전두엽피질

2. 후각망울로부터 나오는 원심섬유가 출발하는 신경세포는?
   a. 토리주위세포 periglomerular cells
   b. 과립세포 granule cells
   c. 승모세포 mitral cells
   d. 골지세포 Golgi cells
   e. 후각수용기세포 olfactory receptor cells

3. 화학물질이 미각수용기세포 미세융모의 특정 세포막에 접촉하였을 때 일어나는 미각자극의 변환에 대해 올바르게 설명한 것은?
   a. 산 acid에 미세융모가 노출되면 아밀로라이드-민감성 나트륨통로의 개방에 의해 수용기세포가 탈분극된다.
   b. 산 acid에 미세융모가 노출되면 칼륨통로의 폐쇄에 의해 수용기세포가 탈분극된다.
   c. 쓴맛을 내는 물질에 미세융모가 노출되면 수용기세포의 adenylate cyclase를 활성화시킨다.
   d. 단맛을 내는 물질에 미세융모가 노출되면 수용기세포의 phospholipase C를 활성화시킨다.
   e. 짠맛을 내는 물질에 미세융모가 노출되면 수용기세포의 G단백질을 활성화시킨다.

4. 미각을 전달하는 중추신경로에 대한 설명으로 옳은 것은?
   a. 무릎신경절에 분포하는 감각뉴런의 중추가지는 입쪽 고립로핵에 종지한다.
   b. 고립로핵에 위치하는 이차뉴런은 직접적으로 미각피질영역으로 투사한다.
   c. 후두덮개에 분포하는 감각섬유는 얼굴신경에 포함되어 주행한다.
   d. 혀의 앞쪽 2/3부위에 있는 맛봉오리는 혀인두신경의 바위신경절 petrosal ganglion에 있는 가단극신경세포의 말초가지의 지배를 받는다.
   e. 미각을 전달하는 이차뉴런은 의문핵 nucleus ambiguus에 위치하고 있다.

5. 발작을 나타내는 60세 남성이 불쾌한 냄새가 나는 후각환각을 경험하였다. 자기공명영상 촬영 결과 그의 뇌에서 종양이 발견되었다. 다음 중 종양의 위치로 가장 가능성이 높은 부위는?
   a. 중심뒤이랑 postcentral gyrus
   b. 수도관주위회색질 periaqueductal gray
   c. 유두체 mammillary bodies
   d. 꼬리핵 caudate nucleus
   e. 측두엽 temporal lobe

정답 및 설명

1. 정답: b

후각자극에 의해 생성되는 신호는 후각망울에 도달한 후 직접적으로(시상을 거치지 않음) 전전두엽피질로 전달된다. 그렇지만 후각자극은 시상(등쪽내측핵 MD)을 경유하여 간접적으로 전전두엽피질로 전달되는 신경로도 있다는 것을 기억해야 한다. 그러나 시각자극과 미각자극, 청각자극은 먼저 시상을 경유한 후 대뇌피질로 전달된다.

2. 정답: c

후각망울로부터 나오는 원심섬유는 승모세포와 얼기세포의 축삭이다. 토리주위세포와 과립세포는 GABA성 개재뉴런이며, 이들은 후각로 olfactory tract로 들어가지 않는 짧은 축삭을 낸다. 골지세포와 후각수용기세포는 후각망울에 존재하지 않는다.

3. 정답: b

신맛은 산에 의해 유발되며 전압작동 칼륨통로의 폐쇄에 의해 발생하는 수용기세포의 탈분극에 의해 전달된다. 다른 답가지들이 틀린 이유는 다음과 같다. 쓴맛을 내는 물질은 G단백질을 활성화시켜 phospholipase C를 활성화시키고 IP_3를 생성하므로, 이에 따라 일어나는 세포내 저장고로부터의 칼슘 유리에 의해 미각수용기세포가 탈분극된다. 단맛을 내는 물질은 G단백질을 활성화시켜 adenylate cyclase를 활성화시킴으로써 cAMP를 생성하고 이에 따라 인산활성효소 phosphokinase를 활성화시켜 칼륨통로를 닫음으로써 미각수용기세포를 탈분극시킨다. 짠맛을 내는 물질은 아밀로라이드-민감성 나트륨통로를 통해 나트륨을 유입시킴으로써 미각수용기세포를 탈분극시킨다.

4. 정답: a

혀의 앞쪽 2/3부위에 있는 맛봉오리에는 얼굴신경 CN VII이 분포하고 있으며, 이 부위로부터 올라오는 미각을 전달하는 감각뉴런은 얼굴신경의 무릎신경절 geniculate ganglion에 위치한다. 혀의 뒤쪽 1/3부위에 있는 맛봉오리에는 혀인두신경 CN IX이 분포하고 있으며, 이 부위로부터 올라오는 미각을 전달하는 감각뉴런은 혀인두신경의 아래(바위)신경절 inferior(petrosal) ganglion에 위치한다. 후두덮개와 인두벽으로부터 들어오는 미각에 관여하는 감각뉴런은 미주신경 CN X의 아래(결절)신경절 inferior(nodose) ganglion에 위치한다. 이들 감각뉴런(무릎신경절과 바위신경절, 결절신경절에 위치하는)은 고립로 solitary tract로 유입된 후 입쪽 고립로핵(미각핵)에 종지한다. 입쪽 고립로핵에 위치하는 이차뉴런의 축삭은 고립시상로 solitario-thalamic tract(내측섬유띠 근처에 있음)를 통해 상행한 후 시상의 배쪽후내측핵 VPM에 종지한다. 배쪽후내측핵에 있는 신경세포의 축삭은 중심뒤이랑의 미각피질영역으로 투사한다.

5. 정답: e

측두엽 부위가 관여하는 발작은 불쾌한 냄새 cacosmia의 후각환각을 일으킨다. 이 질병을 갈고리이랑발작 uncinate fit이라고도 부른다. 측두엽을 이루는 부위로는 갈고리이랑 uncus과 해마곁이랑 parahippocampal gyrus, 편도체 amygdala, 조롱박피질 piriform cortex을 들 수 있다. 갈고리이랑발작은 이들 구조물이 손상되었을 때 발생한다. 답가지에 제시된 다른 구조물은 후각에 관여하지 않는다.

요 약

후각과 미각을 전달하는 신경로

<table>
<tr><th>수용기</th><th>감각뉴런</th><th>신경로</th></tr>
<tr><td colspan="3">중추 후각신경로</td></tr>
<tr><td>후각점막 표면에 위치하는 후각마디(후각세포의 확장수상돌기); 후각마디로부터 10~20개의 융모가 후각점막 표면으로 나와 후각 전달에 관여한다.</td><td>체판 아래의 비강에 있는 후각점막(다른 감각계는 신경절에 존재함)에 존재하는 감각뉴런</td><td>1. 감각뉴런으로부터 나온 축삭은 작은 무리를 형성하게 되며, 이 무리를 합쳐서 후각신경이라 부른다.
2. 후각신경의 축삭은 동측 후각망울로 투사한다.
3. 후각망울은 여러 층(후각신경층, 후각토리층, 바깥얼기층, 승모세포층, 속얼기층)으로 이루어져 있다.
4. 승모세포와 얼기세포로부터 나온 가장 큰 신경섬유다발이 후각망울에서 나와서 외측후각로를 이루며, 외측후각로는 일차후각피질과 편도체, 내후각피질로 투사한다.
5. 승모세포와 얼기세포는 내측후각로를 통해 후각로를 빠져나온다.
6. 다른 감각계와는 달리 후각계는 시상을 경유하지 않고 전전두엽피질로 전달될 수 있으며, 특히 편도체에 분포하는 신경세포는 직접적으로 전전두엽피질로 투사한다.
7. 조롱박피질에 있는 일부 신경세포는 시상의 등쪽내측핵으로 중계된 다음, 전전두엽피질을 포함한 여러 전두엽 부위로 투사한다.
8. 내후각피질에 있는 신경세포는 관통로를 통해 해마로 투사한다.
9. 승모세포와 얼기세포로부터 나온 일부 신경섬유는 내측후각로를 통해 빠져 나오며, 내측후각로에는 반대측 앞후각핵으로부터 나오는 신경섬유도 포함되어 있고; 내측후각로 축삭은 동측 전뇌기저부 변연구조물(무명질, 내측 중격핵, 분계선조침대핵)로 투사한다.
10. 후각망울의 서로 다른 부위에 위치하는 다른 토리들은 특정 냄새에 반응하는 것으로 여겨지고 있으며; 후각신호는 후각망울에서 국소해부학적으로 배열되어 있고; 이러한 배열이 후각신호를 받아서 특정 냄새로 인식할 수 있게 변환할 수 있는 전전두엽피질 내의 신경회로의 근거가 된다.
11. 후각의 정서적 · 감정적 특성은 후각자극이 변연계(내후각피질, 해마형성체, 내측중격핵, 편도체)로 투사하기 때문이며; 후각자극에 대한 자율신경반응은 시상하부와 중뇌 수도관주위회색질, 자율신경중추(하부 뇌간 및 척수에 존재)로부터 내려가는 하행성 신경로를 통해 매개된다.</td></tr>
</table>

수용기	감각뉴런	신경로
미각 중추신경로		
혀 표면에 돌출되어 있는 맛봉오리(유두); 각 맛봉오리의 끝 부위에는 화학물질을 포함한 체액이 들어갈 수 있는 구멍이 존재하며; 맛봉오리에는 미각수용기세포가 존재하고; 구심신경말단은 미각수용기세포의 바닥에 닿아 있다.	얼굴신경과 혀인두신경, 미주신경을 통해 미각을 매개하는 감각뉴런은 각각 무릎신경절과 바위신경절, 결절신경절에 위치한다.	1. 혀의 앞쪽 2/3부위와 뒤쪽 1/3부위, 후두덮개와 인두벽에는 각각 얼굴신경과 혀인두신경, 미주신경이 분포한다. 2. 얼굴신경의 구심섬유는 단맛과 짠맛, 신맛을 전달하며; 혀인두신경의 구심섬유는 신맛과 쓴맛을 전달하는데; 혀의 특정 부위가 특정 미각을 전달한다는 것은 모든 사람들이 동의하는 것은 아니라는 점을 기억해야 하며, 구강의 전체 부위로부터 미각이 발생한다고 제안되고 있다. 3. 무릎신경절과 바위신경절, 결절신경절에 있는 감각뉴런의 중추돌기는 각각 중간신경(얼굴신경의 주 분지 인근에 위치)과 혀인두신경, 미주신경에 포함되어 주행한 후 입쪽 고립로핵(미각핵)에 종지한다. 4. 미각부위에 위치하는 이차뉴런의 축삭은 고립시상로를 통해 상행한 후 시상의 배쪽후내측핵에 종지하며; 배쪽후내측핵에 있는 신경세포는 동측 대뇌피질의 앞대뇌섬과 이마덮개 사이에 위치하는 미각영역으로 투사하고; 고립로핵으로부터 나오는 다른 신경섬유는 교뇌 미각핵(그물체의 대뇌다리교뇌핵)에 존재하는 신경로를 통해 직·간접적으로 편도체로 투사한다. 5. 미각 인식과 관련한 두 가지 이론이 있는데, (1) 각 미각수용기는 하나의 미각 자극에 반응하고, 이 정보는 미각 인식을 담당하는 미각로 내의 특정 신경세포로 전달된다는 이론, (2) 각 미각수용기는 하나 이상의 미각에 반응하고, 많은 미각구심섬유의 반응 패턴이 미각피질영역 내에 있는 신경세포에 의해 처리된다는 이론이 있다.

운동계
Motor Systems

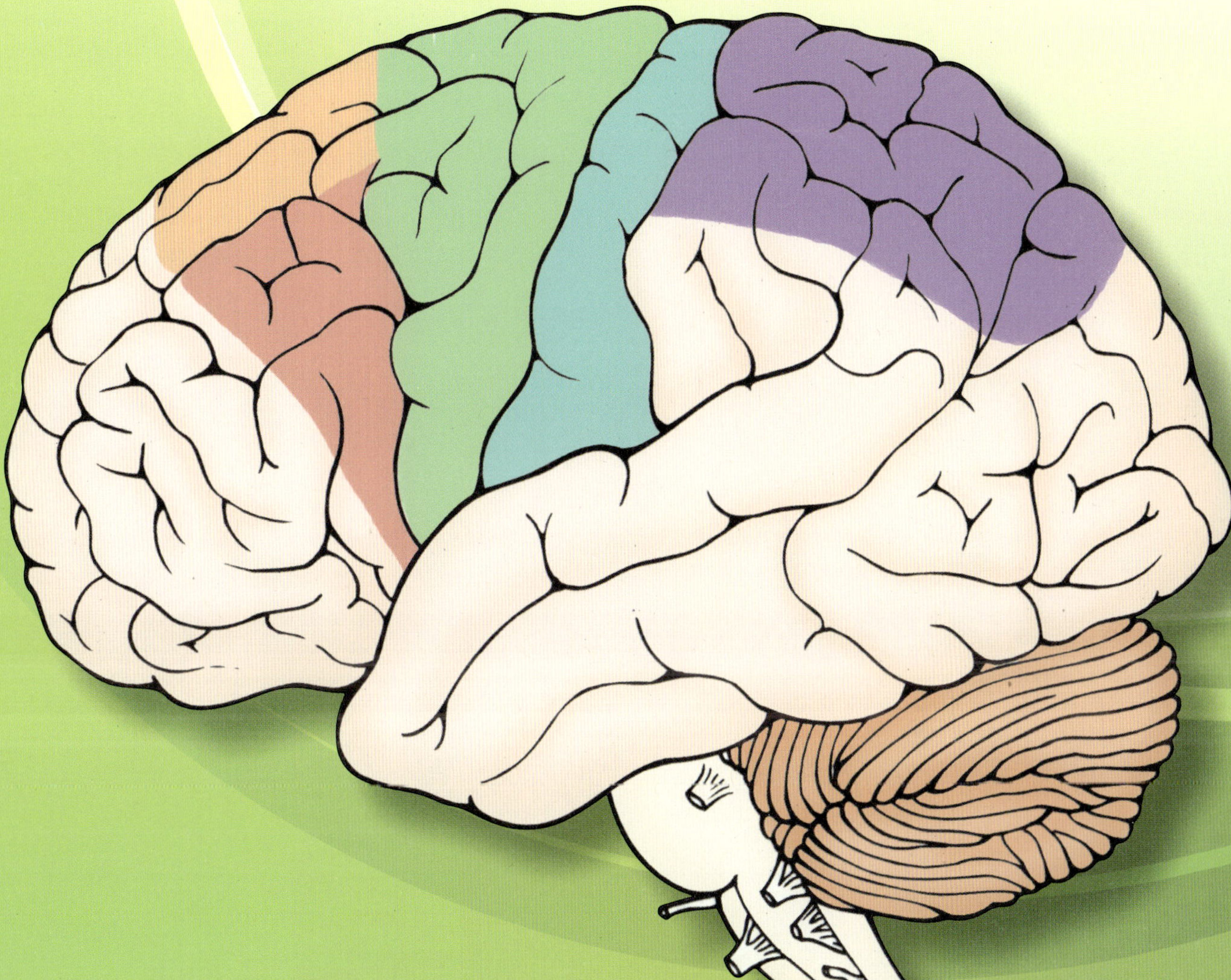

V부

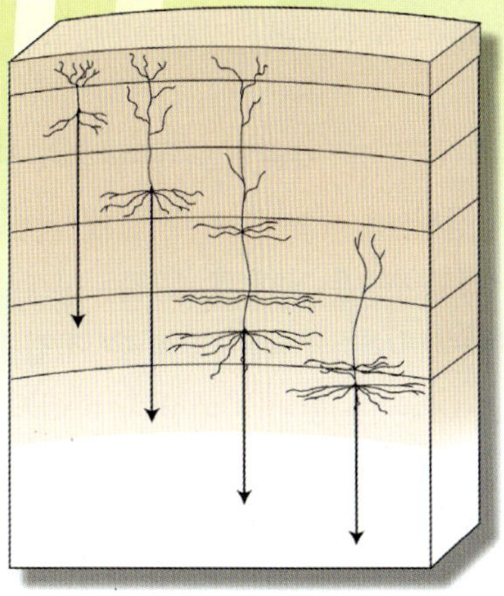

18
상위운동신경원
The Upper Motor Neurons

개요

- **피질척수로** Corticospinal Tract
  - 기원 Origin of the Corticospinal Tract
  - 운동피질의 조직 구조 Histology of the Motor Cortex
  - 주행경로 Course of the Corticospinal Tract
  - 척수 내의 피질척수섬유 분포 Distribution of the Corticospinal Fibers Within the Spinal Cord
  - 기능 Functions
    - 일차운동피질 *Primary Motor Cortex*
    - 일차체성감각피질 *Primary Somatosensory Cortex*
    - 보조운동영역 및 전운동피질 *Supplementary and Premotor Area Cortices*
    - 후두정엽피질의 역할 *Role of the Posterior Parietal Cortex*
  - 피질척수로의 성분 및 기능 요약 Summary of the Components and Functions of the Corticospinal Tract
- **피질뇌간로** Corticobulbar Tracts
  - 뇌신경핵에 분포하는 피질뇌간섬유의 병변 Lesions of Corticobulbar Fibers that Supply Nuclei of Cranial Nerves
  - 피질뇌간로의 기타 투사로 Other Projections of the Corticobulbar Tracts
    - 감각중계핵으로 향하는 투사로 *To Sensory Relay Nuclei*
    - 피질그물섬유 *Corticoreticular Fibers*
    - 적색핵으로 향하는 피질투사로 *Cortical Projections to the Red Nucleus*
- **뇌간으로부터 나오는 하행운동계** Descending Motor Systems From The Brainstem
  - 그물척수로 Reticulospinal Tracts
  - 전정척수로 Vestibulospinal Tracts
  - 적색척수로 적핵척수로·Rubrospinal Tract
  - 덮개척수로 Tectospinal Tract
- **상위운동신경원증후군** Upper Motor Neuron Syndrome
- **임상 증례**
  - 병력
  - 진찰
  - 설명
- **연습문제**
  - 질문
  - 정답 및 설명

학습목표

이 장을 공부한 학생들은

1. 피질척수로의 시작부위와 분포범위, 몸 형태 배열을 설명하고 모식도를 그릴 수 있어야 한다.
2. 운동의 수의적 조절을 돕는 기능적 기전을 열거하고 설명할 수 있어야 한다.
3. 피질척수계가 관여하는 상위운동신경원 마비의 일부 기초 기전을 열거하고 설명할 수 있어야 한다.
4. 운동 및 자세 조절에 관여하는 여러 하행신경로(적색척수로, 내측 및 외측 전정척수로, 내측 및 외측 그물척수로)의 시작부위와 분포범위, 기능을 열거하고 설명할 수 있어야 한다.
5. 피질뇌간로의 시작부위와 분포범위, 기능을 열거하고 모식도를 그릴 수 있어야 한다.
6. '상위운동신경원'을 정의하고, 이들 신경로 손상과 연관된 상위운동신경원 질환의 특성을 설명할 수 있어야 한다.

운동과정은 매우 복잡하다. 걷기walking와 같은 단순한 운동조차도 반사반응과 자세패턴, 수의운동 패턴을 조절하는 복잡한 기전이 관여한다. 우리가 제시한 모델을 걷는 운동에 적용할 때, 다리와 팔의 운동 패턴을 알아차리는 것 중요하다. 왼쪽 다리가 펴지면 정상적으로 오른쪽 다리는 굽혀지며, 이와 동시에 왼팔은 후방으로 펴지고 오른팔은 전방으로 다시 굽혀진다. 전체 운동의 순서를 정할 때에는 여러 중추신경계 부위가 관여한다. 이러한 부위에는 소뇌와 전뇌 부위(기저핵, 대뇌피질)를 포함한 전체 신경축(척수에서부터 시작하여 뇌간을 통해 입쪽으로 확장되어 있음)이 포함된다.

운동기능과 연관된 중추신경계의 핵심 구조물을 그림 18.1에 모식도로 나타내었다. 그림에 나타낸 대로, 최하위구조물(아마도 가장 단순한)은 척수spinal cord에 존재한다. 척수는 운동반사를 일으키는 기전들을 포함하고 있다. 또한 척수는 운동반응에서 골격근을 지배하는 신경세포(하위운동신경원lower motor neuron [LMN])의 최종공통경로final common pathway 역할도 한다. 뇌신경의 운동뉴런(특수내장원심뉴런SVE, 일반체성원심뉴런GSE)은 얼굴 부위의 운동기능을 담당하는 하위운동신경원LMN이라는 것도 기억해야 한다.

신체(몸통·사지)와 머리를 지배하는 하위운동신경원LMN은 **상위운동신경원**upper motor neuron [UMN]에 의해 조절된다. 상위운동신경원UMN은 뇌에 존재하는 신경세포로서 하위운동신경원LMN(척수와 뇌간에 존재)을 직접적으로 또는 간접적으로(개재뉴런을 통해) 지배한다. 따라서 상위운동신경원UMN은 뇌간brainstem이나 대뇌피질cerebral cortex에서 기원한다. 다수의 신경로가 여러 높이의 뇌간에서 기원하여 척수로 하행한다. 그렇게 함으로써, 여러 뇌간 부위는 척수운동뉴런에 대해 서로 다르게 영향을 미치게 되며, 그 결과 자세기전을 포함한 굴근반사굽힘근반사·flexor reflex와 신근반사폄근반사·extensor reflex를 조절하게 된다. 뇌간에 존재하는 중요한 신경로에는 내측 및 외측 **전정척수로**vestibulospinal tracts, 내측 및 외측 **그물척수로**reticulo-spinal tracts, **적색척수로**rubrospinal tract, **덮개척수로**tectospinal tract가 포함된다. 이들 신경로에 대해서는 8장에서 간략

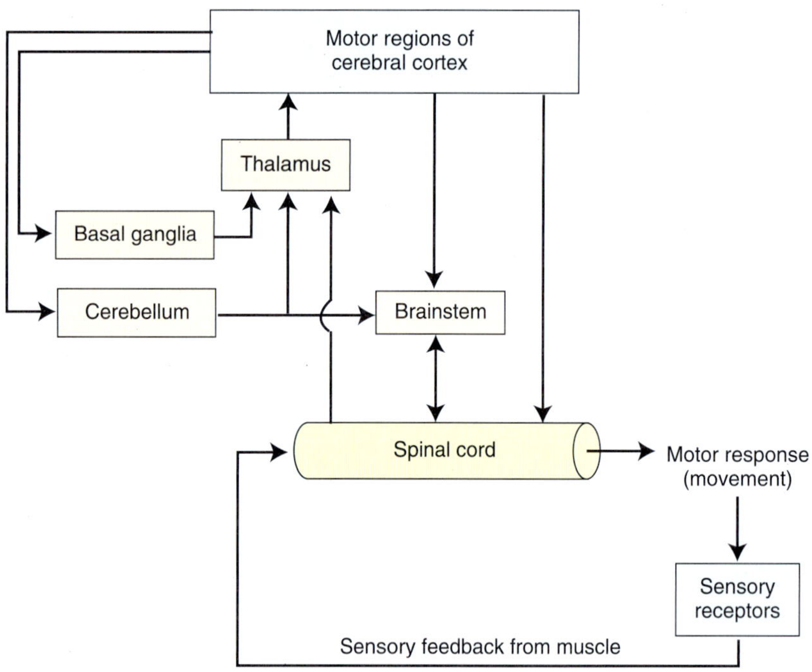

그림 18.1 운동계 구성. 척수반사 기전은 하위운동신경원이 관여할 뿐만 아니라, 동시에 척수위조절도 받는다. 척수를 직접 조절하는 뇌 부위에는 뇌간과 대뇌피질이 있다. 척수로 투사하는 뇌간계에는 그물척수로와 전정척수로, 적색척수로, 덮개척수로가 포함된다. 대뇌피질에서는 피질척수로 및 피질뇌간로가 기원한다. 피질척수섬유는 주로 사지 원위부의 정교한 수의운동 조절에 필수적인 역할을 한다. 피질뇌간섬유는 척수로 투사하는 뇌간 뉴런에 작용함으로써 간접적으로 척수를 조절하는 데 관여한다. 다른 피질뇌간섬유는 뇌간의 하위운동신경원(뇌신경)을 지배하여 머리 부위의 수의운동 조절에 관여한다. 기저핵과 소뇌는 운동기능에 중요한 역할을 한다. 기저핵은 피질척수로의 큰 부분을 차지하는 중심앞이랑 및 전운동영역에 분포하는 뉴런에 작용함으로써 운동계에 영향을 미친다. 소뇌는 척수의 운동기능을 직접적으로 조절하는 뇌간과 대뇌피질에 분포하는 뉴런에 작용함으로써 운동계에 영향을 미친다.

히 설명하였고, 자세한 내용은 이 장에서 다룬다.

모든 상위운동신경원UMN 중에서 가장 중요한 성분은 대뇌피질에서 출발하는 신경로이다. 앞에서 설명한 대로, 대뇌피질로부터 척수로 투사하는 상위운동신경원UMN을 **피질척수로**corticospinal tracts라고 부르며, 뇌간에 있는 하위운동신경원LMN으로 투사하는 상위운동신경원UMN을 **피질뇌간로**corticobulbar tracts라고 부른다. 피질척수로와 피질뇌간로는 수의적으로 운동을 조절하는 역할을 한다. 이들 신경로와 관련된 해부학적 구성과 기능적 특성, 신경질환에 대한 자세한 내용은 이 장의 뒷부분에서 설명한다.

두 개의 다른 구조물이 운동기능 조절에 중요한 역할을 한다. 이들 구조물은 **기저핵**바닥핵·basal ganglia과 **소뇌**cerebellum이다. 기저핵은 대뇌피질로부터 많은 입력을 받은 후 운동 개시와 연관되어 있는 여러 전두엽피질 부위로 신호를 되돌려 보냄으로써 운동을 조절하는데 관여한다. 이러한 방식으로 기저핵은 운동피질 신경세포의 활동성을 조정하게 된다. 소뇌는 운동기능에 참여하는 대부분의 중추신경계로부터 입력을 받는다. 그 다음, 소뇌는 순차적으로 소뇌로 입력을 보냈던 각 부위로 다시 정보를 되돌려 보낸다. 이러한 되먹임회로가 존재하기 때문에 소뇌는 특정시간에 각 부위로 나가는 출력신호를 동기화함으로써 운동기능의 주조정자 역할을 할 수 있게 된다. 19장과 20장에서는 각각 기저핵과 소뇌의 구성과 기능에 대해 설명한다.

피질척수로 Corticospinal Tract

앞에서 설명한 대로, 피질척수로는 정교한 수의운동의 실행에 매우 중요한 역할을 한다. 피질척수로의 특성을 이해하려면 아래 질문에 대답할 수 있어야 한다.

1. 피질척수로는 어느 부위에서 기원하는가?
2. 뇌로부터 척수 방향으로 하행하면서 피질척수로를 이루고 있는 해부학적 구조물들은 무엇인가?
3. 피질척수섬유는 척수에서 어떻게 분포하는가?
4. 적절한 기능을 수행하기 위해 피질척수신경세포가 받아들여야 하는 중요한 입력 원천은 어디인가?
5. 피질척수로 하행성분은 각각 어떤 기능에 관여하는가?
6. 피질척수로에 영향을 미치는 병변의 임상 증상 및 징후는 무엇이며, 피질척수로의 기본적인 해부학적·생리학적 관점에서 이 임상 증상 및 징후를 어떻게 이해할 수 있는가?

기원 Origin of the Corticospinal Tract

피질척수로corticospinal tract(피라미드로pyramidal tract)는 세 부위의 대뇌피질로부터 기원한다(그림 18.2). 약 30 %의

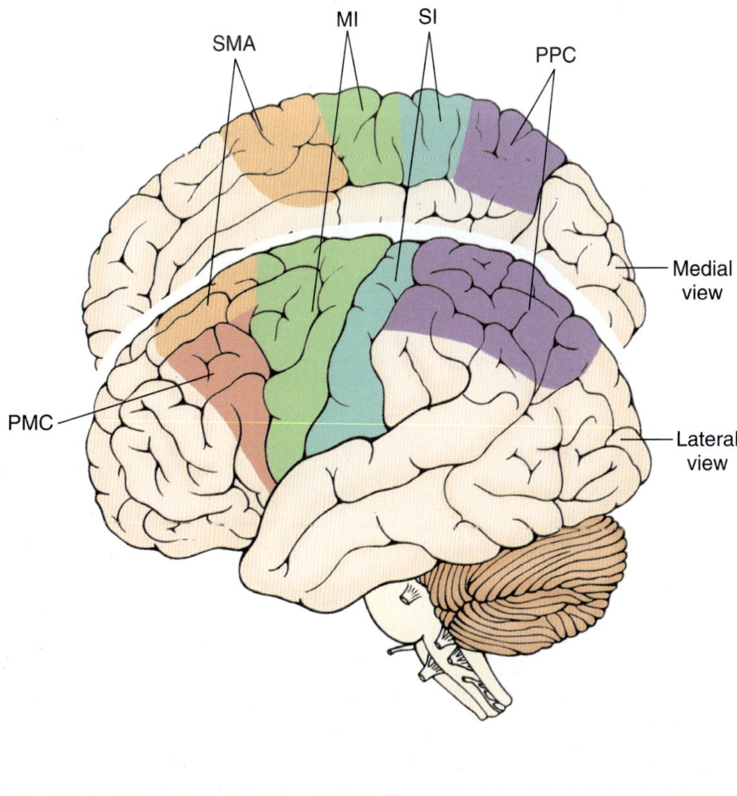

그림 18.2 피질척수로가 기원하는 대뇌피질 부위. MI, 일차운동피질; PMC, 전운동피질; PPC, 후두정엽피질; SI, 일차체성감각피질; SMA, 보조운동영역. 후두정엽피질은 피질척수로의 시작부위는 아니지만, 피질척수로 활동을 조정한다는 점에 주목하자.

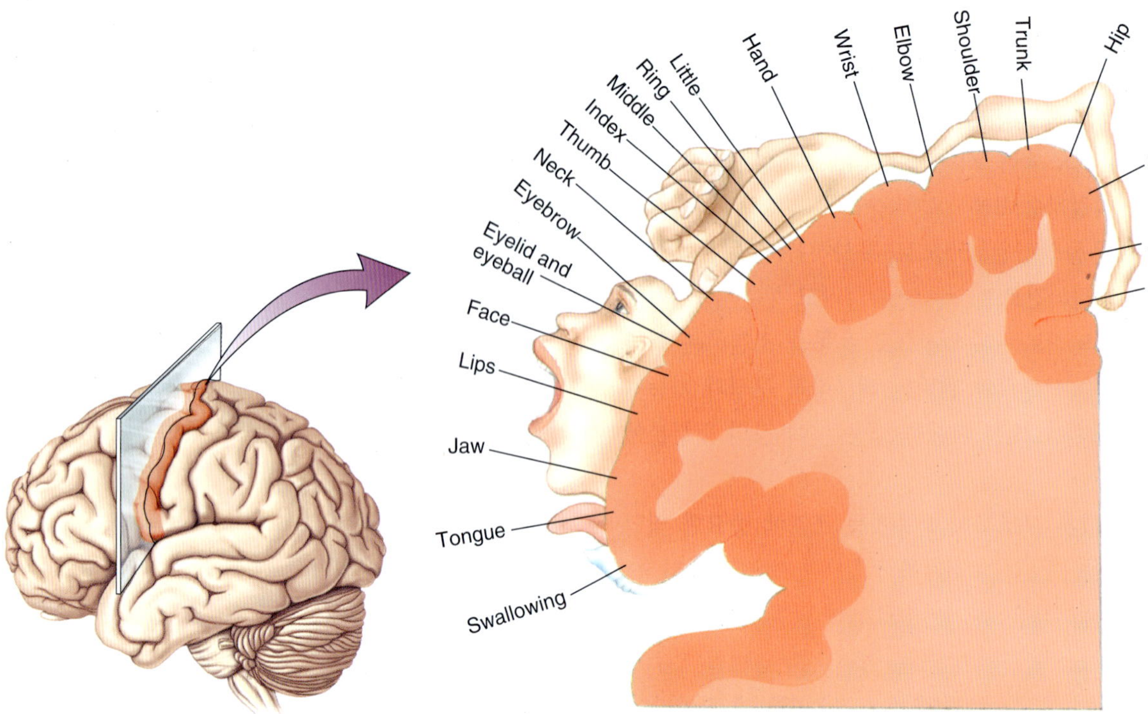

그림 18.3 전기 자극 실험을 통해 얻은 일차운동피질의 운동호먼큘러스(일차운동피질MI에 표현된 각각의 호먼큘러스는 일차운동피질이 담당하는 신체 여러 부위의 상대적인 크기를 나타냄). (Reproduced with permission from Bear MF, et al.: Neuroscience: Exploring the Brain, 3rd ed. Baltimore: Lippincott Williams & Wilkins, 2007, p. 460.)

신경섬유는 **중심앞이랑**precentral gyrus(브로드만영역 4; 이 부위를 일차운동피질primary motor cortex [MI] ['MI', 여기서 I는 로마숫자 I임]이라 함)으로부터 출발한다. 40%의 신경섬유는 **중심뒤이랑**postcentral gyrus(브로드만영역 3, 1, 2; 이 부위를 일차체성감각피질primary somatosensory cortx [S-1, SI]이라 함)으로부터 출발한다. 나머지 30%의 신경섬유는 중심앞이랑의 바로 앞부위(브로드만영역 6; 보조운동영역supplementary motor area [SMA] 및 전운동피질premotor cortex [PMC]이라 함)로부터 출발한다. 브로드만영역 6에 분포하는 보조운동영역SMA과 전운동피질PMC로부터 나온 신경섬유가 피질척수로를 형성하는데, 대다수의 신경섬유는 보조운동영역SMA으로부터 출발한다.

중심앞이랑과 중심뒤이랑은 모두 몸 형태와 유사한 신체 배열 양상을 나타낸다. 사람에서 중심앞이랑의 등쪽 및 내측 부위를 전기로 자극하면 하지(다리)의 움직임이 일어나고, 중심앞이랑의 외측부위를 자극하면 상지(팔)의 움직임이 일어난다. 또한 중심앞이랑의 더 외측부위를 자극하면 얼굴과 혀의 움직임이 일어난다. 중심앞이랑의 이러한 기능적 배열을 **운동호먼큘러스**motor homunculus라고 한다(그림 18.3). 이와 유사한 **호먼큘러스**homunculus가 일차체성감각피질에도 존재한다.

운동피질의 조직 구조 Histology of the Motor Cortex

회색질gray matter의 조직학적 구조를 기반으로 하였을 때 대뇌피질은 전형적으로 6층으로 이루어져 있다(자세한 내용은 25장 참조). 간략히 설명하면, 일반적으로 두 층의 과립세포granule cell(바깥과립세포층external granule cell layer, 속과립세포층internal granule cell layer)와 두 층의 피라미드세포pyramidal cell(바깥피라미드층external pyramidal cell layer, 속피라미드층internal pyramidal cell layer)가 존재하는데, 과립세포는 주로 시상thalamus과 다른 대뇌피질cerebral cortex 부위로부터 정보를 받는 부위이며, 피라미드세포는 대뇌피질에서 출발하는 원심신경의 시작부위이다. 운동피질에서는 피라미드세포층이 과립세포층보다 훨씬 더 두꺼우며, 감각피질에서는 이와 반대이다. 피질척수로는 주로 V층에 위치하는 속피라미드세포층에서 기원한다(그림 18.4). 다른 피질층에 분포하는 피라미드세포는 V층에서와 마찬가지로 여러 중추신경계 부위로 투사한다.

예를 들면, III층에 있는 피라미드세포는 동측 및 반대측(뇌들보 축삭을 통해 전달) 대뇌피질로 투사하는 반면, V층과 VI층에 있는 피라미드세포는 척수와 뇌간, 시상에 도달하는 하행섬유를 낸다.

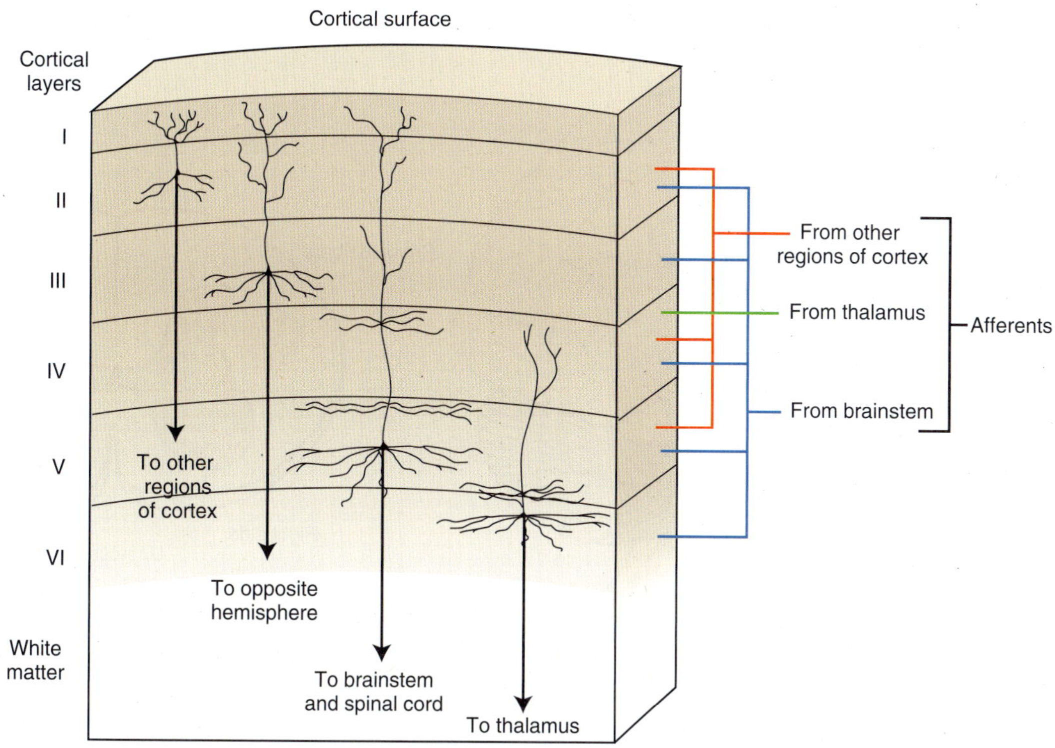

그림 18.4 특정 세포층(이들 세포층으로부터 다양한 원심섬유들이 기원함)을 나타내는 대뇌피질의 조직학적 구조. 이들 층으로 들어가는 구심섬유도 나타내었다.

주행경로 Course of the Corticospinal Tract

대뇌피질 회색질gray matter에서 출발하는 피라미드세포의 축삭은 먼저 백색질white matter과 속섬유막으로 들어간다. 속섬유막internal capsule과 대뇌다리기저부crus cerebri 내에서 피질척수섬유는 몸 형태 배열을 유지한다(그림 8.12 참조). 피질척수섬유는 속섬유막 뒤다리posterior limb에 분포하는데, 대뇌피질에서 팔 부위와 관련되었던 신경섬유는 다리 부위와 연관되었던 신경섬유보다 속섬유막 무릎genu에 약간 더 가까이 위치한다. 피질뇌간섬유는 속섬유막의 무릎 부위에 위치한다는 것을 기억하자. 피질척수섬유가 중뇌의 대뇌다리기저부에 도달하면, 신경섬유는 약간 다른 방식으로 재배치된다(12장 참조). 정리하면, 피질뇌간섬유corticobulbar fiber와 피질척수섬유corticospinal fiber는 대뇌다리기저부의 중간 3/5 부위에 위치한다. 다리 부위와 연관된 섬유는 팔과 연관된 섬유보다 더 외측 부위에 위치하는 반면, 얼굴 부위(피질뇌간섬유)는 피질척수섬유의 내측에 위치한다. 피질척수섬유들이 하부 뇌간에 도달하면, 이들은 피라미드pyramid로 들어가 척수-연수 이행부를 향해 아래로 주행한다. 척수-연수 이행부에서 90%의 신경섬유는 피라미드교차pyramidal decussation를 통해 반대쪽으로 교차한 후 반대쪽 척수의 외측섬유단lateral funiculus을 통해 하행하는데, 이 신경섬유다발이 **외측피질척수로**lateral corticospinal tract이다. 나머지 10%의 신경섬유는 교차하지 않은 채 척수로 하행하는데, 이들 중 8%의 신경섬유는 **전피질척수로**anterior corticospinal tract를 통해, 나머지 2%의 신경섬유는 비교차 외측피질척수로를 통해 하행한다. 이들 10%의 신경섬유 중 8%(전피질척수로)는 반대쪽으로 교차한다. 결국, 98%의 피질척수로는 반대쪽contralateral 척수로 투사한다. 따라서 외측피질척수로의 2%는 교차되지 않고 전 주행로에 걸쳐서 같은쪽ipsilateral에 위치한다.

척수 내의 피질척수섬유 분포 Distribution of the Corticospinal Fibers Within the Spinal Cord

피질척수로에 포함되어 있는 신경섬유는 전 척수 높이에 분포한다. 피질척수로를 형성하는 대부분의 섬유는 하부 목척수lower cervical cord와 허리척수lumbar cord에서 끝난다. 척수의 해당 절단면에서 피질척수섬유는 척수후각dorsal horn과 척수전각ventral horn뿐만 아니라 내측세포군medial cell group과 외측세포군lateral cell group에 종지한다(그

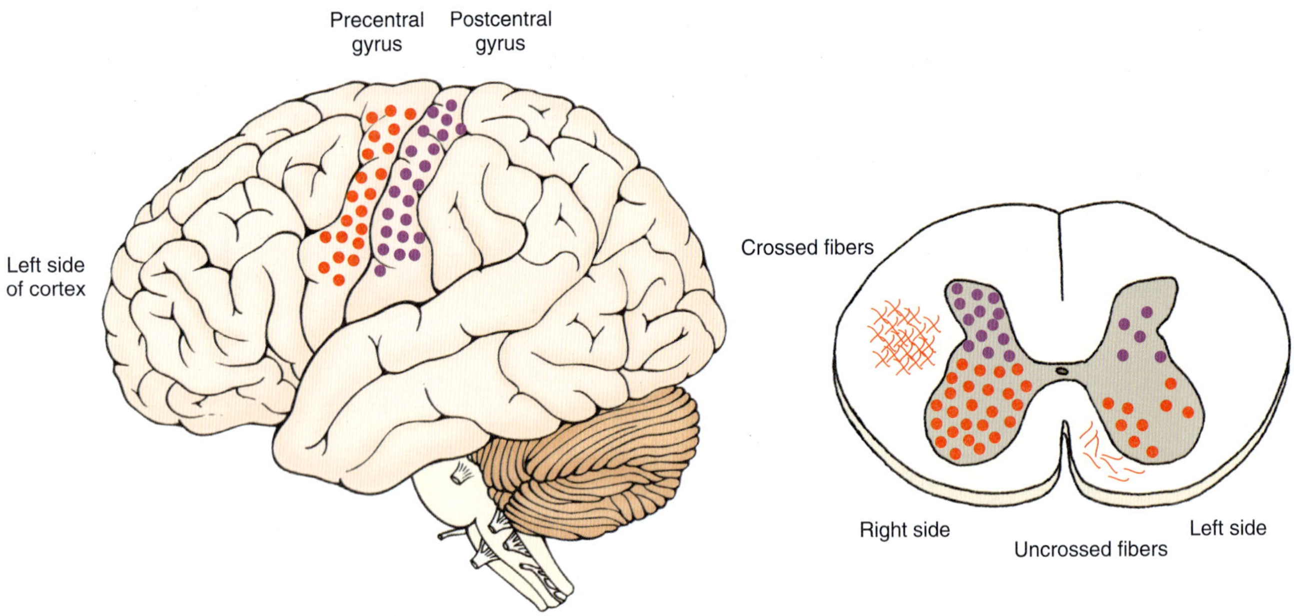

그림 18.5 자가조직 방사선촬영 추적술을 통해 얻은 원숭이 척수의 축삭말단 분포(척수에 점으로 나타냄). 신경로가 기원하는 운동피질 및 체성감각피질 부위도 함께 나타내었다(좌). 비교차섬유(전체 피질척수로의 2%)의 대부분은 전피질척수로를 통해 주행한 후, 주로 척수전각 내측부에 분포하는 회색질에 종지하여 축 근육 및 근위부 근육을 지배하는 뉴런에 도달할 뿐만 아니라, 척수후각에도 종지하여 체성감각뉴런에 도달한다(우). 교차섬유 역시 척수전각과 척수후각에 도달한다. 중심뒤이랑(보라색으로 표시)에서 기원한 섬유는 척수후각(역시 보라색으로 표시)에 분포하는 반면, 운동피질(빨간색으로 표시)에서 기원한 섬유는 척수전각(역시 빨간색으로 표시)에 분포한다.

림 18.5). 해부학적·생리학적 연구를 통해, 대뇌피질의 일차운동피질MI, 보조운동영역SMA 또는 전운동피질PMC로부터 기원한 신경섬유는 일차적으로 척수전각에 분포하는 개재뉴런으로 투사한 후, 이어서 척수전각 운동뉴런에 시냅스하는 반면, 일차체성감각피질S-I로부터 기원한 신경섬유는 주로 척수후각으로 투사한다는 사실이 밝혀졌다. 또한 전피질척수로anterior corticospinal tract를 이루는 전두엽섬유는 척수전각(배쪽 회색질)의 더 내측세포군medial cell group을 지배하는 반면, 외측피질척수로lateral corticospinal tract는 척수전각의 더 외측세포군lateral cell group을 지배한다.

기능 Functions

피질척수로의 기능적 중요성은 다음과 같이 요약할 수 있다. 척수전각에 분포하는 운동뉴런 중 내측에 위치하는 뉴런은 축 근육axial musculature을 지배하는 반면, 외측에 위치하는 뉴런은 원위부 근육distal musculature을 지배한다(8장 참조). 따라서 목척수와 허리척수에 분포하는 외측피질척수섬유는 사지의 정교한 움직임을 조절하는 역할을 하는 반면, 척수전각 내측부위에 분포하는 전피질척수섬유는 자세기전postural mechanism을 조절하는 역할을 한다. 또한 척수후각에 분포하는 피질척수뉴런은 움직임을 유발하는 것이 아니라 대뇌피질로 올라가는 일차감각구심정보를 조정하는 역할을 한다. 이들 피질척수로에 대한 자세한 기능은 25장에서 설명한다.

구심정보가 대뇌피질 부위(피질척수로가 기원하였던 부위)로 전달된다는 사실로부터 각 구조물의 기능(관여할 가능성이 있는)에 대한 실마리를 얻을 수 있다. 다음에 설명할 내용은 대뇌피질의 운동영역과 관련된 기능을 더 잘 이해할 수 있게 해주는 여러 가지 입력에 관한 것이다.

일차운동피질 Primary Motor Cortex

일차운동피질은 운동 활동을 조절한다고 알려져 있는 여러 중요한 부위로부터 간접적으로 입력을 받는다. 이러한 입력 부위에는 소뇌cerebellum와 기저핵basal ganglia이 포함된다. 소뇌와 기저핵의 신경섬유는 시상 외측배쪽핵ventral lateral nucleus [VL](특수시상핵 중의 하나)을 경유하여 일차운동피질MI로 투사한다(그림 18.6). 소뇌와 기저핵으로부터 시상으로 들어가는 입력들은 외측배쪽핵VL의 같은 부위에 분포하는 뉴런으로 전달되지는 않고, 이 핵의 서로 다른 부위로 투사한다. 따라서 소뇌와 기저핵을 통해서 들어오는 모든 입력에 대한 통합은 시상이 아니라 일차운동피질에서 일어나게 된다. 원숭이를 대상으로 한

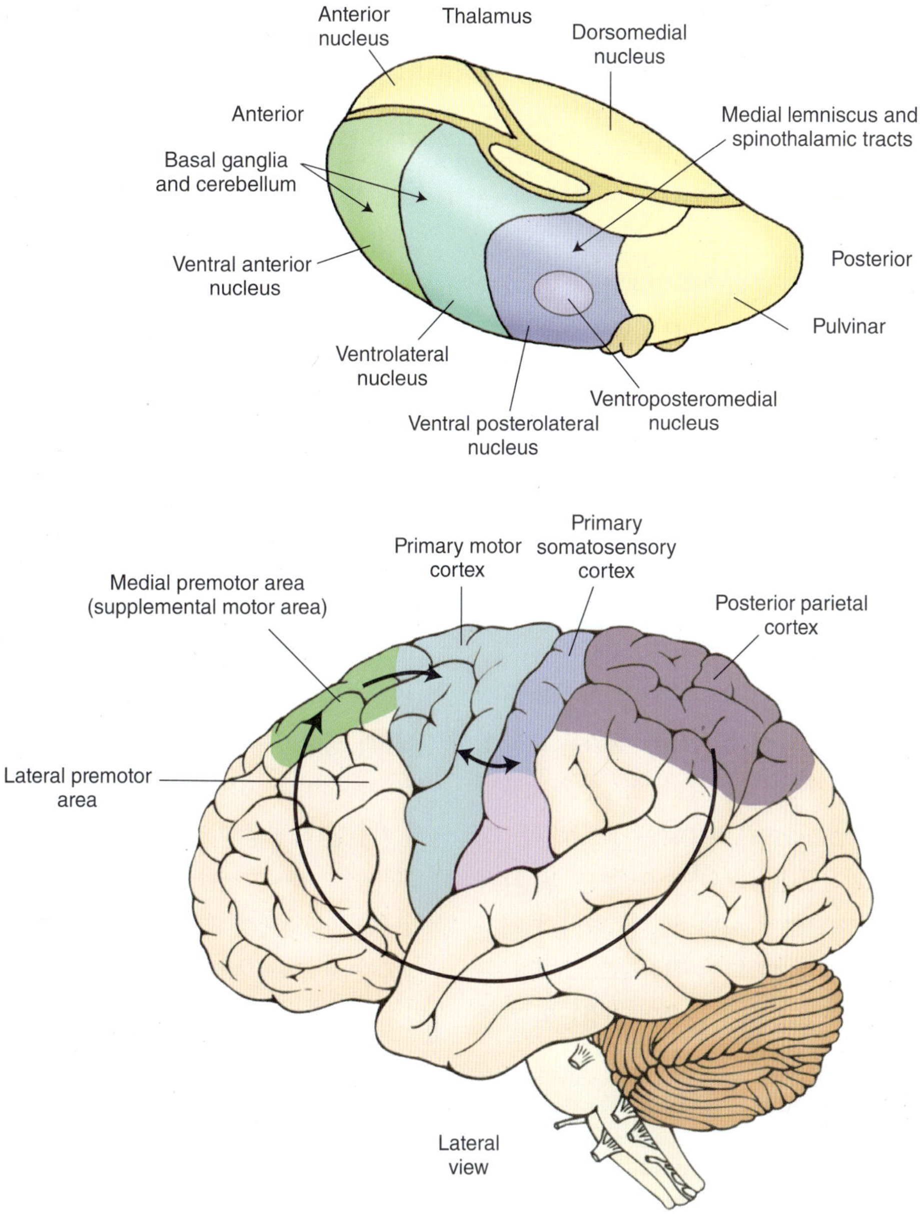

그림 18.6 운동피질로 들어가는 주요 구심신경로. 소뇌와 기저핵은 시상의 외측배쪽핵 및 배쪽전핵을 경유하여 운동피질과 전운동피질로 들어간다. 이 그림은 대뇌피질의 운동기능에 필수적인 여러 가지 주요 피질-피질간 연결로도 설명하고 있다. 피질간 연결로에는 후두정엽피질(영역 5, 7)로부터 전운동피질과 보조운동영역으로 들어가는 경로, 영역 6(보조운동영역, 전운동피질)으로부터 일차운동피질(영역 4)로 들어가는 경로, 일차체성감각피질(영역 3, 1, 2)로부터 일차운동피질로 들어가는 경로가 있다.

다른 연구에 따르면, 의도적 운동purposeful movement을 수행할 때는 먼저 기저핵과 소뇌에 존재하는 신경세포에서 흥분이 일어난다(대뇌피질에서 신경흥분이 일어나기 이전에). 또한 운동피질의 신경흥분은 운동반응보다 먼저 일어난다. 이러한 관찰 결과는 소뇌와 기저핵으로부터 들어가는 입력은 주어진 반응 패턴을 개시하고 조절하는 데 필요한 계획 기전을 운동피질에 전달한다는 것을 나타낸다.

또한 일차운동피질은 **체성감각** 입력도 받아들인다. 체성감각 입력은 특정 운동피질이 고유감각 및 촉각 정보를 받아들일 수 있는 방식으로 조직화되어 있어, 특정 근육군 또는 신체 부위와 관련된 정보를 기능적으로 연관된 운동피질 부위에 존재하는 신경세포로 전달할 수 있다. 예를 들면, 다리의 특정 근육군의 운동과 연관된 운동피질에 분포하는 한 그룹의 세포는 다리 부위의 체성감각영역으로부터 고유감각과 촉각 정보를 받게 될 것이다. 일차운동피질 내의 특정 부위로 들어오는 이러한 입력은 시상중계핵(예, **배쪽후외측핵**ventral posterolateral nucleus [VPL]; 몸 형태 배열을 나타냄)을 거쳐 간접적으로 일차체성감각피질 부위(운동영역 부위와 동일한 신체 부위를 담당하는)로부터 투사되는 것으로 보인다. 따라서 이러한 해부학적 배열은 일차운동피질 뉴런의 이차적 특성을 나타나는 기반을 형성하게 되는데, 즉 다시 말해, 일차운동피질은 움직임에 반응하여 흥분하게 된다는 것이다. 게다가 특정 근육군의 활동에 반응하는 대뇌피질 뉴런은 약간 다른 부위에 위치하고 있으며, 다른 근육군과 연관된 뉴런 가까이 위치하고 있다. 그럼에도 불구하고, 일반적으로 모든 뉴런은 해당 신체 부위와 연관된 부위에 위치한다. 따라서 피질뉴런의 흥분 패턴은 신경세포들이 개별 근육의 수축보다는 근육군의 협동적 작용을 담당하는 것으로 보인다. 따라서 이를 함께 고려해보면, 기저핵과 소뇌, 그리고 감각신경로를 통해 들어온 여러 신호들이 일차운동피질MI(적절한 힘으로 정교한 반응을 일으킬 수 있는)에 필요한 입력을 제공한다.

일차운동피질에서 출발하는 섬유는 모든 척수의 전각으로 투사하지만, 현저히 많이 투사하는 부위는 허리척수와 목척수이다. 피질척수로 뉴런은 주로 짧은 개재뉴런short internuerons과 시냅스를 이루며, 짧은 개재뉴런은 그 부위에 분포하는 알파운동신경원alpha motor neuron 및 감마운동신경원gamma motor neuron에 시냅스한다. 따라서 일차운동피질의 하행섬유가 활성화되면 직접적으로 개별 근육을 수축을 유발할 수 있고, 해당 근육의 긴장도와 관련된 근방추의 수축 과정을 조절할 수 있다.

일차체성감각피질 Primary Somatosensory Cortex

일차체성감각피질의 주요 입력은 시상의 배쪽후외측핵VPL으로부터 들어오며, 배쪽후외측핵VPL은 후섬유단-내측섬유띠신경로dorsal column-medial lemniscal system 및 척수시상로spinothalamic pathways를 통해 구심정보를 받는다(그림 18.6). 이들 입력은 자각 고유감각과 위치감각, 통각, 촉각을 전달한다. 그러나 앞에서 설명한 대로, 체성감각피질에서 기원하는 피질척수섬유는 감각부위로 투사하며, 운동뉴런으로는 투사하지 않는다. 일차투사의 표적으로는 척수후각과 후섬유단핵dorsal column nuclei(하부 연수[1]에 존재함)을 들 수 있다.

[1] 엄격한 의미에서, 대뇌피질로부터 후섬유단핵으로 향하는 투사섬유는 척수에 분포하고 있지 않으므로 피질뇌간섬유corticobulbar fibers에 해당한다. 그러나 이들은 피질척수로의 분포를 설명할 때 다루는데, 그것은 이들의 기능이 척수후각에 분포하는 하행섬유와 동일하고, 일반적으로 피질척수로 신경세포와 동일한 부위에서 기원하기 때문이다.

이러한 하행로들의 존재 의미는 무엇일까? 그 해답은 일정한 순서로 진행되는 운동이 일어나기 위해서는 해당 운동과 연관된 운동피질부위로 '양성' 감각되먹임이 일어나야 한다는 사실에 있다. 이들 신호들은 어느 정도로 중요한 것일까? 기본적으로, 이들은 후섬유단핵을 통해 전달되는 감각을 조절하는 데 관여하며, 다음(① 사지 위치 변경, ② 사지 위치의 변경 속도, ③ 물체에 가하는 힘과 관련한 근육수축의 크기, ④ 수축의 크기와 변화 속도의 조합) 중 하나 이상에 반응할 가능성이 있다.

걷는 동안 어떤 시점에 양 발의 위치를 인식할 수 없다면 어떤 결과가 초래될지 생각해 보라. 이런 상황이 되면 움직임의 정교함이 현저히 감소할 것이다. 움직임은 어색해져 잘 걸을 수 없게 된다. 실제로 이런 상황이 후섬유단dorsal column을 침범한 병변에 의해 발생한다(9장 참조). 여기서 기억해야 할 점은 적절한 양성 감각되먹임은 해당 운동과 관련된 운동피질영역으로 전달되고, 해당 운동과 상관없는 감각신호는 걸러져서 전달되지 않아야 한다는 점이다. 이러한 필터링filtering은 체성감각피질에서 기원한 하행성 피질척수섬유의 억제작용에 의해 후섬유단핵dorsal column nuclei 및 척수후각dorsal horn 높이에서 일어난다. 이 억제성 되먹임기전이 소실되면 피질운동뉴런(양성되먹임 신호에 적절하게 반응하는)의 기능이 손상될 것이다.

보조운동영역 및 전운동피질 Supplementary and Premotor Area Cortices

피질척수로를 구성하는 신경섬유의 약 30%가 기원하는 브로드만영역 6은 두 개의 이차운동영역(**보조운동영역**supplementary motor area [SMA], **전운동피질**premotor cortex [PMC])으로 이루어져 있다. 다음에 설명된 여러 가지 매우 중요한 정보들이 이들 영역으로 입력된다. 첫 번째 입력은 기저핵basal ganglia으로부터 들어오는데, 기저핵은 주로 보조운동영역SMA으로 정보를 보낸다. 기저핵 입력은 시상핵을 경유하여 대뇌피질로 들어간다(그림 18.6). 다양한 연구 결과 중 일부 자료에서 여전히 논란이 있기는 하지만, 전반적인 양상은 기저핵으로부터 입력을 받아 브로드만영역 6으로 투사하는 시상핵은 외측배쪽핵VL 및 배쪽전핵VA인 것으로 보인다. 두 번째 입력은 소뇌cerebellum로부터 들어오는데, 소뇌 역시 브로드만영역 6으로 정보를 보낸다. 이때 소뇌원심섬유는 먼저 외측배쪽핵VL에 존재하는 중계뉴런에 시냅스한 후, 이어서 이들 신호를 주로 전운동피질PMC로 중계한다. 세 번째 입력은 **후두정엽피질**posterior parietal cortex [PPC]로부터 기원한다. 이 대뇌피질 부위는 통합된 체성감각정보 및 시각정보를 브로드만영역 6으로 전달하는데, 이 정보는 운동순서의 편성programming of motor sequences에 필수적이다. 후두정엽피질PPC에 관한 자세한 내용은 다음 단락에서 설명한다.

보조운동영역SMA의 가장 중요한 기능은 수의운동을 조정하는 것이다. 보조운동영역SMA은 자세조절postural adjustments을 담당하며, 이 영역이 손상된 후 발생하는 여러 결손 증상은 이들이 수행하는 운동에서의 역할을 다시 입증해주는 증거이다. 보조운동영역SMA(전운동피질PMC도 마찬가지임)을 전기로 자극할 때, 운동반응을 유발하려면 많은 전류를 흘려주어야 한다. 보조운동영역SMA에 의해 유발되는 운동 반응은 전운동피질PMC에 의해 유발되는 운동반응보다 더 복잡한 양상을 나타낸다. 흔히 운동피질MI을 전기자극하면 하나 또는 여러 근육군의 독립적인 단일수축이 일어난다. 이와는 반대로, 보조운동영역SMA 및 전운동피질PMC을 자극하면 자세조절이나 몸방향body orientation, 손동작(오므리거나 펴는)과 같은 움직임을 유발할 수 있다. 반응은 신체 한쪽에서 일어나기도 하고, 양쪽에서 일어나기도 한다.

보조운동영역SMA은 적어도 두 가지 신경로를 통해 축 근육axial muscle과 원위부 근육distal muscle에 영향을 미칠 수 있다. 보조운동영역SMA은 브로드만영역 4(일차운동피질MI)에 존재하는 일차운동뉴런에 투사섬유를 보내 원위부 근육을 조절한다. 보조운동영역SMA이 축 근육에 영향을 미칠 수 있는 이유는 보조운동영역에 분포하는 뉴런의 하행성 축삭(개재뉴런을 통해 척수전각의 배쪽내측부위에 있는 운동뉴런에 영향을 미침)이 피질척수로에 존재하기 때문이다.

보조운동영역SMA에 병변이 있는 환자는 **실행증**행위상실증·apraxia을 나타낸다. 실행증은 운동 실행에 필요한 감각신경로 및 운동신경로가 완전함에도 불구하고, 의도적 운동purposeful movements을 개시할 수 없는 병이다. 실행증에는 여러 유형이 있다. 한 가지 유형은 **관념운동실행증**관념운동행위상실증·ideomotor apraxia이라 불린다. 이 유형은 요청받은 운동을 실행할 수 없는 경우를 말한다. 예를 들면, 환자는 자신의 머리를 빗지 못하거나 신발끈을 묶을 수 없다. **관념실행증**관념행위상실증·ideational apraxia은 움직임을 개념화하지 못하며, 환자는 요청받은 운동의 수행에 필요한 운동 순서를 말하지 못한다. 흔히, 동시에 양팔을 사용해야 하는 다른 움직임을 요청받은 경우 실행증이 뚜렷하게 나타난다. 반면에, 동시에 양팔을 사용한 동일한 순서의 움직임을 요청받을 경우 종종 환자들은 이를 수행할 수 있다.

앞에서 설명한 보조운동영역SMA과 유사하게, 전운동피질PMC은 직·간접적으로 축 근육과 원위부 근육을 지배하는 척수뉴런을 활성화시킬 수 있다. 전운동피질PMC로부터 기원한 피질척수섬유는 그물척수섬유에 분포하는 하행섬유에 의해 내측 및 외측 척수전각 뉴런을 직·간접적으로 지배한다(22장 참조). 내측 척수전각에 위치하는 운동뉴런은 축 근육을 지배하고, 외측 척수전각에 위치하는 운동뉴런은 원위부 근육을 지배한다는 사실을 상기하자.

전운동피질PMC은 시각에 의해 유도되는 움직임에도 중요한 역할을 한다. 이때는 후두정엽피질PPC로부터 들어오는 입력이 필수적이다. 사람에서 전운동피질PMC에 병변이 있을 경우에도 실행증apraxia(다음 단락에서 후두정엽피질PPC 병변과 함께 설명하는 실행증과 유사함)이 발생할 수 있다. 전운동피질PMC에 병변이 있는 환자는 양팔의 움직임을 동시에 조정할 수 없다. 게다가 환자는 반대측 팔이나 다리에서 근력소실이 나타나기도 하며, 그 팔다리를 들거나 벌리는 것이 어려워진다.

후두정엽피질의 역할 Role of the Posterior Parietal Cortex

앞에서 설명한 대로, 브로드만영역 6으로 들어가는 중요한 입력의 일부는 후두정엽피질PPC(브로드만 영역 5, 7)로부터 기원한다(그림 18.6). 체성감각신호(중심뒤이랑으로부터 들어옴)와 전정감각신호는 브로드만영역 5로 들어가는 반면, 시각신호는 브로드만영역 7로 들어간다. 또한 브로드만영역 5는 다시 브로드만영역 7로 입력되므로, 브로드만영역 7은 체성감각신호와 시각신호를 통합할 수 있다.

후두정엽피질PPC에 위치하는 서로 다른 신경세포군은 탐색적 손 운동에 반응하여 흥분하거나, 목표지향적 운동(예, 물체를 향해 손을 뻗어 붙잡는 운동)을 준비할 때 흥분한다. 주어진 운동과제에 필요한 움직임을 수행하기 위해서는 사람들은 자신의 시야에 존재하는 물체의 공간적 배치와 고유감각 및 기타 체성감각 신호를 통합하는 데 주의를 집중해야 한다. 일반적으로 후두정엽피질PPC이 이러한 기능을 수행하는 것으로 여겨지고 있다.

아마도 후두정엽피질PPC의 기능과 관련한 가장 흥미로운 발견은 임상 연구로부터 얻어졌다. 우측 후두정엽피질PPC에 병변이 있는 환자들은 두 가지 이상을 나타내었다. 첫 번째 이상은 실행증이다. 두 번째 이상은 **감각무시**sensory neglect(또는 질병실인증anosognosia)이며, 25장에서 설명한다. 간략히 설명하면, 이러한 이상을 나타내는 환자는 질병을 부인하거나 질병 자체를 인식하지 못한다. 예를 들면, 우측 대뇌반구에 병변이 있는 환자는 자신이 좌측 다리를 움직이지 못한다는 사실을 부인하거나 무시할 수 있다. 게다가 이 환자에게 시계에 보이는 숫자를 그리라고 요청하면 환자는 시계의 우측에 있는 숫자는 그리지만, 좌측에 있는 숫자는 무시한다(그림 25.12 참조).

생리학적·임상적 연구결과를 정리해 보면, 후두정엽피질PPC은 운동 활동에 중요한 기능을 수행한다. 후두정엽피질PPC은 통합된 체성감각 및 시각 입력을 브로드만영역 6에 제공하고, 이에 따라 브로드만영역 6은 복잡한 운동의 실행에 필요한 편성 기전programming mechanism을 수행할 수 있게 된다.

피질척수로의 성분 및 기능 요약

Summary of the Components and Functions of the Corticospinal Tract

피질척수로에는 세 가지의 주요 성분이 존재한다. 첫 번째 성분은 일차운동피질MI(브로드만영역 4)에서 기원한 신경섬유다발이다. 이 신경로는 주로(독점적이지는 않음) 원위부 근육이 관여하는 정교한 운동을 수의적으로 조절한다. 이 신경섬유다발의 활동은 전 척수 높이에 있는 척수전각세포(짧은 개재뉴런을 통해서)에서 일어난다. 일차운동피질에 존재하는 뉴런들이 적절하게 반응하려면 여러 부위로부터 오는 되먹임신호가 꼭 필요하다. 이러한 되먹임신호는 일차운동피질 부위와 관련된 움직임을 일으키는 원위부 근육의 위치에 대한 신호뿐 아니라 기저핵 및 소뇌로부터 들어오는 다른 정보에 대한 상행성 신호들도 포함한다.

두 번째 성분은 일차체성감각피질S-I(브로드만영역 3, 1, 2)로부터 기원하여 후섬유단핵과 척수후각으로 투사하는 신경섬유이다. 이 성분을 포함하고 있는 목적은 감각필터링 기전을 수행하기 위함이다. 이러한 기전이 존재함으로써 팔다리의 위치와 손가락의 위치, 근육(단일 근육 또는 근육군)의 수축력과 같은 특정 감각신호가 일차운동피질의 해당 영역에 도달(이때 그 운동과 관련 없는 감각신호는 걸러짐)할 수 있게 된다. 이러한 기전은 시각계에서 일어나는 것과 유사하게 중심흥분 및 주변억제(브로드만영역 4에 존재하는 다른 운동뉴런들을 억제함) 신호를 제공할 가능성이 높다.

세 번째 성분은 브로드만영역 6(보조운동영역SMA, 전운동피질PMC)인데, 이 영역은 움직임(예, 신발끈 묶기 또는 걷기)을 만드는 데 필수적인 여러 운동조각의 순서를 편성하는 역할을 한다. 브로드만영역 6에 존재하는 보조운동영역SMA과 전운동피질PMC은 척수로 직접 투사할 뿐만 아니라 일차운동피질MI로도 신호를 보낸다. 이에 따라, 척수전각에 존재하는 여러 신경세포군에 대한 하행신경로를 통한 작용은 일차운동피질에 대한 브로드만영역 6에 분포하는 신경세포의 활동과 동시에 일어난다. 결국 브로드만영역 6에 분포하는 신경세포의 활동은 후두정엽피질PPC(브로드만영역 5, 7)로부터 신호(체성감각신호와 시각신호가 통합된)를 받을 때에만 일어날 수 있다. 그림 18.7은 뒤쪽의 두정엽피질parietal cortex로부터 앞쪽의 중심앞이랑precentral gyrus 및 전운동피질PMC까지 침범한 중간대뇌동맥 경색middle cerebral artery infarct을 보여주는 것으로, 이 병변은 상위운동신경원증후군UMN syndrome과 연관되어 있다.

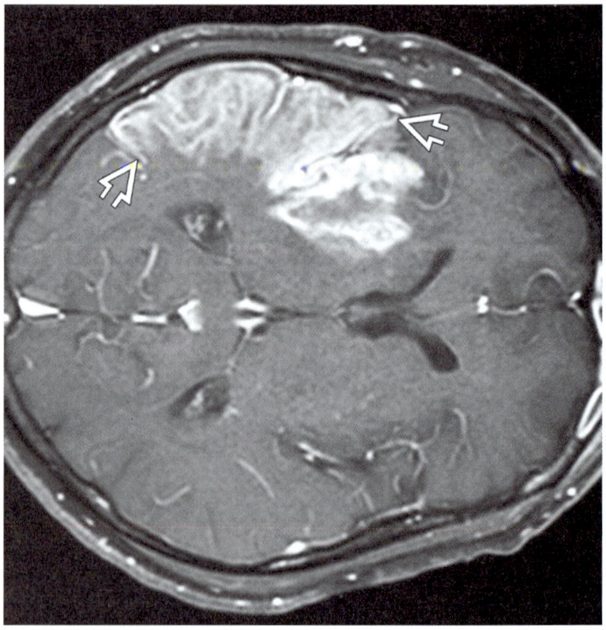

그림 18.7 두정엽에서부터 중심앞이랑과 전운동피질까지 침범한 아급성경색의 특징을 나타내는 상위운동신경원증후군 환자의 자기공명영상 사진. 화살표는 경색의 뒤쪽 및 앞쪽 경계를 나타낸다. (Used with permission from Osborn AG: Osborn's Brain Imaging, Pathology, and Anatomy. Manitoba, Canada: AMIRSYS, 2013, p.193.)

피질뇌간로 The Corticobulbar Tracts

피질뇌간로corticobulbar tract(피질핵로corticonuclear tract)는 일차운동피질MI의 외측면(그림 18.3의 머리 또는 얼굴 부위)에서 기원하며 피질척수로corticospinal tract와 비슷한 방식으로 기능을 나타낸다. 본질적으로 이들 피질뇌간로를 이루는 하행섬유는 뇌신경운동핵과 시냅스를 형성하는 상위운동신경원UMN이다. 이들은 피질척수로와 근접하여 주행하며(그림 18.8), 직·간접적으로 모든 뇌신경운동핵과 시냅스(그물체에 있는 개재뉴런을 통하여)한다(그림 18.8). 따라서

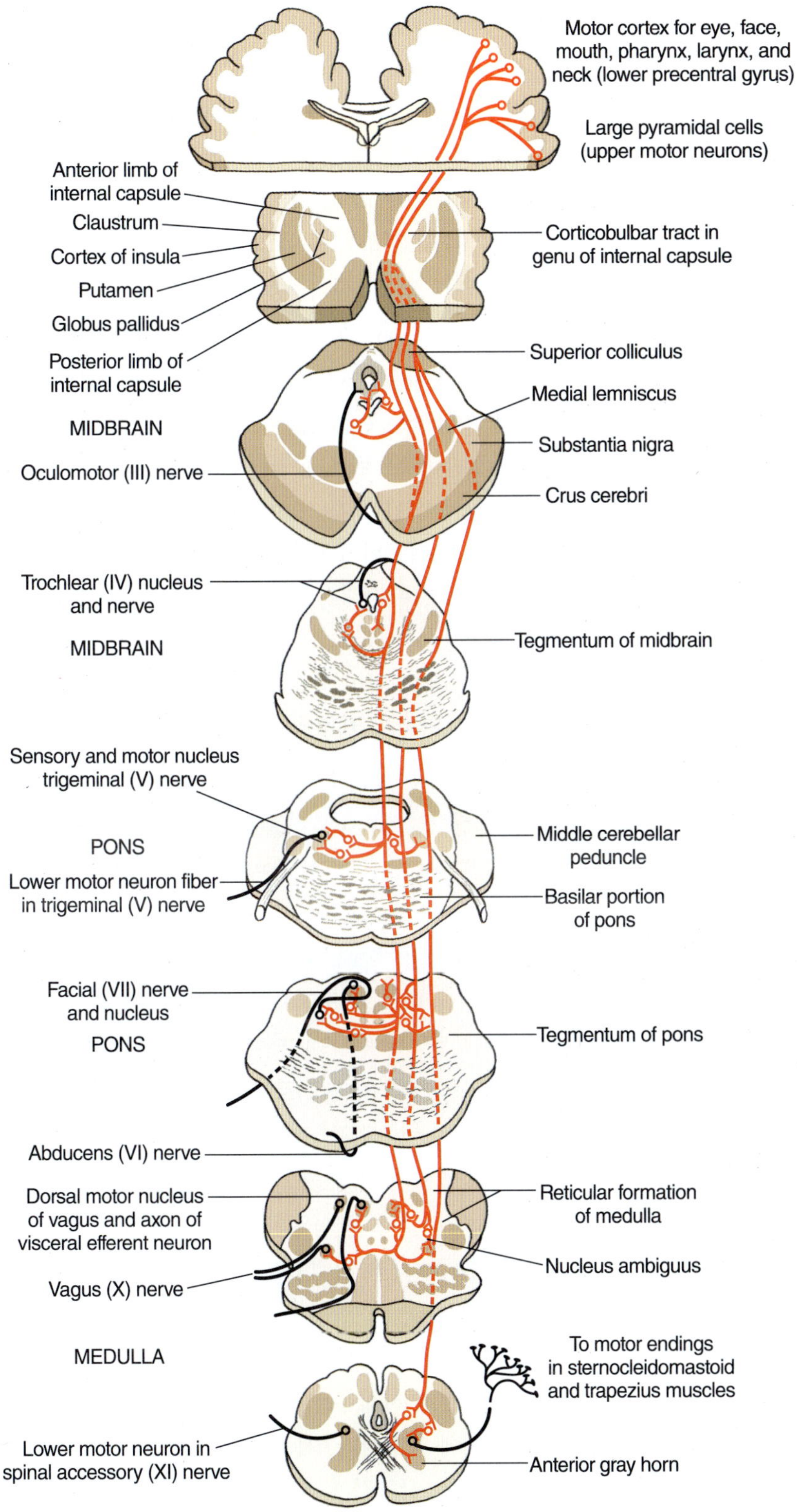

그림 18.8 뇌신경운동핵으로 투사하는 피질뇌간섬유. (Used with permission from Parent A: Carpenter's Human Neuroanatomy, 9th ed. Baltimore: Williams & Wilkins, 1996.)

이 상위운동신경원UMN은 얼굴표정과 안구운동, 턱 개폐, 혀 운동에 관여하는 근육을 수의적으로 조절하는 해부학적 기반이 된다.

그러나 피질뇌간로와 피질척수로 사이에는 주의해야 할 몇 가지 차이점이 존재한다. 가장 중요한 차이점은 대부분의 피질뇌간섬유는 양쪽의 신경세포를 지배하는 뇌신경운동핵을 향해 주행하는 것이다(13장 참조). 예외적으로 얼굴신경 운동핵의 배쪽세포군은 반대측 얼굴의 아래쪽 사분면(안구 아래부위)에 분포하는 근육(예, 입둘레근orbicularis oris muscle)을 지배하고, 혀밑신경핵hypoglossal nucleus은 반대측 턱끝혀근genoglossus muscle에 분포한다(그림 18.9).

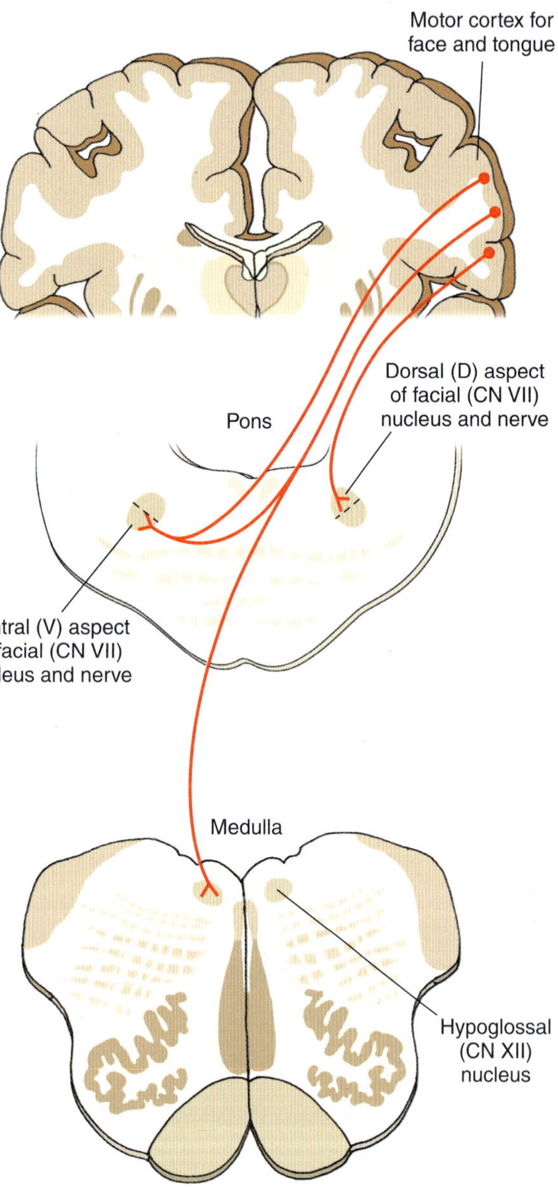

그림 18.9 얼굴신경 및 혀밑신경 운동핵으로 투사하는 피질뇌간섬유. 반대측 얼굴신경으로 향하는 투사로는 얼굴신경의 배쪽부위에 분포하여 아래턱근육을 지배한다. 동측 얼굴신경으로 향하는 투사로는 얼굴신경의 등쪽부위에 분포하여 대부분의 얼굴부위 근육을 지배한다. 혀밑신경핵으로 향하는 피질뇌간로는 완전히 교차한 후 반대측으로 들어간다.

척수 더부신경spinal accessory nerve의 상위운동신경원UMN도 주로 반대측에 분포하는 것으로 여겨지고 있다.

뇌신경핵에 분포하는 피질뇌간섬유 병변
Lesions of Corticobulbar Fibers That Supply Nuclei of Cranial Nerves

앞에서 설명한 대로, 운동피질로부터 뇌신경운동핵으로 들어가는 대부분의 입력은 양측성bilateral이다. 대뇌피질 병변은 얼굴과 머리에 분포하는 근육의 마비를 일으키지는 않는다. 그 대신, 침범된 근육에서 약한 근력약화(**중추안면마비**central facial palsy라고 함)가 나타난다. 호흡과 삼킴, 발성, 씹기를 조절하는 근육의 근력약화를 **거짓연수마비**pseudobulbar palsy라고 한다. 병변이 피질척수뉴런을 침범하지는 않고 피질뇌간섬유만 침범할 경우 팔이나 다리의 마비를 나타내지 않는다. 얼굴의 아래쪽 사분면의 얼굴표정근을 지배하는 뉴런 및 혀를 내미는 데 관여하는 뉴런은 주로 반대측으로부터 입력을 받으므로 상위운동신경원UMN이 손상될 경우, 병변 반대측의 침범된 근육에서 더 심한 근력약화가 일어나게 된다. 이에 따라 턱과 혀(내밀 때)는 병변 반대측으로 편위된다. 이와 유사하게, 혀밑신경핵으로 투사하는 피질뇌간섬유가 손상될 경우에도 혀(내밀 때)는 병변 반대측으로 편위된다. 뇌신경 기능에 영향을 미치는 핵상병변supranuclear lesions의 효과에 대한 더 자세한 내용은 13장에서 다루었다.

피질뇌간로의 기타 투사로
Other Projections of the Corticobulbar Tracts

감각중계핵으로 향하는 투사로 To Sensory Relay Nuclei

앞에서 설명한 대로, 피질척수로corticospinal tract의 한 성분은 중심뒤이랑postcentral gyrus에 있는 일차체성감각피질S-1(브로드만영역 3, 1, 2)로부터 기원한다. 이들 중 많은 신경섬유는 척수후각dorsal horn으로 투사하며, 일부는 후섬유단핵dorsal column nuclei으로 투사한다. 이 두 그룹의 신경섬유는 기본적으로 동일한 기능을 수행하는데, 다시 말해 이들은 감각운동피질sensorimotor cortex로 들어가는 감각정보를 걸러내는filtering 역할을 한다. 그러나 앞에서 지적한 대로, 브로드만영역 3, 1, 2에서 기원하여 후섬유단핵으로 향하는 투사섬유는 엄밀히 말해 피질뇌간섬유corticobulbar fibers에 해당한다. 체성감각피질에서부터 나온 일부 신경섬유는 삼차신경 감각핵으로 투사한다. 이들 섬유 역시 척수후각 및 후섬유단핵으로 내려가는 피질섬유와 동일한 방식으로 작용한다. 삼차신경 감각핵으로 내려가는 투사섬유는 머리 부위와 연관된 감각 입력을 걸러내는filtering 역할을 한다.

피질그물섬유 Corticoreticular Fibers

감각운동피질sensorimotor cortex(중심앞이랑precentral gyrus, 중심뒤이랑postcentral gyrus, 전운동피질PMC)에서 기원한 **피질그물섬유** 중 상당히 많은 신경섬유들도 뇌간의 여러 그물체 부위로 투사한다. 이들 투사섬유들의 분포 범위는 상당히 광범위하지만, 몇 가지 투사섬유에 대해서는 주목해야 한다. 중심앞이랑에서 기원한 투사섬유는 교뇌와 연수에 분포하는 신경세포로 투사하며, 이들이 그물척수로(외측그물척수로, 내측그물척수로)를 이루는 하행섬유 다발을 형성한다. 이들 신경로 및 피질그물섬유의 역할은 이 장 및 20장에서 다룬다. 감각운동피질에서 기원한 다른 신경섬유들은 각각 교뇌와 연수 그물체에 있는 정중곁핵정중옆핵·paramedian nucleus과 그물핵reticular nucleus으로 투사하며, 이들은 소뇌로 입력된다. 따라서 이들 투사섬유로 인해 대뇌피질은 추가적으로 척수와 소뇌에서 일어나는 운동기능에 영향을 미칠 수 있다. 다른 피질섬유군이 그물체 부위로 투사하며, 그물체로는 전뇌에 분포하는 긴 상행섬유를 낸다. 그물체에서 출발하는 긴 상행섬유의 기능 중 하나는 피질을 각성시키는 것이다(22장 참조). 이러한 상행섬유를 내는 부위로 투사하는 피질투사섬유는 피질각성 기능을 조절하는 데 필요한 되먹임기전의 해부학적 기반이 될 수 있다.

적색핵으로 향하는 피질투사로
Cortical Projections to the Red Nucleus

주로 고양이를 대상으로 한 연구에서 일차운동피질MI 및 전운동피질PMC로부터 기원한 섬유는 동측 **적색핵**적핵·red nucleus으로도 투사한다는 것이 알려져 있다. 이 투사섬유는 부위별 대응 연결을 나타낸다. 중심앞이랑precentral gyrus의 팔 부위로부터 나온 신경섬유는 적색핵의 등쪽부위로 투사하는 반면, 중심앞이랑의 다리 부위로부터 나온 신경섬유는 적색핵의 배쪽부위로 투사한다. 적색핵의 등쪽 및 배쪽 부위는 척수의 목부위와 허리부위로 투사한다. 따라서 적색핵으로 향하는 투사섬유 역시 대뇌피질이 척수의 운동기능을 조절하는 다른 경로가 된다. 이 신경로의 기능은 '적색척수로' 부분에서 다룬다. 그러나 사람에서 적색척수로rubrospinal tract(적색핵에서 기원하여 척수로 향하는 하행신경로)는 많이 퇴화되어 있어 몇 개의 신경섬유만 목척수 높이 아래로 내려간다.

뇌간으로부터 나오는 하행운동계
Descending Motor Systems From the Brainstem

뇌간에서 기원하여 척수로 향하는 중요한 하행신경로는 6개(내측·외측 그물척수로, 내측·외측 전정척수로, 적색척수로, 덮개척수로)가 존재한다. 그물척수로와 전정척수로는 축 근육axial musculature과 관련된 척수전각 뉴런을 지배하는 반면, 적색척수로(피질척수로와 비슷함) 섬유는 주로 원위부 굴근distal flexor musculature을 지배한다. 이들 신경로는 이미 9장에서 다루었으며 여기서 다시 다룬다.

그물척수로 Reticulospinal Tracts

그물척수로는 두 종류가 있는데, 외측그물척수로lateral reticulospinal tract는 연수medulla에서 기원하고, 내측그물척수로medial reticulospinal tract는 교뇌pons에서 기원한다(그림 8.15 참조). 내측그물척수로는 그물체의 내측부에 분포하는 큰 세포(입쪽 교뇌그물핵nucleus reticularis pontis oralis, 꼬리쪽 교뇌그물핵nucleus reticularis pontis caudalis)에서 기원하여 전 척수 높이까지 하행한 후, 척수에서 직·간접적으로(개재뉴런을 통함) 알파운동뉴런과 감마운동뉴런에 시냅스한다. 이들의 일차적 운동 기능은 수의운동(대뇌피질에 의해 유도된 운동)을 촉진하고 근긴장도를 증가(이들이 감마운동뉴런에 작용하기 때문)시키는 것이다. 외측그물척수로는 연수의 내측 2/3에 위치하는 **거대세포그물핵**nucleus reticularis gigantocellularis이라 불리는 세포 및 기타 큰 세포로부터 기원한다. 이들 세포의 축삭은 전 척수 높이까지 하행한다. 이 신경로는 내측그물척수로와 반대 작용을 한다. 이 신경로가 활성화되면 수의운동(대뇌피질에 의해 유도된 운동)은 억제되고, 근긴장도는 감소(감마운동뉴런을 통해 근방추 활동도를 억제하기 때문)된다.

전정척수로 Vestibulospinal Tracts

두 종류의 전정척수로가 존재한다. 한 신경로는 내측전정핵medial vestibular nucleus [MVN]에서 기원하고, 다른 신경로는 외측전정핵lateral vestibular nucleus [LVN]에서 기원하는데(그림 8.14 참조), 이들은 모두 미로labyrinth에서 출발한 정보를 척수로 전달한다. 내측전정척수로medial vestibulospinal tract는 내측전정핵MVN에서 기원하여 내측세로다발MLF의 하행성분을 이루어 양쪽 목척수에 도달한다. 이들 신경섬유의 중요성은 척수더부신경spinal accessory nerve과 관련된 하위운동신경원LMN을 활성화시킨다는 것이다. 이러한 방식으로, 내측전정척수로의 흥분에 의해 고개 돌리기rotation 및 고개 들기lifting뿐 아니라 견갑골어깨뼈의 회전이 일어나게 된다. 이러한 운동은 자세 및 균형 변화를 유발하는 힘에 대해 사람이 적절한 방향감을 획득하는 반응에 중요하게 작용한다. 외측전정척수로lateral vestibulospinal tract는 외측전정핵LVN에서 기원하여 전 척수 높이로 투사한다. 이 신경로를 자극하면 폄근신근·extensor을 지배하는 알파운동뉴런 및 감마운동뉴런을 강력하게 촉진한다. 내측전정척수로와 유사하게, 외측전정척수로 역시 폄근신근·extensor(주로 다리에 있는 항중력근antigravity muscle)을 지배하는 뉴런을 흥분시켜 자세유지에 중요한 역할을 한다. 외측전정척수로는 전정계 또는 소뇌의 활성에 의해 조정된다(전정계 및 소뇌는 구심정보의 주요 공급원임).

적색척수로 적핵척수로·Rubrospinal Tract

적색척수로는 적색핵적핵·red nucleus으로부터 기원한다. 적색핵으로부터 축삭이 기원한 직후 배쪽피개교차ventral tegmental decussation에서 반대편으로 교차하여 척수로 하행한다(그림 8.13 참조). 고양이 같은 좀 더 하등한 동물에서, 이 신경섬유는 양쪽 목척수 및 허리척수 높이까지 하행한다는 것이 알려져 있다. 그러나 고등동물에서는 목척수까지만 일차적으로 투사한다. 따라서 사람에서 적색척수로의 일차적 작용은 굽힘근굴근·flexor을 지배하는 운동뉴런을 촉진하는 것이다. 앞에서 설명한 대로, 적색핵은 일차운동피질MI 및 전운동피질PMC로부터 주요 입력을 받으며, 대뇌피질에서 시작하여 척수에 이르는 전 신경로는 부위별 대응 배열을 나타낸다. 이에 따라, 이 신경로를 피질-적색핵-적색척수로cortico-rubro-rubrospinal pathway라고 말할 수 있다. 따라서 이 신경로는 피질척수로와 같은 기능을 수행한다고 생각할 수 있다. 그렇게 생각할 수 있는 이유는 (1) 두 신경로가 동일한 대뇌피질 부위에서 기원하며, (2) 두 신경로는 부위별 대응 배열을 나타내고, (3) 두 신경로는 일차적으로 굽힘근 운동계에 작용하기 때문이다. 특히 팔의 굽힘근flexor에 대한 지배에서 피질척수로 및 적색척수로는 모두 근육을 수축시킴으로써 중력에 대항(사람에서)하고 운동의 정교한 조절에 관여한다. 사람에서 적색척수로의 전체 굵기는 감소하고, 적색핵에서 출발하여 하올리브핵을 통해 소뇌로 향하는 하행섬유(적색올리브섬유rubro-olivary fibers)의 굵기는 증가한다는 점에도 주목해야 하는데, 이 점은 영장류에서 소뇌기능에 대한 적색핵의 영향이 더 강하다는 나타낸다. 이 신경로의 중요성에 대해서는 20장에 설명한다.

덮개척수로 Tectospinal Tract

덮개척수로는 중뇌의 위둔덕superior colliculus에서 기원한 직후 등쪽피개교차dorsal tegmental decussation에서 반대편으로 교차한다. 이 신경로는 목척수 높이까지 하행한 후 종지한다(그림 8.13 참조). 이 신경로의 기능은 거의 알려져 있지 않지만 시각 자극이 위둔덕에 도달하였을 때 자세 변화를 일으키는데 관여하는 것으로 여겨지고 있다.

상위운동신경원증후군
Upper Motor Neuron Syndrome

상위운동신경원증후군UMN syndrome은 8장에서 이미 다루었지만, 이 증후군을 복습하고 더 자세히 다루는 것이 도움이 된다. 이 증후군은 대뇌피질에서 기원하는 중추운동신경로 손상에 의해 초래된다. 병변은 대뇌피질cerebral cortex, 속섬유막internal capsule, 대뇌다리기저부crus cerebri, 하부 연수lower medulla 또는 심지어 척수의 외측섬유단lateral funiculus에서도 발생할 수 있다. 그렇지만 일반적으로 가장 흔한 병변 부위는 속섬유막과 대뇌피질이다. 상위운동신경원증후군UMN syndrome은 피질척수뉴런의 병변뿐만 아니라 대뇌피질로부터 뇌간으로 하행하는 다른 신경로(척수로 향하는 하행신경로에 시냅스하는)의 손상도 반영할 가능성이 높다는 점을 기억해야 한다. 이러한 연결을 나타내는 신경로에는 그물체로 향하는 투사섬유(그물척수로)와 적색핵으로 향하는 투사섬유(적색척수로)가 포함된다. 실제로, 이들 신경로는 상위운동신경원증후군UMN syndrome의 일부 임상징후를 이해하는 데 도움이 된다. 따라서 다음과 같이 정리할 수 있는데, 모든 피질척수뉴런은 상위운동신경원UMN이지만, 모든 상위운동신경원이 피질척수뉴런인 것은 아니다.

상위운동신경원증후군UMN syndrome의 가장 전형적인 징후로는 (1) 침범된 근육의 마비paralysis 또는 근력약

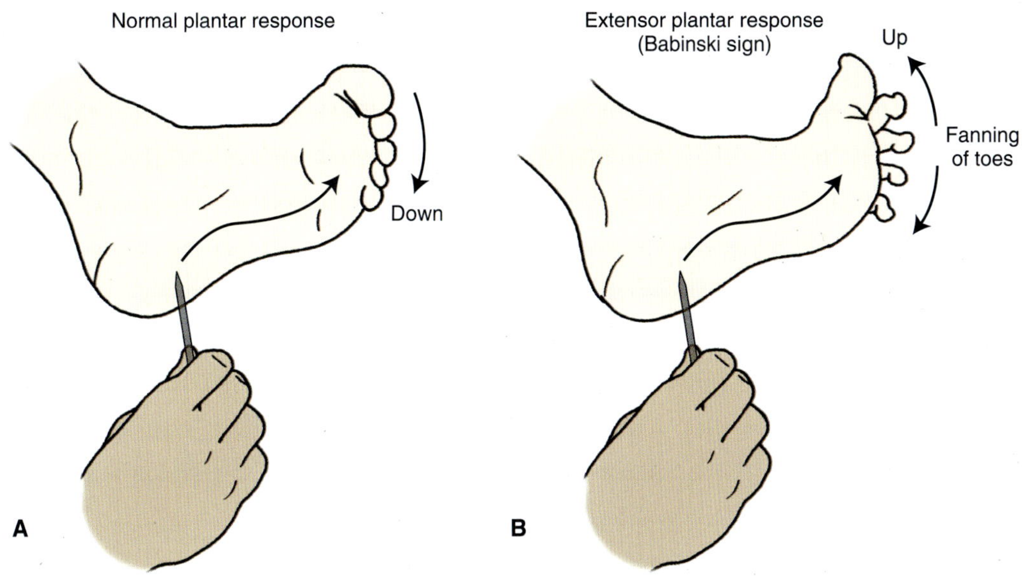

그림 18.10 바빈스키검사 설명. 뾰족한 물체로 발바닥을 뒤에서 앞으로 긁는다. 이러한 자극에 의해 발가락은 일반적으로 발바닥 방향으로 굽혀진다(A). 그러나 상위운동신경원마비 환자는 엄지발가락이 발등 쪽으로 젖혀지고, 나머지 발가락들은 부챗살처럼 펴진다(B).

화weakness(불완전마비 paresis), (2) **강직**spasticity을 동반한 **근육긴장항진**hypertonicity: 한 방향의 움직임에 대한 저항 증가, (3) **바빈스키징후**Babinski sign (발바닥폄반사extensor plantar response)와 같은 비정상반사 출현: 뾰족한 물체로 발바닥을 긁으면 엄지발가락은 발등 쪽으로 젖혀지고, 나머지 발가락은 부챗살처럼 펴짐(그림 18.10), (4) 복벽반사와 같은 일부 반사의 감소를 들 수 있다. 그러나 대뇌피질 또는 속섬유막 손상(대개 뇌졸중에 의해 발생) 직후에는 반대측 사지에서 근육긴장저하hypotonia와 함께 이완마비flaccid paralysis가 나타나고 신전반사myotatic reflexes가 소실된다. 그렇지만 이런 징후는 시간이 지나면서 전형적인 징후(근육긴장저하에서 근육긴장항진으로 바뀜)로 바뀌게 된다. 신전반사는 다시 나타나 더욱 항진(반사항진hyperreflexia)되며, 원위부 근육의 기능은 계속 소실된다.

상위운동신경원증후군UMN syndrome에는 여러 가지 측면이 있다. 원위부 근육의 운동마비는 상위운동신경원과 하위운동신경원 간의 해부학적 지식을 통해 쉽게 이해할 수 있다. 구체적으로 설명하면, 특정 시간에 의도한 운동이 일어나기 위해서는 척수전각에 있는 여러 뉴런의 흥분이 순차적으로 일어나야 하고, 척수전각 뉴런이 순차적으로 흥분하기 위해서는 피질척수로에서 오는 명령신호가 필요하다. 피질척수로가 손상되면 적절한 운동순서에 대한 정보를 가지고 있는 이러한 명령신호가 척수전각으로 전달되지 못하게 된다. 이에 따라 운동마비가 초래된다.

상위운동신경원증후군UMN syndrome의 두 번째 특징은 강직spasticity과 근육긴장항진hypertonicity인데, 강직과 근육긴장항진의 발생기전에 대해서는 여전히 아직 잘 모르는 부분이 많다. 이 증상들을 설명하기 위한 여러 가지 가설들이 제안되어 있다. 한 가지 가능성은 피질척수섬유가 개재뉴런과 시냅스를 이루고, 이 개재뉴런들이 척수전각 세포뿐만 아니라 여러 개의 억제성 개재뉴런을 흥분시키기 때문이라는 것이다. 억제성 개재뉴런에 속하는 한 가지 세포가 **렌쇼세포**Renshaw cell이다. 흥분한 렌쇼세포는 특정 근육군을 지배하는 운동뉴런을 되먹임 억제한다. 두 번째 세포도 억제성 개재뉴런일 가능성이 있는데, 이 세포들은 1b 감각섬유로부터 입력을 받고 동측 운동뉴런에 시냅스한다. 세 번째 유형의 억제성 개재뉴런은 1a 감각섬유로부터 입력을 받고 대항근을 지배하는 운동뉴런과 시냅스한다. 이들 억제성 개재뉴런으로 들어가는 입력이 소실되면 길항근(예, 다리의 폄근extensor과 팔의 굽힘근flexor)을 지배하는 뉴런의 흥분성이 증가할 수 있다. 이 가설이 갖는 단점은 브로드만영역 4 또는 하부 뇌간에 국한하여 발생한 순수한 피라미드로pyramidal tract 병변(이 경우에는 피질척수섬유만 손상됨)에서는 필연적으로 강직이 유발되지 않는다는 점이다. 실제로, 원숭이에게 실험적으로 이런 병변을 만들 경우 근육긴장저하hypotonia가 나타난다.

강직이 발생하는 이유를 설명하는 다른 가설은 속섬유막 또는 대뇌피질에서 발생한 병변은 피질척수섬유뿐만 아니라 피질뇌간섬유도 손상시킨다는 것이다. 여기에 속하는 중요한 섬유에는 피질그물섬유corticoreticular fiber가 포함되는데, 이 신경섬유는 그물척수로reticulospinal tract가 기원하는 뉴런을 지배한다. 연수그물척수섬유medullary reticulospinal fiber는 척수반사와 특히 감마운동계의 활동을 강력하게 억제한다는 것이 알려져 있다. 이와는 반대로 교뇌그물척수섬유pontine reticulospinal fiber는 척수반사와 감마운동계를 촉진한다. 이 가설은 연수그물척수뉴런medullary reticulospinal neuron이 활동하기 위해서는 피질 입력이 필요하며, 이와는 달리 교뇌그물척수뉴런pontine reticulospinal neuron은 다른 종류의 구심섬유를 받으며 피질 입력의 필요성이 적다고 제안한다. 따라서 대뇌피질 또는 속섬유막의 손상 이후에는 연수그물체medullary reticular formation로부터 척수로 내려오는 억제성 입력이 소실되는 반면, 교뇌그물체pontine reticular formation의 흥분영역은 척수운동뉴런에 계속해서 영향을 미친다. 이렇게 됨으로써 그물체reticular formation로부터 내려오는 척수운동뉴런에 대한 흥분성 및 억제성 영향 사이에 불균형이 초래되는데, 이 경우에는 흥분성 입력이 거의 완벽하게 유지된다. 그물체는 감마운동계에 광범위하게 작용하므로 그 결과 강직이 초래될 수 있다.

임상 증례

병력

제인Jane(75세 여성으로 현재 임상 교수의 비서로 일하고 있음)은 고혈압 병력이 있지만 비교적 건강하게 지내왔다. 하지만 자신의 상사가 국립보건원NIH에 제출한 연구과제 신청서의 평가점수가 낮다는 전화를 받던 중 그녀의 우측 팔다리와 얼굴에서 갑자기 근력약화가 발생하였고 말이 어눌해졌다(이것을 그녀의 상사가 목격하고 전화기를 넘겨받음). 제인은 우측 방향으로 계속 넘어졌기 때문에 병원 직원의 부축을 받아 응급실에 갔다.

진찰

응급실 의사가 제인에게 미소를 지어 보라고 하였을 때, 그녀의 좌측 입술만 위로 올라갔다. 어눌한 말투 이외에 문법이나 말의 구성에는 문제가 없었다. 제인의 우측 입술은 처졌으며, 물을 마실 때 우측 입술을 통해 물이 흘러내렸다. 제인의 우측 눈꺼풀은 아래로 처졌으며 눈을 완전히 감을 수 없었다. 제인에게 눈썹을 위로 올려 보라고 하였을 때 양쪽 눈썹은 위로 대칭적으로 올라갔다. 그녀의 우측 팔다리 근력은 감소하였고, 의사가 그녀의 외측 발바닥을 긁었을 때 우측 엄지발가락은 발등 쪽으로 젖혀졌으며 나머지 발가락은 펴졌다. 같은 검사를 좌측 발에서 하였을 때 발가락은 모두 오므려졌다.

설명

제인은 전형적인 좌측 뇌졸중을 나타내고 있다. 이 뇌졸중은 실어증aphasia이나 언어장애speech dysfunction와 같은 피질징후를 나타내지 않기 때문에 대뇌피질을 침범한 것 같지는 않다. 팔과 다리, 얼굴이 거의 같은 정도로 침범되므로 병변이 발생한 장소는 속섬유막 또는 대뇌다리기저부와 같이 이들 기능이 서로 근접해 있는 신경로일 가능성이 높다. 게다가 감각징후가 나타나지 않으므로 병변이 좁은 부위를 차지하고 있다는 것을 암시한다. 응급실에서 촬영한 자기공명영상에서 속섬유막 경색이 발견되었고, 병변은 속섬유막 뒤다리posterior limb에서부터 무릎genu까지 뻗어 있었다. 피질척수섬유는 속섬유막 뒤다리에 포함되어 있고, 피질뇌간섬유는 속섬유막 무릎에 포함되어 있다. 따라서 이 두 섬유계가 모두 손상되어 제인의 이상증상이 나타난 것이다.

연습문제

질문

각 문항에서 가장 알맞은 답을 고르시오.

1. 어떤 67세 남성이 극장에서 쓰러져 응급실에 실려 왔다. 환자는 의식을 회복하였으며, 며칠 후 뚜렷한 강직spasticity과 함께 우측 마비를 나타내었다. 신경과의사가 결론 내렸을 것으로 예상되는 뇌졸중 발생 부위는?
   a. 척수전각세포ventral horn cells
   b. 소뇌cerebellum
   c. 속섬유막internal capsule
   d. 중심뒤이랑postcentral gyrus
   e. 교뇌피개pontine tegmentum

2. 어떤 환자가 좌측 사지 및 좌측 하부 얼굴의 마비를 나타내었고, 혀를 내밀 때 좌측으로 편위되었지만 혀 근육의 위축 및 미각소실은 나타내지 않았다. 이러한 결손 증상을 일으킬 수 있는 병변의 위치는?
   a. 좌측 속섬유막left internal capsule
   b. 우측 속섬유막right internal capsule
   c. 좌측 교뇌피개left pontine tegmentum
   d. 우측 배쪽내측연수ventromedial medulla of the right side
   e. 좌측 배쪽내측연수ventromedial medulla of the left side

3. 어떤 35세 남성에서 뇌졸중이 발생하였지만, 마비를 나타내지는 않았다. 그러나 그는 복잡한 학습된 운동을 수행할 수 없다는 것을 알아차렸다. 뇌졸중에 의해 침범되었을 것으로 예상되는 대뇌피질 부위는?
   a. 중심앞이랑precentral gyrus
   b. 중심뒤이랑postcentral gyrus
   c. 전운동피질premotor cortex
   d. 측두엽 신피질temporal neocortex
   e. 전전두엽피질prefrontal cortex

4. 어떤 연구자가 하부 뇌간에 분포하는 여러 뉴런이 특정 신경독성물질에 반응하는지 알아보기 위한 실험을 계획하였다. 이 연구를 효과적으로 수행하기 위해서는 교뇌의 상부 뇌로부터 뇌간과 척수를 단절시킨 제뇌동물decerebrate animal을 이용해야 한다. 이 수술 후, 연구자는 동물의 사지 경축rigidity(특히 뒷다리에서 심함)이 심해지는 것을 발견하였다. 어떤 학생이 이 연구자에게 왜 경축이 심해지는지 물었을 때, 연구자가 학생에게 대답한 내용에 해당하는 것은?
   a. 운동피질로부터 척수로 내려가는 억제성 뉴런의 직접적인 소실 때문
   b. 적색핵은 손상되고, 그물척수로 및 소뇌피질은 정상이기 때문
   c. 그물핵으로 들어가는 피질 입력은 소실되고, 외측전정척수로는 정상이기 때문
   d. 뇌간으로 들어가는 시상하부 입력(이들은 정상적으로 뇌간의 억제신경로를 흥분시킴)이 소실되기 때문
   e. 대뇌피질로부터 교뇌그물핵과 내측그물척수로로 들어가는 입력이 선택적으로 소실되기 때문

정답 및 설명

1. 정답: c

상위운동신경원마비는 반대측 사지의 마비(또는 불완전마비), 바빈스키 징후, 강직 및 근육긴장항진을 초래한다. 이 증후군을 일으키는 가장 흔한 병변 부위는 대뇌피질 운동영역과 속섬유막, 그리고 피질척수로 및 피질뇌간로의 하행섬유를 포함하고 있는 여러 부위(예, 교뇌기저부, 척수 외측섬유단)이다. 하위운동신경원마비는 침범된 사지의 이완마비를 나타내며 직접적으로 근육을 지배하는 척수전각세포 병변에 의해 발생된다. 소뇌와 중심뒤이랑, 교뇌피개 부위는 손상되었을 때 마비 및 강직을 일으키지 않는다. 이들은 다른 증상을 일으키는데, 소뇌는 운동장애를, 교뇌피개는 혼수를, 중심뒤이랑은 체성감각장애를 나타낸다.

2. 정답: b

우측 속유막은 척수(반대측) 및 뇌간으로 투사하는 피질척수섬유 및 피질뇌간섬유를 포함하고 있다. 주로 반대측으로 투사하는 피질뇌간섬유로는 얼굴신경운동핵(하부 얼굴 근육)과 설하신경운동핵에 분포하는 섬유를 들 수 있다. 따라서 우측 속섬유막 병변은 좌측 사지의 마비와 혀의 좌측 편위(즉 병변 반대측 편위), 좌측 하부 얼굴의 마비를 나타낸다. 우측 배쪽내측연수 병변은 얼굴신경핵을 지배하는 피질뇌간섬유를 침범하기에는 너무 멀리 위치하고 있다. 장애가 좌측에 위치하므로 좌측을 침범한다는 답가지는 모두 오답이 되는데, 그 이유는 피질척수섬유 및 피질뇌간섬유는 반대측 운동장애를 나타내기 때문이다.

3. 정답: c

전운동피질은 학습된 운동의 순서 정하기 또는 편성 과정에 매우 중요하다. 가장 중요한 입력은 후두정엽피질로부터 들어온다. 전운동피질은 이어서 척수(그리고/또는 뇌간)에 분포하는 적절한 뉴런군으로 신호를 보내어 일정한 순서로 운동을 일으킨다. 따라서 이 부위가 손상되면 복잡한 학습운동 수행에 필요한 운동순서 편성과정이 소실되게 된다. 이런 이유에 의해 발생하는 질병을 실행증apraxia이라 부른다. 중심뒤이랑이 손상되면 체성감각이 소실될 것이다. 중심앞이랑이 손상되면 상위운동신경원마비가 나타날 것이다. 측두엽피질이 손상되면 청각소실을 나타내고, 전전두엽피질이 손상되면 여러 종류의 지능장애(실행증은 포함하지 않음)를 나타낼 것이다.

4. 정답: c

외측전정척수로는 외측전정핵에서 기원하여 전체 척수로 투사한다. 이 신경로는 척수의 전섬유단을 통해 주행한 후 폄근을 지배하는 알파운동뉴런 및 감마운동뉴런에 분포하여 이들 뉴런을 강력하게 흥분시킨다. 제뇌동물에서 이 신경로는 온전하게 유지되지만, 다른 억제성 입력, 특히 그물핵과 이들의 하행운동경로descending motor pathways로 향하는 입력은 소실된다. 정리하면, 폄근 운동뉴런에 작용하는 외측전정척수로의 흥분성 활동이 견제 받지 않게 된다. 다른 답가지는 오답이나. 척수에 대한 운동피질의 영향은 일반적으로 흥분성이다. 적색핵은 굽힘근 운동뉴런을 흥분시키며, 적색핵이 소실되어도 제뇌경축을 일으키지 않는다. 게다가 그물척수로(특히, 외측그물척수로)는 대뇌피질로부터 들어오는 입력에 의존적이므로 척수운동뉴런에 대한 이들의 영향은

연습문제 (계속)

5. 인대가 찢어져 수술을 받던 중년 남성에게서 뇌졸중이 발생하였다. 며칠 후 이 환자는 걸을 수 있게 되었을 뿐만 아니라 감각기능도 정상인 것처럼 보여 약간 회복된 것으로 생각되었다. 그러나 신경학적 검사 결과 호흡과 언어, 삼킴, 얼굴표정을 조절하는 근육의 근력약화가 나타났다. 자기공명영상에서 발견된 일차 병변부위는 어디일까?
   a. 전운동피질premotor cortex
   b. 연수 피라미드medullary pyramid
   c. 속섬유막 뒤다리posterior limb of internal capsule
   d. 속섬유막 무릎genu of internal capsule
   e. 속섬유막 앞다리anterior limb of internal capsule

보존되지 않는다. 내측그물척수는 폄근 운동긴장도를 증가시킨다. 따라서 피질입력의 소실은 경축과 반대 작용을 하므로 경축은 이 신경로로 들어가는 피질입력의 선택적 소실로 설명되지 않는다. 폄근 운동긴장도에 대한 시상하부의 역할은 알려져 있지 않다.

5. 정답: **d**

이 증례에서 설명된 증상은 거짓연수마비pseudobulbar palsy이며, 특징은 머리 및 얼굴 근육의 근력약화이다. 이 질환은 부분적으로 뇌신경운동핵을 지배하는 피질뇌간로를 침범한다. 이들 신경섬유는 속섬유막의 무릎부위에 분포하고 있다. 전운동피질의 손상은 실행증을 일으킬 수 있다. 연수 피라미드가 손상되는 경우 얼굴신경에 분포하는 피질뇌간 섬유를 침범하는 경우는 드물다. 속섬유막의 앞다리는 전두교뇌섬유frontopontine fiber를 포함하고 있으며, 이들 신경섬유는 교뇌기저부에 분포하는 교뇌핵과 시냅스하므로 대뇌피질과 소뇌피질을 연결하는 회로의 일부가 된다. 따라서 이 신경로는 뇌신경운동핵의 기능과 연관되어 있지 않다.

요 약

뇌에 분포하는 하행운동신경로

신경로	기원	분포	기능	병변의 결과
피질척수로 (Corticospinal tract)	브로드만영역 4 (30%); 브로드만영역 6 (30%); 브로드만영역 3,1,2 (40%)	전체 척수에 분포하지만, 주로 목척수와 허리척수에 분포함	일차운동피질: 운동 계획, 개별 근육의 수축 일차체성감각피질: 척수후각 및 후섬유단핵으로 감각신호를 보내어 무관한 자극(이들 핵으로부터 정상적으로 체성감각피질로 들어오는)을 걸러냄 보조운동영역 및 전운동피질: 주로 후두정엽피질로부터 입력을 받음, 수의운동 조정, 자세조절을 담당하는 근육군 및 손을 쥐고 펴는 운동과 신체 방향을 조절하는 근육군을 활성화할 수 있음	주로 원위부 근육에서 나타나는 마비 또는 근력약화; 근육 긴장도의 뚜렷한 증가, 강직, 비정상 반사 출현; 보조운동영역 및 전운동피질 병변은 여러 유형의 실행증을 초래할 수 있음
피질뇌간로 (Corticobulbar tract)	일차운동피질 및 일차체성감각피질의 외측면	대부분 양측성으로 뇌신경을 조절하지만, 예외적으로 반대측의 얼굴신경과 더부신경, 혀밑신경을 지배함	뇌신경 기능, 특히 운동기능 및 자율신경기능을 수의적으로 조절함	일반적으로 뇌신경의 지배를 받는 근육에서 근력약화를 보이지만 (거짓연수마비), 예외적으로 얼굴신경과 혀밑신경의 경우에는 그 효과가 더욱 뚜렷해짐(즉 턱과 혀가 병변 반대측으로 편위됨)
그물척수로				
외측그물척수로 (Lateral reticulospinal tract)	연수의 거대세포부위	신경섬유는 전체 척수 높이까지 하행한 후 알파운동뉴런과 감마운동뉴런, 개재뉴런에 시냅스함	수의운동을 억제하고 근육긴장도를 감소시킴	사람에게서 그물척수로에 국한된 병변은 보고되지 않았지만 외측그물척수로 병변은 근육긴장항진과 강직에 관여하는 것으로 여겨짐
내측그물척수로 (Medial reticulospinal tract)	교뇌의 거대세포부위		수의운동 또는 대뇌피질에 의해 조절되는 운동을 촉진함, 근육긴장도 증가	
외측전정척수로 (Lateral vestibulo-spinal tract)	외측전정핵	전체 척수 높이까지 투사함	폄근을 지배하는 알파운동뉴런 및 감마운동뉴런을 촉진하고 폄근반사를 촉진함	사람에게서 전정척수로에 국한된 병변은 보고되지 않았지만 근육마비를 초래하지는 않는 것으로 보임
내측전정척수로 (Medial vestibulospinal tract)	내측전정핵	양측성으로 목척수 높이까지 투사함	척수더부신경과 연관된 하위운동신경원을 활성화시켜 머리와 어깨뼈를 들고 돌리는 운동을 보조함	
적색척수로 (Rubrospinal tract)	적색핵	시작부위 근처에서 교차하여 주로 목척수와 소뇌(간접적으로)로 투사함	굽힘근 운동뉴런 및 굽힘근반사를 일으키는 알파운동뉴런을 촉진함	적색핵 또는 적색척수로에 국한된 병변은 보고되어 있지 않음; 적색핵 병변은 떨림 및 운동장애를 일으키지만, 이러한 효과는 소뇌 및 기저핵과 연관된 신경로 손상과 더 밀접하게 연관된 것으로 생각됨

19

기저핵
The Basal Ganglia

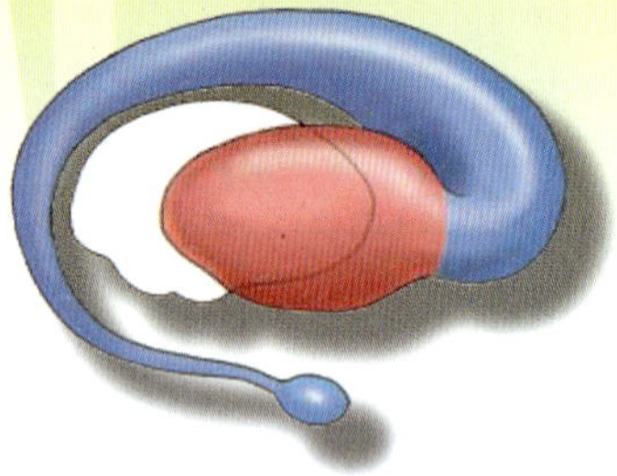

개요

학습목표

이 장을 공부한 학생들은

1. 기저핵을 구성하는 해부학적 구조물을 열거하고 모식도를 그릴 수 있어야 한다.
2. 기저핵의 일차적 입력 원천을 열거하고 이들 투사로가 어떻게 여러 새줄무늬체 부위에 분포하는지 설명할 수 있어야 한다.
3. 기저핵을 통과하는 신경로의 주행경로를 그릴 수 있어야 한다.
4. 기저핵 신경로 및 이들의 기능과 연관된 주요 신경전달물질을 열거하고 모식도를 그릴 수 있어야 한다.
5. 기저핵으로부터 대뇌피질로 어떻게 정보가 전달되는지 열거하고 모식도를 그릴 수 있어야 한다.
6. 기저핵의 전반적인 기능을 설명할 수 있어야 한다.
7. 기저핵과 연관된 여러 가지 신경질환을 열거하고 이들의 해부학적·신경화학적 기반을 설명할 수 있어야 한다.

우리는 18장에서 뇌의 감각영역 및 운동영역으로부터 들어오는 신호를 체계화하고 통합하는 대뇌피질cerebral cortex의 중요성에 대해 설명하였다. 우리는 피질척수로corticospinal tract를 통해 척수로 전달된 신호(척수 회색질에 있는 하위운동신경원LMN에 작용하여 실제로 여러 근육군의 운동을 일으킴)에 의해 일어나는 고도로 정교하고, 복잡하며, 의도적인 수의운동에 대해 설명하였다. 운동을 생성하고 운동 순서를 정하는 과정이 대뇌피질의 활동과 피질척수로의 하행축삭에 의해 일어나는 것이라면, 기저핵바닥핵·basal ganglia은 의도적인 운동을 일으킬 수 있는 토대를 제공한다고 생각할 수 있다.

기저핵basal ganglia의 일차적 기능은 운동반응을 개시하고 조절하기 위해 대뇌피질에 되먹임 신호를 제공하는 것이다(그림 19.1). 시상thalamus을 경유하여 일어나는 대부분의 기저핵 출력은 대뇌피질cerebral cortex로 들어가는 흥분성 입력을 약화시킨다. 이 신경기전이 손상되면 운동기능의 불균형이 초래된다. 일반적으로 기저핵의 흥분양상이 과도해질 경우, 운동계는 비정상적으로 느린 움직임을 일으킨다고 말할 수 있다. 그러나 경우에 따라서는, 기저핵 병변이 기저핵 출력을 감소시키기도 하므로 그 결과 쉬는(운동을 하지 않는) 기간 동안 비정상적이고 불수의적인 움직임involuntary movement이 나타나기도 한다. 이런 유형의 질환을 **운동이상증**dyskinesia이라 부른다. 되먹임 기구로서의 기저핵 기능을 이해하기 위해서 다음 특성, 즉 (1) 기저핵으로 들어가는 구심 정보의 특성, (2) 내부신경회로, (3) 기저핵으로부터 나오는 원심투사로, (4) 기저핵에서의 신경전달물질의 기능적 역할을 이해하는 것이 필요하다.

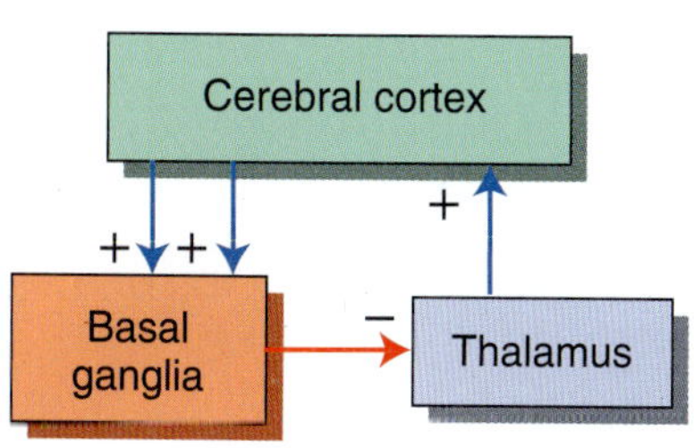

그림 19.1 대뇌피질과 기저핵 사이의 되먹임. 기저핵으로 들어가는 피질입력은 흥분성(+)이며, 기저핵에서 대뇌피질로 되돌아오는 출력은 시상을 경유한다. 대뇌피질로 들어오는 시상 출력은 대개 흥분성(+)이므로 기저핵으로부터 시상으로 들어가는 억제성(-) 입력은 피질뉴런에 대한 시상의 흥분을 감소시키는 역할을 한다.

기저핵 구성 Composition of the Basal Ganglia

기저핵의 해부학적 구성과 이들의 출력경로에 대해서는 12장에서 자세히 설명하였다. 간략히 요약하면, 기저핵은 새줄무늬체신선조체·neostriatum(꼬리핵미상핵·caudate nucleus, 조가비핵putamen), 옛줄무늬체구선조체·paleostriatum(창백핵담창구·globus pallidus [GP]), 그리고 두 개의 핵(시상밑핵시상하핵·subthalamic nucleus, 흑색질흑질·substantia nigra)으로 이루어져 있는데, 시상밑핵과 흑색질을 기저핵에 포함시키는 이유는 이들 핵이 기저핵의 다른 핵들과 해부학적으로 연결되어 있기 때문이다(그림 19.2). 기저핵의 입력부input portion(정보를 받아들이는 부위)는 꼬리핵과 조가비핵이다. 기저핵의 출력부output portion(정보를 내보내는 부위)는 창백내핵(내측창백분절medial palidal segment [GPi])이다(창백내핵에 분포하는 신경세포가 출력신호를 내보냄). 이들 뉴런은 두 개의 신경다발(렌즈고리ansa lenticularis, 렌즈다발lenticular fasciculus)을 내어 시상핵으로 투사한다(그림 12.12 참조).

기저핵의 구심 원천 Afferent Source of the Basal Ganglia

기저핵으로 들어오는 가장 많은 구심섬유는 대뇌피질에서 기원한다. 실제로, 대부분의 대뇌피질은 기저핵으로 투사섬유를 보낸다. 대뇌피질로부터 기저핵으로 들어가는 투사섬유는 운동영역motor area과 감각영역sensory area, 연합영역association area, 심지어 변연영역limbic area으로부터 출발한다. 대뇌피질에서 출발한 구심섬유는 일차적으로 꼬리핵과 조가비핵으로 향하지만, 이들 기저핵 부위로 들어가는 피질 입력의 원천origin은 서로 다르다. 일차운동영역과 이차운동영역, 일차체성감각영역으로부터 들어온 주요 입력은 조가비핵putamen으로 향한다. 조가비핵으로 들어가는 이들 입력은 부위별 대응 연결을 나타내는데, 이는 조가비핵의 다른 부위는 다른 신체 부위와 연관된 감각 및 운동 입력을 받는다는 것을 의미한다. 한편 꼬리핵caudate nucleus은 피질연합영역과 전두안구영역이마눈영역·frontal eye field, 변연영역으로부터 입력을 받는다(그림 19.3). 따라서 조가비핵putamen은 일차적으로 운동기능과 연관되어 있는 것으로 보이며, 꼬리핵caudate nucleus은 더 다양하고 통합된 피질입력을 받는 것으로 보아 운동의 인지적 측면과 안구운동, 운동의 감정 측면(새줄무늬체의

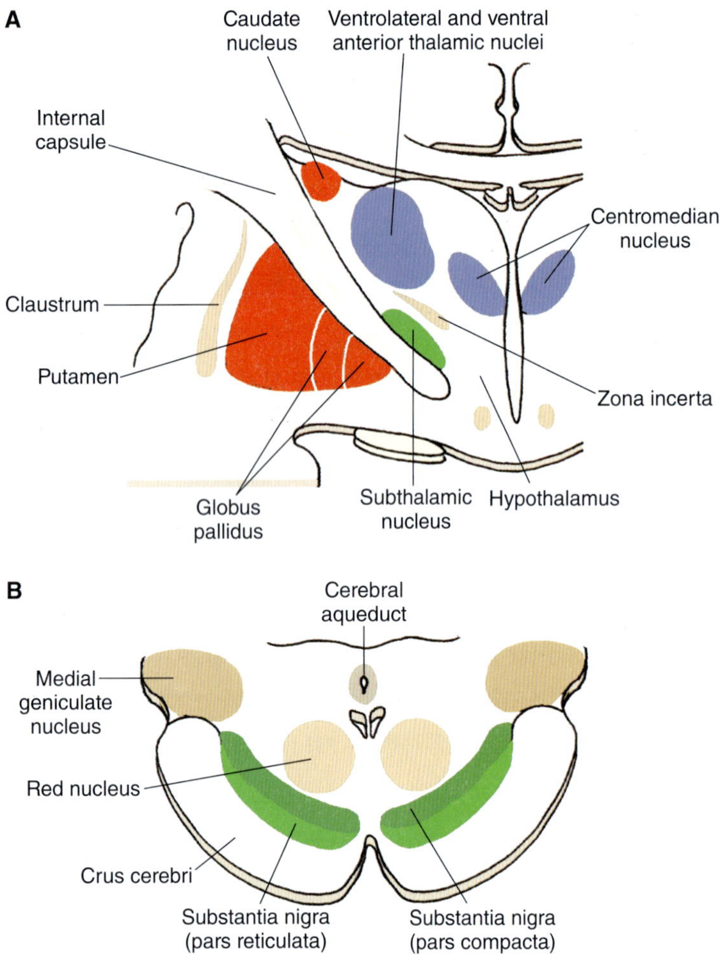

그림 19.2 기저핵을 구성하는 해부학적 구조물. **(A)** 전뇌에 위치하는 주요 기저핵 구조물: 꼬리핵과 조가비핵, 창백핵, 그리고 시상밑핵(이 핵은 기저핵을 구성하는 주요 구조물과 신경연결을 가지므로 기저핵에 포함시킴). **(B)** 중뇌에 있는 흑색질의 위치. 이 핵 역시 새줄무늬체와 신경연결을 가지므로 기저핵에 포함시킨다(본문 참조).

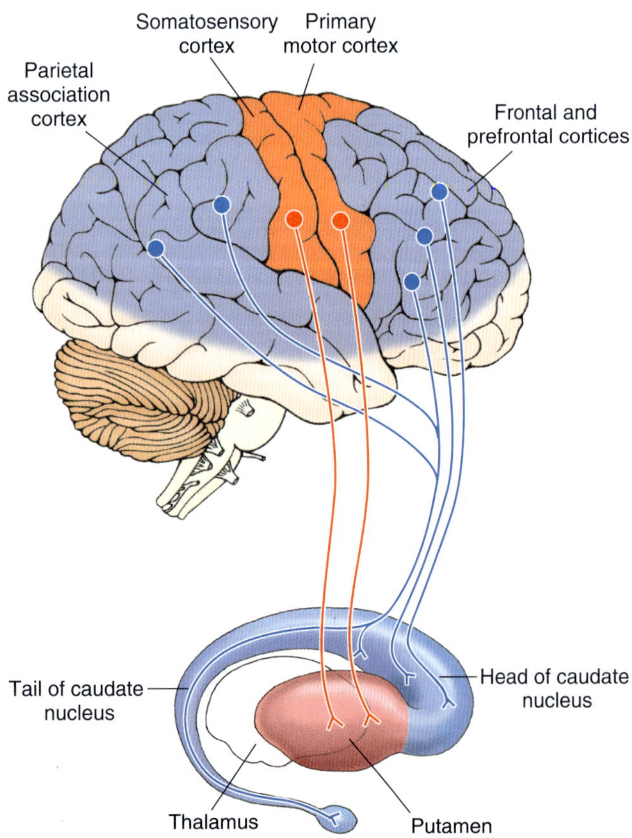

그림 19.3 대뇌피질과 조가비핵 및 꼬리핵 사이의 관계. 조가비핵은 대뇌피질 운동영역으로부터 오는 신경섬유를 받는 반면, 꼬리핵은 연합영역(측두엽, 두정엽)뿐만 아니라 전전두엽피질을 포함한 전두엽 부위로부터도 입력을 받는다.

배쪽 부위로 밀려남)에 기여할 가능성이 높다.

또한 **새줄무늬체**neostriatum는 간접적인 경로를 통해서도 피질입력을 받는다. 이 입력의 원천은 시상의 **중심정중핵**centromedian nucleus이다. 이 핵은 일차적으로 운동피질로부터 구심섬유를 받아 부위별 대응 연결을 유지한 채 **시상줄무늬섬유**시상선조섬유·thalamostriate fiber를 통해 조가비핵putamen으로 투사한다. 새줄무늬체로 들어가는 매우 중요한 도파민 입력의 원천은 흑색질substantia nigra이다. 새줄무늬체로 들어가는 이 구심 원천의 기능은 이 장의 뒷부분에서 설명한다.

새줄무늬체의 단위구조모듈·module는 다음과 같다. 신피질과 시상에서 기원한 신경섬유는 새줄무늬체로 균일하게 투사하지는 않는다. 그 대신, 투사로는 여러 부위의 새줄무늬체에 종지한다. 이들 중 더 작은 구획을 반점patch 또는 **줄무늬소체**striosome라 하고, 주변을 둘러싸고 있는 더 큰 구획을 **줄무늬기질**matrix이라 한다. 이 두 구획은 신경화학적 특성과 포함하고 있는 수용기, 그리고 대뇌피질의 입력 원천이 서로 다르므로 구별된다. 줄무늬기질matrix에는 아세틸콜린에스테라아제acetylcholinesterase가 풍부하다. 반면 줄무늬소체striosome에는 아세틸콜린에스테라아제는 거의 포함되어 있지 않지만, 소마토스타틴somatostatin과 서브스탠스P substance P, 엔케팔린enkephalin 같은 펩티드는 포함되어 있다. 줄무늬소체striosome는 주로 변연피질로부터 입력을 받으며, 이 부위에 있는 신경세포는 우선적으로 흑색질substantia nigra로 투사한다. 반대로, 줄무늬기질matrix에 존재하는 신경세포는 감각피질과 운동피질로부터 입력을 받으며, 이들 중 많은 신경세포는 창백핵globus pallidus으로 투사한다. 새줄무늬체의 이 두 구획으로부터 나오는 대부분의 투사섬유는 감마아미노부티르산GABA을 분비한다. 이들의 중요성에 대해서는 다음 단락에서 설명한다.

운동기능에서 새줄무늬체가 할 것으로 추정되는 역할을 다음 예를 통해 설명할 수 있다. 손가락 관절의 자발적 운동이 일어나는 동안, 특정 줄무늬소체 또는 줄무늬기질 구획에 있는 세포들은 활성화되는 반면, 다른 구획에 있는 세포들은 동일한 관절의 피동운동 후에만 활성화된다. 이것은 기저핵의 특정 구획에 존재하는 신경세포는 운동 측면에서 대뇌피질의 기능적 상동 부위에 존재하는 신경세포와 유사한 방식으로 기능을 나타낸다는 것을 암시한다(즉 운동피질의 특정 구역은 기능적 피질원주로 나뉘지는데, 어떤 피질원주의 뉴런은 사지 운동의 어떤 특성에 반응하는 반면, 인접 피질원주의 뉴런은 사지 운동의 다른 특성에 반응함[25장의 '피질원주 고찰' 참조]).

기저핵 내부의 신경연결

Internal Connections of the Basal Ganglia

기저핵 내의 서로 다른 부위 사이에는 매우 많은 해부학적 연결이 존재한다. 가장 중요한 연결로는 다음과 같은데, (1) 새줄무늬체neostriatum로부터 창백핵globus pallidus으로 향하는 투사로, (2) 새줄무늬체와 흑색질substantia nigra 간의 상호 연결로, (3) 창백핵과 시상밑핵subthalamic nucleus 간의 상호 연결로이다. 이들 연결로를 공부하면서 운동기능에 대한 전반적인 기저핵의 역할에 대해 기억해야 한다. 다시 말해, 피질 입력에 반응하여 기저핵을 통해 신호가 전달되면, 이 신호는 결국 대뇌피질의 운동영역으로 되돌려 보내져 뚜렷이 구별되는 반응을 일으키게 된다. 더구나 기저핵에 존재하는 신경회로는 직접경로direct pathway 또는 간접경로indirect pathway를 통해 대뇌피질로 되먹임 신호를 보낸다. 직접경로와 간접경로의 차이점은 다음 단락에서 설명한다.

새줄무늬체와 창백핵의 연결

Connections of the Neostriatum with the Globus Pallidus

새줄무늬체neostriatum는 기본적으로 2개의 표적을 갖는데, 하나는 창백핵globus pallidus [GP]이고, 다른 하나는 흑색질substantia nigra이다. 새줄무늬체는 창백핵의 두 부위, 즉 창백내핵내측창백분절·medial (internal) pallidal segment [GPi, GPM]과 창백외핵외측창백분절·lateral (external) pallidal segment [GPe, GPL]으로 투사한다(그림 19.4). GABA는 새줄무늬체로부터 창백내핵GPi으로 향하는 신경로를 매개하며, 새줄무늬체로부터 창백외핵GPe으로 향하는 신경로 역시 신경전달물질로 주로 GABA를 이용한다.

이들 투사로는 각각 기저핵 내에서 두 개의 다른 신경로를 개시하게 된다. 기저핵의 일차 출력부위는 창백내핵GPi이므로 「새줄무늬체 → 창백내핵 → 시상 → 신피질」로 이루어진 신경로를 **직접경로**direct pathway라고 부른다(그림 19.4). 이와는 반대로, 창백외핵GPe은 시상밑핵subthalamic nucleus과 신경로를 상호 공유한다. 따라서 창백외핵GPe을 경유하는 기저핵 회로는 「새줄무늬체 → 창

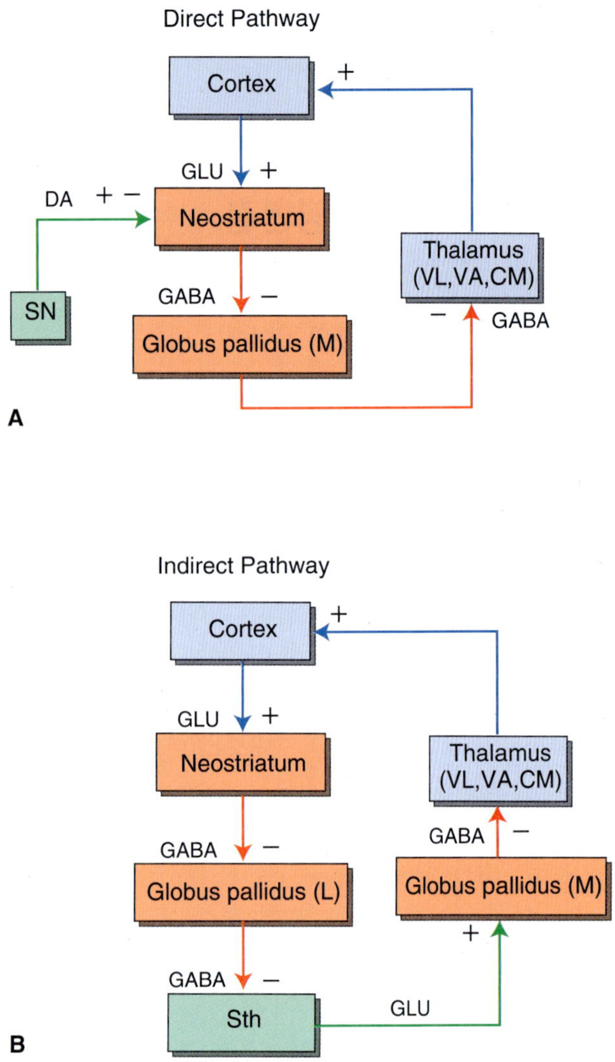

그림 19.4 기저핵 회로(입력→ 내부 구조물→ 출력)의 자세한 구조적·기능적 특성. 직접경로와 간접경로간의 차이점에 주목하자. **(A)** 직접경로는 새줄무늬체로부터 창백내핵으로 투사하고, 이어서 시상을 거쳐 대뇌피질로 투사한다. **(B)** 간접경로는 새줄무늬체로부터 창백외핵으로 투사하고, 이어서 시상밑핵으로 투사한다. 시상밑핵은 이어서 창백내핵으로 투사하며, 대뇌피질로 가는 나머지 회로는 직접경로와 유사하다. 적색 화살표는 억제성 경로를, 청색 화살표는 흥분성 경로를 나타낸다. 녹색 경로는 새줄무늬체로 향하는 도파민 투사로(이들은 D_1수용체와 D_2수용체를 통해 서로 반대 작용을 나타냄 [그림 19.5 참조])와 시상밑핵으로부터 창백내핵으로 향하는 흥분성 글루탐산 투사로를 나타낸다. 알려져 있는 각 신경로의 전달물질을 표시하였다. DA, 도파민; GLU, 글루탐산; CM, 중심정중핵; VA, 배쪽전핵; VL, 외측배쪽핵; (+), 흥분성; (−), 억제성.

백외핵 → 시상밑핵 → 창백내핵 → 시상 → 신피질」로 이루어지게 된다. 이 신경회로는 시상밑핵을 경유하므로 **간접경로** indirect pathway라고 부른다(그림 19.4). 신경전달물질들이 창백핵 GP과 시상밑핵 subthalamic nucleus 간의 상호 신경로에 관여하며 이들 신경로의 전체적인 기능적 중요성은 이 장의 뒷부분에서 다룬다.

새줄무늬체와 흑색질의 연결
Connections of the Neostriatum With the Substantia Nigra

흑색질 substantia nigra은 두 개의 주요 부위(**치밀부** pars compacta [세포가 빽빽이 밀집된 부위]와 **그물부** pars reticulata [치밀부의 배쪽 및 외측 부위에 위치])로 이루어져 있다(그림 19.2B). 새줄무늬체에서 기원한 신경섬유는 흑색질 그물부로 투사한다. 이 신경로에서 확인된 신경전달물질은 GABA와 서브스탠스P이다. 흑색질 치밀부로부터 새줄무늬체로 향하는 신경로가 기원하며, 신경전달물질으로는 도파민 dopamine을 이용한다(그림 19.5). 흑색질 그물부 역시 원심섬유(억제성인 것으로 보임)를 내는데, 이들 원심섬유는 시상 thalamus과 위둔덕 superior colliculus, 흑색질 치밀부 pars compacta로 투사한다. 이런 방식으로 흑색질 그물부 pars reticulata와 창백내핵 GPM은 모두 시상을 경유하여 대뇌피질과 연결되므로 기능적으로 유사할 것으로 보인다. 이들 신경로의 추가적인 기능은 이 장의 뒷부분에서 설명한다.

창백핵과 시상밑핵 사이의 연결
Connections between the Globus Pallidus and Subthalamic Nucleus

앞에서 설명한 대로, 창백핵은 시상밑핵 subthalamic nucleus과 상호 연결로를 공유한다. 창백외핵(새줄무늬체로부터 GABA 및 엔케팔린 입력을 받음)은 시상밑핵으로 투사한다. 또한 GABA는 이 신경로 역시 매개한다. 결국 시상밑핵은 다시 창백내핵으로 투사한다. 그러나 이 신경로는 **글루탐산** glutamate이 매개한다.

기저핵의 출력 Output of the Basal Ganglia

앞에서 지적한 대로, 기저핵은 시상 중계핵을 경유하여 대뇌피질에 있는 운동뉴런에 작용함으로써 주로 운동기능에 영향을 미친다. 기저핵의 출력 경로는 다음과 같다. 12장에서 설명한 대로, 창백내핵으로부터 두 신경로가 기원하여 시상의 배쪽전핵 VA과 외측배쪽핵 VL, 중심정중핵 CM으로 투사한다(그림 19.6). 첫 번째 신경로인 렌즈고리 ansa lenticularis는 창백내핵의 배쪽부위에서 기원한다. 이 신경로는 적색핵을 향하여 꼬리쪽 방향으로 주행한 다음 이어서 머리쪽으로 방향을 바꿔 시상으로 들어간다. 두 번째 신경로인 렌즈다발 lenticular fasciculus은 창백내핵에서 기원하여 등쪽 방향으로 창백핵을 빠져나온다. 이 신경

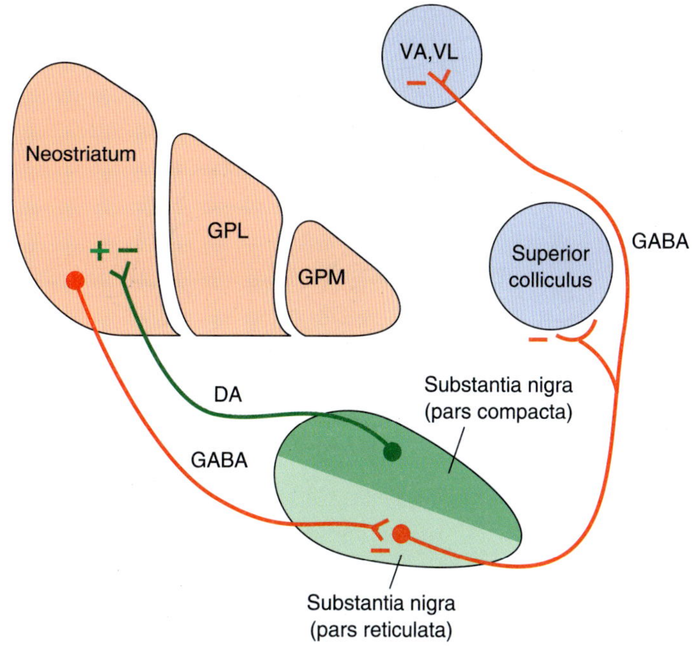

그림 19.5 흑색질의 주요 연결 관계. 흑색질 그물부는 새줄무늬체로부터 억제성(적색선) GABA 입력을 받는다. 흑색질은 두 개의 주요 부위로 출력된다. 첫째는 새줄무늬체로 향하는 도파민 투사로이며, 녹색선(D_1수용체를 통해 작용하면 흥분성, D_2수용체를 통해 작용하면 억제성임)으로 나타내었다. 둘째는 흑색질 그물부로부터 시상의 배쪽전핵 및 외측배쪽핵뿐만 아니라 위둔덕으로 가는 GABA 투사로(억제성)이다. GPL, 창백외핵; GPM, 창백내핵; (+), 흥분성; (−), 억제성.

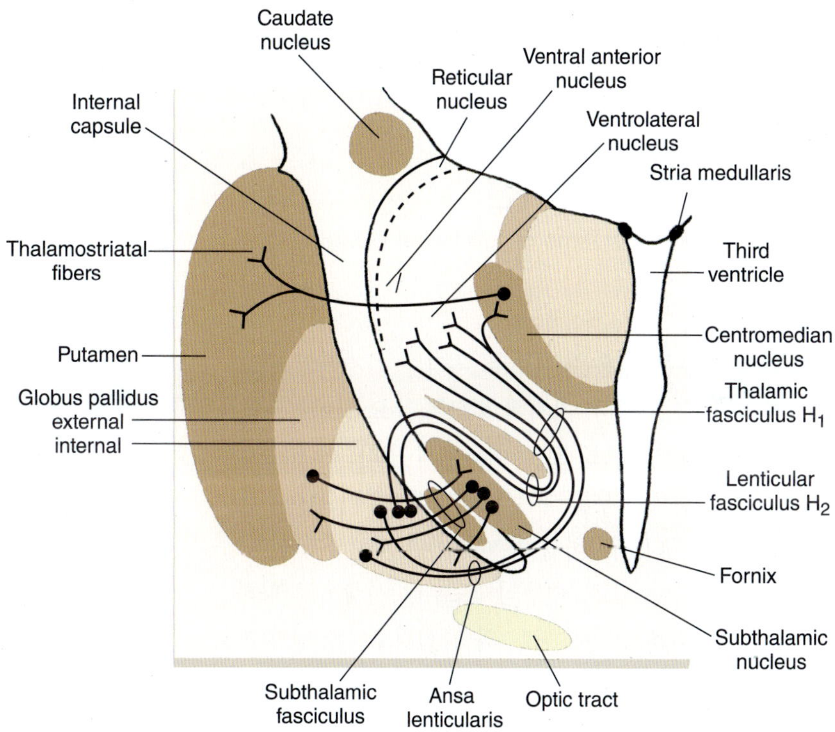

그림 19.6 창백핵의 원심투사로. 창백내핵은 시상의 외측배쪽핵과 배쪽전핵, 중심정중핵CM으로 2개의 신경로(렌즈고리와 렌즈다발[또는 포렐H_2구역])를 이용해 투사한다는 것에 주목하자. 렌즈고리와 렌즈다발, 소뇌시상섬유가 만나서 포렐H_1구역을 이룬다(12장 참조). 시상밑다발은 창백핵과 시상밑핵간의 상호연결로이며 간접경로를 이루는 해부학적 구조물이다.

섬유가 중뇌 방향(적색핵에 인접한)을 향하여 꼬리쪽으로 주행할 때 시상밑핵과 불확정구역zona incerta 사이를 지난다. 신경섬유가 적색핵에 근접할 즈음 갑자기 입쪽으로 주행 방향을 바꿔 시상으로 들어간다(그림 19.7).

창백내핵 이외에도, 기저핵은 흑색질의 출력경로를 통해서도 운동기능에 영향을 미칠 수 있다. 이미 우리는 흑색질 치밀부로부터 새줄무늬체로 향하는 중요한 도파민 신경로에 대해 설명하였다. 흑색질 그물부는 적어도 두 가지 신경로에 기여한다. 첫 번째 신경로는 시상의 배쪽전핵VA과 외측배쪽핵VL으로 투사하며, GABA를 이용하여 시상 뉴런에 작용을 나타낸다. 따라서 대뇌피질의 운동기능에 대한 흑색질 그물부의 전반적인 영향은 흑색질섬유nigral fiber와 이들 시상 중계핵 간의 시냅스 연결에 의해 일어나는 것으로 보인다. 두 번째 신경로는 위둔

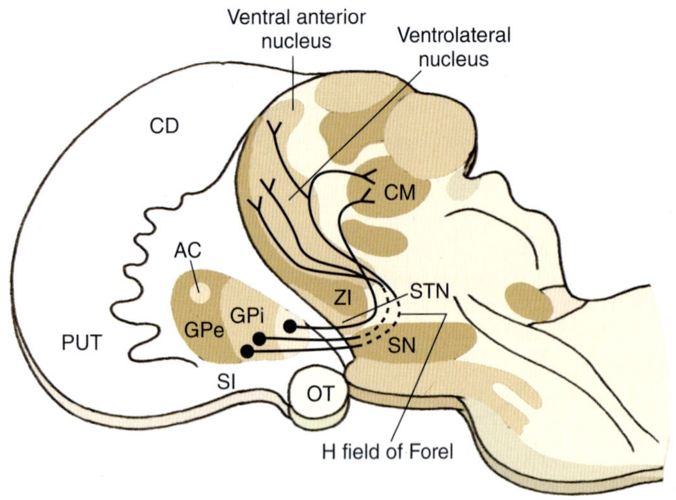

그림 19.7 기저핵의 출력 및 이들의 주행경로. 창백핵으로부터 시상으로 향하는 주요 출력로의 기원과 주행경로를 나타내었다. 이들 신경로는 처음에는 중뇌의 적색핵을 향하여 꼬리쪽으로 주행하다가 머리쪽으로 방향을 바꿔 시상의 외측배쪽핵과 배쪽전핵, 중심정중핵으로 들어간다. AC, 앞맞교차; CD, 꼬리핵; GPi, 창백내핵; GPe, 창백외핵; OT, 시각로; PUT, 조가비핵; SI, 무명질; SN, 흑색질; STN, 시상밑핵; ZI, 불확정구역.

덕superior colliculus으로 투사한다. 위둔덕은 빠른 안구운동 및 추적운동을 통합하는 데 관여하므로 이 신경로는 안구반사와 안구운동의 수의적 조절과 관련된 운동기능에 영향을 미칠 수 있다. 흑색질의 원심신경로는 그림 19.5에 정리되어 있다.

기저핵의 기능적 기전

Functional Mechanisms of the Basal Ganglia

내부회로의 역할 Possible Role of Intrinsic Circuits

지금까지 공부한 내용을 기초로 우리는 기저핵의 주요 회로를 파악할 수 있다. 기저핵 회로는 주요 입력경로와, 기저핵 내부회로, 출력경로로 이루어져 있다. 이 시스템의 기능적 특성을 공부할 때는 대뇌피질로부터 들어오는 입력부위에서부터 시작하여 죽 따라가면 이해하기 쉽다.

앞에서 설명한 대로, 줄무늬체로부터 시상으로 향하는 경로는 직접경로direct pathway와 간접경로indirect pathway로 이루어져 있으며, 이들의 기능적 효과는 서로 다르다. 직접경로에서, 피질입력은 새줄무늬체에 흥분성으로 작용하며, 신경전달물질은 글루탐산이다. 대뇌피질에 의해 새줄무늬체가 흥분하면 시상핵은 **탈억제**disinhibition(억제로부터 해방됨)된다. 이것은 다음 관계를 살펴보면 이해할 수 있다. 새줄무늬체로부터 창백내핵으로 향하는 투사로는 억제성이며, 마찬가지로 창백내핵으로부터 시상으로 향하는 투사로도 억제성이다. 감마아미노부티르산GABA은 이 두 억제성 신경로를 매개한다. 이런 방식으로 대뇌피질이 활성화되면 창백내핵 뉴런은 새줄무늬체로부터의 GABA 투사로에 의해 억제된다. 창백내핵 뉴런이 억제되면 대뇌피질의 운동영역으로 투사하는 시상 뉴런(정상적으로 창백내핵에 의해 억제됨)은 억제로부터 해방된다. 시상에서 출발한 신경로는 직접 대뇌피질로 투사하고 흥분성이므로 운동은 이어서 시상피질투사로(이들은 대뇌피질의 운동영역을 흥분시키고 뇌간 및 척수로 가는 하행로를 흥분시킴)의 활동에 의해 촉진된다. 따라서 이 되먹임회로는 대뇌피질에 의해 새줄무늬체가 흥분됨으로써 운동이 일어난다는 것을 이해할 수 있게 해준다. 전체 직접회로의 기능적 관계는 다음과 같이 요약할 수 있다([+]는 흥분, [−]는 억제를 나타냄; 그림 19.8A): 대뇌피질(glutamate) → (+) 새줄무늬체(GABA) → (−) 창백내핵(GABA) → (−) 시상 → (+) 대뇌피질 운동영역. 이 경로의 순효과는 대뇌피질 운동영역을 흥분시키는 것이다.

이와는 반대로, 간접경로의 활성은 대뇌피질 뉴런에 다른 효과를 나타낸다. 간접경로는 다음 요소들이 관여한다. (1) 새줄무늬체로부터 창백외핵으로 향하는 GABA 투사로, (2) 창백외핵으로부터 시상밑핵으로 향하는 GABA 투사로, (3) 시상밑핵으로부터 창백내핵으로 향하는 글루탐산 투사로. 이 회로에서, 처음에 일어난 대뇌피질 흥분은 새줄무늬체로부터 창백외핵으로 향하는 GABA 신경로를 흥분시키고, 이에 따라 창백외핵에 분포하는 뉴런은 억제된다. 창백외핵으로부터 시상밑핵으로 가는 신경로의 신경전달물질도 GABA(억제성)이므로 줄무늬뉴런의 흥분은 창백외핵으로부터 시상밑핵으로 가는 억제성 출력신경로를 억제시키게 된다. 이 회로의 활성에 의해 시상밑핵은 억제로부터 해방되며, 이어

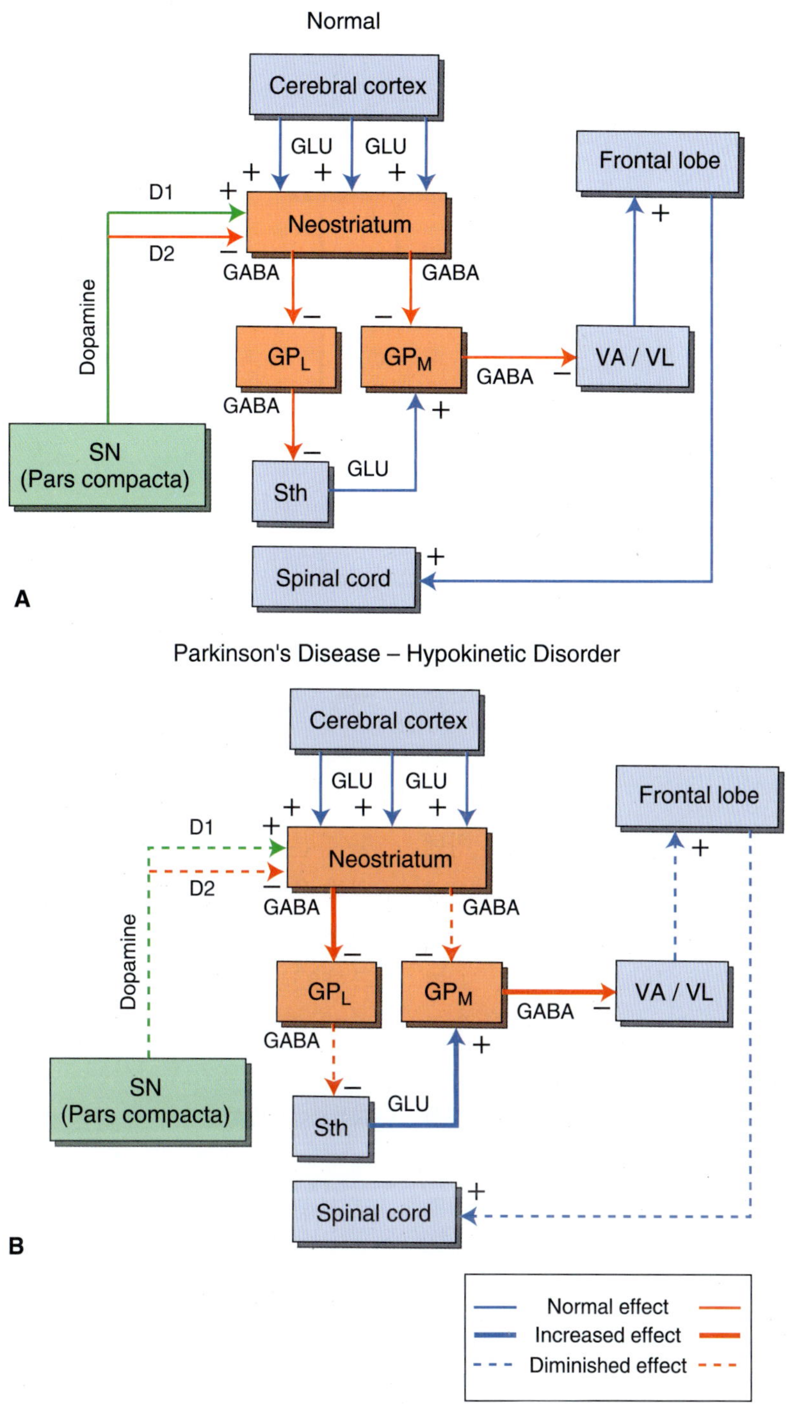

그림 19.8 운동감소질환과 운동과다질환의 기전을 설명하는 흐름도. **(A)** 기저핵의 정상적인 입력-출력 관계. **(B)** 운동감소질환(파킨슨병). 이 모델은 운동감소효과가 나타나는 이유로 도파민 유리 감소를 들고 있으며, 도파민은 D_1 및 D_2 수용체를 통해 새줄무늬체에 작용한다. 도파민이 D_1수용체를 통해 새줄무늬체에 작용할 경우 창백내핵으로 투사하는 GABA 뉴런을 흥분시킨다(직접경로). 도파민이 D_2수용체를 통해 새줄무늬체에 작용할 경우 창백외핵으로 투사하는 GABA 뉴런을 억제시킨다(간접경로). 새줄무늬체에 분포하는 D_1수용체로 유리되는 도파민이 감소(점선)하면 창백내핵으로 향하는 새줄무늬체의 억제성 출력이 감소하게 된다. 이에 따라 시상으로 향하는 창백내핵의 억제성 출력이 증가하게 된다(두꺼운 화살표). 시상은 정상적으로 대뇌피질을 흥분시키므로 창백내핵에 의해 시상핵이 더 많이 억제되면 대뇌피질 운동영역으로 들어가는 입력은 약해진다. 이와 유사하게, D_2수용체를 통해 새줄무늬체에 작용할 경우에는 창백외핵을 억제하게 된다. 그 다음, 창백외핵은 정상적으로 시상밑핵을 억제한다. 따라서 흑색실로부터 새줄무늬체로 들어가는 억제성 입력이 감소하면 새줄무늬체는 창백외핵을 더 많이 억제하므로 시상밑핵에 대한 억제가 약해진다. 시상밑핵은 글루탐산을 이용하여 정상적으로 창백내핵을 흥분시키므로 시상밑핵에 대한 억제 감소는 창백내핵을 더 흥분시키는 결과를 초래한다. 따라서 새줄무늬체로 들어가는 도파민 입력의 감소에 따른 복합 효과는 직접경로와 간접경로에 모두 영향을 미쳐서(시상핵과 이들의 표적 운동피질에 대한 창백내핵의 억제성 출력을 증가시킴) 운동감소질환을 일으키게 된다.

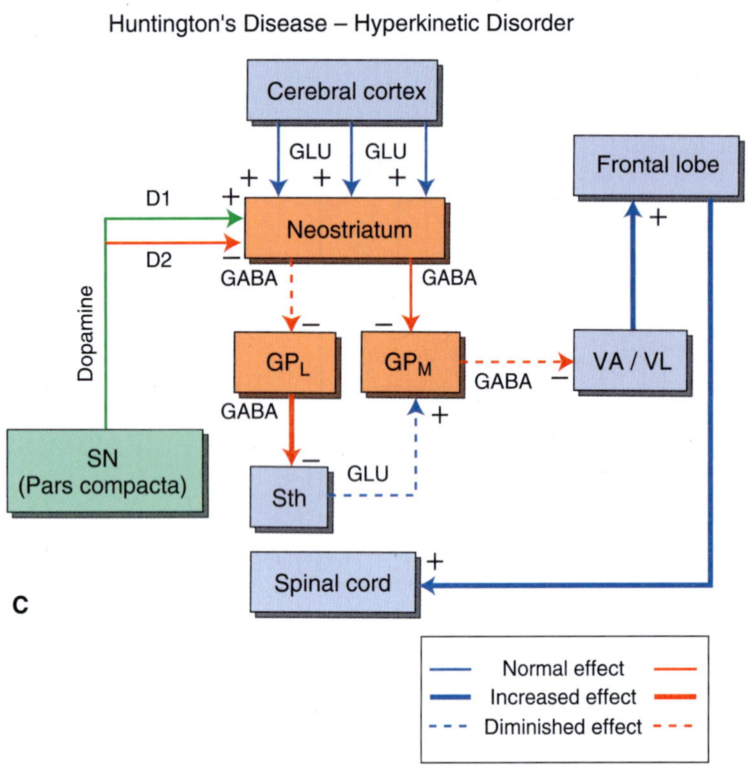

그림 19.8 (계속) **(C)** 운동과다질환(헌팅턴병). 꼬리핵과 조가비핵으로부터 창백외핵으로 들어가는 억제성 입력이 감소된다. 새줄무늬체에서 GABA가 감소되므로 창백외핵으로부터 시상밑핵으로 전달되는 억제가 증가하게 되며 이에 따라 시상밑핵으로부터 창백내핵으로 전달되는 흥분이 감소하게 된다. 창백내핵으로 들어가는 흥분성 입력의 감소는 시상핵(배쪽전핵, 외측배쪽핵) 뿐만 아니라 이들 시상핵으로부터 정보를 받는 대뇌피질을 흥분시키게 된다. 대뇌피질 운동영역에 대한 전반적인 효과는 흥분성을 증가시키고, 더 많은 (부적절한) 운동을 일으키는 것이다.

서 글루탐산에 의해 매개되는 강한 흥분성 입력이 창백내핵에 전해진다. 창백내핵이 흥분하면 (GABA 신경로를 통해) 시상핵은 억제된다. 따라서 이 회로가 자극되면 전체 효과는 시상중계뉴런의 억제가 일어나는 것이며, 그 결과 대뇌피질 운동영역에 대한 흥분 효과가 감소하게 한다. 따라서 간접경로의 활성은 대뇌피질 운동뉴런에 대해 직접경로와 반대 효과(억제inhibition)를 나타낸다. 간접경로의 기능적 관계는 다음과 같이 요약할 수 있다([+]는 흥분, [−]는 억제를 나타냄): 대뇌피질(glutamate) → (+) 새줄무늬체(GABA) → (−) 창백외핵(GABA) → (−) 시상밑핵(glutamate) → (+) 창백내핵(GABA) → (−) 시상 → (+) 대뇌피질 운동영역. 간접경로의 순효과는 대뇌피질 운동영역을 억제하는 것이다.

도파민의 조정 작용 Modulatory Role of Dopamine

직접경로와 간접경로는 대뇌피질의 운동기능에 큰 영향을 미치지만, 이외의 다른 조정 시스템도 존재한다. 가장 중요한 조정 시스템은 흑색질로부터 새줄무늬체로 향하는 도파민신경로dopamine pathway이다. 현재까지의 연구결과에 따르면, 도파민신경로는 직접경로와 간접경로에 서로 반대로 작용(직접경로는 흥분시키고, 간접경로는 억제시킴)한다. 앞에서 설명한 대로, 직접경로는 대뇌피질 운동영역을 흥분시켜 운동을 촉진하며, 간접경로는 대뇌피질에 의해 유발되는 운동을 억제한다. 따라서 **도파민**은 창백내핵으로 투사하는 새줄무늬체의 도파민 D_1수용체를 자극함으로써 직접경로를 흥분시키므로 운동을 촉진하는 반면, 새줄무늬체의 도파민 D_2수용체를 억제함으로써 먼저 창백외핵으로 투사하는 간접경로를 억제한다. 그 결과는 시상밑핵으로부터 창백내핵으로 향하는 글루탐산-매개 신경로의 흥분을 감소시키는 것이다. 이런 방식으로 시상으로 향하는 창백내핵의 전반적인 출력이 감소하게 되고, 그 결과 대뇌피질 운동영역의 활동성이 증가되므로 운동이 증가하게 된다. 전체적인 관점에서, 우리는 의도한 운동이 일어나기 위해서는 의도된 운동 반응이 순차적으로 일어나야 하고 필요하지 않은 운동은 적절히 억제되어야 한다는 것을 짐작할 수 있다. 정상적으로, 직접경로는 의도한 운동을 강화하는 반면, 간접경로는 의도하지 않은 운동을 억제하는 역할을 하는 것으로 볼 수 있다.

기저핵 질환 Diseases of the Basal Ganglia

앞 단락에서 설명한 회로는 운동기능을 조절하는 매우 복잡하고 정교한 기능적 기전이 기저핵에 존재한다는 것을 나타낸다(그림 19.8B 참조). 따라서 이러한 기전에 약간의 문제(직접경로와 간접경로간의 균형과 같은)가 발생하게 되면 대뇌피질 운동영역으로 전달되는 신호에 중대한 변화가 초래될 수 있다. 이러한 변화는 전체 회로 내에서 보상적 반응기전을 작동시켜 여러 종류의 운동질환을 일으킬 수 있다. 이러한 운동질환으로는 운동이상증dyskinesia(안정 시 발생하는 불수의운동)이나 **운동완만증**bradykinesia(운동속도 감소), **운동불능증**akinesia(근육을 뜻대로 움직이지 못함)을 들 수 있다. 어떤 운동질환에서 운동활동은 **근육긴장항진**hypertonia 또는 경축rigidity으로도 나타난다. 다음 단락에서는 여러 기저핵 질환과 특정 신경전달물질과의 관련성, 그리고 연관되어 있을 가능성이 큰 기저핵 내의 신경회로에 대해 설명한다.

일반적으로, **운동감소질환**hypokinetic disorders은 운동개시장애와 운동완만증, 근육긴장도 증가를 나타낸다. 이 증상들은 부분적으로 줄무늬체 부위로 향하는 도파민 입력신호(① D_1수용체를 통해 직접경로를 흥분시키고, ② D_2수용체를 통해 간접경로를 억제함)의 소실에 의해 설명될 수 있다. 직접경로(정상적으로 창백내핵을 억제함)의 흥분이 감소하면 창백내핵 뉴런은 더 많이 흥분되고, 이에 따라 시상 뉴런과 운동영역 및 전운동영역 뉴런은 더욱 억제된다. 이러한 효과는 증폭이 일어나는데, 그것은 창백외핵으로 투사하는 새줄무늬체 투사로(GABA [억제성])에 대한 억제작용을 감소시켜 창백외핵 뉴런(즉 간접회로)을 흥분(새줄무늬체를 억제하는 D_2수용체에 대한 도파민의 작용이 감소하므로)시키기 때문이다. 그 결과는 창백내핵 뉴런의 흥분이 증가하는 것인데, 그것은 시상밑핵으로부터 흥분성 신경전달물질인 글루탐산glutamate이 더 많이 유리되어 창백내핵에 작용하기 때문이다. 이러한 관계는 그림 19.8B에 있는 흐름도에 나타내었다.

이와는 반대로, **운동과다질환**hyperkinetic disorders은 운동활동이 증가하는데, 불수의적 운동의 뚜렷한 증가와 근육긴장도 감소를 나타내는 것이 특징이다(그림 19.8C 참조).

이들 질환은 간접경로를 통해 창백외핵으로 향하는 출력 신호 감소로 설명될 수 있다. 여기서, 새줄무늬체로부터 나와 창백외핵에 작용하는 억제성 입력의 감소는 새줄무늬체에 있는 GABA 뉴런(창백외핵으로 투사함)의 숫자가 감소하여 일어나는 것으로 생각하고 있다. 이렇게 되면 시상밑핵에 작용하는 창백외핵의 억제성(GABA) 출력이 더욱 강해지며, 순효과는 창백내핵 뉴런으로 들어가는 시상밑핵의 흥분성 출력이 감소하는 것이다. 창백내핵의 흥분이 감소함에 따라 시상과 대뇌피질 운동영역에 대한 억제가 감소하게 되므로 과도한 운동활동이 유발된다(그림 19.8C).

파킨슨병 Parkinson's Disease

파킨슨병은 여러 가지 증상을 나타낸다. 파킨슨병 환자는 안정 시 불수의운동을 나타낸다. 불수의적 움직임은 전형적으로 약 3~6 Hz의 주기적 떨림tremor으로, 흔히 손가락과 손, 팔이 관여하는 '알약을 돌리는pill-rolling' 떨림으로 나타난다. 대단히 흥미롭게도, 이 떨림은 환자가 수의운동을 시작하면 사라진다. 또한 환자는 운동불능증akinesia(얼굴 표정 및 눈깜박임과 같은 자발적 움직임 감소)과 운동완만증bradykinesia(움직임이 느려짐)을 나타낸다. 자세조절postural adjustments은 어색하다. 환자의 움직임은 정상인보다 느리며, 특히 보행 시 발을 끌면서 좁은 보폭으로 걷는다. 다른 특징적인 증상으로는 얼굴표정 소실(가면얼굴mask-like face), 단조로운 어투monotonous speech 및 경축rigidity(같은 팔다리에 있는 굽힘근과 폄근의 근육긴장도가 모두 뚜렷하게 증가하여 발생)을 들 수 있다.

파킨슨병은 현재 흑색질 치밀부pars compacta of substantia nigra에 분포하는 도파민-함유 뉴런dopamine-containing neuron의 소실에 의해 발생한다는 것이 알려져 있다. 이들 뉴런이 소실됨에 따라 새줄무늬체 내의 도파민 함량이 줄어들며, 새줄무늬체 내의 다른 신경전달물질(예, 아세틸콜린과 글루탐산)은 영향을 받지 않는다. 그러나 파킨슨병 환자는 다른 뇌 부위에서 노르에피네프린과 세로토닌 함량이 감소할 수도 있다는 점을 알아두어야 한다. 이러한 사실은 여러 환자가 나타내는 다양한 행동학적·신경화학적 기전 측면에서 이 질환의 이질성을 나타낸다.

새줄무늬체 내의 도파민 함량 감소와 파킨슨병의 증상 개시 간의 연관성이 알려져 있으므로 여러 가지 치료법이 개발되었다. 한 가지 치료법은 레보도파L-3, 4-hydroxyphenylalanine [L-DOPA]를 투여하는 것이다(7장 참조). 레보도파L-DOPA는 혈액뇌장벽blood-brain barrier을 통과하는 도파민 전구물질이므로 뇌에서 도파민으로 전환된다. 따라서 이 치료법은 파킨슨병 환자의 새줄무늬체에서 감소된 도파민을 보충하는 데 도움을 준다. 이런 유형의 약물 치료법으로 **카르비도파** carbidopa(dopamine-decarboxylase inhibitor)를 투여하기도 한다. 레보도파L-DOPA와 카르비도파carbidopa를 함유하는 약물을 **시네메트**Sinemet라고 부른다. 시네메트를 사용하면 더 많은 레보도파L-DOPA를 새줄무늬체에 도달하게 할 수 있다. 레보도파L-DOPA를 투여하여 얻은 초기 연구결과는 매우 효과적인 것으로 나타났다. 그러나 이런 약물치료의 문제점이 대두되었다. 레보도파L-DOPA를 전신적으로 투여하기 때문에 도파민수용체가 존재하는 다른 뇌 부위에도 도파민 함량이 증가할 수 있다. 이러한 부위 중의 한 곳이 시상하부이며, 시상하부는 섭식과 성행동, 혈압조절과 같은 기능과 연관되어 있다. 그 결과, 레보도파L-DOPA를 투여할 경우 식욕 감소, 구역, 성적 관심 고조, 그리고 혈압조절작용 감소와 같은 부작용이 나타났다. 더구나 흑색질에 분포하는 도파민신경세포가 계속 소실되기 때문에 이런 유형의 약물은 일시적으로만 효과를 나타낸다.

파킨슨병의 원인이 잘 알려져 있지 않았던 1982년, 비교적 젊은 마약중독자가 합성 헤로인을 섭취한 후 파킨슨병 징후가 생긴 것이 발견되었다. 섭취한 약물은 독성물질로서 **MPTP**1-methyl-4-phenyl-1, 2, 3, 6-tetrahydropyridine를 함유하고 있었다. MPTP를 사용하면 파킨슨병이 유발되었기 때문에 이 약물이 도파민신경세포에 독성을 나타낸다는 것과 환경 독소가 이 병의 발생에 어떤 역할을 할 수도 있다는 것을 보여주었다. 연구 결과, MPTP는 모노아민산화효소monoamine oxidase [MAO]에 의해 MPP^+ 1-methyl-4-phenylpyridinium로 전환되는 것이 밝혀졌다. MPP^+는 피리디늄이온 pyridinium ion이다. 따라서 모노아민산화효소MAO를 차단하면 도파민 농도가 증가할 것이므로 파킨슨병의 진행속도가 지연될 가능성을 보여주었다. 이러한 예상과 같이, 모노아민산화효소 억제제MAO inhibitor인 L-디프레닐L-deprenyl은 중추신경계에 분포하는 모노아민산화효소MAO를 선택적으로 억제하고 사람에서 파킨슨병의 진행속도를 늦춘다. MPTP가 파킨슨병을 유발할 수 있다는 사실로부터 얻은 한 가지 중요한 연구 결과는 이 질병을 체계적인 방식으로 연구할 수 있는 중요한 실험도구를 연구자들에게 제공하게 되었다. 실험도구로서 이 독소를 이용함으로서 연구자들은 파킨슨병이 흑색질 치밀부에 존재하는 도파민신경세포의 소실에 의해 일어난다는 것을 확인할 수 있었고, 이에 따라 새줄무늬체에서도 도파민 농도가 감소하므로 이 질병과 연관된 다른 중요한 사실들을 알게 되었다.

파킨슨병을 치료하는 두 번째 방법은 조직이식transplantation이다. 이 방법은 현재 초기 단계에 있다. 여기서, 도파민신경세포를 함유하고 있는 배아조직을 새줄무늬체에 직접 이식한다. 이 도파민-함유 뉴런은 자란 후 도파민을 합성하여 새줄무늬체 뉴런neostriatial neuron에 분비하므로 새줄무늬체의 도파민 농도가 증가하게 된다. 배아세포(현탁액 형태로)를 사용하는 이유는 배아세포들은 거부반응을 거의 또는 전혀 일으키지 않기 때문이다. 이 방법은 일부 예비 시험에서 성공을 거두기는 했지만 문제점은 여전히 남아 있다. 특히, 배아세포를 새줄무늬체의 모든 부위에 이식하는 것은 불가능하다. 어느 새줄무늬체 부위가 도파민 보충에 가장 중요한지 명확하게 알지 못하기 때문에 이 치료법의 효과는 의심스럽다. 다른 주요 문제점은 이식을 할 수 있을 정도로 충분한 배아조직을 얻는 것이 어렵다는 점이다. 이식과 관련한 법적 그리고 도덕적 쟁점도 매우 많이 남아 있다.

개발 중인 진보적 전략은 **줄기세포**stem cells를 질병에 의해 변성된 뉴런이 있는 부위에 이식하는 것이다. 줄기세포는 생명체에 있는 다른 세포 유형으로 분화할 수 있는 모세포이다. 줄기세포에는 배아줄기세포embryonic stem cell와 성체줄기세포adult stem cell가 있다. 배아줄기세포는 여러 가지 장점이 있다고 논의되고 있다. 이들 세포는 많이 얻을 수 있고 배양하여 키우면 잘 자라서 모든 세포로 분화할 수 있다. 배아줄기세포가 갖는 특성을 성체줄기세포도 가지고 있는지는 불확실하다. 그럼에도 불구하고, 줄기세포(배아줄기세포 또는 성체줄기세포)를 적당한 뇌 부위에 이식하고, 이들 세포를 도파민신경세포로 분화시키는 것이 목표이다. 따라서 이 치료법은 흑색질의 도파민신경세포 파괴에 의해 영향을 받는 부위에 도파민을 보충하는 방법이 될 수 있다. 최근 동물에서 이 치료법을 이용하여 매우 좋은 결과를 얻었다.

적어도 3가지의 다른 치료법이 사용되고 있다. 우리가 방금 설명한 이유로, 새줄무늬체로 들어가는 도파민 입력의 감소는 운동감소질환을 일으키는데, 파킨슨병은 운동감소질환의 대표적 예이다. 새줄무늬체에는 많은 콜린신경세포가 존재하며, 이들은 창백외핵(간접경로)에 작용하는 새줄무늬체투사뉴런에 대해 흥분성으로 작용한다. 따라서 운동감소질환은 부분적으로는 이들 콜린신경세포의 작용에 의해 발생할 가능성이 있는데, 새줄무늬체에 존재하는 억제성 D_2 수용체를 통해 작용하는 도파민의 억제성 작용이 감소함에 따라 콜린신경세포의 작용이 더 강화될 것으로 생각된다(그림 19.8B). 이러한 추론은 새줄무늬체에서 야기되는 도파민과 아세틸콜린 사이의 불균형을 줄이기 위해 항콜린제anticholinergic drugs를 사용하는 것에 대한 근거를 제공해준다. 이 치료는 아세틸콜린에 의해 일어나는 흥분 효과를 감소시키므로 일부 환자에서 치료 효과를 나타낸다.

또 다른 치료법으로, 일부 환자에서 외측배쪽핵VL뿐 아니라 어쩌면 배쪽전핵VA까지도 포함한 시상을 파괴시상파괴술·thalamotomy한 경우 치료 효과가 있다는 것이 보고되었다. 그러나 이 치료법의 근거(기저핵으로부터 대뇌피질 운동영역으로 전달되는 이상 신호를 줄인다는 것)는 파킨슨병에서 시상피질투사로 출력이 이미 감소되어 있기 때문에 개념적으로 이해하기 어렵다. 이 치료법과 관련하여 여러 가지 문제점이 있는데, 예를 들면 질환의 증상을 없애는 데 기여하는 시상 부위를 정확히 찾기 어렵다는 것이다. 더구나 어떤 부위가 중요한지 알려져 있지 않기 때문에 파괴할 부위의 위치에 대해서도 의문이 남는다.

또 다른 치료법으로 기저핵 및 이와 관련된 구조물의 일부분(창백핵pallidum, 시상밑핵subthalamic nucleus, 시상의 배쪽전핵VA, 외측배쪽핵VL)을 전기 자극하는 방법이 있다. 이러한 방법으로 치료할 때, 자극용 전극을 이들 구조물 중 하나에 삽입하고 전극 끝을 통해 전류를 흘려주면 불수의운동이 억제된다. 이것은 매우 최신 치료법이어서 전반적인 효과 및 위험에 대해서는 아직 충분히 검증되지 않았다.

그림 19.9에는 파킨슨병 환자의 신경병리 소견을 나타내었는데, 이 그림에서 파킨슨병 환자의 흑색질이 줄어든 모습을 볼 수 있다. 짐작컨대, 모두는 아니지만 대부분의 흑색질 세포 소실은 흑색질 치밀부의 도파민 소실과 연관되어 있을 것으로 보인다.

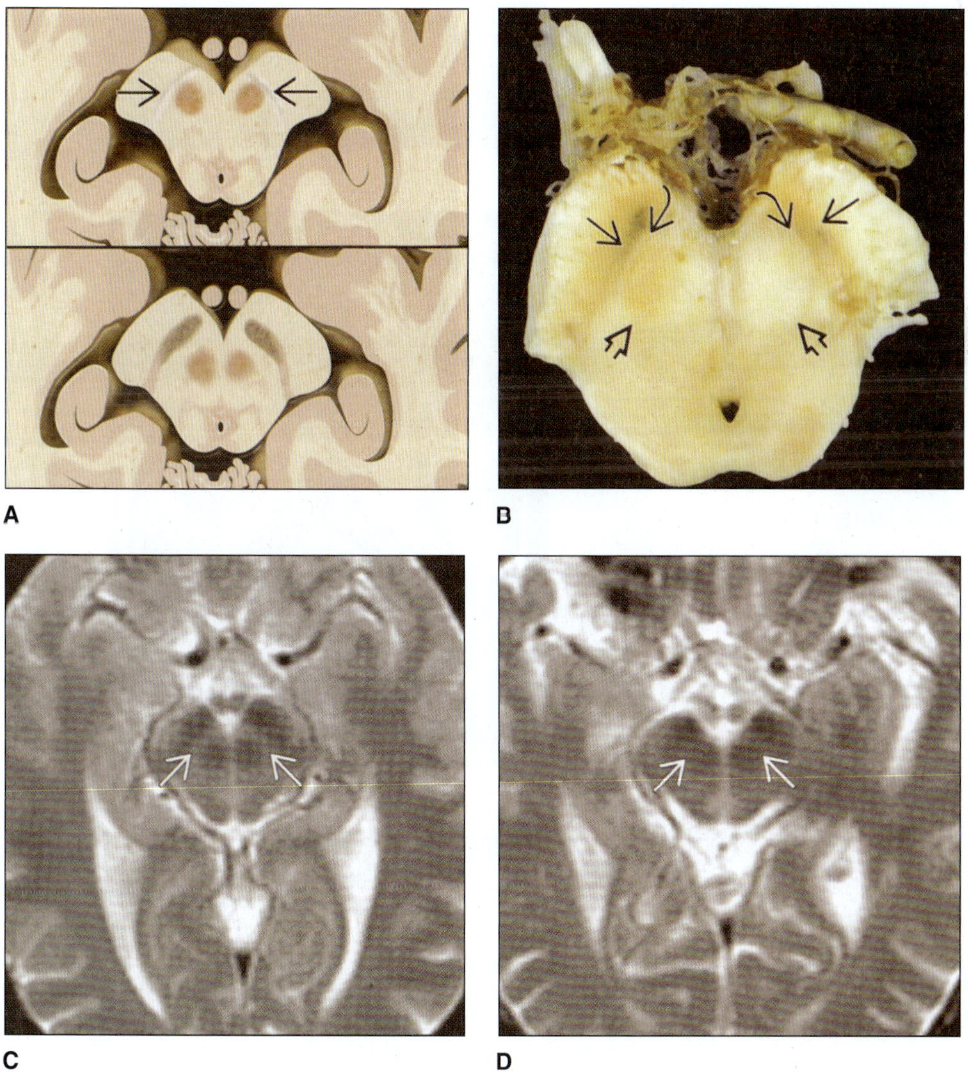

그림 19.9 파킨슨병. **좌상부 패널**: 맨 위 패널에서는 중뇌 절단면에서 보이는 파킨슨병 환자의 흑색질이 바로 아래에 보이는 정상 뇌의 흑색질에 비해 매우 감소(화살표)되어 있는 것을 보여준다. **우상부 패널**: 파킨슨병 환자의 중뇌 절편에서 그물부의 색소가 뚜렷하게 감소(직선 화살표)하고, 치밀부의 두께가 얇아져 있는 것(곡선 화살표)을 볼 수 있다. 적색핵과 그물부 사이가 상당히 좁아져 있다는 점에도 주목하자(큰 화살표). **하부 패널**: 왼쪽: 정상인의 치밀부 두께(화살표)를 보여주는 자기공명영상 단면; 오른쪽: 비슷한 높이에서 얻은 파킨슨병 환자의 자기공명영상 단면으로 치밀부가 얇아져 있고 그물부와 적색핵 사이가 좀 더 흐릿해진 것을 볼 수 있다(화살표). (Reproduced with permission from Osborn AG, et al.: Diagnostic Imaging Brain, 2nd ed. Altona, Manitoba, Canada: AMIRSYS, 2010, pp. 1-10, 92.)

무도병(헌팅턴병) Chorea (Huntington's Disease)

일반적으로 **무도병**은 원위부 근육에서 일어나는 거칠고 통제 불가능한 운동을 말하며, 움직임이 갑작스럽게 확 나타난다. **헌팅턴병**은 네 번째 염색체 단완short arm에 유전결함이 있는 보통염색체 우성질환autosomal dominant disease이다. 이 유전자는 **헌팅틴**Huntingtin 단백질에 대한 정보를 포함하고 있다. 돌연변이형 유전자는 정상 단백질보다 훨씬 더 긴 글루타민glutamine 잔기들을 포함하고 있다. 구체적으로 보면, 글루타민을 암호화하고 있는 DNA조각(CAG)이 돌연변이형에서는 60회 이상 반복적으로 존재(정상 유전자는 대략 20회 반복)한다. 돌연변이형 유전자가 세포사멸을 일으키는 이유는 확실하지 않지만, 한 가지 가설은 헌팅틴 단백질이 세포 핵에서 세포자멸사apoptosis를 유발한다는 것이다. 아마도, 글루타민 함량 증가가 단백질 접힘protein folding을 변화시키고, 이에 따라 단백질의 기능이상이 초래되어 결국 세포가 죽게 되는 것으로 보인다.

변성은 아주 광범위하게 일어난다. 변성은 새줄무늬체에서도 일어나며 이에 따라 GABA 함량이 뚜렷하게 감소된다. 질병이 진행됨에 따라 대뇌피질이 침범되는데, 특히 전두엽 및 전전두엽 부위뿐만 아니라 다른 구조물들도 침범하게 된다. 이들 부위의 손상은 운동장애를 일으킬 뿐만 아니라 지적기능도 소실시킨다. 이 질병은 50~60대에 발병하여 점점 심해진다. 헌팅턴병은 소아기에도 발병(소아형juvenile form)하며, 이들 환자는 대개 21세 이전에 사망한다.

헌팅턴병에서 운동과다 증상이 나타나는 이유는 간접경로에 대한 새줄무늬체에 존재하는 GABA신경세포의 소실 측면에서 이해할 수 있다. 소실되는 GABA신경세포는 다른 부위에 비해 주로 창백외핵으로 투사하던 뉴런으로 생각된다. 새줄무늬체로부터 창백외핵으로 들어가던 억제성 GABA 입력이 소실됨에 따라 창백외핵은 시상밑핵을 더 강하게 억제할 수 있게 된다. 이에 따라 시상밑핵으로부터 창백내핵으로 들어가는 흥분성 입력이 소실되게 된다. 정상적으로 창백내핵은 대뇌피질 운동영역으로 투사하는 시상을 억제하므로 창백내핵에 대한 시상밑핵의 흥분 입력 소실은 이들 시상핵으로 들어가는 억제성 입력을 감소시키게 된다(그림 19.8C). 이것이 결국 대뇌피질 운동영역의 과도한 흥분을 초래하고 헌팅턴병에서 관찰되는 무도형움직임choreiform movement을 일으키게 된다.

그림 19.10에 헌팅턴병의 신경병리 소견을 나타내었다. 그림에서는 꼬리핵에서 뚜렷한 세포 소실을 볼 수 있으며, 특히 정상 뇌조직에서는 동일한 부위에 많은 세포

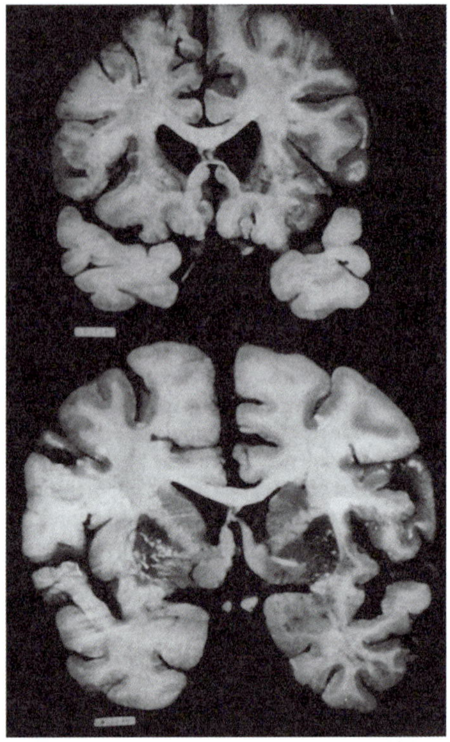

A

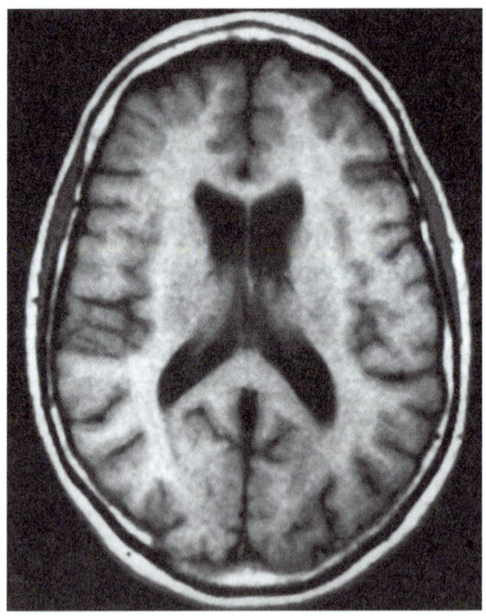

B

그림 19.10 헌팅턴병. 위에 있는 2개의 뇌절편: 상부 절편은 헌팅턴병 환자에서 얻은 것으로 꼬리핵과 조가비핵의 위축을 볼 수 있으며, 이와 함께 외측뇌실의 확장을 볼 수 있다. 이 절편의 바로 아래에 있는 절편은 정상인의 뇌절편으로 환자의 것과 비교할 목적으로 나타내었다. 맨 아래 사진은 헌팅턴병 환자에서 얻은 자기공명영상이다. 확장된 뇌실과 위축된 꼬리핵에 주목하자. (Reproduced with permission from Rowland LP and Pedley TA: Merritt's Neurology, 12th ed. Philadelphia: Lippincott Williams & Wilkins, 2010, p. 724.)

들이 존재하고 꼬리핵 머리가 뚜렷한 것을 볼 수 있다.

반쪽도리깨운동증 Hemiballism

반쪽도리깨운동증은 병변 반대측 사지에서 거칠고 불수의적인 빠른 움직임이 나타나는 것이 특징이다. 근위부 근육에서 주로 나타나지만, 대개 팔(다리에서도 발생할 수 있음)에서는 원위부 근육에서도 무도형움직임(불규칙적으로 홱 움직이는 운동)이 나타날 수 있다. 반쪽도리깨운동증을 일으키는 병변은 시상밑핵 내의 국소 부위에서 발견되는데, 대개는 국소 뇌졸중에 의해 발생한다. 시상밑핵의 흥분은 창백내핵(시상으로 투사함)으로부터 출발하는 억제성 뉴런을 흥분시킨다. 시상밑핵 병변은 시상에 대한 억제 효과를 뚜렷하게 감소시키게 된다. 따라서 이러한 효과에 따라 병변 반대측의 근위부 및 원위부 근육의 움직임이 증가하게 된다. (피질척수로가 교차하므로 한쪽 대뇌피질이 활성화되면 신체 반대측의 움직임을 일으킨다는 것을 상기하자.)

느린비틀림운동과 근긴장이상 Athetosis and Dystonia

느린비틀림운동은 무도성움직임의 일종이다. 이 질병은 사지를 느리게 비트는 움직임을 나타낸다. 근긴장이상은 사지근육이나 축 근육, 두부 수의근육에서 지속적으로 근육수축이 일어나는 것이 특징이며, 이에 따라 비정상적인 자세와 반복적 움직임 또는 비트는 움직임을 나타낸다. 이런 움직임에 의해 목이나 어깨이음구조에 심한 비틀림이 발생할 경우 머리를 주기적으로 흔들게 되는데, 이런 유형의 근긴장이상을 **비틀림떨림**torsion tremor이라고 한다. 느린비틀림운동과 근긴장이상은 모두 새줄무늬체 및 어쩌면 대뇌피질 손상과도 연관되어 있을 것으로 여겨지고 있다.

지연성이상운동증 Tardive Dyskinesia

혀와 얼굴에서 불수의적 움직임을 나타나는 것이 **지연성이상운동증**의 특징이다. 반복적으로 씹는 움직임을 나타내며, 혀는 불규칙적으로 입 안팎으로 움직인다. 이 질환은 병변에 의해 유발되는 것이 아니라 할로페리돌haloperidol [Haldol] (도파민 차단제dopamine blocker)과 같은 정신병치료제 투여에 의해 유발된다. 도파민 차단에 따라 도파민 D_2수용체가 과민해지는 것으로 여겨진다. 새줄무늬체 내에 존재하는 이들 도파민수용체는 점점 더 민감해지고, 새줄무늬체로 도파민 전달이 더 강해져 도파민신경세포와 콜린신경세포, GABA신경세포 사이의 균형에 변화를 일으킨다. 그러나 더 최근의 연구에 따르면, 이 질병은 정신병치료제 투여 후에 새줄무늬체 내의 GABA 및 글루탐산탈탄산효소glutamic acid decarboxylase(GABA 합성효소)의 소실과 더 밀접하게 연관되어 있는 것으로 보인다. 이러한 보상성 변화가 지연성이상운동증에서 보이는 움직임을 유발한다. 이 질환의 다양한 치료법은 예상한 대로 도파민과 지연성이상운동증 사이의 관계와 연관되어 있다. 치료법으로는 항정신병약 투여량 줄이기와 도파민 작용을 방해(도파민을 고갈시키는 약물 또는 도파민수용체와의 결합을 방해하는 약물[예, 클로자핀clozapine])하는 약물 투여를 들 수 있다. 그러나 할로페리돌을 장기간 사용한 후에는 약을 끊더라도 지연성운동이상증은 사라지지 않는다.

투렛증후군 Tourette Syndrome

이 질환의 주요 특징은 운동틱motor tic과 음성틱vocal tic을 나타내는 것이다. 운동틱의 특징으로는 신체 여러 부위에서 일어나는 짧고 갑작스러운 불수의적 움직임(예, 어깨추썩이기shrugging of shoulder, 원을 그리며 돌기, 눈깜박이기eye blinking)을 들 수 있다. 음성틱은 고음 내기, 강박적으로 욕설하기(욕설증coprolalia), 언어반복하기(동어반복증palilalia) 및 다른 말 반복하기를 나타낼 수 있다. 많은 환자에서, 이 질환은 초기 성인기에 사라진다. 일부에서는, 질환이 소실되었다가 나이가 더 많아진 후 재발하여 일생동안 지속된다.

이 질병이 유전적 이유로 발생할 가능성을 나타내는 증거는 있지만, 원인 인자는 여전히 알려져 있지 않다. 도파민 D_2수용체를 차단하는 할로페리돌은 투렛증후군에 대해 치료 효과를 나타내는 반면, 레보도파L-DOPA를 투여한 뒤에는 증상이 악화된다. 노르아드레날린성 α_2-수용체 작용제(clonidine, guanfacine)도 이 질환의 치료제로 사용한다. 투렛증후군은 꼬리핵 이상과 연관되어 있고, 전전두엽피질과의 관련성이 제시되어 있기는 하지만, 해부학적·임상적 증거는 완전하지 않다.

임상 증례

병력

피터Peter는 67세 남성으로 지난 10년 동안 걷는데 어려움을 겪어 왔다. 그의 가족들은 그가 느리게 발을 끌면서 걸었고 의자에서 일어나는 것을 어려워했다고 말하였다. 일단 의자에서 일어난 후, 처음에는 느리게 걸었으나, 그 후 걸음걸이는 점점 더 빨라졌다. 그는 과거에 유쾌하고 감정 표현을 잘하는 사람이었지만, 그의 얼굴은 가면을 쓴 것처럼 보였고, 눈도 거의 깜박이지 않았으며, 감정 반응도 거의 나타내지 않았다. 그는 느리고 단조롭게 말하였고, 점점 더 작게 말하였다. 그가 여러 번 실신한 뒤, 그의 가족은 그를 신경과의사에게 진찰을 받게 하였다.

진찰

신경학적 검사 결과, 그의 사지는 뻣뻣하였고, 느리게 알약을 굴리는 듯한 떨림이 일어난다는 것을 알게 되었다. 글을 쓸 때, 처음에는 글자를 작게 썼으며, 글자 크기는 점점 더 작아졌다. 그의 가족은 신경과의사에게 그가 점점 더 많은 약속을 잊어버리고 우울한 것 같다고 말하였다. 또한 그들은 피터가 잠을 자다가 깨는 경우가 많아지며, 밤에 다리 움직임이 나타난다고 말하였다.

설명

피터는 흑색질에 존재하는 도파민신경세포의 점진적 소실이 일어나는 퇴행성 질환인 파킨슨병Parkinson's disease 증상을 나타내고 있다. 흑색질은 기저핵에 속하는 구조물로서 이들은 대뇌피질 운동계에 정교한 조절과 되먹임을 제공하는 역할을 한다. 이 시스템의 순효과는 움직임을 원활하게 하고, 운동 목표에 효과적으로 도달하게 하는 것이다. 흑색질 이상 시 나타나는 증상으로는 '톱니바퀴경축cogwheel rigidity'을 들 수 있는데, 이 증상은 뻣뻣한 사지를 피동적으로 움직일 때 나타난다. 다른 전형적인 증상은 손에서 약 3~6 Hz의 속도로 알약을 굴리는 듯한 떨림이 나타나는 것이며, 이 떨림은 대부분의 다른 떨림보다 더 느리다. 파킨슨병 환자는 운동을 시작하는 것이 어려운데, 특히 의자에 앉아 있다가 일어나 걸을 때 어려움을 나타낸다. 자발적 얼굴 표정은 뚜렷하게 감소하였고, 운동감소와 함께 가면을 쓴 것 같은 얼굴은 파킨슨병의 특징이다. 종종 글쓰기에 문제를 나타내는데, 처음에는 거의 정상과 같이 글을 쓰지만 시간이 지나면서 글을 점점 더 작게 쓰게 된다(소서증micrographia).

연습문제

질문

각 문항에서 가장 알맞은 답을 고르시오.

문항 1과 2

어떤 환자가 거칠고 불수의적인 빠른 움직임을 나타내고 있으며, 그 움직임은 갑자기 확 움직이는 양상을 보이고 불규칙하게 나타나며 주로 신체 한쪽 팔에서 일어난다.

1. 병변이 존재한 가능성이 가장 높은 부위는?
   a. 새줄무늬체neostriatum
   b. 옛줄무늬체paleostriatum
   c. 시상밑핵subthalamic nucleus
   d. 흑색질그물부pars reticulata of substantia nigra
   e. 담장claustrum

2. 이 질환의 운동이상이 나타나는 이유는 ( )의 소실로 설명할 수 있다.
   a. 꼬리핵으로 들어가는 억제성 입력
   b. 창백내핵으로 들어가는 흥분성 입력
   c. 꼬리핵과 조가비핵으로 들어가는 도파민 입력
   d. 창백외핵으로 들어가는 GABA 입력
   e. 꼬리핵으로 들어가는 글루탐산 입력

정답 및 설명

1과 2. 정답: **1-c, 2-b**

반쪽도리깨운동증hemiballism은 시상밑핵의 국소 병변과 연관되어 있다. 이 질병은 병변 반대측 사지의 원위부 근육에서 거칠고 조절 불가능한 움직임을 일으킨다. 이 질병은 시상의 배쪽전핵VA과 외측배쪽핵VL을 억제시키는 역할을 하는 창백시상섬유pallidal-thalamic fiber에서 일어나는 '해제' 현상에 의해 발생하는 것으로 여겨지는데, 창백시상섬유는 시상밑핵으로부터 기원하여 창백내핵으로 투사하는 글루탐산 신경섬유로부터 들어오는 흥분성 입력 소실에 의해 출력이 감소한다. 다른 답가지는 다음과 같은 이유로 오답이다. 새줄무늬체 병변은 헌팅턴병 및 다른 유형의 무도형움직임과 연관되어 있으며, 이들 질병은 양쪽 상·하지를 모두 침범할 수 있다. 옛줄무늬체(창백핵)는 반쪽도리깨운동증과 연관되어 있지 않으며, 마찬가지로 흑색질 그물부도 반쪽도리깨운동증과 연관되어 있지 않다. 담장claustrum은 운동기능과 연관되어 있지 않다.

연습문제 (계속)

문항 3과 4

어떤 환자가 얼굴표정 감소, 불수의적 움직임(정상보다는 느리게 걸을 때 가장 잘 나타남), 단조로운 언어, 팔의 근긴장도 증가, 그리고 알약을 굴리는 듯한 떨림을 포함하여 손가락에서 주기적인 떨림(4~7 Hz)을 나타내고 있다.

3. 이 질환은 ( ) 소실과 직접적으로 연관되어 있을 수 있다.
   a. 신피질로부터 새줄무늬체로 들어가는 글루탐산 입력
   b. 창백외핵으로 들어가는 GABA 입력
   c. 창백내핵으로 들어가는 글루탐산 입력
   d. 새줄무늬체로 들어가는 도파민 입력
   e. 새줄무늬체로 들어가는 콜린 입력

4. 이 환자에게 사용할 수 있는 가장 적절한 약물 치료는?
   a. 무스카린성 콜린 작용제(Pilocarpine)
   b. $GABA_A$ 작용제(Muscimol)
   c. 시네메트Sinemet: L-DOPA + 도파민 탄산분해효소 억제제
   d. 세로토닌재흡수억제제(Prozac)
   e. $GABA_B$ 작용제(Baclofen)

5. 어떤 55세 남성이 최근에 헌팅턴병으로 진단되었다. 이 질병은 어떤 물질이 소실되어 발생하는 것으로 생각되고 있다. 이 물질은 무엇이며, 이 물질이 소실되어 일어나는 결과는 무엇인가?
   a. 창백핵에서의 세로토닌; 시상 배쪽전핵VA의 흥분 증가
   b. 새줄무늬체에서의 서브스탠스P; 창백내핵의 억제 증가
   c. 새줄무늬체에서의 GABA; 창백외핵에 대한 새줄무늬체의 억제의 감소
   d. 새줄무늬체에서의 아세틸콜린과 GABA; 창백내핵에 대한 억제의 감소
   e. 새줄무늬체에서의 도파민; 창백내핵에 대한 새줄무늬체 억제의 감소

3과 4. 정답: 3-d, 4-c

문항에 설명된 환자는 파킨슨병을 앓고 있다. 이 질병은 자발적인 움직임 및 얼굴표정 감소, 떨림(4~7 Hz), 알약을 돌리는 듯한 떨림, 그리고 단조로운 언어를 특징으로 하는 운동감소질환이다. 파킨슨병은 흑색질 치밀부로부터 새줄무늬체로 들어가는 도파민성 입력의 감소 또는 소실에 의해 발생한다. 파킨슨병 치료를 위해 사용하는 약물은 시네메트Sinemet인데, 이 약물은 레보도파L-DOPA(도파민 전구물질)와 도파민 탄산분해효소 억제제를 혼합한 것이다. 이 약물은 새줄무늬체와 같은 뇌 부위에 도파민을 공급하는 역할을 한다(도파민은 정상적으로 흑색질 치밀부로부터 새줄무늬체로 공급됨).

5. 정답: c

창백외핵은 시상밑핵으로 GABA 신경섬유를 투사한다. 이 신경로는 줄무늬체와 시상밑핵, 시상을 연결하는 간접경로의 첫 번째 가지이다. 이어서 시상밑핵은 창백내핵으로 흥분성 글루탐산 입력을 제공하고, 창백내핵은 GABA 투사를 통해 시상의 외측배쪽핵VL 배쪽전핵VA(이들 핵은 정상적으로 대뇌피질 운동영역을 흥분시킴)을 억제한다. 따라서 창백외핵으로 들어가는 GABA(억제성) 입력이 소실되면 헌팅턴병 증례에서 보이는 것과 같이 창백외핵으로부터 시상밑핵으로 가는 GABA 입력이 더 강해진다. 따라서 시상밑핵으로부터 창백내핵으로 들어가는 흥분성 입력이 약해지므로 창백내핵이 시상핵과 대뇌피질 운동영역을 덜 억제하게 된다. 그러므로 새줄무늬체의 GABA 소실은 운동과다효과를 나타내게 된다. 다른 답가지는 다음과 같은 이유로 오답이다. 창백핵에서의 세로토닌 효과는 알려져 있지 않으며, 따라서 운동과다질환과 연관된 이들 구조물에서 어떤 중요한 역할을 할 것 같지 않다. 서브스탠스P는 흥분성이므로 억제과정과 연관되어 있지 않을 것이다. 아세틸콜린은 흥분성 신경전달물질이며, 이 물질의 소실이 억제 감소를 초래하지는 않을 것이다. 새줄무늬체에서의 도파민 소실은 운동과다질환이 아니라 운동감소질환과 연관되어 있다.

요 약

기저핵 구조물의 입력-출력 관계

구조물	구심연결	전달물질 및 기능	원심연결	전달물질 및 기능	병변의 결과
새줄무늬체(Neostriatum)	대뇌피질 흑색질	glutamate (+) dopamine (D_1, [+]; D_2, [−])	창백내핵 창백외핵	GABA(−) GABA(−)	헌팅턴무도병 (운동과다질환; 새줄무늬체에서 GABA 소실)
창백외핵 (Globus pallidus [lateral segment])	새줄무늬체	GABA(−)	시상밑핵	GABA(−)	간접경로 파괴
창백내핵 (Globus pallidus [medial segment])	새줄무늬체	GABA(−)	시상의 외측배쪽핵과 배쪽전핵, 중심정중핵	GABA(−)	시상과 대뇌피질로 가는 출력 파괴
흑색질(Substantia nigra)	새줄무늬체	GABA	새줄무늬체	dopamine (D_1, [+]; D_2, [−])	파킨슨병(운동감소질환; 새줄무늬체에서 도파민 소실)
시상밑핵 (Subthalamic nucleus)	창백외핵	GABA	창백내핵	glutamate(+)	반쪽도리깨운동증
시상의 외측배쪽핵과 배쪽전핵, 중심정중핵 (Ventrolateral, ventral anterior, and centromedian nuclei of thalamus)	창백내핵	GABA	감각운동피질	알려져 있지 않지만, 아마도 glutamate(+)	기저핵에서 대뇌피질로 가는 되먹임회로 파괴

GABA, 감마아미노부티르산 gamma-aminobutyric acid; (+), 흥분성; (−), 억제성.

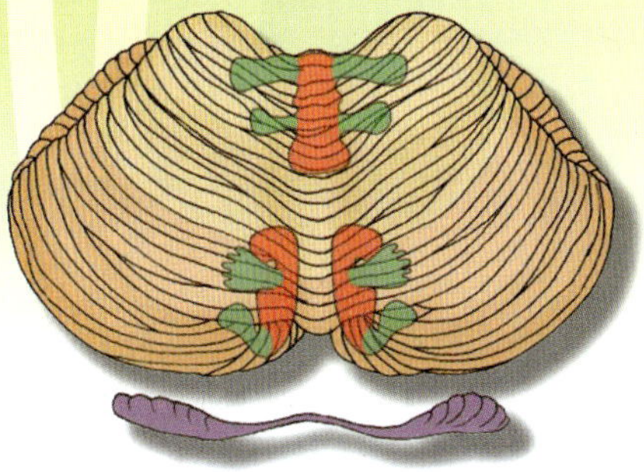

20

소뇌

The Cerebellum

개요

- 소뇌의 육안 구조 Gross Organization of the Cerebellum
- 소뇌의 구심신경로 Afferent Connections of the Cerebellum
  - 척수(척수소뇌) Spinal Cord (Spinocerebellum)
    - 후척수소뇌로 *Dorsal (Posterior) Spinocerebellar Tract*
    - 전척수소뇌로 *Ventral (Anterior) Spinocerebellar Tract*
    - 쐐기소뇌로 *Cuneocerebellar Tract*
    - 입쪽척수소뇌로 *Rostral Spinocerebellar Tract*
  - 뇌간 뇌줄기·Brainstem
    - 하올리브핵 *Inferior Olivary Nucleus*
    - 자세 및 균형과 연관된 뇌간 구조물 *Brainstem Structures associated With Posture and Balance*
      - 전정계 안뜰계·Vestibular System
      - 그물체 망상체·Reticular Formation
  - 대뇌피질 Cerebral Cortex
    - 적색핵 적핵·*Red Nucleus*
    - 교뇌심부핵 *Deep Pontine Nuclei*
  - 소뇌피질로 들어가는 기타 입력 Other Inputs to the Cerebellar Cortex
    - 덮개 *Tectum*
    - 삼차신경계 *Trigeminal System*
    - 모노아민계 *Monoamine System*
- 소뇌피질의 구조적·기능적 구성 The Anatomical and Functional Organization of the Cerebellar Cortex
  - 이끼섬유와 오름섬유 Mossy and Climbing Fibers
    - 이끼섬유 *Mossy Fibers*
    - 오름섬유 *Climbing Fibers*
- 소뇌피질 Cerebellar Cortex
  - 조직 구조 Histology
    - 과립세포층 *Granular Cell Layer*
    - 조롱박세포층 *Purkinje Cell Layer*
    - 분자층 *Molecular Layer*
  - 소뇌피질의 기능적 특성 Functional Properties of the Cerebellar Cortex

학습목표

이 장을 공부한 학생들은

1. 소뇌의 형태학적 특징에 대해 설명하고, 모식도를 그린 후 각 부위의 명칭을 붙일 수 있어야 한다.
2. (1) 척수spinal cord, (2) 뇌간brainstem, (3) 대뇌피질cerebral cortex로부터 들어오는 소뇌의 구심 원천을 열거할 수 있어야 한다.
3. 소뇌 구심 원천의 기능적 특징을 설명할 수 있어야 한다.
4. 소뇌피질의 내부회로를 설명하고 명칭을 말할 수 있으며, 어떻게 특정 뉴런이 다른 뉴런과 상호작용을 나타내는지 설명할 수 있어야 한다.
5. 소뇌의 원심신경로를 열거할 수 있고, 이들의 기능적 관계를 설명할 수 있어야 한다.
6. 소뇌를 (1) 척수, (2) 뇌간운동구역, (3) 대뇌피질 운동영역과 연결하는 되먹임 신경로의 특성을 설명할 수 있어야 한다.
7. 소뇌질환의 해부학적 기초에 대해 설명할 수 있다. 왜 소뇌 질환은 병변의 동측에서 증상이 나타나는지 설명할 수 있어야 한다.

개요 (계속)

소뇌는 적어도 세 가지 기능과 연관되어 있다. 첫 번째 기능은 적절하게 그룹을 이루고 있는 움직임(특별한 조정이 필요한 어려운 운동 반응의 실행과 관련된)과 연관되어 있다. 이러한 기능을 **운동협동작용**synergy of movement이라고도 한다. 두 번째 기능은 공간 속에서의 꼿꼿한 자세 유지와 연관되어 있다. 세 번째 기능은 근긴장도muscle tone 유지와 연관되어 있다.

가장 단순한 운동에 해당하는 움직임(예, 걷기 또는 포크를 입으로 가져가기)조차도 이 운동을 완수하기 위해 신경생리학적으로 필요한 단계를 분석해 보면 움직임이 얼마나 복잡한 활동인지 알게 될 것이다. 이러한 운동을 완료하기 위해서는 다음 요소들이 필요하다. (1) 특정 근육 또는 근육군의 수축이 일어나야 하고, (2) 이와 동시에 대항근의 이완이 일어나야 하며, (3) 근육 수축은 알맞은 정도로 정확한 기간 동안 일어나야 하고, (4) 계획된 운동에 필요한 근육군의 수축과 이완이 적절한 순서로 일어나야 한다. 수축하는 근섬유 숫자는 근육 수축 정도를 결정한다. 순차적으로, 특정 기간 동안 수축하는 근섬유의 숫자(수축력)는 활성화된 알파운동뉴런의 숫자에 의해 결정된다. 수축기간은 주로 어떤 활동에 필요한 근육들을 지배하는 신경섬유의 활동기간에 의해 결정된다.

의도한 운동의 정교하고 효과적인 실행뿐만 아니라 그냥 서 있을 때와 움직일 때 적절한 자세를 유지하기 위해서는 특정 뇌 부위가 운동과 연관된 행동 순서를 통합하고 조직화해야만 한다. 이 뇌 부위는 운동기능과 연관된 중추신경계 부위로부터 입력을 받아야만 하고, 또 이들 부위로 되먹임 신호를 보내야만 한다. 따라서 이들 부위는 마치 컴퓨터처럼 감각과 운동을 통합하는 역할을 하므로 구심신호를 분석하는 통합적 기능에 필수적인 역할을 하게 되며, 이들에게 구심신호를 보내는 부위와도 일련의 되먹임 신호를 보내는 신경로를 통해 상호연결되어야 한다. 이러한 특성을 모두 가지고 있는 뇌 부위가 **소뇌**cerebellum이다. 소뇌는 운동기능과 관련된 모든 중추신경계 부위와 감각부위(특정 근육 또는 근육군의 상태에 대한 정보를 전달해 주는)로부터 입력을 받는다(그림 20.1). 또한 소뇌는 이들 각 부위로 정보를 되먹임하는 신경로도 포함하고 있다. 게다가 소뇌는 이들 각각의 구심신호를 통합하는 기능을 포함하고 있다. 이 장의 나머지 부분에서는 소뇌가 어떻게 이러한 기능을 수행하는지에 대해서

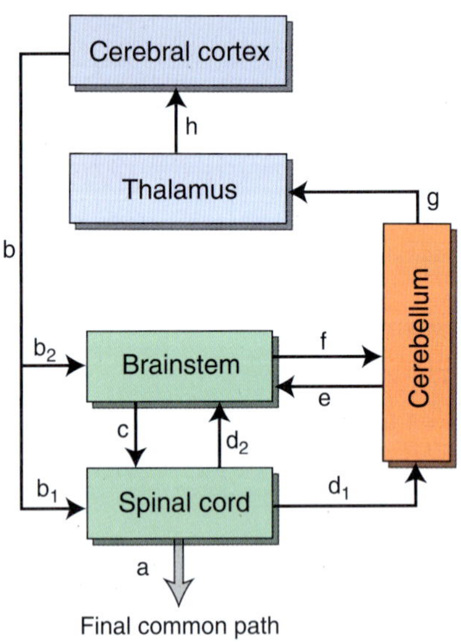

그림 20.1 소뇌와 다른 중추신경계 부위와의 상관관계. 여기서 운동반응을 나타내는 최종공통경로(*a*)는 척수를 통해 매개된다. 이들 운동반응은 대뇌피질(*b*)로부터 뇌간(b_2, *f*)을 통해 소뇌로 들어오는 입력뿐만 아니라 척수에 존재하는 내부반사기전(좀 더 직접적으로는 b_1과 d_1; 간접적으로 b_1과 d_2, *f*를 통함)을 통해 소뇌로 들어오는 입력도 필요로 한다. 소뇌로부터의 적절한 '되먹임'(소뇌에 입력정보를 보냈던 구조물로의)은 척수($e+c$; 뇌간구조물을 통함)와 대뇌피질($g+h$)로 향하는 출력을 통해 일어난다.

설명한다.

소뇌의 육안 구조
Gross Organization of the Cerebellum

소뇌의 육안 구조에 대해서 10장에서 설명하였으므로 자세한 형태학적 특징에 대해 공부하려는 학생들은 그 부분을 참고하기 바란다. 여기서는 간단하게 설명한다. 소뇌는 세 개의 소뇌다리소뇌각·peduncle에 의해 뇌간에 부착되어 있다. 아래소뇌다리하소뇌각·inferior cerebellar peduncle [ICP]와 중간소뇌다리중소뇌각·middle cerebellar peduncle [MCP]는 주로 소뇌구심섬유로 이루어져 있는 반면, 위소뇌다리상소뇌각·superior cerebellar peduncle [SCP]는 주로 소뇌원심섬유로 이루어져 있다. 아래소뇌다리ICP는 연수의 등쪽외측부위에서 나와서 하부 소뇌로 들어간다. 중간소뇌다리MCP는 교뇌의 외측부위에서 나와서 소뇌로 들어간다. 위소뇌다리SCP는 상부 소뇌 및 소뇌 내측부분으로부터 나와서 상부 교뇌 높이에서 뇌간으로 들어간다(그림 20.2~3).

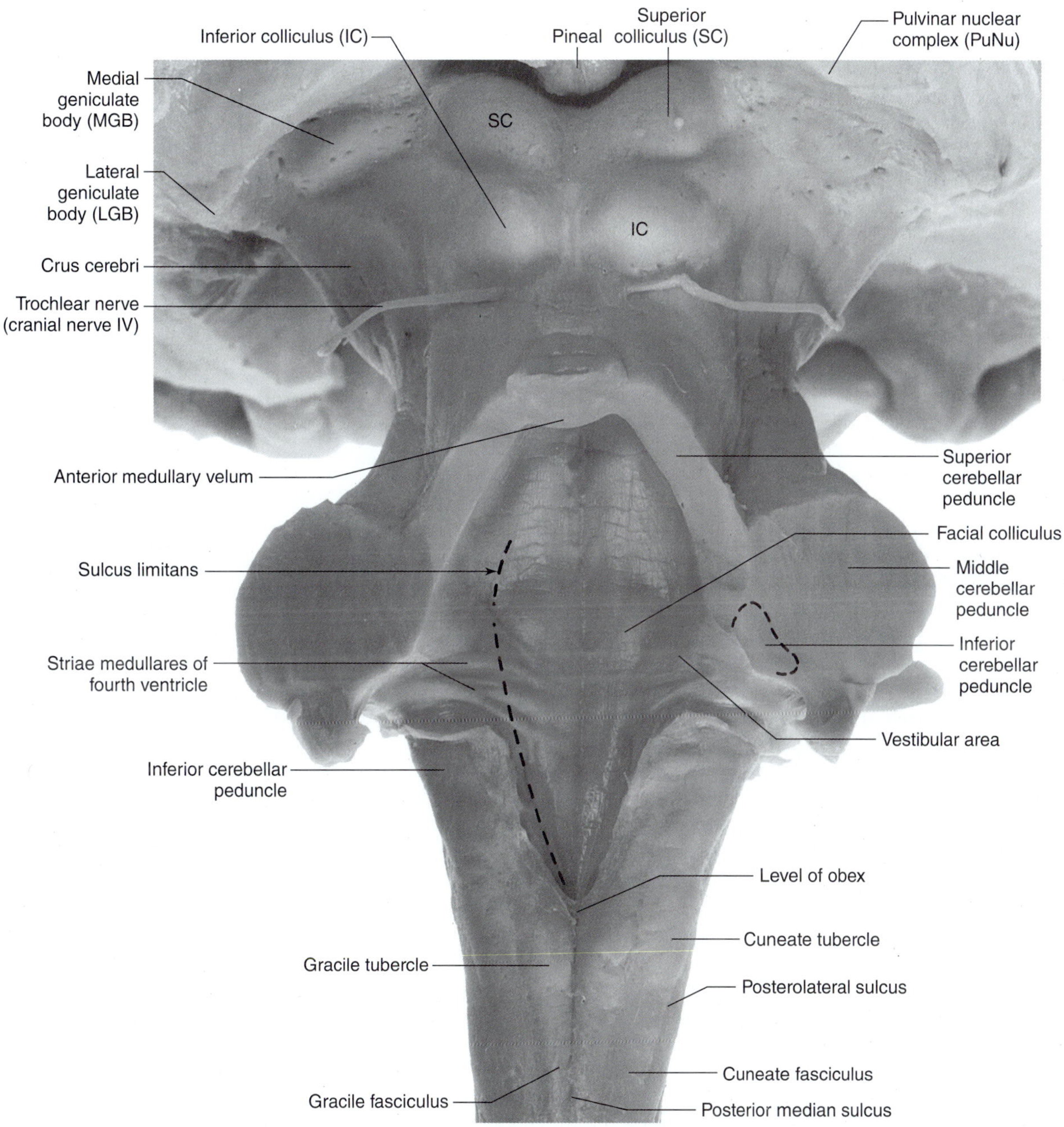

그림 20.2 뇌간의 등쪽면(아래소뇌다리와 중간소뇌다리, 위소뇌다리를 명확하게 관찰하기 위해 소뇌를 제거함). (Reproduced with permission from Haines DE: Neuroanatomy An Atlas of Structures, Sections, and Systems, 8th ed. Baltimore: Lippincott Williams & Wilkins, 2012, p. 32.)

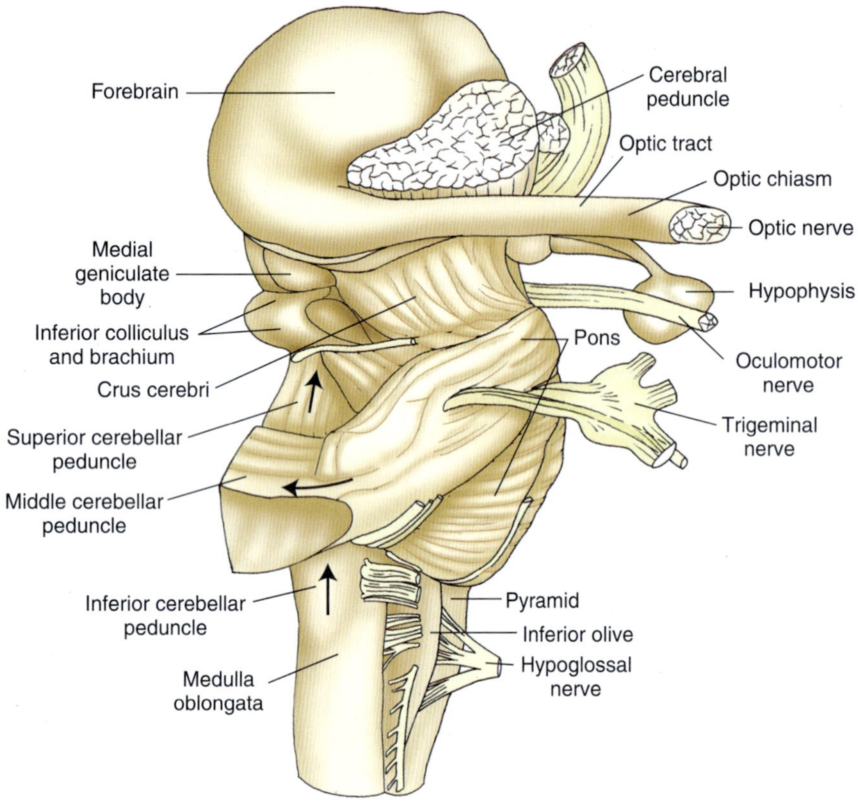

그림 20.3 뇌간의 외측면(소뇌다리와 뇌간·소뇌의 관계를 나타냄). 화살표는 소뇌를 중심으로 정보가 지나가는 일반적인 방향을 나타낸다. 아래소뇌다리와 중간소뇌다리는 대부분 소뇌구심섬유로 이루어져 있는 반면, 위소뇌다리는 주로 소뇌원심섬유로 이루어져 있다.

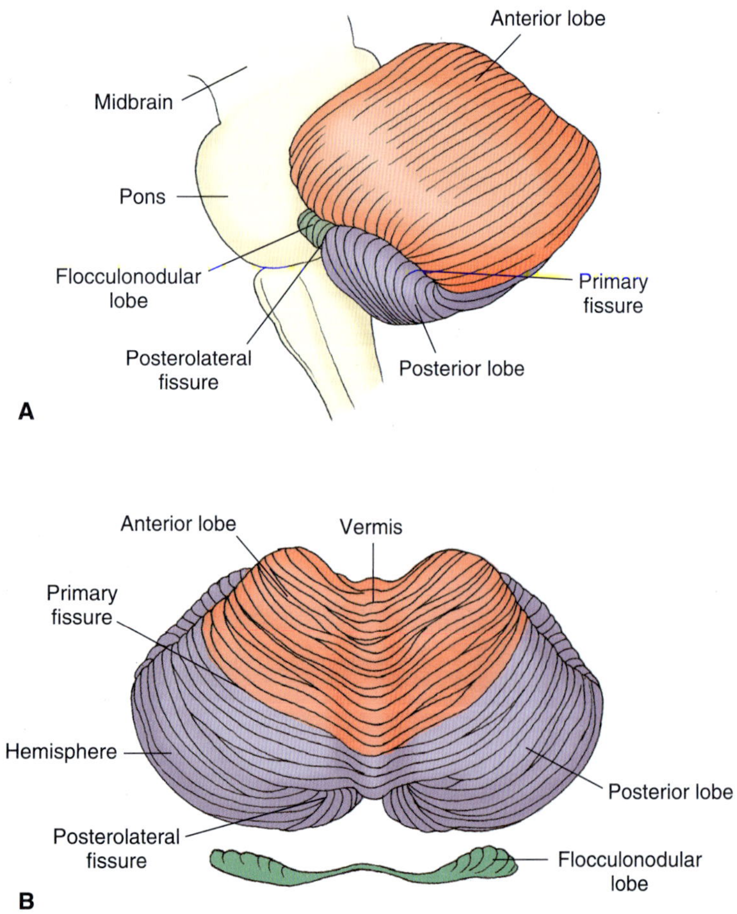

그림 20.4 소뇌. 외측부위**(A)**와 등쪽부위**(B)**에서 관찰되는 일반적인 틈새와 소뇌벌레의 구획에 주목하자.

소뇌피질cerebellar cortex은 세 엽lobe으로 이루어져 있다. 각 소뇌엽은 중간부위에 위치하는 **소뇌벌레**vermis에 의해 양쪽으로 나눠져 대칭인 두 개의 소뇌반구cerebral hemisphere를 형성한다(그림 20.4). 각 소뇌엽은 **소뇌앞엽**소뇌전엽·anterior lobe과 **소뇌뒤엽**소뇌후엽·posterior lobe, **타래결절엽**편엽소절엽·flocculonodular lobe이다. 첫째틈새primary fissure는 소뇌앞엽과 소뇌뒤엽의 경계이며, 등쪽외측틈새뒤가쪽틈새·posterolateral fissure는 소뇌뒤엽과 타래결절엽의 경계이다. 계통발생학적으로, 타래결절엽은 가장 오래된 구조물이다. 타래결절엽은 전정계vestibular system로부터 주로 입력을 받으므로 **전정소뇌**안뜰소뇌·vestibulocerebellum라고 불린다. 소뇌뒤엽은 소뇌앞엽 및 소뇌벌레와 인접해 있으며 주로 척수spinal cord로부터 입력을 받는다. 따라서 이 부위를 **척수소뇌**spinocerebellum라고 부른다. 소뇌앞엽은 소뇌뒤엽보다 더 일찍 발달하였기 때문에 **구소뇌**옛소뇌·paleocerebellum라고도 불린다. 소뇌뒤엽은 소뇌 중에서 가장 크고 계통발생학적으로 가장 최근에 발생한 부위이다. 소뇌뒤엽은 대뇌피질과 가장 밀접하게 연관되어 있다. 따라서 이 부위는 **신소뇌**새소뇌·neocerebellum라고도 불린다. 소뇌피질은 세 가지 기능적 영역으로 분류되기도 한다. 이들의 기능적 중요성에 대해서는 뒤에서 설명한다.

소뇌피질cerebellar cortex의 심부에는 광범위하게 백색질white matter이 존재하며, 백색질 아래에는 소뇌심부핵deep cerebellar nuclei이 존재한다. 세 쌍의 소뇌심부핵이 좌우 대칭적으로 존재한다. 내측에 위치하는 심부핵을 **꼭지핵**fastigial nucleus이라 부른다. 외측에 위치하는 심부핵을 **치아핵**dentate nucleus이라 부르며, 치아핵과 꼭지핵 사이에 위치하는 심부핵을 **중간위치핵**interposed nuclei이라 부른다(그림 10.8 참조). 중간위치핵은 상대적으로 작은 두 개의 핵으로 이루어져 있는데, 내측 구조물을 **둥근핵**globose nucleus이라 부르고, 외측 구조물을 **마개핵**emboliform nucleus이라 부른다. 이들 소뇌심부핵은 각각 서로 다른 기능을 매개하며, 해당 기능은 이들의 입력-출력과 연관되어 있다. 이들 핵의 기능은 이 장의 뒷부분에서 설명한다.

소뇌의 구심신경로
Afferent Connections of the Cerebellum

소뇌피질은 운동기능 조절과 관련된 중추신경계 구역으로부터 입력을 받을 뿐만 아니라 개별 근육과 근육군의 상태, 기타 입력 정보(촉각정보, 피부구심정보, 고역치 관절구심정보)와 연관된 직·간접적인 감각 입력을 받는다. 이어지는 단락에서는 소뇌피질로 들어가는 구심정보의 원천과 분포, 기능적 특성을 다룬다.

척수(척수소뇌) Spinal Cord (Spinocerebellum)

소뇌는 척수로부터 들어오는 입력을 통해 근긴장도muscle tone와 운동실행execution of movements을 조절할 수 있는 필수정보(개별 근육 및 근육군의 상태와 위치에 대한 정보)를 받아들인다. 이러한 정보를 소뇌로 전달해 주는 가장 중요한 신경로는 후척수소뇌로와 전척수소뇌로, 쐐기소뇌로, 입쪽척수소뇌로(고양이에서 발견됨)이다. 이들 신경로는 소뇌로 투사될 때 부위별 대응 배열을 나타내며, 주로 소뇌벌레vermis와 소뇌벌레옆구역paravermal region (소뇌앞엽 및 소뇌후엽의 일부)으로 들어간다. 따라서 이들 영역을 척수소뇌spinocerebellum라고 부른다.

후척수소뇌로 Dorsal (Posterior) Spinocerebellar Tract

다음 단락에서 설명하는 후척수소뇌로 및 기타 소뇌구심신경로는 8장에서 이미 설명하였다. 그러므로 여기서는 이들 신경로의 주요 특징을 간략하게 요약하여 설명한다.

후척수소뇌로는 주로 다리 근육의 근방추muscle spindle와 골지힘줄기관Golgi tendon organ으로부터 올라오는 개별 근육 상태에 관한 정보를 소뇌피질로 전달하며, 아래소뇌다리ICP를 통해 주행한 후 주로 동측 소뇌전엽 및 인접 소뇌후엽의 내측부위에 종지한다(그림 20.5, A와 B).

전척수소뇌로 Ventral (Anterior) Spinocerebellar Tract

전척수소뇌로는 골지힘줄기관(전체 사지 운동을 감지함)과 굽힘근반사 구심신호[1]를 위소뇌다리SCP를 통해 소뇌전엽(후척수소뇌로가 종지하는 부위 근처)으로 전달한다(그림 20.5A와 그림 8.9 참조).

쐐기소뇌로 Cuneocerebellar Tract

쐐기소뇌로(팔upper limbs에서 후척수소뇌로와 같은 역할을 함)는 팔 근육의 근방추로부터 들어오는 입력을 소뇌전엽 및 소뇌후엽(소뇌전엽에 인접한)으로 전달한다(그림 20.5C). 따

[1] 굽힘근반사flexor reflex의 구심신호는 피부수용기, II군과 III군 근육구심섬유, 그리고 고역치 관절구심섬유로부터 척수로 향하는 신호를 말한다. 이들을 통해 전달되는 흥분파는 여러 상행로를 따라 뇌간과 소뇌에 도달할 수 있다. 척수 높이에서, 이들은 분절반사segmental reflex에 기여하므로 척수 내에 있는 개재뉴런의 활동과 상태를 소뇌에 제공할 가능성이 높다.

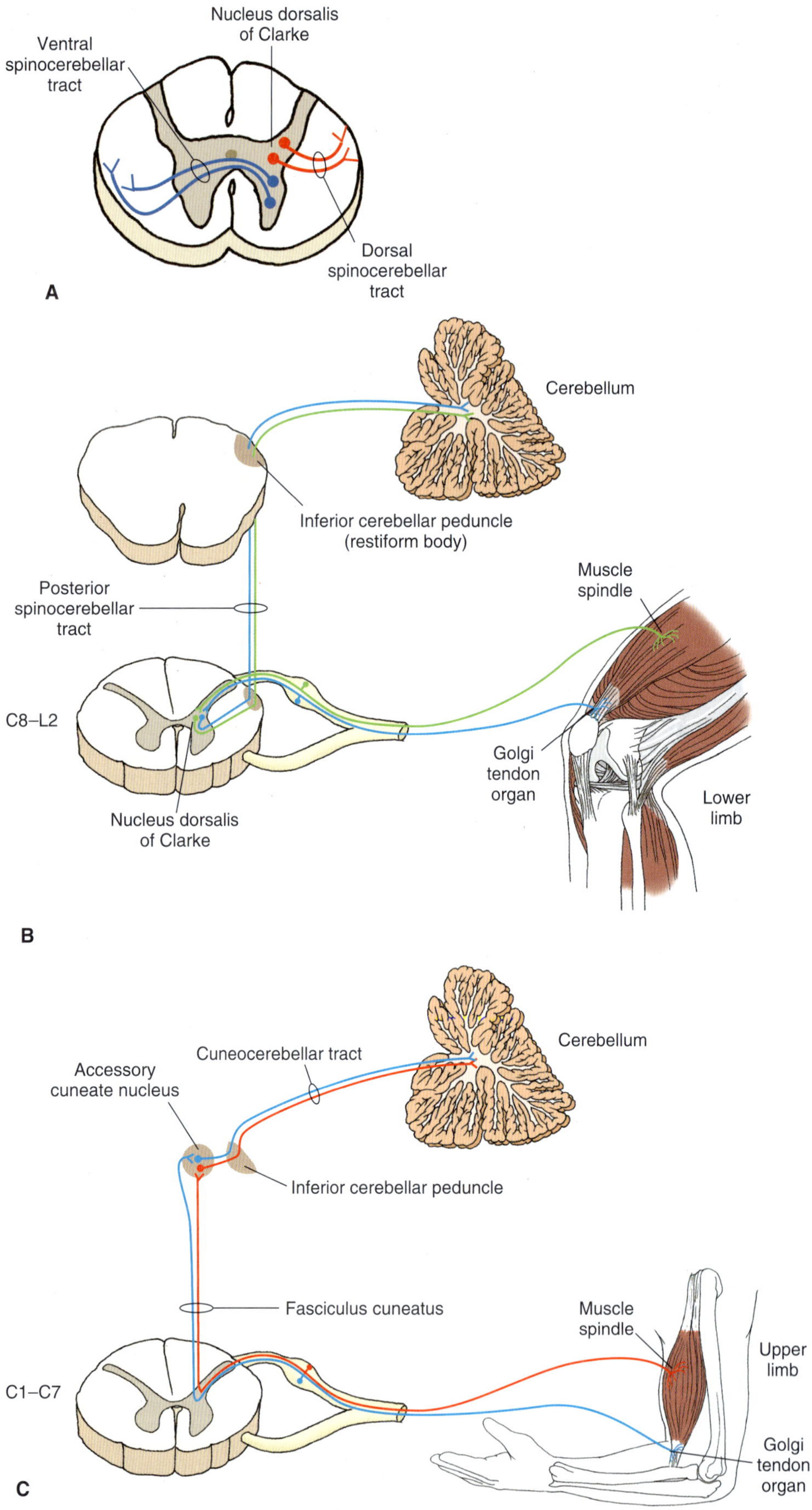

그림 20.5 척수소뇌로와 쐐기소뇌로의 원천 및 분포. **(A)** 척수 내의 후척수소뇌로와 전척수소뇌로의 원천. **(B)** 후척수소뇌로와 **(C)** 쐐기소뇌로의 원천과 주행경로, 분포. C, 목척수.

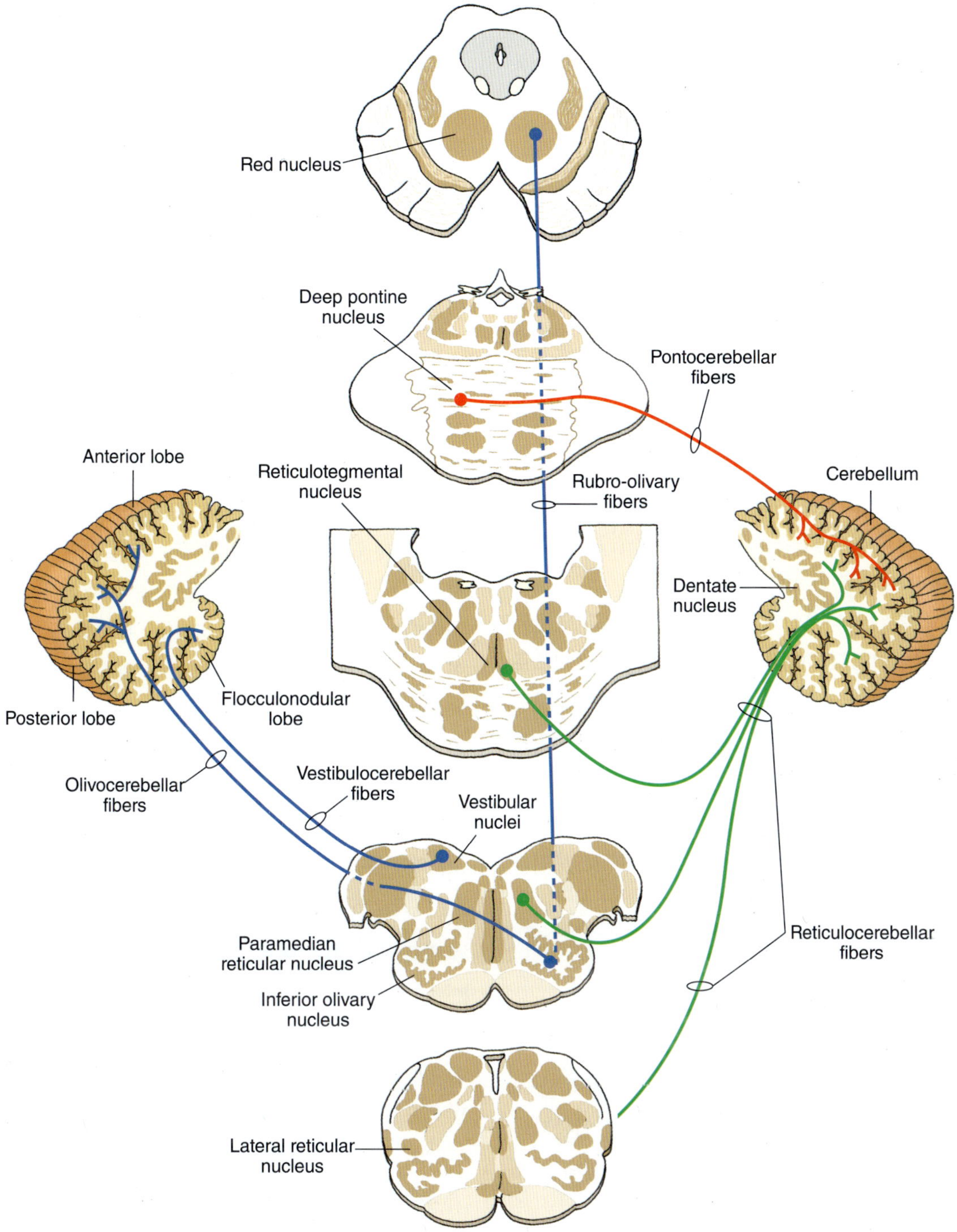

그림 20.6 뇌간으로부터 소뇌피질로 들어가는 구심신경로. 구심신경로는 적색핵(청색으로 나타냄)과 교뇌심부핵(적색으로 나타냄), 전정핵(청색으로 나타냄), 그물핵(녹색으로 나타냄)으로부터 기원한다.

라서 이 신경로는 주로 **팔**upper limbs의 개별근육 상태에 관한 입력을 척수소뇌에 제공한다.

입쪽척수소뇌로 Rostral Spinocerebellar Tract

입쪽척수소뇌로(팔upper limbs에서 전척수소뇌로와 같은 역할을 함; 사람에서는 아직 확인되지 않음)는 목척수에서 기원하여 소뇌전엽에 분포하며 팔upper limbs로부터 들어오는 전체 팔 운동 정보(골지힘줄기관으로부터 들어옴)를 소뇌진엽에 전달한다.

뇌간 뇌줄기·Brainstem

뇌간에 존재하는 몇 가지 핵은 소뇌로 들어가는 입력에

기여한다. 이러한 핵으로는 하올리브핵inferior olivary nucleus과 전정핵vestibular nuclei, 그물체 내에 존재하는 여러 핵, 교뇌심부핵deep pontine nuclei을 들 수 있다. 이들 뇌간핵brainstem nuclei으로부터 들어오는 소뇌 구심섬유의 특성과 기능은 다양하며, 이어지는 단락에서 다룬다.

하올리브핵 Inferior Olivary Nucleus

아래소뇌다리ICP에 포함되어 있는 가장 많은 신경로는 **하올리브핵**에서 기원한 신경섬유와 연관되어 있다. 하올리브핵은 다른 두 가지 입력을 받는다. 한 종류의 입력은 척수로부터 오며, 다른 입력은 대뇌피질로부터 온다.

척수로부터 입력되는 신경섬유는 하올리브핵에 피부와 관절, 근방추에 관한 정보를 전달한다. 하올리브핵으로부터 나온 축삭은 아래소뇌다리ICP를 통해 반대측 소뇌피질로 들어가 소뇌전엽과 소뇌후엽에 부위별 대응 배열을 나타내며 종지한다(그림 20.6).

두 번째 입력은 감각운동피질sensorimotor cortex과 연관되어 있으며, 대뇌피질로부터 직접적으로 또는 간접적으로(적색핵을 통함) 하행하는 운동섬유를 포함하고 있다. 사람의 적색올리브섬유rubro-olivary fibers는 다른 동물에 비해 훨씬 더 발달되어 있다. 이와 같이 하올리브핵은 척수와 대뇌피질로부터 들어오는 통합된 신호를 오름섬유계climbing fiber system를 통해 소뇌반구로 전달하는 것으로 보인다(9장과 18장 참조).

자세 및 균형과 연관된 뇌간 구조물
Brainstem Structures Associated With Posture and Balance

18장에서 설명한 대로, 전정계와 그물체는 신전근펌근·extensor muscle에 주로 영향을 미치는 운동 조절에 중요한 역할을 하며, 이러한 운동은 균형 및 자세 조절과 연관되어 있다. 또한 전정계와 그물체는 소뇌에 중요한 입력을 제공한다.

전정계 안뜰계·Vestibular System

소뇌는 **전정계**의 이석기관othlith organ(평형반macula: 둥근주머니saccule와 타원주머니utricle에 존재)과 반고리뼈관semicircular canal으로부터 정보를 받는다. 전정기관에서 기원한 신경섬유는 단일시냅스 신경로 또는 이중시냅스 신경로를 통해 소뇌피질로 들어갈 수 있다. 단일시냅스 신경로(**곁밧줄모양체**juxtarestiform body라고 함)는 일차전정뉴런으로써 동측 타래결절엽flocculonodular lobe에 종지한다. 두 번째 신경로는 일차전정섬유(전정핵에 시냅스함)와 이차뉴런(주로 하전정핵IVN과 내측전정핵MVN으로부터 소뇌피질의 동일 영역으로 투사함)을 포함하고 있다(그림 20.6). 이와 같이, 소뇌는 특정 시점에서의 머리의 위치뿐 아니라 신전근 운동뉴런을 조절하는 전정뉴런의 상태와 관련된 중요한 정보(전정척수로vestibulospinal tract 및 그물척수로reticulospinal tract를 통함)를 받아들인다. 소뇌피질의 기능을 세분할 수 있는데, 타래결절엽은 전정계로부터 입력을 받아들이는 특수한 영역을 포함하고 있으며, 소뇌전엽은 주로 척수로부터 입력을 받는다.

그물체 망상체·Reticular Formation

그물체는 부분적으로 감마운동계(주로 신전근extensor muscle을 조절함)에 작용하여 척수반사spinal reflexes를 강력하게 조정한다. 이 중요한 운동계 성분은 소뇌에 결정적인 입력 신호를 제공하며, 이 입력 신호는 그물체 뉴런이 주어진 시점에 신전근 긴장도를 조절하는 것과 연관되어 있을 것이다. 그물체로부터 소뇌피질로 투사하는 신경섬유는 연수(외측그물핵lateral reticular nucleus, 정중곁그물핵paramedian reticular nucleus)와 교뇌(그물피개핵reticulotegmental nucleus)로부터 기원한다. 이들 신경섬유는 주로 소뇌벌레부위vermal region(소뇌전엽과 소뇌후엽의)에 분포한다. 그물체로부터 전달된 많은 정보는 특정 감각과 연관되어 있지는 않다. 그러나 외측그물핵lateral reticular nucleus은 전외측섬유단anterolateral funiculus을 타고 온 촉각정보를 소뇌피질에 전달하는 것으로 생각된다. 이런 이유로, 그물소뇌투사로reticulocerebellar projections는 척수소뇌계spinocerebellar system에 기여할 수 있다. 게다가 외측그물핵은 척수와 대뇌피질로부터 입력을 받기 때문에 실제로 이 부위는 하올리브핵과 비슷한 방식으로 소뇌반구에 통합된 정보(이끼섬유계mossy fiber system를 통함)를 제공할 수 있다(그림 20.6).

소뇌로 투사하는 여러 그물핵은 또한 감각운동피질sensorimotor cortex로부터도 중요한 입력을 받는다는 점에 주목해야 한다. 이런 사실은 그물핵이 대뇌피질 입력을 소뇌피질 전·후엽의 소뇌벌레부위 및 소뇌벌레곁부위로 중계하는 역할도 한다는 것을 나타낸다. 따라서 이러한 회로가 존재함으로써 소뇌는 움직임의 조정뿐 아니라 평형과 기립자세 유지에도 관여하게 된다.

대뇌피질 Cerebral Cortex

대뇌피질은 운동의 조정coordination과 기획planning, 실행exe-

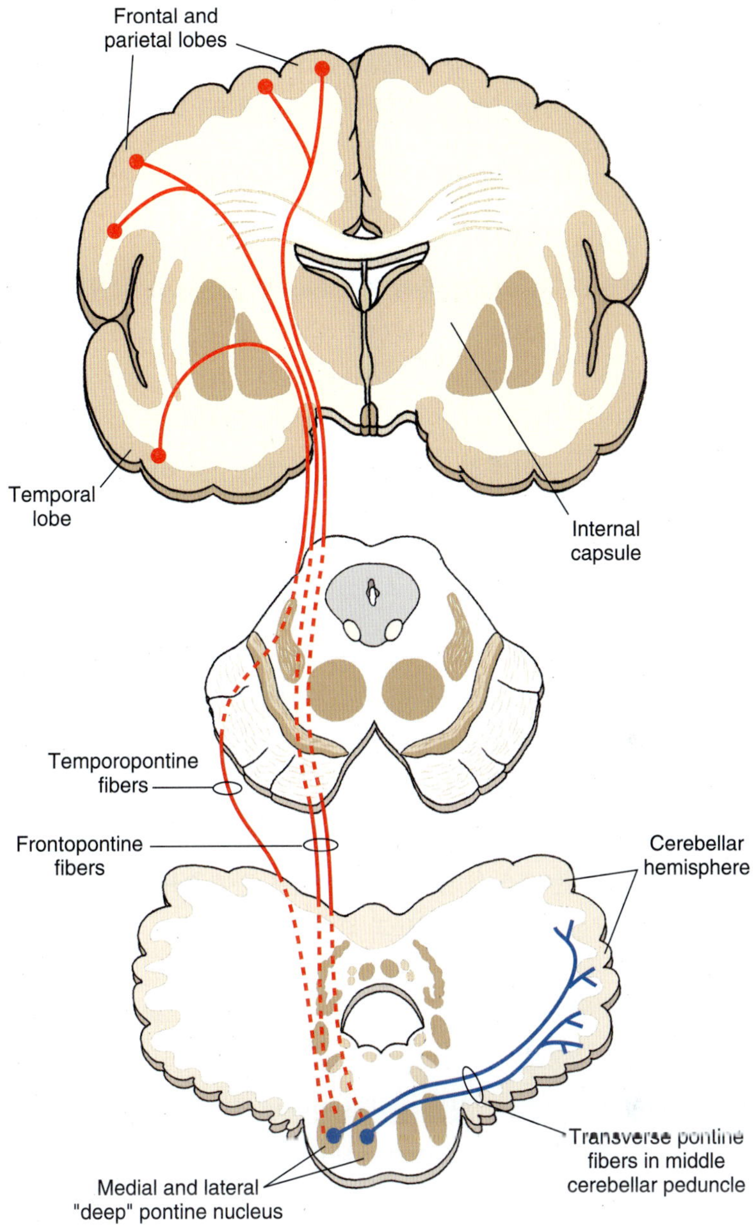

그림 20.7 내뇌피질로부터 교뇌심부핵을 거쳐 소뇌피질로 들어가는 이중시냅스 신경로. 피질교뇌섬유는 적색으로 나타내었고, 교뇌소뇌섬유는 청색으로 나타내었다.

cution과 연관되어 있다. 앞에서 설명한 대로, 이러한 정보가 여러 신경로를 통해 대뇌피질로부터 소뇌피질로 전달된다. 한 신경로는 다시냅스 신경로인데, 이 신경로는 먼저 대뇌피질cerebral cortex로부터 적색핵red nucleus으로 투사한 후, 두 번째 가지가 적색핵으로부터 동측 하올리브핵inferior olivary nucleus으로 투사하고, 최종적으로 하올리브핵으로부터 반대측 소뇌반구로 투사한다(그림 20.7). 다른 신경로는 교뇌기저부와 그물체에 존재하는 중계핵으로 투사한다.

그물체로부터 소뇌피질로 들어가는 주요 입력은 소뇌벌레부위 및 소뇌벌레곁부위에 분포하는 반면, 적색핵(하올리브핵을 통함)과 교뇌심부핵으로부터 소뇌피질로 들어가는 주요 입력은 주로 소뇌반구에 분포한다. 주목해야 할 점은 주로 소뇌벌레부위 및 소뇌벌레곁부위에 국한된 소뇌피질 부위에 부위별 대응 배열을 나타내는 '반점patches'이 존재한다는 것이다. 명확하게 설명하면, 이러한 분포는 축 근육axial musculature은 주로 소뇌벌레부위에 분포하는 반면, 원위부 근육distal musculature은 더 외측부위인 소뇌반구의 벌레곁부위에 분포한다는 관점을 지지한다. 전체적으로, 대뇌피질로부터 교뇌심부핵과 적색핵으로 들어가는 여러 신경로는 대뇌피질이 주로 원위부 근육과 연관된 움직임을 조정할 수 있는 신경 기전을 제공해준다.

적색핵 적핵 · Red Nucleus

적색핵은 부분적으로 감각운동피질로부터 척수(적색척수로reticulospinal tract를 통해 내려가 굽힘근flexor muscle 운동계를 활성화시킴)를 향하는 중계핵 역할을 한다는 것을 설명하였다. 이와 유사한 방식으로 감각운동피질은 적색핵과 하올리브핵에 존재하는 중계핵을 통해 소뇌피질로 신호를 보낼 수 있다(그림 20.6). 이 회로를 통해 적색핵에 분포하고 있는 뉴런의 상황은 부위별 대응 배열을 유지한 채 소뇌피질로 전달된다. 적색핵은 다음 신경로를 통해 소뇌피질과 소통하는데, 그 신경로는 「적색핵 → 하올리브핵(교차된 올리브소뇌섬유) → 반대측 소뇌피질의 전·후엽」으로 이루어져 있다.

교뇌심부핵 Deep Pontine Nuclei

대뇌피질과 소뇌피질의 소통은 교뇌기저부basilar pons에 분포하고 있는 중계핵을 통해 일어난다. 대뇌피질에서 기원한 모든 신경섬유는 속섬유막internal capsule과 대뇌다리기저부crus cerebri를 통해 주행한 후 **교뇌심부핵**deep pontine nuclei에 시냅스한다. 교뇌심부핵은 교뇌가로섬유transverse pontine fiber라 불리는 축삭을 내며, 이들 축삭은 반대측 중간소뇌다리MCP를 통해 소뇌 전엽과 후엽에 분포한다(그림 20.7).

소뇌피질로 투사하는 가장 많은 성분은 전두엽frontal lobe으로부터 기원한다. 이 투사로는 대뇌피질 운동영역과 소뇌피질이 소통할 수 있는 일차적 기반을 제공한다. 그러나 대뇌피질의 감각영역 역시 소뇌피질로 들어가는 신경섬유에 포함되어 있다. 이러한 감각피질에는 두정엽피질parietal cortex과 측두엽피질temporal cortex, 시각피질visual cortex이 있다. 후두정엽피질posterior parietal cortex [PPC]은 대뇌피질 운동영역으로 전달되는 운동 계획motor planning(또는 편성programming)과 관련된 정보를 소뇌에도 제공해준다. 측두엽피질과 후두엽피질은 소뇌피질에 청각 및 시각 기능과 관련된 신호를 제공한다(그림 20.7 참조). 특히 시각피질로부터 들어오는 신경로는 시야에서 움직이는 물체에 대한 정보를 전달하는 것으로 보인다. 시각 및 청각 신호는 덮개tectum를 통해서도 소뇌피질에 도달할 수 있다('덮개tectum' 단락 참조). 또한 체성감각신호도 대뇌피질로부터 소뇌피질로 전달될 수 있다. 체성감각피질에서 기원한 신경섬유는 소뇌피질의 벌레부위 및 벌레곁부위에 부위별 대응 배열을 유지한 채 전달되며, 배열 양상은 척수 입력과 연관된 부위별 대응 배열과 같다는 증거가 있다. 그러나 소뇌후엽의 외측부위는 부위별 대응 배열을 나타낸다는 증거는 없다.

소뇌피질로 들어가는 기타 입력

Other Inputs to the Cerebellar Cortex

덮개 Tectum

후두엽occipital lobe과 측두엽temporal lobe으로부터 들어오는 입력 이외에, 덮개를 이루고 있는 위둔덕superior colliculus과 아래둔덕inferior colliculus으로부터 기원한 신경섬유들도 소뇌피질에 각각 시각정보와 청각정보를 제공한다. 이들은 교뇌핵으로 신경로를 보낸 다음 중간소뇌다리MCP를 통해 소뇌피질로 투사한다.

삼차신경계 Trigeminal System

얼굴 근육 및 턱 근육의 근방추 활동과 관련된 이차고유감각섬유는 주로 삼차신경 중뇌핵mesencephalic trigeminal nucleus으로부터 소뇌에 도달한다. 삼차신경핵trigeminal nuclei으로부터 기원한 다른 촉각섬유는 주로 소뇌피질의 벌레부위 및 벌레곁부위로 투사한다는 것을 이미 설명하였다. 이들은 소뇌피질에 분포하는 호먼큘러스homunculus의 머리부위로 향한다(그림 20.8).

모노아민계 Monoaminergic Systems

뇌간 뉴런은 소뇌피질에 광범위하게 노르아드레날린 및 세로토닌 신경섬유를 분포시킨다. 노르아드레날린신경

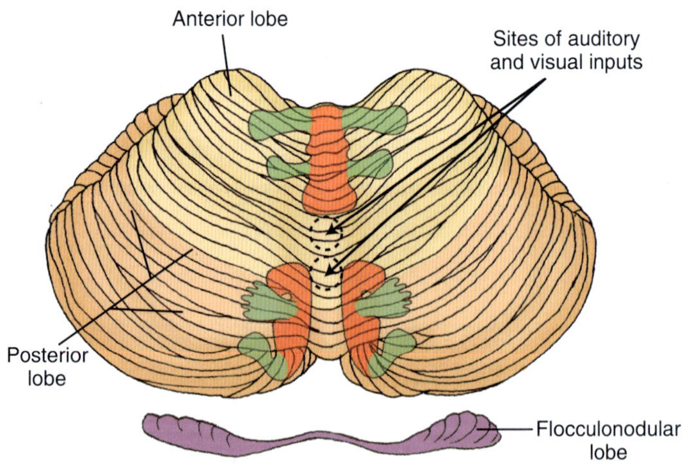

그림 20.8 소뇌피질의 신체 부위별 대응 배열을 나타내는 호먼큘러스. 몸통은 소뇌피질의 여러 부위에 분포하고 있으며, 축 근육은 소뇌피질의 내측부위에 분포하고 있는 반면, 원위부 근육은 더 외측부위에 분포하고 있다. 원위부 근육의 조절과 관련된 부위는 녹색으로, 축 근육과 관련된 부위는 적색으로 나타내었다.

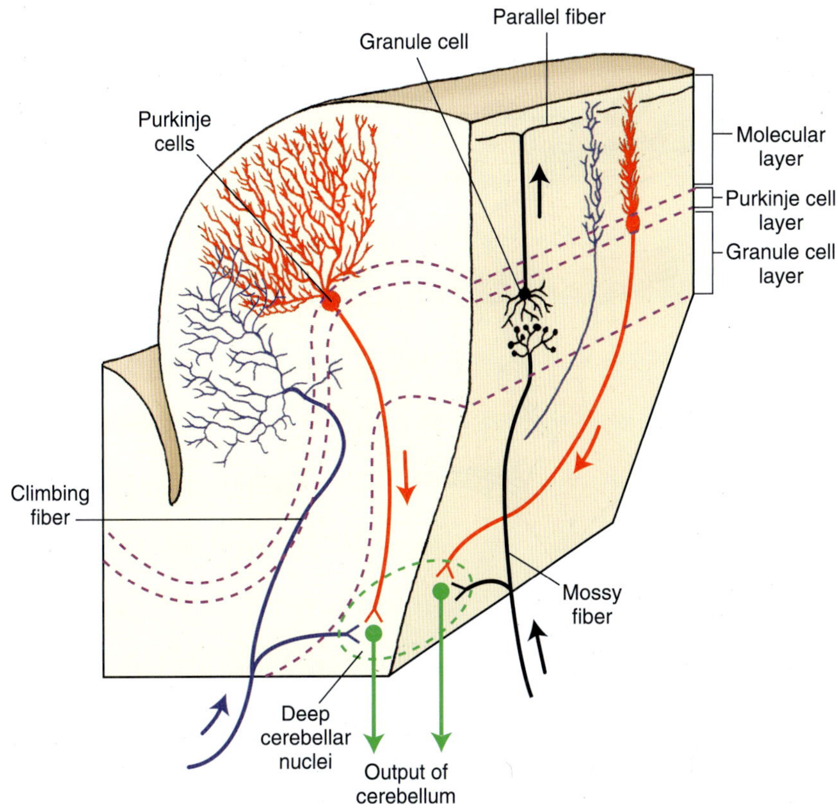

그림 20.9 세 층으로 이루어진 소뇌피질에서 발견되는 여러 유형의 세포와 신경섬유를 나타낸 소뇌피질의 모식도. 오름섬유(소뇌구심섬유)는 청색으로 나타내었고; 이끼섬유(소뇌구심섬유)와 과립세포, 평행섬유는 흑색으로 나타내었으며; 조롱박세포 및 그 축삭(소뇌피질 출력부)은 적색으로 나타내었고; 소뇌심부핵으로부터 다른 뇌 부위로 향하는 소뇌 출력은 녹색으로 나타내었다.

섬유는 주로 청색반점locus ceruleus으로부터 기원하며, 세로토닌신경섬유는 솔기핵복합체raphe complex로부터 기원한다. 이 두 신경섬유군은 소뇌피질 뉴런의 활성을 조절하는 기능을 한다.

소뇌피질의 구조적·기능적 구성

The Anatomical and Functional Organization of the Cerebellar Cortex

이끼섬유와 오름섬유 Mossy and Climbing Fibers

두 종류의 구심섬유가 소뇌피질로 흥분파를 전달한다. 이들은 생긴 모양에 따라 **이끼섬유**mossy fiber와 **오름섬유**climbing fiber라고 불린다(그림 20.9).

이끼섬유 Mossy Fibers

이끼섬유는 소뇌에서 아주 많이 발견된다. 이끼섬유는 과립세포층granular cell layer을 통해 주행하면서 이 층에 수많은 곁가지를 낸다. 이들 곁가지는 **이끼섬유로제트**mossy fiber rosettes를 형성하여 종지하며, 이끼섬유로제트는 과립세포granule cell의 수상돌기(발톱처럼 생김)와 접촉하고 있다(그림 20.10). 따라서 하나의 이끼섬유를 따라 전달되는 흥분파는 수많은 과립세포를 흥분시킬 수 있다. 이끼섬유로제트는 **소뇌토리**소뇌사구체·cerebellar glomerulus를 형성하는데, 소뇌토리는 이끼섬유 축삭이 과립세포의 수상돌기 및 골지세포의 축삭 말단과 시냅스하는 부위이다. 정확하게 설명하면, 소뇌토리는 (1) 이끼섬유로제트, (2) 수많은 과립세포 수상돌기, (3) 골지세포 근위부 수상돌기, (4) 골지세포 축삭 말단으로 이루어져 있다. 이끼섬유는 흥분성이며 소뇌피질로 투사하는 모든 중추신경계 부위(하올리브핵 제외)로부터 기원한다. 이끼섬유 말단으로부터 유리되는 신경전달물질은 글루탐산glutamate인 것으로 여겨진다.

오름섬유 Climbing Fibers

오름섬유는 하올리브핵inferior olivary nucleus으로부터 기원하며 과립세포층granular cell layer과 조롱박세포층Purkinje cell layer을 통해 상행하여 분자층molecular layer에 이른다. 분자층 내에서, 오름섬유는 조롱박세포Purkinje cell의 수상돌기를 감고 올라가면서 이들과 시냅스를 이룬다(그림 20.9). 하나의 이끼섬유mossy fiber가 수많은 과립세포granule cell를 흥분시킬 수 있는 것과는 달리, 오름섬유climbing fiber는 조롱박세포Purkinje cell와 일대일로 연결되어 있다(하나의 오름

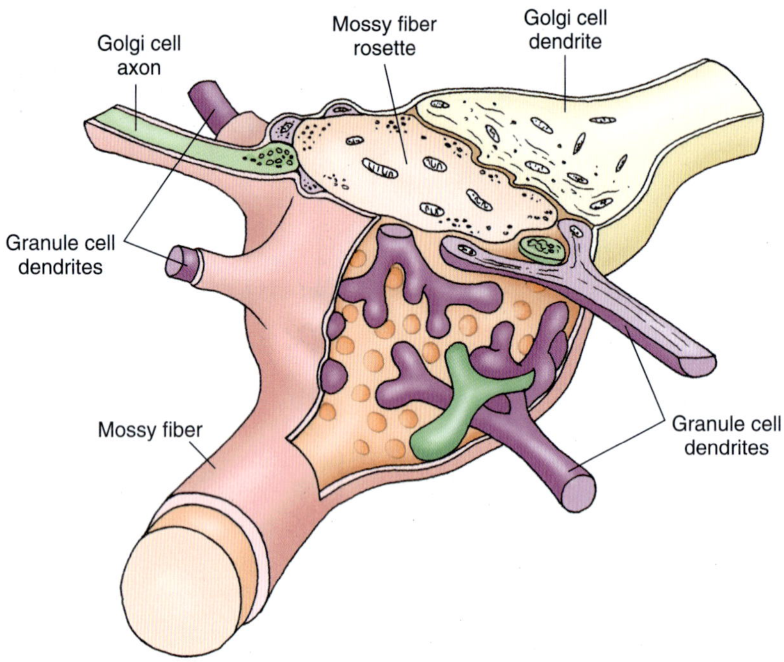

그림 20.10 소뇌토리의 모식도. 소뇌토리는 하나의 이끼섬유로제트(연분홍색)와 과립세포 수상돌기(보라색), 골지세포의 축삭 및 수상돌기(녹색)로 이루어져 있다. 이끼섬유의 축삭말단은 과립세포 수상돌기 뿐만 아니라 골지세포의 수상돌기 및 축삭과 수많은 시냅스를 형성한다.

섬유는 하나의 조롱박세포만 흥분시킴). 오름섬유 말단에서 유리되는 신경전달물질은 아스파르테이트aspartate인 것으로 여겨진다.

기억해야 할 중요한 사실은 소뇌피질에 있는 표적 뉴런을 흥분시키는 이끼섬유mossy fiber와 오름섬유climbing fiber는 곁가지를 통해서 소뇌심부핵deep cerebellar nuclei으로도 흥분성 입력을 제공한다는 점이다(그림 20.11).

소뇌피질 Cerebellar Cortex

조직 구조 Histology

전체 소뇌피질 회색질gray matter의 조직학적 구조는 거의 동일하다. 회색질은 주름folia을 형성하고 있으며, 이 주름은 소뇌반구의 장축을 기준으로 가로 방향으로 배열되어 있다(그림 20.9, 그림 20.12). 회색질의 심부에는 다량의 백색질white matter이 존재하는데, 백색질에는 소뇌피질의 구심축삭과 원심축삭이 포함되어 있다.

소뇌피질에 있는 뉴런과 신경섬유의 배열은 기능적으로 중요하다. 예를 들면, 소뇌피질에 존재하는 개별 축삭은 넓은 소뇌피질에 분포하는 많은 뉴런에 영향을 미칠 수 있다. 이런 배열은 소뇌가 특정 시점에 넓은 부위의 근육에 영향을 미칠 수 있는 기반을 제공한다. 소뇌의 다른 기능은 일련의 흥분-억제 반응excitatory-inhibitory sequences으로 이루어진 정교한 신호를 멀리 떨어진 구조물에 제공하는 것이다. 따라서 소뇌피질에 있는 뉴런은 이들 신호를 멀리 떨어져 있는 구조물로 적절하게 전달할 수 있는 방식으로 배열되어 있어야 한다.

소뇌피질은 세 층으로 이루어져 있다(그림 20.9). 가장 안쪽 층을 **과립세포층**granular cell layer이라 부른다. 중간층을 **조롱박세포층**Purkinje cell layer이라 부르고, 가장 표층을 **분자층**molecular layer이라 부르는데, 분자층에는 뉴런이 거의 존재하지 않는다. 이들 층에 분포하는 뉴런의 해부학적 구조 및 기능은 다음 단락에서 설명한다.

과립세포층 Granular Cell Layer

과립세포층에서 주로 발견되는 세포는 **과립세포**granule cell이다. 과립세포는 3~5개의 수상돌기를 포함하고 있으며, 이들의 수상돌기는 이끼섬유mossy fiber(소뇌 구심섬유 중 하나)로부터 신호를 받기 위해 발톱모양으로 배열되어 있다. 과립세포의 축삭은 소뇌피질 표면을 향하여 올라가 분자층molecular layer으로 들어가는데, 이때 과립세포 축삭은 분지되어 분자층 내에서 소뇌피질 표면과 평행하게 서로 반대 방향으로 주행한다. 이들 섬유를 **평행섬유**parallel fiber라고 부른다. 평행섬유는 소뇌주름folium의 장축을 따라 가면서 조롱박세포 수상돌기와 직각 방향으로 주행한다. 따라서 이러한 배열은 각 평행섬유가 수많은 조롱박세포의 수상돌기와 시냅스를 이룰 수 있게 해준다. 평

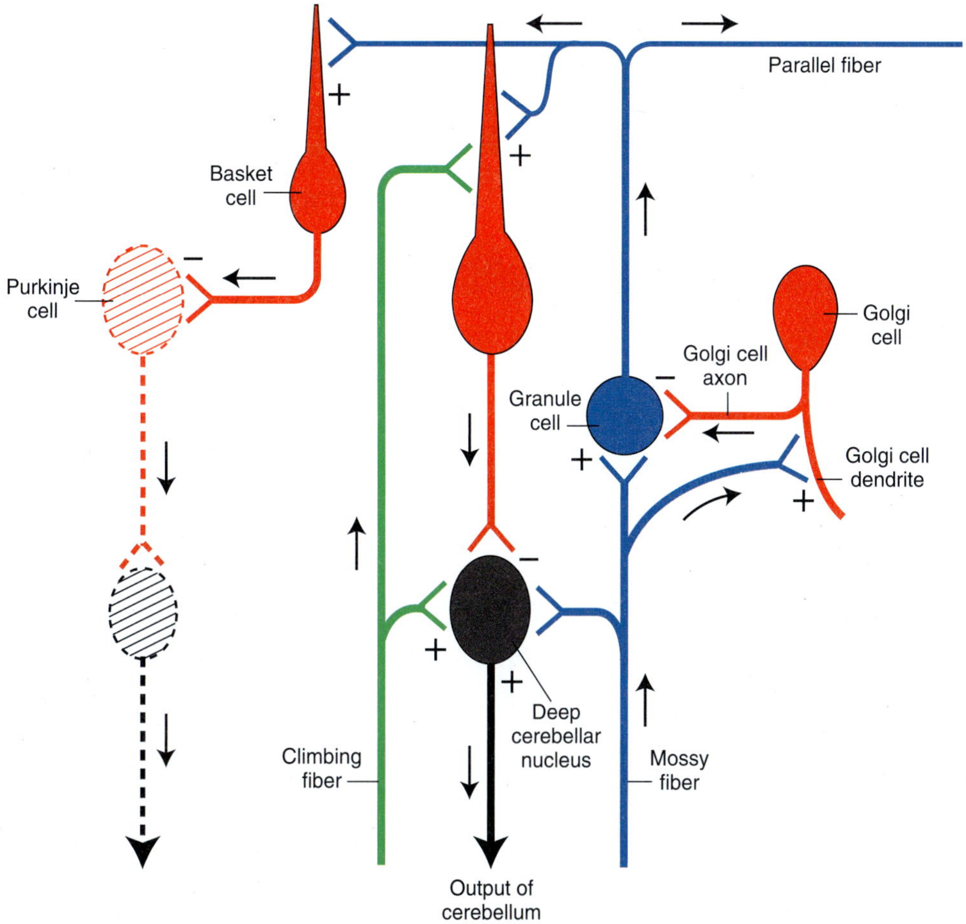

그림 20.11 소뇌피질 내의 가장 중요한 신경연결을 나타낸 모식도. 적색으로 표시한 세포는 억제성 뉴런이다. 이외의 모든 뉴런은 흥분성이다. 화살표는 축삭을 따라 신호가 전달되는 방향을 나타낸다. 그림 왼편에 점선으로 나타낸 조롱박세포는 절단면 밖에 위치하고 있다는 것을 나타낸다. (+), 흥분성 시냅스; (−), 억제성 시냅스.

행섬유는 조롱박세포를 흥분시키며, 이러한 작용은 글루탐산glutamate에 의해 매개되는 것으로 보인다. 게다가 평행섬유의 곁가지들이 골지세포의 수상돌기와 시냅스를 이룬다.

소뇌피질의 과립세포층에서 발견되는 다른 세포는 **골지세포**Golgi cell이다. 이 세포는 억제성 GABA신경세포이다. 세포체는 전형적으로 조롱박세포층의 경계부 근처에서 발견된다. 골지세포는 평행섬유로부터 구심정보를 받고 있으며, 짧은 이들의 축삭은 과립세포 수상돌기와 시냅스를 이룬다. 골지세포의 수상돌기는 또한 이끼섬유 축삭 말단과도 접촉한다(그림 20.11).

조롱박세포층 Purkinje Cell Layer

조롱박세포층은 조롱박세포Purkinje cell만을 포함하고 있으므로 이 층의 두께는 한 층의 세포 두께이다. 세포체는 조롱박 모양flask-shaped이며, 조롱박세포의 목neck은 분자층을 향하여 수직 방향을 향하고 있다. 수상돌기가 목으로부터 나오며 두꺼운 수상돌기 나무가 분자층을 향하여 뻗어 있다(그림 20.9). 축삭은 세포체 기저부로부터 나와서 과립세포층과 백색질을 통해 내려온 후 소뇌심부핵deep cerebellar nuclei 중 하나에 종지한다. 소뇌벌레부위에 위치하는 조롱박세포는 꼭지핵fastigial nucleus으로 투사하며, 소뇌반구에 위치하는 조롱박세포는 치아핵dentate nucleus으로 투사하고, 소뇌벌레곁부위에 위치하는 조롱박세포는 중간위치핵interposed nuclei으로 투사한다. 소뇌전엽으로부터 들어오는 조롱박세포의 축삭은 외측전정핵LVN으로도 투사한다. 조롱박세포는 억제성이며, 신경전달물질로 GABA를 이용한다.

분자층 Molecular Layer

분자층에는 조롱박세포의 수상돌기와 평행섬유parallel fiber(과립세포의 축삭), 그리고 **바구니세포**basket cell라고 불리는 다른 두 종류의 세포가 존재한다. 바구니세포는 평행섬유로부터 입력을 받으며 조롱박세포와 억제성 축삭-세포체 시냅스를 이룬다(그림 20.11).

소뇌피질의 기능적 특성

Functional Properties of the Cerebellar Cortex

그림 20.11에 나타낸 대로, 이끼섬유mossy fiber나 오름섬유climbing fiber가 흥분하게 되면 이들의 표적 뉴런이 활성화된다. 먼저 이끼섬유계를 자극한 후 소뇌피질을 통해 일어나는 정보의 흐름을 생각해보자. 이끼섬유는 과립세포granule cell를 흥분시키고, 이어서 과립세포는 조롱박세포Purkinje cell를 흥분시킨다. 이 회로에는 골지세포Golgi cell가 존재하며, 이 세포는 두 가지 방법으로 흥분될 수 있다. 첫 번째 방법은 평행섬유parallel fiber가 관여하며, 평행섬유는 골지세포의 수상돌기와 시냅스를 이룬다. 두 번째 방법은 이끼섬유가 직접적으로 과립세포의 수상돌기와 접촉하는 것이다. 골지세포가 흥분하면 과립세포는 억제된다. 따라서 과립세포의 억제는 다음 중 하나, 즉 (1) **피드포워드억제**feed-forward inhibition(이끼섬유mossy fiber → [+] 골지세포Golgi cell → [–] 과립세포granule cell) 또는 (2) **되먹임억제**feedback inhibition(이끼섬유mossy fiber → [+] 과립세포granule cell → [+] 골지세포Golgi cell → [–] 과립세포granule cell)에 의해 일어날 수 있다. 전체 회로에서 이 요소가 나타내는 순효과는 이끼섬유 자극에 따라 일어나는 골지세포의 공동 활성에 의해 과립세포 흥분이 제한되는 것이다. 본질적으로, 이 소뇌회로는 'on-off' 특성을 나타낸다. 구체적으로 설명하면, 이끼섬유mossy fiber는 과립세포granule cell의 스위치를 켜고(ON), 이어서 과립세포는 조롱박세포Purkinje cell의 스위치를 켠다(ON). 과립세포는 이어서 골지세포Golgi cell의 작용에 의해 스위치가 꺼진다(OFF). 이제 과립세포의 스위치가 꺼져 평행섬유를 따라 활동전위가 전달되지 않으므로 조롱박세포와 골지세포의 스위치도 꺼진다(OFF; 조롱박세포와 골지세포의 탈촉진disfacilitation이라 함).

우리는 소뇌회로의 다른 성분을 고려할 때 평행섬유(골지세포의 작용에 의해 억제되는)가 활성화되어 있다고 생각하며, 이에 따라 평행섬유의 특정 단면 내에 줄지어 분포하는 조롱박세포를 직접적으로 흥분시킨다고 생각한다. 또한 평행섬유는 억제성 뉴런인 바구니세포basket cells와 별세포stellate cells도 흥분시킨다. 그러나 이들 뉴런은 활성화된 평행섬유의 흥분 단면에 분포하는 조롱박세포를 억제하지는 않는다. 그 대신, 이들 개재뉴런은 전형적으로 평행섬유에 의해 활성화된 조롱박세포의 인접 단면에 있는 조롱박세포를 억제한다(그림 20.12). 따라서 전체 과정은 특정 조롱박세포의 단면을 따라 '흥분excitation–억제inhibition'(조롱박세포의 흥분에 의해 인접 단면에 위치하는 조롱박세포는 억제됨) 상호작용이 연이어 일어나게 된다. 이 과정의 순효과는 평행섬유에 의해 활성화된 조롱박세포가 전달되는 신호를 예리하게 만드는 것이다.

조롱박세포Purkinje cell에 대한 오름섬유climbing fiber의 역할은 직접적이며 개재뉴런은 관여하지 않는다. 이끼섬유mossy fiber와는 달리, 오름섬유는 조롱박세포의 흥분성에 영향을 미친다. 오름섬유는 하나의 조롱박세포와 많은 시냅스를 이루므로 조롱박세포를 강력하게 탈분극시키는 효과를 나타낸다. 전압작동 칼슘통로voltage-sensitive Ca^{2+} channel가 조롱박세포 축삭의 활동전위 전달에 관여한다. 오름섬유가 활성화되면, 다른 입력에 대한 조롱박세포의 민감도가 달라진다. 구체적으로 설명하면, 평행섬유parallel fiber는 상당 기간 동안(1~3시간) 조롱박세포를 덜 흥분시키게 된다. 이러한 장시간에 걸친 변화는 조롱박세포에서 일어나는 이차전령 활동의 개시에 의해 일어날 가능성이 높다.

소뇌피질로부터 외부로 신호가 나갈 수 있는 유일한 방법은 조롱박세포Purkinje cell 축삭을 통하는 방법뿐이며, 조롱박세포 축삭은 소뇌심부핵deep cerebellar nuclei에 대해 억제성으로 작용한다. 그러면 어떻게 정보가 소뇌피질 밖으로 나갈 수 있게 되는 것일까? 이 질문에 대답하기 위해서는 이끼섬유mossy fiber와 오름섬유climbing fiber가 소뇌심부핵으로 곁가지를 보낸다는 점을 상기해야 한다. 따라서 이끼섬유 또는 오름섬유가 활성화되면 즉각적으로 소뇌심부핵을 흥분시키게 된다. 이러한 즉각적인 흥분에 이어서 조롱박세포에 의해 매개되는 억제가 뒤따르게 된다. 평행섬유의 흥분 기간은 골지세포의 활동에 의해 제한되므로 평행섬유로부터 조롱박세포로 들어오는 흥분성 입력 기간도 짧다. 흥분이 끝나면 조롱박세포가 더 이상 흥분(소뇌심부핵을 억제시킴)하지 않으므로 이어서 소뇌심부핵의 흥분이 증가하게 된다. 이렇게 억제가 해제되는 현상을 **탈억제**disinhibition라고 한다. 따라서 이끼섬유 또는 오름섬유의 자극 후에 소뇌심부핵에 의해 뇌간 또는 시상에 있는 표적 뉴런으로 전달되는 신호는 초기

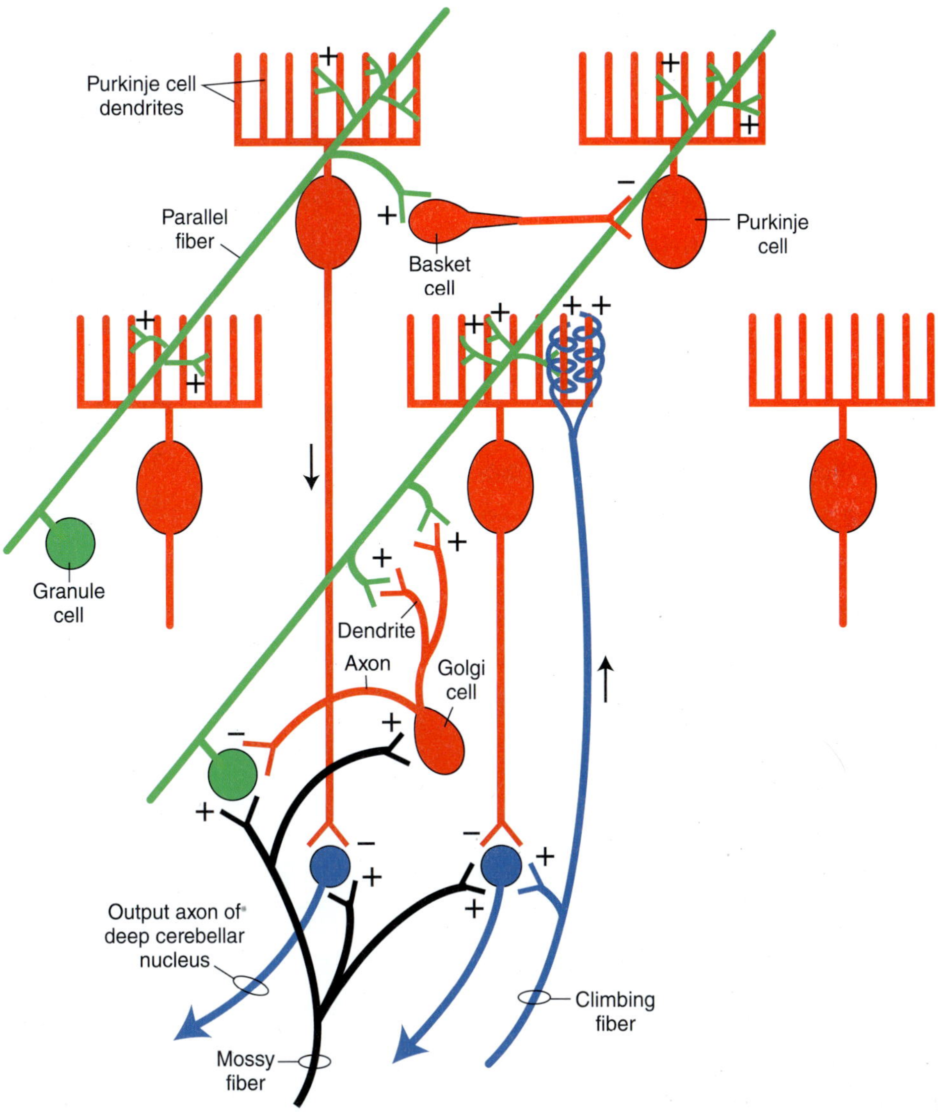

그림 20.12 소뇌피질 주요 신경로의 일부를 나타낸 모식도(그림 20.11에서 나타낸 것과 유사함). 이 모식도는 평행섬유의 활성이 어떻게 평행섬유 단면 내에서 줄지어 흥분을 유발하고 이들과 시냅스를 이루는 조롱박세포를 흥분시키고, 인접한 조롱박세포를 억제시키는지를 더 자세히 설명한다. 평행섬유는 바구니세포를 흥분시키는데, 바구니세포는 억제성으로 인접 단면에 위치하는 조롱박세포와 시냅스를 이룬다. 이에 따라 평행섬유에 의해 흥분된 조롱박세포의 인접 조롱박세포는 억제된다. 또한 이 모식도는 과립세포를 억제하는데 있어서 골지세포와의 관계를 설명할 뿐만 아니라 소뇌 출력뉴런인 소뇌심부핵으로의 입력도 설명한다. 이러한 입력은 이끼섬유와 오름섬유 곁가지로부터의 흥분과 조롱박세포로부터의 억제를 포함한다. 또한 이끼섬유는 과립세포를 흥분시키고, 오름섬유는 조롱박세포를 흥분시킨다.

의 흥분과 이어서 일어나는 억제, 그리고 그 다음에 일어나는 탈억제로 이루어지게 된다. 전체적인 되먹임 반응 패턴의 일부로서 이러한 흥분 양상은 소뇌로부터 멀리 떨어져 있는 표적으로 전달된다. 소뇌피질의 출력은 억제성이지만, 전체 소뇌의 출력은 흥분성이라는 점을 알아야만 한다. 표적 뉴런에 대한 소뇌심부핵의 활동이 흥분성이라는 것 때문에 이 부호화된 정보는 소뇌심부핵으로부터 표적 구조물(뇌간brainstem, 시상thalamus, 척수spinal cord, 운동피질motor cortex)로 정확하게 전달된다.

소뇌피질 원심로: 되먹임회로 Efferent Projections of the Cerebellar Cortex: The Feedback Circuitry

이 장의 앞부분에서 설명한 대로, 소뇌의 기능적·해부학적 구조는 세 가지, 즉 전정소뇌vestibulocerebellum (타래결절엽flocculonodular lobe)와 척수소뇌spinocerebellum (소뇌전엽anterior lobe), **대뇌소뇌**cerebrocerebellum(주로 소뇌후엽posterior lobe의 외측반구)로 구분할 수 있다. 전정소뇌는 머리 부위의 상태(특히, 안구조절과 목 위치)와 연관되어 있다. 척수소뇌는 축 근육axial muscle의 상태(근긴장도)와 특정 시점의 축 근육의 굽힘 또는 폄 정도와 연관되어 있다. 대뇌소뇌는 운동 계획planning과 구성organization, 조정coordination 측면과 연관되어 있다.

소뇌피질은 조롱박세포 축삭을 통해 억제성 신호를 소뇌심부핵에 전달한다. 따라서 조롱박세포로부터 들어온 억제성 입력(조롱박세포 자체도 변화시킴)은 이끼섬유와 오름섬유로부터 유입되는 소뇌심부핵의 초기 신호를 변화시키고 멀리 떨어져 있는 구조물로 전달되는 부호화된 정보 역시 다듬어 변화시키는 역할을 한다. 잊지 말아야 할 점은 소뇌심부핵으로 향하는 조롱박세포 투사는 부위별 대응 배열을 나타낸다는 것이다. 전정소뇌 및 척수소뇌와 연관된 조롱박세포의 축삭은 꼭지핵fastigial nucleus으로 투사하는 반면, 대뇌소뇌와 연관된 조롱박세포의 축삭은 중간위치핵interposed nucleus과 치아핵dentate nucleus으로 투사한다(그림 20.13). 이러한 관계는 소뇌의 기능 및 소뇌 부위와 연관된 다른 질병을 이해하는 데 매우 중요하다.

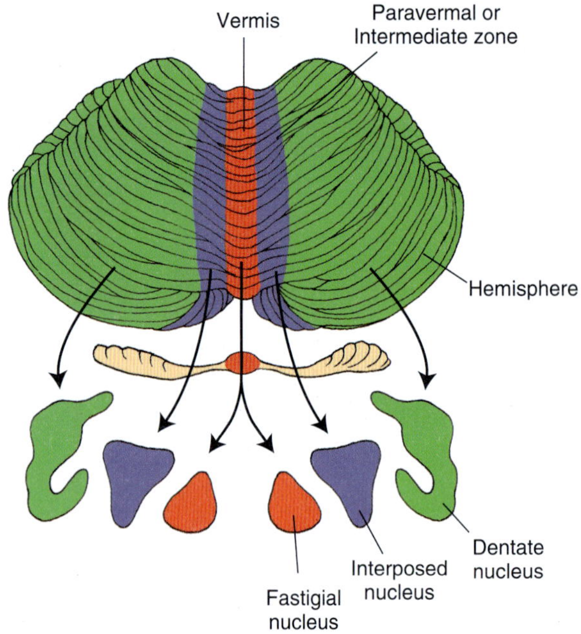

그림 20.13 소뇌심부핵으로 출력되는 소뇌피질의 내측으로부터 외측 방향으로의 구역 구조. 소뇌벌레부위와 이들의 표적인 꼭지핵은 적색으로, 소뇌벌레곁부위와 이들의 표적인 중간위치핵은 청색으로, 소뇌반구와 이들의 표적인 치아핵은 녹색으로 나타내었다.

전정소뇌와 척수소뇌의 원심연결
Efferent Connections of the Vestibulocerebellum and Spinocerebellum

꼭지핵fastigial nucleus(전정소뇌 및 척수소뇌 기능과 연관되어 있음)은 뇌간에 있는 전정핵vestibular nuclei과 그물체reticular formation로 투사한다. 이들 신경섬유는 부위별 대응 배열을 유지한 채 양쪽 전정핵과 반대측 그물체(교뇌 및 연수에서 그물척수신경로가 기원하는 부위 근처)로 투사한다(그림 20.14).

따라서 이들 신경로는 축 근육을 조절하는 두 개의 되먹임회로를 형성한다. 한 신경로는 전정핵과 소뇌가 관여하고, 다른 신경로는 그물체와 소뇌가 관여한다. 전정되먹임회로는 다음과 같이 요약할 수 있다. 전정입력(전정기관으로부터 출발) → 전정핵(또는 전정핵으로 향하는 일차전정섬유) → 타래결절엽 및 소뇌후엽벌레부위 → 꼭지핵 → 전정핵 → 신전근 운동뉴런(척수와 뇌신경 [III, IV, VI]).

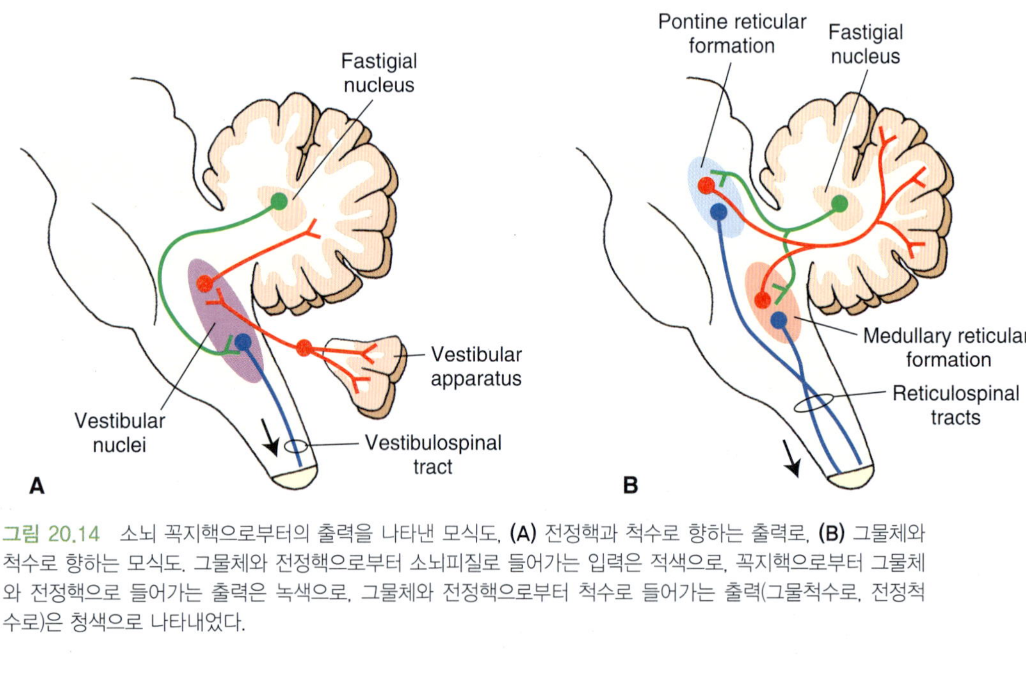

그림 20.14 소뇌 꼭지핵으로부터의 출력을 나타낸 모식도. **(A)** 전정핵과 척수로 향하는 출력로, **(B)** 그물체와 척수로 향하는 모식도. 그물체와 전정핵으로부터 소뇌피질로 들어가는 입력은 적색으로, 꼭지핵으로부터 그물체와 전정핵으로 들어가는 출력은 녹색으로, 그물체와 전정핵으로부터 척수로 들어가는 출력(그물척수로, 전정척수로)은 청색으로 나타내었다.

따라서 전정계-소뇌 되먹임신경로vestibular-cerebellar feedback pathway는 소뇌로 하여금 내측 및 외측 전정핵(척수와 뇌간에서 운동뉴런 활동을 조절함)에 분포하는 뉴런의 활동을 조절할 수 있게 해준다. 전정소뇌vestibular cerebellum 및 내측전정핵medial vestibular nucleus의 기능과 관련하여, 전정핵으로의 되먹임 연결은 전정입력을 내측세로다발MLF로 전달해줌으로써 안구의 위치를 조절할 수 있게 하고, 내측전정핵과 내측전정척수로medial vestibulospinal tract(이 신경로는 머리의 위치에 영향을 미침)와의 연결을 통해 목의 위치를 조절할 수 있게 해 준다. 이와 같이, 몸의 자세와 머리의 위치 변화는 전정소뇌를 활성화시키며, 이에 따라 발생한 신호가 다시 전정핵으로 전달되어 머리와 안구의 위치를 변경시킬 수 있게 된다. 마찬가지로, 외측전정핵으로의 입력은 외측전정척수로(사지 신전근과 축 근육을 조절함[근긴장도 조절 포함])의 활동을 조정하게 된다.

척수소뇌와 관련하여, 동일한 회로가 외측전정핵으로 되먹임되는 신경로를 통해 관여한다. 특히, 소뇌전엽에 분포하는 조롱박세포의 축삭으로부터 외측전정핵으로 들어가는 억제성 입력은 신전근 긴장도에 중요한 역할을 하며 축 근육과 사지 신전근을 조절한다. 척수소뇌에 의한 근긴장도 조절은 꼭지핵 및 그물체(교뇌 및 연수에 존재)와의 연결을 통해 추가적으로 일어난다. 그물체-소뇌회로는 다음과 같이 요약할 수 있다. 연수 및 교뇌 그물체핵 → 소뇌 전·후엽(소뇌벌레부위 및 소뇌벌레곁부위) → 꼭지핵 → 연수 및 교뇌 그물체핵(척수에 분포하는 신전근 운동뉴런으로 투사함).

이 되먹임회로는 전정계-소뇌 되먹임회로와 공통점이 있는데, 그물체와 외측전정핵은 척수의 신전근 운동뉴런에 작용하므로 근긴장도를 조절하며 사람이 기립 자세를 유지할 수 있게 해준다. 정리하면, 소뇌피질과 이들 뇌간핵의 관계와 결국 소뇌피질과 척수와의 관계는 척수소뇌가 척수에 분포하는 신전근 운동 조절에 영향을 미칠 수 있게 하는 되먹임 기전을 제공한다(그림 20.14).

소뇌반구의 원심연결

Efferent Connections of the Cerebellar Hemispheres

소뇌반구는 기능적으로 대뇌피질과 연관되어 있는데, 대뇌피질은 교뇌심부핵deep cerebellar nuclei 또는 좀 더 간접적으로 적색핵red nucleus 및 하올리브핵inferior olivary nucleus을 통해 소뇌반구에 입력을 제공한다. 소뇌반구의 중간구역으로부터 나오는 조롱박세포의 출력은 중간위치핵interposed nuclei으로 향하며, 소뇌반구의 더 외측부위의 조롱박세포 출력은 치아핵dentate nucleus으로 향한다(그림 20.13). 중간위치핵은 위소뇌다리SCP를 통해 반대편 적색핵으로 투사하므로 적색핵과 소뇌피질 사이에 되먹임회로가 완성된다(그림 20.15~16). 이 되먹임회로는 다음과 같이 요약할 수 있다. 적색핵 → 하올리브핵(교차한 섬유가 아래소뇌다리ICP로 들어감) → 반대측 소뇌 전·후엽의 중간구역 → 중간위치핵 → (위소리다리SCP) → 반대측 적색핵 → 적색핵의 반대측 척수(적색척수로는 교차함)에 분포하는 굴근 운동뉴런을 흥분시킴.

적색핵으로 향하는 되먹임회로는 소뇌피질의 중간구역이 적색핵에 분포하는 뉴런활동을 조절할 수 있게 하므로 결국 목 척수의 굽힘근 운동뉴런을 조절하게 된다. 굽힘근 운동뉴런을 조절함으로써 적색핵은 소뇌반구에 주로 팔 근육과 관련된 움직임의 조정과 실행을 통제할 수 있는 추가적 기전을 제공한다.

소뇌반구가 운동반응의 계획planning과 개시initiation, 조정coordination에 영향을 미칠 수 있게 하는 가장 강력한 도구는 대뇌피질과의 연관성이다. 앞에서 설명한 대로, 이러한 기능을 하는 일차적인 소뇌 부위는 소뇌반구이다. 소뇌반구는 대뇌피질로부터 많은 신경섬유를 받는데, 이들 신경섬유는 중간소뇌다리MCP를 통해 교뇌심부핵으로부터 신체 부위별 대응 연결을 유지한 채 중계된다. 순차적으로, 소뇌반구로부터의 출력은 치아핵으로 향한다. 치아핵에서 기원한 신경섬유는 위소뇌다리SCP로 들어간 후 적색핵을 통과하여 시상의 외측배쪽핵VL으로 투사한다. 외측배쪽핵VL으로부터 기원한 신경섬유는 대뇌피질로 투사한다(그림 20.17). 그러므로 이 회로는 대뇌피질과 소뇌피질을 연결하는 되먹임신경망을 이루며 다음과 요약할 수 있다. 대뇌피질 → 교뇌심부핵(교차한 후 중간소뇌다리MCP로 들어감) → 반대측 소뇌 전·후엽의 소뇌반구 → 치아핵 → (위소뇌다리SCP) → 반대측 시상의 외측배쪽핵VL → 운동피질(대뇌피질 입력과 되먹임신경로를 내는 소뇌반구의 반대측의) → (피질척수로) → 반대측 척수.

이와 같이, 소뇌피질로부터 들어오는 되먹임신호는 대뇌피질로부터 시작된 운동반응의 계획과 조정, 실행을 보조할 수 있다. 이와 같은 소뇌 뉴런의 기능에 대한 증거는 운동 전과 운동 중에 기록한 원숭이 운동피질과 소뇌피질의 전기활동 실험으로부터 얻어졌다. 이 실험에

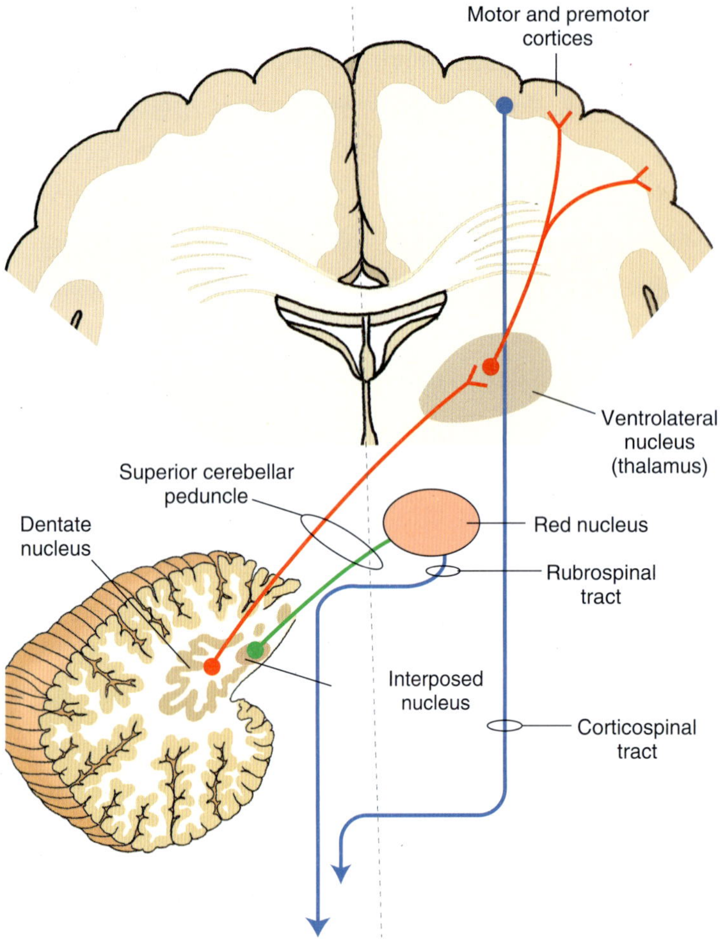

그림 20.15 소뇌피질로부터 대뇌피질과 적색핵으로 향하는 출력경로를 나타낸 모식도. 소뇌와 대뇌피질은 이중시냅스경로를 통해 연결되어 있는데, 첫 번째 투사로는 치아핵으로부터 시상의 외측배쪽핵으로 가고, 두 번째 투사로는 시상으로부터 운동피질과 전운동피질(둘 모두 적색으로 표시)로 간다. 소뇌로부터 적색핵으로 가는 신경로는 중간위치핵으로부터 적색핵으로 투사한다(녹색으로 표시). 소뇌로부터 반대측 시상과 적색핵으로 향하는 이들 출력로는 위소뇌다리를 통해 빠져나온다. 피질척수로와 적색척수로는 청색으로 나타내었다.

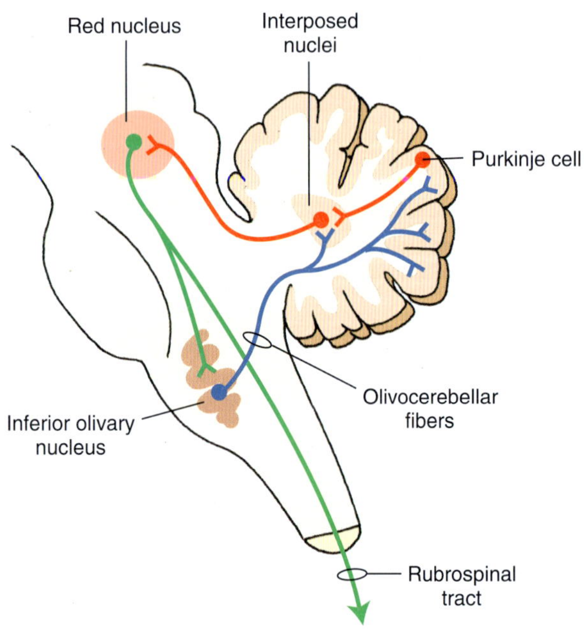

그림 20.16 적색핵과 소뇌 사이의 전체 되먹임 신경로. 적색핵은 하올리브핵에서 시냅스를 이룬 후 소뇌로 투사한다(적색올리브로는 녹색으로, 올리브소뇌로는 청색으로 표시). 이어서 소뇌는 중간위치핵으로부터 적색핵으로 다시 투사한다(적색으로 표시, 여기에는 조롱박세포 축삭으로부터 중간위치핵으로의 입력이 포함됨). 적색척수로의 존재로 인해 이 회로와 척수 사이의 관계를 알 수 있다.

따르면 소뇌피질 뉴런이 흥분하였을 때, 운동에 앞서 대뇌피질에서도 흥분이 관찰되었다. 이런 종류의 실험은 소뇌피질 뉴런이 정상적으로 대뇌피질의 운동영역과 연관된 여러 반응을 조직화하고 계획하는 것을 보조할 수 있다는 것을 명확히 보여주었다.

전체적으로 보았을 때, 우리는 이제 어떻게 소뇌가 각각의 이러한 되먹임 회로를 통해 척수뉴런의 활동을 강력하게 조절할 수 있는지 이해할 수 있다(그림 20.18). 자세기전과 균형, 근긴장도는 전정계 및 그물체로 들어가는 꼭지핵 출력(이들의 축삭은 주로 신전근운동뉴런을 조절함)에 의해 조절된다. 적색핵과 대뇌피질 운동영역(시상의 외측배쪽핵VL을 통함)으로 들어가는 중간위치핵과 치아핵 출력은 각각 적색핵과 운동피질로부터 입력을 받는 척수운동뉴런에 의해 지배받는 원위부 근육에 영향을 미칠 수 있다.

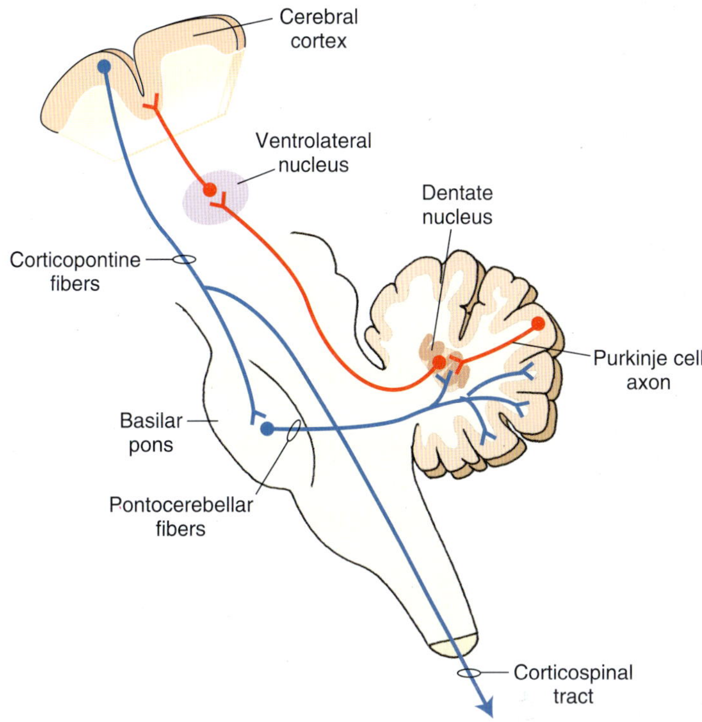

그림 20.17 대뇌피질과 소뇌피질 사이의 전체 되먹임 신경로. 대뇌피질은 교뇌기저부에서 시냅스를 이룬 후 소뇌로 투사하며(청색으로 표시), 중간소뇌다리를 통해 이차뉴런인 교뇌소뇌섬유가 소뇌피질로 들어간다(청색으로 표시). 대뇌피질로 향하는 되먹임은 치아핵으로부터 시상의 배쪽외측핵을 경유하여 운동피질 및 전운동피질로 투사한다(이들 신경로는 모두 적색으로 표시).

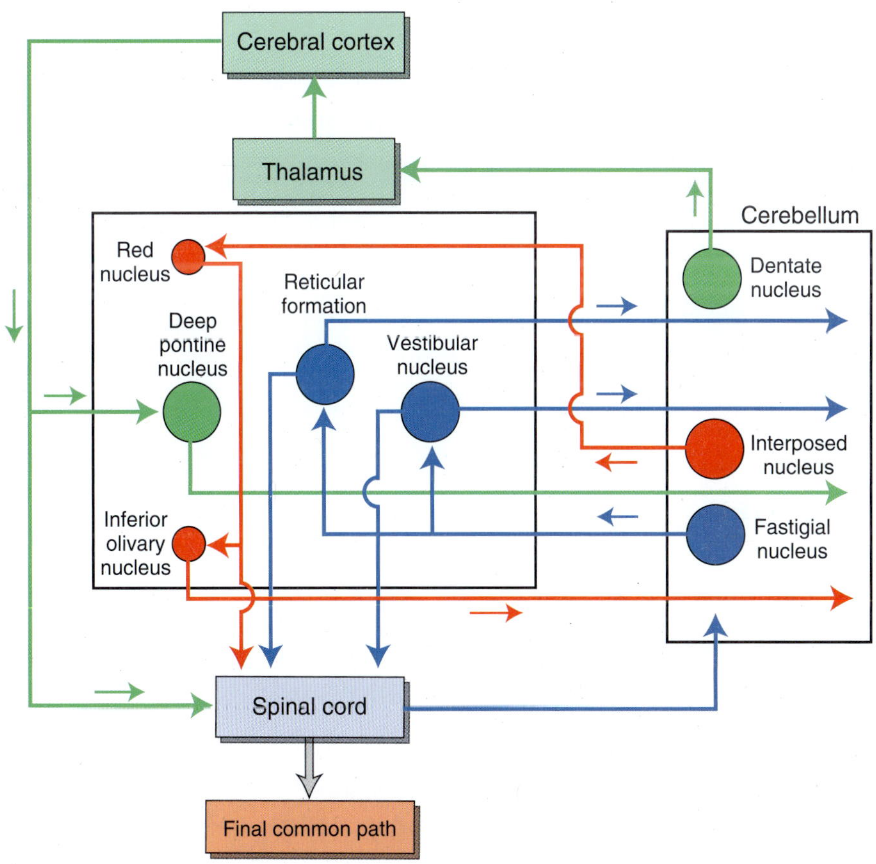

그림 20.18 되먹임 신경로. 뇌간과 대뇌피질로부터 척수로 들어가는 전체 입력을 나타낸 모식도. 척수로 들어가는 이 입력(되먹임회로를 통해 주요 뇌간핵과 대뇌피질로 들어가는)은 소뇌의 작용에 의해 다듬어진다. 척수운동뉴런을 조절하고 소뇌로부터 중요한 되먹임을 받는 뇌간구조물로는 적색핵과 그물체, 전정핵을 들 수 있다. 마찬가지로, 척수의 운동기능에 대한 피질척수로의 작용은 소뇌에 의해서도 강력하게 조절된다. 그물체 및 전정핵을 소뇌 및 척수와 연결시키는 상호 되먹임 관계는 청색으로; 적색핵과 소뇌, 척수와의 연결 관계는 적색으로; 대뇌피질과 교뇌심부핵, 소뇌, 척수와의 연결 관계는 녹색으로 나타내었다.

운동학습과 소뇌
Motor Learning and the Cerebellum

소뇌가 운동학습에 관여한다는 것을 나타내는 실험적 증거들이 있다. 이것은 운동반응이 일어난 후 시냅스 효율이 상당 기간 동안 변하며, 시냅스 연결이 변한다는 것을 의미한다. 이러한 변화들은 소뇌피질에 존재하는 시냅스 연결로 중 어느 곳에서도 일어날 수 있다. 그러나 운동학습이 일어나는 일차적 부위는 이끼섬유mossy fiber와 오름섬유climbing fiber가 조롱박세포Purkinje cell와 만나 형성되는 연결로에서 일어날 가능성이 높다. 앞에서 설명한 대로, 평행섬유 입력에 반응하는 조롱박세포는 오름섬유 자극 후에 상당한 변화를 나타낸다. 그러므로 어떤 반응을 반복하게 되면 조롱박세포가 관여하는 시냅스에 가소성plasticity 변화가 아주 쉽게 일어날 수 있다고 추정할 수 있다. 이러한 변화는 대뇌피질과 같은 멀리 떨어져 있는 구조물로 되먹임되는 부호화된 신호의 양상도 바꿀 수 있다. 학습이 소뇌에서 일어날 가능성은 소뇌피질이 체성감각과 전정감각, 시각, 청각을 포함한 다양한 감각 입력을 받는다는 사실에 의해 증폭된다. 이러한 여러 감각들이 소뇌 내에서 일어나는 학습 과정에 관여할 수 있을 것이라고 추정하는 것은 타당성이 있다.

소뇌가 학습에서 어떤 역할을 하는지에 대해 아직 모르는 부분이 많다. 소뇌의 어느 부위에서 학습이 일어나는지에 대해서도 거의 알려져 있지 않다. 또한 우리는 학습에 관여하는 정확한 기전도 거의 이해하지 못하고 있으며 학습과정에 특정 감각 입력이 어떤 역할을 하는지도 거의 이해하지 못하고 있다. 앞으로 추가적인 연구가 진행되면 우리는 이러한 기전들을 더 잘 이해할 수 있게 될 것이다.

소뇌질환 Cerebellar Disorders

소뇌질환의 특성을 잘 이해하기 위해서는 소뇌의 해부학적 구조 및 생리학적 특성을 이해하는 것이 도움이 된다. 첫째는 소뇌와 여러 중추신경계 부위(운동기능과 연관된)와의 되먹임 신경로의 특성에 관한 것이다. 둘째는 소뇌피질의 내측-외측 배열medial-to-lateral relationship의 구조적·기능적 측면(소뇌심부핵과 소뇌 밖 표적간의 관계)에 관한 것이다.

먼저 소뇌의 되먹임회로에 대해 생각해보자. 하나 또는 그 이상의 되먹임회로가 손상되면 병변의 동측 신체 부위에서 운동장애가 나타난다. 이러한 유형의 소뇌질환으로는 **운동실조**ataxia(원활한 운동을 하기 위해 필요한 근육의 협동운동 소실로 인해 운동의 범위와 속도, 힘의 세기, 방향에 오차가 생기는 것)와 **근긴장저하**hypotonia(근긴장도 감소)를 들 수 있다.

운동실조 Ataxia

여러 가지 소뇌질환에 의해 운동실조가 일어난다. 특히 **협동운동소실**asynergy은 소뇌병변이 있는 환자에서 매우 흔히 일어난다(운동 단편화운동동작 해체·decomposition of movement라고 부름). 복잡한 운동은 단순개별운동(운동 단편운동 조각·simple individual movement)이 합쳐져서 일어난다. 환자는 공간 속에서 자신의 손을 정확하게 움직이지 못할 수도 있다. 예를 들면, 환자에게 자신의 손을 코에 갖다 대라고 할 경우, 환자는 코에 덜 미치거나 코를 지나치게 될 것이다. 이 질환을 **겨냥이상**측정이상·dysmetria이라 부른다. 이와 유사한 증상인 '**과다측정**past-pointing'은 환자의 손가락을 어느 지점에 가져다 대라고 하였을 때 정해진 지점을 지나치는 것을 말한다. 그 외에도, 환자는 자신의 손을 빠른 속도로 교대로 뒤집는 운동을 할 수 없게 될 것이다. 이 질환을 **상반운동반복장애**dysdiadochokinesia라고 부른다. 환자가 자발적으로 자신의 팔다리를 움직이려고 할 때 환자의 팔다리에서 떨림tremor이 나타날 수 있는데, 이를 **활동떨림**intention tremor이라 부른다. 이러한 모든 질환은 소뇌반구를 침범당한 경우에 가장 흔히 발생하며, 소뇌피질과 대뇌피질(원위부 근육의 움직임을 지배함)간의 되먹임 회로가 손상되어 일어나는 것으로 보인다.

운동실조는 다른 소뇌부위가 손상된 경우에도 발생할 수 있다. 병변이 타래결절엽 또는 벌레부위(소뇌후엽 또는 소뇌전엽의 일부)를 침범한 경우, 환자는 보행실조흔들걸음·gait ataxia를 나타낼 것이다. 이들은 다리를 넓게 벌리고 느린 걸음으로 걸으며 병변이 있는 방향으로 쓰러지려는 경향을 나타낼 수도 있다. 이들 증상은 소뇌전엽을 우선적으로 침범하는 알코올소뇌변성alcoholic cerebellar degeneration에서 관찰할 수 있다. 이러한 병변은 전정소뇌나 척수소뇌 중 하나 또는 둘 모두와 꼭지핵과의 연결로, 그리고 전정핵과 그물체, 결국 척수로 향하는 출력로를 손상시킨다.

근긴장저하 Hypotonia

근긴장저하는 일부 소뇌피질의 손상과 연관되어 있다고 알려져 있지만, 정확히 어느 부위가 연관되어 있는지는 확실히 알려져 있지 않다. 소뇌벌레곁부위 또는 소뇌후엽반구가 이 질환과 연관되어 있을 것으로 생각하고 있다. 이 질환을 일으키는 정확한 기전은 알려져 있지 않다. 외측전정핵(신전근 운동뉴런을 흥분시킴)과 같은 뇌간구조물로 향하는 소뇌의 출력은 전형적으로 흥분성이므로, 이러한 병변은 외측전정핵(꼭지핵으로부터 신호를 받음)의 흥분성을 소실시킴으로써 척수운동뉴런으로 들어가는 흥분성 입력을 소실시키고 근긴장저하를 초래할 수 있다.

소뇌안진과 보행실조

Cerebellar Nystagmus and Gait Ataxia

소뇌피질의 벌레부위 또는 꼭지핵 병변은 **소뇌안진**cerebellar nystagmus을 일으킬 수 있다. 소뇌안진이 발생하는 이유는 아마도 전정핵으로부터 내측세로다발MLF로 들어가는 입력이 손상되기 때문일 것이다. 소뇌안진은 꼭지핵 병변 또는 꼭지핵으로 투사하는 소뇌피질 부위의 병변 때문에 꼭지핵으로부터 전정핵으로 들어가는 입력이 소실되거나 변하여 발생하는 경우가 많다.

소뇌피질의 내측-외측 배열medial-to-lateral organization 역시 소뇌질환을 이해하는데 매우 유용한 수단을 제공한다. 이와 관련해서 우리는 소뇌반구와 연관된 질환과 중간부위와 연관된 질환을 비교해 보고자 한다.

소뇌피질의 중간부위와 연관된 증후군

Syndromes associated With the Midline Region of the Cerebellar Cortex

앞에서 설명한 대로, 소뇌벌레부위의 병변 또는 종양(예, 수모세포종medulloblastoma)은 안진과 불안정한 보행을 유발할 수 있다. 우리는 이 증후군을 소뇌벌레부위의 투사 표적인 꼭지핵 그리고 꼭지핵의 표적인 전정핵과 그물체(이들의 입력이 소뇌병변에 의해 소실됨)의 관점에서 이해할 수 있다.

소뇌반구와 연관된 증후군

Syndromes associated With the Cerebellar Hemispheres

소뇌반구 병변과 연관된 증후군은 앞에서 설명하였으며, 협동운동소실asynergia과 운동 단편화decomposition of movement, 활동떨림intention tremor, 상반운동반복장애dysdiadochokinesia를 나타낸다. 여기서 핵심은 소뇌반구는 주로 치아핵으로 투사하고, 치아핵은 이어서 시상의 외측배쪽핵VL을 통해 운동피질로 신호를 보낸다는 것이다. 소뇌반구 병변은 운동피질로 향하는 되먹임을 손상시키며, 이에 따라 의도한 움직임과 연관된 증후군이 초래된다.

임상 증례

병력

윌리엄William은 59세 남성으로 15세 때부터 술을 많이 마셨다. 간혹 그는 하루 약 1L의 위스키를 마시기도 하였으며, 대개는 값싼 포도주나 시럽형 감기약이나 알코올이 조금이라도 들어 있는 모든 음료를 많이 마셨다. 그는 불안정하게 비틀거리며 걷게 되자 결국 병원에 가기로 했다. 그는 서 있으려면 균형을 잡기 위해 발을 넓게 벌리고 있어야 했다.

진찰

의사는 윌리엄의 인지능력을 검사하였으며, 경미한 기억소실이 있다는 것을 발견했다. 윌리엄에게 손가락코검사finger-to-nose test를 시행한 결과, 윌리엄의 손 움직임은 다소 불안정하였고, 표적을 맞추지 못해 표적을 지나친 다음 다시 움직임을 교정하였다. 한쪽 발꿈치를 반대측 다리의 정강이에 붙인 채 아래로 움직이라고 하였을 때, 윌리엄의 움직임은 어설펐으며 팔로 같은 움직임을 할 때보다 훨씬 어려워하였다. 걸어 보라고 하였을 때, 그의 걸음걸이는 다소 불안정하였으며 양발을 넓게 벌리고 걸었다. 한 발을 다른 발 앞에 두고 걸어 보라고 하였을 때 그는 쓰러졌다. 신경과의사는 윌리엄의 머리 부위의 자기공명영상을 촬영하자고 하였다.

설명

윌리엄은 알코올소뇌변성alcoholic cerebellar degeneration을 앓고 있다. 이 병은 대부분 영양결핍에 의해 소뇌피질 뉴런이 변성되어 발생한다. 가장 많은 영향을 받는 소뇌세포는 조롱박세포Purkinje cell이며, 대개 소뇌전엽의 벌레부위 및 벌레곁부위의 앞부분에서 손상이 일어난다(그림 20.7 참조). 소뇌 중간부위가 손상되므로 몸통과 같은 신체 부위가 주로 침범되어 보행장애를 일으킨다. 다리가 소뇌 호먼큘러스의 앞부분에 분포하므로 팔보다 다리가 더 많이 침범된다. 윌리엄이 나타내는 보행장애를 보행실조라고 한다.

자기공명영상과 같은 영상 촬영을 해보면 소뇌벌레의 부피가 줄어든 것을 확인할 수 있다. 부피 감소가 관찰되는 경우 대개 급성 상태가 아닌 만성 상태임을 의미하며 질병이 비가역 상태에 있음을 나타낸다. 흔히 사용하는 치료법은 비타민 보충(니코틴산nicotinic acid과 다른 비타민을 함께 투여함), 금주, 그리고 물리치료를 통해 추가적 손상을 최소화하는 것이다.

연습문제

질문

각 문항에서 가장 알맞은 답을 고르시오.

문항 1과 2

어떤 중년 남자가 고혈압에 의해 발생한 소뇌출혈로 지역 병원에 입원하였다. 며칠 뒤 환자는 과다측정과 협동운동소실을 나타내었다.

1. 출혈에 의해 가장 많이 손상되었을 것으로 생각되는 소뇌 부위는?
   a. 꼭지핵 fastigial nucleus
   b. 신소뇌반구 neocerebellar hemisphere
   c. 소뇌전엽 벌레부위 vermal region of the anterior lobe
   d. 소뇌후엽 벌레부위 vermal region of the posterior lobe
   e. 타래결절엽 flocculonodular lobe

2. 출혈에 의해 손상된 부위는 어떤 부위와 직·간접적으로 연결되어 있는가?
   a. 전정핵 vestibular nuclei
   b. 그물체 reticular formation
   c. 꼭지핵 fastigial nucleus
   d. 대뇌피질 운동영역 motor regions of cerebral cortex
   e. 척수감각영역 sensory regions of spinal cord

문항 3과 4

어떤 사람에게서 소뇌종양이 발견되었다. 그 결과, 이 환자는 구역과 구토, 어지럼, 안진을 나타내었고, 자세를 흐트러뜨리면 보행실조를 나타내었다.

3. 종양은 어느 위치에 있을 가능성이 높은가?
   a. 치아핵 dentate nucleus
   b. 중간위치핵 interposed nuclei
   c. 신소뇌반구의 외측부위 lateral aspects of neocerebellar hemispheres
   d. 소뇌전엽 anterior lobe
   e. 타래결절엽 flocculonodular lobe

4. 종양이 있는 부위로 들어가는 일차적 입력 원천 부위는?
   a. 치아핵 dentate nucleus
   b. 적색핵 red nucleus
   c. 대뇌피질 cerebral cortex
   d. 전정핵 vestibular nuclei
   e. 척수전각 ventral horn of spinal cord

5. 소뇌 내에서 후척수소뇌로와 전척수소뇌로, 쐐기소뇌로에서 들어오는 입력은 한곳으로 모이게 된다. 이들 주요 소뇌 구심로가 주로 종지하는 부위는?
   a. 소뇌전엽 anterior lobe
   b. 소뇌후엽 posterior lobe
   c. 타래결절엽 flocculonodular lobe
   d. 중간위치핵 interposed nuclei
   e. 치아핵 dentate nucleus

정답 및 설명

1. 정답: **b**

여러 가지 소뇌실조는 신소뇌반구 병변과 연관되어 있으며, 원위부 근육distal muscle을 침범하는 운동장애는 특히 그렇다. '과다측정past-pointing'은 원위부 근육을 침범하며, 협동운동소실은 신소뇌피질에 속하는 소뇌피질의 계획 기능의 소실과 관련되어 있다. 축 근육axial muscle은 소뇌벌레부위에 배치되어 있다.

2. 정답: **d**

소뇌반구는 구조적·기능적으로 대뇌피질의 운동영역과 상호 연결되어 있다. 전정핵과 그물체, 꼭지핵은 모두 구조적·기능적으로 소뇌피질의 더 내측부위(소뇌벌레 및 소뇌벌레곁부위)와 연관되어 있다. 마찬가지로, 소뇌반구와 척수감각영역과의 연관성은 존재하더라도 매우 간접적이다.

3과 4. 정답: **3–e, 4–d**

타래결절엽은 전정계로부터 입력을 받는다. 이러한 입력의 두절과 이러한 입력을 통합하는 능력의 소실, 그리고 꼭지핵을 통한 전정핵과 그물체로의 되먹임신호의 소실은 보행실조와 균형소실뿐 아니라 안진을 유발한다. 소뇌반구는 구조적·기능적으로 적색핵 및 대뇌피질과 연결되어 있는 중간위치핵 및 치아핵과 연관되어 있어 주로 원위부 근육의 움직임과 관련되어 있다. 척수전각의 축삭은 골격근으로 투사하며, 뇌간과 소뇌로 투사하지는 않는다.

5. 정답: **a**

소뇌전엽은 주요 입력을 척수로부터 받으므로 '척수소뇌'라고 불린다. 이들 입력은 후척수소뇌로와 전척수소뇌로, 쐐기소뇌로를 통해 전달되는 근방추 및 골지힘줄기관의 활동뿐만 아니라 약간의 촉각 입력과 연관된 신호를 전달하는 신경섬유를 포함하고 있다. 소뇌후엽은 대뇌피질과 하올리브핵, 적색핵, 그물체로부터 주로 입력을 받는다. 타래결절엽은 전정뉴런으로부터 입력을 받는다. 치아핵과 중간위치핵은 구조적·기능적으로 주로 소뇌후엽과 연관되어 있으며, 소뇌로 들어가는 구심섬유 곁가지로부터 약간의 입력을 받는다.

요 약

소뇌 입력-출력 관계의 기능과 기능장애

구조물	원천	기능	소뇌의 표적 부위
소뇌의 구심연결			
척수로부터의 입력			
후척수소뇌로 (Dorsal spinocerebellar tract)	클라크등쪽핵	하지의 근방추(개별 근육의 상태)와 골지힘줄기관(전체 사지의 상태)으로부터 들어오는 정보를 동측 소뇌로 전달함	소뇌전엽
전척수소뇌로 (Ventral spinocerebellar tract)	척수전각	주로 하지로부터 들어오는 전체 다리 운동 및 자세조절과 연관된 정보를 골지힘줄기관으로부터 동측 소뇌로 전달함	소뇌전엽
쐐기소뇌로 (Cuneocerebellar tract)	부쐐기핵	상지의 근방추로부터 들어오는 정보를 동측 소뇌로 전달함	소뇌전엽과 일부 소뇌후엽
입쪽척수소뇌로 (Rostral spinocerebellar tract)	목척수 회색질	상지로부터 들어오는 전체 팔 운동과 연관된 정보를 소뇌로 전달함(사람에서는 이 신경로가 확인되지 않았음)	소뇌전엽
뇌간으로부터의 입력			
올리브소뇌로 (Olivocerebellar tract)	하올리브핵	하올리브핵의 상태를 반영하는 적색핵과 척수로부터 들어오는 신호(피부와 관절, 근방추의 구심신호)를 반대측 소뇌로 전달함	부위별 대응 배열을 유지한 채 소뇌 전·후엽으로 투사함
전정소뇌섬유 (Vestibulocerebellar fibers	전정기관 및 내·외측 전정핵	전정뉴런의 상태와 공간 속에서의 머리 위치를 나타내는 이석기관과 반고리뼈관으로부터 들어오는 신호를 소뇌로 전달함	타래결절엽
그물소뇌섬유 (Reticulocerebellar fibers)	연수의 외측핵 및 정중결핵; 교뇌의 그물피개핵	촉각 정보를 받는 대뇌피질 및 외측전정핵으로부터 입력을 받음; 소뇌로 들어가는 이들 그물체뉴런의 출력은 이들의 입력뿐만 아니라 그물척수뉴런의 활동을 반영함	소뇌전엽 및 소뇌후엽
대뇌피질로부터의 입력			
적색소뇌섬유 (Rubrocerebellar fibers)	적색핵	대뇌피질로부터 입력을 받고, 적색핵 뉴런의 활동을 하올리브핵에 있는 개재뉴런을 통해 반대측 소뇌로 전달함	부위별 대응 배열을 유지한 채 소뇌 전·후엽으로 투사함
교뇌소뇌섬유 (Pontocerebellar fibers)	교뇌심부핵	여러 대뇌피질 부위로부터 직접 입력을 받아 이들 신호를 반대측 소뇌에 전달함	부위별 대응 배열을 유지한 채 소뇌 전·후엽으로 투사함

요 약

소뇌 입력-출력 관계의 기능과 기능장애(계속)

구조물	원천	기능	소뇌의 표적 부위
기타 부위로부터의 입력			
모노아민성경로 (Monoaminergic pathways)	솔기핵 및 청색반점	이들 뉴런의 활동을 조정하는 소뇌로 투사함	여러 소뇌피질 부위, 소뇌심부핵으로도 감
덮개소뇌섬유 (Tectocerebellar fibers)	위둔덕 및 아래둔덕	교뇌심부핵을 통해 시각 및 청각 신호를 전달함	소뇌 전·후엽
삼차신경소뇌섬유 (Trigeminocerebellar fibers)	삼차신경 중뇌핵	얼굴 및 턱의 근방추로부터 들어오는 이차 고유감각신호를 소뇌로 전달함	주로 소뇌피질의 벌레부위 및 벌레곁부위
소뇌의 원심연결			
원천	**주행경로**	**기능**	**관련 질환**
꼭지핵(Fastigial nucleus)	그물체와 전정핵으로 투사함	그물체 및 전정계(이 두 부위는 자세와 근긴장도, 안구운동을 조절함)와 소뇌 사이의 되먹임 신경로	다리를 넓게 벌리고 걷는 보행실조; 안진; 환자는 대개 병변 방향으로 넘어짐
중간위치핵(Interposed nuclei)	위소뇌다리를 통해 반대측 적색핵으로 투사함	적색핵과 소뇌 사이의 되먹임 신경로; 적색핵의 운동기능을 조절함	적색핵에 국한된 병변과 관련된 기능장애와 소뇌 사이의 상관관계는 정립되어 있지 않음; 활동떨림과 근긴장저하를 포함한 여러 가지 기능이상과 연관될 가능성이 있음
치아핵(Dentate nucleus)	위소뇌다리를 통해 주행하다가 시상의 외측배쪽핵에 시냅스한 후 반대측 운동피질로 투사함	대뇌피질과 소뇌피질 사이의 되먹임 신경로; 대뇌피질과 연관된 수의 운동을 조절하고 조화시킴	협동운동불능; 운동 단편화; 측정이상; 상반운동 반복장애; 활동떨림

통합계

Integrative Systems

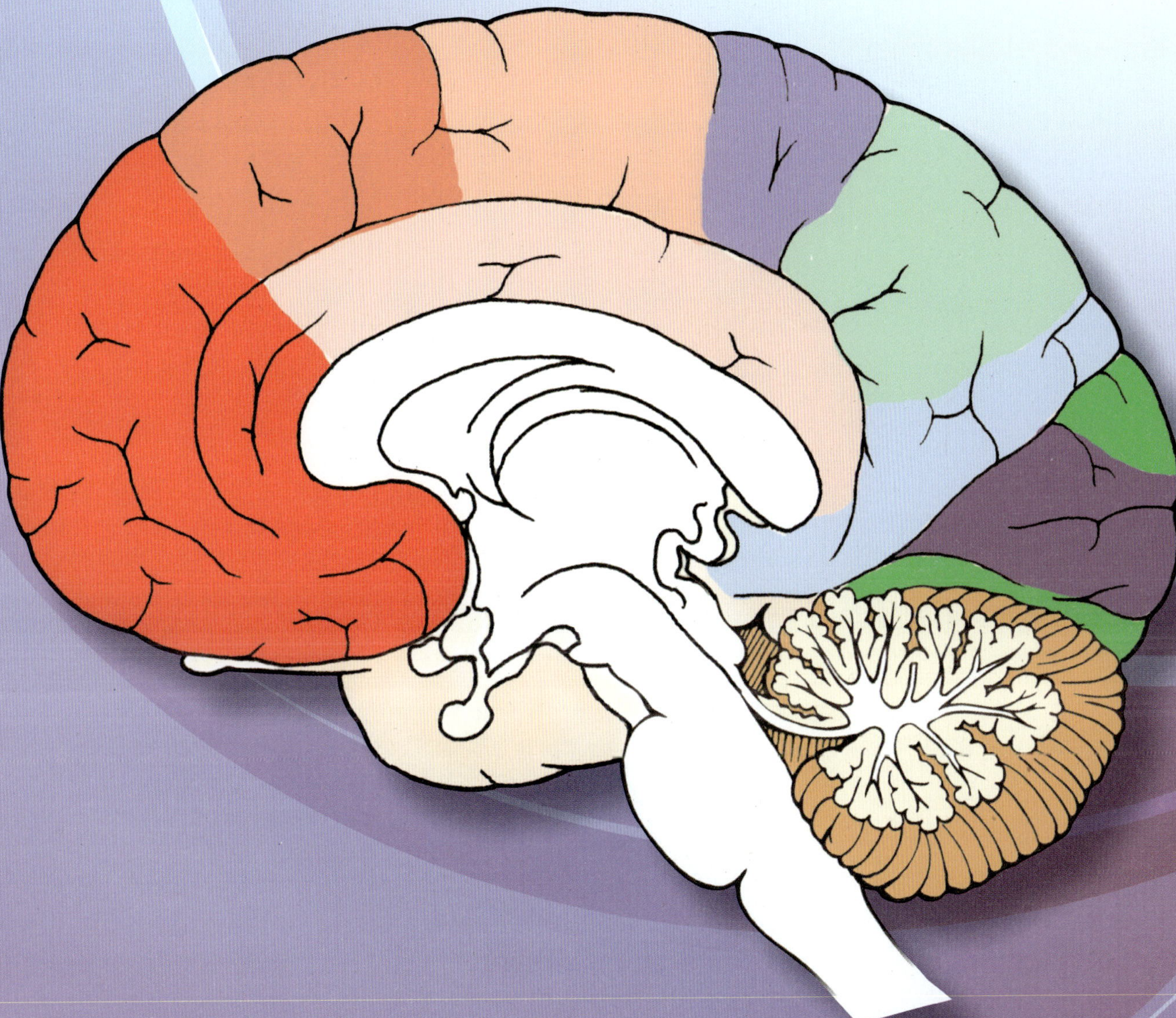

VI 부

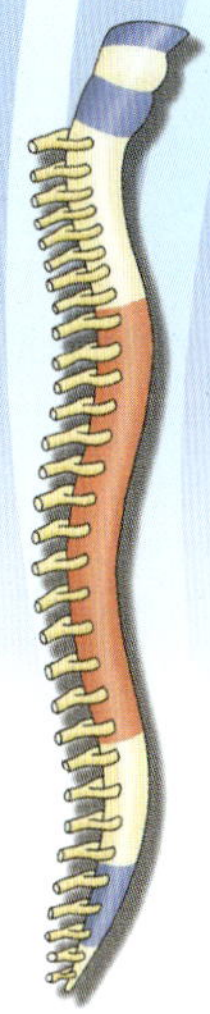

21

자율신경계
The Autonomic Nervous System

개요

- 서론 Introduction
- 자율신경계 구분 Division of the Autonomic Nervous System
  - 교감부문 Sympathetic Division
    - 척수 교감신경 절전뉴런 *Spinal Sympathetic Preganglionic Neurons*
    - 척추옆신경절과 교감신경줄기 *Paravertebral Ganglia and the Sympathetic Chains*
    - 척추앞신경절 *Prevertebral Ganglia*
    - 교감신경계 기능 *Functions of the Sympathetic Nervous System*
  - 부교감부문 Parasympathetic Division
    - 뇌간 부교감신경 절전뉴런 *Brainstem Parasympathetic Preganglionic Neurons*
    - 척수 부교감신경 절전뉴런 *Spinal Parasympathetic Preganglionic Neurons*
    - 부교감신경계 기능 *Functions of the Parasympathetic Nervous System*
  - 창자신경계 장신경계 · Enteric System
- 일부 장기의 자율신경 분포 Autonomic Innervation of Some Selected Organs
  - 위눈꺼풀 상안검 · Upper Eyelid
  - 안구의 홍채와 섬모체 Iris and Ciliary Body of the Eye
    - 교감신경 분포 *Sympathetic Innervation*
    - 부교감신경 분포 *Parasympatheci Innervation*
  - 혀밑샘과 턱밑샘 Sublingual and Submandibular Salivary Glands
    - 교감신경 분포 *Sympathetic Innervation*
    - 부교감신경 분포 *Parasympathetic Innervation*
  - 귀밑샘 Parotid Salivary Glands
    - 교감신경 분포 *Sympathetic Innervation*
    - 부교감신경 분포 *Parasympathetic Innervation*
  - 눈물샘 Lacrimal Glands
    - 교감신경 분포 *Sympathetic Innervation*
    - 부교감신경 분포 *Parasympathetic Innervation*
  - 심장 Heart
    - 교감신경 분포 *Sympathetic Innervation*
    - 부교감신경 분포 *Parasympathetic Innervation*
  - 폐 Lungs
    - 교감신경 분포 *Sympathetic Innervation*
    - 부교감신경 분포 *Parasympathetic Innervation*

학습목표

이 장을 공부한 학생들은

1. 자율신경계(교감신경, 부교감신경, 창자신경)에 대해 설명하고, 이들의 역할을 열거할 수 있어야 한다.
2. 교감신경로의 해부학적 특성(절전뉴런, 전후뉴런, 중간에 있는 신경절의 위치 등)에 대해 설명하고 모식도를 그릴 수 있어야 한다.
3. 부교감신경로의 해부학적 특성(절전뉴런, 전후뉴런, 중간에 있는 신경절의 위치 등)에 대해 설명하고 모식도를 그릴 수 있어야 한다.
4. 일부 장기(예, 안구, 침샘, 심장, 폐, 혈관, 위장관, 부신수질, 방광)의 자율신경 분포에 대해 설명하고 모식도를 그릴 수 있어야 한다.
5. 중추신경계에 분포하는 심혈관계 조절구역과 호흡 조절구역에 대해 설명하고 모식도를 그릴 수 있어야 한다.
6. 자율신경계의 주요 질환을 열거하고 설명할 수 있어야 한다.

개요 (계속)

서론 Introduction

자율신경계autonomic nervous system [ANS]의 역할은 신체 내환경을 일정한 수준으로 유지하는 것(항상성homeostasis)이다. 이 신경계는 혈압과 심박수, 호흡, 체온, 분비샘 활동, 소화, 생식과 같은 불수의적 기능을 조절한다. 자율신경계는 그 기능적 특성 때문에 불수의신경계 또는 식물신경계라고도 불린다. 이 신경계는 구심성분과 원심성분으로 이루어져 있다.

자율신경계의 구분

Divisions of the Autonomic Nervous System

자율신경계를 두 가지, 즉 교감부문과 부교감부문으로 구분할 수 있다. 간혹 자율신경계의 독립된 부문으로 거론되는 창자신경계enteric nervous system는 교감신경계와 부교감신경계의 조절을 받는 성분이다.

교감부문 Sympathetic Division

교감부문이 기원하는 뉴런(교감신경 절전뉴런)은 T1~L2 척수의 **중간외측핵**intermediolateral cell column [IML]에 위치한다. 최근에 몇몇 저자들은 '절전뉴런신경절이전신경세포·preganglionic neuron' 대신 '시냅스이전뉴런시냅스이전신경세포·presynaptic neuron'이라는 용어를 사용한다. 교감신경계는 때때로 자율신경계의 가슴허리부문thoracolumbar division이라고 불린다. 자율신경계의 교감부문과 부교감부문의 대략적인 해부학적 구성에 대해서는 다음 단락과 그림 21.1~2에서 설명한다. 중요한 장기의 자율신경분포에 대한 자세한 내용은 이 장의 뒷부분에서 설명한다.

척수 교감신경 절전뉴런
Spinal Sympathetic Preganglionic Neurons

가슴허리척수thoracolumbar cord에 위치하는 교감신경 절전뉴런은 입쪽-꼬리쪽rostral-to-caudal 방향의 **내장 부위별 배열**viscerotopy을 나타낸다. 따라서 안구eye에 분포하는 교감신경 절전뉴런은 가장 입쪽(T1~T2)에 위치하며; 심장과 폐에 분포하는 교감신경 절전뉴런은 좀 더 꼬리쪽에 위치하고; 위장관과 방광, 생식기에 분포하는 교감신경 절전뉴런은 가장 꼬리쪽에 위치한다.

척추옆신경절과 교감신경줄기
Paravertebral Ganglia and the Sympathetic Chains

교감신경줄기sympathetic chains·sympathetic trunks는 척주vertebral column의 양쪽에 각각 하나씩 존재한다. 각 교감신경줄기는 많은 신경절ganglia이 상하로 연결되어 신경줄기를 이루고 있다. 이들 신경절을 **척추옆신경절**paravertebral ganglia (25쌍)이라 부르며 **교감신경 절후뉴런**sympathetic postganglionic neurons이 위치하는 부위 중 한 곳이다. '절후뉴런신경절이후신경세포·postganglionic neuron' 대신 '시냅스이후뉴런시냅스이후신경세포·postsynaptic neuron'이라는 용어를 사용하기도 한다. 교감신경 절전뉴런의 축삭은 교감신경줄기에서 많은 교감신경 절후뉴런과 시냅스를 이루는데, 절전섬유와 절후섬유의 비율은 약 1:30이다. 이러한 분산divergence에 의해 여러 높이의 척수에 있는 교감신경뉴런들이 함께 활동할 수 있게 된다. 자율신경계에서 절전섬유는 말이집섬유유수섬유·myelinated fiber인 반면, 절후섬유는 민말이집섬유무수섬유·unmyelinated fiber이다.

여러 높이의 척수에서 관찰되는 절전교감섬유와 절후교감섬유의 주행경로는 그림 21.1~2에 나타내었다. T1~L2 척수에 위치하는 교감신경의 절전뉴런 축삭은 척수전근ventral root를 통해 척수를 빠져나와 해당 척수신경에 포함되어 짧게 주행한 다음, 백색교통가지white rami (말이집섬유를 포함하기 때문에 백색으로 보임)를 통해서 교감신경줄기로 들어간다. 이들 절전축삭의 일부는 척추옆신경절에 위치하는 절후뉴런에 시냅스하는 반면, 나머지는 시냅스를 형성하지 않은 채 척추옆신경절을 통해 주행한 후 최종적으로 **척추앞신경절**prevertebral ganglia(다음 단락 참조)에 위치하는 절후뉴런에 시냅스한다. 척추옆신경절에 위치하는 절후뉴런 축삭의 일부는 내장결가지를 통해 교감신경줄기를 빠져나온 후 다른 기관에 분포한다(그림 21.1~2). 예를 들면, 위목신경절superior cervical ganglion에서 기원한 교감신경 절후섬유는 교감신경줄기를 빠져나온 후 머리와 목에 위치하는 장기(혈관[뇌 및 머리 근육에 분포하는]과 안구, 눈물샘, 침샘 등)에 분포한다. 중간목신경절middle cervical ganglion 및 아래목신경절inferior cervical ganglion에서 기원한 교감신경 절후섬유는 흉강 내에 위치하는 장기(예, 심장, 폐, 기관지)에 교감신경을 분포시킨다.

일부 절후섬유는 회색교통가지gray rami(민말이집섬유를 포함하고 있기 때문에 회색으로 보임)를 통해 교감신경줄기를 빠져나온 후, 다시 해당 척수신경으로 들어가 척수신경에 포함되어 주행한 후, 이들 척수신경이 분포하는 조직의 혈관blood vessels과 땀샘sweat glands, 털세움근arrector pili에 분포한다(그림 21.2). 회색교통가지는 모든 교감신경줄기에 존재하는 반면, 백색교통가지는 교감신경줄기의 가슴허리부위(T1~L2 높이)에만 존재한다는 점을 기억해야 한다.

척추앞신경절 Prevertebral Ganglia

앞에서 설명한 대로, 교감신경계는 두 종류의 신경절(척추옆신경절paravertebral ganglia, 척추앞신경절prevertebral ganglia)을 포함하고 있다. 복부내장에 분포하는 교감신경 절후뉴런은 척추앞신경절에 위치한다. 척추옆신경절과는 달리, 척추앞신경절은 복부대동맥 위에 있는 교감신경줄기 앞에 위치하므로 이들이 분포하는 장기에 더 가까이 위치하고 있다. 다른 복부장기에 분포하는 교감신경섬유의 주행경로는 다음과 같다. T5~T9 척수분절의 중간외측핵IML에 위치하는 교감신경 절전뉴런의 축삭은 척수전

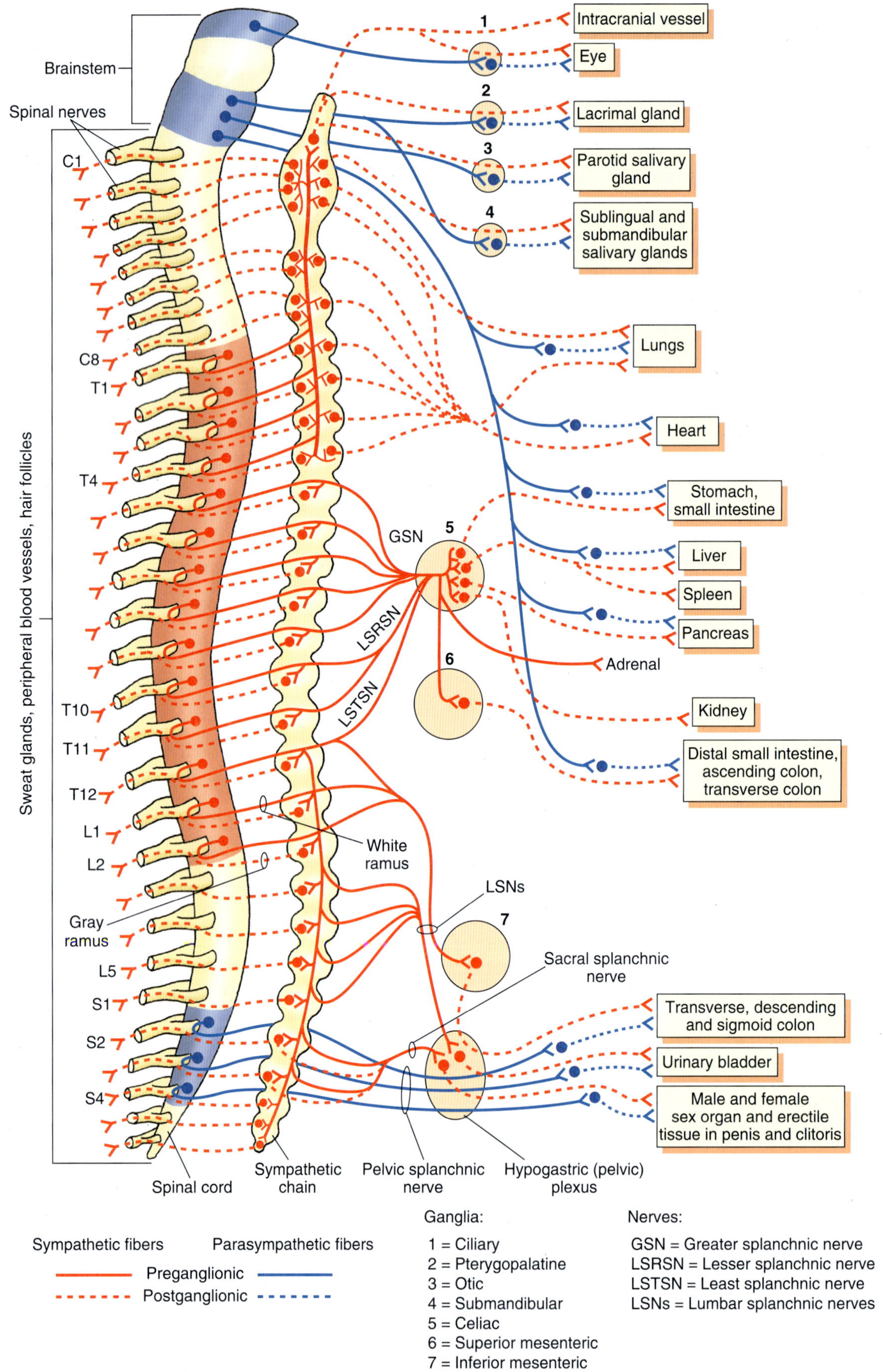

그림 21.1 자율신경계의 교감신경 및 부교감신경 개요. 적색, 가슴척수분절; 청색, 머리엉치분절. C, 목척수분절; T, 가슴척수분절; L, 허리척수분절; S, 엉치척수분절. 주의할 점: 그림에서는 교감신경줄기와 척수의 길이를 동일하게 나타냈지만, 실제로는 교감신경줄기가 척수보다 더 길며, 교감신경줄기 신경절은 절전섬유가 기원하는 척수분절과 해부학적으로 인접해 있지 않다(자세한 내용은 본문을 참조할 것).

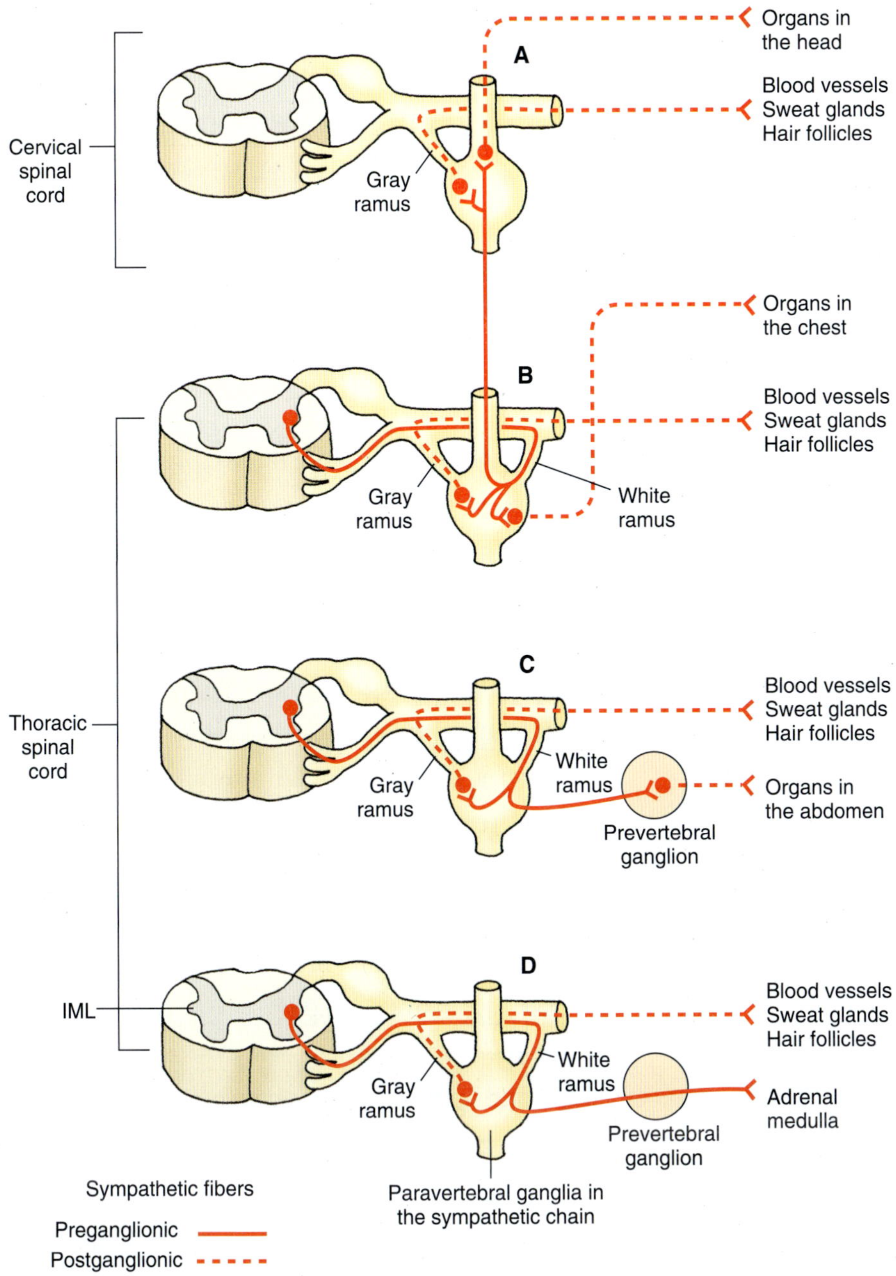

그림 21.2 여러 장기에 분포하는 절전 및 절후 교감신경섬유의 예. **(A)** 머리부위 장기. **(B)** 흉부 장기. **(C)** 복부 장기. **(D)** 부신. 각 높이에서 척추옆신경절에 존재하는 절후뉴런의 축삭은 회색교통가지를 통해 다시 해당 척수신경으로 들어가 척수신경과 함께 또는 척수신경에 포함되어 주행한 후 혈관과 땀샘, 털세움근에 분포한다는 점에도 주목하자. IML, 중간외측핵.

근ventral root을 통해 빠져나와 척수신경에 포함되어 짧게 주행한 다음, 백색교통가지를 통해 교감신경줄기로 들어가 시냅스를 형성하지 않은 채 교감신경줄기를 빠져나와 큰내장신경greater splanchnic nerve을 형성한다. T10~T12 척수분절의 중간외측핵IML에 위치하는 교감신경 절전뉴런의 축삭은 비슷한 경로를 따라 주행한 후 작은내장신경lesser splanchnic nerve 및 가장작은내장신경least splanchnic nerve을 형성한다. 큰·작은·가장작은 내장신경의 축삭은 **복강신경절**celiac ganglion과 위장간막신경절superior mesenteric ganglion, 아래장간막신경절inferior mesenteric ganglion에 위치하는 절후뉴런에 시냅스한다. 작은**내장신경**lesser splanchnic nerve과 가장작은**내장신경**least splanchnic nerve의 대부분은 각각 위장간막신경절과 아래장간막신경절에서 시냅스한다.

복강신경절로부터 나오는 절후섬유는 위stomach와 소장, 간, 비장, 췌장, 콩팥에 있는 평활근과 분비샘에 분포한다. 큰·작은·가장작은 내장신경에 포함되어 있는 일부 교감신경 절전섬유는 복강신경절을 통과(시냅스를 이루지 않고)한 후 부신수질에 있는 세포(에피네프린과 노르에피네프린을 분비함)에 시냅스한다. 부신수질은 교감신경절과 유사한 구조물로서, 그 속에 존재하는 분비세포는 기능적으로 교감신경 절후뉴런과 유사한 역할을 한다는 점을 꼭 기억해야 한다.

큰·작은·가장작은 내장신경에 있는 일부 교감신경 절전섬유는 복강신경절을 통과(시냅스를 형성하지 않음)한 후 위장간막신경절에 위치하는 절후뉴런에 시냅스한다. 이 신경절에 위치하는 절후뉴런은 소장 원위부와 대장(상행결장 오름창자, 횡행결장 가로창자)에 분포한다. L1~L2 척수분절로부터 기원하는 교감신경 절전섬유의 일부는 교감신경줄기를 통과(시냅스를 형성하지 않음)하여 허리내장신경을 따라 주행한 후 아래장간막신경절에 위치하는 절후뉴런에 시냅스한다. 이 신경절로부터 나오는 절후섬유는 이어서 하복(골반)신경얼기를 통해 주행하여 횡행결장, 원위결장, 직장, 방광, 그리고 남성 및 여성 생식계(음경penis과 음핵clitoris에 존재하는 발기조직 포함)에 분포한다.

L1~L2 척수분절에서 기원하는 일부 절전섬유는 교감신경줄기를 타고 내려와 척추옆신경절을 통해 지난 후 하복(골반)신경얼기에 있는 절후뉴런에 시냅스한다. 이들 뉴런으로부터 출발한 절후섬유들은 방광, 남성 생식기의 음경해면체, 여성 생식기의 음핵과 같은 성기관을 지배한다. L1~L2 척수분절에서 기원하는 또 다른 일부 절전섬유는 교감신경줄기를 타고 내려온 후 척추옆신경절의 절후뉴런에 시냅스한다. 이들 뉴런으로부터 출발한 절후섬유는 이어서 회색교통가지를 통해 다시 척수로 들어간 후 혈관과 땀샘, 털세움근(하지 및 몸통 하부에 있는 일부 모낭에 존재)에 분포한다.

교감신경계 기능 Functions of the Sympathetic Nervous System

교감신경계는 신체가 스트레스를 받을 경우 활성화된다. 따라서 교감신경계가 활성화되면 골격근에 공급되는 혈류량이 증가되고; 심박수와 혈압, 혈당이 증가되며; 동공확대산동·mydriais가 일어난다. 이와 같이 교감신경 효과가 광범위하게 일어나는 이유는 하나는 교감신경 절전섬유가 여러 개의 절후뉴런과 시냅스하기 때문이다. 이러한 반응은 개체가 위험에 맞서거나 fight 위험으로부터 도피flight하는데 도움이 된다. 예를 들면, '도피'해야 할 경우, 골격근의 혈류량 증가는 위험으로부터 멀리 도망치는 데 도움이 될 것이다. 맞서야 할 경우, 심박수와 혈압 증가는 여러 장기에 관류량을 증진시키고, 혈당 증가는 에너지를 제공하며, 동공확대는 시력을 증진시키게 될 것이다. 자율신경계의 부교감신경부문(뒤에서 설명함)이 동시에 활성화되면 교감신경 자극 효과를 보완하게 된다.

부교감부문 Parasympathetic Division

부교감신경이 기원하는 뉴런(부교감신경 절전뉴런)은 뇌간(9~11장 참조; 중뇌, 교뇌, 연수)과 엉치척수(S2~S4)에 위치하고 있다. 이런 이유로, 부교감부문parasympathetic division을 간혹 머리엉치부문craniosacral division이라고도 한다(그림 21.1). 뇌간과 척수에 위치하는 부교감신경 절전뉴런은 다음 단락에서 설명한다.

뇌간 부교감신경 절전뉴런 Brainstem Parasympathetic Preganglionic Neurons

뇌간 부교감신경 절전뉴런은 아래에서 설명하는 신경핵에 존재한다.

중뇌에 위치하는 눈돌림신경oculomotor nerve의 **에딩거-베스트팔핵**Edinger-Westphal nucleus은 홍채조임근constrictor muscle of iris과 섬모체둘레근circumferential muscle of ciliary body에 분포하는 부교감신경을 낸다. 하부 교뇌에 위치하는 **얼굴신경**의 **위침분비핵**superior salivatory nucleus of facial nerve은 눈물샘과 침샘(혀밑샘sublingual gland, 턱밑샘submandibular gland)에 분포하는 부교감신경을 낸다. 상부 연수에 있는 **혀인두신경**의 **아래침분비핵**inferior salivatory nucleus of glossopharyngeal nerve(위침분비핵의 꼬리쪽에 위치)은 귀밑샘parotid gland에 분포하는 부교감신경을 낸다. 부교감신경 절전뉴런이 위치하는 다른 신경핵으로는 **의문핵**nucleus ambiguus과 **미주신경 등쪽핵**dorsal motor nucleus of vagus을 들 수 있다. 미주신경 등쪽핵은 등쪽 연수의 꼬리쪽에 위치하는 반면, 의문핵은 대략 같은 높이의 연수에서 약간 더 배쪽에 위치한다. 의문핵의 치밀부위는 후두와 인두 근육에 분포한다. 의문핵의 치밀부위를 둘러싸고 있는 부위에는 심장에 분포하여 심박수를 낮추는 부교감신경 절전뉴런을 포함하고 있다. 미주신경 등쪽핵에 위치하는 절전뉴런은 주로 허파와 췌장, 일부 위장관(위, 소장, 대장, 상행결장, 횡행결장)에 분포하는 부교감신경을 내며, 이들 장기에 위치하는 분비샘의 분비활동을 조절한다. 게다가 부교감신경의 활성은 앞서 설명한 위장관 부위의 연동운동을 촉진시킨다. 이들 뉴런은 심장에 분포하는 부교감신경도 내기 때문에 심장에 억제작용을 나타낼 수 있지만, 그 정도는 의문핵에 의한 효과보다는 덜하다.

척수 부교감신경 절전뉴런 Spinal Parasympathetic Preganglionic Neurons

앞에서 설명한 대로, 척수 부교감신경 절전뉴런은 엉치

척수(S2~S4)의 중간외측핵IML에 위치한다(그림 21.1). 이들의 축삭은 척수전근ventral roots을 통해 빠져나와 골반내장신경pelvic splanchnic nerve을 통해 주행한 후 표적장기 내 또는 근처에 위치(횡행결장의 마지막 부위, 하행결장, 구불결장, 상부 항문관, 방광, 전립샘, 정낭, 정관ductus deferens, 해면체[음경, 음핵], 자궁, 자궁관[난관], 상부 질)하는 절후뉴런에 시냅스한다. 부교감신경계의 말단 신경절은 표적장기 근처 또는 장기 내에 위치한다는 점을 기억해야 한다. 따라서 부교신경 절후섬유는 상대적으로 짧은 반면, 교감신경 절후섬유는 상대적으로 길다.

부교감신경계 기능

Functions of the Parasympathetic Nervous System

자율신경계 부교감부문의 활성은 신체 에너지의 보존과 회복을 담당한다. 예를 들면, 부교감신경의 활성에 의해 일어나는 심박수 감소는 에너지 수요를 감소시킬 것이고, 위장관계 활성 증가는 신체 에너지 회복을 촉진할 것이다. 부교감신경 활성에 의해 일어나는 효과는 국소적으로 그리고 짧은 시간동안 일어난다. 교감신경계와 부교감신경계의 중요한 차이점은 요약 1에 정리되어 있다.

창자신경계 장신경계 · Enteric System

창자신경계는 위장관 운동과 분비를 조절하는 뉴런(창자벽에 분포)으로 이루어져 있다. 창자신경계는 창자의 평활근에 존재하는 두 층의 뉴런, 즉 **근육층신경얼기**myenteric (Auerbach's) plexus와 **점막밑신경얼기**submucosal (Meissner's) plexus로 이루어져 있다. 근육층신경얼기 뉴런은 위장관 운동을 조절하는 반면, 점막밑신경얼기 뉴런은 장 상피를 통한 물과 이온의 움직임을 조절한다. 위장관 평활근에 있는 운동뉴런 및 개재뉴런의 흥분성 신경전달물질은 아세틸콜린acetylcholine과 서브스탠스P substance P이다. 억제성 신경전달물질은 아직 알려져 있지 않다. 창자신경계는 자체적으로 작동한다.

창자신경계는 교감신경계와 부교감신경계에 의해서도 조절(외인성 조절)된다. 교감신경은 가슴척수와 허리척수, 엉치척수의 교감신경줄기 곁가지로부터 기원한다. 외인성 조절을 담당하는 대부분의 교감신경섬유는 절후신경이다. 부교감신경은 미주신경vagus nerve과 골반신경pelvic nerve으로부터 기원한다. 외인성 조절을 담당하는 대부분의 부교감신경섬유는 절전섬유이다. 교감신경계 또는 부교감신경계가 활성화될 경우, 외인성 조절계는 내인성 조절계를 억제할 수 있다.

일부 장기의 자율신경 분포

Autonomic Innervation of Some Selected Organs

많은 장기는 교감신경 및 부교감신경의 이중 지배를 받는다. 일반적으로 이중 지배를 받는 대부분의 장기에서 부교감신경과 교감신경의 활성은 길항작용antagonistic action을 나타낸다. 침샘salivary gland은 이러한 일반적인 원칙에서 벗어나며, 침샘에서는 부교감신경과 교감신경이 모두 침 분비를 증가시킨다. 교감신경이 자극되면 침샘은 끈적끈적하고 아밀라아제amylase를 함유한 소량의 **점액성 침**viscous saliva을 분비하는 반면, 부교감신경이 자극되면 다량의 **물 같은 침**watery saliva을 분비한다. 일부 장기의 자율신경 지배에 대해서 다음 단락에서 설명한다.

위눈꺼풀 상안검 · Upper Eyelid

위눈꺼풀upper eyelid은 **눈꺼풀올림근**상안검거근 · levator palpebrae superior muscle에 의해 끌려 올라간다. 대부분의 눈꺼풀올림근은 골격근skeletal muscle이며, 눈돌림신경핵복합체oculomotor nuclear complex의 꼬리쪽 중심핵caudal central nucleus의 지배를 받는다. 눈꺼풀올림근의 일부를 구성하는 위눈꺼풀판근superior tarsal muscle은 평활근이며, 위목신경절superior cervical ganglion에서 기원한 교감신경 절후섬유의 지배를 받는다(그림 21.3A). 또한 **뮐러안와근**뮐러눈확근 · orbital muscle of Müller도 평활근이며, 안와눈확 · orbit에서 안구를 앞쪽으로 당긴다. 이 근육 역시 위목신경절에서 기원한 교감신경 절후섬유에 의해 지배받는다. 위목신경절에 있는 절후뉴런에 시냅스하는 교감신경 절전섬유는 T1~T4 높이에 있는 중간외측핵IML에서 기원한다. 교감신경이 차단되면 위눈꺼풀판근superior tarsal muscle에 대한 지배가 소실되어 **가성안검하수**pseudoptosis(위눈꺼풀이 부분적으로 처짐)가 생기고, 뮐러안와근에 대한 지배가 소실되어 **안구함몰**enophtalmos(안구가 안와 속으로 함몰됨)이 생긴다. 이들 증상이 **호너증후군**Horner's syndrome(이 장의 뒤에서 설명함)에서 나타난다. 눈돌림신경 손상은 눈꺼풀올림근 마비를 일으키므로 안검하수ptosis(위눈꺼풀 처짐)를 초래한다는 점을 기억해야 한다.

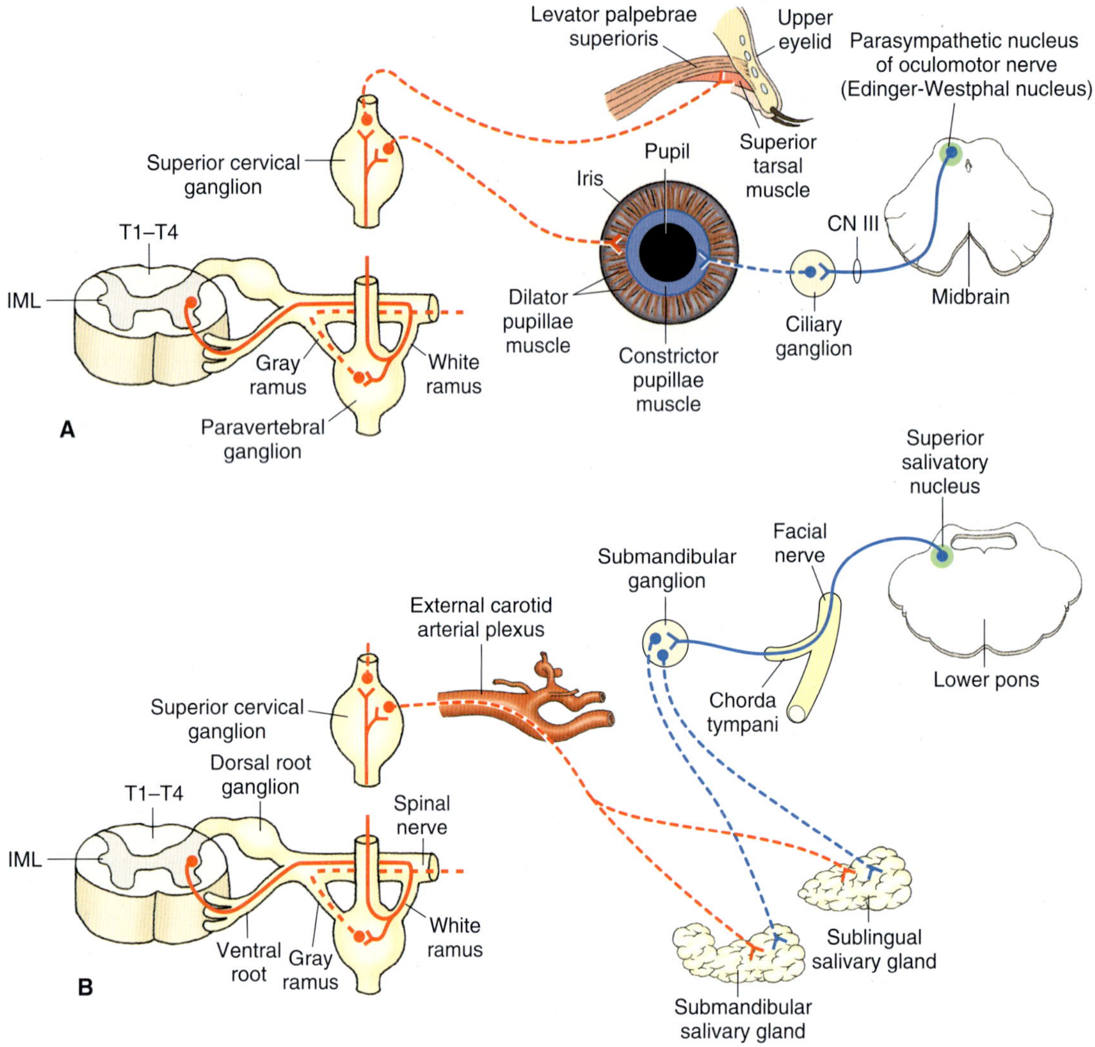

그림 21.3 안구의 자율신경 분포. (A) 위눈꺼풀과 홍채. (B) 혀밑샘과 턱밑샘. 적색, 교감신경계; 청색, 부교감신경계; 실선, 절전섬유; 점선, 절후섬유; T, 가슴척수분절; IML, 중간외측핵; CN, 뇌신경.

안구의 홍채와 섬모체 Iris and the Ciliary Body of the Eye

교감신경 분포 Sympathetic Innervation

T1 높이의 중간외측핵IML에 위치하는 교감신경 절전뉴런의 축삭은 위목신경절에 있는 뉴런에 시냅스한다. 위목신경절에서 기원한 교감신경 절후섬유는 **홍채**iris의 동공확대근dilator pupillae muscle에 분포한다(그림 21.3A). 이 교감신경계가 활성화되면 홍채의 동공확대근이 수축하므로 **동공확대**산동·mydriasis가 일어난다.

부교감신경 분포 Parasympathetic Innervation

에딩거-베스트팔핵Edinger-Westphal nucleus(눈돌림신경의 부교감신경핵)에 위치하는 부교감신경 절전뉴런의 축삭은 **눈돌림신경**oculomotor nerve을 통해 뇌간을 빠져나온 후 섬모체신경절ciliary ganglion(안와 내에 위치)에 분포하는 부교감신경 절후뉴런에 시냅스한다. 섬모체신경절에서 나온 절후섬유는 안구 속으로 들어가 홍채의 동공수축근constrictor pupillae muscle of iris(그림 21.3A)과 **섬모체근**ciliary muscle에 분포한다. 안구에 분포하는 부교감신경이 흥분하면 홍채 동공수축근과 섬모체근이 수축한다. 홍채 동공수축근의 수축은 **동공수축**축동·miosis을 일으킨다. 섬모체근이 수축하면 **수정체 걸이인대**suspensory ligament of the lens가 이완된다. 이에 따라 수정체가 더 볼록해져 광선이 더 크게 굴절되므로 근거리시력near vision에 적합해진다. 이들 두 반응(축동 및 수정체가 더 볼록해짐)은 **원근조절반사**accommodation reflex에 포함된다(15장 참조).

혀밑샘(설하선)과 턱밑샘(악하선) Sublingual and Submandibular Salivary Glands

교감신경 분포 Sympathetic Innervation

이들 침샘에 분포하는 교감신경 절전뉴런은 T1~T4 높이의 중간외측핵IML에 위치한다. 절전섬유는 위목신경절에 분포하는 절후뉴런에 시냅스한다. 절후섬유는 바깥목동맥얼기external carotid arterial plexus를 통과해 주행한 후 혈관을 따라 이들 침샘에 분포한다(그림 21.3B). 혀밑샘과 턱밑샘에 분포하는 교감신경이 활성화되면 **점액성 침**viscous saliva이 분비된다.

부교감신경 분포 Parasympathetic Innervation

위침분비핵superior salivatory nucleus에 위치하는 뉴런에서 기원하는 부교감신경 절전섬유는 얼굴신경facial nerve을 통해 하부 교뇌에서 빠져나온다. 이들 신경섬유는 고실끈신경chorda tympani(얼굴신경 분지)을 통해 빠져나온 후 턱밑신경절submandibular ganglion에 분포하는 절후뉴런에 시냅스한다. 턱밑신경절에서 나온 부교감신경 절후섬유는 혀밑샘sublingual gland과 턱밑샘submandibular gland에 분포한다(그림 21.3B). 이들 부교감신경섬유(분비촉진섬유secretomotor fibers)가 활성화되면 **물 같은 침**watery saliva이 분비된다.

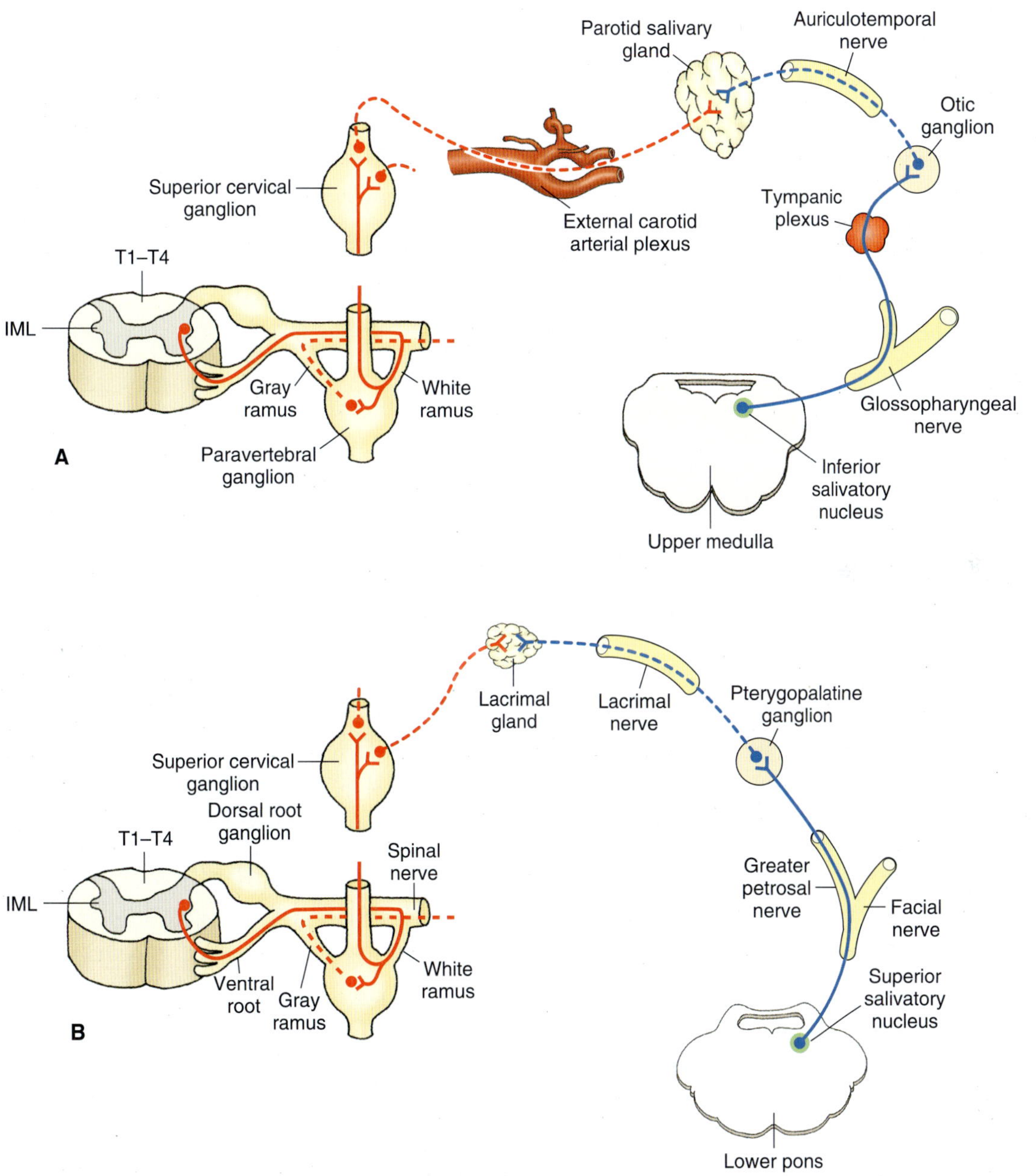

그림 21.4 귀밑샘(**A**)과 눈물샘(**B**)의 자율신경 분포(자세한 내용은 본문 참조). 적색, 교감신경계; 청색, 부교감신경계; 실선, 절전섬유; 점선, 절후섬유; T, 가슴척수분절; IML, 중간외측핵.

귀밑샘 이하선·Parotid Salivary Glands

교감신경 분포 Sympathetic Innervation

귀밑샘에 분포하는 교감신경의 절전뉴런은 T1~T4 척수의 중간외측핵IML에 위치한다. 절전섬유는 위목신경절에 있는 절후뉴런에 시냅스한다. 절후섬유는 바깥목동맥얼기를 통해 주행한 후 귀밑샘에 분포한다(그림 21.4A). 이들 침샘에 분포하는 교감신경계가 활성화되면 **점액성 침** viscous saliva이 분비된다.

부교감신경 분포 Parasympathetic Innervation

아래침분비핵 inferior salivatory nucleus(상부 연수에 위치)에 있는 뉴런의 축삭은 **혀인두신경** 설인신경·glossopharyngeal nerve을 통해 빠져나온다. 부교감신경 절전섬유는 고실신경얼기 tympanic plexus를 통해 주행한 후 **귀신경절** 이신경절·otic ganglion에 위치하는 절후뉴런에 시냅스한다. 귀신경절에서 출발한 부교감신경 절후섬유는 이개측두신경 귓바퀴관자신경·auriculotemporal nerve을 통해 주행한 후 귀밑샘에 분포한다(그림 21.4A). 이들 신경섬유가 활성화되면 귀밑샘으로부터 구강 속으로 **물 같은 침** watery saliva이 분비된다.

눈물샘 누선·Lacrimal Glands

교감신경 분포 Sympathetic Innervation

눈물샘에 분포하는 교감신경섬유는 혀밑샘과 턱밑샘에 분포하는 교감신경과 주행경로가 같다(그림 21.4B). 교감신경이 활성화되었을 때 눈물샘 분비에 어떤 영향을 미치는지는 확실하지 않다.

부교감신경 분포 Parasympathetic Innervation

위침분비핵 superior salivatory nucleus(하부 교뇌에 위치)에서 기원한 부교감신경 절전섬유는 얼굴신경의 큰바위신경 greater petrosal nerve을 통해 빠져나온 후 **날개입천장신경절** 익구개신경절·pterygopalatine ganglion에 있는 절후뉴런에 시냅스한다. 이들 뉴런으로부터 출발한 절후섬유는 눈물샘신경 누선신경·lacrimal nerve를 통해 눈물샘에 도달한다(그림 21.4B). 이들 **부교감신경 절후섬유** postganglionic parasympathetic fibers가 활성화되면 눈물이 분비된다.

심장 Heart

교감신경 분포 Sympathetic Innervation

심장에 분포하는 교감신경 절전뉴런은 T1~T4 척수분절에 위치한다. T1~T4 척수분절의 각 높이에서 교감신경섬유가 척수전근을 통해 척수를 빠져나와 해당 척수신경을 따라 짧게 주행한 후 백색교통가지 white ramus를 통해 교감신경줄기 sympathetic chain로 들어간다. 교감신경줄기에서, 절전섬유가 가슴신경절 thoracic ganglion(T1~T4 신경절)과 아래·중간·위 목신경절 inferior·middle·superior cervical ganglion에 위치하는 절후뉴런에 시냅스한다. 때때로, 아래목신경절 inferior cervical ganglion과 제1가슴신경절 first thoracic ganglion은 서로 합쳐져서 별모양의 **별신경절** 성상신경절·stellate ganglion을 이룬다. 심장에 분포하는 교감신경 절후섬유는 가슴신경절(T1~T4 신경절)과 아래·중간·위 목신경절로부터 출발한다. 심장에 분포하는 교감신경 절후섬유는 별신경절이 존재할 경우 별신경절에서도 출발한다. 이들 신경절로부터 기원한 교감신경 절후섬유는 모든 심장 부위(**동방결절** sinoatrial node, **심방** atria, **방실결절** atrioventricular node, **심실** ventricles)에 분포한다(그림 21.5). 교감신경이 활성화되면 동방결절세포의 박동조율기 활동이 증가됨으로써 심박수가 증가한다. 방실결절의 흥분 전달속도와 심방 및 심실의 수축력도 증가한다.

부교감신경 분포 Parasympathetic Innervation

동물실험에 따르면, 심장에 분포하는 부교감신경 절전뉴런은 의문핵 치밀부위 compact zone of nucleus ambiguus의 주변부에 주로 위치하고 있다(그림 21.5). 심장에 분포하는 부교감신경 성분은 미주신경 등쪽핵 dorsal motor nucleus of vagus으로부터도 출발한다. 이들 두 핵은 연수 medulla에 위치하고 있다. 부교감신경 절전뉴런(의문핵 nucleus ambiguus과 미주신경 등쪽핵 dorsal motor nucleus of vagus에 위치)의 축삭은 미주신경을 통해 배쪽외측연수 ventrolateral medulla로 빠져나온 후 심장에 위치하는 절후뉴런에 시냅스한다. 부교감신경 절후섬유는 동방결절과 심방, 방실결절에 분포한다. 심실에는 부교감신경 절후섬유가 상대적으로 덜 분포한다. 부교감신경이 활성화되면 동방결절세포의 박동조율기 활동이 감소됨으로써 심박수가 감소된다. 방실결절의 흥분 전달속도와 심실근의 수축력은 감소된다.

폐 허파·Lungs

교감신경 분포 Sympathetic Innervation

폐 lungs에 분포하는 교감신경 절전뉴런은 T1~T4 척수분절의 중간외측핵IML에 위치한다. 이들 뉴런으로부터 출

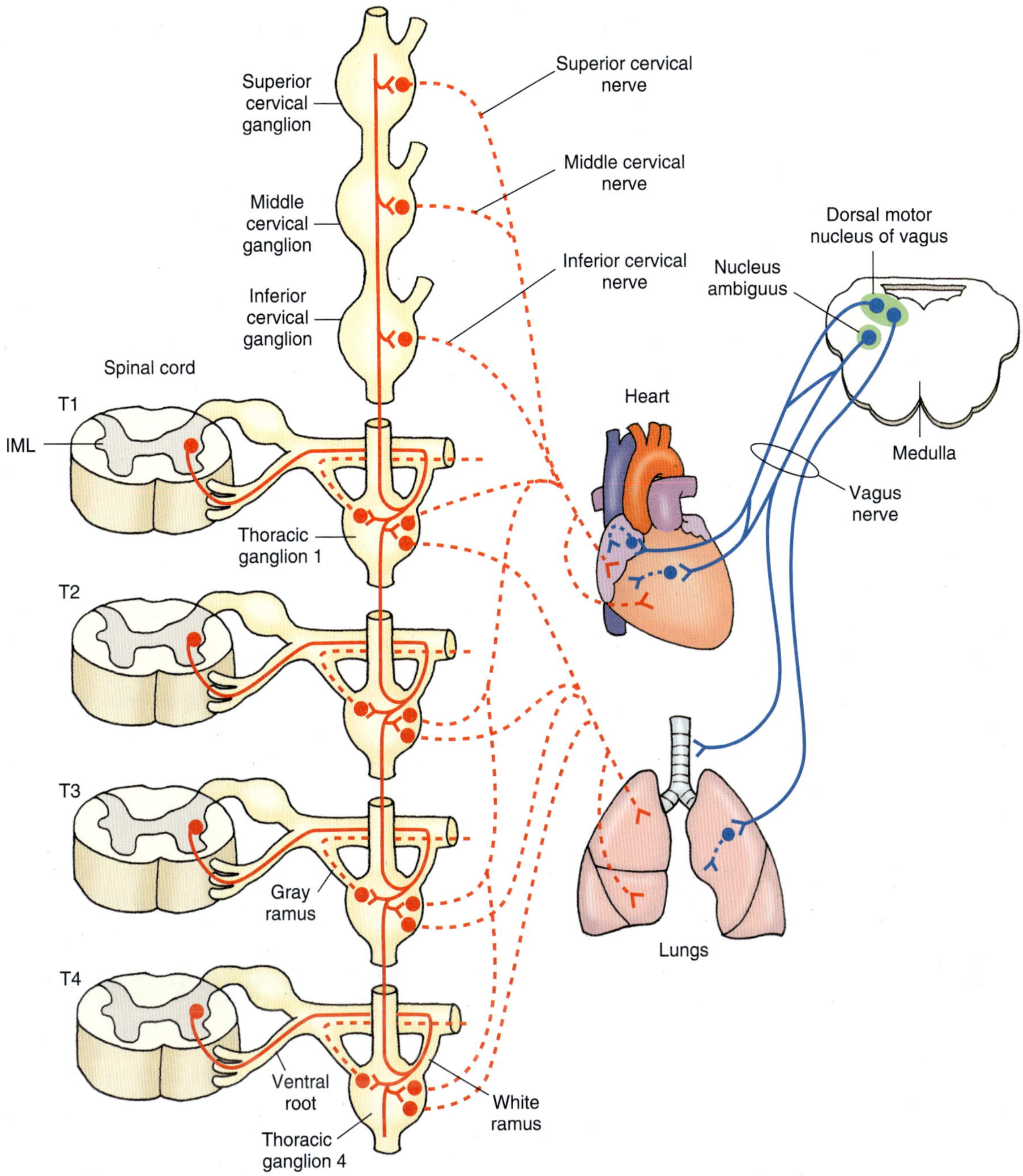

그림 21.5 심장과 폐의 자율신경 분포(자세한 내용은 본문 참조). 적색, 교감신경계; 청색, 부교감신경계; 실선, 절전섬유; 점선, 절후섬유; T, 가슴척수분절; IML, 중간외측핵.

발하는 교감신경 절전섬유는 교감신경줄기에 있는 T1~T4 신경절에 시냅스한다. 이들 신경절로부터 출발하는 교감신경 절후섬유는 기관지나무bronchial tree의 평활근에 분포한다(그림 21.5). 교감신경이 활성화되면 기관지확장bronchodilation이 일어난다.

부교감신경 분포Parasympathetic Innervation

부교감신경 절전섬유는 미주신경 등쪽핵dorsal motor nucleus of vagus에 위치하는 뉴런으로부터 기원하여 미주신경을 타고 흉강으로 주행한 후 폐에 위치하는 절후뉴런에 시냅스한다(그림 21.5). 이어서 절후섬유는 기관지나무 평활근에 분포한다. 부교감신경이 자극되면 기관지수축bronchoconstriction이 일어나고, 기관지샘bronchial gland 분비가 증가한다.

위장관 Gastrointestinal Tract

교감신경 분포 Sympathetic Innervation

T5~T9 척수분절의 중간외측핵IML에 위치하는 교감신경 절전뉴런의 축삭은 교감신경줄기를 통과(시냅스를 형성하지 않음)한 후 큰내장신경greater splanchnic nerve을 따라 주행하여 복강신경절celiac ganglion에 있는 뉴런에 시냅스한다. T10~T12 척수분절의 중간외측핵IML에서 출발한 절전섬유 역시 교감신경줄기를 통과(시냅스를 형성하지 않음)한 후 작은·가장작은 **내장신경**lesser and least splanchnic nerves으로 들어간다. 이들 신경섬유 역시 복강신경절에 있는 절후뉴런에 시냅스한다. 복강신경절로부터 나온 절후섬유는 위stomach 및 소장의 평활근과 분비샘에 분포한다. 큰·작은·가장작은 복강신경에 포함되어 있는 일부 절전섬유는 복강신경절을 통해 주행한 후 위장간막신경절superior mesenteric ganglion에 위치하는 절후뉴런에 시냅스한다. 이어서 이들 절후뉴런은 소장 원위부 및 상행·횡행 결장에 분포한다. T12~L2 척수분절의 중간외측핵IML에 위치하는 교감신경 절전뉴런으로부터 나온 축삭은 교감신경줄기를 통과(시냅스를 형성하지 않음)한 후 허리내장신경lumbar splanchnic nerves으로 들어간다. 이어서 이들 신경섬유는 아래장간막신경절inferior mesenteric ganglion에 위치하는 절후뉴런에 시냅스한다. 아래장간막신경절에서 나온 절후섬유는 아랫배신경얼기하복신경얼기·hypogastric nerve를 통해 주행한 후 횡행·하행·구불 결장과 직장에 분포한다(그림 21.6). 허리내장신경에 포함된 일부 신경섬유는 아래장간막신경절을 통해 주행한 후 아랫배(골반)신경얼기hypogastric (pelvic) plexus에 시냅스한다. 교감신경이 활성화되면 여러 위장관 부위의 연동운동과 분비가 억제되고 조임근괄약근·sphincter이 수축된다.

부교감신경 분포 Parasympathetic Innervation

위stomach와 소장, 대장, 결장(역자 주: 결장은 대장에 포함되는 구조물이지만, 대장은 결장 이외에도 맹장과 충수돌기, 직장, 항문관 등을 포함하는 용어임)에 분포하는 부교감신경의 절전뉴런은 미주신경 등쪽핵dorsal motor nucleus of vagus에 위치한다. 이들 절전섬유는 미주신경을 따라 아래로 주행하여 해당 위장관 부위에 있는 **근육층신경얼기**myenteric (Auerbach's) plexus와 **점막밑신경얼기**submucosal (Meissner's) plexus에 시냅스한다. 이어서 이들 신경얼기로부터 나온 절후섬유는 위stomach와 소장, 대장, 상행결장, 원위부 횡행결장의 평활근과 분비샘에 분포한다(그림 21.6). 횡행결장과 원위부 결장, 직장에 분포하는 부교감신경 절전뉴런은 S2~S4 척수분절의 중간외측핵IML에 위치한다(그림 21.6). 이들의 절전섬유는 척수전근ventral root을 통해 빠져나온 후 골반신경pelvic nerve으로 들어가 근육층신경얼기와 점막밑신경얼기에 도달한다. 이들 신경얼기로부터 나오는 절후섬유는 위장관 부위에 있는 평활근과 분비샘에 분포한다. 부교감신경이 자극되면, 이 부위 및 다른 부위의 위장관에서 연동운동과 분비가 일어나고 조임근sphincter은 이완하게 된다.

앞에서 설명한 대로, 창자신경계는 근육층신경얼기와 점막밑신경얼기로 이루어져 있으며, 이들은 위장관 운동과 분비를 조절한다. 이 내인성신경계intrinsic system는 교감신경 및 부교감신경을 통한 위장관의 외인성 조절에 의해서도 조정될 수 있다.

부신수질(콩팥위샘) Adrenal Medulla (Suprarenal Gland)

부신수질은 기능적으로 교감신경절sympathetic ganglion에 해당하는 구조물이며, 부신수질세포adrenal medullary cells는 T4~T9 척수분절에 위치하는 중간외측핵IML에 위치하는 교감신경 절전뉴런의 직접적인 지배를 받는다. 절전섬유는 교감신경줄기를 통해 주행한 후 큰내장신경을 통해서 빠져나와(복강신경절에서 시냅스를 형성하지 않음) 부신수질에 분포한다. T10~T11 척수분절의 중간외측핵IML에 위치하는 뉴런으로부터 출발한 절전섬유 역시 부신수질에 분포하는 교감신경을 낸다. 이들 절전섬유는 교감신경줄기를 따라 주행한 후 작은내장신경을 통해서 빠져나와(복강신경절에서 시냅스를 형성하지 않음) 부신수질에 분포한다(그림 21.7A). 부신수질세포에 분포하는 교감신경 절전뉴런 말단에서 신경전달물질로서 아세틸콜린acetylcholine이 유리된다. 부신수질세포는 에피네프린epinephrine(약 80%)과 노르에피네프린norepinephrine(약 20%)을 직접 혈관 속으로 분비한다.

크롬친화세포종pheochromocytoma은 드물게 발생하며, 신경외배엽성 크롬친화세포친크롬세포·chromaffin cell에서 생긴 카테콜아민분비종양catecholamine-secreting tumor이다. 이 종양은 대부분(85%) 부신수질에서 발생한다. 크롬친화세포종은 부신수질 외에서도 생길 수 있으며, 부신 밖에서 발생하는 주요 부위로는 흉부chest와 복부abdomen, 골반pelvis에 분포하는 교감신경과 연관되어 있는 크롬친화세포를 들

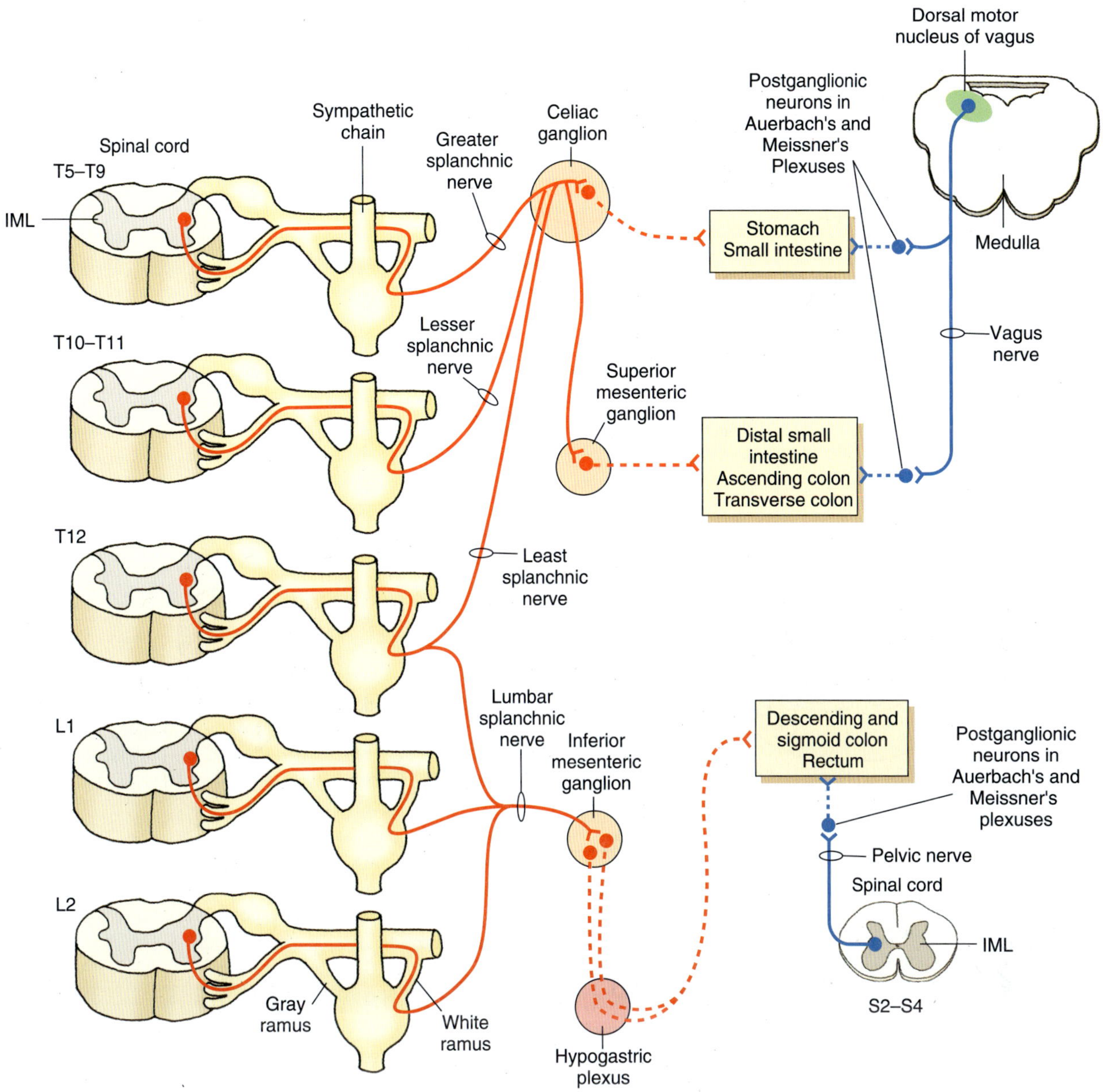

그림 21.6 위장관의 자율신경 분포(자세한 내용은 본문 참조). 적색, 교감신경계; 청색, 부교감신경계. 실선, 절전섬유; 점선, 절후섬유; S, 엉치척수분절; L, 허리척수분절; T, 가슴척수분절; IML, 중간외측핵.

수 있다. 크롬친화세포종을 가진 환자는 카테콜아민을 유리할 수 있는 분비과립을 포함하고 있으며, 이에 따라 지속적으로 또는 일과성으로 생기는 고혈압을 나타낸다. 과도한 혈중 카테콜아민에 의해 생기는 다른 질환으로는 뇌졸중stroke과 심근경색증myocardial infarction, 심부정맥cardiac arrhythmia, 쇼크shock를 들 수 있다. 크롬친화세포종은 종양을 외과적으로 제거하여 치료할 수 있다. α-아드레날린수용체 차단제(페녹시벤자민phenoxybenzamine, 프라조신prazocin) 또는 칼슘통로 차단제Ca^{2+} channel blocker(예, 베라파밀verapamil)를 이들 환자의 고혈압을 조절할 목적으로 사용한다. β-아드레날린수용체 차단제(예, 프로프라놀롤propranolol)는 상심실성 부정맥supraventricular arrhythmia을 예방하거나, 상심실성 부정맥을 치료할 목적으로 사용한다. 원발성 고혈압primary hypertension과 크롬친화세포종 사이의 감별진단을 위해 고혈압치료제인 클로니딘clonidine을 경구 투여한다. 원발성 고혈압 환자는 혈장 노르에피네프린 농도가 클로니딘을 투여한 후 3시간 내에 감소하는 반면, 크롬친화세포종 환자에서는 그러한 반응이 나타나지 않는다.

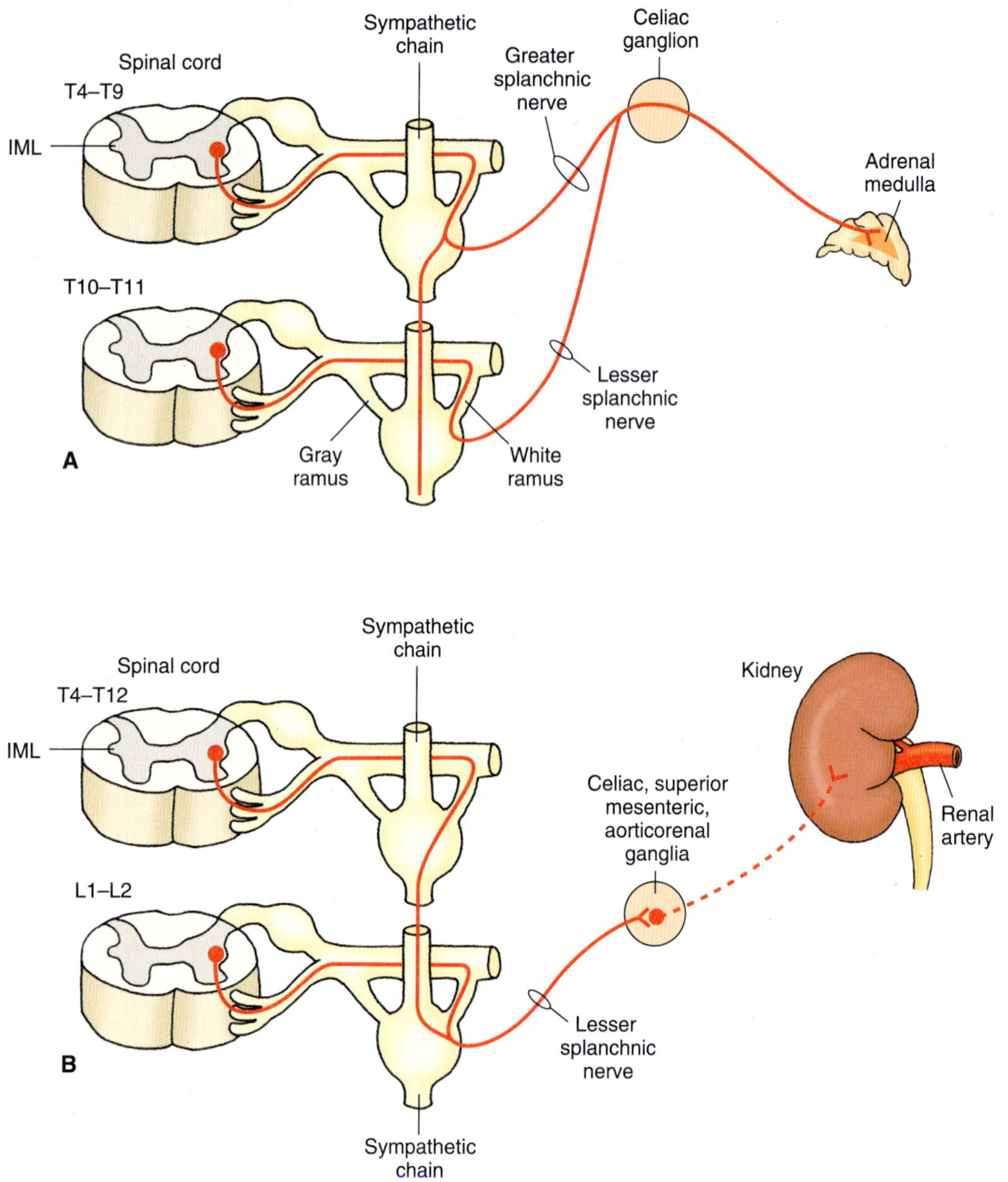

그림 21.7 **(A)** 부신과 **(B)** 콩팥의 자율신경 분포(자세한 내용은 본문 참조). 적색, 교감신경계; 청색, 부교감신경계; 실선, 절전섬유; 점선, 절후섬유; T, 가슴척수분절; IML, 중간외측핵.

콩팥 신장·Kidney

교감신경 분포 Sympathetic Innervation

콩팥에 분포하는 교감신경 절전뉴런은 가슴척수와 허리척수의 중간외측핵IML에 위치한다(그림 21.7B). 가슴척수(T4~T12)의 중간외측핵IML에 위치하는 교감신경 절전뉴런의 축삭은 교감신경줄기를 따라 하행한 후 허리척수(L1~L2)의 중간외측핵IML에 위치하는 교감신경 절전뉴런의 축삭과 함께 작은내장신경을 통해 빠져나와(시냅스를 형성하지 않음) 복강신경절과 위장간막신경절, 대동맥콩팥신경절aorticorenal ganglion에 위치하는 절후뉴런에 시냅스한다. 이들 신경절로부터 빠져나온 절후섬유가 콩팥에 분포한다(그림 21.7B). 콩팥에 분포하는 중간외측핵IML에 있는 교감신경 절전뉴런은 입쪽배쪽외측연수 승압구역rostral ventrolateral medullary pressor area [RVLM](이 장의 뒤에서 설명함)과 시상하부 뇌실곁핵paraventricular nucleus [PVN]에 위치하는 뉴런으로부터 입력을 받는다(23장 참조). 교감신경이 활성화되면 콩팥동맥은 수축되는 것으로 여겨진다.

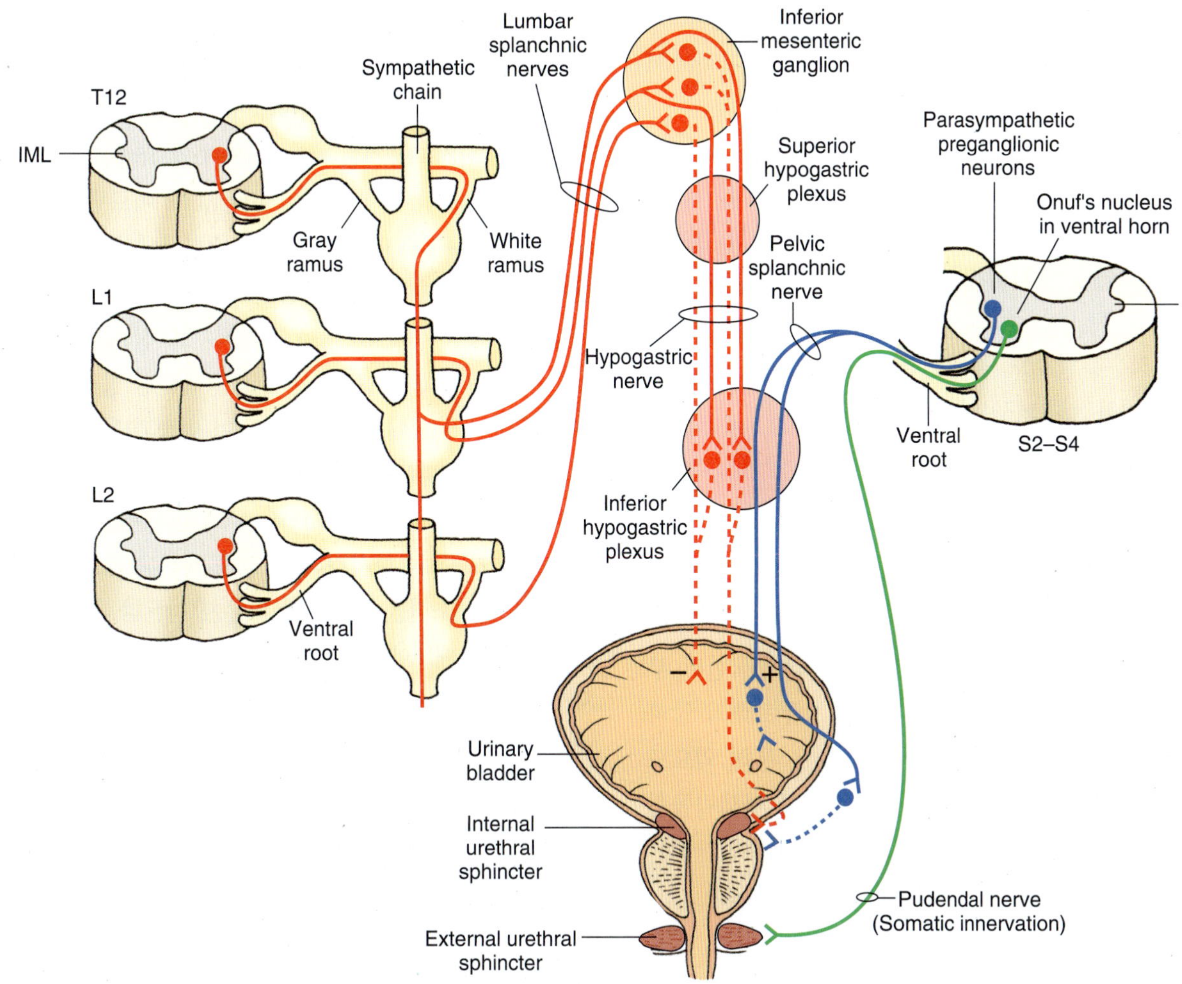

그림 21.8 방광의 자율신경 분포(자세한 내용은 본문 참조). 적색, 교감신경계; 청색, 부교감신경계; 실선, 절전섬유; 점선, 절후섬유. 녹색선은 체성신경 분포를 나타낸다. L, 허리척수분절; S, 엉치척수분절; T, 가슴척수분절; IML, 중간외측핵.

부교감신경 분포 Parasympathetic Innervation

콩팥은 부교감신경으로부터 어떤 중요한 입력도 받지 않는다.

방광 Urinary Bladder

교감신경 분포 Sympathetic Innervation

방광에 분포하는 교감신경 절전뉴런은 T2~L2 척수분절의 중간외측핵IML에 위치한다. 교감신경 절전섬유는 교감신경줄기를 통해 주행한 후 허리내장신경을 통해 빠져나온다. 이어서 이들 신경섬유는 아래장간막신경절에 위치하는 절후뉴런에 시냅스한다. 이 신경절로부터 나오는 절후섬유는 아랫배신경얼기hypogastric plexus를 통해 방광에 도달한다(그림 21.8). L1~L2 척수분절로부터 나오는 일부 절전섬유는 교감신경줄기를 따라 하행한 후 아랫배신경얼기에 있는 절후뉴런에 시냅스한다. 이어서 이들 뉴런으로부터 나온 절후섬유는 방광에 분포한다(그림 21.8). 배뇨가 일어날 때의 교감신경계의 역할은 다음 단락에서 다룬다.

부교감신경 분포 Parasympathetic Innervation

방광에 분포하는 부교감신경 절전뉴런은 S2~S4 엉치척수의 중간외측핵IML에 위치한다. 이들의 절전섬유는 척수전근ventral root으로부터 빠져나와 골반내장신경을 타고 주행하다가 아랫배신경얼기를 거쳐 방광벽에 위치하는 절후뉴런에 시냅스한다(그림 21.8). S2~S4 척수분절로부터 나오는 부교감신경 절전뉴런의 일부 축삭은 골반신경얼기뿐만 아니라 이들이 분포하는 장기 내에 시냅스한다. 부교감신경섬유가 활성화되면 무스카린수용체muscarinic receptors를 통해 방광 배뇨근detrusor muscle(방광 평활근)이 수축하고 내요도괄약근internal urethral sphincter이 이완한다. 이러한 부교감신경 자극 효과는 배뇨에 관여한다. 배뇨가 일어날 때의 부교감신경계의 역할은 다음 단락에서 다룬다.

구심신경 분포 Afferent Innervation

방광벽에 위치하는 신전수용기stretch receptor로부터 들어오는 구심신호는 아랫배신경얼기를 통해 T12~L2 척수분절로 들어간다. 이 정보는 또한 골반내장신경을 통해 S2~S4 척수분절로도 들어간다. 구심정보는 방광기능 조정에 관여하는 대뇌구조물로 전달된다.

체성신경 분포 Somatic Innervation

외요도괄약근external urethral sphincter은 골격근으로 이루어져 있으며, 이 골격근은 S2~S4 엉치분절의 척수전각ventral horn of spinal cord에 위치하는 알파운동신경원alpha-motor neurons(체성신경)의 지배를 받는다. 이 척수전각에 국한된 부위를 **오누프핵**Onuf's nucleus이라 부른다. 오누프핵의 알파운동신경원 축삭은 음부신경pudendal nerve을 통해 외요도괄약근에 분포한다. 이 신경의 흥분에 의해 아세틸콜린이 유리되고, 이에 따라 니코틴성 콜린수용체cholinergic nicotinic receptor가 활성화되어 외요도괄약근이 수축된다.

배뇨 Micturition

소변은 콩팥kidney에서 만들어져 요관ureter을 통해 방광urinary bladder으로 운반되는데, 요관은 방광 배뇨근의 평활근층 사이를 지나서 방광으로 연결된다. 방광 내에서 두 개의 요관ureter 구멍과 내요도 구멍에 의해 형성되는 삼각구역을 방광삼각trigone이라 부른다. 방광이 팽창하게 되면, 방광 배뇨근 사이에 위치하는 요관이 눌리므로 소변의 역류가 방지된다. 정상인의 방광은 약 500 mL의 소변을 저장할 수 있다. 이 단락의 앞부분에서 설명한 대로, 방광은 교감신경과 부교감신경, 체성신경에 의해 조절된다. 교감신경계는 방광에 소변이 채워지고 저장되는 동안 우세한 작용을 나타낸다. 방광에 분포하는 교감신경말단이 활성화되면 노르에피네프린이 유리되어 β_2-, β_3-아드레날린수용체를 통해 배뇨근을 이완시키고 α_1-아드레날린수용체를 통해 방광의 목에 위치하는 **내요도괄약근**internal urethral sphincter을 수축시킨다. 교감신경말단으로부터 유리된 노르에피네프린은 부교감신경 말단에 있는 α_2-아드레날린수용체를 활성화시켜 아세틸콜린 유리를 억제한다. 따라서 교감신경 활성에 의한 부교감신경의 시냅스이전억제presynaptic inhibition는 방광 배뇨근의 이완에 관여한다. 방광 배뇨근의 이완과 내요도괄약근의 수축은 방광에 소변이 채워지고 저장되게 허용한다. 방광 배뇨근에 있는 신전수용기는 소변 용적이 약 150 mL이 되면 활성화된다. 방광 내 소변량이 400 mL에 이르면 강한 **배뇨**micturition 욕구가 발생한다. 방광 배뇨근에 분포하는 신전수용기에 의해 개시된 구심신호의 증가는 골반신경에 포함된 축삭을 통해 S2~S4 엉치척수로 전달된다. 엉치척수에 있는 부교감 절전뉴런이 활성화되면 방광벽에 있는 절후신경 말단에서 아세틸콜린이 방출되며, 아세틸콜린은 M_3 무스카린수용체를 통해 배뇨근의 수축을 유발한다. 부교감신경 자극은 또한 무스카린수용체를 통해 내요도괄약근을 이완시킨다. 이렇게 개시된 **배뇨반사**micturition reflex는 소변을 방광에서 비우게 만든다. 일부 척수위 구조물도 배뇨에 중요한 역할을 한다. 입쪽 교뇌에 위치하는 교뇌 배뇨중추pontine micturition center(배링턴핵Barrington's nucleus이라고도 함)는 방광에 분포하는 척수의 부교감신경 절전뉴런에 흥분성 신호를 보내고, 오누프핵Onuf's nucleus으로 투사하는 개재뉴런에 억제성 신호를 보낸다. 허리엉치척수로부터 상행하는 입력이 교뇌 배뇨중추로 투사한다. 교뇌 배뇨중추에 있는 뉴런은 방광이 채워지는 동안에는 활동하지 않는다. 방광 신전이 임계수준에 도달하면 방광벽에 있는 신전수용기로부터 출발하는 구심활동이 교뇌 배뇨중추에 있는 뉴런의 활동을 증가시킨다. 교뇌 배뇨중추에 있는 뉴런이 흥분하게 되면 방광으로 가는 부교감신경을 자극하고, 교감신경을 억제하게 된다. 방광이 채워지는 동안, 오누프핵의 알파운동신경원이 활성화되고 외요도괄약근을 닫힌 채 유지하므로 배뇨가 방지된다. 방광으로부터 들어오는 구심활동 증가에 의해 일어난 교뇌 배뇨중추에 있는 뉴런의 활성은 일시적으로 오누프핵에 있는 알파운동신경원을 억제하여 외요도괄약근을 이완시킨다. 따라서 방광에 분포하는 엉치 부교감신경뉴런의 활성과 외요도괄약근에 분포하는 알파운동신경원의 일시적 억제에 의해 배뇨가 일어나게 된다.

남성생식계 Male Reproductive System

발기조직 Erectile Tissue

남성 성기관(음경penis)의 발기조직은 두 개의 **음경해면체**corpora cavernosa와 하나의 **요도해면체**corpus spongiosum를 포함한 세 개의 원주구조물로 이루어져 있다. 각각의 이들 원주구조물은 강한 섬유조직막으로 둘러싸인 해면처럼 생긴 혈관 공간으로 이루어져 있다. 섬유탄력조직으로 이루어진 잔기둥trabeculae이 각 원주구조물의 혈관 공간을 구분하고 있다. 동맥들이 각 원주모양의 발기조직 중심으로 들어가 더 작은 나선동맥이 된 후 혈관 공간에 혈액을 공급한다. 발기조직으로부터 배출되는 혈액은 둘레정맥circumferential vein으로 들어가며 음경해면체 등쪽에 위치하는 중간정맥midline veins에 합쳐진다.

교감신경 분포 Sympathetic Innervation

남성생식계(부고환epididymis, 정관ductus(vas) deferens, 정낭seminal vesicles, 전립샘prostatic glands)에 분포하는 교감신경 절전뉴런은 T12~L2 척수분절의 중간외측핵IML에 위치한다. 이들 절전뉴런의 축삭은 교감신경줄기를 통해 주행한 후 허리내장신경으로 빠져나온다. 허리내장신경에 포함되어 있는 이들의 일부 절전섬유는 아래장간막신경inferior mesenteric ganglion에 있는 절후뉴런에 시냅스한다. 이들 절후뉴런의 축삭은 위·아래 아랫배(골반)신경얼기superior and inferior hypogastric(pelvic) plexuses를 통해 지난다. 허리내장신경lumbar splanchnic nerve에 포함된 다른 절전섬유는 아래장간막신경절을 지난 후 아래아랫배(골반)신경얼기inferior hypogastric (pelvic) plexus에 있는 절후뉴런에 시냅스한다. 아래아랫배(골반)신경얼기로부터 나온 절후섬유는 남성생식계의 표적조직에 분포한다(그림 21.9).

L1~L2 척수분절에서 기원한 일부 절전섬유는 교감신경줄기를 따라 하행한 후 엉치신경절(S2~S4)에 있는 절후뉴런에 시냅스한다. 엉치신경절(S2~S4)에서 출발한 절후섬유는 엉치내장신경sacral splanchnic nerve을 따라 주행

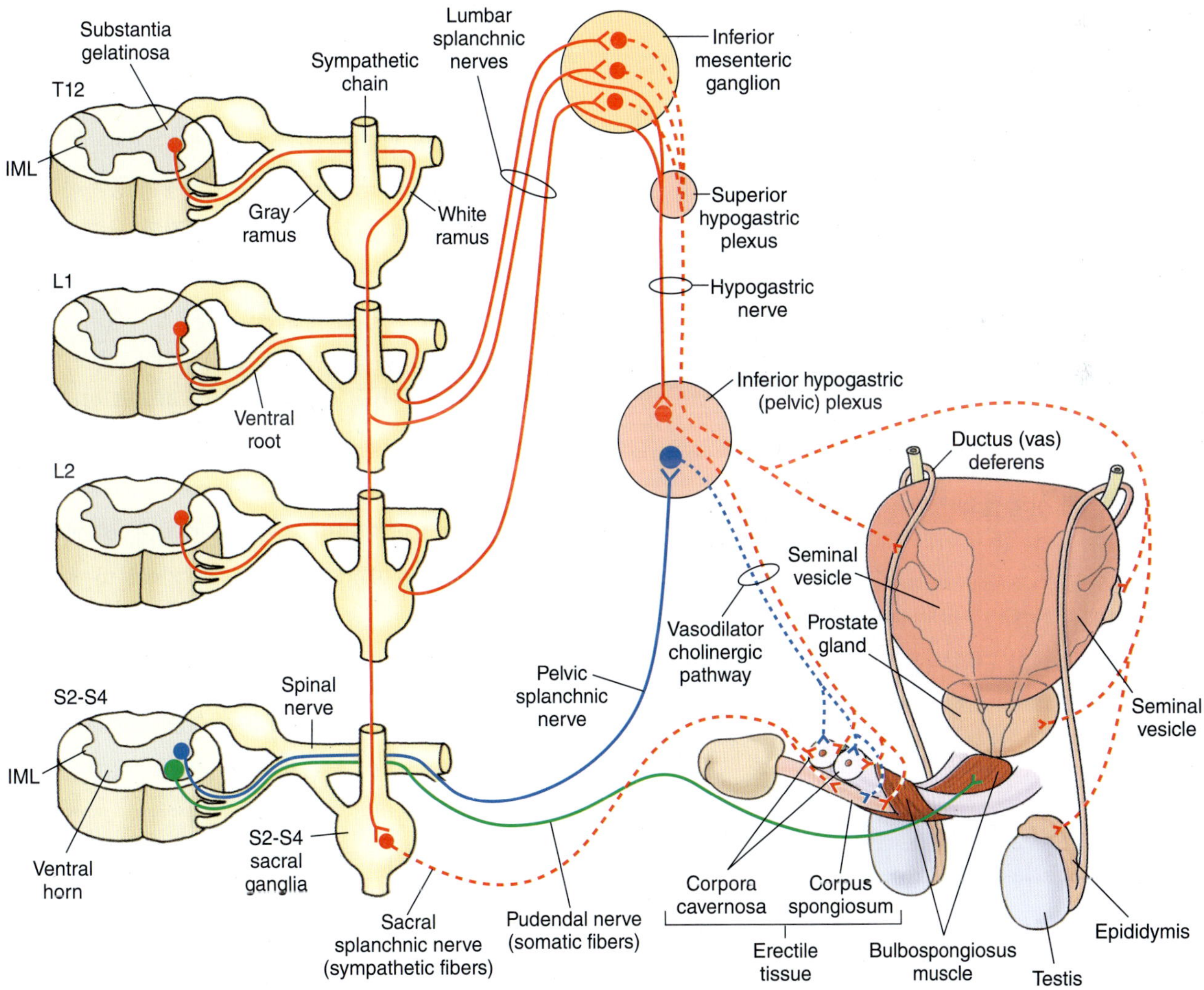

그림 21.9 남성생식계의 자율신경분포(자세한 내용은 본문 참조). 적색, 교감신경계; 청색, 부교감신경계; 실선, 절전섬유; 점선, 절후섬유; L, 허리척수분절; S, 엉치척수분절; T, 가슴척수분절; IML, 중간외측핵.

한 후 남성생식기에 분포하는 음부신경pudendal nerve('체성 신경 지배' 참조)과 만난다.

교감신경 절후뉴런은 두 종류, 즉 콜린성 교감신경 절후뉴런과 아드레날린성 교감신경 절후뉴런이 있다. 콜린성 교감신경 절후뉴런은 말단에서 아세틸콜린을 유리한다. 대부분의 교감신경 절후말단에서 유리되는 신경전달물질이 노르에피네프린이라는 것을 상기해 본다면, 남성발기조직에 분포하는 콜린성 교감신경 절후뉴런은 특별한 경우에 해당하는 예이다. 아래아랫배(골반)신경얼기inferior hypogastric (pelvic) plexus에 위치하는 콜린성 교감신경 절후뉴런은 남성발기조직에 분포하는 혈관확장을 일으키는 콜린성 신경로에 기여한다. 음부신경에 포함되어 있는 아드레날린성 교감신경 절후축삭은 남성발기조직에 분포하는 혈관을 수축시키는 역할을 하는 아드레날린 신경로를 구성한다.

부교감신경 분포 Parasympathetic Innervation

남성 성기관의 발기조직에 분포하는 부교감신경 절전뉴런은 S2~S4 엉치척수의 중간외측핵IML에 위치한다. 부교감신경 절전뉴런의 축삭은 척수전근ventral root으로 빠져나와 척수신경의 운동뿌리를 타고 주행하다가 골반내장신경pelvic splanchnic nerve을 이루어 빠져나온다. 이들 부교감신경 절전섬유는 아래아랫배(골반)신경얼기inferior hypogastric (pelvic) plexus로 들어가 절후뉴런에 시냅스한다. 이들 부교감신경 절후뉴런의 축삭은 남성 발기조직에 분포하는 혈관확장성 콜린경로vasodilator cholinergic pathway에 기여한다(그림 21.9). 이들 부교감신경 절후섬유는 말단에서 아세틸콜린acetylcholine과 산화질소nitric oxide [NO]를 유리시킨다.

체성신경 분포 Somatic Innervation

음경해면체근망울해면체근·bulbospongiosus muscle은 요도해면체corpus spongiosum의 근위부(몸통)를 둘러싸고 있으며, 궁둥해면체근비뇨생식격막·ischiocarvernous muscle은 음경다리crus penis를 덮고 있다. 음경해면체근과 궁둥해면체근은 골격근으로서 S2~S4 척수분절의 전각에 위치하는 운동뉴런으로부터 체성신경 지배를 받는다. 이들 운동뉴런의 축삭은 음부신경pudendal nerve을 따라 주행한다.

구심신경 분포 Afferent Innervation

남성 성기관에 분포하는 통각섬유는 같은 부위에 분포하는 교감신경 및 부교감신경과 함께 주행한다. 이들 신경섬유는 하부 가슴척수분절과 상부 허리척수분절, 중간 엉치척수분절의 후근신경절DRG에 위치하는 가단극신경세포pseudounipolar neuron의 말초가지이다. 이들 뉴런의 중추가지는 척수후각에 분포하는 이차통각뉴런에 시냅스한다. 이어서 이차통각뉴런은 시상을 경유하여 대뇌피질로 투사된다(8장과 14장 참조).

남성 성반응 Male Sexual Response

남성 성반응은 다음 4단계로 이루어져 있다.

발기 Erection

발기는 남성 발기조직의 평활근(동맥벽과 잔기둥에 분포하는)의 이완에 의해 일어난다. 이 평활근의 이완은 남성 발기조직에 분포하는 콜린성 신경섬유의 활성에 의해 일어난다. 앞에서 설명한 대로, 남성 발기조직에 분포하는 콜린성 신경섬유는 교감신경 및 부교감신경 절후뉴런으로부터 출발한다. 산화질소NO는 부교감신경 절후뉴런 말단으로부터 유리된다. 산화질소NO는 가용성 guanylate cyclase를 자극하여 cGMP 농도를 증가시키며, cGMP는 남성 발기조직의 평활근(잔기둥과 동맥벽에 분포하는)을 이완시킨다. 발기조직에 공급되는 동맥혈액량이 증가하게 되고 이들 조직의 혈관공간에 혈액이 축적된다. 피막sheath으로 둘러싸인 남성 발기조직이 팽창함에 따라 음경등쪽정맥dorsal vein of penis이 눌리게 된다. 음경등쪽정맥이 눌림으로서 일어나는 음경해면체와 요도해면체로부터의 혈액 배출 감소도 발기에 기여한다. 일단 발기가 일어나면, 남성 성기관에 분포하는 음부신경에 포함된 체성신경섬유가 활성화되어 음경해면체근bulbospongiosus muscle이 수축하므로 발기조직의 압력이 증가하게 되는데, 이 과정 역시 발기 시 음경을 딱딱하게 만드는 데 기여한다.

분비 Secretion

아래아랫배(골반)신경얼기inferior hypogastric (pelvic) plexus에 포함된 부교감신경 절후뉴런의 활성에 의해 정낭상피epithelium of seminal vesicle와 전립샘prostate gland, 망울요도샘bulbourethral glands의 분비가 촉진된다. 정액seminal fluid·semen은 이들 분비물과 정자spermatozoa로 이루어져 있다.

방사 누정·Emission

아래아랫배(골반)신경얼기inferior hypogastric (pelvic) plexus에 포함된 교감신경 아드레날린절후뉴런의 활성은 부고환epididymis과 정관vas deferens의 연동수축을 일으키므로 정자를 고환으로부터 요도로 밀어내게 된다. 정낭과 전립샘의 평활근 역시 수축하며, 이에 따라 이들의 분비액도 요도로 밀려나간다. 교감신경계 활성에 의해 사정이 일어나는 동안 내요도괄약근internal urethral sphincter이 수축되므로 정액이 방광 속으로 들어가는 것이 방지된다.

사정 Ejaculation

사정은 음경을 지배하는 음부신경에 포함된 체성신경의 활성에 의해 매개된다. 요도해면체corpus spongiosum의 근위부를 둘러싸고 있는 음경해면체근bulbospongiosus muscle은 율동적으로 수축하여 정액을 요도로 밀어낸다.

사정이 일어난 후, 혈관확장성 콜린섬유의 활동은 감소하고 음부신경에 포함된 혈관수축성 아드레날린섬유의 활동은 증가한다. 노르아드레날린성 절후섬유의 활성에 의해 발기조직에 혈액을 공급하는 동맥 평활근이 수축하게 되고, 이에 따라 발기조직으로 공급되는 동맥혈액이 감소하게 되므로 음경은 더 이상 발기를 지속하지 못한다.

남성발기부전 Male Erectile Dysfunction

산화질소NO는 음경의 발기에 중요한 역할을 하는 것으로 여겨진다. 남성 발기조직의 cGMP 농도 감소는 발기부전의 원인이 될 수 있다. 남성발기부전을 치료할 목적으로 실데나필sildenafil(비아그라Viagra)의 경구 복용을 권장한다. 이 약물은 cGMP를 분해하는 효소인 phosphodiesterase-5를 억제하는 작용을 하며, 이에 따라 발기조직(음경해면체corpora cavernosa, 요도해면체corpus spongiosum)의 평활근세포에 cGMP 농도를 증가시킨다. 발기조직으로 유입되는 혈액량 증가는 발기를 유발한다. 남성발기부전을 치료하는 데 이용하는 다른 약물(vardenafil [Levitra], tadalafil [Cialis])의 작용기전은 실데나필과 유사하다. 다른 질병을 치료할 목적으로 질산염nitrates과 α-아드레날린수용체 차단제를 복용 중인 환자가 남성발기부전 치료제를 복용할 경우, 이들 약물이 모두 혈압을 낮추는 역할을 하므로 혈압이 심각한 수준으로 떨어질 수 있어 주의해야 한다.

여성 생식계 Female Reproductive System

교감신경 분포 Sympathetic Innervation

여성 생식계에 분포하는 교감신경 절전뉴런은 T12~L2 척수분절의 중간외측핵IML에 위치한다. 이들의 절전섬유는 교감신경줄기를 통해 주행한 후 허리내장신경lumbar splanchnic nerve을 타고 빠져나와 아래장간막신경절inferior mesenteric ganglion에 있는 절후뉴런에 시냅스한다. 이들 뉴런으로부터 출발한 절후섬유는 위아랫배신경얼기superior hypogastric plexus를 통해 지난 후 자궁질신경얼기uterovaginal plexus(아래아랫배신경얼기inferior hypogastric plexus의 확장부위)에 있는 절후뉴런에 시냅스한다. 허리내장신경에 포함된 일부 절전섬유는 아래장간막신경절을 통해 주행한 후 자궁질신경얼기에 있는 절후뉴런에 시냅스한다. 자궁질신경얼기로부터 출발한 절후섬유는 자궁uterus과 자궁관난관·uterine tube, 자궁경부cervix, 상부 질upper vagina에 분포한다. L1~L2 척수분절에서 출발하는 일부 절전섬유는 교감신경줄기를 타고 하행한 후 엉치신경절sacral ganglion(S2~S4)에 있는 절후뉴런에 시냅스한다. 엉치신경절(S2~S4)로부터 나온 절후섬유는 엉치내장신경을 따라 주행한 후 여성 발기조직(음핵clitoris)에 분포하는 음부신경과 만난다(그림 21.10). 교감신경계의 활성은 자궁 수축을 일으킨다.

부교감신경 분포 Parasympathetic Innervation

여성 생식계에 분포하는 부교감신경 절전뉴런은 S2~S4 엉치척수의 중간외측핵IML에 위치한다. 부교감신경 절전뉴런의 축삭은 척수전근을 통해 빠져나와 척수신경 운동뿌리를 타고 주행하다가 골반내장신경pelvic splanchnic nerve을 형성한다. 이들 부교감신경 절전섬유는 자궁질신경얼기uterovaginal plexus로 들어가 절후뉴런에 시냅스한다. 이들 부교감신경 절후뉴런의 축삭은 질vagina(근위부 2/3)과 자궁, 자궁관에 분포한다(그림 21.10). L1~L2 허리척수분절에서 출발하는 일부 절전섬유는 교감신경줄기를 타고 하행한 후 엉치신경절sacral ganglion(S2~S4)에 있는 절후뉴런에 시냅스한다. 엉치신경절(S2~S4)로부터 출발한 절후섬유는 엉치내장신경을 따라 주행한 후 음부신경과 만난다. 하부 질lower vagina에 분포하는 부교감신경은 음부신경을 통해 도달한다(그림 21.10). 여성 발기조직(음핵clitoris)에서의 혈관확장 기전은 남성 성기관에서 설명한 것과 유사하다. 부교감신경이 흥분하면 여성 발기조직을 자극하고 자궁평활근을 이완시킨다. 자궁평활근의 이완은 이들 근육에 대한 호르몬의 영향에 의해 다양하게 나타날 수 있다.

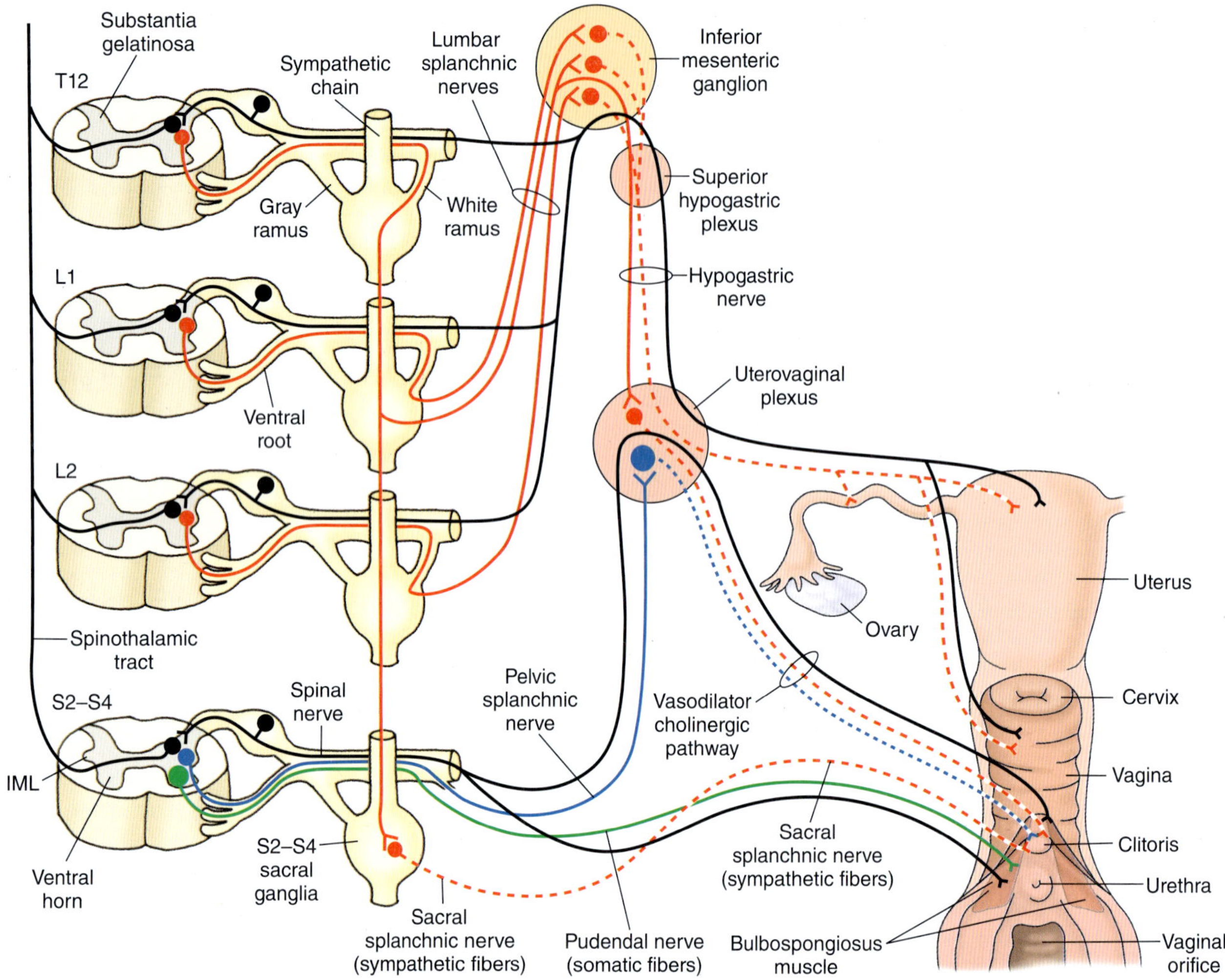

그림 21.10 여성생식계의 자율신경 분포(자세한 내용은 본문 참조). 적색, 교감신경계; 청색, 부교감신경계; 실선, 절전섬유; 점선, 절후섬유. 녹색선은 체성신경 분포를 나타낸다. 흑색선은 통각구심섬유를 나타낸다. L, 허리척수분절; S, 엉치척수분절; T, 가슴척수분절; IML, 중간외측핵.

체성신경 분포 Somatic Innervation

여성에서 망울해면체근bulbospongiosus muscle은 질어귀망울vestibular bulb을 둘러싸고 있으며 음부신경의 지배를 받는다. 이 근육의 수축은 음핵발기clitoral erection와 질폐쇄closure of vagina, 오르가즘feeling of orgasm에 기여하게 된다.

구심신경 분포 Afferent Innervation

자궁에 분포하는 통각섬유는 교감신경(자궁에 분포하는)과 함께 주행한다. 이들 신경섬유는 T12~L2 척수분절의 후근신경절에 위치하는 가단극신경세포의 말초가지이다. 이들 뉴런의 중추 말단은 T12~L2 척수분절에 있는 교양질substantia gelatinosa에 시냅스한다. 하부 질lower vagina로부터 들어오는 통각 정보를 전달하는 구심섬유는 체성신경인 음부신경을 따라 주행한다. 원위부 질의 체성감각 역시 음부신경에 의해 엉치척수로 전달된다. 따라서 여성 생식기관으로부터 들어오는 통각정보는 내장감각성분도 있고 체성감각성분도 있다. 이어서 이차통각뉴런이 시상을 경유하여 대뇌피질로 투사한다(8장과 14장 참조). 출산 시 일어나는 통증은 L3~L4 허리척수의 거미막밑공간subarachnoid space에 마취제를 투여하여 억제할 수 있다. 이렇게 하여 일어난 척수차단spinal block은 허리 이하의 통각을 소실시킨다. 자궁수축을 컴퓨터로 관찰하면 분만과정을 도울 수 있다. 간혹, 큰궁둥구멍greater sciatic foramen으로 빠져나오는 음부신경에 직접 마취제를 주입하기도 한다. 이 경우, 신경차단nerve block은 회음부perineum와 하부 질lower vagina을 포함한 S2~S4 피부분절에서 일어난다. 여전히 자궁몸통body of uterus에서 통증이 느껴지는데, 그것은 이 부위에서 출발하는 통각구심섬유가 교감신경(이 성분은 차단되지 않음)을 타고 올라가기 때문이다. 모체는 자궁수축을 느낄 수 있기 때문에 분만에서 효과적인 역할을 할 수 있다.

혈관 Blood Vessels

교감신경 분포 Sympathetic Innervation

머리와 흉강 장기에 있는 대부분의 혈관에 분포하는 교감신경은 목신경절(위·중간·아래)과 척추옆 가슴신경절(T1~T4)로부터 나온 절후섬유에 의해 제공된다. 복강 장기에 있는 대부분의 혈관은 척추앞신경절prevertebral ganglia(복강신경절, 위장간막신경절, 아래장간막신경절)로부터 나오는 절후섬유에 의해 제공된다. 앞에서 설명한 대로, 척수앞신경절에서 시냅스를 형성하는 교감신경 절전섬유는 교감신경줄기에 있는 척추옆신경절을 시냅스를 형성하지 않고 통과한다.

팔다리 및 몸통에 위치하는 혈관과 땀샘, 털세움근에 분포하는 교감신경섬유는 다른 경로를 따라 주행한다. 예를 들면, 팔에 분포하는 교감신경 절전뉴런은 T1~T8 가슴척수분절의 중간외측핵IML에 위치한다. 이들 절전뉴런의 축삭은 백색교통가지를 통해 교감신경줄기로 들어간 후 교감신경줄기를 통해 상행하여 위·중간 목척추옆 신경절에 존재하는 교감신경 절후뉴런에 시냅스한다. 이들 절후뉴런의 축삭은 다시 척수(회색교통가지를 통해 팔신경얼기brachial plexus를 형성함)로 들어가 동맥(혈관수축신경섬유vasoconstrictor fibers)과 땀샘(땀분비신경섬유sudomotor fibers), 털세움근(털운동섬유pilomotor fibers)에 분포한다.

다리에 분포하는 교감신경은 T10~L2 척수분절의 중간외측핵IML에 위치하는 교감신경 절전뉴런에 의해 제공된다. 이들 뉴런의 축삭은 백색교통가지를 통해 교감신경줄기로 들어가고 허리신경절 및 엉치신경절에서 있는 절후뉴런에 시냅스한다. 이들 절후뉴런의 축삭은 회색교통가지를 통해 허리신경얼기 및 엉치신경얼기 가지와 만나 다리의 혈관과 땀샘, 모낭에 분포한다.

몸통의 혈관과 땀샘, 모낭에 분포하는 절후섬유 역시 회색교통가지를 통해 해당 척수신경으로 다시 들어간다.

부교감신경 분포 Parasympathetic Innervation

대부분의 장기에서 부교감신경은 세동맥arterioles에 분포하지 않는다. 눈물샘과 침샘, 남성발기조직의 혈관에는 부교감신경이 분포한다. 근육 및 뼈와 같은 체성구조물에는 부교감신경계가 분포하지 않는다.

체순환 혈압 Systemic Blood Pressure

사람의 혈압blood pressure은 체순환계 세동맥systemic arteriole의 직경에 의해 주로 결정되는 말초혈관저항peripheral vascular resistance에 의존한다. 혈관평활근의 긴장도는 세동맥arteriloe에 분포하는 노르아드레날린성 절후뉴런의 활동에 의해 조절된다. 교감신경계 활성이 증가하면 세동맥 평활근이 수축하므로 말초혈관저항과 체순환 혈압이 증가하게 된다. 교감신경계 활성이 감소하면 세동맥 평활근이 이완하여 말초혈관저항이 감소하므로 체순환 혈압이 감소하게 된다.

자율신경계 신경전달물질

Neurotransmitters in the Autonomic Nervous System

절전신경말단 Preganglionic Terminals

자율신경절에 분포하는 교감신경섬유 및 부교감신경섬유 말단에서는 아세틸콜린acetylcholine이 유리된다. 절전섬유의 말단가지에는 신경전달물질을 함유하고 있는 소포vesicles가 존재한다. 신경말단은 신경절에 위치하는 절후뉴런과 시냅스를 이루고 있다.

절후신경말단 Postganglionic Terminals

교감신경 및 부교감신경 절후뉴런의 축삭은 표적장기에 있는 효과기세포에 분포한다. 대부분의 교감신경 절후뉴런의 말단에서 유리되는 신경전달물질은 **노르에피네프린**norepinephrine이지만, 예외적으로 땀샘과 눈물샘, 침샘, 남성발기조직에서 유리되는 신경전달물질은 **아세틸콜린**이다. 모든 부교감신경 절후뉴런 말단에서 유리되는 신경전달물질은 아세틸콜린이다.

아세틸콜린과 노르에피네프린의 합성과 저장, 유리, 제거는 7장에서 자세히 설명하였다. 정리해보면, 시냅스틈새synaptic cleft로 유리된 아세틸콜린은 아세틸콜린에스테라아제acetylcholinesterase (아세틸콜린분해효소)에 의해 제거된다. 아세틸콜린에스테라아제 억제제acetylcholinesterase inhibitor는 임상적으로 많은 질병을 치료할 목적으로 사용된다. 예를 들면, 도네페질donepezil(아리셉트Aricept)은 기억기능을 개선할 목적으로 알츠하이머병 환자에게 처방한다(7장 참조). 피리도스티그민pyridostigmine은 중증근육무력증myasthenia gravis에서 근력 증강을 위해 사용한다(6장 참조). 아세틸콜린에스테라아제 억제제의 가장 흔한 부작용은 위장관에서 아세틸콜린 농도가 증가하여 발생하는 복부경련abdominal cramp과 설사diarrhea이다.

자율신경계에 관여하는 주요 수용체

Major Receptors Involved in the Autonomic Nervous System

자율신경계의 두 개의 주요 전달물질에 대한 수용체(콜린수용체cholinergic receptor, 아드레날린수용체adrenergic receptor)에 대해서는 7장에서 설명하였다. 여기서는 이들 수용체에 대하여 간략하게 설명한다.

콜린수용체 Cholinergic Receptors

콜린수용체는 다시 두 개의 주요 수용체, 즉 **무스카린성 콜린수용체**cholinergic muscarinic receptors와 **니코틴성 콜린수용체**cholinergic nicotinic receptors로 나뉜다. 내장효과기세포(평활근, 심장근, 외분비샘)에는 무스카린성 콜린수용체가 존재한다. 내장효과기세포에 있는 이들 수용체를 자극하였을 때 유발되는 반응을 아세틸콜린의 무스카린효과 muscarinic effects라고 부르며, 이 효과로는 심박수 감소와 축동, 여러 분비샘(눈물샘과 침샘, 땀샘, 위장관에 분포하는 분비샘)의 분비를 들 수 있다. 부신수질과 자율신경절에 위치하는 콜린수용체는 니코틴성 콜린수용체이다. 절전뉴런 말단에서 유리되는 신경전달물질은 아세틸콜린이며, 아세틸콜린은 부신수질의 에피네프린-함유 세포 및 노르에피네프린-함유 세포에 시냅스한다.

아드레날린수용체 Adrenergic Receptors

아드레날린수용체는 다시 두 개의 주요 수용체, 즉 **α-아드레날린수용체**alpha-adrenergic receptors와 **β-아드레날린수용체** beta-adrenergic receptors로 나뉜다. 나눠진 이들 수용체는 다시 α_1-, α_2-아드레날린수용체와 β_1-, β_2-아드레날린수용체로 세분된다. α_1-아드레날린수용체는 시냅스이후막postsynaptic membrane에 위치하고 있다. 이들 수용체는 G단백질G protein을 통해 연결되어 있다. G단백질은 GDP 및 GTP와 결합한다. 노르에피네프린이 α_1-아드레날린수용체에 결합하면 수용체가 활성화되고 이차전령second messenger인 IP_3 1,4,5-triphosphate와 DAG diacylglycerol가 유리된다. IP_3는 세포질그물endoplasmic reticulum 속에 저장된 칼슘 Ca^{2+}을 유리시키고, 또한 inositol 1,3,4,5-tetraphosphate로 인산화되어 세포막에 존재하는 칼슘통로Ca^{2+} channel를 개방시킨다. 이어서 칼슘Ca^{2+}은 칼모듈린calmodulin과 결합하고, 세포반응을 일으키기 위해 단백질의 인산화가 일어난다. DAG는 단백질인산화효소C protein kinase C [PKC]를 활성화시키며, 순차적으로 이 효소는 단백질 인산화를 촉진하여 세포반응을 일으킨다.

α_2-아드레날린수용체는 아드레날린신경말단의 시냅스이전막presynaptic membrane에 존재한다. 유리된 신경전달물질(노르에피네프린)에 의해 신경말단에 있는 α_2-아드레날린수용체가 활성화되면 추가적인 신경전달물질 유리를 억제한다. 이런 현상을 **자가억제**autoinhibition라고 한다(7장 참조). α_2-아드레날린수용체의 활성은 일부 표적세포에서 adenylate cyclase를 억제하여 cAMP 농도를 낮춘다는 것이 보고되어 있다. 앞에서 설명한 대로(7장 참조), cAMP는 효소(예, protein kinase A)를 자극하고, 이어서 이 효소는 적절한 이온통로를 인산화시킨다. 단백질인산화효소protein kinase에 의해 이온통로가 인산화되면 이온통로가 개방되므로 이온이 세포막을 통과하여 이동하고, 이에 따라 세포막은 탈분극되어 흥분성이 더 높아지게 된다. 따라서 cAMP 농도가 감소하면 반대 효과가 나타난다.

β_1-아드레날린수용체는 심장에 분포하며, 이 수용체가 활성화되면 심박수와 심장수축력이 증가한다. 이 반응을 일으키는 생화학적 기전에 대해서는 7장에서 설명하였다. β_2-아드레날린수용체는 평활근(예, 기관지평활근)에 분포하며, 이 수용체가 활성화되면 이들 평활근의 이완이 일어난다.

자율신경 자극에 대한 일부 효과기 장기의 반응과 이들 반응을 매개하는 수용체에 대해서는 요약 2에 정리되어 있다.

심혈관기능을 조절하는 뇌간 부위

Brainstem Areas Regulating Cardiovascular Function

심혈관계를 조절하는 것은 자율신경계의 기능이다. 동물실험에 따르면 이러한 기능을 수행하는 여러 가지 신경풀neuronal pool이 존재한다는 것이 암시되었다. 사람에게 존재하는 이들 부위의 구성은 여러 동물에서 설명된 것과 유사한 것으로 여겨지고 있다. 건강한 사람에서 심혈관기능을 적절하게 유지하는 기전은 뇌간brainstem에 위치

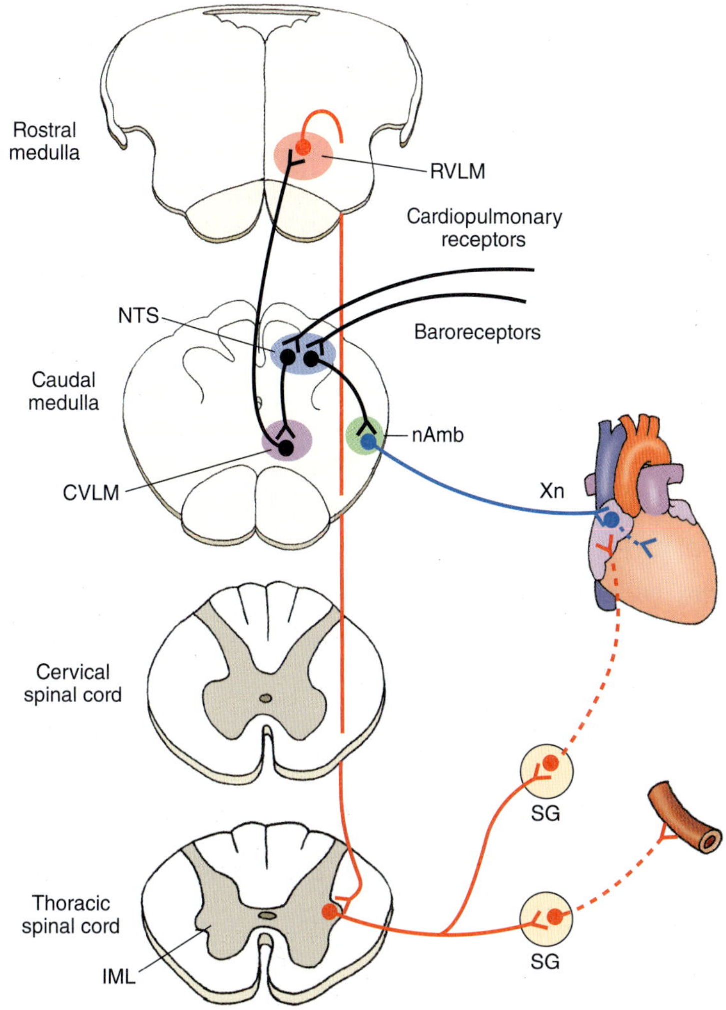

그림 21.11 압력수용체반사에 관여하는 심혈관계 신경 풀(자세한 내용은 본문 참조). nAmb, 의문핵; Xn, 미주신경; SG, 교감신경절; IML, 척수 중간외측핵; CVLM, 꼬리쪽배쪽외측연수 감압구역; NTS, 고립로핵; RVLM, 입쪽배쪽외측연수 승압구역. (Adapted with permission from Sapru, HN. In: Dun NJ, Machado BH, Pilowsky PM (eds.): Neural Mechanisms of Cardiovascular Regulation. Boston: Kluwer Academic Publishers, 2004, p. 87.)

하고 있다(그림 21.11). 그러나 고위통합영역(예, 시상하부와 대뇌피질)도 심혈관계에 광범위하게 영향을 미친다. 예를 들면, 시상하부의 특정 부위에 위치하는 뉴런을 자극하면 혈압 및 심박수가 증가하거나 감소하는 특이한 반응이 나타난다.

고립로핵 The Solitary Nucleus

이 핵은 제4뇌실 양쪽에 있는 세포기둥으로 이루어져 있다. 맨아래구역area postrema의 입쪽 가장자리에서 양쪽 **고립로핵**nucleus of solitary tract [NTS]의 세포기둥이 중간에서 합쳐져서 고립로핵 맞교차아핵commissural subnucleus of NTS을 형성한다(9장 참조). 맨아래구역은 뇌실주위기관circumventricular organ(혈액뇌장벽BBB이 없는 부위)에 속하며 제4뇌실의 맨아래쪽 바닥에 위치하고 있다(3장 참조). 고립로핵NTS의 꼬리쪽부위에 있는 내측아핵medial subnucleus 및 맞교차아핵commissural subnucleus은 압력수용체뉴런과 화학수용체뉴런, 심장폐감각뉴런이 첫 번째 시냅스를 형성하는 중추말단이다. **압력수용체**뉴런baroreceptor neurons은 혈압 변화를 감지하고, **화학수용체**뉴런chemoreceptor neurons은 혈액가스blood gas와 pH를 감지하며, **심장폐수용체**뉴런cardiovascular receptor neurons은 심장폐순환에 존재하는 유해화학물질에 의해 활성화된다. 압력수용체와 화학수용체, 심장폐수용체의 활성에 대한 심혈관계 반사반응을 매개하는데 있어서의 고립로핵NTS의 역할은 다음 단락에서 설명한다.

꼬리쪽배쪽외측연수 감압구역 Caudal Ventrolateral Medullary Depressor Area [CVLM]

이 구역은 고립로핵NTS의 배쪽인 배쪽외측연수에 위치한다(그림 21.11). 꼬리쪽배쪽외측연수 감압구역CVLM은 압력수용체반사와 심장폐반사 반응을 매개(화학수용체 반사는 매개하지 않음)하는 중요한 중계핵이다. 이곳에는 GABA 신경세포GABAergic neurons가 모여 있으며 입쪽배쪽외측연수 승압구역rostral ventrolateral medullary pressor area [RVLM]으로 투사한다(다음 단락 참조). 압력수용체와 심장폐수용체가 활성화되면 이들 GABA신경세포가 활성화된다. 신경말단에 GABA가 유리되면 RVLM을 억제하므로 혈압과 심박수가 감소하게 된다(다음 단락의 '압력수용체 반사'와 '심장폐반사' 참조).

입쪽배쪽외측연수 승압구역
Rostral Ventrolateral Medullary Pressor Area [RVLM]

이 구역은 CVLM의 입쪽 및 얼굴신경의 꼬리쪽에 위치한다(그림 21.11). **입쪽배쪽외측연수 승압구역**RVLM은 교감신경 긴장도를 유지하는 데 관여하는 가장 중요한 부위 중의 하나로 여겨지고 있다. 긴장성 흥분을 나타내고, 압력에 민감하며, 교감신경을 흥분시키는 RVLM 뉴런은 직접 중간외측핵IML(이곳에 교감신경 절전뉴런이 존재함)으로 단일시냅스를 이루어 투사한다.

의문핵 Nucleus Ambiguus

심장기능을 조절하는 의문핵의 역할은 이 장의 앞부분에서 설명하였다(또한 9장 참조). 이 핵은 고립로핵NTS으로부터 직·간접적으로 흥분성 입력을 받는다.

중간외측핵 중간외측기둥·Intermediolateral cell column [IML]

중간외측핵IML의 위치와 기능은 이 장의 앞부분에서 설명하였다(또한 8장 참조). 앞에서 설명한 대로, 교감신경 절전뉴런은 가슴허리척수의 중간외측핵IML에 위치하며, 이곳에 있는 중간외측핵IML은 RVLM 뉴런으로부터 단일시냅스 투사를 받는다.

압력수용체반사 Baroreceptor Reflex

압력수용체반사에 관여하는 신경로와 신경전달물질은 다음과 같이 요약할 수 있다(그림 21.11). 압력수용체의 흥분에 따른 심혈관반응은 저혈압hypotension과 서맥느린맥·bradycardia이다. 전신혈압 증가에 대한 반응으로 일어나는 압력수용체 구심신경의 활성은 등쪽내측고립로핵dorsomedial NTS에 흥분성 아미노산(글루탐산glutamate일 것으로 생각됨)을 유리시킨다. 압력수용체반사에 관여하는 이차고립로핵의 흥분은 CVLM으로 가는 흥분성 투사로를 흥분시키며, 이에 따라 흥분성 아미노산이 CVLM으로 유리된다. CVLM에 분포하는 GABA신경세포가 흥분하게 되면 RVLM으로 GABA가 유리되므로 RVLM 뉴런이 억제된다. 일반적으로 RVLM 뉴런은 중간외측핵IML으로 지속적으로 흥분성 입력(이 투사로 말단에서 글루탐산glutamate이 유리되는 것으로 여겨짐)을 보낸다. 따라서 RVLM 뉴런이 억제됨에 따라 중간외측핵IML에 있는 교감신경 절전뉴런으로 들어가는 흥분성 입력이 감소하게 된다. 이렇게 되면, 세동맥과 심장에 분포하는 교감신경 절후신경 활동이 감소하게 된다. 따라서 혈압과 심박수가 감소하게 된다. 그러나 미주신경 활동의 증가는 반사적 서맥을 매개하는데 중요한 역할을 한다. 앞에서 설명한 대로, 심장에 분포하는 미주신경은 우선적으로 의문핵으로부터 나온다. 고립로핵으로부터 의문핵으로 향하는 흥분성 투사로가 있다는 것이 보고되었으며, 이 투사로는 체순환 혈압이 증가하여 압력수용체 활동이 증가할 때 활성화된다.

심장폐반사 Cardiopulmonary Reflex

실험동물에서 우심방을 통해 유해화학물질(예, 캡사이신capsaicin[고추에 포함되어 있는 매우 성분])을 주사하면 전형적으로 세 가지 반응, 즉 무호흡apnea과 서맥bradycardia, 저혈압hypotension이 유발된다. 이들 자극에 반응하는 수용체는 폐와 심장에 위치하며, 반응은 미주신경성 C구심섬유vagal C-fiber afferents에 의해 매개된다. **심장폐반사**에 관여하는 신경로는 압력수용체반사에서 설명하였던 것과 동일하다(그림 21.11). 사람에서 이들 수용체에 대한 정확한 생리학적 역할은 알려져 있지 않다. 실험동물에서 이 반사에 관여하는 신경회로를 연구하기 위해 실험동물의 우심방에 유해화학물질을 주사하는 방법을 사용한다.

호흡기능을 조절하는 뇌간 부위
Brainstem Areas Regulating Respiratory Function

호흡뉴런군 Respiratory Neuronal Groups

호흡조절은 자율신경에 의해 일어난다. 동물실험을 바탕으로 다음 뇌간 부위들이 호흡조절에 관여하는 것으로 알려져 있다(그림 21.12). 연수숨뇌·medulla oblongata에는 호흡과 연관된 뉴런이 밀집되어 있는 두 부위가 존재한다. **등쪽호흡중추**dorsal respiratory group [DRG]라고 불리는 한 부위는 고립로핵NTS의 배쪽외측에 위치한다. 등쪽호흡중추DRG는 **폐신전수용체**pulmonary stretch receptors로부터 기원

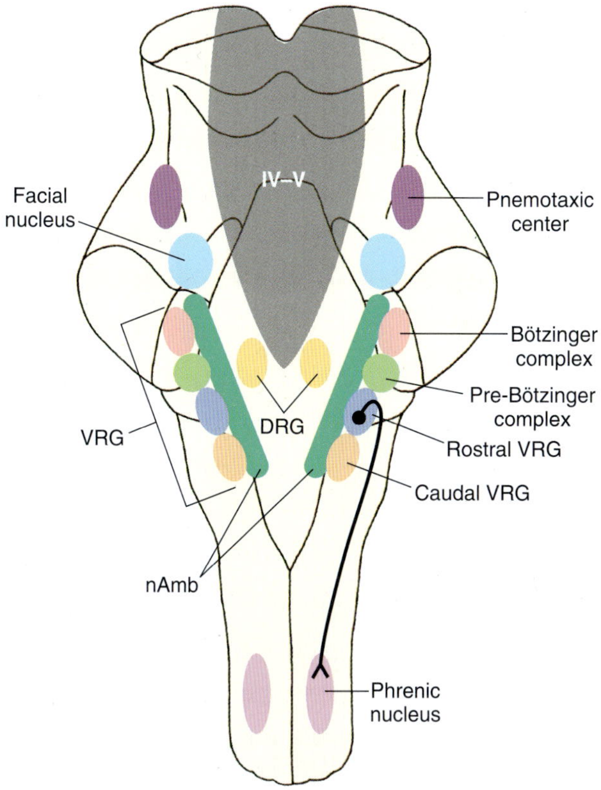

그림 21.12 뇌간 호흡 신경 풀(자세한 내용은 본문 참조). VRG, 배쪽호흡중추; nAmb, 의문핵; DRG, 등쪽호흡중추; IV–V, 제4뇌실.

하는 구심섬유로부터 입력을 받는다. 들숨inspiration 때마다 폐신전수용체가 주기적으로 활성화되는 것이 주기적 양상의 호흡에 기여하는 것으로 여겨진다. **배쪽호흡중추**ventral respiratory group [VRG]라고 불리는 다른 부위는 배쪽외측연수에 위치한다. 배쪽호흡중추VRG는 기능적으로 다른 세 부위로 다시 나뉘는데, (1) 꼬리쪽부위caudal part(cVRG라고 함)는 주로 날숨뉴런expiratory neurons을 포함하고 있으며, (2) cVRG 바로 입쪽부위(rVRG라고 함)는 주로 들숨뉴런inspiratory neurons을 포함하고 있고, (3) rVRG의 입쪽에 위치하는 뉴런(Bözinger complex라고 함)은 주로 날숨뉴런이다. 최근에, Bözinger complex 바로 꼬리쪽 부위에 **pre-Bözinger complex**가 존재한다는 것이 알려졌는데, 이 부위는 호흡리듬을 생성하는 부위로 생각되고 있다. rVRG에 있는 들숨뉴런의 축삭은 **횡격막운동핵**phrenic motor nucleus [PMN] 및 호흡근에 분포하는 다른 척수뉴런으로 투사한다. 횡격막운동핵PMN은 C3~C5 목척수분절의 전각ventral horn에 위치한다. 횡격막운동핵PMN에 있는 뉴런은 횡격막diaphragm으로 향하는 축삭을 낸다. rVRG의 들숨뉴런은 폭발 양상burst pattern으로 활동을 나타낸다. rVRG에 위치하는 들숨뉴런에 의해 주로 작동하는 횡격막운동핵PMN 역시 폭발 양상으로 활동을 나타낸다. 횡격막운동핵PMN에 있는 rVRG 뉴런 말단에서 신경전달물질로 작용하는 흥분성 아미노산이 유리된다. 횡격막운동뉴런의 각각의 돌발적 흥분에 의해 횡격막이 수축된다. 횡격막운동뉴런은 콜린성이므로 횡격막에 있는 이들 뉴런의 말단으로부터 아세틸콜린이 유리된다.

호흡조정중추pneumotaxic center라고 불리는 다른 호흡중추가 등쪽외측교뇌피개dorsolateral pontine tegmentum(대부분의 동물에서 **아래둔덕**inferior colliculus 바로 아래 부위)에서 확인되었다. 이 신경 풀neuronal pool은 정상 호흡양상을 유지하는데 필수적이라고 생각되고 있다.

호흡 신경 풀 사이의 상호 연결과 이들 신경로에 관여하는 신경전달물질, 호흡리듬이 발생하는 기전에 대해서는 확실히 알려져 있지 않다. 세 모델이 호흡리듬 발생기전으로 제안되어 있는데, (1) 네트워크모델network model에서는 억제성 및 흥분성 시냅스의 상호작용이 호흡리듬을 생성하는 데 필수적이라고 보며, (2) 조율기모델pacemaker model에서는 조율기 성격을 지닌 뉴런(아마도 pre-Bözinger complex에 위치하는 것으로 봄)이 호흡리듬을 생성하는 것으로 보고, (3) 혼합모델hybrid model에서는 조율기뉴런이 호흡리듬을 생성하고, 다른 호흡뉴런 사이의 시냅스를 통한 상호 연결이 호흡양상을 결정한다고 본다.

화학수용체반사 Chemoreceptor Reflex

화학수용체반사chemoreceptor reflex·carotid chemoreflex에 관여하는 신경로는 다음과 같이 요약할 수 있다(그림 21.13). 경동맥소체목동맥토리·carotid body로부터 들어오는 구심신경은 주로 고립로핵의 맞교차아핵commissural subnucleus of NTS에 종지한다. 화학수용체 구심신경이 흥분하면 고립로핵NTS에서 흥분성 아미노산EAA(아마도 글루탐산glutamate)이 유리된다. 이차고립로핵뉴런은 고립로핵NTS에서 RVLM으로 가는 직접적 투사로를 통해 경동맥화학반사에 대한 교감성 흥분반응을 매개하는 것으로 여겨지는데, 이때 RVLM에 분포하는 EAA수용체가 화학수용체 자극에 대한 교감성 흥분반응을 매개한다. 압력반사에서와는 다르게, CVLM은 경동맥화학수용체 자극에 의해 일어나는 심혈관반응에는 관여하지 않는다. 앞에서 설명한 대로, RVLM 뉴런의 흥분에 의해 척수 중간외측핵IML에 있는 교감신경 절전뉴런이 흥분하고, 이에 따라 혈관에 분포

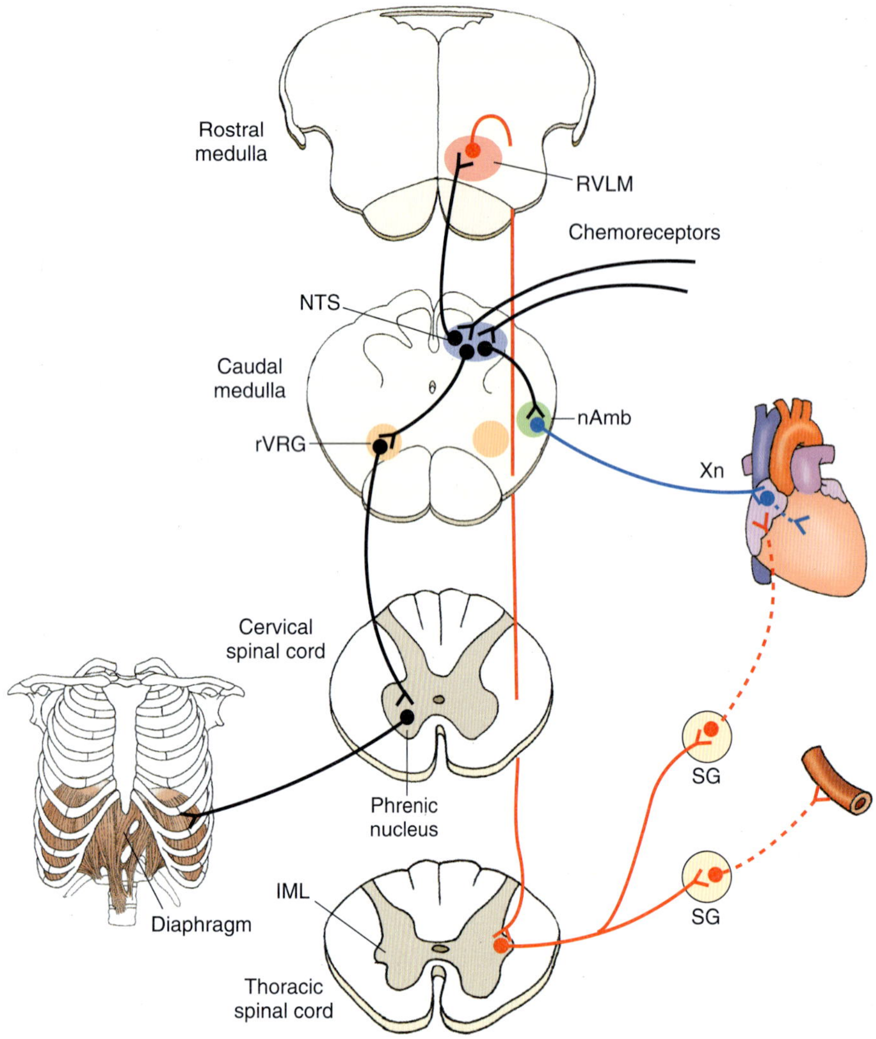

그림 21.13 화학수용체반사에 관여하는 심혈관 및 호흡 신경 풀(자세한 내용은 본문 참조). rVRG, rostral respiratory neuronal group; nAmb, 의문핵; SG, 교감신경절; IML, 척수 중간외측핵; NTS, 고립로핵; RVLM, 입쪽배쪽외측연수 승압구역. (Adapted with permission from Sapru, HN, In: Dun NJ, Machado BH, Pilowsky PM (eds.): Neural Mechanisms of Cardiovascular Regulation. Boston: Kluwer Academic Publishers, 2004, p. 87.)

하는 교감신경 활동이 증가하게 된다. 이들 신경로 활성에 의해 일어나는 순효과는 혈압 증가이다. 화학반사 자극에 의해 뚜렷하게 심장이 나타내는 효과는 서맥bradycardia이며, 서맥이 나타나는 이유는 고립로핵NTS으로부터 직·간접적으로 의문핵으로 향하는 글루탐산투사로glutamatergic projection를 통해 매개되는 것으로 여겨진다.

화학수용체 자극에 대한 호흡반응을 매개하는 신경회로는 아직 완전히 정립되어 있지 않다. 현재까지 알려진 것은 배쪽외측연수(rVRG 포함)에 있는 EAA수용체가 이 반응에 관여한다는 것이다. 따라서 이차고립로핵뉴런의 활성은 EAA수용체를 통해 rVRG 뉴런을 자극할 수 있다. 활성화된 rVRG는 횡격막운동핵PMN을 자극하고, 이에 따라 일어나는 횡격막신경의 흥분에 의해 횡격막운동이 일어나게 된다. 말초화학수용체 자극에 대한 반응을 매개하는 다른 연수호흡구역의 역할은 아직 알려져 있지 않다.

일부 자율신경계 질환

Selected Disorders of the Autonomic Nervous System

기립저혈압 Orthostatic Hypotension

어떤 사람이 누워 있다가 갑자기 일어섰을 때, 중력에 의해 상대적으로 많은 혈액이 신체 하부로 쏠림으로써 다른 신체부위(뇌 포함)의 혈압이 일시적으로 감소하게 된다. 이 사람은 일시적으로 어지럼dizziness과 시력저하dimness of vision를 나타내고, 간혹 실신하기도 한다. 정상인에서 이런 증상을 나타나지 않게 보상하는 기전은 다음과 같다. 대동맥활aortic arch과 목동맥팽대경동맥동·carotid sinus에 분포하는 압력수용체는 갑자기 일어섰을 때 일어나는 혈압 감소를 감지하여 반사적으로 혈관에 분포하는 교감신경 활동을 증가시키므로 혈관 수축이 일어나고 혈압이 증가하게 된다. 혈관에 분포하는 교감신경의 활성 증가는 혈중 노르에피네프린 농도에 의해서도 일어날 수 있다. 따라서 상부 신체에 분포하는 장기(뇌 포함)는 혈액을 잘 공급받을 수 있게 되므로 체위저혈압 효과가 사라진다. 간혹, 갑자기 일어섰을 때 나타나는 증상(즉 어지럼과 시력저하, 실신할 것 같은 느낌)이 더 심해지고 기간이 길어지는데, 이것을 **기립저혈압**orthostatic hypotension 또는 **체위저혈압**postural hypotension이라 부른다. 갑자기 일어섰을 때 수축기 혈압이 20 mmHg 이상 감소하고 심박수가 분당 10회 이상 증가하면 기립저혈압으로 생각한다.

종종 당뇨병이나 매독을 앓고 있는 환자들은 기립저혈압을 경험하게 되는데, 그 이유는 이들 질환이 교감신경을 손상시키기 때문이다. 또한 체위저혈압은 고혈압systemic hypertension을 치료하기 위해 사용하는 **교감신경차단제**sympatholytic drugs의 부작용에 의해서도 일어난다. **자율신경부전**autonomic insufficiency을 앓고 있는 일부 환자 역시 체위저혈압을 나타낸다. 이들 환자는 중추신경계 또는 말초신경계에 결함이 있기 때문에 갑자기 일어섰을 때 혈장의 노르에피네프린 농도가 증가되지 않는다. 교감신경차단제에 의해 체위저혈압이 생겼다면 투약을 중지하면 좋아진다. 다른 경우에, 광물코르티코이드mineralo-corticoids(예, desoxycorticosterone)를 체위저혈압을 개선할 목적으로 사용한다. 이들 약물은 원위세관으로부터 나트륨 재흡수를 증가시켜 혈액량을 증가시킨다.

호너증후군 Horner's Syndrome

호너증후군의 증상으로는 가성안검하수pseudoptosis(위눈꺼풀이 아래로 처짐)와 축동miosis(동공축소), 안구함몰enophthal-mos(안구가 안와orbit 속으로 함몰됨), 피부 세동맥 확장, 얼굴의 무한증땀없음증·anhidrosis을 들 수 있다. 호너증후군의 가장 중요한 증상은 안검하수ptosis와 축동, 무한증이다. 이 증상들은 시상하부와 뇌간 피개brainstem tegmentum, 상부 목척수 병변에 의해 일어나며, 이들 병변은 가슴허리척수의 중간외측핵IML으로 내려가는 교감신경섬유를 차단한다. 그러한 병변으로는 **다발성경화증**multiple sclerosis도 포함된다. 눈꺼풀eyelid의 위눈꺼풀판근superior tarsal muscle과 눈꺼풀올림근superior levator palpebrae muscle(이 두 근육은 눈꺼풀을 올리는데 관여함)에 분포하는 교감신경을 차단하면 가성안검하수가 일어난다. 뮐러안와근orbital mucle of Müller(안와의 앞쪽으로 안구를 당겨 위치시킴)으로 향하는 비슷한 신경로가 차단되면 안구함몰이 일어난다. 교감신경 활동의 감소와 경쟁자가 사라진 부교감신경의 활동에 의해 축동이 일어나며, 얼굴 피부와 땀샘의 세동맥에 분포하는 교감신경의 활동 감소에 의해 각각 **혈관확장**과 **무한증**이 초래된다. 또한 호너증후군은 폐첨부에 발생한 팬코스트종양Pancoast tumor에 의해서도 발생할 수 있다. 이 종양은 척추와 폐첨부에 근접하여 주행하는 교감신경섬유를 압박한다(이 장의 임상 증례 참조).

아가일로버트슨동공 Argyll Robertson Pupil

15장에서 설명한 대로, **아가일로버트슨동공**은 중추신경계 합병증을 나타내는 매독 환자에서 발생한다. 간략히 설명하면, 주요 증상은 동공이 빛에는 반응하지 않지만, 원근조절반사에 의해서는 수축하는 것이다.

히르슈슈프룽병(거대결장) Hirschsprung's Disease (Megacolon)

히르슈슈프룽병 환자는 원위부 결장에 근육층신경얼기myentric plexus가 발달되어 있지 않다. 하행결장 또는 구불결장의 부교감신경 절후뉴런의 완전한 또는 부분적인 소실이 있으므로 이 부위에서 연동운동이 소실되며, 이 부위에 대변이 가득 채워지므로 원위부 결장이 부풀어 오르게 된다(거대결장). 이 병은 대개 영아기infancy에 발병한다.

프레이증후군 Frey's Syndrome

귀밑샘에 심한 상처를 입은 일부 환자에서, 이 침샘의 분비활동에 의해 부교감신경섬유가 귀밑샘 위의 얼굴피부로 잘못 자라게 된다. **프레이증후군 환자**에서, 부교감신경계가 자극되면 침을 생산하는 대신 이 얼굴 부위에서 땀분비가 일어나게 된다.

레이노병 Raynaud's Disease

이 혈관질환의 원인은 알려져 있지 않다. **레이노병**은 손가락 및 발가락에 분포하는 세동맥에서 연축성 혈관수축spasmodic vasoconstriction이 발생하는 것이 특징이다. 혈관수축은 대개 추위나 정서적 스트레스에 대한 반응으로 교감신경계가 활성화되어 촉발된다. 손가락이나 발가락에 고여 있는 혈액의 탈산소화에 의해 이들 부위에 주기적으로 청색증이 나타난다. 이들 증상이 교감신경 활성에 의해 촉발되기 때문에 교감신경성으로 일어나는 혈관

수축을 차단하는 약물을 사용하면 치료에 도움이 된다. 이러한 약물로는 α-아드레날린수용체 차단제(phenoxybenzamine, prazosin)를 들 수 있다. 세동맥 평활근에 직접 작용하여 혈관을 이완시키는 약물들도 이 질환을 치료하는 데 유용하다.

울혈심부전 Congestive Heart Failure

울혈심부전은 심장이 여러 신체 장기로 충분한 혈액을 펴내지 못하는 병이다. 이 병의 원인은 다양하다. 울혈심부전의 원인으로는 심근병cardiomyopathy과 심근허혈myocardial ischemia, 심근경색myocardial infarction, 고혈압hypertension을 들 수 있다. 이 질환을 앓고 있는 환자는 활동 시 숨가쁨과 피로를 호소한다. 심장이 혈액을 충분히 펴내지 못하기 때문에 정맥으로부터 심장으로 들어오는 혈액이 정체되어 조직에 울혈이 일어난다. 흔한 증상은 다리와 발목, 기타 신체 부위에 부종edema이 생기는 것이다. 폐부종pulmonary edema에 의해 숨가쁨이 나타난다. 이들 환자는 콩팥을 통해 나트륨과 수분을 적절히 배출하지 못하므로 수분저류water retention가 발생하고 이에 따라 부종이 더욱 심해진다. 울혈심부전이 있으면 심박출량 감소에 대항하는 보상기전이 작동하므로 교감신경계의 활동은 과도해진다. 초기에는, 교감신경계 활동 증가는 심박수와 심장수축력, 말초 혈관수축, 정맥환류량을 증가시키므로 도움이 된다. 그러나 지속적으로 교감신경 활동이 증가하면 근육으로의 혈액관류가 감소하고 전반적으로 나트륨 및 수분 균형이 교란되므로 말초부종과 피로, 숨가쁨과 같은 전형적인 증상들이 더욱 악화된다. 만성심부전에서 일어나는 과도해진 교감신경 활동의 기전은 알려져 있지 않다. 이 질환을 치료하기 위해 사용하는 약물로는 안지오텐신전환효소억제제angiotensin converting enzyme(ACE) inhibitor와 혈관확장제, β-아드레날린수용체 차단제, 이뇨제diuretics, 디기탈리스digitalis를 들 수 있다. 안지오텐신전환효소억제제와 혈관확장제는 혈관을 확장시켜 말초저항을 감소시키므로 조직으로 유입되는 혈류량을 개선시킨다. β-아드레날린차단제는 좌심실 기능을 개선한다. 이뇨제는 과도한 나트륨과 수분의 배출을 촉진시키므로 부종을 줄이게 된다. 디기탈리스는 심근수축력을 증가시킨다. 심부전을 앓고 있는 대부분의 환자는 약물을 이용하여 성공적으로 치료할 수 있다.

샤가스병 Chagas' Disease

샤가스병은 크루스파동편모충*Trypanosoma cruzi*에 의해 발생한 파동편모충증trypanosomiasis의 일종이다. 이 병은 거의 모두 라틴아메리카에서 발생한다. 이 지역으로부터 온 이민자들이 헌혈한 혈액이 미국에서 발병하는 샤가스병의 주요 원인이다. 라틴아메리카의 유행지역에서, 매개체vector는 흡혈곤충인 트리아코민 노린재triatomine bug(목order, Hemiptera; 과family, Reduviidae)이다. 이 질병은 심장 및 자율신경절로 염증이 침범되는 것이 특징이다. 환자들은 심부정맥을 나타내며, 이에 따라 심부전이 생긴다. 만성기에는 자율신경부전, 특히 부교감신경 질환을 나타내는 것이 특징이다. 약 90%의 환자에서 여러 위장관 부위가 확장되어 있다. 예를 들면, 많은 환자들에서 거대식도 및 거대결장이 생긴다. 치료법은 항기생충제(nifurtimox [a nitrofuran derivative], benznidazole [a nitroimidazole dereivative], allopurinol)를 투여하는 것이다. Nifurtimox와 benznidazole은 기생충의 산화스트레스를 증가시켜 기생충을 죽인다. Allopurinol은 기생충의 단백질 합성을 억제시킨다.

신경성방광 Neurogenic Bladder

정상적인 방광기능을 소실하는 것을 신경성방광이라 한다. 방광기능을 조절하는 중추신경계 또는 말초신경계의 손상은 신경성방광을 유발할 수 있다. 신경성방광의 흔한 원인은 뇌와 척수 손상이며, 이러한 손상은 사고, 종양, 디스크 파열, 수막척수탈출증meningomyelocele(척추갈림증spina bifida), 중추신경계나 말초신경계를 침범한 질병(파킨슨병, 다발성경화증, 당뇨병, 근위축측삭경화증, 매독)에 의해 생긴다.

신경성방광은 두 유형, 즉 (1) 강직성방광자동방광·spastic (hyperreflexive or overactive) bladder, (2) 이완성방광flaccid (hypotonic or underactive) bladder이 있다. 전형적으로 강직성방광은 척수 손상이 T12 높이 이상에서 일어났을 때 발생한다. 척수 손상이 T12~L1 이하에서 일어난 경우 이완성방광이 초래된다.

강직성방광 환자에서는, 배뇨반사가 과도해지며, 이에 따라 조절되지 않고 자주 일어나는 배뇨를 나타내며, 환자는 방광을 완전히 비울 수 없다. 배뇨반사는 이 장의 앞부분에서 설명하였다. 이 반사는 방광용적이 약 400 mL

에 이르렀을 때 방광 배뇨근에 분포하는 신전수용기의 활성이 관여한다. 방광으로부터 들어오는 구심신호는 골반신경을 통해 엉치척수(S2~S4)로 전달된다. 엉치척수에 있는 부교감신경 절전뉴런이 활성화되어 방광 배뇨근의 수축과 내요도괄약근의 이완을 유도한다. 배뇨반사는 배뇨를 일으킨다.

이완성방광 환자에서는, 배뇨반사가 잘 일어나지 않는다. 방광으로부터 방광이 가득 찬 감각과 구심신호가 엉치척수로 전달되지 않는다. 따라서 엉치척수에 있는 부교감신경 뉴런이 활성화되지 못하고 방광벽은 반사 작용에 의한 수축을 일으키지 못한다. 이런 상황에서, 방광은 과도하게 늘어나 손상될 수 있다. 방광에 소변이 과도하게 들어옴으로써 소변이 방광으로부터 요관과 콩팥으로 역류될 수 있다. 또한 방광이 제대로 수축을 하지 못해 소량의 소변이 요도로 배출된다.

임상 증례

병력

해리Harry는 67세 남성으로 50년간 담배를 피웠으며, 흡연에 따른 만성 기침을 하고 있지만, 병원에 가지는 않았다. 어느 날 갑자기 해리는 자신의 왼쪽 눈꺼풀이 약간 처지고 왼쪽 동공이 오른쪽보다 약간 더 작아졌다는 것을 발견하였다. 그는 자신의 왼쪽 손바닥이 저리는 것numbness을 알아차렸다. 해리가 자명종을 끄려 하였을 때 자신의 왼쪽 팔이 어설픈 것을 알았다. 그는 내과의사에게 갔고, 내과의사는 그를 신경과의사에게 보냈다.

진찰

신경과의사는 오른쪽 눈에 비해 왼쪽 동공이 현저하게 작아져 있지만, 빛에는 반응한다고 기록하였다. 해리의 왼쪽 눈꺼풀은 약간 처져 있었지만, 그는 눈을 꼭 감을 수 있었다. 그의 왼쪽 얼굴에서는 땀이 나지 않았다. 그는 왼쪽 팔의 내측부위에서 통증을 느낄 수 없었다. 그의 왼쪽 상완삼두근triceps muscle과 일부 손 근육의 근력이 감소되어 있었다.

설명

해리의 병명은 호너증후군이며, 이 병은 시상하부로부터 뇌간을 통해 상부 가슴척수의 중간외측핵IML으로 주행하는 교감신경섬유가 차단되어 발생한다. 이 신경로로부터 온 교감신경 절전뉴런은 동공확대근과 눈꺼풀올림근을 지배한다. 이들은 또한 얼굴 부위의 땀샘에도 분포하며, 이들 섬유가 차단될 경우 호너증후군이 일어난다. 마찬가지로, 해리가 나타내는 여러 증상은 말초 부위의 질병에 의해서 발생할 수도 있다. 이 증례의 호너증후군은 **팬코스트종양**Pancoast tumor이라고 불리는 폐첨부에 생긴 종양이 이들 교감신경섬유를 눌러서 생긴 것이다. 이 종양은 척수와 폐첨부에 근접하여 주행하는 교감신경섬유를 압박한다. 이 종양은 또한 척수에서 빠져나오는 척수신경, 특히 8번 목척수 신경을 압박할 수 있으며, 이 경우 상완삼두근과 손 근육의 근력약화를 초래한다. 팬코스트종양은 주요 기관지로부터 멀리 떨어져 있으므로 대개 초기에는 호흡문제를 야기하지 않는다. 흉부 컴퓨터단층촬영을 하여 해리의 병변을 확인하였다.

연습문제

질문

각 문항에서 가장 알맞은 답을 고르시오.

1. 다음 설명 중 교감신경 절전뉴런의 위치에 대하여 바르게 설명한 것은?
   a. C2~C8 목척수분절의 중간외측핵에 위치
   b. T1~L2 척수분절의 중간외측핵에 위치
   c. S2~S4 엉치척수분절의 중간외측핵에 위치
   d. 자율신경계의 척추앞신경절에 위치
   e. 뇌간의 자율신경중추에 위치

정답 및 설명

1. 정답: b

교감신경 절전뉴런은 가슴허리척수(T1~L2)의 중간외측핵IML에 위치한다. 교감신경부문은 또한 자율신경계의 가슴허리부문이라고도 한다. 부교감신경 절절뉴런은 엉치척수(S2~S4)의 중간외측핵에 위치한다. 게다가 부교감신경 절전뉴런(교감신경 절전뉴런은 해당 안 됨)은 뇌간(중뇌, 교뇌, 연수)에 위치한다. 부교감신경부문은 자율신경계의 머리엉치부문이라고도 한다.

연습문제 (계속)

2. 심장의 자율신경 분포에 대해 바르게 설명한 것은?
   a. 부교감신경 절후섬유는 주로 심실에 분포한다.
   b. 교감신경 절후섬유는 심장의 모든 부위에 분포한다.
   c. 교감신경 절후섬유가 활성화되면 방실결절 전도속도가 감소한다.
   d. 부교감신경 절후섬유가 활성화되면 동방결절 활동이 증가한다.
   e. 부교감신경 절후뉴런은 엉치척수분절에 존재한다.

3. 여러 장기의 자율신경 분포에 대해 바르게 설명한 것은?
   a. 홍채의 동공수축근에 분포하는 부교감신경을 자극하면 축동이 일어난다.
   b. 교감신경계가 활성화되면 심근수축력이 감소한다.
   c. 위장관에 분포하는 부교감신경을 자극하면 위장관 운동이 감소한다.
   d. 체순환계 세동맥에 분포하는 부교감신경을 자극하면 혈압이 증가한다.
   e. 부교감신경계가 활성화되면 침분비가 억제된다.

4. 어떤 50세 여성이 레이노병으로 진단받았다. 이 병에 대한 설명으로 옳은 것은?
   a. 손가락 및 발가락에서 주기적으로 청색증이 나타난다.
   b. 부교감신경계의 과잉흥분에 의해 일어난다.
   c. α-아드레날린수용체 차단제는 이 질환에서 나타나는 손가락 및 발가락의 청색증을 악화시킨다.
   d. 아세틸콜린에스테라아제 억제제는 이 질환을 치료하는 데 유용하다.
   e. β-아드레날린수용체 차단제는 이 병을 치료하는 데 유용하다.

5. 알츠하이머병을 앓고 있는 65세 여성에게 기억을 높이기 위해 도네페질donepezil [Aricept]을 처방하였다. 이 약물의 가장 흔한 부작용은 무엇인가?
   a. 산동 Mydriasis
   b. 경련성 복통과 설사 Abdominal cramping and diarrhea
   c. 근력약화 Muscle weakness
   d. 고혈압 Hypertension
   e. 빈맥 Tachycardia

2. 정답: b
교감신경 절후섬유는 심장의 모든 부위에 분포한다. 부교감신경은 미주신경을 통해 분포하며, 동방결절과 심방, 방실결절에 국한되어 분포하고, 심실에는 거의 부교감신경이 분포하지 않는다. 부교감신경계가 활성화되면 동방결절세포의 자동능을 감소시키므로 심박수가 감소한다. 교감신경계가 활성화되면 방실결절을 통과하는 전도속도가 증가하는 반면, 부교감신경계가 활성화되면 방실결절 통과속도가 감소한다. 부교감신경계의 절후뉴런은 표적장기 내 또는 장기 근처에 존재한다는 점을 꼭 기억해야 한다.

3. 정답: a
부교감신경계가 활성화되면 홍채의 동공조임근이 수축하므로 축동이 일어난다. 교감신경이 활성화되면 심박수와 심장수축력이 증가한다. 부교감신경계가 자극되면 위장관운동이 증가하게 된다. 전부는 아니지만 대부분의 혈관에는 부교감신경이 분포하고 있지 않다. 따라서 부교감신경계가 자극되더라도 체순환 혈압에는 거의 또는 전혀 영향을 미치지 않는다. 교감신경계 또는 부교감신경계의 활성은 침분비를 증가시키는데, 교감신경계는 점액성 침의 분비를 증가시키는 반면, 부교감신경계는 물 같은 침의 분비를 증가시킨다.

4. 정답: a
레이노병의 원인은 알려져 있지 않다. 이 병에서 추위 또는 정서적 스트레스가 손가락 및 발가락의 혈관수축을 촉발하므로 청색증이 나타난다. 혈관수축은 교감신경계에 의해 매개되며, 교감신경계는 스트레스에 의해 활성화될 수 있다. α-아드레날린수용체 차단제 및 칼슘통로 차단제를 치료제로 사용한다. 따라서 α-아드레날린수용체 차단제는 증상을 악화시키는 것이 아니라 개선한다. 신경에서 유리된 아세틸콜린은 혈관이완을 매개하지 않으므로 아세틸콜린 농도를 증가시키는 약물(예, 아세틸콜린에스테라아제 억제제)은 이 병의 치료제로 사용하지 않는다. β-아드레날린수용체 차단제는 혈관수축에 어떤 역할도 하지 않으므로 이 차단제들은 사용하지 않는다.

5. 정답: b
혈액뇌장벽을 통과하는 아세틸콜린에스테라아제 억제제인 도네페질donepezil은 알츠하이머병 치료제로 사용된다. 이 약물은 뇌에서 아세틸콜린 농도를 증가시키므로 환자의 기억기능이 다소 개선된다. 그러나 이 약물은 위장관의 아세틸콜린 농도 역시 증가시킨다. 증가된 아세틸콜린은 위장관 평활근 수축과 연동운동을 촉진한다. 이러한 효과에 의해 각각 경련성 복통과 설사가 유발된다. 아세틸콜린의 농도 증가는 축동(산동이 아님)과 근력증가(근력약화가 아님), 서맥(빈맥이 아님)을 일으킨다. 대부분의 혈관은 부교감신경이 분포하지 않지만, 비신경성noninnervated 무스카린성 콜린수용체는 존재한다. 따라서 아세틸콜린의 농도 증가는 이 혈관들을 이완시킬 수 있으며, 이로 인해 저혈압(고혈압이 아님)이 나타날 수 있다. 도네페질을 치료 용량만큼 사용하는 것은 체순환 혈압에 어떤 영향도 미치지 않는다.

요약 1

자율신경계의 교감신경부문과 부교감신경부문 비교

	부교감신경부문	교감신경부문
절전뉴런의 위치	눈돌림신경핵(동공)[a]; 얼굴신경의 위침분비핵(눈물샘, 혀밑샘, 턱밑샘); 혀인두신경의 아래침분비핵(귀밑샘); 미주신경 등쪽핵(위장관, 콩팥); 의문핵(심장); S2~S4 엉치척수분절의 중간외측핵(결장, 직장, 방광, 성기관)	T1~L2 척수분절의 중간외측핵[IML]
절전뉴런의 출력 신경	제 III, VII, IX, X 뇌신경; 골반신경	T1~L2 척수전근
절전섬유의 특성과 이들 말단에서 유리되는 신경전달물질	말이집신경; 절전섬유가 상대적으로 길다(신경절이 표적장기 내부 또는 근처에 위치하기 때문에); 아세틸콜린	말이집신경; 절전섬유가 상대적으로 짧다(신경절이 표적기관과 약간 떨어져 위치하기 때문에); 아세틸콜린
신경절	표적장기 근처에 위치하는 신경절(섬모체신경절, 귀신경절, 날개입천장신경절); 장기 내부에 위치하는 신경절(심장, 기관지나무, 위장관)	교감신경줄기에 있는 척추옆신경절(25쌍); 척추앞신경절(복강신경절, 위장간막신경절, 아래장간막신경절; 골반신경얼기)
절후섬유의 특성과 절후신경말단에서 유리되는 신경전달물질	짧다; 민말이집신경; 아세틸콜린	길다; 민말이집신경; 노르에피네프린(땀샘에서는 아세틸콜린)
절전뉴런과 절후뉴런의 비율 및 작용 범위	절전뉴런(1): 절후뉴런(1-2); 국소부위에 작용함	절전뉴런(1):절후뉴런(다수); 넓은 부위에 작용함

[a]괄호 속에 표적장기를 나타내었다.

요약 2

여러 장기에서 관찰되는 자율신경 자극과 그에 대한 반응

장기	교감신경 반응	우세한 수용체	부교감신경 반응	우세한 수용체
눈				
홍채: 동공확대근	수축(산동)	알파-1	-	-
홍채: 동공수축근	-	-	수축 (축동)	무스카린성
섬모체근	이완(먼거리 시력)	베타-2	수축 (근거리 시력)	무스카린성
눈물샘	분비	알파	분비	무스카린성

요 약 2

여러 장기에서 관찰되는 자율신경 자극과 그에 대한 반응(계속)

장기	교감신경 반응	우세한 수용체	부교감신경 반응	우세한 수용체
심장				
동방결절	빈맥	베타-1	서맥	무스카린성
심방	수축력 증가	베타-1	수축력 감소	무스카린성
방실결절	전도속도 증가	베타-1	전도속도 감소	무스카린성
심실	수축력 증가	베타-1	–	–
동맥과 세동맥				
대부분의 장기	수축	알파-1	분포하지 않음	–
관상동맥	수축	알파-1	분포하지 않음	–
폐동맥	수축 확장	알파-1 베타-2	분포하지 않음	–
콩팥동맥	수축 확장	알파-1 베타-2	분포하지 않음	–
복부 장기	수축 확장	알파-1 베타-2	분포하지 않음	–
대부분의 정맥	수축 확장	알파-1 베타-2	분포하지 않음	–
골격근에 존재하는 혈관평활근	수축 확장	알파-1 베타-2	분포하지 않음	–
폐				
기관지 및 기관 평활근	이완	베타-2	수축	무스카린성
위와 장				
운동	감소	알파-1	증가	무스카린성
분비	감소	알파-2	증가	무스카린성

장기	교감신경 반응	우세한 수용체	부교감신경 반응	우세한 수용체
콩팥				
레닌 분비	감소 증가	알파-1 베타-1	분포하지 않음	-
방광				
배뇨근과 내요도괄약근	이완 수축	베타-2 알파-1	수축 이완	무스카린성 무스카린성
요관				
운동	증가	알파-1	?	-
자궁				
평활근	수축 이완	알파-1 베타-2	혈중 에스트로겐 및 프로게스테론 농도에 따라 다름	무스카린성
남성 성기관	방사	알파-1	발기	무스카린성
피부				
땀샘	분비	무스카린성	-	-
털세움근	수축	알파-1	-	-
비장-피막	수축 이완	알파-1 베타-2	- -	- -
간	글리코겐분해 포도당신합성	알파-1 베타-2	- -	- -
췌장				
샘꽈리	분비 감소	알파	분비 증가	무스카린성
베타세포	분비 감소 분비 증가	알파-2 베타-2	-	-
지방세포	지방분해 증가 (열발생) 지방분해 감소	알파 및 베타 알파-2	-	-
부신수질	에피네프린 분비	니코틴성	-	-

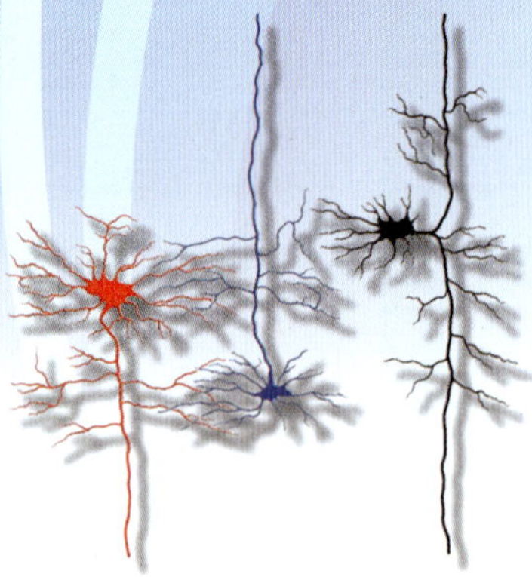

22

그물체

The Reticular Formation

개요

- **그물체의 해부학적 구조** Anatomical Organization of the Reticular Formation
  - 일반적 특징 General Characteristics
  - 구심신경로 Afferent Connections
    - 감각계 *Sensory Systems*
      - 척수로부터 들어오는 체성감각 신호 Somatosensory Signals from the Spinal Cord
      - 기타 이차감각계 Other Secondary Sensory Systems
    - 운동계 *Motor Systems*
      - 소뇌 Cerebellum
      - 대뇌피질 Cerebral Cortex
    - 자율신경계 (그리고 고위 내장신경 조절) 부위 *Autonomic (and Higher Order Visceral Regulatory) Regions*
      - 뇌신경(자율신경)핵 Cranial Nerve (Autonomic) Nuclei
      - 전뇌 부위(시상하부와 변연계) Forebrain Regions (Hypothalamus and Limbic System)
  - 원심신경로 Efferent Projections
    - 해부학적 고찰 *Organizational Considerations*
    - 감각기능을 매개하는 부위로 향하는 신경로 및 대뇌피질 흥분 수준에 대한 효과 *Pathways to Regions Mediating Sensory Functions and Effects on Cortical Excitability Levels*
    - 운동기능을 매개하는 부위로 향하는 신경로 *Pathways to Regions Mediating Motor Functions*
    - 자율신경기능을 매개하는 신경로 *Pathways Mediating Autonomic Functions*
    - 시상하부와 변연계 기능을 조절하는 신경로 *Pathways Modulating Functions of the Hypothalamus and Limbic System*
- **수면과 각성** Sleep and Wakefulness
  - 수면 단계 Stages of Sleep
  - 렘수면(역설수면)과 그 조절 부위 Rapid Eye Movements (Paradoxical Sleep) and Its Anatomic Loci
  - 수면과 각성에 관여하는 다른 부위의 기능 Role of Other Regions in Sleep and Wakefulness

학습목표

이 장을 공부한 학생들은

1. 그물체의 일반적인 형태학적 구성과 그물체의 전반적인 경계에 대해 설명하고 모식도를 그릴 수 있어야 한다.
2. 그물체의 기본적 기능과 관련하여 그물체로 들어가는 중요한 감각입력과 운동입력, 내장(자율신경)입력에 대해 열거하고 설명하고 모식도를 그릴 수 있어야 한다.
3. 그물체의 원심로와 이들이 하는 기능을 열거하고 설명하고 모식도를 그릴 수 있어야 한다.
4. 그물체의 기본적인 입력-출력 연결과 이들과 그물체의 기능과의 상관관계를 열거하고 설명하고 모식도를 그릴 수 있어야 한다.
5. 그물체 손상에 의해 발생하는 주요 신경질환을 설명할 수 있어야 한다.

개요 (계속)

지금까지 설명하였던 많은 구조물들은 대체적으로 신경계의 단일 기능과 연관되어 있었다. 예를 들면, 시각과 청각, 전정감각, 미각, 체성감각 정보와 관련된 구조물들은 한 가지 감각의 전달에만 관여한다. 마찬가지로, 우리들이 공부하였던 나머지 다른 뇌 부위는 운동과정과 관련된 기전을 담당하지만, 그 외의 기능에는 관여하지 않는다. 앞 장에서 다루었던 부가 구조물과 신경로들은 자율신경기능을 담당하였다.

이 장에서, 우리는 **그물체**망상체·reticular formation(뇌간 중심부를 이루고 있는 부위)라 불리는 구조적·기능적 구조물에 대해 공부한다. 뇌간 그물체는 다양한 과정에 관여하므로 다른 뇌 부위와는 다르다. 그물체가 관여하는 기능들로는 감각기능과 운동기능, 자율신경기능; 수면과 각성 주기sleep and wakefulness cycle; 의식consciousness; 감정행동emotional behavior의 조절을 들 수 있다. 이 장에서는 (1) 어떤 구조물이 감각정보의 처리과정에 관여하며, 그 역할은 무엇인가? (2) 어떤 그물체 부위가 운동기능에 관여하고, 운동정보 처리과정에서의 역할을 무엇인가? (3) 그물체는 어떻게 자율신경기능에 기여할 수 있는가? (4) 그물체는 어떻게 수면과 각성 주기, 그리고 의식 상태를 조절하는가? 그리고 마지막으로 (5) 감정행동의 조절에서 그물체는 어떤 역할을 하는가?에 대해 다룬다. 이 장의 나머지 부분에서는 여러 그물체 부위의 입력-출력 관계, 그리고 각기 다른 과정을 매개하는 이들의 역할을 분석함으로써 질문에 대한 해답을 얻고자 한다.

그물체의 해부학적 구조 Anatomical Organization of the Reticular Formation

그물체(많은 하등 동물의 뇌간 중심부에서 발견됨)는 계통발생학적으로 오래된 부위이다. 하등동물에서 관찰되는 모양은 사람에서와 유사하다. 그물체는 꼬리쪽 연수caudal medulla에서 시작하여 입쪽 방향으로 중뇌까지 확장되어 있다(그림 22.1). 중뇌의 상부 끝에서, 그물체는 여러 시상핵으로 이어지며, 이들은 구조적·기능적으로 서로 연관되어 있다. 이러한 시상핵으로는 중간핵midline nucleus과 수질판내핵intralaminar nucleus을 들 수 있으며, 이 장의 뒷부분에서 설명한다. 그물체는 외측·등쪽·배쪽 부위가 뇌신경핵으로 둘러싸여 있으며, 이들 뇌신경핵은 뇌간의 상행섬유계 및 하행섬유계를 이룬다. 그물체 자체는 수많은 신경다발 사이에 분포하는 많은 세포군으로 이루어져 있다. '그물체'라는 명칭은 이 부위가 나타내는 조직학적 모양을 기반으로 붙여졌는데, 이 부위는 여러 신경섬유와 신경세포가 그물망을 형성하고 있다.

일반적 특징 General Characteristics

일반적으로, 그물체의 핵들은 다음과 같이 배열되어 있다. 그물체의 외측 1/3 부위에는 크기가 작은 세포들이 분포(소세포부위parvocellular regions)하며, 이 부위는 인접한 뇌간뿐만 아니라 멀리 떨어진 구조물로부터도 구심섬유를 받아들이는 역할을 한다. 내측 2/3 부위에는 여러 그룹의 크기가 큰 세포가 분포(거대세포부위magnocellular regions)하며, 이 부위는 대부분의 경우에 효과기(즉 그물체의 원심섬유를 내는 세포군) 역할을 한다(그림 22.2). 교뇌에는 적어도 두 개의 거대세포부위가 존재하고, 연수에는 하나의 거대세포부위가 존재한다는 것이 알려져 있다. 다른 세포군(상부 연수와 교뇌, 중뇌의 중간선에 인접하여 존재하거나 중간선을 따라 존재하는)도 그물체에 포함시킨다. 이들 세포군은 **솔기핵**raphe nuclei을 이룬다. 이들 신경세포는 광범위한 뇌와 척수 부위에 전달되는 세로토닌serotonin을 생산

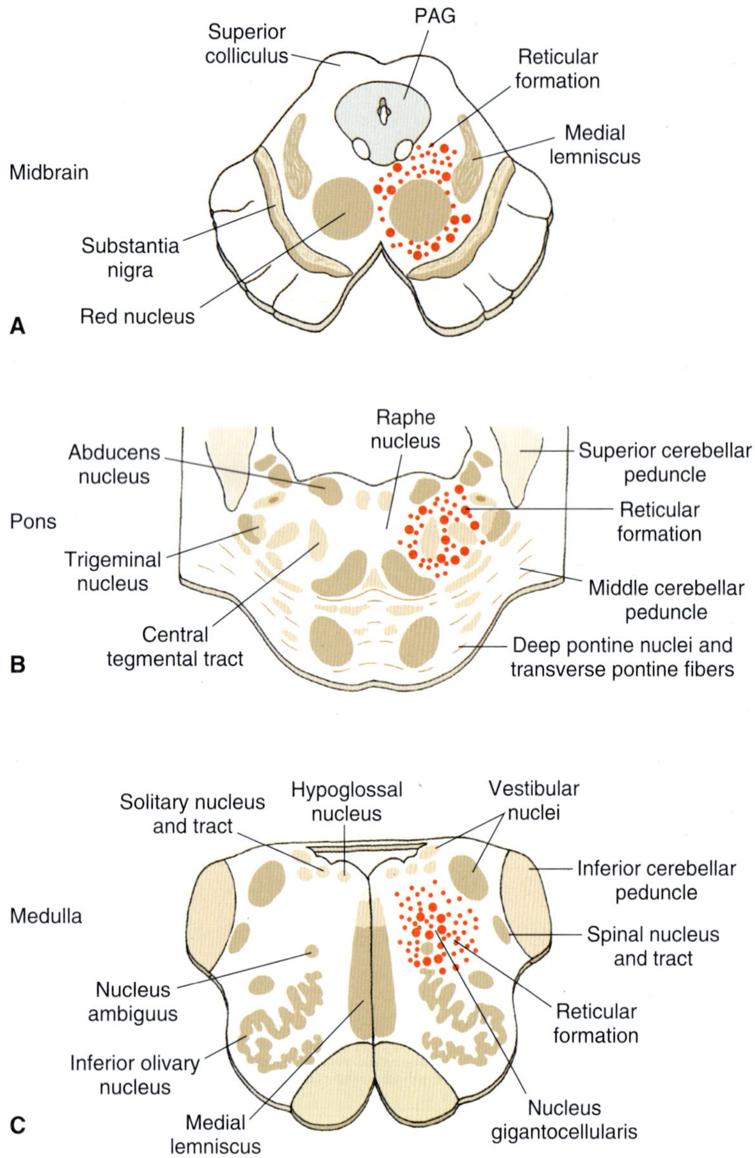

그림 22.1 뇌간 그물체의 위치. 그림은 **(A)** 중뇌, **(B)** 교뇌, **(C)** 연수에서의 그물체의 대략적인 위치(점으로 표시함)를 보여준다. 큰 점은 거대세포구역을 나타내고, 작은 점은 소세포구역을 나타낸다. PAG, 수도관주위회색질.

하기 때문에 중요하다. 이 장의 뒷부분에서 설명된 것과 같이, 그물체의 여러 높이에는 뇌와 척수에 노르에피네프린과 도파민을 공급하는 다른 유형의 모노아민신경세포들도 위치하고 있다.

구심신경로 Afferent Connections

뇌신경핵과 이차감각신경섬유는 등쪽·외측·배쪽에서 그물핵(특히 소세포부위)을 둘러싸는 바깥 껍질을 형성한다(그림 22.2~3). 이런 배열 때문에 그물핵은 여러 감각계로부터 쉽게 입력을 받을 수 있는 전략적 위치를 차지하게 된다. 그러므로 그물핵은 매우 다양한 감각처리과정을 조정할 수 있는 능력을 가지고 있다고 여겨지고 있다.

그물체는 여러 감각과 연관되어 있는 뇌간과 전뇌 부위뿐만 아니라 운동기능과 연관된 구조물(대뇌피질, 소뇌)로부터도 정보를 받는다. 게다가 시상하부 및 변연계와 같은 자율신경기능 및 고위내장신경기능과 연관된 구조물 역시 그물체로 정보를 보낸다. 그물체로 들어가는 이들 구심 원천의 특성에 대해서는 다음 단락에서 설명한다.

감각계 Sensory Systems

척수로부터 들어오는 체성감각신호

Somatosensory Signals From the Spinal Cord

8장에서 설명한 대로, 통각과 온도감각 신호는 외측척수시상로lateral spinothalamic tract를 타고 올라오며, 이 신경로는 직접적으로 척수에서 출발하여 반대측 시상의 배쪽후외측핵ventral posterolateral nucleus [VPL]으로 주행한다. 척수회색

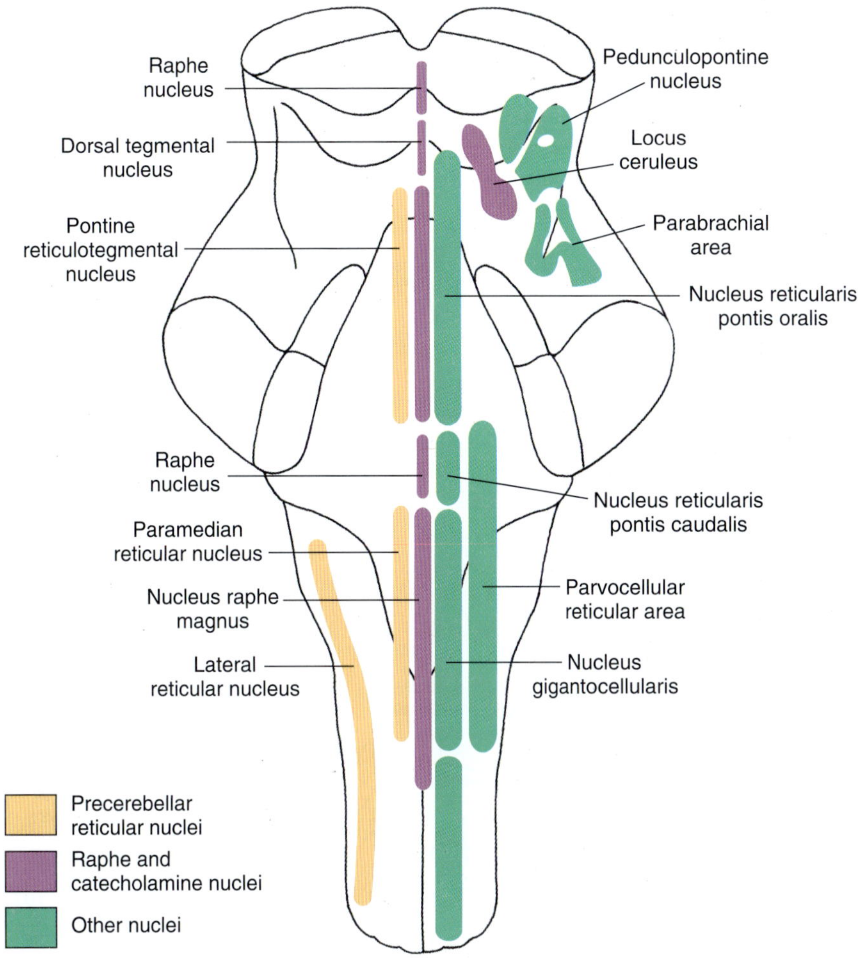

그림 22.2 그물체의 거대세포구역과 소세포구역. (Modified with permission from Barr ML, and Kiernan JA: The Human Nervous System, 6th ed. Philadelphia: Lippincott Williams & Wilkins, 1993, p. 150.)

질의 일부(제VII층판 lamina VII, 제X층판lamina X)로부터 기원하는 신경섬유는 그물체의 특정 소세포부(주로 연수[거대세포그물핵nucleus gigantocellularis]와 교뇌[꼬리쪽교뇌그물핵nucleus reticularis pontis caudalis, 입쪽교뇌그물핵nucleus reticularis pontis oralis]의 거대세포핵에 인접한 부위)에 종지하는 곁가지를 낸다는 것이 현재는 잘 알려져 있다(그림 22.3~4). 이들 감각신호는 이어서 소세포핵으로부터 거대세포핵으로 전달된다. 그물체에 있는 신경세포군은 척수그물섬유spinoreticular fiber와 시냅스를 이루어 긴 상행섬유를 낸다. 따라서 척수로부터 뇌간으로 투사하는 신경섬유는 시상의 수질판내핵intralaminar nuclei에 분포하는 일련의 신경섬유의 일차뉴런으로 생각할 수 있으며, 이들 핵은 결국 대뇌피질로 투사한다. 그물체로부터 시상으로 전달된 정보는 통증의 감정적 측면을 담당하는 것으로 여겨진다. 8장과 14장에서 언급한 대로, 통증조정과 관련된 다른 신경섬유들도 중뇌 수도관주위회색질PAG로 들어간다는 것에 유의해야 한다. 수도관주위회색질PAG로 들어간 통각신호는 하행신경로(대뇌피질로 올라가는 통각신호를 억제하는 역할을 함)의 일부가 된다.

여러 연구 결과에 따르면, 다른 유형의 감각신호 역시 뇌간 그물체와의 연결을 통해 대뇌피질을 자극할 수 있다. 1940년대에서 1950년대에 하였던 연구를 바탕으로 그물체로 들어가는 감각 및 기타 입력에 의해 대뇌피질 뉴런과 대뇌피질 흥분성, 의식 상태를 조정할 수 있는 기전으로 **'그물활성화계**reticular activating system'가 제안되었다. 그물활성화계의 의미에 대해서는 이 장의 뒷부분에서 다룬다.

기타 이차감각계 Other Secondary Sensory Systems

모든 감각계는 최종적으로 그물체로 향하는 신경섬유를 낸다. 삼차신경핵(체성감각 정보)과 고립로핵(미각 정보), 청각핵, 전정핵은 그물체에 근접하여 위치한다. 그물체의 외측부위에 세포체를 가지고 있는 뉴런이 가지치기(이들 가지가 그물체로 들어옴)를 하거나 아니면 이들 감각부위에서

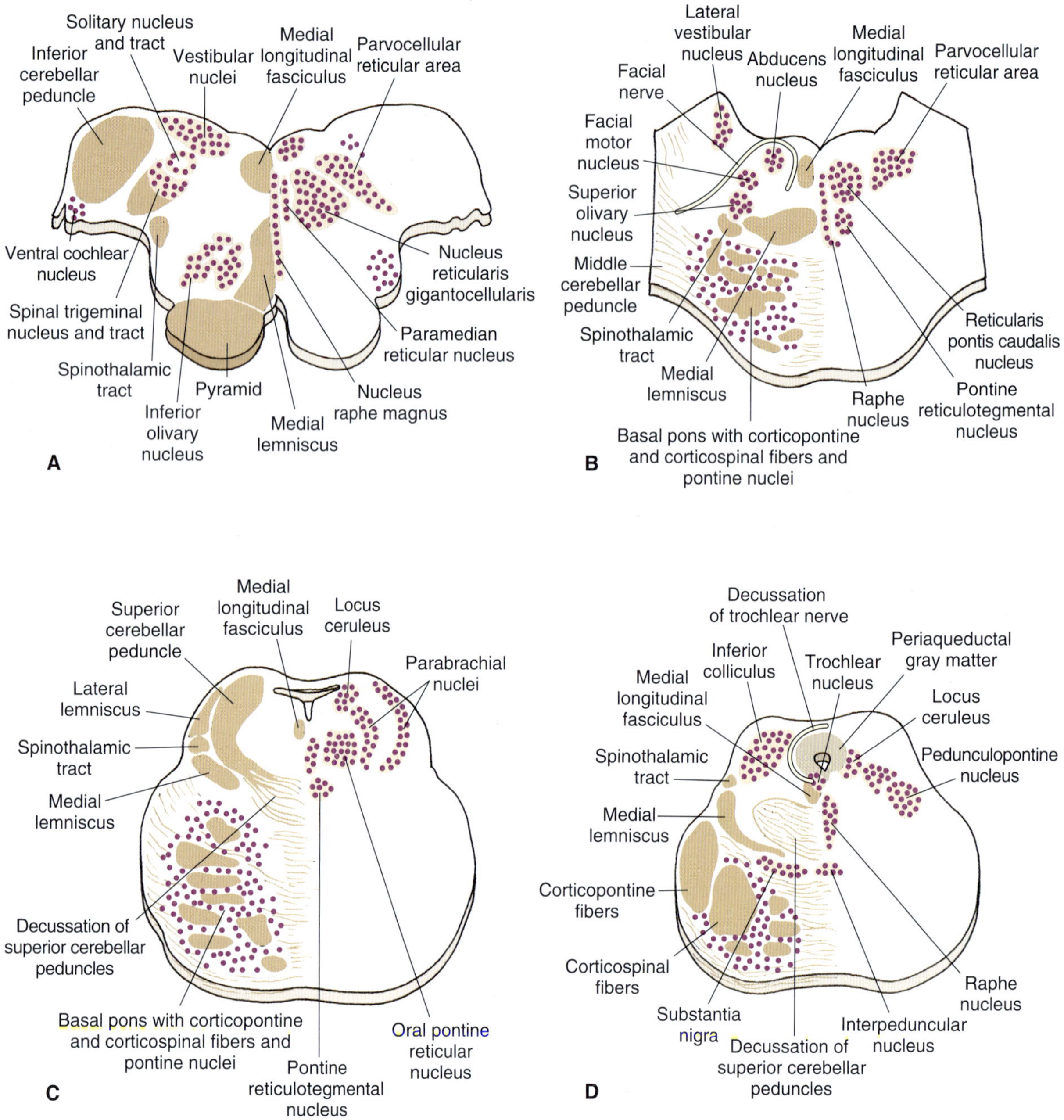

그림 22.3 뇌간의 횡단면. 그물체를 구성하는 주요 핵과 그물체 주변에 위치하는 다른 비그물핵에 주목하자. 많은 비그물핵은 그물핵과 시냅스를 이룬다. **(A)** 하올리브핵 입쪽 높이의 연수 단면. **(B)** 외전신경과 얼굴신경 높이의 꼬리쪽 교뇌단면. **(C)** 청색반점핵과 위소뇌다리 높이의 입쪽 교뇌단면. **(D)** 경사단면으로서 등쪽면은 꼬리쪽 연수의 아래둔덕 높이이고, 배쪽면은 교뇌기저부 입쪽 높이이다. (Modified with permission from Barr ML, and Kiernan JA: The Human Nervous System, 6th ed. Philadelphia: Lippincott Williams & Wilkins, 1993, p. 153.)

기원한 짧은 축삭이 그물체의 외측부위로 들어감으로써 감각정보가 이들 감각 신경핵을 통해 그물체로 전달된다.

이러한 감각 입력 이외에, 후각계 및 시각계와 연관된 부위에서 들어오는 흥분파 역시 그물체 입력에 기여한다. 이차후각신호는 그물체로 투사하는 것으로 알려져 있는 여러 변연구조물(편도체 amygdala, 해마형성체 hippocampal formation, 중격구역 septal area)로 들어간다(23장, 24장 참조). 시각신호는 시각로섬유를 통해 위둔덕 superior colliculus에 도달할 수 있다. 위둔덕으로부터 신경섬유들이 직접적으로 중뇌 및 교뇌의 그물체로 투사한다.

따라서 그물체는 모든 감각계로부터 다중 감각 입력을 받는 것이 분명하다. 그물체는 이들 각각의 감각계로부터 받아들인 정보를 구체적으로 구분할 수는 없다. 따라서 비특이적 성격의 정보가 상행섬유를 통해 시상으로

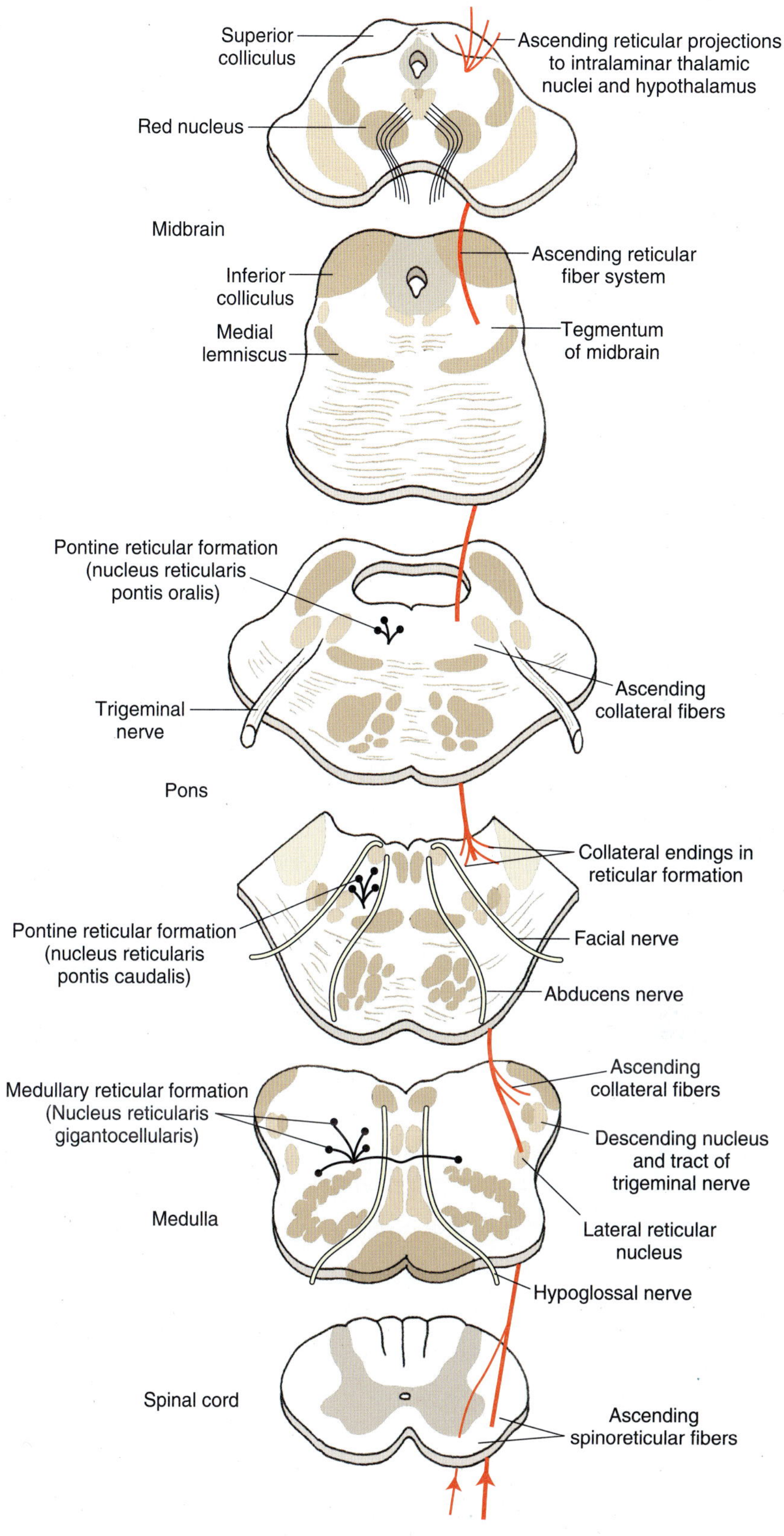

그림 22.4 외측척수시상로의 신경연결(이들과 그물체의 신경연결 포함).

전달되는데, 이것은 후섬유단-내측섬유띠신경로dorsal column-medial lemniscus pathway와 같은 다른 상행감각계를 통한 특이적 감각전달과 대비된다. 앞에서 지적한 대로, 그물체로 들어가는 이들 신호의 중요한 기능은 그물활성화계가 시상에 있는 표적뉴런의 흥분수준을 변화시킬 수 있도록 허용하는 것이다.

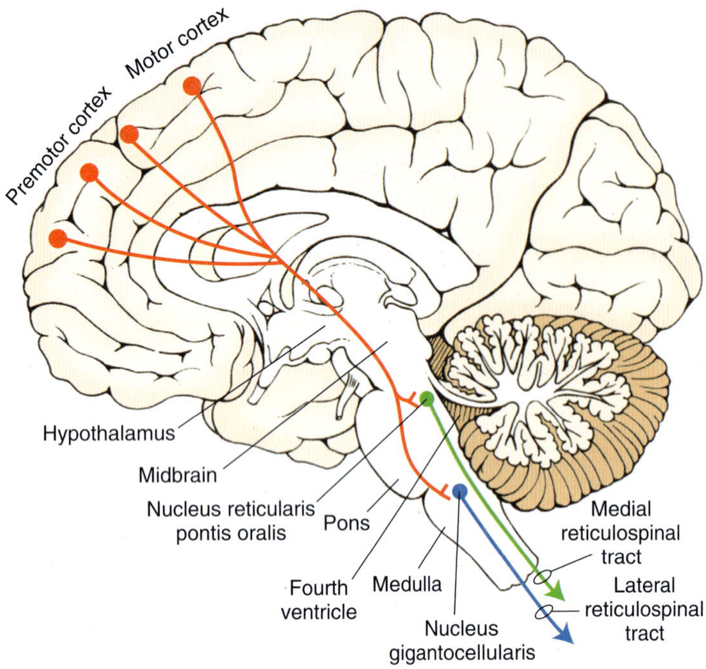

그림 22.5 피질그물투사로. 대뇌피질로부터 그물체로 향하는 주요 투사로를 표시한 뇌 시상면(적색으로 나타냄). 대부분의 신경섬유는 운동피질과 전운동피질에서 기원한다. 이들 투사로의 일차 표적은 입쪽교뇌그물핵과 연수의 거대세포그물핵이며, 이들 핵으로부터 각각 내측그물척수로(녹색)와 외측그물척수로(청색)가 출발하여 근긴장도 조절에 중요한 역할을 한다.

운동계 Motor Systems

그물체가 감각정보 처리에 중요한 역할을 하는 것은 분명하다. 가능한 기전에 대해 다음 단락에서 설명한다. 운동계와 관련된 이전 장에서 설명한 대로, 그물체는 운동 반응 조절에도 중요한 역할을 한다. 연수 및 교뇌에 분포하는 그물체의 거대세포핵들은 운동기능과 관련된 주요 부위인 소뇌cerbellum와 감각운동피질sensorimotor cortex로부터 상당한 입력을 받는다.

소뇌 Cerebellum

그물체와 소뇌는 서로 신경로를 공유함으로써 이들 두 구조물과 연관된 운동기능을 조절하기 위해 두 부위 간에 존재하는 되먹임신경로를 이루는 회로를 완성한다. 연수 및 교뇌 그물체로 투사하는 소뇌섬유는 **꼭지핵**fastigial nucleus으로부터 기원한다. 신경섬유는 교차 또는 비교차한 후 **갈고리다발**uncinate fasciculus(위소뇌다리SCP 바로 등쪽으로 주행하는 신경로)을 통해 주행한다.

대뇌피질 Cerebral Cortex

대부분의 피질척수로corticospinal tract를 내는 부위인 감각운동피질(브로드만영역 4, 3, 1, 2)은 피질그물섬유corticoreticular fibers도 낸다. 피질그물섬유는 그물척수로를 내는 세포군(교뇌의 입쪽교뇌그물핵nucleus reticularis pontis oralis과 꼬리쪽교뇌그물핵nucleus reticularis pontis caudalis 및 연수의 거대세포핵nucleus gigantocellularis) 근처의 교뇌 및 연수에 종지한다(그림 22.5). 이런 방식으로, 피질그물섬유는 신전근운동뉴런 활동을 조절하는 그물체 뉴런에 영향을 미침으로써 수의 운동 기능뿐만 아니라 반사운동 기능에 영향을 미칠 수 있다.

자율신경(그리고 고위내장신경 조절) 부위 Autonomic (and Higher Order Visceral Regulatory) Regions

그물체는 여러 원천으로부터 들어오는 자율신경 입력을 받는다. 한 가지 원천으로는 혀인두신경CN IX과 미주신경CN X에 포함된 일차구심섬유를 들 수 있다. 다른 원천으로는 고위 자율신경 통합구역을 들 수 있고, 이러한 통합구역으로는 시상하부hypothalamus를 들 수 있으며, 시상하부는 변연계의 일부이기도 하다.

뇌신경(자율신경)핵 Cranial Nerve (Autonomic) Nuclei

13장에서 설명한 대로, 혀인두신경CN IX과 미주신경CN X은 화학수용체 및 압력수용체 구심신호를 뇌간으로 전달한다. 구심신호는 **화학수용체**chemoreceptors(대동맥토리aortic body, 목동맥토리경동맥소체·carotid body)와 **압력수용체**baroreceptors(대동맥활aortic arch, 목동맥팽대carotid sinus)에서 기원하여 고립로핵NTS에 종지한다. 고립로핵NTS에 위치하는 이차뉴런은 이어서 의문핵nucleus ambiguus 및 배쪽외측연수감압구역CVLM(연수 그물체에 위치함)으로 투사한다. 앞에서 설

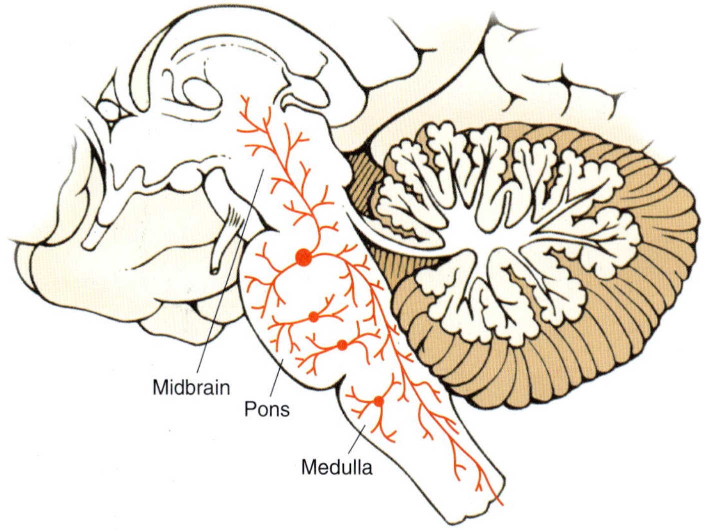

그림 22.6 그물체의 상행축삭과 하행축삭. 뇌간 시상면에서 보이는 큰 세포는 거대세포부위를 나타낸다. 그림에는 상행가지와 하행가지를 내는 신경세포가 보인다. 가지는 다시 그물체에 인접한 구조물뿐만 아니라 다른 그물핵으로도 곁가지를 낸다.

명한 대로, 이 정보는 혈압 및 호흡의 반사적 조절에 중요하다. 혈압과 심박수, 호흡 조절을 담당하는 뇌간 그물체의 자율신경구역에 대해서는 21장에서 설명하였다.

전뇌 부위(시상하부와 변연계)

Forebrain Regions (Hypothalamus and Limbic System)

시상하부의 외측 및 내측 부위에서 기원하는 여러 신경로는 하부 구조물로 투사하는데, 주로 중뇌와 교뇌에 분포하는 여러 그물체 부위와 시냅스 연결을 형성한다. 이들 시상하부 부위는 중뇌 수도관주위회색질PAG 및 그물체의 등쪽피개와 외측피개 인접부위로 가장 많이 투사한다. 편도체amygdala에서 기원한 기타 신경섬유군은 중뇌 수도관주위회색질PAG과 피개tegmentum, 하부 뇌간 부위lower brainstem regions(고립로핵 내부 및 그 근처 부위)에 분포한다. 다른 변연구조물도 그물체로 향하는 신경섬유에 기여한다. 이런 경우에 해당하는 것으로는 주로 중뇌 수도관주위회색질로 향하는 전전두엽피질prefrontal cortex과 편도체amygdala로부터 들어오는 입력을 들 수 있다. 이러한 여러 하행 입력은 뇌간 그물체의 중추 자율신경 기능에 대한 고위 조절을 담당한다.

원심신경로 Efferent Projections

해부학적 고찰 Organizational Considerations

앞에서 설명한 대로, 그물체는 여러 기능을 수행하는 많은 중추신경계 부위로부터 다양한 입력을 받는다. 그물체의 다양한 기능은 출력 특성(매우 다양한 부위와 연결)을 통해 더 극적으로 부각된다. 그물체의 원심신경로에 대해 설명하기 전에, 그물체에 분포하는 뉴런들의 기본적인 구성에 대해 알아야만 한다.

1. 그물체는 멀리 투사하는 축삭을 가진 신경세포를 포함하고 있다. 일부는 전뇌forebrain로 상행하고, 일부는 척수spinal cord로 하행하거나 소뇌cerebellum로 투사한다.
2. 먼 부위까지 주행하는 원심섬유는 그물체의 내측 2/3에서 기원하고, 개재뉴런을 통해 짧게 주행하는 원심섬유는 주로 그물체의 외측 1/3에서 기원한다.
3. 신경세포의 주요 가지돌기는 뇌간의 장축long axis과 직각 방향으로 배열되어 있다(그림 22.6).
   이러한 배열은 그물체의 상행섬유 및 하행섬유들이 중추신경계의 다른 부위와 시냅스를 형성할 가능성을 높여 준다.
4. 연수 및 교뇌 그물체의 내측 2/3에 위치하는 신경세포들은 양방향으로 멀리까지 주행하는 두 갈래로 나뉜 축삭을 낸다(그림 22.7). 축삭곁가지 덕분에 각각의 이들 뉴런은 다른 뉴런과 시냅스를 형성할 수 있으며, 이 뉴런들은 추가적인 감각운동 통합기전을 제공함으로써 그물체로부터 아래 방향으로 전달되는 신호와 윗방향으로 전달되는 신호를 통합할 수 있다.

감각기능을 매개하는 부위로 향하는 신경로 및 대뇌피질 활성수준에 대한 효과

Pathways to Regions Mediating Sensory Functions and Effects on Cortical Excitability Levels

그물체는 적어도 3가지 방법으로 감각기능 및 대뇌피질 활성수준을 조정할 수 있다. 첫 두 기전은 그물체로부터 시상의 수질판내핵intralaminar nuclei of thalamus으로 들어가는

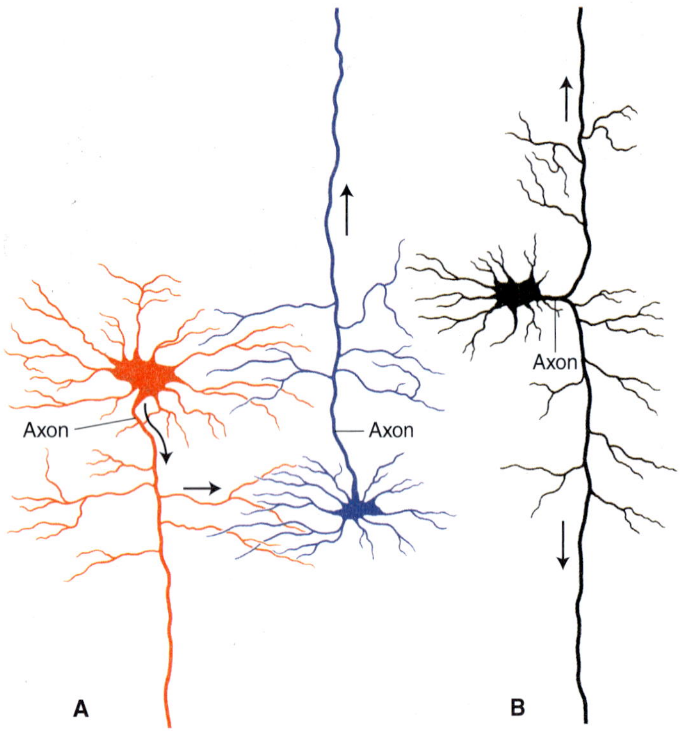

그림 22.7 그물체에 분포하는 다른 유형의 신경세포들은 중추신경계의 신경축을 따라 존재하는 다른 부위에 영향을 미칠 수 있다. **(A)** 좌측에 있는 긴하행신경세포(적색)는 곁가지를 내어 긴 상행축삭을 가진 다른 신경세포(청색)와 시냅스를 형성한다. **(B)** 또는 하나의 신경세포가 분지하여 긴상행가지와 긴하행가지를 모두 낸다. (Used with permission from Barr ML, and Kiernan JA: The Human Nervous System, 6th ed. Philadelphia: Lippincott Williams & Wilkins, 1993, p. 156.)

신경로와 연관되어 있으며, 나머지 기전은 그물체의 모노아민신경세포로부터 직접적으로 대뇌피질로 들어가는 신경로와 연관되어 있다.

먼저 그물체로부터 시상으로 들어가는 신경로에 대해 생각해 보자. 그물체에 존재하는 여러 핵으로부터 출발한 신경섬유는 비특수시상핵nonspecific thalamic nucleus(중심정중핵centromedian nucleus, 일부 배쪽전핵VA)으로 투사한다(자세한 내용은 25장 참조). 이들 비특수시상핵은 순차적으로 배쪽전핵VA에서 시냅스를 이룬 후 직·간접적으로 다양한 대뇌피질 부위로 투사한다(그림 22.8). 시상의 배쪽전핵VA으로부터 대뇌피질로 들어가는 투사가 광범위하기는 하지만, 이들 투사로는 주로 전두엽frontal lobe으로 향한다. 광범위하게 투사하기 때문에 그물체에 의한 비특수시상핵의 활성은 피질뉴런의 흥분정도를 변화시킬 수 있다.

가능한 두 번째 기전이 있다. 비특수시상핵에 위치하는 뉴런은 특수시상핵과 시냅스를 형성한다(그림 22.9). 여기서 비특수시상핵은 대뇌피질 감각영역에 신호가 도달하기 전에 특수시상핵과 상호작용함으로써 시상 수준에서 감각신호의 피질 전달에 영향을 미칠 수 있다.

전기자극 실험을 통해서 그물체와 대뇌피질간에는 기능적 상관관계가 있다는 증거를 얻었는데, 비특수시상핵을 저주파로 자극하면 **동원반응**recruiting response이라 불리는 뚜렷한 피질자극양상을 나타낸다. 이 반응은 표면음성파surface negative wave를 나타내는 것이 특징이며, 이 파형은 빠르게 최대 진폭에 도달한 후 서서히 크기가 감소한다. 다시 자극하면 피질 파형이 커졌다가 작아진다. 이러한 비특수시상핵의 자극에 따른 행동반응으로 환자는 조는 모습drowsy appearance을 보인다. 이와는 반대로, 뇌간 그물체를 전기자극하면 동원반응을 억제할 뿐만 아니라 **α리듬**alpha rhythm(조용하고 졸리는 상태에서 나타남)의 뇌파가 나타난다(그림 22.10).[1] 이러한 반응은 피질흥분 수준의 조정 과정에 그물체로부터 비특수시상핵으로 들어오는 입력(결국 비특수시상핵을 경유하여 대뇌피질로 중계됨)이 관여한다는 증거가 된다.

따라서 그물체의 역할 중 하나는 대뇌피질을 활성화시키는 것이다(그림 22.11). 각성arousal 과정은 대뇌피질의 흥분 수준을 변화(즉 감각뉴런[그리고 기타 뉴런]을 준비시킴)시키는 데 매우 중요한 역할을 하며, 고전적인 상행감각로

---

[1] 뇌파EEG는 특정 대뇌피질(표면전극으로 측정할 경우)에 분포하는 많은 신경세포의 집단적 활동과 누적된 전기적 활동을 나타낸다. α리듬alpha rhythm은 전형적인 동기화 파형을 포함하고 있다. α리듬은 느리고(약 6~12/초) 진폭은 상대적으로 크다. 이와는 반대로, 각성 상태에서는 탈동기화 파형이 나타나는데, 이때 나타나는 파형은 진폭이 낮고 불규칙한 고주파 파형을 나타낸다. 이러한 파형 양상을 β리듬beta rhythm이라 부른다.

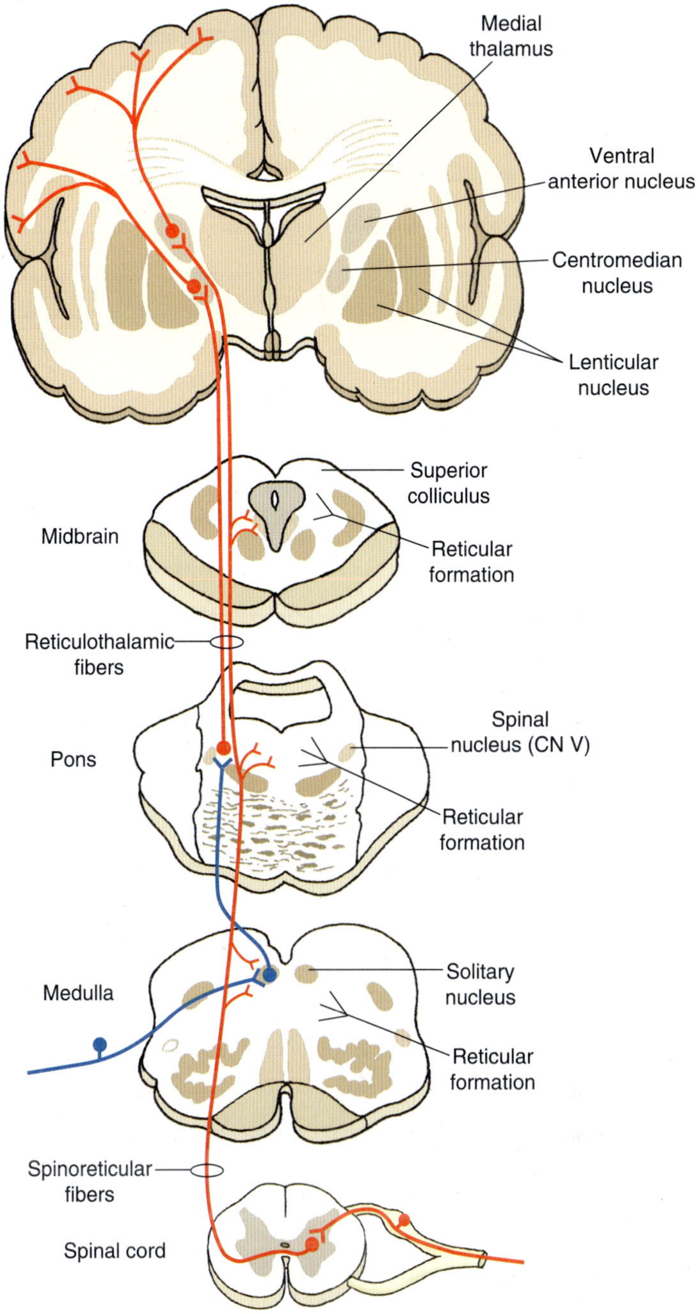

그림 22.8 그물체의 상행신경로와 중추신경계의 하부로부터 그물체로 들어가는 입력. 그물체는 척수그물섬유(적색으로 나타냄)를 받는다. 상행그물섬유는 직접 수질판내핵(적색으로 나타냄)으로 들어가거나 고립로핵으로부터 개재뉴런을 통해 간접적으로 먼저 등쪽외측교뇌(청색으로 나타냄)로 들어가며, 이어서 수질판내핵으로부터 직접 대뇌피질로 투사(적색으로 나타냄)하거나 특수시상핵으로 투사한 후 이어서 대뇌피질(그림에는 나타내지 않음)로 투사한다. 직접경로를 통하든, 간접경로를 통하든 간에 그물체로부터 들어온 입력은 피질 활성과 감각신호의 피질 전달에 영향을 미칠 수 있다.

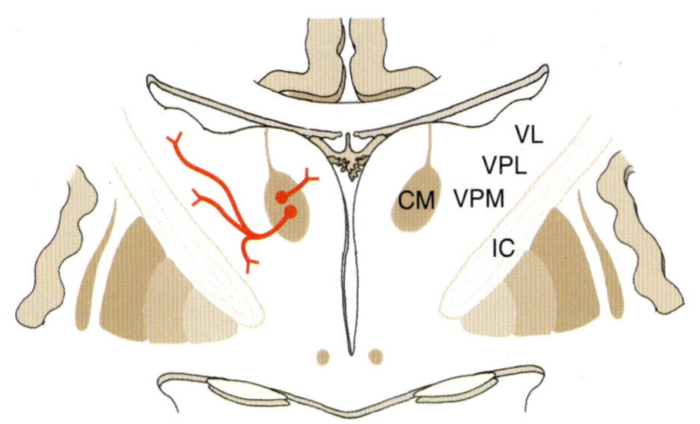

그림 22.9 시상을 지나는 단면. 비특수시상핵(중심정중핵)의 짧은 원심투사로는 특수시상핵(배쪽후외측핵, 배쪽후내측핵, 배쪽외측핵)으로 투사한다. IC, 속섬유막; CM, 중심정중핵; VL, 배쪽외측핵; VPL, 배쪽후외측핵; VPM, 배쪽후내측핵.

를 통해 대뇌피질에 도달하는 다른 감각 입력을 대뇌피질 뉴런이 더 많이 받아들일 수 있게 해준다. 예를 들면, 소방차 소리에 의해 깰 때, 하행피질섬유와 추가적인 청각신호(즉 계속적으로 들리는 소방차 소리)에 의해 그물체의 활성이 일어난다. 잠에서 깨면 피질의 탈동기화desynchronization(β리듬beta rhythm)가 일어나므로 사람은 적절한 방식으로 반응할 수 있게 되어 이 자극을 의식적으로 인식할 수 있게 된다.

그물체는 감각신호에 대해 억제성 조정도 할 수 있다. 14장('체성감각계')에서, 우리는 그물체가 하행성 통각억

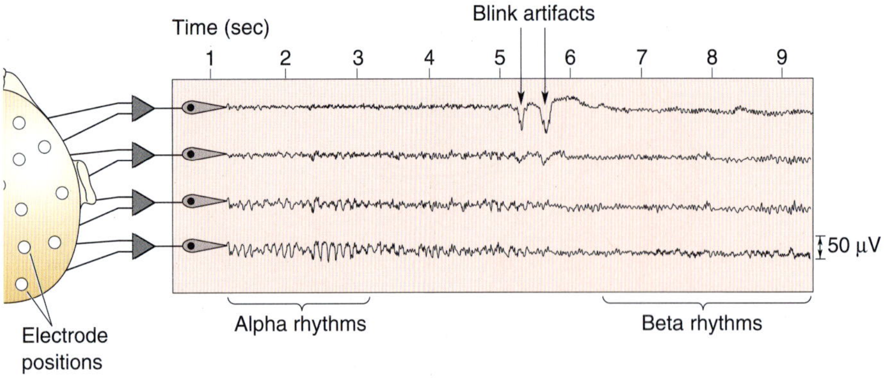

그림 22.10 정상 뇌파. 기록전극의 위치는 그림의 왼편에 나타내었으며, 뇌파는 조용하지만 깨어 있는 사람에서 얻었다. 초기에 이 사람이 조용하게 있을 때는 α리듬이 나타났지만, 이 사람이 눈을 뜨자(눈을 뜰 때 생기는 잡파가 보임) α리듬은 β리듬으로 대체되었다. (Used with permission from Bear MF, et al.: Neuroscience: Exploring the Brain, 3rd ed. Philadelphia: Lippincott Williams & Wilkins, 2007, p. 590.)

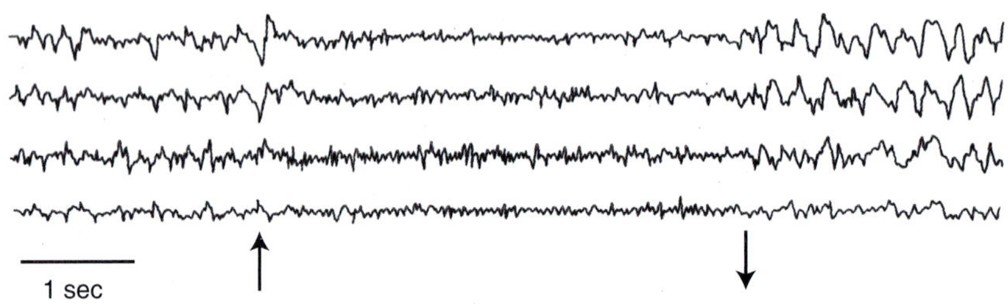

그림 22.11 그물체의 전기자극. 대뇌피질에 대한 뇌간 그물체의 활성 양상을 연구했던 모루지와 머군이 얻은 뇌파 기록. 네 줄의 뇌파는 고양이의 서로 다른 대뇌피질 부위에서 기록하였다. 화살표는 전기자극의 시작(↑)과 끝(↓)을 나타낸다. 전기자극에 의해 일어났던 뇌파의 탈동기화는 전기자극이 종료된 후 동기화 양상으로 회복되는 것에 주목하자.

제 신경로의 일부를 형성한다고 설명하였다. 이 신경로는 중뇌 수도관주위회색질 PAG에서 기원하며 엔케팔린 enkephalin을 유리하고, 엔케팔린신경세포 enkephalinergic neuron는 거대솔기핵 raphe magnus에 존재하는 세로토닌신경세포 serotonergic neuron에 시냅스한다. 이 핵은 척수후각에 도달하는 하행성 세로토닌신경세포를 내어 다른 엔케팔린신경세포에 시냅스하므로 결과적으로 척수 높이에서 일차구심 통각신경로를 조정할 수 있다. 그물체는 다른 감각 입력을 추가적으로 조정하는 것이 가능하므로 원하지 않는 감각정보를 걸러낼 수 있어 우리는 더 중요한 자극에 집중할 수 있게 된다.

피질흥분성은 감각정보를 받아들이는 그물체의 수용능력에 의존하며, 이러한 사실은 수년 전 고양이를 대상으로 한 실험연구에서 증명되었다. 이 연구는 고양이에서 상위척수절단 high spinal transection을 일으켜 **분리뇌** encéphale isolé(그림 22.12)를 만들면 피질각성 양상이 유지된다는 것

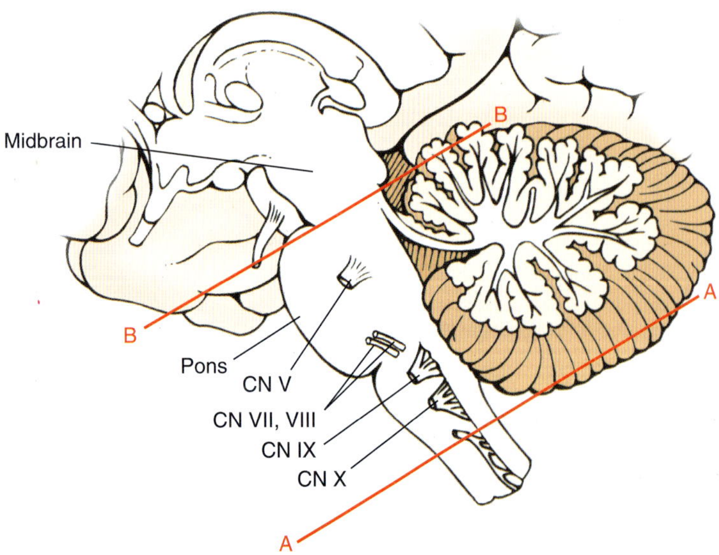

그림 22.12 뇌간의 실험적 절단. 두 개의 절단높이를 보여주는 뇌간의 외측면. (선 A) 척수-연수 경계부 근처(분리뇌), (선 B) 상부 교뇌(삼차신경 입쪽부위 [상위이단뇌]). β파(각성된 피질에서 기록되는 뇌파)는 A 부위에서 절단할 경우에 여전히 관찰되지만, B 부위에서 절단한 경우에는 관찰되지 않는데, 이는 척수-연수 경계부에서 절단한 경우 뇌신경을 통해 들어오는 감각정보가 존재하는 반면, 상부 교뇌 부위에서 절단할 경우 이러한 감각정보도 소실되기 때문이다.

을 보여주었다. 한편, 삼차신경 입쪽부위를 절단(대개 둔덕 사이에서 절단mid-collicular cut)하여 **상위이단뇌**cerveau isolé(그림 22.12)를 만든 경우, 뇌파 양상은 수면동물과 같은 양상을 나타낸다. 척수절단을 한 경우, 뇌신경으로부터 그물체로 들어가는 감각입력은 대체로 정상이다. 감각소실은 척수로부터 올라오는 이차감각 신경섬유에 의한 것뿐이다. 그러나 아래둔덕과 위둔덕 사이에서 절단할 경우, 척수 및 대부분의 감각 뇌신경으로부터 들어오는 감각입력, 특히 삼차신경과 청각신경으로부터 들어오는 감각이 소실된다.

이러한 발견에 의해 각성 및 수면 상태를 유발하는 기초 기전과 관련하여 피동이론passive theory이 발전하게 되었다. 피동이론에 따르면, 각성은 그물체의 활성에 의해 일어나는 것이다. 따라서 '그물활성화계reticular activating system'라는 용어는 이 기전을 설명하기 위해 만들어졌다. 수면sleep은 그물체 활성이 거의 일어나지 않았거나, 그물체가 작동하지 않아 일어나는 것으로 생각하였다. 그러나 지난 수십 년 동안 이러한 개념이 더 이상 받아들여지지 않게 되었다. 그 대신, 수면 및 각성 단계는 그물체에 존재하는 여러 신경전달물질 간의 역동적인 상호작용뿐만 아니라 시상하부와 같은 다른 부위에 있는 뉴런군의 활성에 의해 일어난다는 것이 알려졌다.

그물체가 감각 전달에 영향을 미칠 수 있는 세 번째 방법은 뇌간의 모노아민신경세포monoamine neuron 및 콜린신경세포cholinergic neuron로부터 대뇌피질 및 다른 전뇌 부위로 직접적으로 투사하는 것이다. 7장과 9장, 10장, 11장에서 설명한 대로, 모노아민신경세포는 뇌간의 여러 부위에서 기원하여 대뇌피질과 시상하부, 변연계를 포함하여 전체 중추신경계에 분포한다. 요약하면, 주요 신경군으로는 (1) 솔기핵뉴런raphe neuron(세로토닌 투사로를 냄), (2) 청색반점nucleus locus ceruleus(노르아드레날린 투사로를 냄), (3) 대뇌다리교뇌핵pedunculopontine nucleus 부위(콜린신경세포cholinergic neuron가 분포하고 있으며, 전뇌로 투사함), (4) 배쪽피개구역ventral tegmental area(도파민신경세포dopaminergic neuron가 분포하며, 전체 전뇌 부위[새줄무늬체 제외: 이 부위는 흑색질 치밀부로부터 도파민을 공급받음]로 투사함)을 들 수 있다.

운동기능을 매개하는 부위로 향하는 신경로

Pathways to Regions Mediating Motor Functions

우리는 이미 그물체가 운동을 매개하는 두 부위(감각운동피질sensorimotor cortex, 소뇌cerebellum)로부터 입력을 받는 것을 알고 있다. 이들 두 부위로부터 들어오는 입력은 척수로 투사하는 그물체에 존재하는 뉴런의 활성을 조정한다. 이들 두 부위로부터 들어오는 구심신경, 특히 피질그물섬유corticoreticular fiber는 이들의 하행섬유인 그물척수섬유reticulospinal fiber가 출발하는 부위 근처에 종지한다는 것을 상기하자.

그물체의 일차운동출력은 그물척수섬유를 형성하여 척수로 향한다. 8장과 18장, 20장에서 설명한 대로, 이들 섬유는 교뇌와 연수로부터 기원한다. 교뇌에서 기원하는 신경섬유는 내측그물척수로medial reticulospinal tract를 형성하며 이들 신경로의 출발 부위는 입쪽교뇌그물핵nucleus reticularis pontis oralis 및 꼬리쪽교뇌그물핵nucleus reticularis pontis caudalis이다. 이 신경로는 척수의 전섬유단ventral funiculus을 따라 주행한 후, 신전근extensor muscle의 알파운동뉴런 및 감마운동뉴런을 자극한다. 이와는 반대로, 연수에서 기원하는 신경섬유는 거대세포그물핵nucleus gigantocellularis과 같은 거대세포핵으로부터 출발하며 외측그물척수로lateral reticulospinal tract를 형성하여 전섬유단ventral funiculus을 따라 주행한 후, 역시 신전근의 알파운동뉴런 및 감마운동뉴런에 종지한다. 그러나 알파운동뉴런과 감마운동뉴런에 대한 이들의 작용은 억제성이다. 정리하면, 그물척수섬유의 작용은 근긴장도 조정과 자세 조절, 신전근이 관여하는 자율신경반사기전에 참여하는 것이다(그림 22.13~14, 18장 참조).

자세 및 근긴장도 변화는 전체 수의운동 조절계의 일부로서 피질그물로에 의해 매개될 수 있다(18장 참조). 소뇌의 작용은 다소 다르다. 그물체는 자율신경 조절 기전의 일부로서 꼭지핵fastigial nucleus으로부터 되먹임 신호를 받는다. 그물체로 들어가는 되먹임 정보는 소뇌피질이 그물체로부터 받아들인 신호에 반응하여 생성한다. 따라서 소뇌피질로 들어가는 그물체의 원심 연결은 자세와 근긴장도의 조절에 필요한 중요한 이 두 구조물을 연결하는 되먹임 회로를 완성시킨다. 그물체로부터 소뇌피질로 들어가는 원심신경로는 연수에 있는 두 개의 핵(외측그물핵lateral reticular nucleus, 정중곁그물핵paramedian reticular nucleus)과 교뇌에 있는 하나의 핵(그물피개핵reticulotegmental nucleus)으로부터 기원한다.

소뇌와 대뇌피질, 그물체간의 밀접하게 통합된 반응은 자세기전 및 똑바로 설 수 있게 하는 기전을 적절히

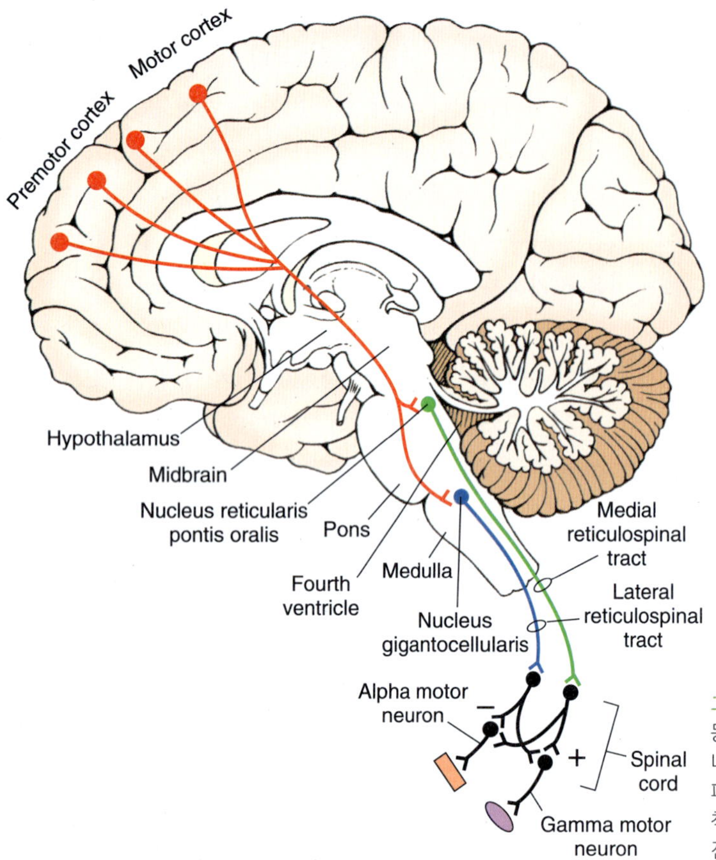

그림 22.13 교뇌와 연수로부터 척수로 내려가는 하행운동로. 운동피질 및 전운동피질에서 출발한 피질그물섬유는 그물척수로를 내는 그물체 뉴런의 활성을 조정한다. 이에 따라 그물척수로는 알파운동뉴런과 감마운동뉴런을 조정한다. 외측그물척수로의 활성은 척수반사를 억제(−)하고, 내측그물척수로의 활성은 척수반사를 촉진(+)한다.

유지(신전근운동뉴런에 대한 여러 그물체 부위의 흥분성 및 억제성 작용 간의 정교한 균형이 필요함)하는 데 매우 중요하다. 이러한 네트워크를 이루는 성분 중 일부가 손상되면 심각한 운동장애를 일으킬 수 있다. 이러한 운동장애로는 두 종류의 근육긴장항진hypertonicity, 즉 (1) **강직**spasticity(피질그물 입력이 소실됨으로써 그물척수로의 억제 성분이 손상되어 발생함), (2) **경축**rigidity(소뇌로부터 그물체의 억제부위로 들어가는 입력이 손상되어 발생)을 들 수 있다.

그물체가 관여하는 다른 운동기능으로는 수평안구운동horizontal eye movement의 조절을 들 수 있다. 13장에서 설명한 대로, 수평주시중추horizontal gaze center는 그물체에 위치하며, 외전신경핵abducens nucleus과 인접해 있고 주로 수

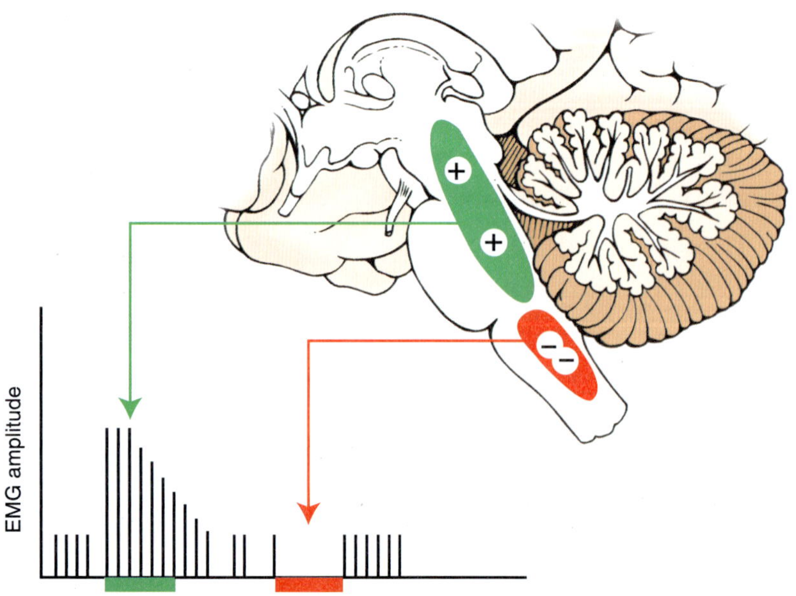

그림 22.14 척수반사에 대한 그물체 자극 효과. 그물체 촉진구역(녹색 부위에 보이는 +)을 자극하면 무릎반사(근전도로 확인)가 현저하게 촉진되지만, 그물체 억제구역(적색 부위에 보이는 −)을 자극하면 무릎반사가 현저하게 억제된다.

평안구운동을 담당한다. 이 부위는 대뇌피질(전두안구영역frontal eye fields)과 전정핵vestibular nuclei으로부터 들어오는 신호를 통합한다. 그 결과, 수평주시중추는 공간 속에서의 자세 변화 및 머리 위치 변화에 반응하여 안구의 동향수평운동conjugate horizontal movement을 일으킬 수 있다.

자율신경기능을 매개하는 신경로
Pathways Mediating Autonomic Functions

이 장의 앞부분에서, 우리는 그물체의 일부는 혈중 산소·이산화탄소 농도 변화 및 혈압 변화와 관련된 일차신호로부터 자율신경과 연관된 입력을 받고, 혈압과 심박수를 조절하는 기능을 하는 고위 뇌부위로부터도 입력을 받는다는 것을 공부하였다. 9장과 13장, 21장에서 설명한 대로, 그물체는 이들 자율신경 변화에 반응할 수 있는 기전을 포함하고 있다. 간략히 설명하면, 하부 뇌간의 그물체는 심혈관계를 조절할 수 있는 흥분성 및 억제성 부위를 포함하고 있다. 가장 중요한 조절 부위로는 혈압을 조절(이들은 일차 및 이차 자율신경 구심섬유로 뿐만 아니라 뇌의 고위 중추[예, 시상하부와 중뇌 수도관주위회색질, 편도체]로부터 입력을 받음)하는 고립로핵NTS과 꼬리쪽·입쪽 배쪽외측연수CVLM & RVLM를 들 수 있다. 고립로핵과 배쪽외측연수ventrolateral medulla는 상호 연결하는 신경로를 공유하며, 배쪽외측연수는 이들의 하행축삭이 가슴척수 및 허리척수에 있는 중간외측핵IML에 도달하기 때문에 상대적으로 직접적으로 심혈관기능에 영향을 미칠 수 있다는 점을 상기하자.

호흡기전에는 등쪽연수dorsal medulla와 배쪽외측연수ventrolateral medulla, 그리고 교뇌pons에 위치하는 여러 핵들이 관여한다. 목척수로 하행하는 그물척수로는 횡격막diaphragm에 분포하는 횡격막신경phrenic nerve의 체성운동뉴런과 시냅스를 이룬다. 이에 따라 그물체의 원심신경로는 호흡반응을 조정할 수 있다.

시상하부와 변연계 기능을 조절하는 신경로
Pathways Modulating Functions of the Hypothalamus and Limbic System

그물체의 여러 부위(이 중 가장 두드러진 부위는 중뇌 수도관주위회색질PAG임)와 뉴런군(모노아민신경세포를 함유한)으로부터 시상하부 및 변연구조물로 향하는 투사로는 잘 알려져 있다. 이러한 원심투사로는 이들 구조물과 연관된 고위 자율신경기능과 내분비기능, 행동기능의 조절에 아마도 중요한 역할을 할 것이다.

이들 상행섬유의 중요성은 두 유형의 실험에 의해 증명되었다. 첫째는 그물체 병변은 시상하부 및 변연계와 연관된 기능을 손상시킨다. 두 번째는 모노아민계를 차단하는 약물을 투여할 경우 정상적으로 시상하부와 변연계와 연관되어 있는 기분 변화mood changes에 영향을 미칠 수 있다.

수면과 각성 Sleep and Wakefulness

중추신경계의 여러 부위는 수면과 각성을 조절한다. 그물체reticular formation와 시상thalamus, 시상하부hypothalamus, 그리고 전뇌기저부basal forebrain에 있는 특정 신경핵들이 수면과 각성을 조절하는 역할을 한다. 이 단락에서는 수면과 각성의 조절에서 그물체가 하는 역할을 주로 다룬다.

수면 단계 Stages of Sleep

대부분(약 75%)의 야간수면 시간에는 급속안구운동rapid eye movement·렘 [REM](그림 22.15)이 나타나지 않는다. 대부분의 야간수면은 주로 시상피질회로thalamocortical circuits의 조정에 의해 유지된다. 궁극적으로 이 회로를 활성화시키는 것은 뇌간brainstem이다. 앞시상하부anterior hypothalamus에서 GABA신경세포의 활성이 증가하고, 노르아드레날린신경세포와 세로토닌신경세포, 콜린신경세포의 활성이 감소한다. 이들 신경전달물질에 의해 영향을 받는 뉴런의 활성은 시상과 대뇌피질로 전달되는 것으로 보이며, 이런 현상은 비급속안구운동수면non-REM sleep·비렘수면과 연관되어 있다.

비렘수면non-REM sleep이 시작되면 뇌파의 주파수가 느려지기 시작하고, 고진폭의 마루점예파vertex sharp wave가 머리의 마루점vertex에서 기록되는데, 이 시기가 1단계 수면stage 1 sleep이다. 1단계 수면이 2단계 수면stage 2 sleep으로 진행되어 수면 단계가 약간 깊어지면, 뇌파의 파형은 좀 더 느려지고 '수면방추파sleep spindle'가 머리 중앙부에서 나타난다. 수면방추파는 12~14 Hz 주파수를 가지는 율동파가 무리지어 나타나는 것으로 2단계 수면의 특징적 소견이다. K-복합체K complex는 마루점에서 관찰되며, 위상이 2개 이상인 고진폭의 파형이다. 2단계 수면에서는 K복합체 바로 뒤에 수면방추파가 합쳐져서 관찰되기도 한다. 3단계 수면stage 3 sleep에 접어들면 75 μV 이상의 진폭을 가지고 2 Hz 정도의 주파수를 가지는 서파가 뇌

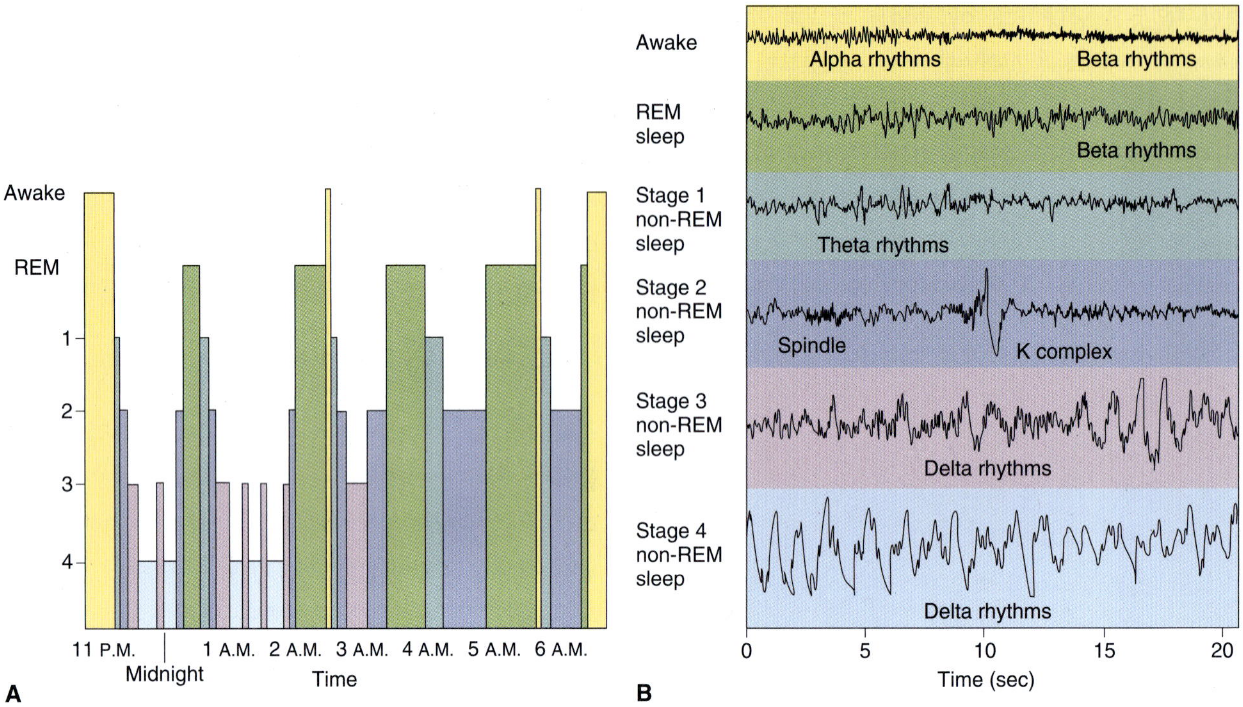

그림 22.15 수면단계와 각 단계에서 관찰되는 뇌파의 파형. **(A)** 야간수면의 진행에 따른 수면단계의 변화를 보여주는 그래프이다. 잠을 자기 시작한 시간은 11시이고, 수면의 초기에는 비렘수면으로 시작한다. 이 수면은 단계를 거쳐 깊은 수면에 이른다. 시간이 어느 정도 경과한 후에야 렘수면 단계가 나타난다. 이러한 수면주기는 밤새 반복되는데, 수면주기가 반복되고 새벽에 이를수록 렘수면이 길어진다. **(B)** 뇌파 소견으로 수면의 각 단계를 파악할 수 있다. 1단계 수면에서는 주로 θ리듬이 관찰된다. 수면방추파는 제2단계 수면의 특징적 소견이다. 3단계 수면과 4단계 수면에는 δ리듬이 늘어난다. 그림의 렘수면의 예에는 β리듬이 기록되어 있다. β리듬은 각성상태에서도 관찰된다. (From Bear MF, et al.: Neuroscience: Exploring the Brain, 3rd ed. Philadelphia: Lippincott Williams & Wilkins, 2007, pp. 597–598.)

파 기록의 20% 이상에서 관찰된다. 이 단계의 수면은 중등도 내지는 깊은 수면이고, 이때 수면방추파는 감소한다. 4단계 수면stage 4 sleep에서는 앞서 언급한 서파가 뇌파 기록의 50% 이상에서 관찰된다. 1단계 수면과 2단계 수면과 같은 비렘수면의 얕은 단계에서는 시상과 대뇌피질의 신경세포가 이루는 신경회로의 율동적 활성이 관여한다. 수면이 깊어지면서 대뇌피질의 신경세포가 δ 영역의 서파를 발생시킨다. 사람을 깨우기 가장 힘든 수면단계가 4단계 수면이다. 그러나 특이하게도 몽유병sleep walking이나 잠꼬대sleep talking가 나타나는 수면단계도 3단계 수면과 4단계 수면이다.

렘수면(역설수면)과 그 조절 부위

Rapid Eye Movement (Paradoxical) Sleep and Its Anatomical Loci

연구에 따르면 렘수면REM sleep(급속안구운동수면rapid eye movement sleep, 역설수면paradoxical sleep, '꿈꾸는 수면dreaming sleep') 개시에 교뇌 그물체pontine reticular formation의 활동이 필요하다는 것이 밝혀졌다. 또한 연구에 따르면 교뇌는 **렘수면**REM sleep 동안 일어나는 근긴장도 감소에도 중요한 역할을 한다는 것이 알려졌다. 교뇌 그물체로부터 척수로 향하는 신경로는 꿈속의 내용이 실행되지 않도록 하는데 있어서 필수적이다. 전기적 기록으로 측정한 교뇌–무릎체–후두파ponto-geniculo-occipital wave가 렘수면 동안 폭발적으로 발생하는데, 이 파형은 입쪽 교뇌핵nucleus pontis oralis에서 기원하여 전뇌forebrain로 투사한다. 이들 파형은 고양이에서 렘수면의 표지자 역할을 하지만, 사람에서는 증명된 적이 없다.

두 개의 교뇌 그물핵이 렘수면을 개시한다. **대뇌다리교뇌핵**대뇌각교뇌핵·pedunculopontine nucleus과 **외측등쪽교뇌핵**lateral dorsal nucleus은 기능적으로 유사하기 때문에 흔히 이들을 한 부위라고 생각한다. 이들 신경세포는 다른 그물체 부위와 시상하부hypothalamus, 전뇌기저부basal forebrain, 시상thalamus으로 투사하는 콜린핵cholinergic nuclei을 포함하고 있다. 아세틸콜린을 유리하는 이 부위가 활성화되면 시상과 대뇌피질의 활성이 변한다. 게다가 앞에서 설명한 대로, 렘수면은 이들 콜린신경세포cholinergic neurons의 활성 증가 및 카테콜라민신경세포catecholamine neurons의 활성 감소와 연관되어 있다.

다양한 부위들이 렘수면을 조정한다. **청색반점**locus ceruleus(입쪽 교뇌 그물체에 있는 주요 노르아드레날린 신경세포 그룹)은 시상과 대뇌피질, 소뇌피질로 투사한다. 이러한 신경연결은 렘수면에 영향을 미칠 수 있는 대뇌피질의 감각기능뿐만 아니라 피질활성 자체를 조절하는 해부학적 기반이 된다. 솔기핵raphe nuclei(그물체에서 세로토닌을 유리하는 부위)은 전뇌forebrain로 광범위하게 투사한다. 이에 따라 세로토닌이 렘수면 과정에 기여한다는 가설이 세워졌다. 뇌의 세로토닌 농도를 감소(파괴시키거나 약물로 소진시킴)시키면 각성기간이 증가(불면증insomnia)하는 결과는 이 가설에 부합한다. 5-히드록시트립토판5-hydroxytryptophan [5-HT] (세로토닌 전구물질)을 보충해주는 치료를 하면 정상적인 서파수면slow-wave sleep으로 회복시킬 수 있다.

렘수면뿐만 아니라 각성wakefulness도 그물체에 의해 조정된다. 대뇌피질로 모노아민신경섬유가 직접 투사함으로써 그물체는 대뇌피질의 흥분 수준을 조절할 수 있게 된다. 특히 청색반점에 분포하는 노르아드레날린신경세포는 대뇌피질의 흥분성과 각성에 중요한 역할을 하는 것으로 보인다. 수면 개시는 일일주기리듬diurnal rhythm과 수면 부족, 환경 요인(어두운 방)이 적절할 때 일어난다. 대뇌피질의 활성 효과를 없앨 경우 비렘수면non-REM sleep이 개시된다.

실험적 연구에서, 청색반점핵은 렘수면REM sleep(**역설수면**paradoxical sleep: 각성 정도와 뇌파 양상이 일치하지 않기 때문에 이렇게 명명함)의 조절과도 연관되어 있다는 것이 밝혀졌다. 청색반점에 병변을 일으키거나 α-메틸도파alpha methyldopa(이 물질로부터 가짜 신경전달물질인 α-메틸노르에피네프린alpha methylnorepinephrine이 합성됨)를 투여하면 렘수면(역설수면)을 억제시킬 수 있다. 게다가 대뇌피질의 카테콜아민 농도를 증가시키면 각성이 장시간 지속된다.

수면과 각성에 관여하는 다른 부위의 기능
Role of Other Regions in Sleep and Wakefulness

그물체에 속하지는 않지만 시상하부의 시각교차상핵suprachiasmatic nucleus [SCN]에 분포하는 뉴런도 수면-각성주기sleep-wakefulness cycle에 중요한 역할을 하는 것으로 보인다. 이들 뉴런은 빛과 어둠에 따른 명확한 일일주기리듬diurnal rhythm을 나타낸다. 시각교차상핵SCN은 직접 망막으로부터 입력을 받으며, 이 핵이 파괴될 경우 내분비기능 및 수면-각성주기와 같은 다른 리듬이 혼란에 빠진다. 수면을 개시하는 구체적인 기전은 아직 알려져 있지 않다. 예전에는 수면을 개시하는 구조물이 솔기핵복합체raphe complex에 있다고 생각하였지만, 최근의 연구결과는 대뇌다리교뇌부위pedunculopontine region에 분포하는 콜린신경세포cholinergic neurons가 관여한다는 것을 시사하고 있다. 다른 연구자들은 시각교차상핵SCN이 이 기능을 수행한다고 제안하고 있다. 수면과 각성을 조절하는 기전이 어떻든 간에 수면을 일으키는 능동적 과정(피동적 과정에 의해 수면이 일어나는 것이 아님)이 존재하는 것은 확실해 보이며, 능동적 과정에는 그물체reticular formation뿐만 아니라 뇌간brainstem 및 전뇌forebrain에 있는 다른 핵들이 관여한다.

수면장애 Sleep Disorders

흔한 몇 가지 수면장애를 여기서 설명하고 정리한다.

발작수면 기면증·Narcolepsy

발작수면은 병적으로 졸림기면·somnolence이 나타나는 것을 말한다. 이 병을 앓고 있는 사람은 때와 장소를 가리지 않고(정상적으로는 잠을 잘 수 없는 상황에서) 잠을 자게 된다. 예를 들면, 발작수면 환자는 운전 중 또는 강의 도중에 잠이 들 수도 있다. 이런 환자는 **허탈발작**cataplexy(근긴장도 소실)을 일으킬 수도 있다. 발작수면 환자는 수면마비sleep paralysis를 나타낼 수도 있는데, 수면마비 환자는 밤에 깨어 있고 환각을 일으키지만 움직이지는 못한다. 이 질환은 콜린신경세포의 비정상적 기능과 연관되어 있는 것으로 보인다.

불면증 Insomnia

불면증은 잠을 잘 수 있는 적절한 환경이 갖추어졌는데도 불구하고 만성적으로 잠을 잘 수 없는 것을 말한다. 이 질환은 일차적으로 수면기전의 이상에 의해 발생하지만, 심리적 또는 의학적 문제에 따라 이차적으로 발생할 수도 있다. 첫 번째 불면증 유형은 불면증이 발생한 이유를 설명할 수 있는 심리적 또는 의학적 문제의 징후가 없는 경우이다. 두 번째 유형은 통증, 불편함 또는 알코올·약물 남용과 연관된 경우가 많으며, 대개 단기간 지속된다.

몽유병 Somnambulism · Sleepwalking

몽유병은 불면증의 한 형태로 비렘수면 동안 발생하며 비정상적인 자율신경반응 그리고/또는 운동반응을 나타내는 것이 특징인데, 전형적으로 잠든 지 첫 몇 시간 이내에 발생하고, 어른보다는 어린이에서 더 흔하다. 몽유병 환자는 침대에서 일어나, 어색하게 옷을 걸치고, 문을 열고 돌아다니거나, 심지어 무언가를 먹기도 한다. 그들은 대개 다시 잠을 자라는 다른 사람의 지시를 따른다.

야경증 밤공포증 · Night Terrors

야경증은 사건수면parasomnia으로 주로 어린이에서 잠든 직후 발생한다. 잠을 깬 어린이는 무서워서 소리를 지르며, 심한 빈맥tachycardia과 빠른 호흡을 나타낸다. 또한 야경증을 나타내는 어린이들은 몽유병을 나타낼 수도 있다. 전체 발작 시간은 몇 분 정도이며, 이 어린이들은 아침에 잠에서 깬 뒤 밤에 일어났던 일을 아무것도 기억하지 못한다.

하지불안증후군 Restless Legs Syndrome

하지불안증후군 환자는 종아리와 허벅지에서 통증을 호소하는데, 통증은 무언가 기어 다니는 느낌을 줄 수 있다. 이런 느낌의 통증은 환자가 쉴 때 나타나며 다리를 움직이면 일시적으로 호전된다. 이 증후군은 필연적으로 수면 개시를 지연시킬 수 있다. 다리 감각은 낮 시간에도 나타날 수 있으며 피로할 경우 더 악화된다. 하지불안증후군과 연관된 질환(또는 동일 질환의 일부)은 수면 중 다리의 움직임이 나타나며, 다리 움직임은 근육간대경련myoclonal jerks보다는 느리며 20~90초에 한 번씩 나타나고 1시간 가량 지속된다. 하지불안증후군의 원인은 알려져 있지 않지만, 일부 경우는 철결핍빈혈iron deficiency anemia과 연관되어 있다. 이 질환을 치료하기 위해 여러 가지 약물을 사용한다. 사용하는 약물로는 삼환계항우울제tricyclic antidepressants와 L3,4-hydroxyphenylalanine, 아편제제opiates, 세로토닌재흡수억제제(항우울제의 일종)를 들 수 있다.

수면무호흡 Sleep Apnea

수면무호흡은 호흡 중단이 일어나는 것을 특징으로 하는 질병이다. 수면무호흡 환자는 혈중 산소농도가 낮아진다. 호흡 중단은 사람을 잠에서 깨게 만들거나(호흡하기 위해) 얕은 단계의 비렘수면을 초래한다. 수면무호흡을 겪는 환자의 근긴장도는 렘수면(렘수면 자체도 근긴장도를 감소시킴) 시 더욱 감소된다. 이런 환자에서 일어나는 순효과는 기도근육의 근긴장도를 심각하게 감소시키게 되므로 기도가 더욱 좁아지게 되는 것이다. 게다가 수면무호흡 환자는 작업수행능력과 지적능력이 감소될 수 있을 뿐만 아니라 낮 시간에 과도하게 졸게 된다. 이 질환을 앓고 있는 사람이 차량을 운전하거나 위험한 기계를 조작하는 경우 위험해질 수 있다. 수면무호흡은 뚱뚱한 사람(지방조직 때문에 기도가 더 좁아질 수 있음)에서 더욱 심하게 나타난다. 기도가 완전히 막힌 경우보다는 덜 하지만, 수면무호흡도 호흡을 조절하는 중추기전의 기능장애에 의해서 발생할 수 있다. 이러한 기전에는 감각신경로, 뇌간 또는 상부 목척수가 관여할 수 있다.

정신질환자들에게서 나타나는 수면장애 Sleep Disorders in Psychiatric Patients

일부 정신 질환은 수면시간을 뚜렷하게 감소시킨다. 이러한 질환으로는 **우울증**depression과 **외상후스트레스장애**posttraumatic stress disorder를 들 수 있으며, 우울증 환자는 매우 일찍 깨거나, 밤에 깨어 있으며(이외에도 과도한 죄책감과 우울감, 식욕저하, 집중력 저하, 기억장애를 나타냄), 외상후스트레스장애 환자는 먼 과거에 겪었던 생명을 위협했던 기억이 낮 시간 동안 또는 꿈속에서 펼쳐지는 것이다. 이 질환은 렘수면을 조절하는 기전의 손상과 연관되어 있을 가능성이 있다.

혼수 Coma

그물체에 병변이 생기면 어떤 결과가 초래될까? 뇌간 그물체 병변이 의식 장애와 연관되는 것은 그리 놀랄 일은 아니다. 교뇌 또는 연수의 그물체 손상(대개는 뇌혈관사고와 연관)은 대부분 **혼수**를 야기한다. 여러 그물체 부위의 병변에서 나타나는 뇌파 양상은 매우 다양하다. 예를 들면, 중뇌 그물체 병변에서는 고진폭의 서파가 나타난다. 이와는 반대로, 교뇌 병변은 정상인이 졸릴 때 전형적으로 나타나는 α리듬이 자주 나타난다. 다른 병변이 있을 경우, 환자는 서파수면에서 나타나는 특징적인 뇌파 양상을 나타낼 것이다. 교뇌 병변이 있을 경우, 환자는 안정 상태를 유지하며, 다양한 자율신경반사와 체성운동반사뿐만 아니라 정상적인 안구운동을 나타낼 것이다. 이런 여러 반응을 합쳐 **각성혼수**coma vigil 또는 **무운동함구증**akinetic mutism이라 부른다. 하부 뇌간 및 다른 부위(예, 대

요 약

그물체의 입력-출력 관계 및 이들의 기능적 상관관계

과정	해부학적 원천 · 분포	기능
그물체로 들어오는 구심 원천		
감각과정		
척수로부터 들어오는 체성감각 신호	척수시상로의 곁가지가 그물체(연수, 교뇌, 그리고 중뇌 수도관주위회색질)로 들어옴	통각 및 온도감각을 그물체로 전달; 피질 흥분성 및 의식 수준에 영향을 미침; 통각억제회로(수도관주위회색질을 통한)의 일부로 작용
뇌신경핵	그물체를 둘러싸고 있는 뇌신경핵의 축삭 및 가지돌기로부터 다양한 감각이 그물체로 들어옴	청각과 전정감각, 체성감각(머리 부위)과 연관된 다양한 감각입력을 제공함
이차감각신경로	변연구조물을 통해 중뇌 그물체로 들어가는 시각과 청각, 후각의 삼차 입력	중뇌 그물체로 들어가는 후각과 시각, 청각과 연관된 다양한 입력을 제공함
운동과정		
소뇌	꼭지핵으로부터 교뇌와 연수의 그물체 운동핵으로 들어가는 구심섬유	꼭지핵으로부터 나온 출력은 하행성 그물척수신경로와 연관된 연수와 교뇌 부위로 되먹임신호를 제공함
대뇌피질	감각운동피질로부터 교뇌와 연수의 그물체 운동핵으로 들어가는 구심섬유	감각운동피질로부터 나오는 출력은 교뇌 및 연수 그물체에 분포하는 신경세포(이들의 축삭이 그물척수로를 형성함)의 활동을 조절함
자율신경과정		
혀인두신경과 미주신경	혀인두신경과 미주신경으로부터 연수 및 교뇌 그물체로 들어가는 일차 구심섬유	혀인두신경과 미주신경은 연수 및 교뇌 그물체로 압력수용체 및 화학수용체 정보를 전달하여 혈압과 호흡을 조절하는 반사를 매개함
변연구조물과 시상하부	변연계와 시상하부로부터 그물체(주로 중뇌로 가지만, 교뇌 및 하부 연수에도 감)로 들어가는 하행섬유	변연계와 시상하부로부터 나오는 하행섬유는 그물체와 연관된 자율신경기능을 강력하게 조절함
그물체의 원심 표적장기		
감각과정		
시상 및 대뇌피질로 향하는	그물체로부터 나오는 투사로는 (1) 시상의 중심정중핵으로 간 후 넓은 부위의 대뇌피질로 투사하거나; (2) 중심정중핵으로부터 특수시상핵을 거쳐 여러 대뇌피질부위로 투사하거나; (3) 배쪽피개구역과 청색반점, 솔기핵으로부터 나온 모노아민신경세포(도파민, 노르에피네프린, 세로토닌 함유)는 넓은 부위의 대뇌피질로 투사함	그물체로부터 대뇌피질로 들어가는 입력은 대뇌피질의 수많은 기능과 연관된 피질 흥분성을 조절하는데, 그 예로는 감각 인식과 운동 활동, 수면과 각성 조정을 들 수 있음
수도관주위회색질로 향하는	연수의 거대솔기핵과 척수후각을 경유하여 내려오는 하행신경로	하행신경로는 척수후각에서 통각 신호를 억제하는 역할을 함

요 약

그물체의 입력-출력 관계 및 이들의 기능적 상관관계(계속)

과정	해부학적 원천·분포	기능
그물체의 원심 표적장기		
운동과정		
척수로 향하는	입쪽 및 꼬리쪽 교뇌그물핵 및 연수의 거대세포핵으로부터 척수전각의 알파운동뉴런과 감마운동뉴런으로 향하는 투사로	교뇌 그물척수로는 신전근반사를 촉진하는 반면, 연수 그물척수로는 신전근반사를 억제함; 이 두 그물척수로는 자세반사를 강력하게 조절함
소뇌로 향하는	연수의 외측핵 및 정중결핵과 교뇌의 그물피개핵으로부터 소뇌전·후엽으로 투사함	소뇌 전·후엽으로 향하는 신경로는 소뇌와 그물체를 연결하는 되먹임 회로의 일부로 작용하며; 그물체로부터 들어오는 입력은 척수로 하행하는 그물체의 흥분 수준에 대한 정보를 지속적으로 소뇌에 전달함
운동과정		
외전신경과 동안신경으로 향하는	수평주시중추는 동측 외전신경과 반대측 동안신경으로 축삭을 보냄	교뇌의 수평주시중추는 피질입력과 전정입력을 통합하며 외전신경 및 동안신경과 연결된 수평안구운동을 조절함
자율신경과정		
	고립로핵 및 연수의 배쪽외측핵과 같은 부위는 각각 미주신경 등쪽핵과 가슴·허리척수의 중간외측핵으로 투사하며; 교뇌 및 연수 그물체로부터 나오는 다른 신경로는 횡격막신경과 연관된 목척수로 투사함	미주신경 등쪽핵과 상호작용하는 고립로핵은 부교감신경계를 흥분시키는 반면, 배쪽외측연수로부터 척수로 향하는 출력은 교감신경계를 매개함; 그물체로부터 척수로 향하는 다른 하행섬유는 횡격막신경의 신경세포에 작용함으로써 호흡을 조절함

23

시상하부
The Hypothalamus

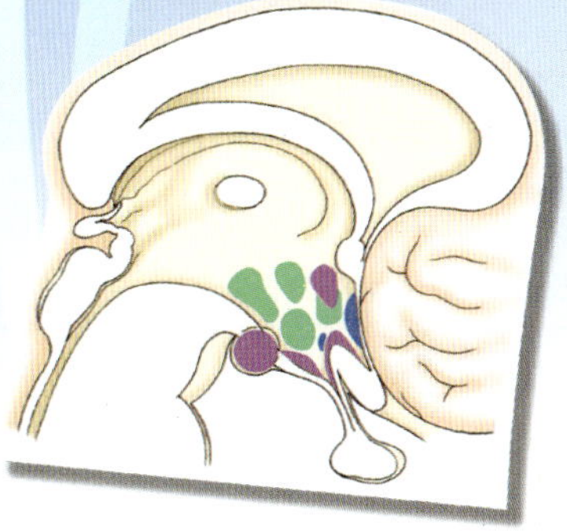

개요

- **시상하부 구조** Hypothalamic Anatomy
  - 시상하부핵 Hypothalamic Nuclei
  - 시상하부의 신경연결 Connections of the Hypothalamus
    - 구심신경로 *Afferent Connections*
      - 뇌활 Fornix
      - 분계선조 분계섬유줄·종말줄·Stria Terminalis
      - 배쪽편도원심로 Ventral Amygdalofugal Pathway
      - 내측전뇌다발 안쪽앞뇌다발·Medial Forebrain Bundle
      - 시상-시상하부 섬유 Thalamohypothalamic Fibers
      - 망막-시상하부 섬유 Retinohypothalamic Fibers
      - 유두체다리 Mammillary Peduncle
      - 중뇌 수도관주위회색질 Midbrain Periaqueductal Gray
      - 모노아민 신경로 Monoamiergic Pathways
    - 원심신경로 *Efferent Connections*
      - 유두체에서 기원하는 원심로 Projections from the Mammillary Bodies
      - 내측시상하부에서 기원하는 원심로 Projections from the Medial Hypothalamus
      - 내측전뇌다발(외측시상하부)에서 기원하는 원심로 Projections from the Medial Forebrain Bundle (Lateral Hypothalamus)
      - 뇌하수체로 향하는 시상하부 원심로 Hypothalamic Efferents to the Pituitary
        - 뇌실옆핵과 시각상핵이 뇌하수체후엽의 신경내분비 기능에 미치는 효과 *Effects on Neuroendocrine Functions to the Posterior Pituitary From the Paraventricular and Supraoptic Nuclei*
        - 뇌하수체자극구역이 뇌하수체전엽의 신경내분비 기능에 미치는 효과 *Effects on Neuroendocrine Functions to the Anterior Pituitary from the Hypophysiotropic Zone*
- **시상하부 펩티드의 특성과 기능** Nature and Functions of Hypothalamic Peptides
  - 뇌하수체전엽에 작용하는 호르몬 Hormones that Target the Anterior Pituitary
    - 성장호르몬 *Growth Hormone*
    - 갑상샘자극호르몬 *Thyroid Stimulating Hormone*
    - 부신피질자극호르몬 *Adrenocorticotropic Hormone*

학습목표

이 장을 공부한 학생들은

1. 시상하부의 형태학적 구조를 설명하고 모식도를 그릴 수 있어야 한다.
2. 시상하부의 일차구심섬유 연결을 열거하고 모식도를 그릴 수 있어야 한다.
3. 시상하부의 일차원심섬유 연결을 열거하고 모식도를 그릴 수 있어야 한다.
4. 시상하부가 관여하는 기본적인 기능에 대해 설명할 수 있어야 한다.
   a. 내분비기능 조절
   b. 체온조절에서의 역할
   c. 심혈관기능 조절
   d. 섭식행동 및 수분섭취행동 조절
   e. 성행동 조절
   f. 공격성과 분노, 그리고 이들과 연관된 감정행동 조절
   g. 수면에서의 역할
5. 시상하부 이상과 연관된 일부 기본적인 질환을 열거하고 모식도를 그릴 수 있어야 한다.

개요 (계속)

12장에서 설명한 대로, 시상하부hypothalamus는 전뇌forebrain의 아주 작은 부분을 차지하고 있다. 하지만 시상하부는 다양한 자율신경기능을 담당하는 구조물로서 매우 중요한 역할을 하며, 이와 관련된 내장·행동기능의 표출에도 매우 중요한 역할을 한다. 예를 들면, 내분비기능은 시상하부에 분포하는 여러 뉴런의 활동에 의해 조절된다. 마찬가지로, 체온조절 역시 여러 시상하부 부위에 의해 조절된다. 수분균형과 수분섭취행동, 섭식행동, 성행동의 조절 역시 시상하부에 존재하는 신경기전에 의해 통제되며, 공격성과 분노, 도피행동을 조절하는 기전도 시상하부에 의해 조절된다. 이 장에서는 뇌의 다른 부위와 함께 시상하부와 뇌하수체의 구조적·기능적 관계에 초점을 맞추어 설명한다.

시상하부 구조 Hypothalamic Anatomy

시상하부핵 Hypothalamic Nuclei

시상하부핵의 자세한 해부학적 구조는 12장에서 설명하였다. 주요 핵의 상대적 위치는 그림 23.1에 요약되어 있다. 주요 부위로는 **시각상핵**supraoptic nucleus [SON]과 **뇌실옆핵**paraventricular nucleus [PVN], **배쪽내측시상하부핵**ventromedial nucleus, **시각교차상핵**suprachiasmatic nucleus [SCN], **등쪽내측시상하부핵**dorsomedial nucleus, **활꼴핵**궁형핵 · arcuate nucleus, **융기핵**tuberal nucleus, **시각전구역**preoptic region, **유두체**mammillary body를 들 수 있다. 이외에도, 전시상하부구역anterior hypothalamic area과 외측시상하부구역lateral hypothalamic area, 등쪽시상하부구역dorsal hypothalamic area, 후시상하부구역posterior hypothalamic area이 존재한다.

시상하부의 신경연결 Connections of the Hypothalamus

구심신경로 Afferent Connections

시상하부 기능은 주로 변연계limbic system와 그물체reticular formation에서 기원한 여러 구심섬유에 의해 상당한 조정을 받는다. 이러한 조정에 관여하는 특정 신경로는 다음과 같다.

뇌활 뇌궁 · Fornix

뇌활을 구성하는 신경섬유의 원천origin과 주행경로course, 분포distribution에 대해서는 24장에서 자세히 설명한다. 간략히 설명하면, 맞교차뒤뇌활교련후뇌궁 · postcommissural fornix은 시상하부hypothalamus와 시상전핵anterior thalamic nucleus으로 투사한다. 이 뇌활 가지는 해마형성체의 이행부피질subicular cortex에서 기원하며, 뇌활 중 시상하부로 향하는 성분은 주로 내측시상하부medial hypothalamus와 유두체mammillary body에 종지한다(그림 23.1~2).

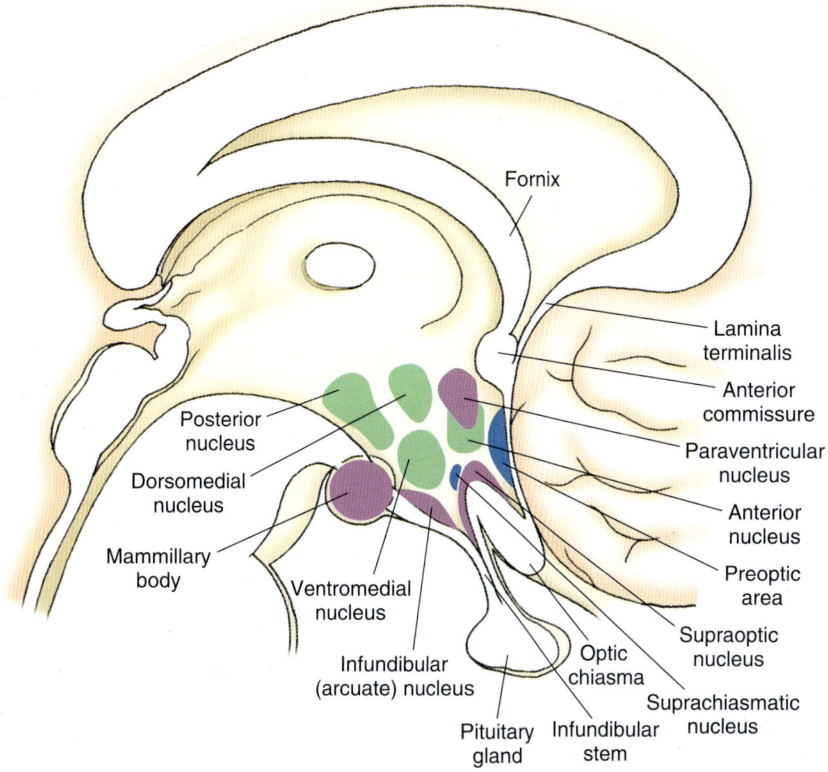

그림 23.1 시상하부핵의 위치를 나타낸 삼차원 모식도. (From Barr ML and Kiernan JA: The Human Nervous System, 6th ed. Philadelphia: Lippincott Williams & Wilkins, 1993.)

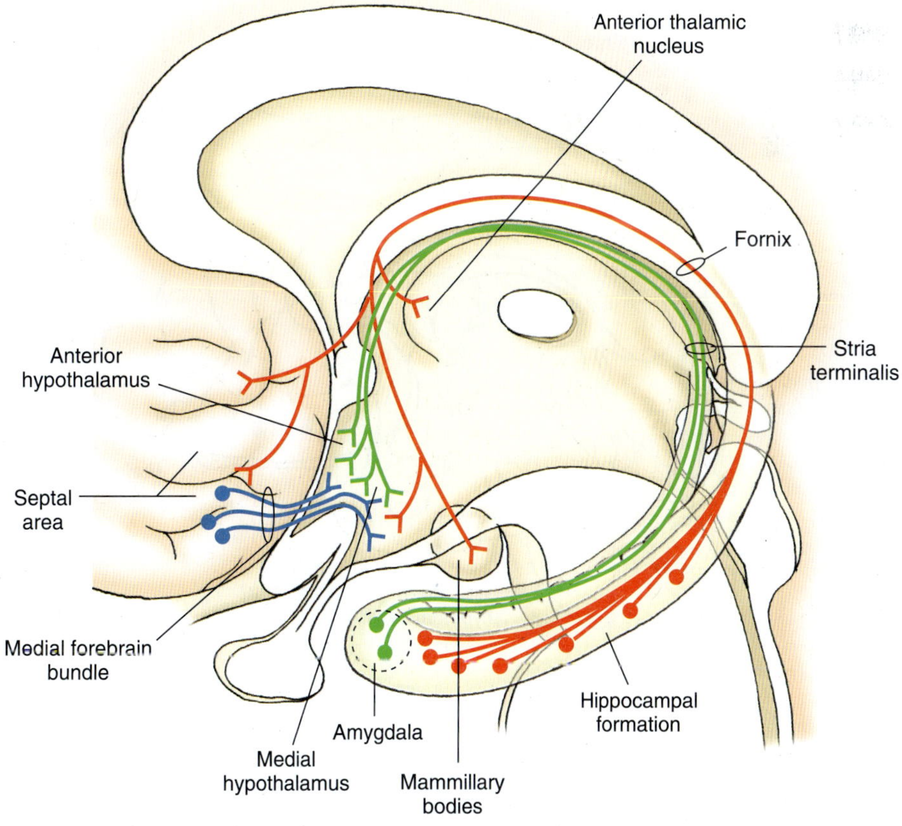

그림 23.2 변연계로부터 시상하부로 들어가는 입력. 해마형성체는 뇌활(적색으로 표시)을 통해, 편도체는 분계선조(녹색으로 표시)를 통해, 중격구역은 내측전뇌다발(청색으로 표시)을 통해 시상하부로 입력된다. 기타 부위(뇌간과 같은)로부터 들어오는 입력은 생략하였다.

분계선조 분계섬유줄·종말줄·Stria Terminalis

분계선조의 위치와 주행경로에 대해서는 12장에서 설명하였다. 간략히 설명하면, 분계선조(편도체의 가장 중요한 원심로)는 내측편도핵medial amygdala으로부터 기원하며, 편도체주위피질periamygdalar cortex(편도체와 밀접하게 연관되어 있는 조롱박피질의 일부)은 분계선조침대핵bed nucleus of stria terminalis과 대부분의 내측시상하부 전-후 확장부위로 투사한다(그림 23.2).

배쪽편도원심로 Ventral Amygdalofugal Pathway

배쪽편도원심로는 주로 기저외측편도핵basolateral amygdala과 조롱박피질pyriform cortex 인접부위에서 기원한다. 이 신경다발에 포함된 많은 신경섬유들은 편도체amygdala에서 출발하여 내측으로 주행한 후 외측시상하부lateral hypothalamus로 들어가 종지한다. 이 신경다발의 일부 축삭은 꼬리쪽 방향으로 주행한 다음 대부분 중뇌 수도관주위회색질PAG(24장 참조)에 시냅스한다.

내측전뇌다발 안쪽앞뇌다발·Medial Forebrain Bundle [MFB]

내측전뇌다발MFB은 외측시상하부의 전-후 부위를 횡단하는 주요 신경로이다. 이 신경다발을 이루는 많은 신경섬유들(시상하부 원심로)은 뇌간과 척수로 투사하여 그곳에 분포한 자율신경뉴런과 시냅스한다. 다른 신경섬유들은 뇌간으로부터 상행하는 모노아민 투사로이며, 이들은 대뇌피질을 포함한 전뇌 부위에 분포한다. 나머지 신경섬유는 중격구역septal area 및 브로카대각선조diagonal band of Broca로부터 기원하여 유두체mammillary body를 포함한 내·외측 시상하부로 직접적으로 투사한다(그림 23.2).

시상-시상하부 섬유 Thalamohypothalamic Fibers

내측등쪽시상핵mediodorsal nucleus [MD]은 주로 전전두엽피질prefrontal cortex 그리고 전대상피질anterior cingulate cortex 인접부위로부터 입력을 받는다. **시상-시상하부 섬유**는 내측등쪽시상핵MD으로부터 후중간시상핵posterior midline nucleus으로 투사하는 신경로이다. 일련의 뉴런들이 후중간시상핵으로부터 중간시상핵midline nucleus을 통해 입쪽으로 주행한다. 중간시상핵(결합핵nucleus reuniens)의 입쪽 부위에 분포하는 뉴런은 전외측시상하부anterior lateral hypothalamus로 투사한다(그림 23.3). 이 회로는 전전두엽피질prefrontal cortex과 전대상이랑앞띠이랑·anterior cingulate gyrus이 외측시상하부와 연관된 기능을 조절할 수 있게 하는 중요한 해부학적 기반이 된다. 최근 연구결과에 따르면, 전전두엽피질이 시상하부 기능(시상하부로 들어가는 단일시냅스 투사로를 통해)에 영향을 미친다는 증거가 있다.

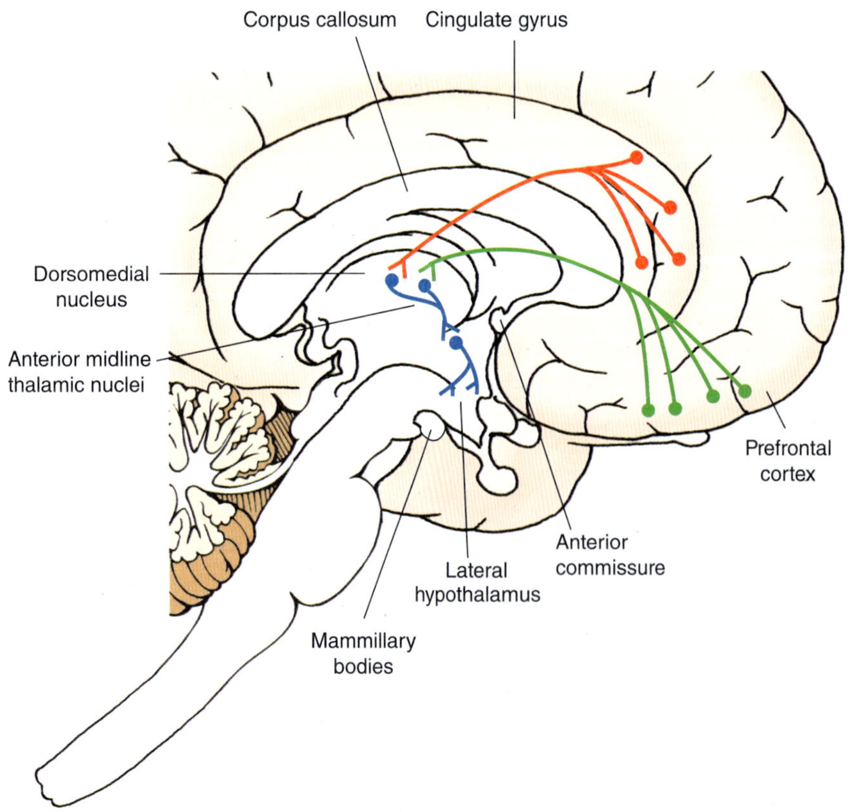

그림 23.3 대뇌피질로부터 시상하부로 들어가는 입력. 전전두엽피질(녹색)과 전대상피질(적색)의 신경로는 등쪽내측시상핵 및 중간시상핵(청색)을 경유하여 시상하부에 분포한다.

망막-시상하부 섬유 Retinohypothalamic Fibers

매우 많은 망막섬유들은 외측무릎핵lateral geniculate nucleus [LG]과 덮개앞핵pretectal nucleus, 위둔덕superior colliculus에 종지한다. 그럼에도 불구하고, 일부 시각섬유(**망막-시상하부 섬유**)는 시각교차상핵SCN 부위에 종지한다. 이러한 입력은 수면-각성 주기sleep-wakefulness cycle(22장 참조) 및 일일 주기리듬circadian rhythm(내분비 기능 조절)을 조절하는데 중요하다(492쪽 참조).

유두체다리 Mammillary Peduncle

유두체다리는 주로 중뇌의 배쪽·등쪽 피개핵으로부터 기원하며, 뇌간 피개의 하부구역으로부터 시상하부로 상행하는 흥분파를 중계하는 역할을 하는 것으로 보인다. 등쪽피개핵dorsal tegmental nuclei으로부터 상행하는 섬유는 주로 유두체mammillary body에 종지하는 반면, 배쪽피개핵ventral tegmental nuclei으로부터 상행하는 섬유는 내측전뇌다발MFB을 경유하여 더 입쪽 시상하부와 변연구조물로 투사한다.

중뇌 수도관주위회색질 Midbrain Periaqueductal Gray [PAG]

중뇌 수도관주위회색질PAG은 기능적으로 내측시상하부medial hypothalamus와 연관되어 있다. 따라서 중뇌 수도관주위회색질은 내측시상하부와 상호연결된다. 등쪽부위 중뇌 수도관주위회색질은 상행투사로와 하행투사로를 포함하고 있다. 상행투사로는 내측시상하부의 뒤쪽 절반까지 분포하여 내측시상하부의 여러 기능과 관련한 되먹임 기전을 제공하는데, 이 과정은 중뇌 수도관주위회색질로 향하는 하행투사로를 통해 매개된다.

모노아민 신경로 Monoaminergic Pathways

22장에서 설명한 대로, 시상하부와 기타 전뇌 부위는 솔기핵복합체raphe complex(세로토닌 함유)와 청색반점locus ceruleus(노르에피네프린 함유), 배쪽피개구역ventral tegmental area(도파민 함유)으로부터 모노아민 입력monoaminergic inputs을 받는다. 뇌간 피개로부터 들어오는 이 입력은 변연계로부터 들어오는 입력과 함께 시상하부 기능을 조정하는 중요한 역할을 한다.

원심신경로 Efferent Projections

유두체에서 기원하는 원심로 Projections From the Mammillary Bodies

유두체mammillary body는 적어도 두 가지 투사로의 시작부위이다. 한 투사로는 시상thalamus으로 상행하고, 다른 투사로는 뇌간brainstem으로 하행한다(그림 23.4). 상행신경로는 **유두시상로**mammillothalamic tract라고 불린다. 유두시상로

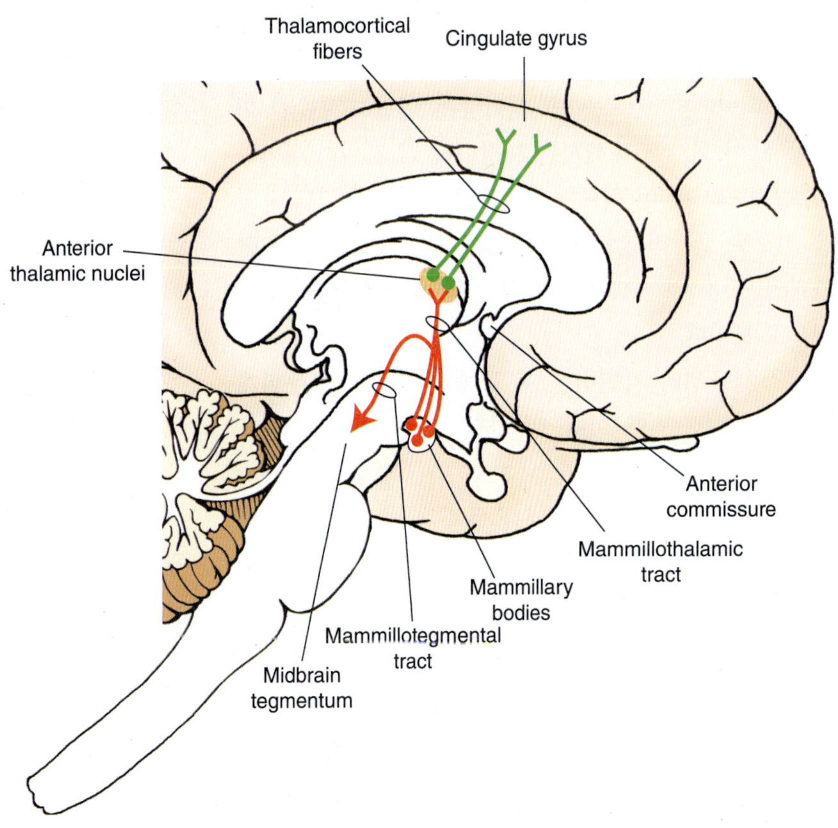

그림 23.4 유두체로부터 시상전핵(유두시상로 경유)으로, 유두체로부터 중뇌 피개(유두피개로 경유)로 향하는 원심신경로.

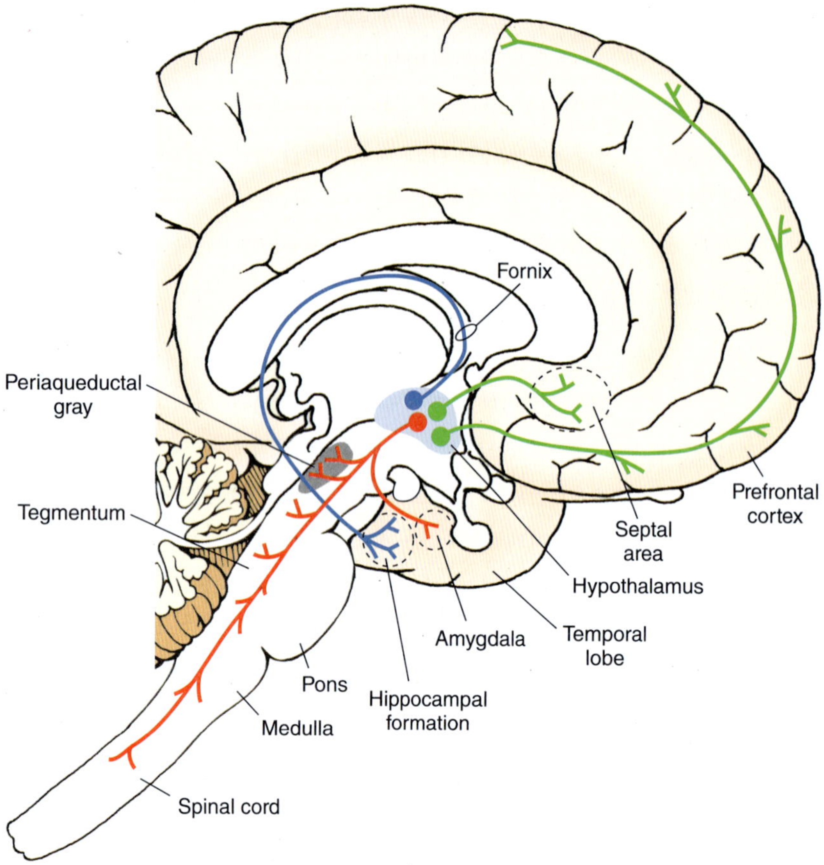

그림 23.5 시상하부의 주요 원심로. 시상하부와 뇌하수체간의 연결은 나타내지 않았다.

는 시상전핵anterior thalamic nucleus으로 투사하며 **파페즈회로**Papez circuit를 구성하는데, 파페즈회로는 「띠이랑cingulate gyrus–해마형성체hippocampal formation–유두체mammillary body–시상전핵anterior thalamic nucleus–띠이랑」을 연결하는 순환 회로이다. 이 회로에 대해서는 24장에서 더 자세히 설명하며, 발견 당시에 이 회로는 감정행동 조절과 연관되어 있을 것으로 생각하였으나, 최근의 연구결과에 따르면 단기기억short-term memory 기능과 더 밀접하게 연관되어 있는 것으로 보인다.

유두체로부터 기원하는 두 번째 신경로는 **유두피개로**mammillotegmental tract이며, 이 신경로는 중뇌 피개midbrain tegmentum 부위로 투사한다(그림 23.4). 다른 신경섬유(다중시냅스로 연결된)는 유두체로부터 유두체다리mammillary peduncle를 통해 그물체로 하행한다. 중뇌 피개 부위로부터 하부 뇌간과 척수에 존재하는 자율신경핵으로 향하는 신경로는 시상하부가 자율신경 기능을 조절할 수 있는 해부학적 기반을 제공한다. 그러나 다음 단락에서 설명한 대로, 시상하부로부터 내려오는 다른 하행신경로들이 존재할 가능성(혹은 더 가능성이 높을 수도 있음)도 있다.

내측시상하부에서 기원하는 원심로
Projections From the Medial Hypothalamus

내측시상하부medial hypothalamus에서 기원하는 신경섬유는 상행신경로 및 하행신경로를 형성한다. 상행신경로는 내측편도핵medial amygdala에 도달한다(그림 23.5). 이 신경로는 주요 하행투사로(내측편도핵으로부터 내측시상하부[감정행동 및 이와 관련된 시상하부 기능을 조절함]로 들어감)와 연관된 편도체로 되돌아가는 되먹임 신경로로 볼 수 있다.

하행섬유는 주로 중뇌 수도관주위회색질의 등쪽 절반 부위로 투사한다. 이 신경로는 내측시상하부에서 통합되어 중뇌 수도관주위회색질로 전달되는 감정반응(공격aggression, 분노rage, 회피flight)과 자율신경반응(심박수와 혈압의 현저한 변화)을 일으킬 수 있다. 이런 이유로, 중뇌 수도관주위회색질은 기능적으로 내측시상하부가 꼬리쪽으로 확장된 부위로 볼 수도 있다. 또한 중뇌 수도관주위회색질은 이어서 이 정보를 하부 뇌간과 척수에 분포하는 교감신경부위와 부교감신경부위(교뇌 피개, 고립로핵, 배쪽외측연수, 미주신경 등쪽핵, 척수 중간외측핵), 체성운동부위로 전달하며, 이곳에서 이들의 반응이 최종적으로 표현된다.

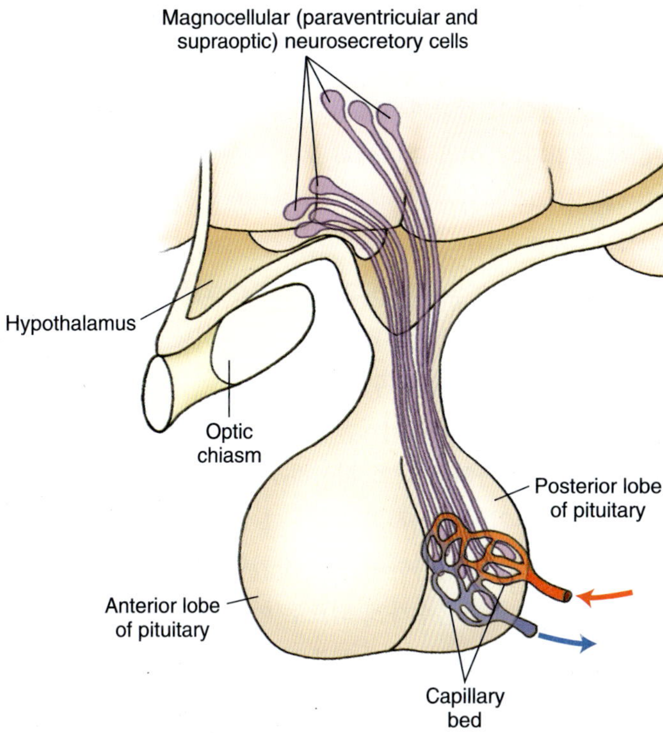

그림 23.6 시상하부-뇌하수체후엽 신경로는 뇌실옆핵 및 시각상핵으로부터 뇌하수체후엽으로 투사하는 신경로이다.

내측전뇌다발(외측시상하부)에서 기원하는 원심로

Projections From the Medial Forebrain Bundle (Lateral Hypothalamus)

외측시상하부lateral hypothalamus에 존재하는 세포들은 내측전뇌다발MFB을 통해 양방향(입쪽과 꼬리쪽)으로 주행하는 축삭을 낸다. 내측전뇌다발MFB에 존재하는 상행섬유는 중격구역septal area과 시각전구역preoptic region, 브로카대각선조diagonal band of Broca에 분포한다. 이외에도, 외측시상하부의 일부 섬유(훨씬 더 입쪽에 있는)는 해마형성체와 전전두엽피질, 기타 전두엽·두정엽 부위까지 투사하는 긴 축삭을 낸다(그림 23.5). 이 신경로는 신체 내환경과 관련된 정보를 직접 대뇌피질에 전달할 뿐만 아니라 시상하부 기능과 피질 활동을 동기화시키는 역할을 한다. 내측전뇌다발MFB을 타고 올라오는 다른 상행섬유는 시상수질선조stria medullaris of thalami로 들어간 후 고삐핵복합체habenular complex를 향하여 꼬리쪽으로 주행한 후 외측고삐핵lateral habenular nucleus에 종지한다.

외측시상하부의 하행섬유는 내측전뇌다발MFB을 경유하여 중뇌 수도관주위회색질 배쪽부위와 다른 중뇌, 교뇌 피개, 연수 피개 부위로 향하고, 일부는 척수까지 내려가 제VII층판과 제X층판에 존재하는 자율신경뉴런과 접촉한다. 따라서 이 신경로는 외측시상하부에 의해 나타나는 감정반응의 자율신경성분 및 체성운동성분을 조절하는 해부학적 기반이 된다.

뇌하수체로 향하는 시상하부 원심로

Hypothalamic Efferents to the Pituitary

뇌실옆핵과 시각상핵이 뇌하수체후엽의 신경내분비 기능에 미치는 효과

Effects on Neuroendocrine Functions to the Posterior Pituitary From the Paraventricular and Supraoptic Nuclei.

뇌실옆핵PVN과 시각상핵SON은 유사한 점이 많다. 두 핵은 모두 거대세포를 포함하고 있으며, 축삭을 뇌하수체후엽의 혈관이 풍부한 부위로 보내고, 같은 펩티드(**항이뇨호르몬**antidiuretic hormone [ADH]·vasopressin, **옥시토신**oxytocin)를 합성한다.

이들 펩티드는 세포체에서 합성되며 이어서 시상하부-뇌하수체 신경로hypothalamohypophyseal tract를 타고 아래로 전달된 후 문맥순환계 속으로 유리된다(그림 23.6).

이들 뉴런은 **신경내분비뉴런**neurosecretory neuron이라 불린다. 이들 시상하부핵에서 기원한 신경섬유는 정중융기median eminence로도 투사하며, 그곳에 분포하는 혈관 속으로 호르몬을 유리한다. 혈관으로 유입된 호르몬은 뇌하수체전엽을 포함한 다른 부위로 운반될 수 있다. 뇌하수체후엽에 있는 신경말단으로부터 호르몬을 유리시키는 자극은 신경세포로 전달된 활동전위(여러 유형의 자극에 의해 생성됨)이다(489쪽의 '수분섭취행동' 참조).

기능적으로, 항이뇨호르몬ADH의 주작용은 콩팥에서 수분 재흡수를 증가시키는 것이다. 항이뇨호르몬은 두 가지 자극, 즉 (1) 시각상핵SON의 구심원천으로부터 들어온 신경세포 자극(감정상태의 갑작스런 흥분에 의해 흔히 발생), (2) 시각상핵의 감각기능(혈장 오스몰농도 변화 감지)에 반응하여 유리된다. 이런 의미에서, 시각상핵SON과 뇌실옆핵PVN은 삼투수용기osmoreceptor 역할을 한다. 삼투압을 증가시키는 상황(물 섭취 감소, 소금 섭취 증가, 체액 소실[설사, 땀분비])에서 시각상핵 뉴런은 더욱 빠르게 흥분하여 혈관계로 많은 양의 항이뇨호르몬을 유리한다. 항이뇨호르몬의 일차 표적은 콩팥의 원위곱슬세관distal convoluted tubules 이다. 항이뇨호르몬의 작용 기전은 다음과 같다. 혈장 속의 소금 농도가 증가하게 되면 시상하부에 혈액을 공급하는 동맥의 삼투압이 증가하게 된다. 그 결과 항이뇨호르몬의 생산과 유리가 증가하여 표적 장기인 원위곱슬세관에서 과잉 수분을 재흡수하게 되므로 혈장의 오스몰농도가 정상으로 회복된다. 뇌하수체후엽 또는 뇌하수체줄기가 손상되면 비중이 낮은 소변을 과도하게 배설하게 된다. 이 질환을 **요붕증**diabetes insipidus이라 하며, 항이뇨호르몬이 분비되지 않아 발생한다.

옥시토신의 작용 기전과 옥시토신을 유리시키는 자극에 대해 살펴보자. 옥시토신의 주요 작용은 (1) 유두 근처에 분포하는 근육상피세포를 수축시켜 젖 분출을 일으키고(젖분출반사milk ejection reflex), (2) 출산 시 자궁수축을 돕는 것이다. 옥시토신의 생산 및 유리 개시에는 신경기전이 관여한다. 젖을 빠는 것과 관련된 감각자극은 감각흥분파를 생성하여 다중시냅스 신경로를 통해 전뇌로 상행하게 되는데, 이때 뇌실옆핵PVN 뉴런의 흥분도 결국 증가하게 된다. 이들 뉴런의 흥분이 증가하게 되면 더 많은 옥시토신이 순환계로 분비되며, 옥시토신은 이어서 젖샘mammary gland에 작용하게 된다.

뇌하수체자극구역이 뇌하수체전엽의 신경내분비 기능에 미치는 효과

Effects on Neuroendocrine Functions to the Anterior Pituitary From the Hypophysiotropic Zone

뇌하수체전엽에는 시상하부로부터 내려온 신경섬유말단이 분포하지 않는다는 점에서 뇌하수체후엽과는 다르다. 그 대신, 시상하부와 뇌하수체전엽 간의 소통은 **시상하부-뇌하수체 문맥계**hypothalamohypophyseal portal vascular system 를 통해 일어난다. 시상하부-뇌하수체 문맥계는 정중융기median eminence와 뇌하수체줄기pituitary stalk에 분포하는 모세혈관상으로부터 기원하며 뇌하수체줄기에서 다른 문맥혈관으로 흘러나간다. 따라서 이 문맥계는 유리호르몬releasing hormones을 뇌하수체전엽으로 운반하는 역할을 한다(그림 23.7).

시상하부 펩티드의 특성과 기능

Nature and Functions of Hypothalamic Peptides

뇌하수체전엽에 작용하는 호르몬

Hormones That Target the Anterior Pituitary

일차모세혈관얼기는 뇌하수체줄기infundibular stalk에 위치하며, 신경말단이 몰려있는 부위보다는 근위부에 위치한다. 이러한 해부학적 배열 때문에 시상하부 뉴런에서 합성되는 펩티드는 쉽게 뇌하수체 문맥계로 유리될 수 있다. 이들 펩티드를 합성하는 세포체는 시상하부에 광범위하게 분포하고 있다. 이들 세포체의 일부는 입쪽으로 확장되어 분포하며 중격구역의 배쪽부위까지 분포하기도 한다. 그러나 대부분의 경우 세포체는 제3뇌실 근위부의 내측시상하부에 가장 많이 분포한다.

각 뇌하수체 호르몬은 특정 상피세포(각각 생식샘자극세포gonadotropes, 갑상샘자극호르몬분비세포thyrotropes, 코르티코트로프성세포corticotropes, 성장호르몬분비세포somatotropes라고 부름)에서 생산된다. 이들 호르몬은 **유리호르몬**releasing hormones이라 불리는 시상하부 펩티드에 의해 조절된다. 각각의 유리호르몬은 뇌하수체전엽에 있는 한 종류의 세포에 작용한다. 유리호르몬 이외에 일부 펩티드는 뇌하수체전엽 호르몬의 분비 및 유리를 억제하는 작용을 한다. 이들을 **억제호르몬**inhibiting hormones이라 부른다. 뇌하수체전엽 호르몬과 이들의 기능, 시상하부 유리호르몬, 시상하부 억제호르몬은 다음과 같다.

성장호르몬 Growth Hormone [GH]

성장호르몬GH은 신체의 성장을 촉진하는데, 특히 긴뼈long bones의 성장을 촉진한다. 성장호르몬의 유리는 성장호르몬 유리호르몬growth hormone-releasing hormone에 의해 조절되며, 이 유리호르몬은 시상하부의 활꼴핵arcuate nucleus에 가장 많이 존재한다. 또한 성장호르몬은 성장호르몬 억제호르몬growth hormone-inhibiting hormone (소마토스타틴somatostatin)에 의해 억제된다. 소마토스타틴somatostatin은 중추신경계에 광범위하게 분포하지만, 시각전핵preoptic nucleus과 전시상하부anterior hypothalamus에 많이 존재한다.

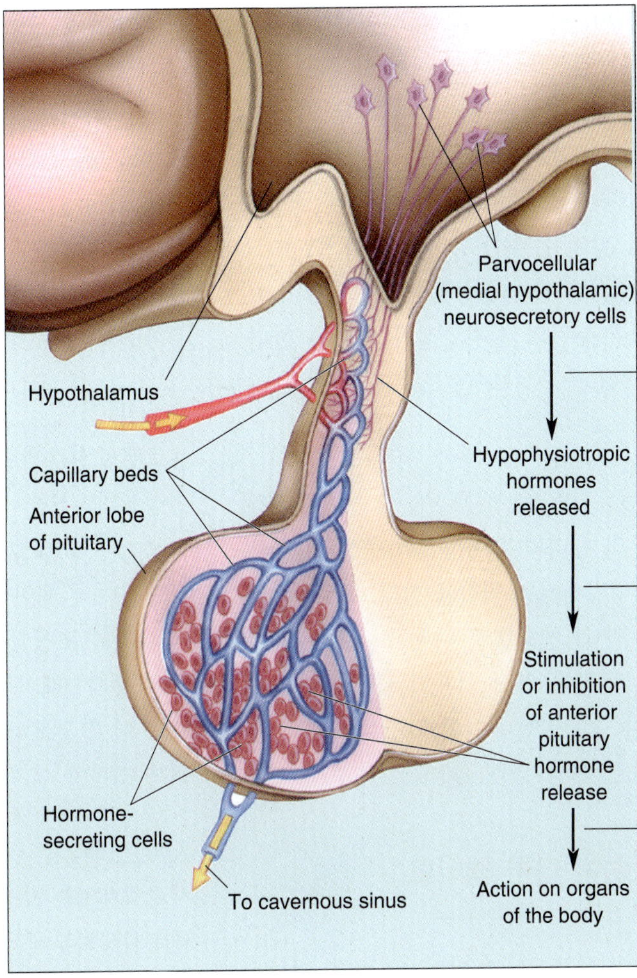

그림 23.7 시상하부-뇌하수체전엽 문맥계. (From Bear MF, et al.: Neuroscience: Exploring the Brain, 3rd ed. Philadelphia: Lippincott Williams & Wilkins, 2007, p. 489.)

많은 이들 신경세포는 직접적으로 정중융기의 모세혈관상capillary bed으로 투사하며, 그곳에서 소마토스타틴이 문맥계로 유리된다. 소마토스타틴이 뇌하수체전엽에 도달하면 직접적으로 신경세포가 억제되므로 성장호르몬 유리가 억제된다. 뇌하수체전엽에서의 소마토스타틴의 효과는 완전히 특이적이지는 않은데, 그 이유는 이 펩티드가 갑상샘자극호르몬thyrotropin과 프로락틴prolactin도 억제하기 때문이다.

갑상샘자극호르몬 Thyroid-Stimulating Hormone [TSH]

갑상샘자극호르몬TSH은 갑상샘자극호르몬 분비호르몬thyrotropin-releasing hormone [TRH]에 의해 조절된다. TRH 세포는 주로 뇌실주위구역periventricular region 및 시상하부 인접 구역에 존재한다. 펩티드는 정중융기에 위치하고 있는 축삭말단으로부터 문맥계로 유리된다.

부신피질자극호르몬 Adrenocorticotropic Hormone [ACTH]

부신피질자극호르몬ACTH은 부신피질에서 유리되는 코르티솔cortisol과 같은 스테로이드호르몬의 유리를 조절한다. 순차적으로, ACTH는 코르티코트로핀분비호르몬corticotropin-releasing hormone [CRH]에 의해 조절된다. CRH는 뇌실옆핵PVN과 시각상핵SON, 활꼴핵arcuate nucleus에서 합성(시상하부 밖에서도 합성됨)되어 정중융기에 분포하는 축삭말단에서 문맥계로 유입된다. 또한 CRH는 뇌하수체전엽으로부터 **β-엔도르핀**β-endorphin 유리를 촉진한다. CRH는 스트레스 상황에서 활성화되어 뇌하수체전엽으로부터 ACTH 분비를 촉진한다. 순차적으로, ACTH는 부신으로부터 코르티코스테로이드를 유리시킨다. 뇌 속의 혈중 코르티코스테로이드 농도가 증가하면 CRH 함유 시상하부 뉴런에 음성되먹임을 일으키므로 결국 추가적인 CRH 유리를 억제한다.

생식샘자극호르몬 Gonadotropic Hormones

생식샘자극호르몬에는 난포와 난자의 성장을 촉진하는 **난포자극호르몬**follicle-stimulating hormone [FSH]과 배란 유도 및 황체형성에 중요한 역할을 하는 **황체형성호르몬**luteinizing hormone [LH]이 있다. 이들 호르몬은 **생식샘자극호르몬 분비호르몬**gonadotropin-releasing hormone [GnRH]에 의해 조절된다. GnRH를 합성하는 세포는 중격구역에서부터 후시상하부까지 넓은 부위에 분포하고 있다. 그러나 LH 유리를 조정하고 조절하는 세포는 활꼴핵 부위 및 정중융기 주변부위에 가장 많이 존재한다. 뉴로펩티드Y neuropeptide Y는 시상하부 활꼴핵에서 합성되는 호르몬인데, 이 호르몬은 GnRH 함유 뉴런의 신경조절자 역할을 한다. 뉴로펩티드Y는 섭식행동feeding behavior도 촉진한다.

프로락틴 젖분비호르몬 · Prolactin

프로락틴은 프로락틴유리인자prolactin-releasing factor에 의해 뇌하수체전엽으로부터 유리되며 여성에서 출산 전·후에 젖샘mammary gland을 성장시키는 역할을 한다. 프로락틴은 소마토스타틴somatostatin과 **엔도텔린**endothelins, 도파민dopamine을 포함한 여러 물질에 의해 억제되는 것으로 보인다. 실제로 도파민은 프로락틴유리억제호르몬prolactin-release-inhibiting hormone으로 여겨지기도 한다.

시상하부에 분포하는 다른 펩티드
Other Peptides Found in the Hypothalamus

다른 여러 펩티드가 시상하부에서 발견되었는데, 이들은 신경조절물질neuromodulator 또는 신경전달물질neurotransmitter로 하나 이상의 유리호르몬에 특이적으로 작용하는 것 같다. 이들 대부분은 창자와 뇌에 존재한다는 것이 면역화학적으로 확인되었으므로 이들은 뇌-창자펩티드brain-gut peptide를 이루고 있다고 볼 수 있다. 이들 펩티드는 창자에서 다양한 기능을 한다. 최근에 뇌에서 이들 펩티드가 발견되었으며 현재 이들의 기능을 확인하고 있는 중이다.

혈관작용장펩티드 Vasoactive Intestinal Polypeptide [VIP]

혈관작용장펩티드VIP는 대뇌피질에 매우 높은 농도로 존재하며, 시상하부의 시각교차상핵SCN에도 존재한다. VIP는 시각교차상핵SCN과 관련된 기능을 조정하는 것으로 보인다. 또한 VIP는 뇌하수체전엽에도 존재하며, 그곳에서 뇌하수체전엽호르몬의 유리를 조정하는 것으로 보인다.

콜레시스토키닌 Cholecystokinin [CCK]

콜레시스토키닌CCK의 생물학적 활성형인 CCK-8은 신경계 전반에 널리 분포하고 있다. CCK는 시각상핵SON과 뇌실옆핵PVN뿐만 아니라 뇌하수체후엽에도 존재한다. CCK는 옥시토신과 바소프레신이 이들 시상하부핵으로부터 유리되는 것을 조정하는 것으로 보인다. 최근 연구에 따르면, 수도관주위회색질PAG에 분포하는 CCK수용체의 활성에 의해 고양이의 분노행동이 촉진될 수 있다는 것이 밝혀졌다. 말초에서 CCK는 담낭을 수축하여 담즙을 배출시키며, 이에 따라 십이지장으로 담즙 분비가 증가하게 된다. 또한 CCK는 췌장 분비도 유발한다.

뉴로텐신 Neurotensin

뉴로텐신 신경세포는 시각전구역preoptic area과 전시상하부 인접부위(뇌실옆핵PVN, 활꼴핵arcuate nucleus, 등쪽내측핵dorsomedial nucleus 포함)에서 확인되었다. 등쪽내측시상하부에 뉴로텐신이 존재한다는 것은 이들이 뇌하수체전엽호르몬의 유리를 조정할 수 있다는 것을 암시한다. 또한 뉴로텐신은 융기깔때기구역tuberoinfundibular region에 도파민신경세포와 함께 분포하고 있는데, 이것은 문맥계로 도파민 유리를 조정할 수 있다는 것을 추가적으로 암시한다.

서브스탠스P 물질P · Substance P

서브스탠스P-양성 세포체 및 축삭말단은 전시상하부와 내측시상하부에서 발견된다. 또한 서브스탠스P-양성 세포체는 내측편도핵에서도 발견되며, 이들의 축삭은 내측시상하부로 투사한다. **서브스탠스P**는 내측시상하부와 연관된 신경기능을 수행하는 신경전달물질 또는 신경조절물질로 작용하는 것 같다. CCK와 마찬가지로, 시상하부 서브스탠스P (neurokinin-1) 수용체의 활성은 도피flight와 분노rage 같은 감정행동을 강화한다.

풋아편흑색소부신피질자극호르몬
Pro-Opiomelanocortin Peptides [POMC]

큰 단백질인 **풋아편흑색소부신피질자극호르몬**POMC은 시상하부에서 발견되는 여러 가지 펩티드의 전구물질이다. POMC로부터 나오는 펩티드에는 β-리포트로핀β-lipotropin과 멜라닌세포 자극호르몬melanocyte-stimulating hormone, β-엔도르핀β-endorphin이 포함된다. β-리포트로핀의 작용은 알려져 있지 않으며, 엔케팔린enkephalin은 일반적으로 신경세포 기능을 억제한다(다음 단락에서 다루는 섭식행동에서 POMC의 역할에 대한 본문 내용 참조).

안지오텐신II Angiotensin II

안지오텐신II는 시각상핵SON과 뇌실옆핵PVN 부위에 국한된 세포체를 가지고 있다. 안지오텐신II 수용체는 여러 부위에서 발견되지만, 전시상하부anterior hypothalamus와 시각전구역preoptic region에 아주 많이 분포한다. 안지오텐신II는 혈압조절과 수분섭취행동drinking behavior에 중요한 역할을 한다. 말초에서 안지오텐신II는 다음 과정을 거쳐 만들어진다. 레닌renin(콩팥에서 합성되어 저장되는 효소)은 안지오텐시노겐angiotensinogen(간에서 형성되는 펩티드)에 작용하여 안지오텐신I angiotensin I으로 바꾼다. 안지오텐신I은 안지오텐신전환효소angiotensin converting enzyme [ACE](주로 폐의 내피세포 표면에 분포함)에 의해 생물학적 활성형인 안지오텐신II로 전환된다. 안지오텐신II를 **뇌활밑기관**subfornical organ(뇌활 주위에 분포하는 뇌실주위기관으로 혈액뇌장벽BBB이 존재하지 않으며, 안지오텐신II 수용체를 많이 포함하고 있음)에 투여하면 혈압이 증가하고 수분섭취행동 역시 증가한다. 이와 유사한 기전을 통해 뇌에서 안지오텐신II가 합성될 것으로 생각된다. 클로니딘clonidine과 레서핀reserpine, β-차단제β-blockers, 메틸도파methyl dopa 같은 약물은 레닌 분비를 차단할 수 있다. 또한 안지오텐신전환효소를 억제하는 약물(안지오텐신전환효소억제제ACE inhibitors)도 개발되어 있다. 따라서 이들 약물은 고혈압 치료에 효과적이다.

안지오텐신II에 의해 수분섭취가 유발되는 이유는 이들이 부신피질로부터 알도스테론을 유리시키고 이에 따라 콩팥에서 나트륨Na^+이 재흡수되기 때문이다. 혈장 오스몰농도 증가는 전시상하부anterior hypothalamus와 시각전구역preoptic region에 위치하는 수용체에 의해 감지된다. 정확한 신경기전은 알려져 있지 않지만, 수분섭취행동을 담당하는 신경회로가 이들 시상하부로부터 일련의 하행신경로를 통해 나온다고 추정하는 것은 타당하다. 이 기전은 호르몬신경반사hormonal-neural reflex 기전이 존재한다는 것을 나타낸다.

일반적으로 체내 나트륨량Na^+ content 증가는 연관된 호르몬-신경 기전(또는 호르몬기전)을 활성화시킨다. 이러한 기전에는 뇌활밑기관subfornical organ(안지오텐신II에 의해 활성화됨)으로부터 나와 시각상핵SON과 뇌실옆핵PVN으로 투사하는 축삭이 관여하며, 이 축삭이 콩팥으로부터 수분 재흡수를 촉진하고 수분섭취행동을 유도하는 기전을 활성화시킨다.

시상하부 통합기능의 개요

Overview of the Integrative Functions of the Hypothalamus

시상하부의 통합기능에는 심혈관조절과 체온조절, 성행동, 섭식행동, 수분섭취행동, 공격행동, 분노행동, 도피행동이 포함된다. 이들 각 반응의 양상은 매우 복잡하므로 현재 이들 기능을 일으키는 자세한 기전에 대해서는 완전히 이해하고 있지 못하다. 이들 기능에 대해 현재 우리가 알고 있는 내용에 대해서 여기서 간략하게 설명한다.

심혈관 기능 조절

Regulation of Cardiovascular Processes

21장과 22장에서, 우리는 혈압과 심박수의 중추조절에 대해 공부하였다. 가슴척수 및 허리척수 분절의 중간외측핵IML에 존재하는 기본적인 심혈관조절 기전들이 하부 뇌간의 배쪽외측연수ventrolateral medulla 및 고립로핵solitary nucleus에 존재하는 다른 기전들에 의해 광범위하게 조절된다는 것을 언급하였다. 이들 뇌간 기전 이외에, 시상하부 및 변연계에도 다른 기전이 존재한다. 교감신경반응을 나타내는 가장 중요한 부위는 시상하부 내측부의 뒤쪽 2/3에 존재한다. 교감신경 반응은 외측시상하부lateral hypothalamus에 의해서도 매개되지만, 내측시상하부medial hypothalamus에 의한 반응보다는 약하다. 부교감신경 반응은 전시상하부anterior hypothalamus와 시각전구역preoptic region 부위를 자극한 뒤 생기는 것으로 보고되었다. 이러한 자율신경반응은 하부 뇌간에 도달하는 하행신경로에 의해 매개되는 것으로 보인다. 일부 연구자들은 시상하부 하행섬유가 가슴척수 중간외측핵IML까지 내려와 시상하부가 직접 교감신경기능을 조절한다고 제안한 바 있다.

체온 조절 Temperature Regulation

체온 조절은 시상하부와 연관된 여러 기능들이 합쳐져서 일어난다. 체온 조절에는 (1) 혈액 온도의 증가 또는 감소를 감지할 수 있는 온도수용체temperature receptor의 활성, (2) 이어서 시상하부가 TRH(이것이 TSH 분비를 유발함)를 자극하고 결국 대사율을 증가시키는 갑상샘호르몬을 분비시키며, (3) 자율신경기전의 활성에 의해 말초혈관이 확장되거나 수축되어 각각 체온을 소실시키거나 보존하고, (4) 헐떡임panting(체온 소실 유발) 및 떨림shivering(체온 보존)과 같은 행동반응을 활성화시키는 과정이 포함된다.

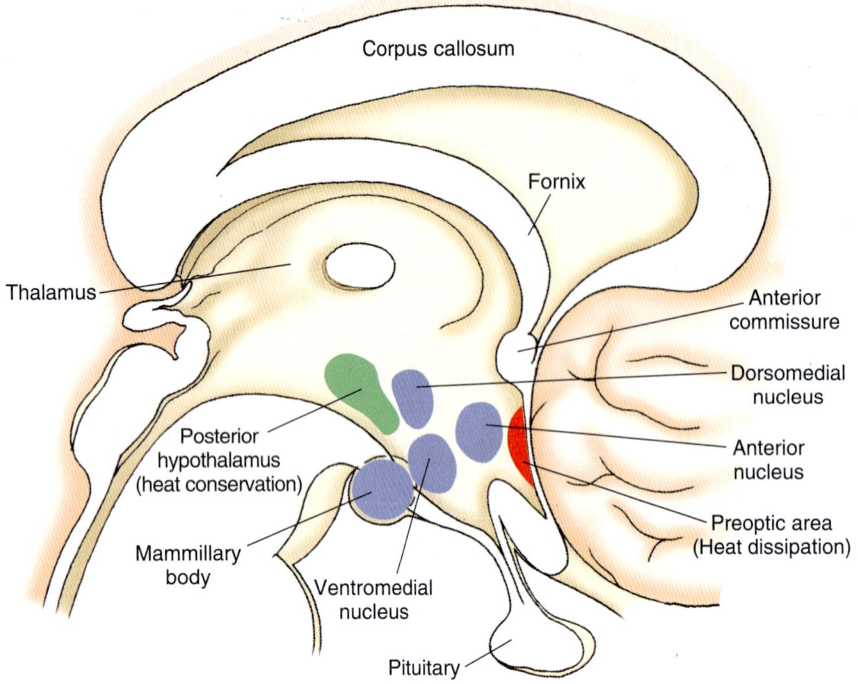

그림 23.8 열 보존 및 열 소실과 연관된 시상하부 부위를 나타낸 뇌 시상면.

정상적으로, 체온이 상대적으로 일정하게 유지되는 것은 체온소실 기전과 체온보존 기전이 균형을 이루고 있기 때문이다. 전시상하부anterior hypothalamus–시각전구역preoptic region에 위치하는 신경세포군이 혈액의 온도변화에 반응한다. 이들 신경세포는 체온이 기준온도set value 이상으로 오르는 것을 방지하는 역할을 한다. 체온이 증가하면 전시상하부 뉴런의 활동이 증가하고, 이 뉴런의 원심정보가 축삭을 타고 하부 뇌간 및 척수에 존재하는 호흡뉴런군 및 심혈관뉴런군으로 전달된다. 이러한 활성에 의해 일어나는 순효과는 혈관이완vasodilation과 발한perspiration이며, 이에 따라 체온 소실이 일어나게 된다. 따라서 전시상하부anterior hypothalamus–시각전구역preoptic region을 종종 **열손실중추**heat loss center라고 부른다(그림 23.8). 또한 이 구역에 분포하는 뉴런은 정상 체온을 회복하기 위해 유리되는 **발열원**pyrogens(체온을 현저하게 증가시키는 물질)이라 불리는 물질에 반응한다. 이 구역과 중격구역 인접 부위에 분포하는 특정 뉴런은 **바소프레신**vasopressin을 함유하는데, 바스프레신은 발열원pyrogen의 반대 작용을 나타낸다. 따라서 이 뉴런군을 **항발열부위**antipyrogenic region라고 부른다.

후외측시상하부posterior lateral hypothalamus에 분포하는 다른 뉴런은 열 보존과 더욱 밀접하게 연관되어 있는 것으로 보여 **열보존중추**heat conservation center라고 알려져 있다. 이들 뉴런은 체온이 떨어질 때 흥분하며, 흥분파는 뇌간 및 척수의 하부 자율신경구역으로 전달된다. 순효과로는 혈관수축과 심박수 증가, 기초대사율 증가, 털세움, 떨림을 들 수 있다. 떨림은 열 보존에 기여할 수 있는데, 그것은 골격근의 빠른 불수의적 수축(척수전각세포로 향하는 다중 시냅스 하행섬유를 통해 일어남)에 의해 열이 생성되기 때문이다.

섭식 행동 Feeding Behavior

실험동물을 대상으로 진행한 광범위한 연구를 통해 섭식행동은 시상하부에 의해 조절된다는 것이 증명되었다. 이들 연구결과에 따르면, 시상하부의 두 부위(내측시상하부, 외측시상하부)가 섭식반응의 조절에 핵심적인 역할을 한다. 외측시상하부lateral hypothalamus를 자극하면 섭식행동이 유도되는 반면, 내측시상하부medial hypothalamus를 자극하면 섭식행동이 억제된다. 또한 외측시상하부에 병변이 생기면 **연하불능증**aphagia이 초래되는 반면, 내측시상하부에 병변이 생기면 **과식증**hyperphagia이 초래된다. 이러한 증거를 바탕으로 종종 외측시상하부를 **섭식중추**feeding center라고 부르고, 배쪽내측시상하부ventromedial hypothalamus를 **포만중추**satiety center라고 부른다.

연구결과를 다소 지나치도록 단순하게 해석했을 수도 있지만, 섭식조절에 서로 길항적으로 작용하는 두 부위가 있다는 보고는 중요하다. 다양한 기전들이 이들 시상하부핵에 존재하는 것으로 여겨진다. 배쪽내측핵은 여기서 중요한 역할을 하는 것으로 여겨진다. 예를 들면, 최근에 배쪽내측시상하부핵ventromedial nucleus이 칼로리 섭취량 변화에 반응한다는 것이 알려졌다. 시상하부에는 음식섭취를 조절하는 **기준치**set point가 있는 것으로 보인다. 이 기준치는 생물체의 대사율과 직전의 음식섭취 이력, 현재의 음식섭취 수준과 같은 요인들에 의해 조절된다. 내측시상하부 병변은 이 기준치를 변화시켜 음식섭취량을 많이 증가시키고 체중 증가를 유발한다. 배쪽내측시상하부 및 인접 핵들은 여러 가지 신경전달물질 및 호르몬과 연관되어 있다. 예를 들면, 뇌실옆핵PVN에 CCK를 투여한 후에는 섭식행동이 억제된다. 이런 결과는 음식섭취 후 내측시상하부로부터 유리되는 CCK가 일부 포만기전에 관여한다는 것을 시사한다. 글루카곤glucagon과 뉴로텐신neurotensin 같은 내측시상하부와 연관된 일부 화합물도 비슷한 효과를 나타낸다. 따라서 내측시상하부 병변은 과식증을 초래할 수 있는데, 그 이유는 이들 화합물이 파괴될 뿐만 아니라 정상적으로 대사율을 조절하는 ACTH와 인슐린 같은 다른 호르몬 유리에도 영향을 미칠 수 있기 때문이다.

여러 가지 기전들이 몇 가지 시상하부핵이 관여하는 음식섭취 기능과 관련하여 작용할 수도 있다. 감각기능은 섭식행동에 중요한 역할을 한다. 특히 중요한 것은 후각 및 미각과 관련된 학습된 감각신호이다. 음식에 대한 욕구를 증가시키는 이러한 신호들은 편도체에 도달되는 신호이며, 이어서 이들 신호는 배쪽편도원심로ventral amygdalofugal pathway를 통해 외측시상하부로 전달된다. 외측시상하부에 병변이 생긴 후에 음식섭취 욕구가 소실되는 것은 음식과 연관된 감각신호에 의해 개시되어 편도체로부터 외측시상하부로 들어가는 입력의 손상과 부분적으로 연관되어 있는 것으로 보인다.

펩티드 Peptides

섭식을 유발하는 펩티드. 외측시상하부 이외에, 뇌실옆핵PVN과 활꼴핵arcuate nucleus 역시 섭식행동 조절에 상당히 기여한다. 최근 연구에 따르면, 여러 가지 펩티드(galanin, neuropeptide Y, orexins, opioids) 및 노르에피네프린을 쥐의 뇌실옆핵PVN에 주입하면 섭식반응을 유도할 수 있다는 것이 알려졌다. 다른 최근 연구를 통해 활꼴핵(배쪽내측시상하부 바닥에 위치)과 뇌실옆핵을 연결하는 되먹임 기전과 통합기전이 밝혀졌다. 예를 들면, 활꼴핵에 존재하는 동화작용을 나타내는 신경세포들이 뉴로펩티드Y를 유리시킬 수 있고, 이어서 이 펩티드는 뉴로펩티드Y 수용체에 결합하여 음식섭취를 증가시키게 된다.

POMC 뉴런. 이와는 반대로, 활꼴핵에는 POMC를 합성하는 다른 뉴런이 존재하며, POMC의 분해산물인 α-멜라닌세포 자극호르몬α-melanocyte stimulating hormone은 멜라닌세포 수용체와 상호작용하여 음식섭취를 감소시킨다. 따라서 POMC 뉴런은 정상적으로 섭식을 억제하며, POMC 뉴런 손상은 비만을 초래하게 된다.

렙틴. 다른 펩티드인 **렙틴**leptin은 체중 증가와 항상성 조절에 관여한다. 렙틴은 지방세포로부터 분비된 후 혈액을 따라 순환하다가 혈액뇌장벽BBB을 통과하여 활꼴핵arcuate nucleus에 존재하는 렙틴 수용체leptin receptor에 결합하여 음식섭취를 감소시킨다. 렙틴은 교감신경계를 활성화시킴으로써 열 생산과 에너지 소비를 증가시키는 것으로 보인다.

그렐린. 위 바닥fundus of stomach에 분포하는 세포 및 췌장의 엡실론세포epsilon cell로부터 유리되는 펩티드 호르몬인 **그렐린**ghrelin은 '식욕조절호르몬appetite-regulating hormone'이라고도 불린다. 그렐린 농도는 식사 전에 증가하고, 식사 후에 감소한다. 그렐린은 그렐린 수용체ghrelin receptor에 결합하는데, 그렐린 수용체는 시상하부에 고농도로 존재(뇌하수체와 미주신경의 구심신경 말단에도 존재)하는 G단백질 결합 수용체이다. 그렐린은 뉴로펩티드Y 같이 활꼴핵arcuate nucleus에 존재하는 세포에 작용하여 주로 시상하부를 통해 작용을 나타내는 것으로 여겨진다. 현재 전뇌forebrain에 존재하는 그렐린과 다른 물질의 역할을 확인하는 연구가 진행 중인데, 이들 물질이 시상하부에 존재하는 신경 풀neuronal pool과 상호작용하여 나타내는 섭식반응과 체중 변화를 유발하는 기전에 대해서는 알려져 있지 않다.

수분섭취행동 Drinking Behavior

수분섭취행동을 관장하는 기초기전은 이 장의 앞부분에서 설명하였다. 수분섭취행동에는 뇌실옆핵PVN(조직의 오스몰농도 증가에 반응하여 ADH를 유리함)과 뇌활밑기관subfornical organ(전시상하부와 시각전구역에 있는 신경세포의 흥분에 의해 생성되는 안지오텐신II에 반응함)이 관여한다. 앞에서 설명한 대로, 뇌실옆핵의 자극은 콩팥으로부터 수분재흡수를 유발하는 기전을 활성화시킨다. 이와는 별개로 일어나는 기전도 알려져 있는데, 제3뇌실의 배쪽앞쪽부위 주변 조직(이 부위에 시각전구역preoptic region이 포함되어 있음)의 활성은 수분섭취와 연관된 행동을 유발하는 기전을 흥분시키는 것으로 여겨진다. 그러나 수분섭취행동을 일으키는 정확한 신경회로는 아직 확실히 알려져 있지 않다.

성행동 Sexual Behavior

여성성행동female sexual behavior은 직접적으로 내분비기능(호르몬-신경 상호작용)과 신경회로의 활성(종특이적 성반응 흥분을 관장) 간의 상관관계에 의존한다. 성행동을 조절하는 주요 구조물 중 하나는 배쪽내측시상하부ventromedial hypothalamus이다. 이 부위에는 에스트로겐 및 프로게스테론 수용체가 존재한다. 실제로, 쥐를 이용한 실험에서 화학물질(콜린성 자극)에 의한 배쪽내측시상하부 자극은 **척주전만자세**lordosis라고 불리는 성반응을 유도한다. 이 반응은 암컷이 꼬리를 들고 뻣뻣한 자세를 취함과 동시에 등을 아치형으로 만드는 복합적인 행동으로 수컷의 삽입을 허용하는 자세이다. 이와는 반대로 배쪽내측시상하부에 병변이 생기면 성행동이 뚜렷하게 감소한다.

성행동과 에스트로겐 농도 간의 상관관계는 상당히 높다. 따라서 에스트로겐 농도가 높아지면 배쪽내측시상하부ventromedial hypothalamus에 존재하는 에스트로겐 수용체에 작용하여 중뇌 수도관주위회색질PAG 및 척수와 같은 하부 중추신경계에 있는 다른 신경세포를 흥분시켜 성행동 표현을 나타내는 신경기전을 개시한다고 결론지을 수 있다. 프로게스테론 역시 배쪽내측시상하부에 작용하는 것으로 보이며, 순효과는 에스트로겐에 의한 성반응을 증강시키는 것이다. 실험연구에 따르면, 척주전만자세lordosis 반응은 모노아민 및 아세틸콜린에 의해서도 조절되는 것으로 알려져 있다. 직접 신경전달물질(노르에피네프린, 세로토닌, 아세틸콜린)의 작용제를 각각 쥐의 배쪽내측시상하부에 미세주입하였을 때, 특히 척주전만자세 행동은 아세틸콜린에 의해 유도되고, 노르에피네프린에 의해 강화되며, 세로토닌에 의해 억제된다.

성행동을 일으키는 전체 시상하부 기전 중 일부는 전시상하부(시각전구역preoptic region)로부터의 GnRH 유리에 의해 일어날 수 있다. 이들 신경세포는 정중융기median eminence로 투사하며, 그곳에서 펩티드가 문맥계로 유리된다. 이어서 펩티드는 뇌하수체전엽으로 운반되어 에스트로겐 농도를 높이게 된다. 또한 전시상하부에서 기원하는 생식샘자극호르몬 경로gonadotropin pathway 역시 중뇌 수도관주위회색질에 도달하여, 그곳에서 척주전만자세를 유발할 수 있는 GnRH를 분비시키게 된다. 이러한 모든 기전은 사람에서 일어나는 정상적인 성행동에도 관여할 것이라고 결론지을 수 있다.

남성성행동male sexual behavior은 테스토스테론에 의해 유발되거나 증강된다. 테스토스테론은 성행동에서 나타나는 다양한 행동을 일으키는 시각전구역preoptic region에 작용하는 것으로 보인다. 이는 시각전구역이 남성과 여성 모두의 성행동에 중요한 역할을 한다는 것을 의미한다. 시각전구역의 모양이 수컷과 암컷에서 다르다는 사실(적어도 설치류에서는 그렇다)은 흥미로운 점이며, 그 모양은 뇌하수체전엽으로부터 유리되는 황체형성호르몬LH의 양에 의존한다. 이런 이유로, 시각전구역에는 **성적이형핵**sexually dimorphic nucleus이 포함되어 있으며, 이 핵은 약간 둥글고 치밀한 구조이고 암컷보다는 수컷에서 더 크다. 시각전구역에서 보이는 형태학적 차이는 특정 생물체에서 나타나는 성행동의 차이를 나타내는 기본적 신경구조일지도 모른다. 성적이형핵에 해당하는 것이 사람의 시각전구역(오누프핵Onuf's nucleus이라 부름)에서 발견된다는 점은 흥미롭다. 사람에서 이 핵의 역할은 아직 알려져 있지 않다. 암컷과 마찬가지로, 설치류 수컷의 성반응은 여러 가지 신경전달물질(예, dopamine)과 펩티드(GnRH, substance P, neuropeptide Y)에 의해 조정된다. 사람의 성반응도 이와 유사한 양상으로 조정되는지에 대해서는 알려져 있지 않다.

공격성과 분노 Aggression and Rage

우리는 앞에서 심혈관계 및 이와 관련된 자율신경기능을 조절하는 시상하부의 기능에 대해 언급하였다. 이 기능들은 시상하부의 여러 부위에서 통합되는 여러 가지 형태의 감정행동으로 이루어져 있다.

몇 가지 감정행동이 확인되었는데, 주로 고양이 모델에서 확인한 공격성과 분노이다. 내측시상하부를 자극하면 **방어적분노행동**defensive rage behavior이라 불리는 분노-유사반응이 나타난다. 예를 들면, 고양이는 털을 세우고 으르렁거리며 발톱을 드러내고 교감신경반응(예, 동공 확장)을 나타내며 앞발을 활모양으로 만들고 시야에 들어온

A 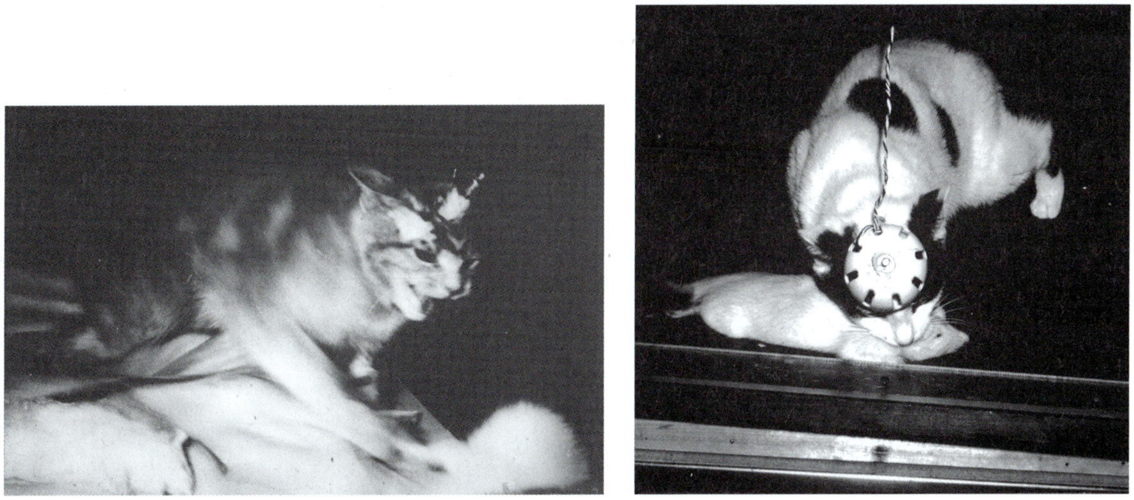 B

그림 23.9 방어적분노행동과 포식공격행동. (A) 방어적분노행동은 고양이의 내측시상하부를 전기 자극하였을 때 나타난다. (B) 포식공격행동은 고양이의 외측시상하부를 전기 자극하였을 때 나타난다. (Courtesy of Allan Siegel, Ph.D.)

움직이는 물체를 때리는 등의 반응을 나타낸다(그림 23.9). 이 반응은 방어적 특성을 나타내는 것이며, 고양이가 다른 동물로부터 위협을 당했을 때 저절로 나타난다.

방어적분노행동을 조절하는 신경로 및 추정되는 신경전달물질이 최근에 알려졌다. 방어적분노행동을 매개하는 주 신경로는 내측시상하부medial hypothalamus로부터 중뇌 수도관주위회색질PAG의 등쪽부분으로 투사하며, 이 투사로에 의해 반응이 일어난다. 이 신경로에 관여하는 신경전달물질은 NMDA수용체N-methyl-D-aspartate receptor에 작용하는 흥분성 아미노산으로 알려져 있다. 이 반응은 수도관주위회색질PAG에서 통합되므로 방어적분노반응을 이루는 자율신경요소 및 체성운동요소는 수도관주위회색질로부터 하부 뇌간의 자율신경부위 및 뇌간의 체성운동부위(울음소리를 내는 데 관여하는 삼차신경핵 및 얼굴신경운동핵), 그리고 척수(앞발로 때리는 행동을 나타냄)로 내려가는 하행섬유에 의해 활성화된다.

다른 뇌 부위는 방어적분노행동의 조정에 중요한 역할을 한다. 이러한 부위 중에서는 변연계가 가장 중요한 역할을 한다(24장 참조). 편도체와 해마형성체, 중격구역, 전전두엽피질 등의 구조물은 시상하부 또는 중뇌 수도관주위회색질과의 직·간접적 연결을 통해 이 반응을 강력하게 조절한다. 예를 들면, 내측편도핵medial amygdala은 내측시상하부로 가는 직접적인 흥분성 신경로(서브스탠스P를 신경전달물질로 이용함)를 통해 방어적분노행동을 매우 강력하게 촉진한다. 편도체 중심핵central nucleus을 자극하면 방어적분노행동이 억제된다. 편도체 중심핵은 직접적으로 중뇌 수도관주위회색질에 억제성 신경로를 보내며, 그 작용은 수용체를 통해 작용하는 아편유사체 펩티드에 의해 매개된다. 모노아민 신경전달물질에 대해서도 연구하였는데, 도파민과 노르에피네프린은 방어적분노반응을 촉진하는 반면, 세로토닌은 억제한다.

고양이에서 외측시상하부lateral hypothalamus를 자극하면 다른 형태의 공격행동aggressive behavior이 나타난다. 이 반응을 **조용한 포식공격행동**quiet biting (predatory) attack behavior이라 부른다. 조용한 포식공격행동을 유발시킨 고양이들(정상적으로는 쥐를 공격하지 않는)은 사냥감에 몰래 접근하여 쥐의 목 뒷부분을 물거나 앞발로 공격하게 된다(그림 23.9). 이런 유형의 공격행동은 고양이가 피식자prey object에게 나타내는 자연적인 포식반응과 유사하다. 이 반응은 동공확대와 심박수 증가, 혈압 증가 이외의 몇 가지 뚜렷한 자율신경 징후를 동반한다.

이 반응을 매개하는 신경로는 외측시상하부로부터 내측전뇌다발MFB을 통해 하행한 후 여러 뇌간부위(중뇌 수도관주위회색질 배쪽부위, 피개구역, 삼차신경 운동핵)에 시냅스한다. 뇌간에서 출발한 이차신경섬유는 하부 뇌간 및 척수로 하행한 후 그곳에 있는 체성운동신경핵 및 자율신경핵과 시냅스하여 이 반응을 일으킨다. 게다가 이 반응은 매우 복잡하기 때문에 외측시상하부가 자극된 후 체성운동피질 역시 활성화되어야만 정교한 행동반응을 일으키길 수 있을 것으로 보인다. 그러나 외측시상하부의 활성이 일어난 후 대뇌피질이 활성화되는 해부학적 신경로는 잘 알려져 있지 않다.

또한 포식공격행동은 외측시상하부로 직·간접적으로 투사하는 변연계의 여러 부위에 의해서도 강력하게 조정된다. 모노아민 신경전달물질은 방어적분노행동을 매개하던 것과 유사하게 포식공격행동에도 영향을 나타내는 것으로 보인다.

이 두 유형의 공격성과 관련하여 내측시상하부와 외측시상하부 간의 상관관계는 상호 억제이다. 외측시상하부에서 포식공격기전이 활성화되면 방어적분노를 일으키는 내측시상하부 신경세포는 억제되며, 마찬가지로 방어적분노기전이 활성화되면 포식공격을 매개하는 신경세포는 억제된다. 이들의 상호억제작용에는 내측시상하부와 외측시상하부 간의 억제성 연결로가 관여할 가능성이 높다. 이러한 상호기전은 생명체에게 분명히 도움이 되는데, 그것은 피식자에게 포식공격을 하는 어떤 동물에게 방어적분노행동과 관련된 으르렁거리는 소리는 도움이 되지 않는다. 이와 유사하게, 동물의 생활공간이 동족 또는 다른 종족에 의해 위협받을 때 포식공격-유사반응은 생존(생존가survival value)에 거의 도움이 되지 않는다.

광범위한 시상하부 부위 및 중뇌 수도관주위회색질PAG을 전기 자극하였을 때 나타나는 세 번째 유형의 감정반응은 **도피행동**flight behavior이다. 이 행동은 이들 뇌 부위를 전기 자극한 후 고양이가 우리cage에서 탈출을 시도할 때 나타나는 반응이다. 도피행동을 매개하는 신경로는 이 반응의 대부분을 매개하는 중뇌 수도관주위회색질PAG로 직접적으로 내려가는 하행섬유로 이루어져 있다. 이 반응의 유도 또는 조정과 관련된 신경전달물질은 아직 알려져 있지 않다.

생체리듬 Biological Rhythms

앞에서 설명한 대로, 시상하부의 특정 부위는 여러 내분비 기능 및 행동적으로 연관된 기능을 나타내는 조율기 활동(생체리듬을 설정하고 유지함)에 중요한 역할을 한다. 특히 중요한 부위는 시각교차상핵suprachiasmatic nucleus [SCN]과 시각전구역preoptic area이다. 시각교차상핵SCN은 여러 성호르몬과 코르티코스테론, 멜라토닌(송과체 호르몬)의 일일주기리듬에 결정적인 역할을 하는 것으로 보이는 신호를 망막으로부터 받아들인다. 시각교차상핵SCN과 송과체pineal gland를 연결하는 다중시냅스 신경로는 12장에서 설명하였다. 이들 호르몬과 관련된 리듬은 체온과 성행동의 일일주기리듬이다. 또한 시각전구역에는 GnRH 뉴런이 위치하고 있으므로 시각전구역은 뇌하수체전엽으로부터의 황체형성호르몬LH 분비를 조절하는 데 중요한 역할을 할 가능성이 높다. 최근의 연구결과에 따르면, 이들 리듬이 생성되는 기초 기전에 관한 새로운 사실이 밝혀졌다. **시계유전자**clock gene라 불리는 특정 유전자가 발견되었는데, 이 유전자는 짧거나 긴 불규칙적인 주기를 나타내고, 전사transcription를 조장하거나 조절하는 역할을 하는데, 현재 이 시계유전자 단백질의 특성에 대한 연구가 진행 중이다. 이들 유전자는 현재 시각교차상핵SCN(아마도 다른 부위에도 존재할 것으로 보임)에 존재한다는 것이 알려져 있으며 이들 신경세포에서 관찰되는 리듬의 생성 기반으로 여겨지고 있다.

수면 Sleep

우리는 22장에서 수면과정에 대해 자세히 공부하였다. 시상하부hypothalamus와 그물체reticular formation는 수면 조절과 연관되어 있다. 따라서 수면에서 시상하부의 역할에 대해 여기서 간략히 정리한다.

쥐를 대상으로 하였던 초기 실험에서 후시상하부posterior hypothalamus 병변은 수면 시간을 증가시켰다. 이러한 연구결과는 수면조절 기전에 시상하부가 관여할 수 있다는 관점으로 발전하였다. 후속 실험을 통해 수면을 유발하는 이러한 병변은 시상하부 내에 존재하는 뉴런의 손상 때문이라기보다는 그물체로부터 상행하는 신경섬유의 손상에 의해 일어난다는 것이 밝혀졌다. 그러나 더 최근의 연구에 따르면, 콜린성 전뇌기저부basal forebrain region(시각전구역preoptic area, 무명질substantia innominata)가 뇌간 그물체 내에 분포하는 다른 콜린성 기전 및 모노아민성 기전과 협력하여 수면 및 각성 주기를 조절하는 데 관여할 수 있다는 것이 제안되었다.

시상하부 기능이상
Dysfunctions of the Hypothalamus

시상하부 조직의 손상은 이 장의 앞부분에서 설명하였던 과정과 관련된 여러 가지 질환을 일으킬 수 있다. 이러한 질환으로는 비만과 요붕증, 과잉공격성 및 폭력행동, 체온조절 상실, 쇠약, 성발달 이상, 수면장애, 고혈압을 들 수 있다.

시상하부 질환은 대개 제3뇌실 바닥부위 또는 뇌하수체에서 발생한 혈관장애, 시상하부 조직의 염증 또는 종양과 같은 특정 병변에 의해 유발될 수 있다.

고체온증 Hyperthermia

고체온증은 생명을 위협할 정도로 체온이 높아지는 것을 말한다. 고체온증은 종종 뇌하수체 인접부위의 수술에 의해 일어나며, 전시상하부anterior hypothalamus가 체온소실기전heat loss mechanism을 조절하는 데 관여하는 것으로 여겨진다.

생식기이상증 및 성발달 이상
Genital Dystrophy and Abnormalities in Sexual Development

생식기이상증은 시상하부 융기구역 내 또는 주변(배쪽내측핵으로 확장된 경우가 많음)의 병변에 의해 발생할 수 있다. 생식기이상증은 성적 활동을 상실하고 생식기 위축이 나타나는 것이 특징이다. 다른 유형의 성발달 이상은 시상하부의 병변, 종양(시상하부 또는 솔과체), 뇌염 또는 혈종hematoma에 의해 일어날 수 있다. 어린이에서 시상하부 또는 뇌하수체 질환은 성기관 및 성기능의 발달지연을 일으킬 수 있다. 또한 이러한 장애는 발달지연의 반대효과인 생식기의 조기성숙을 유발할 수 있다.

섭식, 비만 및 수척
Feeding, Obesity, and Emaciation

배쪽내측시상하부ventromedial hypothalamus 병변은 식욕을 현저하게 증가시킨다. 식욕 증가는 체중 증가와 감정행동(대개 분노를 나타내는 것이 특징임)에도 큰 변화를 일으킨다. 한편, 외측시상하부lateral hypothalamus 병변은 식욕소실을 일으키고 수척emaciation하게 만든다.

요붕증 Diabetes Insipidus

시각상핵SON 그리고/또는 뇌실옆핵PVN 병변은 뇌하수체 후엽으로 투사하는 이들 신경세포로부터의 항이뇨호르몬ADH(바소프레신vassopression) 유리에 부정적인 영향을 미친다. 그 결과로 요붕증이 발생하게 되는데, 요붕증 환자는 비정상적으로 많은 소변을 배설하기 때문에 비정상적으로 많은 물을 마시게 된다(그에 비해 갈증을 일으키는 기전은 여전히 작용하기 때문임).

심혈관계에 대한 효과: 고혈압과 호너증후군
Effects upon the Cardiovascular Systme: Hypertension and Horner's Syndrome

부신피질자극호르몬 방출인자corticotropin-releasing factor가 과도하게 유리되면 부신피질자극호르몬adrenocroticotropin이 과도하게 분비된다. 이러한 결과에 의해 순차적으로 나트륨Na^+과 수분 대사가 변하고, 콩팥으로부터 레닌이 분비되어 안지오텐신II 합성을 증가시키는 등 여러 가지 요인이 관여하게 되므로 **고혈압**hypertension이 유발된다.

호너증후군Horner's syndrome은 전형적으로 시상하부 병변 또는 더 흔하게는 하부 뇌간 병변에 의해 발생하게 되는데, 하부 뇌간 병변은 시상하부로부터 시냅스 연결을 통해 T1~L3 가슴허리척수의 중간외측핵IML으로 내려가는 하행성 교감신경로를 손상시킨다. 따라서 등쪽외측 뇌간이 손상된 후 발생한 호너증후군은 이 하행축삭들의 손상으로 인해 일어날 가능성이 높다.

수면장애 Sleep Disorders

수면장애는 시상하부 뒷부분(간뇌-중뇌 경계부)의 손상(예, 뇌염)에 의해 발생할 수 있다. 그 결과 수면 시간이 길어진다. 앞에서 설명한 대로, 수면 시간이 연장되는 것은 시상하부에 존재하는 뉴런의 손상 때문이 아니라 그물체로부터 시상과 대뇌피질로 올라가는 상행신경섬유의 손상 때문에 발생하는 것으로 보인다.

공격성과 분노 Aggression and Rage

배쪽내측시상하부ventromedial hypothalamus에 영향을 미치는 뇌기저부 종양은 심각한 폭력적 행동을 유발하는 것으로 알려져 있다. 이들 종양은 비정상적인 감정행동의 표출을 촉진하는 효과를 나타낼 가능성이 높다. 이러한 효과는 혈관장애 및 염증질환에 의해서도 일어날 수 있다. 20~30년 전에는 종종 이러한 질환이 후내측시상하부 병변(종종 '에너지발산부위ergotropic triangle'라고 함)에 의해 발생한다고 여겼다. 외과적 병변이 발견되는 조현병調絃病·schizophrenia 환자에서는 일반적으로 교감신경 활동성과 공격반응이 감소된다. 이러한 병변은 내측시상하부medial hypothalamus로부터 중뇌 수도관주위회색질PAG 및 기타 피개tegmentum 부위로 내려가는 주요 하행로를 손상시킬 가능성이 높다. 최근에는 외과적 치료가 대개 약물치료를 이용한 비침습적 치료법으로 대체되었다.

임상 증례

병력

아이리스 Iris는 29세 여성으로 임신을 위해 6개월 전부터 피임약 복용을 중단하였다. 그러나 그녀의 월경주기는 다시 시작되지 않았다. 4년 전 피임약 복용을 시작할 당시에 그녀의 월경주기는 정상이었으며, 그녀는 4년 내내 꾸준히 피임약을 복용하였다. 그녀는 무딘 두통으로 고통을 받고 있었으며, 이 두통은 지난 몇 달 동안 더 심해졌고, 주변시야에도 약간의 문제가 있었지만, 이들 증상에 크게 신경 쓰지는 않았다. 그녀는 자신이 이미 임신했을지도 모른다고 생각하였기 때문에 부인과의사를 방문하였다.

진찰

부인과병원에서 한 임신검사는 음성이었으며, 진찰에서도 임신 증거는 발견되지 않았다. 그래서 부인과의사는 혈중 호르몬 농도를 검사하기 위해 그녀의 혈액을 검사실로 보냈다. 검사 결과, 아이리스의 혈중 프로락틴(젖분비를 매개하고 월경을 억제하는 호르몬) 농도가 높았다. 그녀는 부인과의사가 자신을 신경과로 보내는 것에 대해 놀랐지만 두통과 시각장애 때문에 동의하였다.

신경과의사가 검사해보니, 아이리스는 각 시야의 외측절반을 보지 못하지만(비동측 반맹 heteronymous hemianopsia), 나머지 검사 결과는 정상이었다. 아이리스의 뇌 자기공명영상을 촬영하였다.

설명

자기공명영상에서 '미세샘종 microadenoma'(뇌하수체전엽에 생긴 양성종양)이라고 불리는 뇌하수체 종괴가 발견되었다. 아이리스의 경우(그녀의 혈중 프로락틴 농도는 높음)와 마찬가지로 대부분의 미세샘종은 프로락틴을 분비한다. 뇌하수체는 시각교차 optic chiasm와 가까이 위치하므로 뇌하수체종양 pituitary tumor은 시각교차를 압박하는 경우가 많다. 뇌하수체는 시각교차의 내측에 위치하고 있으며, 그곳에는 측두엽시야 temporal visual fields와 관련된 신경섬유가 존재한다. 측두엽시야는 코쪽망막 nasal retina과 연결되어 있고, 코쪽망막으로부터 기원한 신경섬유는 시각교차에서 교차한다는 것을 상기하자. 따라서 시각소실은 외측측두엽시야 lateral temporal visual fields에서 나타난다.

프로락틴분비인자 prolatin-releasing factor는 시상하부의 활꼴핵 arcuate nucleus에서 생산되며, 뇌하수체전엽에서 프로락틴생산세포 lactotropic cell를 활성화시킨다. 도파민을 포함한 여러 물질들이 혈중 프로락틴 농도를 증가시킬 수 있다. 따라서 이들 종양을 치료하기 위해 도파민작용제 dopamine agonists를 투여하는데, 그것은 혈중 프로락틴을 증가시킴으로써 프로락틴을 생산하는 종양세포를 억제하여 종양 크기를 줄일 수 있기 때문이다.

연습문제

질문

각 문항에서 가장 알맞은 답을 고르시오.

1. 옥시토신은
   - a. 내측시상하부에서 합성되고 뇌하수체후엽에서 유리된다.
   - b. 내측시상하부에서 합성되고 뇌하수체전엽에서 유리된다.
   - c. 뇌실옆핵에서 합성되고 뇌하수체전엽에서 유리된다.
   - d. 뇌실옆핵에서 합성되고 뇌하수체후엽에서 유리된다.
   - e. 외측시상하부에서 합성되고 정중융기에서 유리된다.

2. 내측편도핵을 자극하였을 때 내측시상하부 신경세포의 활동성에 미치는 영향을 알아보기 위해 고양이를 대상으로 실험을 하였다. 내측편도핵을 자극하면 내측시상하부 신경세포가 강력하게 흥분한다는 것을 알아낸 후, 연구자는 두 부위를 연결하는 주요 신경로를 파괴한 후 내측편도핵을 자극하였을 때 내측시상하부 신경세포 활동이 더 이상 영향을 받지 않는지를 확인하여 이 두 부위 간의 관계를 조사해 보고자 하였다. 이 연구자가 파괴할 가능성이 가장 높은 신경로는?
   - a. 유두시상로 mammillothalamic tract
   - b. 내측전뇌다발 medial forebrain bundle
   - c. 분계선조 stria terminalis
   - d. 시상수질선조 stria medullaris of thalami
   - e. 배쪽편도원심섬유 ventral amygdalofugal fibers

정답 및 설명

1. 정답: d

옥시토신은 뇌실옆핵 PVN에서 생산되어 이 신경세포의 축삭을 타고 뇌하수체후엽으로 운반된다. 이어서 옥시토신은 혈액을 따라 표적장기 내부 및 젖샘 mammary gland 상피세포 주변에 공급되어 감각자극에 의한 젖분출반사를 유발하는 것을 돕는다.

2. 정답: c

연구자가 내측편도핵에서 기원하여 내측시상하부의 전-후 확장 부위로 직접적으로 투사하는 분계선조를 실험적으로 절단하였다. 분계선조는 내측시상하부로 흥분성 입력을 보내는 매우 중요한 원천으로 작용한다. 유두시상로는 유두체로부터 시상전핵 anterior thalamic nucleus으로 투사한다. 내측전뇌다발은 외측시상하부를 통해 지나가는 상·하행섬유를 포함하고 있으며 내측시상하부와 편도체와 직접적으로 연관되어 있지 않다. 시상수질선조는 주로 고삐핵으로부터 입쪽 전뇌의 배쪽부분으로 가는 섬유를 포함하고 있으며 내측시상하부 또는 내측편도핵과 직접적인 관계가 없다. 배쪽편도원심섬유는 주로 편도체 외측부를 외측시상하부 및 뇌간 부분과 연결한다. 다시 말하면 이 신경로는 내측편도핵으로부터 내측시상하부로 가는 직접적인 입력을 매개하지 않는다.

연습문제 (계속)

3. 내측시상하부 병변에 의해 초래되는 결과는?
   a. 연하불능증 aphagia
   b. 요붕증 diabetes insipidus
   c. 과식증 hyperphagia
   d. 성행동 증가 increased sexual behavior
   e. 체온조절 장애 failure to regulate body temperature

4. 자기공명영상에서 외측시상하부 병변이 발견되었다. 다음 중 어떤 장애가 존재할 가능성이 높으며 손상되었을 가능성이 높은 신경로는 무엇인가?
   a. 과식증 hyperphagia – 분계선조 stria terminalis
   b. 연하불능증 aphagia – 내측전뇌다발 medial forebrain bundle
   c. 연하곤란 dysphagia – 시상수질선조 stria medullaris of thalami
   d. 고혈압 hypertension – 유두피개섬유 mammillotegmental fibers
   e. 고체온 fever – 피질시상하부섬유 corticohypothalamic fibers

5. 조현병 환자 schizophrenic patients에서 혈압과 폭력성, 이와 연관된 감정반응을 줄이기 위한 외과적 병변은 어느 부위에서 만들 수 있는가?
   a. 내측시각전구역 medial preoptic region
   b. 외측시각전구역 lateral preoptic region
   c. 후외측시상하부 posterior lateral hypothalamus
   d. 후내측시상하부 posterior medial hypothalamus
   e. 시각상핵 supraoptic nucleus

3. 정답: c

내측시상하부 병변은 '시상하부성 과식증 hypothalamic hyperphagia'이라 불리는 질환을 일으키는데, 이 질환은 과식과 비만을 일으키는 것이 특징이다. 연하불능증 aphagia은 외측시상하부 병변에 의해 발생한다. 요붕증은 시각상핵 SON 병변과 연관되어 있다. 체온조절은 전시상하부(체온 소실)와 후시상하부(체온 보존)에 의해 일어난다.

4. 정답: b

외측시상하부 병변은 연하불능증 aphagia과 연관되어 있다. 외측시상하부를 통과하는 주요 신경로는 내측전뇌다발 MFB이다. 이 섬유다발은 외측시상하부 및 중격구역에 분포하는 여러 신경세포군에서 기원한 하행섬유와 여러 전뇌 부위로 주행하는 상행섬유를 포함하고 있으며, 이 섬유다발은 외측시상하부 뿐만 아니라 모노아민 신경세포군을 포함한 뇌간으로부터 기원하기도 한다. 내측시상하부는 과식증 hyperphagia과 가장 직접적으로 연관된 부위이다. 연하곤란 dysphagia은 하부 뇌간 병변과 연관되어 있으며, 특히 혀인두신경 및 미주신경과 관련된 신경세포와 연관되어 있다. 고혈압은 후시상하부 및 내측시상하부 부위와 가장 밀접하게 연관되어 있다. 외측시상하부 병변이 고혈압을 유발하는지는 알려져 있지 않다. 고체온은 시각전구역 및 중격구역과 관련되어 있다. 외측시상하부 병변은 대부분 체온을 증가시키는 주요 원인은 아니다.

5. 정답: d

후내측시상하부는 시상하부의 에너지발산부위 ergotropic triangle이라 하며, 외과적 병변을 만들면 혈압이 감소하게 된다. 또한 이 부위의 병변은 공격성 및 감정반응과 관련된 행동을 감소시킨다. 아마도 병변 부위는 내측시상하부로부터 중뇌 수도관주위회색질 및 하부 뇌간으로 내려가는 많은 하행섬유(이들은 교감신경 활동 및 분노행동과 폭력행동에 대한 전뇌의 조절기능을 통합함)를 손상시킨다고 예측할 수 있다. 시각전구역과 외측시상하부, 시각상핵은 혈압을 올리는 원인으로 알려져 있지 않고, 특히 분노행동과는 연관되어 있지 않다. 시각전구역은 온도조절과 밀접하게 연관되어 있고, 외측시상하부는 섭식 및 포식행동과 연관되어 있으며, 시각상핵은 뇌하수체후엽의 기능 조절과 연관되어 있다.

요 약

시상하부의 구심신경로와 원심신경로

신경로	원천	분포
구심신경로		
뇌활 (Fornix)	해마형성체의 해마이행부피질	유두체; 내측시상하부(중격구역과 시상전핵에도 분포함)
분계선조 (Stria terminalis)	내측편도핵 및 편도체주위피질	내측시상하부의 입쪽 2/3
배쪽편도원심로 (Ventral amygdalofugal pathway)	주로 기저외측편도핵	외측시상하부(그리고 중뇌 수도관주위회색질로 주행하는 다른 신경섬유)
내측전뇌다발 (Medial forebrain bundle)	입쪽 원천: 중격구역, 브로카대각선조 꼬리쪽 원천: 뇌간의 모노아민 신경세포	상·하행 신경세포는 모두 넓은 시상하부 부위로 투사하며; 모노아민 신경세포 역시 변연구조물과 대뇌피질에 분포함
시상-시상하부 섬유 (Thalamohypothalamic fibers)	중간시상핵	뇌활주위 전시상하부
전전두엽-시상하부 섬유 (Prefrontal-hypothalamic fibers)	전전두엽	내·외측 시상하부
망막-시상하부 섬유 (Retinohypothalamic fibers)	망막	주 시각로 분지는 시각교차상핵에 종지함
유두체다리 (Mammillary peduncle)	배쪽·등쪽 피개핵	유두체 및 더 입쪽 시상하부
수도관주위회색질-시상하부 섬유 (PAG-hypothalamic fibers)	수도관주위회색질	내측시상하부의 뒤쪽 절반
모노아민신경로 (Monoaminergic pathways)	청색반점(노르아드레날린 신경세포); 솔기핵(세로토닌 신경세포); 배쪽 피개구역(도파민 신경세포)	시상하부 및 변연계 (대뇌피질 포함)
원심신경로		
유두시상로 및 유두피개로 (Mammillothalamic and mammillotegmental pathways)	유두체	시상전핵(유두시상로의 경우), 중뇌 그물체(유두피개로의 경우)
내측시상하부의 상·하행투사로 (Ascending and descending projections of medial hypothalamus)	내측시상하부	입쪽으로는 변연구조물(편도체, 중격구역, 전전두엽피질); 꼬리쪽으로는 중뇌수도관주위회색질
내측전뇌다발 (Medial forebrain bundle)	외측시상하부	입쪽으로는 전전두엽피질과 중격구역, 시각전구역, 브로카대각선조; 꼬리쪽으로는 중뇌 그물체와 수도관주위회색질
시상하부-뇌하수체 투사로: 신경성 (Hypothalamic-pituitary projections: Neural)	시각상핵 및 뇌실옆핵	뇌하수체후엽(항이뇨호르몬과 옥시토신)
시상하부-뇌하수체 투사로: 호르몬성 (Hypothalamic-pituitary projections: Humoral)	주로 내측시상하부핵(활꼴핵 포함)	뇌하수체전엽으로 호르몬 유리: FSH, LH, GnRH, prolactin, growth hormone, TSH, ACTH

요 약

시상하부 질환 및 이들의 해부학적 위치

시상하부 질환	해부학적 위치
고체온증(Hyperthermia)	전시상하부(열 소실)
저체온증(Hypothermia)	후시상하부(열 보존)
생식기이상증 및 성발달 이상 (Genital dystrophy and abnormalities in sexual development)	시상하부 융기구역
섭식, 비만 및 수척(Feeding, obesity, and emaciation)	비만: 배쪽내측시상하부 병변 수척: 외측시상하부
요붕증(Diabetes insipidus)	시각상핵과 뇌실옆핵(이들 부위에서 항이뇨호르몬을 합성함)
고혈압(Hypertension)	내측시상하부에서 부신피질호르몬 방출인자의 과다 유리; 내측시상하부 병변은 호너증후군을 유발함
수면장애(Sleep disorders)	후시상하부-중뇌 경계부의 병변
공격성과 분노 행동(Aggression and rage behavior)	내측시상하부 종양(분노반응을 촉진하는 효과를 나타냄)

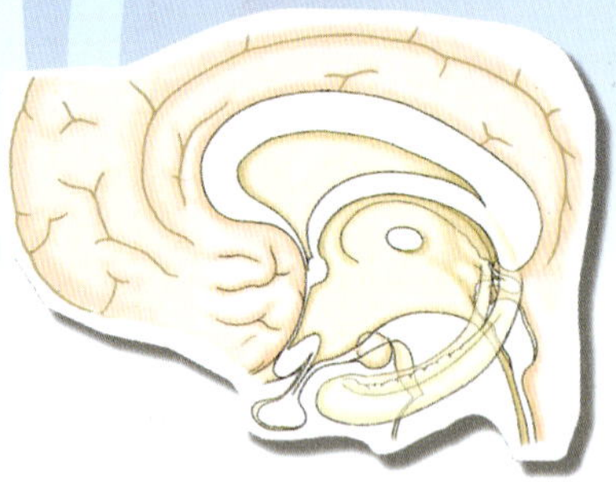

24 변연계 The Limbic System

개요

- **해마형성체** Hippocampal Formation
  - 조직 구조 및 국소해부학적 연결 Histology and Local Anatomical Connections
  - 구심신경로 Afferent Connections
  - 원심신경로 Efferent Connections
  - 해마형성체의 기능 및 기능이상 Functions and Dysfunctions of the Hippocampal Formation
    - 공격성과 분노 *Aggression and Rage*
    - 내분비 기능 *Endocrine Functions*
    - 해마형성체의 학습기능 및 기억기능 *Learning and Memory Functions of the Hippocampal Formation*
- **중격구역** Septal Area
  - 조직 구조 Histology
  - 구심신경로 Afferent Connections
  - 원심신경로 Efferent Connections
  - 중격구역의 기능 Functions of the Septal Area
- **변연계와 연관된 전뇌기저핵** Related Basal Forebrain Nuclei
- **편도체** 편도핵 · Amygdala
  - 조직 구조 Histology
  - 구심신경로 Afferent Connections
  - 원심신경로 Efferent Connections
  - 편도체의 기능과 기능이상 Functions and Dysfunctions of the Amygdala
- **변연계에 속하는 대뇌피질** Limbic Components of the Cerebral Cortex
  - 해부학적 연결 Anatomical Connections
  - 대뇌피질의 기능 Functions of the Cerebral Cortex
    - 전전두엽피질 *Prefrontal Cortex*
    - 전대상이랑 앞띠이랑 · *Anterior Cingulate Gyrus*
- **변연회로에서 일어나는 병적 활동** Pathological Activity within Limbic Circuits
  - 뇌활동 측정: 뇌파 Measurement of Brain Activity: The Electroencephalogram
  - 뇌전증 Epilepsy

학습목표

이 장을 공부한 학생들은

1. 변연계 구조물의 기본적인 형태를 설명하고 모식도를 그릴 수 있어야 한다.
2. 변연핵의 입력-출력 관계를 설명하고 모식도를 그릴 수 있어야 한다.
3. 변연구조물의 기능과 이 기능의 근본적인 기전을 설명할 수 있어야 한다.
4. 변연계의 기능이상과 연관된 임상질환 및 행동질환의 구조적·기능적 기초에 대해 설명할 수 있어야 한다.

개요 (계속)

- 임상 증례
  병력
  진찰
  설명
- 연습문제
  질문
  정답 및 설명

13장에서 설명한 대로, **변연계**limbic system는 대뇌피질과 간뇌 사이에 위치한 기능적으로 서로 연관된 구조물들로 이루어져 있다. 변연계는 계통발생학적으로 오래된 뇌 구조물로 구성되어 있으며, **해마형성체**hippocampal formation와 **중격구역**septal area, **편도체**amygdala를 포함하고 있다. 변연계를 설명하면서, 대부분의 저자들은 **전전두엽피질**이마앞엽피질·prefrontal cortex과 **대상이랑**띠이랑·cingulate gyrus도 변연계에 포함시킨다. 일부 저자들은 시상하부hypothalamus 역시 변연계에 포함시키기도 하지만, 이 책에서는 다음 단락에서 설명하는 기준에 부합하는 구조물들만 변연계에 포함시켜 설명한다. 변연계라는 표현은 변연계를 구성하는 각 구조물들이 비슷한 기능 또는 동일한 기능을 한다는 것을 의미한다. 그러나 시상하부는 그러한 경우에 해당되지 않는다. 이 장에서 설명하는 구조물들은 그 기능이 일정하지 않으며, 생리학적·약리학적·행동학적 특성이 다르다. 그럼에도 불구하고, 우리는 여러 구조물의 특성이 공통적으로 중복되고 40년 이상 사용해 왔기 때문에 '변연계'라는 용어를 사용한다.

전반적인 정의에 해당하는 특성으로서, **변연구조물**limbic structures은 직·간접적으로 시상하부hypothalamus 또는 수도관주위회색질PAG과 소통한다. 따라서 변연구조물의 필수적인 특성은 시상하부 또는 수도관주위회색질의 기능을 정상적으로 작동하도록 조정하는 것이다. 따라서 이 장에서 추구하는 일차목표 중의 하나는 각각의 변연구조물이 어떻게 시상하부 및 수도관주위회색질과 연관된 과정을 조절하는지 알아보는 것이다. 또한 변연구조물은 시상하부 기능과 연관되어 있지 않은 단기기억short-term memory 및 뇌전증유발활동epileptogenic activity과 같은 다른 기능도 수행한다는 점을 알아야 한다. 이들 기능은 이 장에서 따로 설명한다.

변연계의 기능에 관한 주요 주제 중의 하나는 시상하부와 연관된 정상적인 조정과정에서 변연계가 수행하는 역할에 관한 것이다. 다양한 변연구조물의 기능적 특성

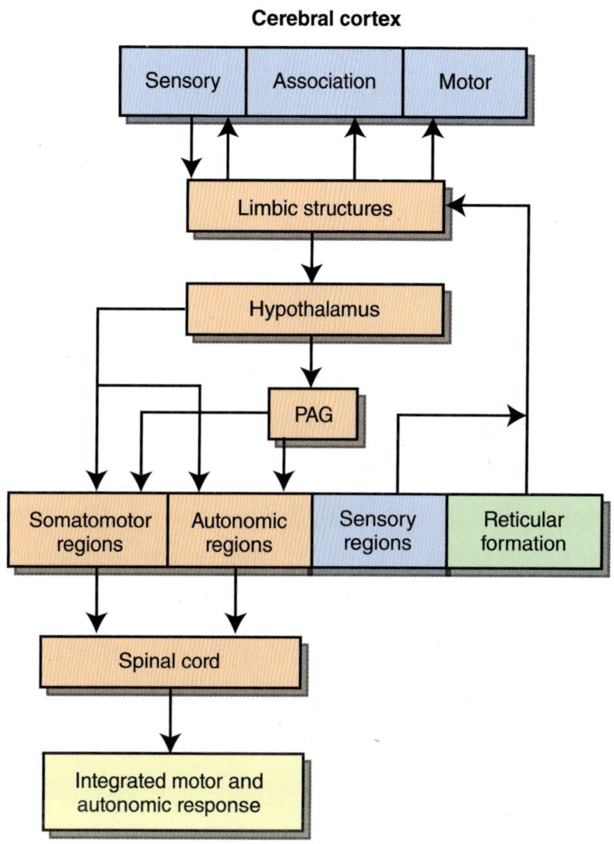

그림 24.1 변연계로 들어오는 정보 및 변연계로부터 나오는 정보의 흐름도. 변연계는 감각계(대뇌피질, 모노아민신경세포)로부터 입력을 받는다는 점에 주목하자. 변연계의 일차 출력은 시상하부로 향한다. 이러한 배열에 의해 변연계는 감각 입력에 반응하여 시상하부의 활동을 변화시킬 수 있다. 시상하부는 여러 형태의 감정행동 뿐만 아니라 다른 내장반응 및 자율신경반응을 통합하는 기전을 제공하는데, 변연계는 시상하부로 들어가는 입력을 조정하는 주요 부위로 작용한다. 모노아민신경로로부터 변연계로 들어가는 입력은 기분 변화를 일으키는 해부학적 기반이 될 수 있다. PAG, 수도관주위회색질.

을 좀 더 잘 이해하기 위해서 이들의 입력-출력 관계를 생각해 보는 것이 중요하다. 이들의 상관관계는 그림 24.1에 나타내었다. 일반적으로, 변연구조물은 적어도 두 가지 원천, 즉 (1) 하나 이상의 감각계(대뇌피질에 존재하는 개재뉴런을 통해 직·간접적으로), (2) 뇌간의 모노아민 신경계로부터 입력을 받는다. 이어서 변연계 신경세포는 직·간접적으로 시상하부(그리고/또는 수도관주위회색질)로 투

사한다. 이들 투사로는 변연구조물이 시상하부와 수도관 주위회색질의 출력(특정 유형의 내장반응을 통합하는 역할을 하는 하부 뇌간 및 척수의 체성운동뉴런, 그리고 자율신경뉴런으로 향함)을 조정할 수 있게 해준다. 되먹임 신호들도 시상하부로부터 변연계로 들어올 수 있다. 이와 유사하게, 변연구조물은 대뇌피질로 되먹임 신호를 보낼 수 있으며, 이에 따라 대뇌피질은 내장신호(초기에 변연핵을 흥분시켰던 다른 감각신호와 인접한)를 제공받을 수 있다. 이들 신호의 인접성은 감각신호에 감정적 특성을 제공하는데 도움을 주는 것으로 보인다.

해마형성체 Hippocampal Formation

조직 구조 및 국소해부학적 연결 Histology and Local Anatomical Connections

해마형성체는 **해마**hippocampus와 **치아이랑**dentate gyrus, **해마이행부피질**subicular cortex로 구성되어 있다(그림 24.2A). 해마에 존재하는 주요 세포 유형은 피라미드세포pyramidal cell이며, 이 세포는 기저부 수상돌기basal dendrite와 첨부 수상돌기apical dendrite를 모두 가지고 있다. 기저부 수상돌기는 외측 방향과 뇌실 표면 방향으로 살짝 뻗는다. 첨부 수상돌기는 뇌실 표면으로부터 치아이랑 쪽으로 뻗는다. 해마형성체의 일차 원심가지를 이루는 피라미드세포의 축삭은 **해마백색판**alveus이라 불리는 해마의 표층 속으로 들어간 후 최종적으로 해마술-뇌활fimbria-fornix이나 내후각피질entorhinal cortex로 들어간다(그림 24.2B).

해마는 세 층의 피질 조직으로 이루어진 원시 구조물이다. 따라서 해마는 뇌실 표면으로부터 치아이랑 방향으로 진행하면서 (1) **바깥얼기층**external plexiform layer(외측뇌실 하각에 인접하여 위치하며, 해마 바깥으로 투사하는 피라미드세포의 축삭 뿐만 아니라 내후각피질로부터 해마로 들어오는 구심섬유[백색로alvear or alveolar pathway]를 포함하고 있음), (2) **지향층**stratum oriens(기저부 수상돌기와 바구니세포basket cells를 포함하고 있음), (3) **피라미드세포층**pyramidal cell layer(해마의 피라미드세포를 포함하고 있음), (4) **방사층**stratum radiatum 및 **소강층-분자층**stratum lacunosum-moleculare(이들 층에는 피라미드세포의 첨부 수상돌기와 내후각피질로부터 해마로 들어오는 구심섬유인 관통로perforant pathway를 포함하고 있음[그림 24.2, A, B])으로 이루어져 있다.

그림 24.2A에 나타낸 대로, 해마의 피라미드세포는 C-모양으로 배열되어 있으며, 이 부위는 치아이랑의 다른 C-모양의 배열과 서로 맞물려져 있다. 해마는 몇 개의 뚜렷한 구역으로 나뉜다. 한 명명법에 따르면, 해마의 구역은 네 부분(CA1, CA2, CA3, CA4)으로 이루어져 있다. 해마이행부subiculum에 가장 가까이 위치하고 있는 피라미드세포를 암몬각 1구역CA1 field이라 부르는 반면, 암몬각 4구역CA4 field은 치아이랑의 문hilus 속에 위치하고 있다. 암몬각 2구역CA2 field과 암몬각 3구역CA3 field은 암몬각 1구역과 암몬각 4구역 사이에 위치하고 있다. 암몬각 3구역의 피라미드세포에서 기원한 축삭의 곁가지(**쉐퍼곁가지**Schaffer collaterals 또는 **회귀곁가지**recurrent collaterals라 부름)는 다시 암몬각 1구역으로 투사한다. CA1구역의 피라미드세포는 무산소증anoxia(특히 측두엽뇌전증temporal lobe epilepsy 동안 일어나는)에 매우 취약하기 때문에 특히 관심이 높다. 이 부위를 **소머구역**Sommer's sector이라 부른다.

치아이랑 역시 원시적인 3층으로 구성된 피질구조로 생각할 수 있다. 치아이랑은 여러 층으로 이루어져 있으며, 주요 세포 유형은 **과립세포**granule cell이다. 과립세포의 축삭을 **이끼섬유**mossy fiber라 부르며, 이 섬유는 CA3구역의 피라미드세포와 시냅스를 이룬다. 다형세포층polymorphic cell layer은 변형된 피라미드세포로 이루어져 있으며, 과립세포층granule cell layer의 심부에 위치한다. 과립세포층의 바깥에는 분자층molecular cell layer이 위치하며, 분자층은 해마의 분자층과 맞닿아 있다. 분자층은 주로 해마로부터 들어오는 구심섬유 축삭을 포함하고 있다.

해마형성체의 마지막 성분은 해마이행부피질subicular cortex이다. 이 부위는 내후각피질entorhinal cortex과 해마hippocampus 사이에 있는 이행부위transitional region이다. 해마와 해마이행부피질 사이의 주요 조직학적 차이점은 해마의 피라미드층에 비해 해마이행부피질의 피라미드세포층이 상당히 더 두껍다는 점이다(그림 24.2A).

구심신경로 Afferent Connections

해마형성체로 들어가는 구심섬유는 다양한 원천으로부터 출발한다. 주요 구심섬유의 원천 중 하나는 내후각피질entorhinal cortex이다. 내후각피질의 외측 및 내측 부위에서 기원한 신경섬유는 각각 해마백색판alveus과 분자층molecular layer(해마 및 치아이랑)을 통과한 후 해마의 대부분에 분포한다. 외측신경로를 **외측관통로**lateral perforant pathway라 부르며. 외측 내후각피질로부터 해마의 분자층으

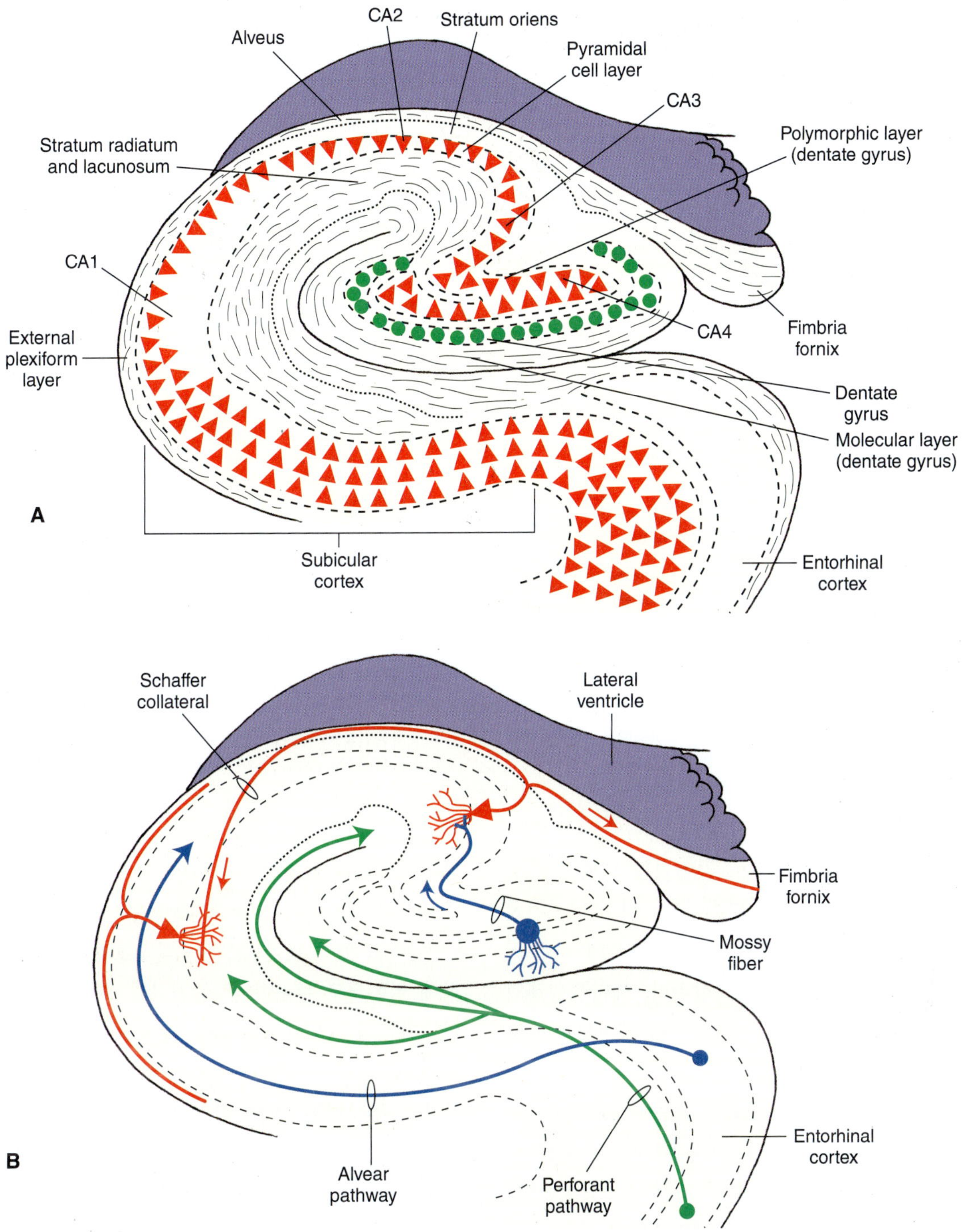

그림 24.2 해마의 구조 및 내부회로. **(A)** 모식도를 통해 해마의 세포층을 나타내는 조직학적 구조 및 해마구역과 치아이랑, 해마이행부피질의 위치를 나타내었다. **(B)** 모식도는 (1) 내후각피질로부터 들어오는 입력(관통로, 백색로), (2) 내부회로(이끼섬유, 쉐퍼곁가지), (3) 해마형성체로부터 해마술-뇌활계를 통해 원심투사섬유를 내보내는 것을 나타내었다. *CA1-CA4*는 해마의 네 구역을 나타낸다.

로 주행한다. 내측신경로를 **내측관통로**medial perforant pathway라고 부르며, 해마이행부와 맞닿아 있는 백색질을 통과한 후 해마백색판alveus으로 들어간다(그림 24.2B). 이들 구심섬유의 많은 부분은 내후각뇌 부위 내에서 시냅스를 형성한 후 해마로 들어가는 삼차후각섬유와 삼차시각섬유, 삼차청각섬유로 이루어져 있다. 두 번째 구심섬유는 중격구역septal area의 브로카대각선조diagonal band of Broca로부터 기원하여 대부분의 해마형성체에 분포한다(중격구역의 원심신경로 참조, 507쪽). 이들 신경섬유는 중격구역septal area(맞교차앞뇌활precommissural fornix을 통해 해마형성체로부터 입

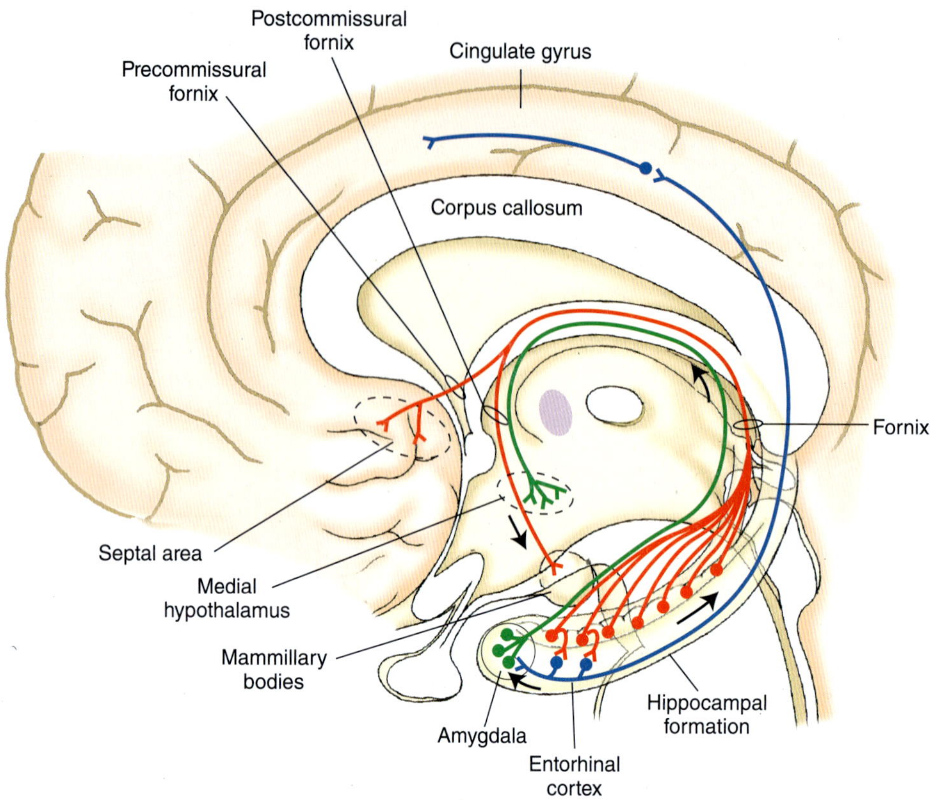

그림 24.3 해마형성체의 주요 원심 표적. 일차출력은 뇌활을 통해 나간 후 맞교차뒤뇌활을 통해 간뇌(내측시상하부, 유두체, 시상전핵)로 들어가고, 맞교차앞뇌활을 통해 중격구역으로 들어간다. 다른 원심섬유는 내후각피질에 시냅스한 후 이어서 편도체와 대상이랑으로 투사한다.

력을 받음)으로부터 해마형성체로 들어가는 되먹임 신경로로 여겨진다. 해마형성체의 다른 구심 원천에는 전전두엽피질prefrontal cortex과 전대상이랑anterior cingulate gyrus, 전유두구역premammillary region이 포함된다. 해마형성체의 마지막 구심 원천에는 뇌간 그물체로부터 들어오는 모노아민신경로(청색반점locus ceruleus, 배쪽피개구역ventral tegmental area, 솔기핵[교뇌 및 중뇌] 신경세포raphe neuron)가 포함된다. 뇌간으로부터 들어오는 이들 투사로는 다른 부위로도 투사하며, 기분mood 변화를 조절하는 해부학적·생리학적 기반이 된다. 다양한 원천으로부터 입력을 받으므로 해마형성체는 뇌간 및 피질에서 일어난 갑작스런 상황 변화에 반응할 수 있고, 이러한 변화를 시상하부에 전달할 수 있으므로 상황에 따른 내장(그리고/또는 감정)기능에 영향을 미치게 된다.

원심신경로 Efferent Connections

해마형성체의 원심신경로는 해마 및 해마이행부피질에 존재하는 피라미드세포에서 기원한다. 이 피라미드세포의 축삭은 뇌활계fornix system의 가장 중요한 성분이 된다. 해마형성체의 원심신경로 측면에서 세 성분의 뇌활계가 존재한다. 한 성분은 **맞교차앞뇌활**전교련뇌궁·precommissural fornix인데(그림 24.3), 이 뇌활은 앞맞교차anterior commissure를 향해 입쪽으로 주행한 후 중격구역septal area에 분포한다. 맞교차앞뇌활은 부위별 대응 연결을 나타내며, 해마형성체의 앞쪽 끝 근처에 위치하는 섬유는 외측중격핵의 외측부로 투사하는 반면, 더 뒤쪽 해마형성체에 위치하는 섬유는 점점 더 중격핵의 내측부로 투사한다.

두 번째 성분인 **맞교차뒤뇌활**후교련뇌궁·postcommissural fornix은 간뇌diencephalon에 분포한다. 맞교차뒤뇌활은 시상전핵anterior thalamic nucleus과 유두체mammillary body, 내측시상하부 인접부위에 분포한다(그림 24.3). 맞교차앞뇌활은 해마와 해마이행부피질에서 기원하는 반면, 맞교차뒤뇌활은 해마이행부피질에서만 기원한다. 또한 해마이행부에 위치하는 신경세포는 내후각피질과 대상피질, 여러 전전두엽피질로도 투사한다. 이어서 내후각피질은 편도체와 측두엽 신피질 인접부위로 투사한다. 정리해 보면, 해마이행부피질 및 내후각피질 투사로의 중요성은 이들이 해마형성체를 다양한 부위의 신피질(여러 감각정보를 받는 부위를 포함하여)과 소통할 수 있게 해 준다는 점이다. 이러한 투사로는 뇌 변연구역으로부터 출발하는 신호가 여러 감각신호의 감정적 특성을 제공하는 해부학적 기반을 제공하는 것으로 여겨진다.

뇌활계의 세 번째 성분은 뇌 양쪽의 해마를 상호 연결하는 **맞교차성분**commissural component이다. 일반적으로 맞교차 연결을 이루게 하는 해마섬유는 주로 CA3~CA4 구역으로부터 기원하여 반대측 해마의 동일 구역에 종지한다. 맞교차연결의 존재는 중요한 임상적 의미를 갖는다. 이 맞교차성분은 뇌 한쪽의 해마로부터 반대측 해마로 뇌전증이 전파될 수 있는 해부학적 기반이 될 수 있으므로 원발 병변의 반대쪽 측두엽에 이차 뇌전증유발병변을 형성할 수 있게 된다.

해마형성체의 기능과 기능이상

Functions and Dysfunctions of the Hippocampal Formation

해마형성체는 여러 가지 다양한 기능과 연관되어 있다. 이러한 기능으로는 공격적 행동과 자율신경기능, 내분비기능, 특정 유형의 학습과 기억의 조절을 들 수 있다. 공격성과 자율신경기능, 내분비기능의 조정은 해마가 직·간접적으로 여러 시상하부에 정보를 보내기 때문인 것으로 보인다. 학습과 기억의 해부학적 기반 및 기능적 기전에 대해서는 대체로 잘 알려져 있지 않다.

공격성과 분노 Aggression and Rage

동물에서 진행한 실험 연구 및 사람을 대상으로 한 임상증례에 따르면, 해마형성체는 공격행동 및 분노행동의 조절에 중요한 역할을 한다. 고양이의 해마형성체를 발작을 유발하지 않을 정도의 전류로 자극하면 시상하부로부터 일어나는 공격반응의 개시 성향을 유의하게 바꿀 수 있다(23장 참조). 변연계의 여러 다른 부위에도 적용되는 사실이지만, 해마형성체는 별도로 공격반응을 조정한다. 예를 들면, 편도체 근처(측두극temporal pole)의 해마형성체의 활성은 포식행동을 촉진하는 반면, 중격극septal pole 근처의 활성은 포식행동을 억제한다. 해마형성체 각 부위에서 기원한 신경섬유가 여러 중격구역 부위로 투사한다는 것을 기억하는 것이 중요하다. 나아가 중격구역이 시상하부로 광범위하게 투사한다는 사실을 통해, 해마형성체에서 기원한 신경섬유가 공격반응에 대한 해마 조절을 매개할 가능성이 제안되었다. 이와 같이 중격구역은 해마형성체로부터 시상하부로 전달되는 신호의 중계핵 역할을 한다고 볼 수도 있다.

사람에서, 해마형성체 병변과 종양, 뇌전증유발활동 등이 공격반응과 연결되어 있다는 것이 보고되어 있다. 이들 반응은 내용면에서 차이를 보이지만, 적대감 및 물리적 폭력의 폭발적 행위와 같은 반응을 포함한다. 종양이 자극과 유사한 특성stimulation-like property 또는 병변과 유사한 특성lesion-like property을 갖는지 그리고 이러한 손상효과가 직접 해마형성체에서 시작됐는지 또는 변연계의 다른 곳에서 일어난 이차효과로 발생하였는지는 알기 어렵다. 그럼에도 불구하고, 이러한 임상적 결과는 사람의 해마형성체가 공격유형의 행동 조절에 기여한다는 관점을 지지한다. 이러한 효과는 중격구역에 있는 개재뉴런을 통해 시상하부에서 매개될 가능성이 높다.

내분비 기능 Endocrine Functions

해마형성체(변연계의 다른 부분과 함께)는 여러 시상하부 부위로 중요한 입력을 보내므로 해마형성체가 내분비기능(시상하부와 연관되어 있음)을 조절하는 것은 당연하다. 이를 지지하는 증거는 다음과 같다. (1) 에스트라디올-농축 뉴런estradiol-concentrating neuron은 해마형성체의 배쪽 부위에 밀집되어 있으며, (2) 코르티코스테론corticosterone은 해마형성체에 아주 높은 농도로 분포하고 있고, 이들 뉴런에 억제성 효과를 나타내며, (3) 해마형성체를 자극하면 쥐(자연적으로 배란을 하던)에서 배란이 억제되며, (4) 해마 병변 또는 뇌궁 절단은 ACTH 분비에서 나타나던 일일주기리듬을 와해시킨다.

이러한 효과를 나타나게 만드는 가능한 기전 중 하나는 해마형성체가 여러 호르몬 농도에 선택적으로 민감할지도 모른다는 것이며, 따라서 직·간접적으로 시상하부로 향하는 투사로들이 뇌하수체로 향하는 되먹임신경로 역할을 할 수 있다는 것이다. 이러한 효과는 내측 피질-시상하부로medial corticohypothalamic tract라고 불리는 직접경로를 통해 매개될 수도 있다. 이 신경로는 해마의 측두극 근처에 있는 해마이행부에서 기원하여 직접적으로 시상하부의 배쪽내측부위로 투사한다. 이 신경로는 시각교차상핵SCN과 활꼴핵arcuate nucleus 사이에 종지하며, 이들 핵에는 뇌하수체전엽 기능을 조절하는 뇌하수체자극호르몬hypophysiotrophic hormone이 포함되어 있다. 우리가 언급했던 것처럼, 해마형성체는 간접적으로도 내측시상하부와 소통할 수 있다. 이러한 간접 시상로는 중격구역에서의 시냅스 중계를 통해 일어난다.

해마형성체의 학습기능 및 기억기능

Learning and Memory Functions of the Hippocampal Formation

동물과 사람에서, 해마형성체는 학습과정에 중요한 역할을 한다고 보고되어 있다. 동물에서 해마와 학습·기억기능을 연결하는 여러 다른 실험이 진행되었다. 가장 초기 연구 중 하나는 동물이 목표에 근접할 때와 여러 시기의 고전적조건화 또는 조작조건화 동안, 해마에서 **θ리듬**hippocampal theta rhythm(4~7 Hz의 서파)이 나타나는 것이 증명되었다. 다른 연구에 따르면, 해마에 병변이 있는 동물은 학습상황에서 반응이 틀렸어도 계속 같은 방식을 고수한다는 것이 알려졌다. 동물에게 일정 기간 동안 반응을 기다리라는 학습을 시킬 경우, 해마에 병변이 있는 동물은 기다리지 못하고 반응하면 안 되는 때에 반응을 나타낸다.

공간학습spatial learning(공간기억spatial memory) 현상 역시 해마형성체와 연관되어 있다. 정상적으로 쥐는 학습을 통해 Y-미로Y-maze나 더 복잡한 미로(8개의 팔을 가진 방사형 미로radial maze)에서 올바른 팔로 들어갈 수 있다. 해마 병변이 지속되는 동물은 항상 미로에서 올바른 팔로 들어가지 못하며, 항상 같은 또는 비슷한 종류의 실수를 반복한다. 다른 연관된 연구에 따르면 해마형성체 내에 인지 지도congnitive map가 존재할 가능성이 있다. 연구자들은 동물들이 우리cage의 다른 부분 또는 방사형 미로의 다른 팔로 이동할 경우 개별 해마세포들의 흥분 양상이 달라진다는 사실을 기반으로 그렇게 결론지었다.

마찬가지로 사람의 학습 및 기억에 관한 논문 역시 매우 많이 보고되어 있다. 가장 오래 전에 보고된 질환 중 하나는 **코르사코프증후군**Korsakoff's syndrome인데, 이 환자는 선행기억anterograde memory과 역행기억retrograde memory 모두에서 기억상실amnesia을 나타낸다. 선행기억상실anterograde amnesia은 해마 손상 이후의 기억을 소실하는 반면, 역행기억상실retrograde amnesia은 해마 손상 이전의 기억을 소실하는 것이다. 코르사코프증후군 환자는 최근 과거recent past 기억의 회상recalling과 새로운 기억 형성에 큰 어려움을 나타낼 뿐만 아니라 먼 과거distant past에 일어났던 사건을 기억하는 데에도 큰 어려움을 나타낸다. 코르사코프증후군은 전형적으로 알코올의 독성 효과와 비타민B_1 결핍vitamin B_1 (thiamine) deficiency과 연관되어 있다. 특히 해마형성체 신경세포 및 파페즈회로Papez circuit(해마형성체로부터 출발하여 유두체와 시상전핵, 대상이랑 등을 연결하는 신경로; 그림 24.4)에 분포하는 신경세포가 영향을 받는 것으로 보인다.

해마 절제술을 받은 환자는 고집증perseveration과 함께 **단기기억장애**short-term memory disorder를 나타낸다. 이때 환자는 선행기억상실을 나타내지만, 역행기억상실은 덜 심하며, 지적기능은 거의 감소하지 않는다. 환자는 먼 과거에 일어났던 사건은 기억할 수 있지만 최근에 일어났던 사건은 기억하지 못한다. 예를 들면, 환자에게 1분 전에 제시되었던 섞여 있는 여러 물체 중에서 한 형태의 물체를 고르라는 과제를 줄 경우, 이 환자는 과제를 수행하지 못한다. 이 환자는 읽기과제에도 어려움을 나타낼 수 있는데, 그는 앞줄에서 읽었던 내용을 기억할 수 없다. 이와는 반대로, 정상인은 이러한 과제를 어려움 없이 성공적으로 수행할 수 있다. 다음은 해마를 제거한 후 나타나는 기억장애의 예이다. 심한 뇌전증을 겪었던 어떤 환자가 양쪽 측두엽절제술bilateral temporal lobectomy(뇌전증이 반대측으로 전파되는 것을 막기 위해 수술을 하였으며, 절제된 각 측두엽에는 해마형성체가 포함되어 있음)을 받았다. 그는 이전에 살았던 장소 등은 기억할 수는 있었지만, 수술 후 최근에 이사한 장소는 기억할 수 없었다. 이와 유사하게, 그는 먼 과거의 다른 사실(그가 알았던 많은 사람들과 노래들)은 회상할 수 있었지만, 수술 후 그가 만났던 사람이나 그가 들었던 노래는 기억할 수 없었다. 놀랍게도, 다른 유형의 지적능력은 온전히 유지되었다. 그는 정상적인 추상적 추론능력을 나타내었고, 마찬가지로 지능검사와 연관된 과제도 잘 수행하였다.

이러한 결과는 해마형성체의 기능 중 하나가 단기기억short-term memory을 장기기억long-term memory으로 바꾸는 기억의 경화consolidation에 기여한다는 것을 나타낸다. 기억기능에서 해마형성체의 역할을 설명해주는 정확한 기전은 여전히 잘 알려져 있지 않다. 그러나 해마형성체는 정상적으로 학습이 일어나는 동안 감각정보를 받아 가공하고 분류하는 데 관여한다고 생각하는 것은 타당하다. 따라서 해마형성체 병변은 이러한 세부과정events을 훼손할 가능성이 높고 더 나아가 조건 학습이 일어나는 데 필수적인 여러 대뇌피질에서의 감각sensory events 처리과정 및 주의집중(저장에 필요한)과 관련된 기전을 방해할 수 있

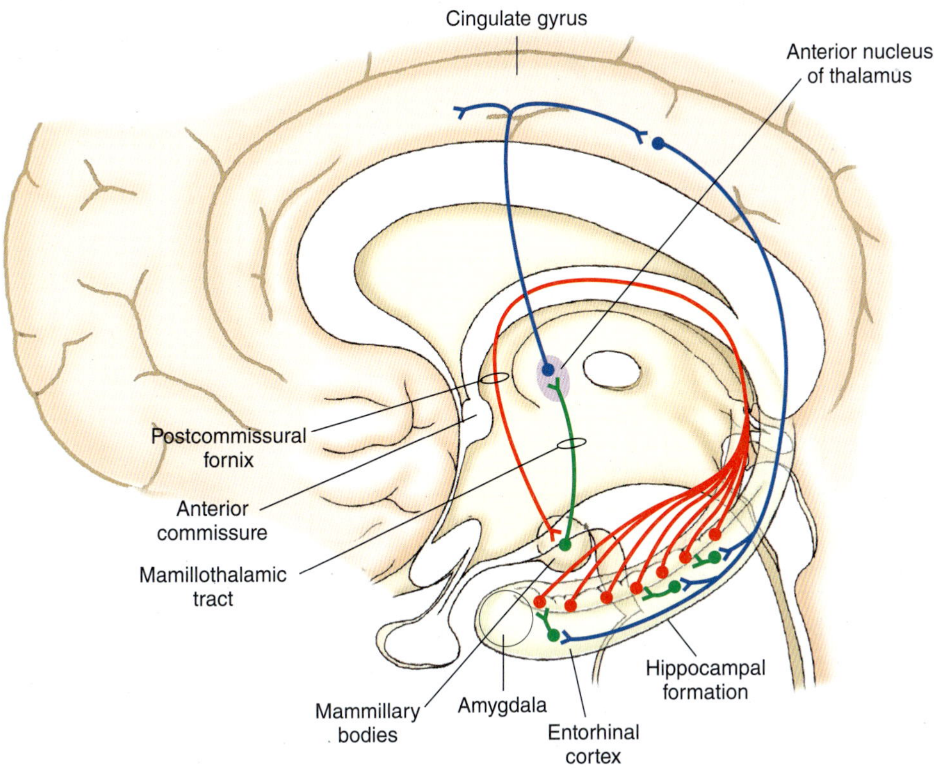

그림 24.4 파페즈회로. 파페즈회로에서 해마섬유는 유두체로 투사한 후, 이어서 유두시상로를 통해 시상전핵으로 투사한다. 시상전핵은 이어서 대상이랑으로 투사하고, 대상이랑의 축삭은 해마형성체로 다시 되돌아온다.

다. 이러한 기능의 소실에 의해 해마 병변을 가진 환자는 학습과정에 필요한 관련 정보를 암호화encoding, 분류categorization 그리고 추출abstract할 수 없게 되므로 새로운 장기기억을 형성하지 못하게 된다.

해마의 기억 기전의 하나로 **장기강화**long-term potentiation [LTP]라 불리는 기억경화memory consolidation 모델이 제안되어 있다. 장기강화는 시냅스 가소성을 나타내는 시냅스 강도의 변화를 나타낸다. 장기강화는 해마의 피라미드세포와 흥분성 연결을 이루고 있는 자극섬유에 의해 형성될 수 있다. 예를 들면, 해마의 피라미드세포로 연결되는 내후각뇌구심섬유 또는 쉐퍼곁가지Schaffer collaterals를 장기간 짧은 고주파로 자극하면 CA1 피라미드세포 반응의 효율이 증가하게 된다. 수 분 이상 심지어는 수 주간 지속되는 피라미드세포의 흥분반응의 강도 증가는 학습이 일어날 수 있게 만드는 세포기전일 수 있다(그림 24.5, A~C). 예상되는 시냅스기전으로는 NMDA수용체N-methyl-D-aspartate receptor에 결합하는 글루탐산glutamate 유리가 관여하는 것으로 여겨진다(그림 24.5D). 이러한 결론은 해마의 NMDA수용체를 차단하면 장기강화가 소멸된다는 사실에 근거를 두고 있다. 이러한 일련의 과정에서 예상되는 기전은 다음과 같다. 해마를 저주파로 자극하는 동안 쉐퍼곁가지로부터 글루탐산이 유리되어 NMDA수용체와 비NMDA수용체non-NMDA receptor에 결합한다. 그러나 마그네슘Mg^{2+}이 존재할 경우 NMDA통로NMDA channel는 차단된다. 고주파로 자극하면 마그네슘이 NMDA통로에서 유리되고 NMDA통로 및 비NMDA통로를 통해 전류가 흐르게 된다. 명백히, 여기서 일어나는 핵심적 특성은 NMDA통로가 칼슘Ca^{2+}을 매우 잘 통과시킨다는 것이다. 따라서 이러한 일련의 과정에 의해 칼슘통로Ca^{2+} channel가 개방되므로 시냅스 효율성 및 그 시냅스에 존재하는 시냅스말단의 수도 증가시킬 수 있다(이것이 장기강화 동안 시냅스에서 일어나는 기능적 변화임).

중격구역 Septal Area

조직 구조 Histology

12장에서 설명한 대로, 중격구역의 조직 구조는 사람과 동물에서 서로 다르다. 동물에는 등쪽중격구역dorsal septal area이 존재하며, 이 부위는 외측중격핵lateral septal nucleus과 **내측중격핵**medial septal nucleus을 포함하고 있다. 내측중격

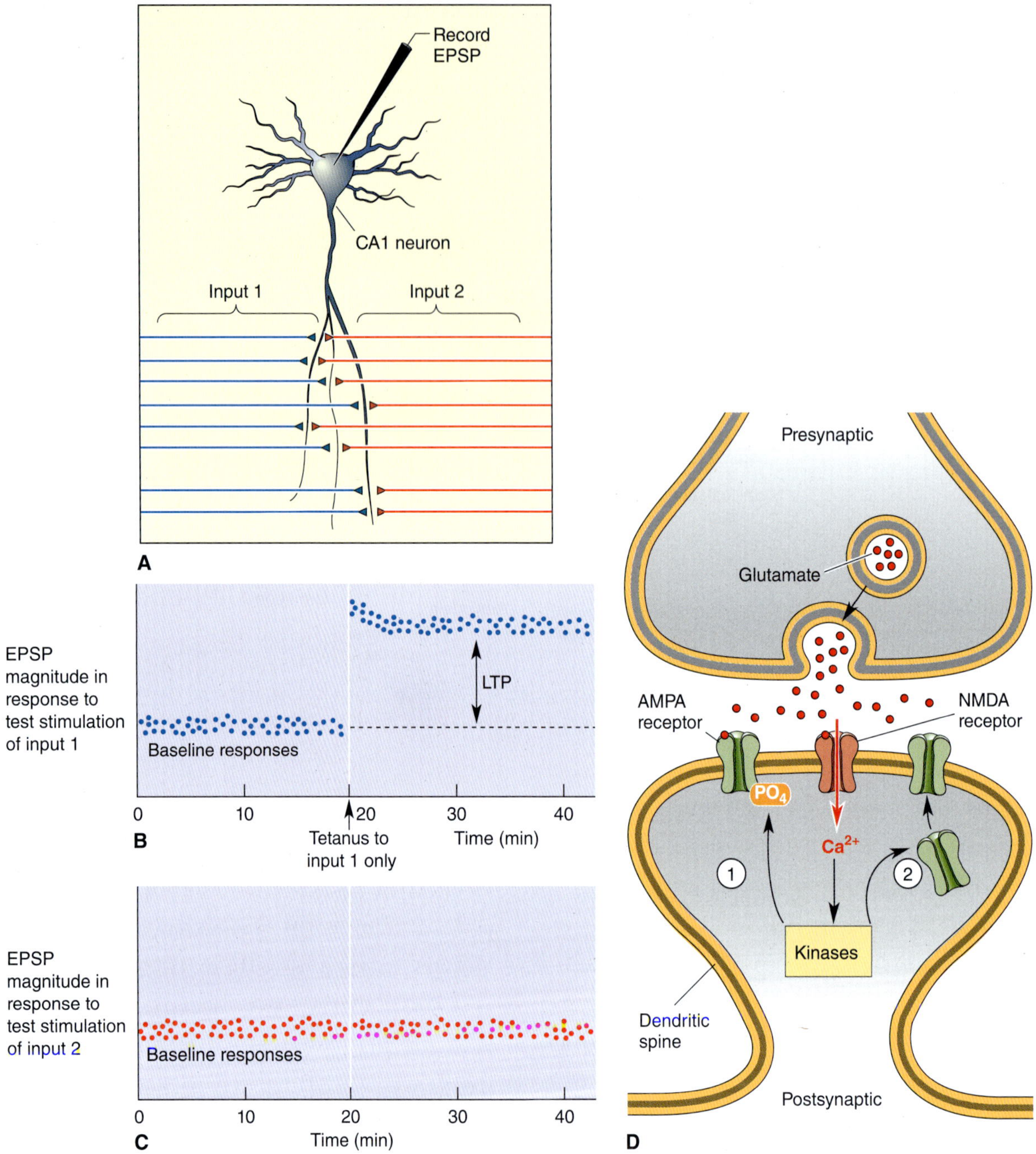

그림 24.5 장기강화. **(A)** 입력1과 입력2 부위를 번갈아 자극한 후 미세전극을 이용하여 해마의 CA1 구역의 활동을 기록하였다. **(B)** 이 실험에서, 고주파 자극을 화살표로 표시한 기간 동안 입력1 부위에 가하면 화살표의 우측 기간 동안 반응이 강화되었다. **(C)** 이 그래프는 반응의 특이성을 나타내는데, 그것은 입력2 부위를 자극한 후에는 반응이 변화되지 않기 때문이다. **(D)** 칼슘이 NMDA수용체를 통해 유입되어 단백질인 산화효소를 활성화시키므로 이미 존재하던 AMPA수용체 또는 새로 형성된 AMPA수용체에 의해 장기강화가 나타날 수 있다. EPSP, 흥분성시냅스이후전위. (From Bear MF, et al.: Neuroscience: Exploring the Brain, 3rd ed. Philadelphia: Lippincott Williams & Wilkins, 2007, p. 778.)

핵은 브로카대각선조diagonal band of Broca의 수직가지로 이어져 있는데, 이 부위는 등쪽중격구역의 배쪽에 위치하고 있어 배쪽중격구역ventral septal area이라 부른다(그림 24.6A). 사람에게는 등쪽중격구역이 존재하지 않으며, 해당 부위는 배쪽중격구역에 의해 밀려나 있다. 두 가지 세포군이 때때로 중격구역과 연관되어 있다. 이들 핵은 (1) 분계선조침대핵bed nucleus of stria terminalis(외측중격핵의 배쪽외측부위에 위치), (2) 의지핵nucleus accumbens(브로카대각선조의 수직가지 바로 외측에 위치)이다(그림 24.6A).

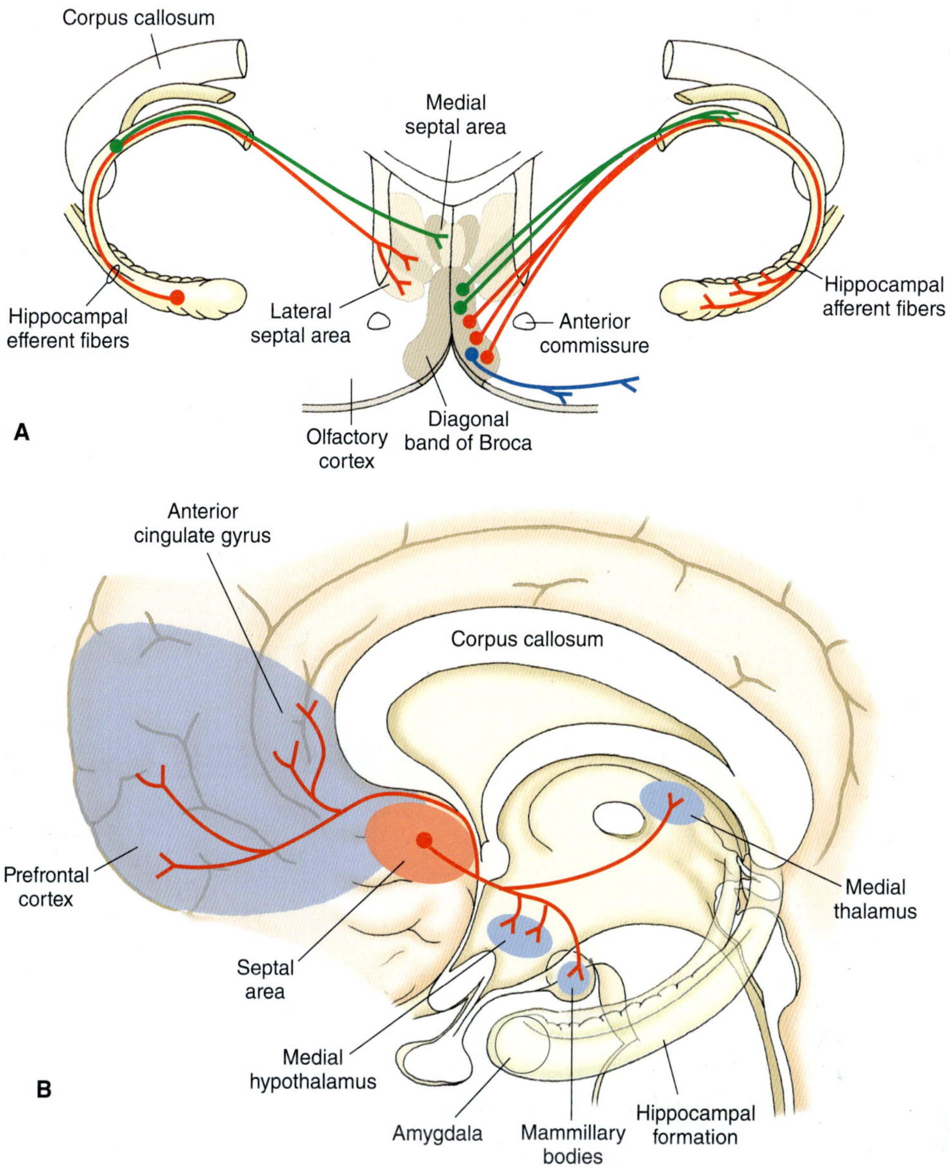

그림 24.6 중격구역 신경로. **(A)** 해마형성체로부터 부위별 대응 배열을 유지한 채 중격구역으로 향하는 신경로(왼쪽)와 브로카대각선조로부터 부위별 대응 연결을 유지한 채 해마형성체로 향하는 원심신경로(오른쪽). **(B)** 중격구역으로부터 내측시상하부와 유두체, 내측시상, 전전두엽피질, 전대상이랑으로 향하는 다른 신경로를 나타낸 그림.

구심신경로 Afferent Connections

중격구역은 내측후각선조medial olfactory stria와 뇌간의 모노아민계monoaminergic system, 해마형성체, 편도체, 외측시상하부의 되먹임신호로부터 감각구심섬유를 받는다. 아마도 모노아민 입력은 중격구역의 신경세포 활동을 조정하는 것으로 보이며, 후각 입력도 그럴 것으로 예상된다. 앞에서 언급한 대로, 중격구역은 주로 해마형성체로부터 시상하부로 들어가는 정보의 중계소 역할을 한다. 따라서 해마형성체로부터 부위별 대응 배열을 유지한 채 들어오는 입력(그림 24.6A)은 아주 중요한 역할을 하는 것으로 생각된다.

원심신경로 Efferent Connections

중격구역의 일차원심섬유는 시상하부와 해마형성체로 향한다(그림 24.6B). 시상하부로 향하는 신경로는 주로 외측중격핵으로부터 기원하며 내측전뇌다발MLF의 하행섬유를 통해 투사한다. 이들 신경섬유는 주로 내측시상하부에 종지한다. 이런 방식으로 해마형성체는 중격구역을 시상하부의 기능을 조정하는 중계핵으로 이용한다.

해마형성체와 중격핵은 서로 연결되어 있다. 우리는

앞에서 해마형성체가 부위별 대응 배열을 유지한 채 중격핵으로 투사한다는 것을 설명하였다. 외측중격핵으로부터 입력을 받는 대각선조핵nuclei of diagonal band 역시 부위별 대응 배열을 유지한 채 해마형성체로 다시 투사함에 따라, 가장 내측에 위치하는 신경세포는 해마형성체 부위(중격극septal pole 근처)로 투사하는 반면, 대각선조의 더 외측에 위치하는 신경세포일수록 점점 더 배쪽 및 앞쪽 부위로 투사하여 해마형성체의 측두극에 근접하게 된다(그림 24.6B).

브로카대각선조핵nuclei of the diagonal band of Broca은 광범위하게 투사하여 다른 변연계 부위와 시냅스를 형성한다(그림 24.6B). 이들은 후각피질olfactory cortex과 전전두엽피질prefrontal cortex, 전대상피질anterior cingulate cortex 뿐만 아니라 편도체amygdala와 유두체mammillary body, 고삐핵복합체habenular complex, 내측등쪽시상핵medial dorsal thalamic nucleus으로 투사한다. 대각선조핵은 해마이행부피질과 평형하게 투사하므로 두 구역은 대부분의 변연계와 소통할 수 있어 중격핵-해마 축septal-hippocampal axis의 신경세포들이 많은 변연계 및 관련 핵들과 소통하고 동기화할 수 있게 해준다.

중격구역의 기능 Functions of the Septal Area

중격구역은 해마형성체와 상호 연결되어 있기 때문에 중격핵은 해마의 흥분파를 시상하부로 전달하는 중계핵 기능뿐만 아니라 해마형성체로의 되먹임기구 역할도 한다. 따라서 중격구역의 기능이 해마형성체의 기능과 매우 유사하다는 것을 이해할 수 있다. 해마형성체와 마찬가지로, 중격핵은 시상하부가 정상적으로 관여하는 기능(공격성aggression, 분노rage, 자율신경기능autonomic function, 자기자극self-stimulation, 수분섭취행동drinking behavior)의 조절에도 연관되어 있다. 예를 들면, 쥐에서 중격구역 병변을 유발하면 쥐는 매우 흥분하고, 공격적으로 변하며, 쉽게 놀라고, 관리하기 매우 어려워진다. 이 증후군을 **중격구역분노**septal rage라 부른다. 쥐의 중격구역을 전기 자극하면 공격행동과 심혈관계반응을 일으키고, 시상하부 단일세포의 활동을 조정한다. 또한 중격구역을 전기 자극하면 외측시상하부에서 개시된 자기자극 및 수분섭취행동을 조정한다.

중격구역이 이러한 기능을 수행할 수 있는 신경해부학적 기반은 중격구역이 시상하부로 직접적으로 투사하기 때문이다. 이러한 맥락에서 볼 때, 직접적인 중격구역-시상하부 투사로는 중격구역이 시상하부-뇌하수체 축을 통해 내분비계에 조정효과를 나타낼 수도 있다. 예를 들면, 쥐에서 중격구역을 자극하면 ACTH 분비 및 부신 활동이 감소하게 된다. 반대로, 중격구역 병변은 ACTH 분비를 촉진한다.

중격구역으로부터 해마형성체로 향하는 신경로는 되먹임기전이라기 보다는 신경로 기능을 하는 것으로 보인다. 대각선조핵은 해마 θ리듬의 원천 역할을 하는 것으로 알려졌다. 게다가 중격구역-해마 신경로는 해마형성체와 정상적으로 연관되어 있는 일부 학습 기능에 중요하게 작용하는 입력에 기여할 수 있다. 존재할 가능성이 높은 이 기전은 중격구역에 병변이 있을 경우 수동적 회피학습passive avoidance learning(해마형성체 손상에 의해서도 발생함)이 손상된다는 행동연구에 의해 제안되었다.

변연계와 연관된 전뇌기저핵
Related Basal Forebrain Neclei

분계선조침대핵bed nucleus of stria terminalis과 의지핵nucleus accumbens, 무명질substantia innominata의 인접핵들은 변연계를 이루고 있는 이들 전뇌 부위를 시상하부 및 중뇌피개와 연결시키는 역할도 한다(그림 24.7, 그림 12.15 참조). 분계선조침대핵은 편도체amygdala의 여러 핵으로부터 중요한 입력을 받아 시상하부와 중뇌 수도관주위회색질로 투사한다. 따라서 이 투사로는 시상하부와 수도관주위회색질의 내장기능을 조절할 수 있는 편도체에 의한 신경로와 유사한 기능을 한다. 일부 저자들은 의지핵을 각각 운동기능과 감정기능을 통합하는 기저핵과 변연계의 일부로 본다. 의지핵에서 기원한 투사로에는 무명질로 향하는 짧은 축삭이 포함되어 있는데, 이 축삭은 이어서 시상하부와 편도체로 향한다(광범위한 대뇌피질에 분포함). 의지핵의 다른 투사로는 배쪽피개ventral tegmentum 부위로 하행한다. 배쪽피개는 변연계와 신피질(의지핵 포함)로 향하는 도파민섬유의 주요 원천이다. 이 신경로는 중독addiction과 연관되어 있다(자세한 내용은 28장 참조). 따라서 배쪽피개와 의지핵의 상호연결은 많은 변연계 내의 신경활동을 조절하는 역할을 할 수 있다. 변연계로 입력되는 모노아민신경로는 감정조절의 기반이 되는 것으로 여겨진다. 따라서 의지핵으로부터의 입력은 이 과정을 조절하는데 중요

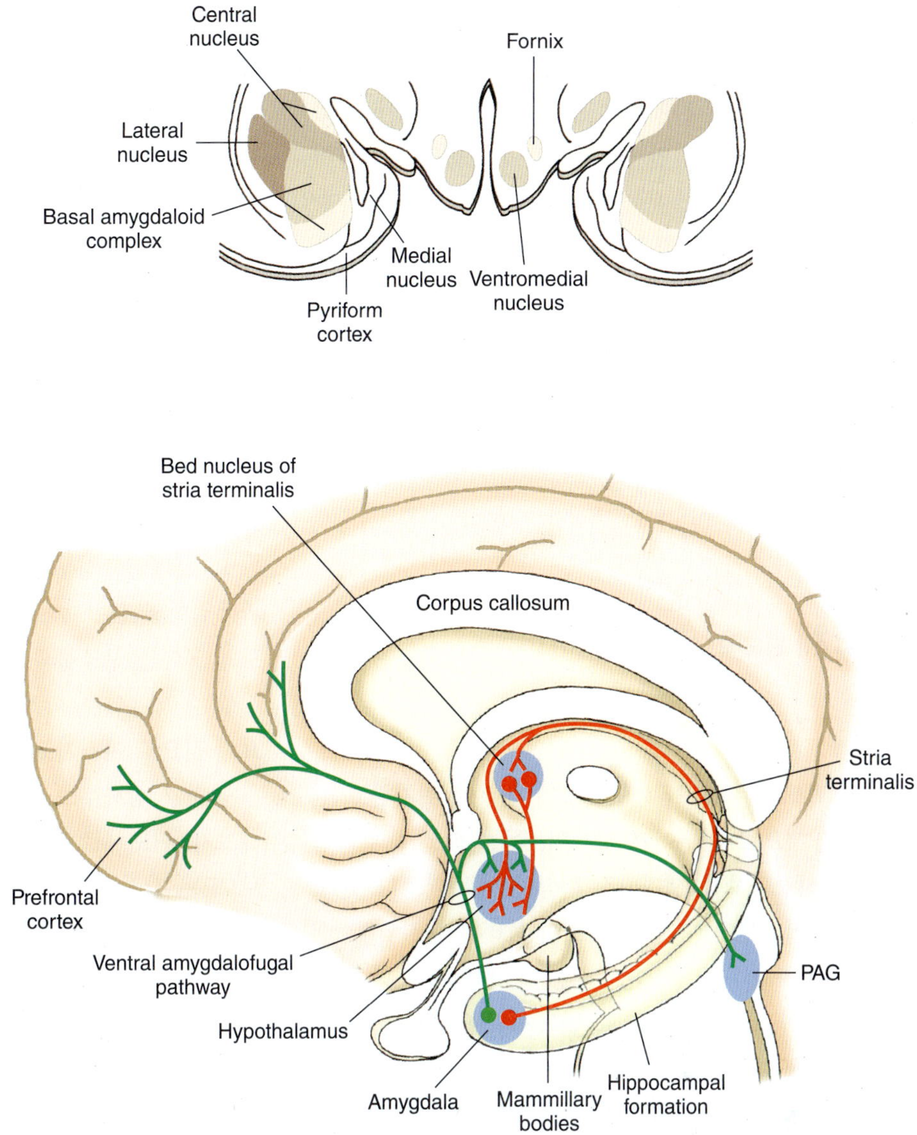

그림 24.7 편도체 원심신경로. 상부 패널에는 편도체의 구조를 나타내었다. 하부 패널에는 편도체의 주요 원심신경로를 나타내었다. 주 원심신경로의 하나는 분계선조이며, 이 신경로는 분계선조침대핵과 내측시상하부 전후부위로 투사한다. 침대핵에서 나온 신경섬유는 비슷한 시상하부 부위에도 분포한다. 시상하부 및 중뇌 수도관주위회색질로 향하는 다른 원심신경로는 배쪽편도원심로이다. 또 다른 섬유가 편도체로부터 입쪽으로 주행하여 전전두엽피질에 분포한다.

한 역할을 할지도 모른다.

마이네르트기저핵basal nucleus of Meynert(그림 12.15 참조)이라 불리는 무명질의 일부는 **알츠하이머병**Alzheimer's disease의 발병과 관련하여 특히 관심이 높다. 마이네르트기저핵은 대각선조의 수평가지 바로 외측에 위치한다. 대각선조핵과 마찬가지로, 마이네르트기저핵 신경세포는 아세틸콜린을 유리하며 여러 대뇌피질 및 변연계로 투사한다. 알츠하이머병(심각한 기억상실을 나타냄)은 (1) 신경원섬유매듭neurofibrillary tangle의 존재, (2) β-아밀로이드판β-amyloid plaque(대뇌피질 세포 밖에 비정상 단백질이 축적된 것)의 존재, (3) 마이네르트기저핵 신경세포 소실 및 피질 조직의 아세틸콜린 농도 감소와 연관되어 있다. 마이네르트기저핵으로부터 변연구조물로 많은 신경로가 투사하므로 이들 신경로가 손상되면 알츠하이머병 환자에서 관찰되는 감정 변화를 일으킬 수 있을 것이다. 게다가 추가적인 증거에 따르면 신경세포 손상은 마이네르트기저핵에만 국한되어 있지 않고 변연핵들도 손상될 수 있다고 생각되고 있다. 알츠하이머병 환자에서 신경세포 소실이 있을 것으로 생각되는 변연구조물에는 브로카대각선조와 해마이행부피질이 포함된다. 최근의 연구에 따르면, 아밀로이드 침착은 아밀로이드전구단백질amyloid precusor protein을 암호화하고 있는 유전자의 돌연변이에 의해 일어나는 것으로 생각되고 있다. 게다가 19번 염색체에 있는 아포지질단백질E apolipoprotein E의 ε4 대립유전자allele가 알츠하이머병 발병의 위험인자로 보고되어 있다. 알츠하이머병은 약물로 치료하고 있다. 알츠하이머병 치료에 아리셉트Aricept를 사용하고 있다. 이 약물은 가역적 아세틸콜린 에스테라아제 억제제acetylcholinesterase inhibitor(7장 참조)이며, 요양원에 입원한 환자에게서 일부 효과를 나타내고 있다. 알츠하이머병의 원인 중 하나로 특히 해마에서 일어나는 글루탐산-유발 흥분독성glutamatergic-induced excitotoxicity이 관여하는 것으로 생각되므로 다른 약물로서 나멘다Namenda·memantine와 같은 NMDA 길항제가 개발되었으며 중등도 및 중증 알츠하이머병의 일부 증상의 발현을 늦춘다고 보고되어 있다. 현재 개발 중인 다른 약물은 아밀로이드-B 생성 및 아밀로이드 병변을 표적으로 하고 있다. 이런 약물들은 아밀로이드 침착을 억제하기 위해 고안되었으며 일종의 면역요법에 해당한다.

편도체 편도핵·Amygdala

조직 구조 Histology

사람의 편도체는 갈고리이랑uncus의 심부에 위치하고 있고, 여러 핵으로 이루어져 있으며, 이들 핵은 해부학적 연결 및 신경화학적·생리학적 특성이 서로 다르다. 편도체는 이상엽pyriform or piriform lobe이라 불리는 피질외투cortical mantle를 포함하고 있으며, 이상엽은 편도체로 많은 입력을 제공하므로 기능적으로 편도체와 연관되어 있다. 편도체를 구성하는 주요 핵으로는 외측핵lateral nucleus과 기저핵basal nucleus, 내측핵medial nucleus, 전핵anterior nucleus, 중심핵central nucleus, 피질핵cortical nucleus을 들 수 있다. 그러나 기능적 관점에서 이 핵을 두 군, 즉 (1) **피질내측핵군**corticomedial group(주로 피질핵과 내측핵, 내측기저핵을 포함하며 편도체의 등쪽내측부에 위치함), (2) **기저외측핵군**basolateral group(외측핵과 중심핵, 외측기저핵을 포함함)으로 나누는 것이 편리하다(그림 1.7, 그림 24.7 참조). 앞에서 설명한 대로, 편도체는 이상엽과 밀접하게 연관되어 있다. 편도체와 인접한 입쪽 피질부위를 **전이상엽피질**prepyriform area or cortex이라 하고, 이상엽의 더 뒷부분을 **편도체주위피질**periamygdaloid area or cortex이라 한다.

구심신경로 Afferent Connections

해마형성체와 마찬가지로, 편도체는 감각계 및 모노아민계로부터 입력을 받는다. 편도체로 들어가는 입력은 후각신호 및 미각신호의 전달과 연관된 구조물로부터 기원한다. 구심입력은 후각망울olfactory bulb로부터의 직접 입력과 이상엽pyriform lobe(이 구조물은 후각망울로부터 입력을 받음)으로부터의 간접 입력, 그리고 고립핵으로부터의 직·간접 입력을 포함하고 있다. 또한 편도체는 신피질로부터도 입력을 받는다. 이러한 입력으로는 측두엽 신피질로부터 들어오는 청각신호와 전전두엽피질로부터 들어오는 통합신호를 들 수 있다. 편도체로 투사하는 전뇌의 비감각정보에는 배쪽내측시상하부와 무명질, 브로카대각선조, 내측시상을 들 수 있다.

원심신경로 Efferent Connections

편도체의 가장 중요한 원심신경로들은 시상하부hypothalamus와 분계선조침대핵bed nucleus of stria terminalis, 중뇌 수도관주위회색질midbrain PAG에 분포한다. 이들 신경로는 편도체가 이들 구조물과 연관된 내장기능을 정상적으로 조절할 수 있는 해부학적 기반을 제공하기 때문에 매우 중요한 것으로 여겨지고 있다.

먼저 시상하부로 향하는 편도체 투사로에 대해 생각해보자. 편도체로부터 시상하부로 향하는 연결은 직접경로 또는 간접경로를 통해 일어난다. 직접경로에는 **분계선조**stria terminalis와 **배쪽편도원심로**ventral amygdalofugal pathway가 있다. 분계선조는 주로 **피질내측편도핵**corticomedial amygdaloid nucleus으로부터 기원하며, 주로 전시각내측시상하부preopticomedial hypothalamus와 그 전후 부위로 투사한다. 배쪽편도원심로는 주로 기저외측편도핵basolateral amygdaloid nucleus으로부터 기원하여 이상엽피질의 심부를 통해 주행한 후 주로 외측시상하부와 중뇌 수도관주위회색질에 분포한다(그림 24.7). 이들 두 군의 신경섬유에 의해 피질내측편도핵은 직접적으로 내측시상하부를 조절할 수 있고, 기저외측편도핵은 직접적으로 외측시상하부와 수도관주위회색질을 조절할 수 있다. 또한 편도체는 간접적으로도 시상하부와 수도관주위회색질의 활동을 조절할 수 있다. 편도체는 **분계선조침대핵**bed nucleus of stria terminalis으로 연결되고, 이어서 분계선조침대핵으로부터 이들 구조로 직접 투사되기 때문이다. 또한 편도체는 전전두엽피질과 중요한 해부학적 상호 연결로를 가지고 있다. 편도체와 전두엽피질 사이의 상호연결로는 사람(그리고 동물)이 받아들이는 많은 청각신호와 미각신호, 후각신호, 시각신호와 같은 감각정보의 감정적 측면과 관련된 해부학적 기반이 될 가능성이 높다.

편도체의 기능과 기능이상

Functions and Dysfunctions of the Amygdala

아마도 모든 변연구조물 중에서 시상하부의 내장기능을 가장 강력하게 조절하는 것은 편도체일 것이다. 공격성·분노, 섭식기능, 그리고 심혈관계 및 내분비 기능에서 편도체의 역할을 알아내기 위한 다양한 연구들(편도체를 제거하고, 병변을 만들고, 전기로 자극하는)이 진행되었다. 편도체를 제거하였을 때 나타나는 행동효과를 알아보기 위한 고전적 연구가 1937년 클뤼버Klüver와 부시Bucy에 의해 수행되었다. 그들은 원숭이의 편도체에 병변을 일으켰을 때 나타나는 여러 가지 행동 변화를 설명하였는데, 이 원숭이들은 성욕과다hypersexuality와 식사 행태 변화, 무서운 대상을 향한 불안 감소, 먹을 수 없는 물체를 입으로 탐색하고 접촉하는 경향, 시각실인증visual agnosia을 나타냈다. 이러한 반응 경향을 **클뤼버-부시증후군**Klüver-Bucy syndrome이라 하였다. 그러나 편도체가 손상된 사람에서는 이들 증후군의 일부 증상만 전형적으로 나타났다.

그러나 다른 연구에 따르면 공격행동에 대한 편도체의 조절특성은 일정하지 않다는 것이 증명되었다. 편도체는 부위별로 각기 다른 유형의 공격행동에 대해 서로 다른 효과를 나타내었다. 예를 들면, 피질내측편도핵을 자극하면 방어적분노행동defensive rage behavior을 강력하게 촉진하는 효과를 나타냈지만, 포식공격행동predatory attack behavior에 대해서도 그만큼 강력하게 억제하였다. 이와는 달리, 기저외측편도핵은 이들 유형의 공격행동에 반대 효과를 나타내었다. 이와 관련된 일부 기전이 밝혀져 있다. 내측편도핵이 방어적분노행동을 강화하는 것은 분계선조를 통해 내측시상하부 신경세포를 흥분시키기 때문이며 신경전달물질로 서브스탠스P substance P를 이용하는 반면, 중심편도핵과 외측편도핵이 나타내는 이러한 유형의 공격성에 대한 억제는 중뇌 수도관주위회색질로 향하는 억제성 엔케팔린투사로를 통해 매개된다.

편도체와 공격성·분노와의 상관관계에 관한 연구는 사람에서도 진행되었다. 이 연구는 대개 치료할 수 없는 뇌전증 환자에서 수행되었는데, 편도체 병변을 가진 사람은 전반적으로 온순해지는 결과(공격행동과 분노행동, 과잉행동의 감소)를 나타내었다. 병변의 위치는 명확히 확인되어 있지 않다(편도체가 손상됐을 것으로 추정함). 그러나 편도체를 침범한 종양을 가진 환자(대부분의 경우)는 보통 사람이 약간의 짜증을 내는 정도의 사건에 대해 종종 분노행동과 충동성, 감정조절 소실을 나타내었다.

동물과 사람의 편도체를 전기 자극하였을 때는 공격반응을 나타내지 않았다. 사람에서 편도체를 자극하였을 때, 안도감relief과 휴식relaxation, 무심함detachment, 전반적인 쾌감general pleasant sensation 같은 다양한 유형의 감정을 유발할 수 있었다.

편도체를 자극하였을 때 서로 다른 심혈관계 반응을 비슷하게 유발할 수 있었다. 일반적으로 혈압 증가와 심박수 증가, 동공확장과 같은 승압반응이 우세하게 나타났으며, 특히 방어적분노행동을 촉진하는 부위(피질내측편도핵)를 자극할 때 그러한 반응을 보였다. 편도체 자극은 또한 배뇨를 일으키고 간혹 감압반응을 일으켰다는 보고도 있다.

편도체는 또한 다른 기능에도 중요한 역할을 한다. 이 부위는 시상하부와 연관된 섭식기능 및 수분섭취기능을 조정한다. 자극 및 병변 연구에 따르면, 기저외측편도핵은 촉진효과를 나타낸 반면, 피질내측편도핵은 억제효과를 나타내었다. 또한 편도체는 내분비 기능에도 영향을 미친다. 피질내측편도핵을 자극하였을 때 배란을 유도할 수 있었지만, 분계선조를 절단한 경우 이 반응이 나타나지 않았다. 게다가 기저외측편도핵을 자극하였을 때 성장호르몬 유리가 촉진되었지만, 피질내측편도핵은 성장호르몬 유리를 억제하였다. 또한 기저외측편도핵 자극과 피질내측편도핵 병변은 ACTH 유리를 촉진하였다. 정리하면, 기저외측편도핵과 피질내측편도핵에서 기원한 신경로는 외측 및 내측 시상하부(그리고 중뇌 수도관주위회색질)로 투사하여 다양한 내장기능(정상적으로 시상하부와 연관된)을 별도로 조정한다.

편도체는 또한 공포반응을 편성하고 조절하는 데 중요한 역할을 한다. 실험연구를 통해 설치류에서 청각자극의 조건화 공포반응을 매개하는 데 관여하는 편도체가 포함된 회로가 확인되었다. 간략히 설명하면, 중심편도핵 및 관련 편도핵은 내측무릎체MG로부터 직접적으로 청각입력을 받고, 청각피질로부터 간접적으로 청각입력을 받는다. 청각자극에 대한 조건화 공포반응을 매개하는 신경회로는 편도체에서 통합되며 편도체로부터 뇌간을 거쳐 결국 척수와 뇌신경 감각핵과 운동핵으로 가는 출력로를 통해 반응이 나타나므로 이 회로가 관련된 감정반응을 나타내는 기반이 된다. 이 회로 성분을 손상시키면 공포반응이 줄어들거나 소실된다. 사람에서 일부 측두엽 앞부분(편도체 포함)에서 석회화가 일어난 질병(**우르바흐-비테병**Urbach-Wiethe disease)의 증상은 흥미롭다. 이 병을 앓고 있는 환자는 정상이라면 두려워해야 할 자극을 인식하는데 어려움을 나타낼 수 있다.

변연계에 속하는 대뇌피질
Limbic Component of the Cerebral Cortex

해부학적 연결 Anatomical Connections

전전두엽피질prefrontal cortex과 전대상이랑앞띠이랑·anterior cingulate gyrus은 주로 변연계의 일부로 간주되는데, 그것은 이들이 정상적으로 시상하부로 간접적으로 신경로를 보내 시상하부와 연관된 기능을 조정하기 때문이다. 그러나 전전두엽피질 및 전대상이랑의 일부 기능은 다른 뇌부위로 투사함으로써 매개될 가능성도 있다. 이러한 부위로는 기저핵basal ganglia과 다른 대뇌피질 부위, 뇌간핵brainstem nuclei, 시상구조물thalamic structures을 들 수 있다.

대뇌피질 구조물인 전전두엽피질은 모든 대뇌피질 부위로부터 구심섬유를 받는다는 점에서 특별하다. 또한 전전두엽피질은 모든 뇌간 모노아민계와 변연계-관련 구조물로부터도 입력을 받는다. 이들 구조물에는 내측등쪽시상핵mediodorsal thalamic nucleus [MD](상호연결로를 공유함)과 외측시상하부lateral hypothalamus, 브로카대각선조diagonal band of Broca, 기저외측편도핵basolateral amygdala, 해마이행부피질subicular cortex이 포함된다. 전전두엽피질에서 기원한 신경섬유는 측두엽 신피질과 측두엽 심부구조물(편도체와 해마이행부피질 포함)로 투사한다. 시상하부 기능에 대한 전전두엽피질의 영향은 직접경로와 간접경로를 통해 일어난다. 직접경로는 최근에 밝혀졌으며, 전전두엽피질에서 기원하여 단일시냅스를 이루어 시상하부로 투사한다. 간접경로는 내측등쪽시상핵MD으로 향하는 초기 투사를 포함하며, 여러 개의 개재뉴런을 거쳐 내측등쪽시상핵MD과 중간시상핵midline thalamic nucleus으로부터 입쪽으로 향하며, 전전두엽에서 출발한 흥분파는 전외측시상하부에도 도달할 수 있다(그림 23.3 참조).

전대상이랑anterior cingulate gyrus은 다음 부위, 즉 (1) 시상전핵anterior thalamic nucleus, (2) 배쪽피개구역VTA에서 기원한 도파민섬유, (3) 브로카대각선조diagonal band of Broca로부터 입력을 받는다. 전대상이랑의 원심섬유는 내측등쪽시상핵MD 및 해마이행부피질로 투사한다. 이런 식으로, 전대상이랑은 전전두엽피질이 사용하는 시상하부로 향하는 동일한 신경회로(내측등쪽시상핵 → 중간시상핵 → 전외측시상하부)를 이용하여 내장기능을 조정할 수 있다. 다른 대상이랑 부위는 대상다발띠다발·cingulum을 통해 해마형성체로 투사하며, 이 경로는 파페즈회로의 일부(그림 24.4)로서 기억과정에 관여한다.

대뇌피질의 기능 Functions of the Cerebral Cortex

전전두엽피질 이마앞엽피질·Prefrontal Cortex

전전두엽피질은 진화 정도에 따라 상당한 변화를 보인다. 설치류에서는 전전두엽피질이 흔적만 존재하고, 고양이에서는 좀 더 명확히 확인되며, 영장류에서는 상당히 더 커지고, 사람에서는 상대적 크기가 가장 큰데, 이것은 진화함에 따라 전전두엽의 역할이 점점 중요해진다는 것을 의미한다.

전전두엽피질은 감정기능과 지적기능에 모두 관여한다. 감정행동과 관련하여 안와전두영역orbital frontal region이나 내측전전두엽피질medial aspect of prefrontal cortex을 자극하면 시상하부에 의해 유발된 포식공격반응predatory attack response과 방어적분노반응defensive rage response, 그리고 자발적으로 일어난 공격행동aggressive behavior이 강력하게 억제inhibition된다. 공격반응에 대한 전전두엽피질의 억제효과는 전전두엽피질로부터 내측등쪽시상핵MD으로 향하는 신경로가 온전해야 나타난다. 이 신경로가 손상되거나 내측등쪽시상핵에 병변이 발생하면 전전두엽피질의 흥분에 따라 나타났던 공격반응에 대한 억제효과는 차단된다.

사람의 공격성을 조절하는 데 있어서 전전두엽피질의 중요성은 오랫동안 인식되어져 왔다. 전전두엽피질 손상에 대한 첫 증례는 19세기 중엽 버몬트의 철도노동자였던 피네아스 게이지Phineas Gage가 사고 후 나타내었던 증상에 관한 것이었다. 그는 대못이 두개골을 관통하는 사고를 당했으며, 그의 전전두엽 부위는 심하게 손상되었다. 놀랍게도 그는 심각한 운동장애 없이 회복할 수 있었다. 그러나 곧이어 그는 심각한 감정변화 및 인격변화를 나타내게 되었는데, 사고 전에는 그렇지 않았던 피네아스 게이지는 사고 후 화를 잘 내고, 비이성적으로 바뀌었으며, 반항적 태도를 주로 나타내었다. 따라서 이러한 관찰을 통해 전전두엽피질은 정상적으로 공격성과 분노행동을 억제한다고 생각하게 되었다.

1936년 에가스 모니스Egaz Moniz는 사람의 폭력성violence과 정신병적행동psychotic behavior을 조절하기 위해 **전전두엽절개술**prefrontal lobotomy(전전두엽피질의 구심신경 및 원심신경을 절단함)을 고안하였다. 이 수술법을 고안한 공로로 모니스는 노벨상을 수상하였다. 이 수술법은 약간의 성공을 거두기도 했지만 다양한 증례에서 경증의 인격변화가 보고되었다. 그러나 공격성향을 감소시킨다는 일관된 효과는 상당한 기간 동안 보고된 적이 없었다. 전전두엽절개술은 정신병치료제antipsychotic drug와 같은 다른 비침습적 치료법으로 대체되었다. 따라서 이러한 수술적 치료법은 현재는 거의 이용되지 않는다.

또한 전전두엽피질은 시상하부와 연관된 다른 기능들도 강력하게 조정한다. 예를 들면, 전전두엽피질 병변은 섭식행동을 증가시키며, 이와는 달리 전전두엽을 자극하면 섭식이 억제된다. 또한 전기 자극은 호흡운동을 억제하고, 혈압을 변화시키며, 위 운동을 억제하고, 사지의 체온을 증가시킨다.

전전두엽피질 병변은 지적기능에 대해서도 뚜렷한 효과를 나타낸다. 아마도 전전두엽피질 병변 이후에 일어나는 기능 소실을 나타내는 확실한 증거 중 하나는 지연교번검사delayed alternation test를 이용한 동물 실험과 관련이 있다. 이 실험에서, 동물에게 음식이 있는 두 장소를 보여주었다. 동물에게 부여한 학습과제는 특정 기간 동안 음식 먹기를 기다리는 것이다. 정상적으로 온전한 동물은 짧은 기간 동안에 이 지연과제를 학습하게 된다. 그러나 전전두엽피질에 병변이 있는 동물은 많은 실수를 하게 되며, 대부분의 동물은 반응 전에 요구되는 시간을 기다리지 못한다. 게다가 전전두엽피질이 손상된 동물은 두 소리 또는 두 개의 시각신호를 구분하게 하면 온전한 동물에 비해 수많은 실수를 하게 된다.

전전두엽피질이 손상된 환자는 몇 가지 특징적인 지능장애 및 지각장애를 나타낸다. 환자들은 자신의 신체가 기울어져 있는 상태에서 수직선을 정확히 알아내는 데 어려움을 나타낸다. 이들 환자에게 카드를 색깔별로, 모양별로, 숫자별로 분류하는 카드분류과제card-sorting task를 시키면 이들은 분류 기준이 바뀌기 전까지는 과제를 쉽게 수행한다. 분류 기준이 바뀐 상황(예, 모양으로부터 숫자로 바뀜)에 노출되면, 이들은 원래의 전략에 집착하는 경향을 나타내며, 원래 목표 및 목적에 대한 의미를 소실하는 것으로 보인다. 이러한 행동이상은 '행동프로그램 교란'으로 특징지을 수 있는데, 이러한 교란은 전두엽과 다른 피질(두정엽과 측두엽) 간의 연결이 끊겨 일어나는 것으로 보인다.

전대상이랑 앞띠이랑 · Anterior Cingulate Gyrus

실험적 증거에 따르면, 전대상이랑은 부분적으로 시상하부와 연관된 내장기능의 조절에도 연관되어 있는 것으로 보인다. 예를 들면, 전대상이랑을 전기 자극하면 고양이의 외측시상하부로부터 유발된 포식공격행동을 억제하는 반면, 이 부위의 병변은 여러 가지 종에서 포식공격행동을 촉진한다. 병력 연구에 따르면, 사람에서 이 부위에 발생한 종양은 공격반응과 연관되어 있는 반면, 전기 자극은 호흡 마비를 초래하고, 혈압과 심박수를 감소시킨다. 따라서 전대상이랑은 시상하부 기능과 연관된 여러 내장기능을 대체적으로 억제하는 전전두엽피질과 비슷한 기능을 하는 것으로 보인다. 그러나 앞에서 언급한 대로, 이들 기능과 연관된 전전두엽피질과 대상이랑의 조정효과 역시 전뇌 및 뇌간의 다른 신경세포군에 존재하는 다른 신경회로를 통해 매개될 가능성이 높다.

변연회로에서 일어나는 병적 활동

Pathological Activity Within Limbic Circuits

뇌전증epilepsy은 변연계, 특히 측두엽 구조물과 연관된 주요 질환이므로 우리는 다음 단락에서 뇌전증과 뇌파electroencephalogram [EEG]의 적용에 대해 다룬다.

뇌활동 측정: 뇌파

Measurement of Brain Activity: The Electroencephalogram

뇌파EEG는 두피scalp에서 기록하며 뇌전증 수술을 하는 중에는 뇌 표면에서 기록하기도 한다. 뇌파는 두피에 설치한 두 개의 활성전극active electrode 간의 전위차를 측정하거나 두피전극과 비활성전극inactive electrode(대개 귀 뒤에 설치함) 간의 전위차를 측정한다. 뇌파EEG는 두피로부터 **흥분성시냅스이후전위**excitatory postsynaptic potential [EPSPs]와 **억제성시냅스이후전위**inhibitory postsynaptic potentials [IPSPs]의 총합을 측정한다. 이들 신호는 신폭이 작으므로 차등증폭기differential amplifier를 이용하여 관찰할 수 있는 파형으로 증폭시킨다. 금이나 백금 전극을 연마제로 닦아낸 후 두피에 설치한다. 전극에 붙어 있는 전선과 연결된 플러그를 증폭기에 연결된 플러그함에 꽂는다.

정상인 경우와 비정상인 경우, 양쪽 모두 뇌파에서는 다양한 형태의 파형이 관찰된다. 예를 들면, 정상인이 눈을 감고 조용히 누워 있으면, 후두엽 유도에서 **α리듬**alpha rhythm이 관찰된다. 눈을 뜨면 이 파형은 사라진다. 만일 파형이 느리거나 없으면 신경학적 문제가 있을 수 있다. 각성상태에서는 저진폭 고주파 파형이 나타나는 것이 특징이다(그림 22.10 참조). 뇌전증모양극파epileptiform spike가 뇌파에 나타나도 비정상이다. 극서파spike and wave는 대표적인 뇌전증모양방전epileptiform discharge이고 극파가 선행하여 나타나며 서파가 뒤따라 나타난다. 환자가 뇌전증 발작을 겪었고 뇌파에서 극서파가 관찰되면 뇌전증을 진단하는 데 도움이 된다. 3 Hz극서파복합체3 Hz spike and wave complex도 뇌전증모양파이다. 허공을 공허하게 바라보다가 금방 정신이 회복되는 형태의 발작이 반복되었던 환자의 뇌파에 3Hz극서파복합체가 관찰되면 소발작absence seizure을 진단하는 데 도움이 된다. 측두엽이나 해마형체hippocampal formation에서 기록되는 4~7 Hz의 파형이 있다. 이 주파수를 가지는 파형은 θ리듬theta rhythm에 해당한다. 동물 실험에서 θ리듬은 정상적으로도 해마형성체에서 나타날 수 있다. 동물이 목표물에 근접하는 것과 같은 상황에서 행동의 동기가 유발되었을 때 관찰할 수 있다. **δ리듬**delta rhythm은 1~3 Hz의 주파수를 가지는 매우 느린 파형이다. 뇌종양과 같은 원인에 의해 심한 뇌손상이 발생한 경우에 기록된다. 또한 이 파형은 수면 중에 정상적으로 잠시 기록되기도 한다. 뇌파는 뇌전증 이외에도 혼수와 같은 환자의 상태를 파악하는 데도 유용하다.

뇌전증 Epilepsy

발작seizure은 뇌파에서 갑작스럽게 발작방전이 발생하면서 행동이나 의식의 이상이 동반하여 나타나는 현상이다. 발작은 전신발작generalized convulsion을 포함하여 다양한 형태가 있다. 감각증상이 나타나기도 하는데 이는 조짐aura 혹은 단순부분발작simple partial seizure이다. 운동증상이 다양한 형태로 나타나기도 한다. 각 환자에서 발작은 대개 일정한 형태로 반복해서 나타난다. 일부의 약물저항뇌전증에서는 발작의 형태가 다양한 경우도 있다.

뇌전증epilepsy은 특별한 유발인자가 없이 발작이 반복하여 발생하는 상태이다. 신경세포의 기능에 이상이 생기거나 발작역치를 낮추는 대사문제가 발생하면 EPSPs가 동기화되어 방출된다. 발작은 이러한 EPSPs가 확산되어 발생한다. 발작은 특별한 원인 없이 발생하기도 하지만 다양한 원인에 의해 초래될 수 있는 증상이다. 뇌종양과 혈관기형 같은 뇌 안의 종괴가 원인이 되기도 한다. 발작은 감염과 약물, 대사장애에 의해서도 발생하고, 항뇌전증약을 복용하던 사람이 갑자기 약을 끊는 경우에 발생하기도 한다. 발작이 일어나는 시간을 **발작기간**ictal period이라 부르고, 발작이후 시간을 **발작후기간**postictal period이라 부르며, 발작과 발작 사이의 시간을 **발작사이기간**interictal period이라 부른다.

발작은 두 가지 기본 유형으로 분류한다. (1) 부분발작partial or focal seizure(발작이 한쪽 대뇌반구의 일부분에서 기원하는 경우임), (2) 전신발작generalized seizure(발작이 양쪽 대뇌반구를 포함하는 넓은 부위에서 기원하는 경우임). 뇌파에서 뇌전증모양파가 관찰되면 발작이 한쪽 뇌의 일부분에서 기원하는지 아니면 양쪽 대뇌반구를 포함하는 넓은 영역에서 기원하는지 파악하는데 도움이 된다.

부분발작에는 단순부분발작simple partial seizure과 복합부분발작complex partial seizure이 있다. **단순부분발작**은 의식변화가 일어나지 않는 발작이다. 다양한 형태의 감각증상과 운동증상이 단순부분발작의 증상으로 나타나며, 지속시간은 대개 1~2분 이내이다. 국소운동간대발작focal motor clonic activity과 **잭슨운동발작**Jacksonian motor march이 운동증상으로 나타나는 단순부분발작의 예이다. 잭슨운동발작은 대뇌피질에서 발생하는데 운동피질의 **호먼큘러스**homunculus의 분포와 연관하여 증상이 전개된다. 한 쪽 손의 손가락의 강직성 수축으로 시작하여 같은쪽의 손, 얼굴, 그리고 다리로 번진다. 환자의 운동 증상이 호먼큘러스에 운동중추가 분포하는 순서대로 특정 근육으로부터 다른 근육으로 행진하듯이 전파하는 것이다. 다른 유형의 단순부분발작은 체성감각, 시각, 후각, 미각, 그리고 전정감각과 같은 감각 증상이 발생하는 경우이다. 자율신경발작도 단순부분발작에 포함된다. 자율신경발작의 증상은 상복부에서 무언가 올라오는 듯한 느낌으로 나타나기도 하고, 창백함, 발한, 동공확대와 같은 자율신경증상으로도 나타난다. 정신증상이 단순부분발작의 증상으로 발생하기도 하지만 의식변화가 나타나는 복합부분발작으로 진행하는 경우가 많다. 단순부분발작으로 발생하는 정신증상으로는 언어장애dyspahsia를 들 수 있는데, 이 언어증애는 실어증aphasia보다는 덜 심각한 형태이다.

그 외에 발작에 의한 정신증상으로 기시감déjà vu과 공포, 분노, 대시증macropsia(실제보다 크게 보임), 소시증micropsia(실제보다 작게 보임)을 들 수 있다. 이렇게 겉으로 들어나지 않고 환자만 경험하는 단순부분발작을 '조짐aura'이라 하는데, 조짐은 발작이 번져서 복합부분발작이 일어날지 모른다는 경고가 된다.

가장 흔한 유형의 발작은 **복합부분발작**complex partial seizure(때때로 정신운동발작 psychomotor seizure이라고도 함)이다. 이들 발작은 의식소실 또는 의식장애를 나타내는 것이 특징이다. 복합부분발작이 조짐aura이나 단순부분발작으로 시작하여도 결국 발작의 형태는 복합부분발작으로 판단한다. 발작이 일어나는 동안 환자는 공허하게 허공을 바라보고 말에 반응하지 않는다. 환자에게 자동증automatism이 증상으로 나타나기도 한다. 자동증은 자동적이고, 정형화되어 있으며, 목적이 없는 행동을 반복하는 것이다. 자동증이 나타나면 환자는 음식을 씹는 것 같은 행동을 반복하거나, 입맛을 쩝쩝 다시거나, 물건을 잡았다 놓는 행동을 반복한다. 복합부분발작은 단일 초점으로부터 전체 대뇌피질로 전파될 수 있으므로 이차적으로 전신발작을 일으킬 수 있다. 처음에는 복합부분발작의 형태로 나타난 발작이 뇌에서 넓게 전파되어 전신강직간대발작generalized tonic-clonic seizure으로 전개되는 것이다. 전신강직간대 발작이 지나가면 발작후기간에 환자의 의식이 명료하지 않고 졸음현상이 나타날 수 있다.

전신발작generalized seizure은 광범위한 대뇌피질로부터 기원하고, 기원 부위가 양쪽 대뇌반구를 모두 포함하는 경우이다. 모든 전신발작에서는 뇌파에서 광범위한 뇌전증 활성을 관찰할 수 있다. 전신발작의 흔한 유형으로 **전신강직간대발작**generalized tonic-clonic seizure을 들 수 있다(그림 24.8). 이 발작은 운동증상으로 나타나는 '경련발작convulsive seizures'에 속한다. 전신강직간대발작은 전신이 뻣뻣해지는 강직기긴장기·tonic phase로 시작하고 뒤이어 사지의 작용근과 대항근이 수축하여 발생하는 간대기clonic phase가 나타난다. 간대기는 빠른 움직임과 함께 시작하며, 이어서 이 움직임은 점점 느려져 멈추게 된다. 간대기가 지나도 환자의 의식은 한 동안 회복되지 않는다. 전신강직간대발작이 시작될 때 환자는 긴장된 기도를 통해 공기를 뿜어내기 때문에 '뇌전증비명epileptic cry'이 발생하기도

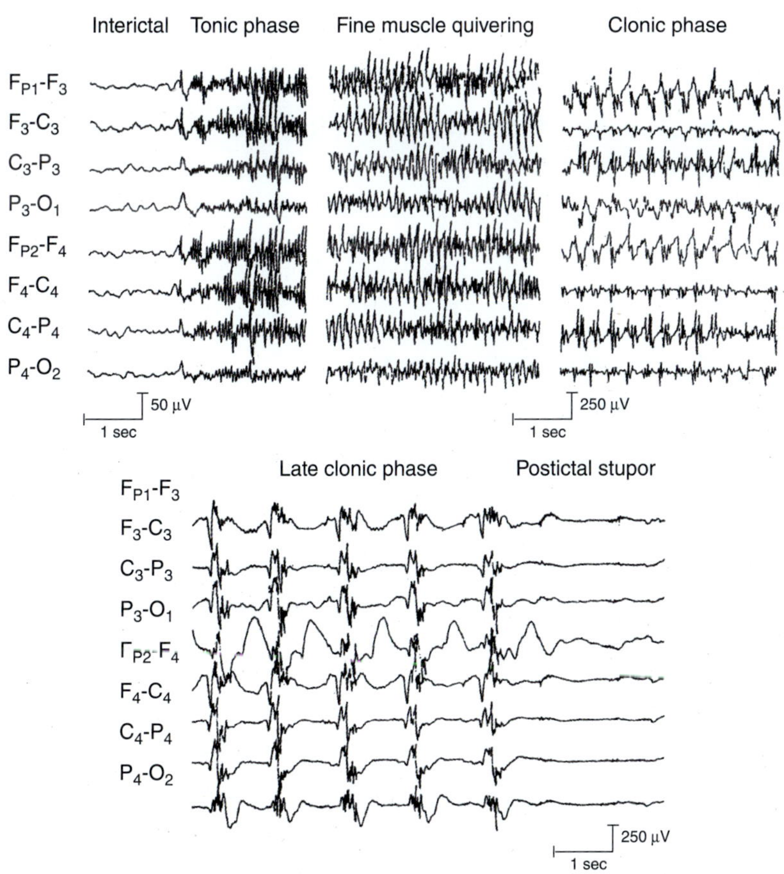

그림 24.8 전신강직간대발작이 관찰되는 뇌파 기록. 여러 뇌파 분절은 전신강직간대발작의 각 단계를 다음의 순서대로 보여준다. 발작사이기간(발작 선), 반복적인 극파와 함께 나타나는 강직기(몸이 뻣뻣해짐), 간대기(몸이 요동침, 극서파를 나타냄), 발작후기(발작이 끝난 상태). (From Westmoreland BF, et al.: Medical Neurosciences, 3rd ed. Boston: Little, Brown & Co., 1994, p. 484.)

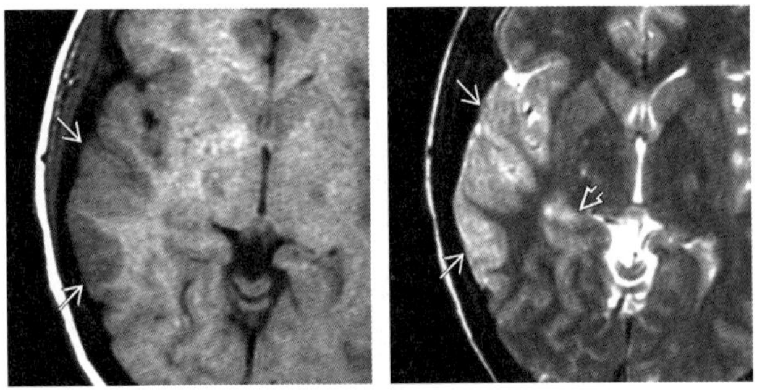

그림 24.9 뇌전증지속상태에 있는 환자의 뇌 자기공명영상의 축방향 영상. 왼쪽 사진: 측두엽피질이 두꺼워져 있고, 병변은 회백질과 백질을 침범하고 있다(흰색 화살표). 오른쪽 사진: 같은 환자의 사진이다. 측두엽 피질(흰색 화살표)과 해마(두꺼운 화살표머리)에 고신호강도가 관찰된다. (From Osborn AG: Diagnostic Imaging Brain, 2nd ed. Altona, Manitoba, Canada: AMIRSYS and Baltimore: Lippincott Williams & Wilkins, 2010, pp. I-10, 66.)

한다. 대부분의 발작은 지속시간이 1~2분 정도이고, 신경학적으로 응급상황이라고 할 수는 없다. 그러나 발작이 뇌전증지속상태status epilepticus로 나타나면 이환율과 사망률이 높은 응급상황이다. 뇌전증지속상태는 발작이 멈추지 않고 지속되거나, 발작이 반복되면서 발작 사이에 의식이 회복되지 않는 상태이다. 해마형성체와 이와 연접되어 있는 측두엽피질의 변화나 이상이 뇌전증지속상태와 연관되어 있을 수 있다(그림 24.9).

다른 전신발작 유형으로는 소발작absence seizure과 근간대뇌전증myoclonic seizure, 무긴장발작atonic seizure을 들 수 있다. 소발작은 매우 짧게 끝나며(약 3~10초), 환자는 반응이 없으므로 흔히 '백일몽daydreaming'이라 설명한다(그림 24.10). 발작을 하는 동안 환자를 조사해 보면, 모든 행동 기능을 멈추지만 발작 후 곧이어 다시 행동을 나타내며 유효한 발작후시기postictal period에 의식이 곧 바로 회복되어 증상이 전혀 없다. 뇌파에서 나타나는 고전적인 소견은 3Hz극서파복합체3 Hz spike and wave complex이다. 근간대발작은 매우 짧으며 다극서파복합체poly spike and wave complexes와 함께 역시 짧고 빠른 근육수축muscle jerk이 일어나는 것이 특징이다. **무긴장발작**은 주로 신경질환이 있는 어린이에서 발견되며, 매우 짧은 기간 동안 근긴장도가 완전히 소실되는 것이다. 이들 발작은 짧은 기간 동안 연이어 나타나는 다극서파복합체를 나타내는 것이 특징이다.

측두엽의 이상엽과 해마형성체, 일부 편도체에 존재하는 뉴런은 발작 역치가 낮다는 특징이 있다. 특히 해마의 소머구역Sommer's sector이라는 부위는 출산 시 발생하는 무산소증anoxia에 매우 취약한 CA1 신경세포를 포함하고 있다. 해마에 뇌전증초점이 있는 환자에서도 소머구역이 손상되어 있는 것을 확인할 수 있다. 해마 이상에 의한 뇌전증에서 관찰되는 뇌전증모양파는 많은 세포군들이 고주파-고진폭의 파형들을 동시에 방전하고 동기화된 활성이 지속되어 나타난다. 복합부분발작이 해마에만 국한되어 발생한 경우에는 환자에게 의식 이상은 발생하지만 이상행동은 나타나지 않는다. 발작이 일어나는 동안(발작기간ictal period) 환자는 조용히 앉아 있으며 주변 상황을 인식하지 못한다. 환자는 착란confusion을 일으킬 수 있고 환각(환청과 환후, 어지러운 환각 또는 심지어 환미도 발생할 수 있음)을 경험할 수도 있다. 복합부분발작은 뇌파 검사

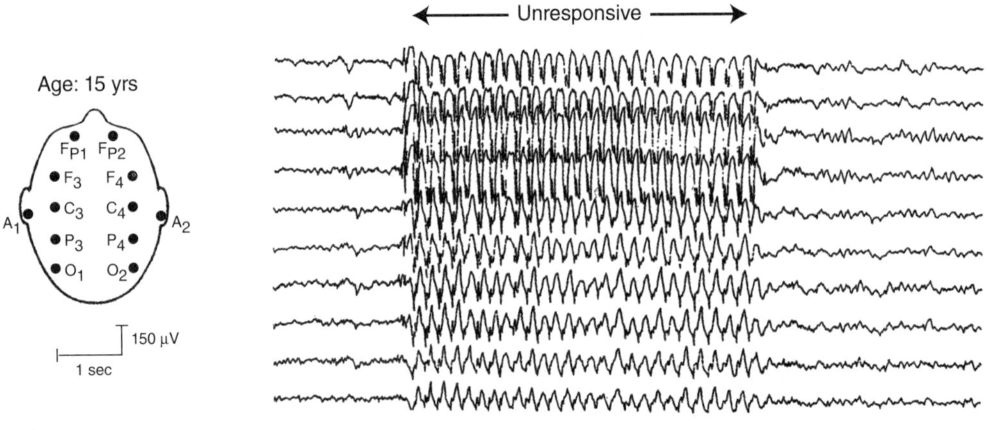

그림 24.10 소발작. 뇌파에서는 소발작이 발생하면서 동반되는 3Hz극서파복합체가 관찰된다. 이때 환자는 외부 자극에 반응하지 않는다. (From Westmoreland BF, et al.: Medical Neurosciences, 3rd ed. Boston: Little, Brown & Co., 1994, p. 485.)

를 하면 확인되기도 한다. 이 장의 앞에서 설명한 대로, 공격행동과 같은 감정반응은 측두엽발작과 연관되어 있는 경우가 많으며, 발작후기간 또는 발작사이기간에 발생한다. 환자를 쳐다보거나 환자에게 지시할 때 이러한 반응이 자주 발생한다. 발작은 다양한 원인에 의해 발생한다. 출산 시 발생한 무산소증이나 어른에서 발생한 머리 손상 또는 종양이 뇌 안에 혈관과 교세포를 형성하고 섬유화를 초래하여 발작을 반복적으로 일으키는 뇌전증병소가 될 수 있다.

발작은 주로 항뇌전증약를 투여하여 치료한다. 그러나 여러 가지 약물을 투여하여도 발작이 조절되지 않는 환자들에게는 다른 방법을 사용할 수도 있다. 뇌전증병소가 하나이고 명확하며 제거하여도 기능적 이상을 초래하지 않는 경우에는 뇌전증병소를 외과적 수술로 제거할 수 있다. 수술을 할 수 없는 상황에는 미주신경자극장치를 사용할 수 있다. 페닐케톤뇨phenylketonuria와 같은 선천성 대사이상을 나타내는 소아에게는 케톤을 증가시키는 케톤생성식이ketogenic diet를 치료에 이용하기도 한다.

임상 증례

병력

척Chuck은 58세 남성으로 병원의 신경과 과장이며, 그는 평소 건강하였고 일처리를 완벽하게 해왔다. 그러나 그의 동료들과 가족들이 1~2년 전부터 척의 행동이 이상하다고 생각하게 되었다. 원래부터도 척은 집에서 약간 충동적이었고 화를 잘 내는 편이기는 했지만 문제는 없었다. 그러나 최근부터는 직장에서도 폭력적으로 변했고 부적절하고 과도하게 화를 내는 일이 자주 발생하였다. 척은 진료 중에 간호사가 반사망치reflex hammer를 늦게 건네준다는 이유로 반사망치를 간호사에게 던졌다. 한 번은 연구 결과를 빨리 내놓지 않는다면서 여자 연구원에게 열심히 일하지 않는다고 질타하면서 플로피디스크를 던지며 병원 밖으로 나가라고까지 했다. 안정적인 결혼생활을 하고 있었지만 부적절하게 여자에게 관심을 보였고 직장에서조차 그런 행동을 하였다. 비서가 항의를 하는데도 불구하고 척이 비서에게 지나친 성적행동을 하는 것이 직장 동료에게 목격되기도 하였다.

아내가 옆에 있는 데도 불구하고 여성들에게 성적관계를 제안하기도 하여, 화가 난 척의 부인은 척에게 정신과 진료를 받아보지 않으면 이혼하겠다고 하였다. 척은 정신과 진료를 예약하였는데 진료받기 이틀 전에 '이상한 냄새funny smell'가 나는 환각을 경험하였다. 환각에 이어서 갑자기 행동을 멈추고 멍하니 허공을 바라보았다. 이 증상은 약 2분간 지속되었는데, 이때 척의 비서는 척이 음식을 씹는 듯한 동작을 반복하고 입맛을 다시는 것을 보았다. 비서가 괜찮으냐고 물었지만 척은 반응이 없었다. 정신이 회복되자, 척은 피곤하니 좀 누워야겠다고 대수롭지 않게 대답했다. 비서는 걱정되어 곧바로 다른 신경과의사에게 의뢰하여 척은 진찰을 받게 되었다.

진찰

검사에서 양쪽 눈의 우상사분시야right upper quadrant에 시야장애가 관찰되었다. 후각과 청각은 이상이 없었다. 운동기능과 언어기능 역시 정상이었다. 척을 진료한 신경과의사는 자기공명영상과 뇌파검사를 의뢰하였다. 자기공명영상에서 왼쪽 앞측두엽에 종괴mass가 발견되었고, 추가 검사를 통해 신경아교종glioma로 밝혀졌다. 주변에 부종이 뚜렷하지 않기 때문에 이 종양은 서서히 커지는 종양으로 판단되었다.

설명

멍하니 허공을 주시하고 외부자극에 반응하지 않는 증상은 복합부분발작complex partial seizure에 해당된다. 국소활성에 의한 돌발발작paroxysmal storm이고, 뇌파에서는 흥분활성이 율동적으로 기록된다. 복합부분발작을 임상에서 접하는 경우에 허공을 주시하는 증상이 항상 같은 형태로 나타나며, 자동증이 다양한 형태로 동반되기도 한다. 피질내측편도핵을 포함한 변연계의 특정 부위가 자극되면 화anger 및 분노rage를 유발할 수 있으므로 변연계에 있는 종양은 행동 변화의 원인이 되기도 한다. 변연계의 병변은 성욕과다hyper-sexuality와 무분별한 성적행동을 유발시키기도 한다. 이런 증상은 양쪽 뇌 중 한쪽에만 병변이 있는 경우에도 발생할 수 있다. 클뤼버-부시증후군Klüver-Bucy syndrome의 경우에는 양쪽 편도체에 병변이 있기 때문에 성욕과다가 증상으로 나타난다. 측두엽을 통해 주행하는 시각부챗살optic radiation은 상시야정보를 전달한다. 따라서 한쪽 측두엽에 병변이 있을 경우 시야장애로 상사분맹superior quadrantanopia or 'pie-in-the-sky' visual field이 발생할 수 있다. 시야결손은 환자들이 잘 적응하기 때문에 초기에는 상사분맹을 인식하지 못하고 지내기도 한다.

연습문제

질문

각 문항에서 가장 알맞은 답을 고르시오.

1. 맞교차뒤뇌활postcommissural fornix는 어느 부위에서 기원하는가?
   a. 해마hippocampus
   b. 해마이행부피질subicular cortex
   c. 치아이랑dentate gyrus
   d. 내후각피질entorhinal cortex
   e. 내측중격핵medial septal nucleus

2. 신경학적 검사를 한 후, 어떤 34세 남성이 측두엽뇌전증temporal lobe epilepsy으로 진단받았으며, 뇌전증을 유발한 병소는 소머구역Sommer's sector으로 추정되었다. 이 구역과 관련되어 있는 부위는?
   a. 암몬각 1구역CA1 hippocampal field
   b. 암몬각 3구역CA3 hippocampal field
   c. 치아이랑dentate gyrus
   d. 중심편도핵central nucleus of amygdala
   e. 브로카대각선조핵nuclei of the diagonal band of Broca

3. 어떤 63세 남성이 클뤼버-부시증후군Klüver-Bucy syndrome 징후를 나타내어 신경학적 검사를 받기 위해 정신과의원에서 지역병원으로 전원되었다. 자기공명영상 촬영 결과, 뇌에서 작은 종양이 발견되었다. 이 종양은 어느 부위에 위치하고 있을 가능성이 높은가?
   a. 해마형성체hippocampal formation
   b. 중격구역septal area
   c. 편도체amygdala
   d. 전전두엽피질prefrontal cortex
   e. 전대상이랑anterior cingulate gyrus

4. 어떤 63세 여성이 카드분류검사(인지기능을 검사하는 방법)를 잘 하지 못했고, 기울어진 의자에 앉아서 수직방향을 정확히 인식할 수 없었다. 자기공명영상에서 병변이 존재할 가능이 높은 부위는?
   a. 해마형성체hippocampal formation
   b. 중격구역septal area
   c. 편도체amygdala
   d. 전전두엽피질prefrontal cortex
   e. 대상이랑cingulate gyrus

5. 어떤 78세 남성이 기억장애를 나타내어 신경과의원에 왔다. 이 환자는 초기 알츠하이머병으로 진단되었다. 이 질병은 어느 부위에 존재하는 신경세포 소실 또는 손상과 연관되어 있을 가능성이 높은가?
   a. 그물체reticular formation
   b. 시상하부hypothalamus
   c. 중심편도핵central nucleus of amygdala
   d. 치아이랑dentate gyrus
   e. 마이네르트기저핵basal nucleus of Meynert

정답 및 설명

1. 정답: b

'맞교차뒤뇌활'은 해마이행부피질에서 기원하여 여러 간뇌 부위에 분포하는 해마섬유를 말한다. 이들이 분포하는 간뇌 부위에는 시상전핵anterior thalamic nucleus과 유두체mammillary bodies, 배쪽내측시상하부ventromedial region of hypothalamus(설치류에서는 내측피질시상로medial corticothalamic tract)가 포함된다. 해마hippocampus(암몬각cornu ammonis)는 맞교차뒤뇌활과 연관되어 있지 않으며, 맞교차앞뇌활 및 뇌활의 맞교차섬유로 향한다. 치아이랑은 해마형성체 밖으로 투사하지 않는다. 중격구역 및 내후각피질은 맞교차뒤뇌활로 신경섬유를 보내지 않는다.

2. 정답: a

'소머구역Sommer's sector'은 암몬각 1구역을 나타낸다. 이 구역은 출산 및 뇌전증발작에 의해 일어나는 무산소증에 특히 취약하다. 따라서 이 부위의 신경병리 소견은 무산소증이 일어났을 가능성이 높은 상황에서 진단에 도움이 된다.

3. 정답: c

편도체 또는 그 주위에 있는 이상엽피질의 병변은 '클뤼버-부시증후군'이라 불리는 질환을 일으킬 수 있다. 이 증후군은 온순함placidity과 성욕과다hypersexuality, 시각실인증visual agnosia, 구강성향oral tendency, 이전에 무서워했던 대상에 대한 두려움 소실을 나타내는 것이 특징이다. 중격구역과 일부 해마형성체, 대상이랑, 전전두엽피질의 병변은 전형적으로 공격성 증가와 연관되어 있으며, 이 증상은 클뤼버-부시증후군에서 일어나는 것과 반대이다.

4. 정답: d

전전두엽피질 병변은 독특한 지적장애 및 감각장애를 나타내는데, 다른 부위(해마, 편도체, 중격구역, 대상이랑)는 일반적으로 이러한 장애와 연관되어 있지 않다. 환자는 카드분류검사에서 지시받은 방식에 대해서조차도 카드분류에 대한 전략이 다양하지 않다. 감각기능에서 환자를 어두운 장소에 있는 기울어진 의자에 앉히고 수직방향을 찾으라고 하면 찾지 못한다(정상인은 수직방향을 찾는 데 거의 어려움이 없음).

5. 정답: e

알츠하이머병은 마이네르트기저핵의 신경세포 소실과 연관되어 있는데, 이 부위는 대각선조의 수평가지와 무명질에 인접한 전뇌바닥의 배쪽부위에 위치하고 있는 거대세포가 모여 있는 곳이다. 이들 신경세포는 아세틸콜린을 유리하며 다양한 대뇌피질 부위로 투사한다. 알츠하이머병에서는 대뇌피질의 아세틸콜린 농도가 뚜렷하게 감소한다. 다른 답가지 부위는 대뇌피질로 투사한다고 알려진 아세틸콜린 신경세포를 포함하고 있지 않다.

요 약

변연계: 구심신경로와 원심신경로, 그리고 기능과 기능이상

구조물	구심신경로	원심신경로	기능	기능이상
해마형성체 (Hippocampal formation)	대상이랑, 중격구역, 내후각피질, 이상엽피질, 뇌간 모노아민신경세포	내측시상하부, 유두체, 시상전핵, 중격구역	단기기억과정, 시상하부 기능의 조정 (특히, 감정기능과 내분비기능)	측두엽뇌전증, 단기기억장애, 공격행동과 분노행동, 내분비 기능이상을 초래하기도 함
중격구역 (Septal area)	해마형성체, 시상하부, 뇌간 모노아민신경세포	해마형성체, 내측시상하부(유두체 포함)	분노와 공격성 및 시상하부의 다른 기능 조정; 시상하부로 들어가는 해마형성체의 중계핵으로 작용	감정이상(분노와 공격성, 시상하부와 관련된 기능)
편도체 (Amygdala)	무명질, 측두엽 신피질, 내측무릎핵, 고립로핵, 전전두엽피질, 뇌간 모노아민신경세포, 이상엽피질, 후각피질	내측시상하부, 외측시상하부, 중뇌 수도관주위회색질, 전전두엽피질, 내측등쪽시상핵	두려움, 공격성·분노, 그리고 시상하부와 연관된 기능(섭식, 내분비기능, 자율신경기능) 조절	감정이상(예, 공격성, 분노, 두려움 소실), 시상하부와 연관된 다른 기능 훼손(예, 내분비기능, 섭식장애), 측두엽뇌전증
전전두엽피질 (Prefrontal cortex)	모든 대뇌피질 부위, 내측등쪽시상핵, 뇌간 모노아민신경세포	내측등쪽시상핵, 시상하부, 중뇌 수도관주위회색질	인지기능, 자율신경기능, 감정기능(공격성과 분노 조절 포함)	감정기능과 자율신경기능의 조절 소실, 인격둔마, 기억장애, 지적장애
전뇌기저부: 의지핵, 무명질 (Basal forebrain: nucleus accumbens, substantia innominata)	뇌간 모노아민신경세포(특히, 배쪽피개구역의 도파민신경세포), 기저핵으로부터 들어오는 일부 입력, 편도체로부터 들어오는 일부 입력, 의지핵에서 출발하여 무명질로 향하는 입력	의지핵으로부터 배쪽피개구역과 무명질로; 무명질로부터 시상하부 및 다양한 대뇌피질과 변연구조물로	의지핵은 기분상태를 매개하고, 무명질의 마이네르트기저핵은 아세틸콜린을 유리하고 대뇌피질의 기억기능을 매개하는 것으로 보임	의지핵의 기능이상은 중독행동과 연관되어 있을 수 있고, 마이네르트기저핵 손상은 알츠하이머병과 연관되어 있음

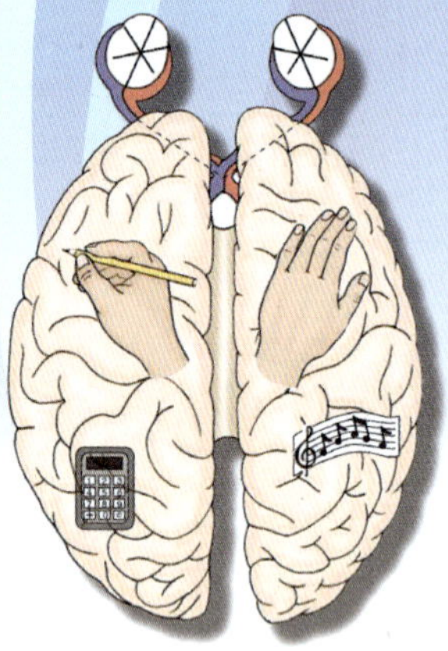

25

시상과 대뇌피질
The Thalamus and Cerebral Cortex

개요

- 대뇌피질 회색질의 구조적·기능적 특성 Anatomical and Functional Characteristics of the Gray Matter of the Cerebral Cortex
  - 형태학적 특징 Morphological Features
  - 대뇌피질의 세포구축학적 구분 Cytoarchitectonic Division of the Cerebral Cortex
  - 신경전달물질 Neurotransmitters
  - 입·출력과 연관된 피질층 Cortical Layers Associated with Inputs and Outputs
  - 피질원주 내에 존재하는 신경세포의 흥분 특성 Excitability Characteristics of Neurons within a Cortical Column
- 대뇌피질의 구심성 연결 Afferent Connections of the Cerebral Cortex
  - 시상 Thalamus
    - 시상핵의 특성 *Defining Characteristics of Thalamic Nuclei*
      - 특수시상핵 Specific Thalamic Nuclei
      - 연합시상핵 Association Nuclei
      - 비특수시상핵 Nonspecific Thalamic Nuclei
    - 시상의 기능적 구조 *Functional Organization of the Thalamus*
      - 특수시상핵 Specific Thalamic Nuclei
        - 체성감각 중계핵 *Somatosensory Relays*
        - 통각 중계핵 *Pain Relays*
        - 온도감각 중계핵 *Thermal Relays*
        - 청각 중계핵 *Auditory Relays*
        - 시각 중계핵 *Visual Relays*
        - 미각 중계핵 *Taste Relays*
        - 전정감각 중계핵 *Vestibular Relays*
        - 후각 중계핵 *Olfactory Relays*
      - 연합시상핵 Association Nuclei
        - 운동기능을 매개하는 시상핵 *Nuclei Mediating Motor Functions*
        - 변연계와 연관된 기능을 매개하는 시상핵 *Nuclei Mediating Functions associated with the Limbic System*
        - 복잡한 통합기능과 연관된 시상핵 *Nuclei associated with Complex Integrative Functions*
      - 수질판내핵 및 중간핵 Intralaminar and Midline Thalamic Nuclei
        - 중심정중핵 *Centromedian Nucleus*
        - 시상그물핵 *Thalamic Reticular Nucleus*

학습목표

이 장을 공부한 학생들은

1. 대뇌피질의 조직학적 배열과 피질원주의 구조를 설명하고 모식도를 그릴 수 있어야 한다.
2. 대뇌피질의 주요 구심 원천을 설명할 수 있어야 한다.
3. 12장에서 다루었던 시상핵의 구조적·기능적 특성을 설명하고, 시상핵으로부터 대뇌피질 및 관련 전뇌부위로 향하는 투사로를 설명할 수 있어야 한다.
4. 전뇌기저부에서 기원하는 구심섬유와 뇌간에서 기원하는 모노아민 구심섬유에 대해 설명할 수 있어야 한다.
5. 하행성 운동투사로를 포함한 대뇌피질의 운동기능을 설명할 수 있어야 한다.
6. 대뇌피질의 기능(체성감각, 시각, 청각, 미각)을 설명할 수 있어야 한다.
7. 전전두엽피질과 다른 대뇌피질 기능을 대뇌우세기능과 함께 설명할 수 있어야 한다.
8. 대뇌피질에서 발생하는 주요 질환을 열거하고 설명할 수 있어야 한다.
9. 언어장애와 기억·학습장애를 열거하고 특징을 설명할 수 있어야 한다.

개요 (계속)

사람의 대뇌피질은 크기cortical size와 복잡성complexity 측면에서 계통발생학적으로 가장 발달된 대뇌피질이다. 사람의 대뇌피질에는 약 150억 개의 신경세포neuron가 포함되어 있으며, 면적은 대략 220 cm^2이다. 많은 대뇌피질은 고랑sulcus 속에 묻혀 있어 보이지 않는다. 여러 대뇌피질 부위는 많은 구심섬유를 받아들인다. 시상thalamus으로부터 가장 많은 구심섬유가 올라오지만, 뇌간 모노아민계brainstem monoaminergic system 및 전뇌기저부basal forebrain region로부터도 구심섬유가 올라온다. 또한 다른 대뇌피질 부위(연합섬유association fibers를 통해서) 및 반대측 대뇌피질(뇌들보뇌량·corpus callosum를 통해서)로부터도 피질구심섬유들이 들어온다. 대뇌피질의 기능이 복잡한 이유는 대뇌피질이 그 부위에 따라 서로 다른 구조로부터 유래하기 때문이다. 특정 대뇌피질의 조직학적 구조는 기본적 기능단위인 **피질원주**cortical column로 세분할 수 있다. 종합해 보면, 피질원주 집단의 통합된 활동은 수의 운동과 감각지각, 학습, 기억, 언어기능, 감정처리 과정을 매개하는 역할을 한다.

대뇌피질과 연관된 다양한 기능들은 피질원주의 기능적 특성을 포함한 여러 대뇌피질 부위의 구조적 특성을 공부한 후, 해당 뇌 부위의 구심·원심 연결을 분석해 봄으로써 더 잘 이해할 수 있다. 따라서 이 장에서는 대뇌피질의 조직 구조를 먼저 설명하고, 이어서 대뇌피질의 입력-출력 관계를 정리하고 설명할 것이다.

대뇌피질 회색질의 구조적·기능적 특성
Anatomical and Functional Characteristics of the Gray Matter of the Cerebral Cortex

이 장에서는 먼저 대뇌피질의 기본적인 기능단위functional

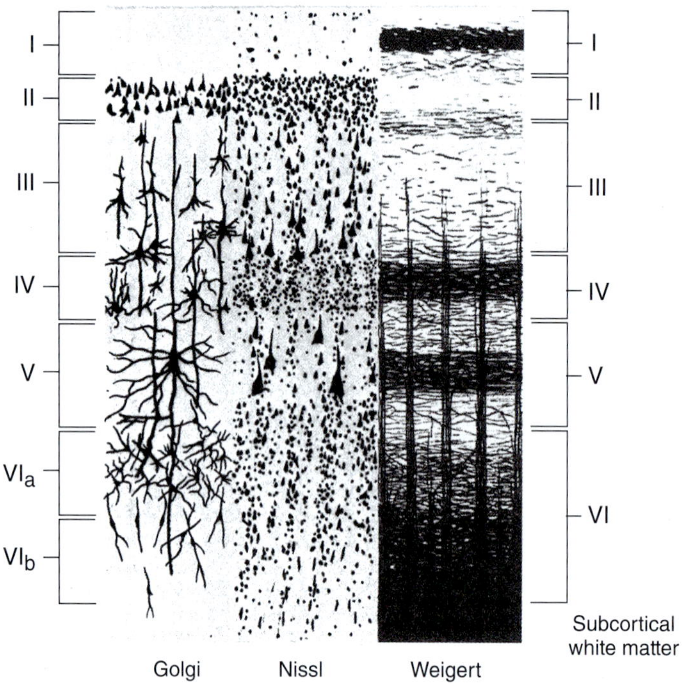

그림 25.1 대뇌피질의 여섯 층 구조. 절단면은 피질 표면과 직각으로 배열하였으며, 맨 위층이 피질 표면에 가장 가깝다. 좌측에는 골지염색(신경세포와 교세포, 그리고 이들의 축삭과 수상돌기를 확인할 수 있음) 후 관찰되는 세포들을 나타내었고, 중간에는 세포를 염색하였을 때의 피질 모습을 나타내었으며, 우측에는 신경섬유를 염색하였을 때의 피질 모습을 나타내었다. (From Parent A: Carpenter's Human Neuroanatomy, 9th ed. Baltimore: Williams & Wilkins, 1996, p. 866.)

units의 구조에 대해 설명한다. 기능단위는 피질원주cortical columns(수직원주기둥vertical column)라 불리며, 피질 회색질의 수직 방향의 전 층을 포함하는 좁은 띠로 이루어져 있다. 대뇌피질 영역의 전반적인 기능과 피질원주와의 상관관계 및 피질원주가 어떻게 기능을 하는지 이해하기 위해서는 부위별로 다소 다른 대뇌피질 회색질의 조직학적 구조를 살펴보아야 한다.

형태학적 특징 Morphological Features

전형적으로, 대뇌피질은 피질 표면과 나란히 배열된 여섯 층cortical layer·cortical lamina으로 이루어져 있다(그림 25.1). 이 층들은 일반적으로 해당 층에 가장 많이 분포하는 세포의 종류에 따라 분류된다(그림 25.2). 가장 표층인 I층layer I은 **분자층**molecular layer이라 불린다. 분자층에는 주로 더 심부층에 존재하는 세포체의 축삭과 수상돌기, 그리고 역시 더 심부층에 위치하는 세포체의 축삭 말단이 포함되어 있다. 이 층에서 발견되는 유일한 세포는 **수평세포**horizontal cell이며, 이 세포의 축삭은 피질 표면과 나란히 옆 방향으로 주행한다.

II층layer II과 IV층layer IV에는 조밀하게 밀집된 **과립세포**granule cell가 존재하므로 서로 비슷하게 보인다. 따라서 II층을 **외과립층**external granule cell layer이라 부르고, IV층을 **내과립층**internal granule cell layer이라 부른다. 과립층에는 과립세포 이외에 다른 세포들이 존재하기도 한다. 과립세포는 **골지 II형 세포**Golgi type II cell(세포체 가까이에 매우 짧은 축삭을 냄) 또는 **골지 I형 세포**Golgi type I cell(수상돌기보다 긴 축삭을 내며 피질 표면으로 상행하여 피라미드세포의 세포체와 시냅스를 이루거나 다른 세포의 수상돌기와 시냅스를 이룰 수 있음) 형태로 존재한다. 과립층(II층, 특히 IV층)의 가장 중요한 특징은 기본적으로 시상thalamus 및 다른 피질부위로부터 입력을 받는 부위라는 점이다. 마찬가지로, III층layer III과 V층layer V에는 주로 피라미드세포pyramidal cell가 존재하므로 **피라미드층**pyramidal cell layer이라 불린다. III층을 외피라미드층external pyramidal cell layer이라 부르고, V층을 내피라미드층internal pyramidal cell layer이라 부른다. 피라미드세포(V층에 분포하고 있는 세포가 가장 큼)는 피질 표면까지 뻗어 있는 첨부 수상돌기apical dendrites와 세포체 밖으로 뻗어 있는 기저부 수상돌기basal dendrites를 가지고 있다. 피질의 일차원심섬유는 피라미드세포의 축삭으로서 전 중추신경계 부위로 투사한다. **다형층**multiform layer이라 불리는 VI층 layer VI에는 여러 가지 형태의 신경세포(방추형세포spindle-shaped cell[긴상행수상돌기를 가짐]; 마르티노티세포Martinotti cell[긴상행축삭을 가짐]; 골지세포의 변형세포; 약간의 피라미드세포)가 포함되어 있다(그림 25.2). 이러한 배열 때문에, 거의 모든 피질층으로 들어가는 구심신호는 서로 다른 층에 위치하는 신경세포를 흥분시킬 수 있

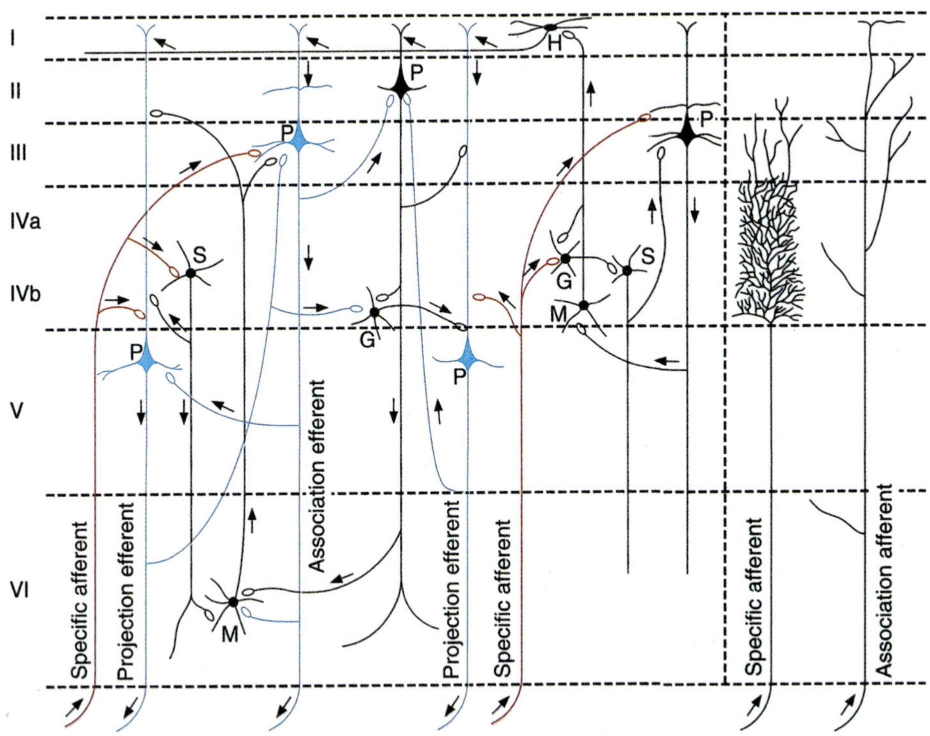

그림 25.2 피질내 신경회로. 구심투사로의 시냅스연결 위치와 원심투사로의 원천, 특정 피질원주에 존재하는 피질 내 연결로의 원천에 주목하자. 어느 대뇌피질 부위인지는 표시하지 않았다. G, 과립세포; H, 수평세포; M, 마르티노티세포; P, 피라미드세포; S, 별세포. 화살표는 정보가 흘러가는 방향을 나타낸다. (From Parent A: Carpenter's Human Neuroanatomy, 9th ed. Baltimore: Williams & Wilkins, 1996, p. 868.)

다. 피질원주cortical column는 피질의 특정 수직면에 존재하는 동시에 활성화되는 신경세포를 말하며, 따라서 피질원주는 대뇌피질의 기본적인 기능단위가 된다(그림 25.2). 피질원주의 개념은 이 장의 뒷부분에서 시각피질 기능을 설명할 때 다시 다룬다.

대뇌피질의 세포구축학적 구분

Cytoarchitectonic Division of the Cerebral Cortex

대뇌피질의 조직학적 구조는 부위에 따라 서로 다르다. 이러한 구조적 차이는 대개 기능적 차이와 잘 연관되어 있다. 조직학적 차이점은 20세기 초반에 브로드만Brodmann에 의해 처음으로 발견되었다. 그래서 그는 각 대뇌피질 부위를 정의하고 특징을 설명하기 위해 각 피질영역에 숫자와 기호를 부여하였다(그림 25.3). 브로드만이 고안한 이 숫자 체계는 거의 한 세기 동안 문헌에 사용되었으며, 특정 기능영역을 정의할 때 흔히 사용되고 있다. 최근에는 구심·원심연결, 생리학적 특성, 수용체 특성, 그리고 행동기능과의 상관관계 등의 특징을 기준으로 특정 뇌 부위들을 정의하기도 한다.

일반적으로, 피질 조직이 나타내는 조직학적 차이점은 뇌의 감각영역과 운동영역을 비교해보면 가장 뚜렷이 알 수 있다. 가장 명확한 예 중 하나는 일차운동피질(브로드만영역 4)과 일차감각피질(브로드만영역 3, 1, 2)의 조직학적 구조의 차이이다(그림 25.3). 이들 부위의 차이는 일차운동피질인 브로드만영역 4의 과립층(II층, IV층)은 아주 얇은 반면, 피라미드층(III층, V층)은 더 두껍다는 점에서 나타난다. 이와는 반대로, 일차체성감각피질의 일부인 브로드만영역 3의 과립층은 더욱 두껍고, 피라미드층은 감소되어 있다.

과립세포에 비해 피라미드세포를 더 많이 포함하고 있는 피질부위의 다른 예로는 전전두엽피질이마앞엽피질·prefrontal cortex 내측 부위와 전대상이랑앞띠이랑·anterior cingulate gyrus을 들 수 있다. 피라미드세포에 비해 과립세포를 더 많이 포함하고 있는 피질 부위로는 일차청각피질과 일차시각피질을 들 수 있다.

신경전달물질 Neurotransmitters

대뇌피질에는 흥분성 뉴런excitatory neurons과 억제성 뉴런inhibitory neurons이 모두 존재한다. 흥분 효과는 하나의 피질원주나 인접 피질원주 사이에서 짧게 투사하는 개재

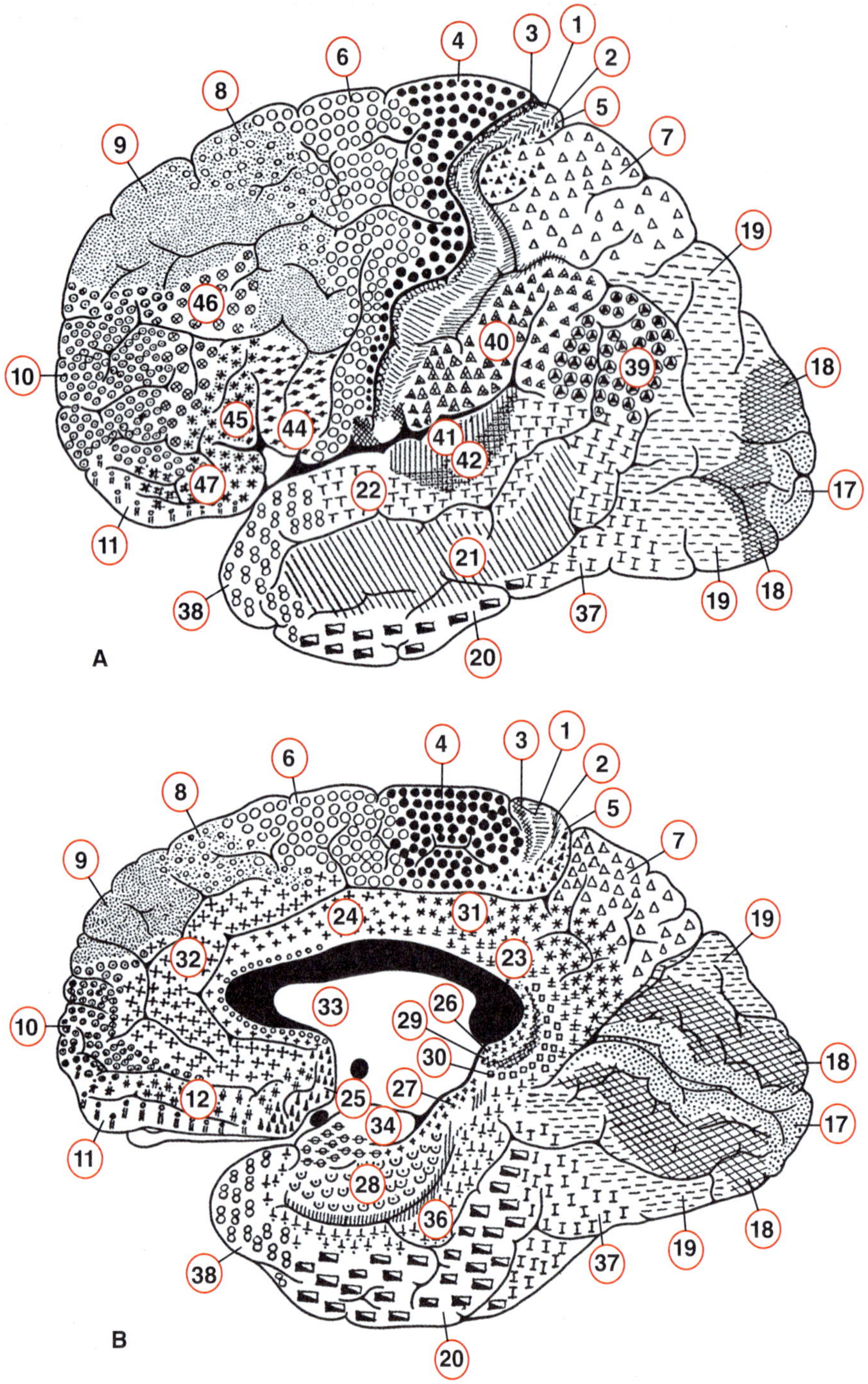

그림 25.3 브로드만이 그린 사람의 세포구축학적 뇌지도. (A) 외측면. (B) 내측면. 여러 부위에 기호와 숫자가 표시되어 있다. 숫자로 표시한 브로드만영역 중 주요 부위에 주목하자. 주요 브로드만영역으로는 일차운동피질인 영역 4; 전운동영역인 영역 6; 일차체성감각영역인 영역 3, 1, 2; 후두정엽피질인 영역 5, 7; 일차시각피질인 영역 17; 일차청각피질인 영역 41을 들 수 있다. 브로드만영역에 대한 더 자세한 내용은 본문을 참조할 것. (From Parent A: Carpenter's Human Neuroanatomy, 9th ed. Baltimore: Williams & Wilkins, 1996, p. 882.)

뉴런interneuron뿐만 아니라 시상피질구심섬유 및 다른 피질구심섬유로부터 생성될 수 있다. 대뇌피질 내에는 억제성 개재뉴런이 매우 많이 존재하는데, 이들은 개재뉴런이 출발한 동일 피질원주나 인접한 피질원주 사이에서 작용한다. 흥분성 개재뉴런은 글루탐산 수용체glutamate receptor(kainate, quisqualate, N-methyl-D-aspartate [NMDA])에 작용하는 흥분성 아미노산(아스파르테이트aspartate, 글루탐산glutamate)에 의해 주로 매개된다. 내인성 피질 뉴런과 연관된 다른 신경전달물질에는 다양한 신경펩티드들이 포함된다. 이러한 신경펩티드에는 소마토스타틴somatostatin과 서브스탠스P substance P, 엔케팔린enkephalin, 콜레시스토키닌cholecystokinin, 혈관작용장펩티드VIP가 포함되며, 이들은 피질 뉴런의 기능을 조정하는 역할을 하는 것으로 보인다. 외인성 뉴런과 관련하여, 여러 뇌간 부위에서 기원한 모노아민신경세포는 대뇌피질에 존재하는 많은 신경세포군에 작용하여 신경말단으로부터 도파민dopamine과 노

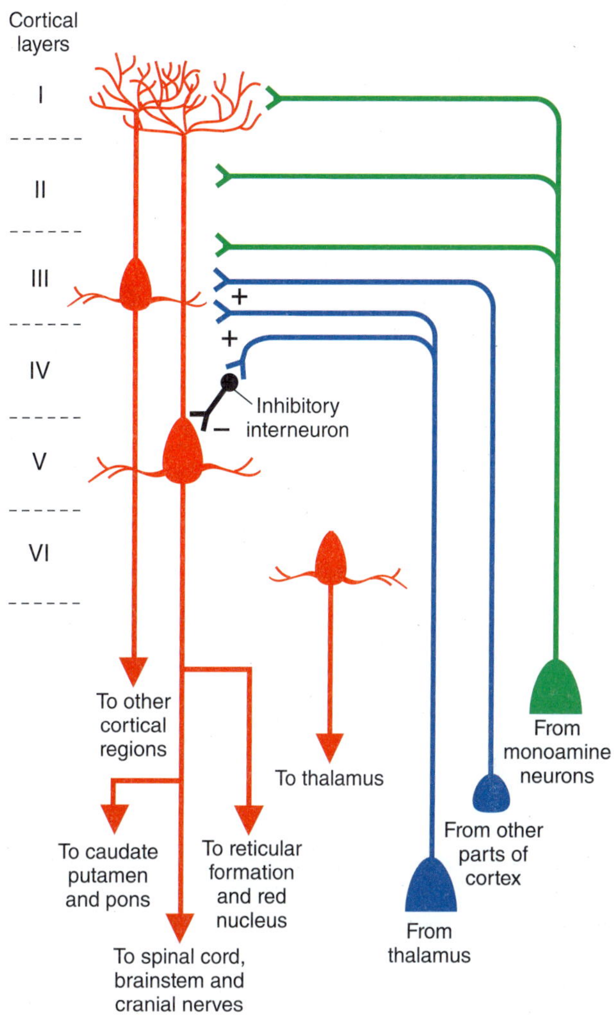

그림 25.4 대뇌피질의 입력-출력 관계. 모식도는 대뇌피질의 자체 구조물과 입력-출력 관계를 나타낸다. 흥분성 연결은 (+)로, 억제성 연결은 (-)로 나타내었다. 시상피질투사로와 피질내투사로는 주로 IV층에서 종지하며, 모노아민투사로는 주로 더 표층에 분포한다. IV층에 종지하는 피질 입력은 V층에 있는 피라미드세포를 흥분시키거나 억제시킬 수 있으며, V층은 중요한 대뇌피질의 출력부이다. 척수와 뇌신경 운동핵, 기타 뇌간 구조물, 시상, 새줄무늬체는 V-VI층에서 기원하는 반면, 다른 대뇌피질 부위로 향하는 투사로는 동측 또는 반대측 III층에서 기원한다. (Adapted from Conn PM: Neuroscience in Medicine. Philadelphia: J. B. Lippincott, 1995, p. 316.)

르에피네프린norepinephrine, 세로토닌serotonin을 유리한다. 또한 이들 모노아민신경세포는 신경세포의 활성수준의 조정과 수면·각성 과정, 그리고 감정상태 조절에 중요한 역할을 한다. 게다가 전뇌기저부basal forbrain region에 존재하는 신경세포에서 생산된 아세틸콜린acetylcholine은 여러 대뇌피질 부위에 공급된다. 이 흥분성 신경전달물질은 학습 및 기억 기능과 연관되어 있으며, 대뇌피질로 이 입력이 들어오지 않으면 알츠하이머병Alzheimer's disease과 같은 질환이 발생한다고 보고되어 있다.

입·출력과 연관된 피질층

Cortical Layers Associated With Inputs and Outputs

대뇌의 여러 피질층 중 일부는 입력부로, 일부는 출력부로 작용한다. I층은 주로 시상의 수질판내핵intralaminar nucleus 및 뇌간의 모노아민신경세포로부터 비특이적 구심섬유를 받는 부위이다. II층과 IV층은 주로 입력부인데, II층은 피질로부터 들어오는 구심정보(뇌들보섬유 및 연합섬유를 통해)를 받고, IV층은 시상thalamus으로부터 들어오는 구심정보를 받는다. III층과 V층은 주로 출력부인데, III층에는 뇌들보섬유callosal fiber와 피질연합섬유cortical association fiber를 포함하고 있으며, V층에는 새줄무늬체neostriatum와 뇌간, 척수로 투사하는 원심섬유를 포함하고 있다(그림 25.4). VI층에 존재하는 일부 신경세포는 시상으로 투사하는 반면, 다른 신경세포는 같은 피질원주 내에 분포하는 짧은 투사로를 낸다.

피질원주 내에 존재하는 신경세포의 흥분 특성

Excitability Characteristics of Neurons Within a Cortical Column

피질 흥분성은 두 가지 요인에 의해 조절된다. 첫째 요인은 큰 피질 세포(예, 피라미드세포)인데, 이들은 자신들과 접촉하는 수많은 신경세포의 활성을 통합하는 역할을 한다. 또한 피라미드세포는 축삭 곁가지를 통해 다른 피질층으로도 신호를 전달한다. 일부 연결은 흥분성으로 일어나므로 이어서 특정 피질원주에 존재하는 다른 신경세포들이 흥분하게 된다. 다른 연결은 억제성인데, 특히 인접한 피질원주에 존재하는 신경세포를 억제한다. 억제성 신경세포는 이어서 다른 뉴신경세포와 억제성(피질 탈억제cortical disinhibition를 일으킴) 또는 흥분성 시냅스를 이룰 수 있다. 따라서 피라미드세포의 흥분은 피질 흥분성 양상에 다양한 변화를 일으킬 수 있다. 이런 이유로 피질원주의 흥분성을 관장하는 기능적 양상의 특성에 대해서는 거의 알려져 있지 않다.

두 번째 요인은 시상이나 다른 피질 부위에서 기원하는 피질 구심정보로서 특정 순간에 수많은 피질 뉴런을 활성화시킬 수 있다. 전형적으로 이들 원천은 빠른 흥분성 시냅스 활동을 나타낸다. 아세틸콜린acetylcholine, 모노아민monoamines 또는 펩티드peptides에 의해 매개되는 다른 입력은 이들 세포들을 느리게 조정하는 작용을 하는 것으로 보인다.

대뇌피질의 구심성 연결
Afferent Connections of the Cerebral Cortex

시상 Thalamus

시상핵의 특성 Defining Characteristics of Thalamic Nuclei

시상 및 시상핵의 육안 해부학적 구성은 12장에서 자세히 설명하였다. 요약하면, 주요 시상핵은 전핵군anterior nuclear group과 내측핵군medial nuclear group, 외측핵군lateral nuclear group, 중간핵군midline nuclear group, 수질판내핵군intralaminar nuclear group으로 나뉠 수 있다. 이외에도, 시상핵을 기능적으로 정의하고 특성을 설명하기 위해 특수핵specific nuclei과 연합핵association nuclei, 비특수핵nonspecific nuclei이라는 용어도 사용하고 있다. 이들 용어는 다음 단락에서 설명한다.

특수시상핵 Specific Thalamic Nuclei

특수시상핵의 특징을 정리하면 다음과 같다. (1) 특수시상핵은 아래둔덕inferior colliculus(청각)과 망막retina(시각), 내측섬유띠medial lemniscus(체성감각), 척수시상로spinothalamic tract(체성감각), 삼차시상로trigeminothalamic tract(체성감각)와 같은 감각신경로sensory pathways로부터 해당되는 감각신호를 받으며, (2) 특수시상핵은 신체 부위별 대응 배열을 유지한 채 대뇌피질의 특정 부위(측두엽 신피질, 시각피질, 일차체성감각피질)로 투사한다. 따라서 이들 핵은 말초에서 기원한 특정 감각정보를 특정 신피질neocortx로 중계하는 역할을 한다.

연합시상핵 Association Nuclei

연합시상핵은 감각신경로sensory pathways로부터 거의 구심정보를 받지 않는다. 그러나 이들은 대뇌피질과 변연계, 기저핵, 비특수시상핵으로부터 정보를 받는다. 또한 연합시상핵은 특정 대뇌피질 부위로 투사한다. 연합시상핵의 기능은 복잡하며, 그 특성상 통합기능을 하는 것으로 생각되지만, 대부분 그 기능은 완전히 알려져 있지 않다. 그림 25.5에는 시상핵의 해부학적 배열 및 각 시상핵의 대뇌피질 투사부위가 표시되어 있다.

비특수시상핵 Nonspecific Thalamic Nuclei

비특수시상핵의 독특한 특징은 이들의 출력로가 특정 대뇌피질 부위가 아니라 여러 대뇌피질 부위로 투사한다는 점(특수시상핵과 연합시상핵은 특정 대뇌피질 부위로 투사함)이다. 특수시상핵 및 연합시상핵은 일반적으로 특정 대뇌피질 부위로 신체 부위별 대응 배열을 유지한 채 투사한다. 비특수시상핵으로부터 대뇌피질로 투사할 때는 신체 부위별 대응 배열을 나타내지 않는다. 또한 비특수시상핵이 나타내는 다른 특징이 있는데, 그것은 이들이 특수시상핵으로 투사한다는 점이다. 이렇게 함으로써, 비특수시상핵은 여러 대뇌피질로 직접 투사하거나, 간접적으로 여러 특수시상핵 및 연합시상핵을 통해(이들은 각각 특정 대뇌피질 부위로 투사함) 광범위한 대뇌피질 뉴런의 활성을 조절할 수 있다. 그물체의 모노아민(그리고 기타) 축삭이 비특수시상핵으로 투사한다는 점을 고려하면, 비특수시상핵과 대뇌피질 사이의 직·간접적 연결은 그물체가 피질 흥분 수준을 의미 있게 바꿀 수 있는 중요한 기반이 된다(22장 참조).

시상피질관계thalamocortical relationships에 대한 두 가지 다른 특징에도 주목해야 한다. 첫째는 비특수시상핵은 넓은 대뇌피질 부위로 투사하므로 대부분의 대뇌피질은 특수시상핵(또는 연합시상핵) 및 비특수시상핵으로부터 입력을 받게 된다는 점이다. 특수시상핵과 연합시상핵은 대부분 신피질의 III층과 IV층으로 투사하는 반면, 비특수시상핵은 I층을 포함하여 더 표층에 분포하는 것으로 보인다(그림 25.4). 이러한 배열에 따라 그물체와 같은 부위

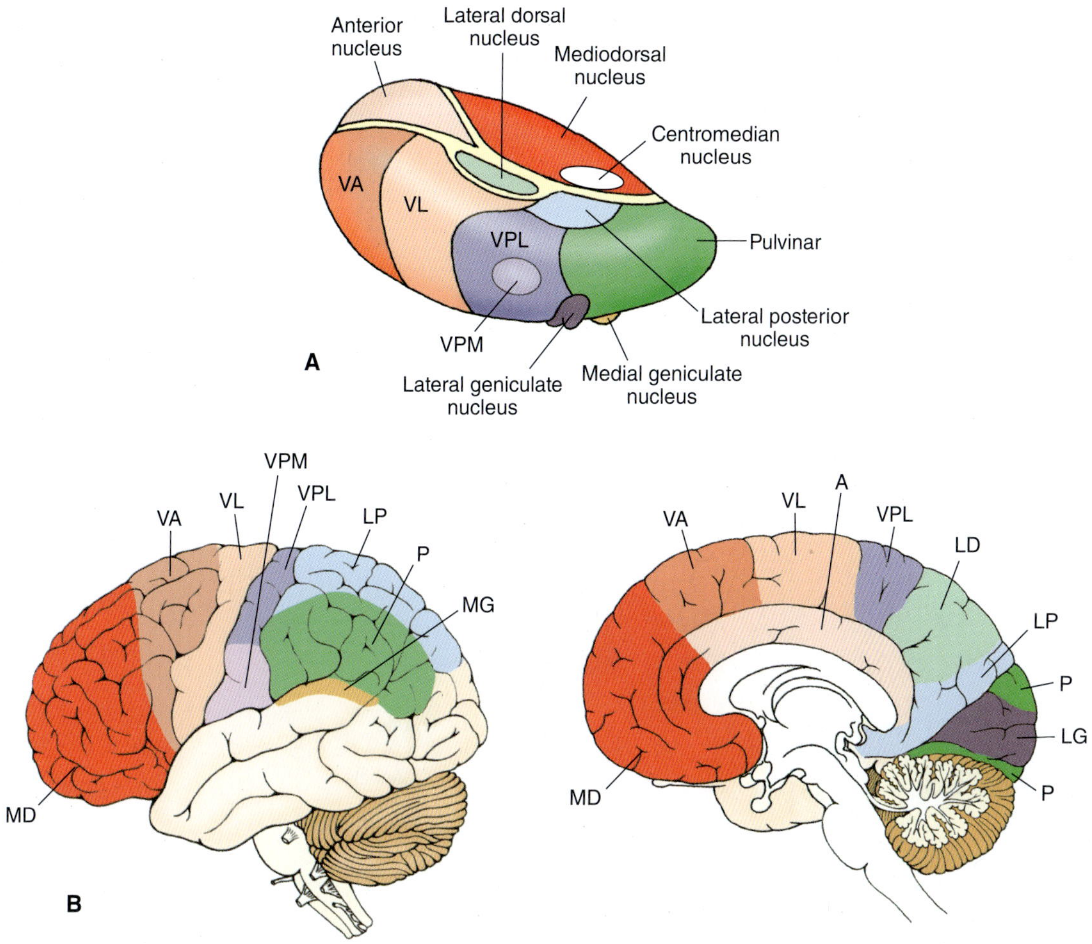

그림 25.5 시상피질관계. (A) 시상핵의 상대적 위치. (B) 각 시상핵의 투사 표적을 나타낸 대뇌피질의 외측면(좌측) 및 내측면(우측). 대뇌피질로 투사하는 시상핵을 쉽게 알 수 있게 하기 위해 색깔로 표시하였다. VPM, 배쪽후내측핵; VPL, 배쪽후외측핵; VA, 배쪽전핵; VL, 외측배쪽핵.

가 피질 흥분 수준을 변화시키는 것이 가능해지게 되므로, 비특수시상핵은 피질 뉴런이 특수시상핵 또는 연합시상핵으로부터 들어오는 다른 입력에 더 효과적으로 반응할 가능성을 증가(또는 감소)시키는 역할을 하게 된다. 두 번째 특징은 특수시상핵과 연합시상핵, 비특수시상핵은 대뇌피질과 상호연결로를 공유한다는 점이다. 이러한 상호연결로의 명확한 중요성은 이들이 대뇌피질로부터 시상으로 내려가는 되먹임 기전의 기반을 제공한다는 점이며, 결국 특정 순간에 대뇌피질 특정 부위에 도달하는 정보의 양을 조절하는 역할을 할 수 있게 된다는 점이다.

시상의 기능적 구조 Functional Organization of the Thalamus

특수시상핵 Specific Thalamic Nuclei

체성감각 중계핵 Somatosensory Relays

접촉과 압력, 관절 운동과 관련된 신체(사지·몸통) 감각(자각 고유감각conscious proprioception)을 주로 받아들이는 구역은 **배쪽후외측핵**ventral posterolateral nucleus [VPL] 이다. 배쪽후외측핵VPL은 내측섬유띠medial lemniscus와 척수시상로spinothalamic tract로부터 구심섬유를 받는다. 8장에서 설명한 대로, 이들 신경로는 신체 부위별 대응 배열을 나타내며, 마찬가지로 배쪽후외측핵VPL으로부터 중심뒤이랑postcentral gyrus으로 투사할 때도 신체 부위별 대응 연결을 유지한다. 배쪽후외측핵VPL의 내측 부위에서 기원하는 신경섬유는 중심뒤이랑의 팔 지배 영역(외측 부위)으로 투사하는 반면, 외측 부위에서 기원하는 신경섬유는 중심뒤이랑의 다리 지배 영역(내측 부위 [중간영역midline region])으로 투사한다(그림 8.7, 그림 25.6).

배쪽후내측핵ventral posteromedial nucleus [VPM]은 삼차시상로trigeminothalamic tract로부터 들어오는 체성감각(배쪽후외측핵VPL을 통해 입력되는 감각과 유사한) 입력을 받는다. 이어서 배쪽후내측핵VPM에서 출발한 축삭은 중심뒤이랑의 머리 지배 영역(외측 부위)으로 투사한다. 배쪽후외측핵VPL과

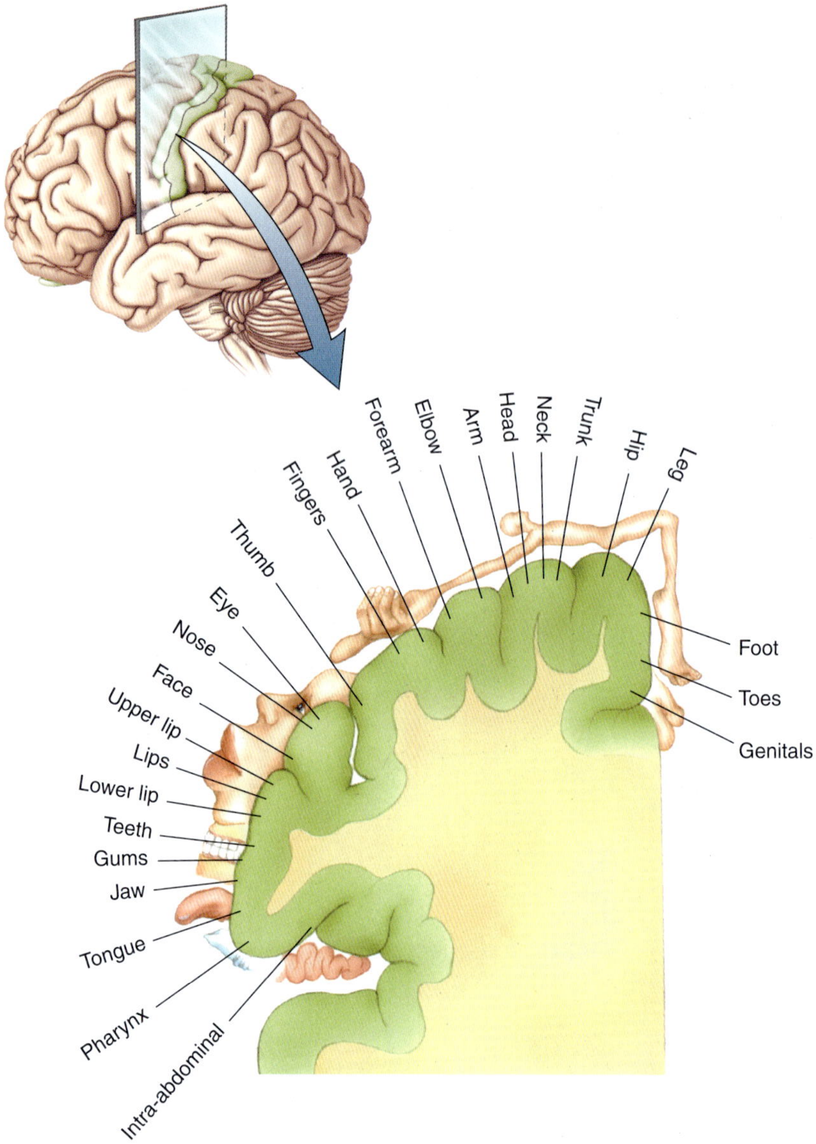

그림 25.6 대뇌피질 호먼큘러스: 대뇌피질 중심뒤이랑에 분포하는 신체 부위별 배열. 중심뒤이랑의 내측에서 외측으로 뻗어 있는 면에 위치하는 신경세포들은 이 그림에 표시된 특정 신체 부위의 자극에 반응한다. (From Bear MF, et al.: Neuroscience: Exploring the Brain, 3rd ed. Philadelphia: Lippincott Williams & Wilkins, 2007, p. 402.)

배쪽후내측핵VPM을 합쳐서 **배쪽기저복합체**ventral basal complex라 부르며, 배쪽기저복합체는 모든 신체(머리 부위 포함)로부터 올라오는 체성구심입력을 받는다.

통각 중계핵Pain Relays

척수시상로spinothalamic tract와 배쪽삼차시상로ventral trigeminothalamic tract는 각각 사지·몸통(척수의 제IV층판 [반대측]에 세포체가 존재)과 머리 부위(하부 뇌간의 척수삼차신경핵 [반대측]에 세포체가 존재)로부터 올라오는 통각신호를 전달한다. 이 통각신호의 일부는 시상의 배쪽후외측핵VPL 및 배쪽후내측핵VPM에 종지하기도 하지만, 이 통각 신호의 주요 표적은 시상후핵군posterior thalamic complex과 수질판내핵intralaminar nuclei(중심정중핵centromedian nucleus, 다발옆핵parafascicular nucleus)이다. 아마도 통각의 감정 성분에 가까운 입력은 시상후핵군과 수질판내핵으로 투사할 가능성이 높다. 시상후핵군의 기능적 구조에 대한 이해가 더욱 복잡해지는데, 그것은 이 핵들이 다른 체성감각신호 및 청각신호를 통합하는 역할도 수행하기 때문이다. 통각 입력이 정확히 대뇌피질의 어느 부위로 투사하는지에 대해서는 확실히 알려져 있지 않다. 그러나 고양이와 원숭이에서 진행한 연구에 따르면, 통각자극에 가장 확실히 반응하는 피질 뉴런은 '이차체성감각영역second somatic area' 및 이 영역의 바로 꼬리부위에 위치한다. 사람에서, 이들 부위는 대략 모서리위이랑supramarginal gyrus과 뇌섬엽 부위insular region에 해당하는 것으로 보인다.

온도감각 중계핵 Thermal Relays

척수시상로는 척수로부터 상행하는 온도감각을 배쪽후외측핵VPL으로 전달한다. 이어서 온도감각은 중심뒤이랑으로 전달되지만, 정확히 중심뒤이랑의 어느 부위로 전달되는지는 확실하지 않다.

청각 중계핵 Auditory Relays

내측무릎핵medial geniculate nucleus [MG]은 아래둔덕팔brachium of inferior colliculus을 통해 아래둔덕inferior colliculus으로부터 입력을 받는다. 이 신경로는 뇌간 및 내측무릎핵MG 높이에서 주파수별 대응연결 양상(서로 다른 주파수에 반응하는 별도의 뉴런이 존재함)을 나타낸다. 내측무릎핵MG은 주로 헤쉴이랑transverse temporal gyri of Heschl(Brodmann's area 41; 일차청각영역primary auditory area)으로 투사한다. 일부 청각섬유들은 일차청각영역 주위에 위치하고 있는 청각연합영역auditory association area(Brodmann's area 42)으로 투사한다(그림 25.3).

시각 중계핵 Visual Relays

시상에 있는 일차시각중계핵은 외측무릎핵lateral geniculate nucleus [LG]이다. 15장에서 언급한 대로, 외측무릎핵LG은 여섯 층으로 이루어져 있으며 양쪽 눈의 망막retina으로부터 입력을 받는다. 뇌의 좌측 외측무릎핵left LG으로 들어가는 망막 입력은 우측반시야right hemifield의 정보이며, 우측 외측무릎핵right LG으로 들어가는 망막 입력은 좌측반시야left hemifield의 정보이다. 외측무릎핵LG의 거대세포부magnocellular region(1층, 2층)에 위치하는 뉴런과 소세포부parvocellular region(3~6층)에 위치하는 뉴런은 일차시각피질primary visual cortex(Brodmann's area 17)로 투사한다.

미각 중계핵 Taste Relays

앞에서 설명한 대로, 배쪽후내측핵VPM은 삼차신경계로부터 체성감각 입력을 받는다. 그러나 이 핵에 존재하는 다른 신경세포군은 고립로핵solitary nucleus(교뇌미각핵pontine taste nucleus [팔옆핵parabrachial nucleus]에 존재하는 중계핵 포함)으로부터 입력을 받는다. 이들 입력은 말초로부터 들어오는 미각정보를 매개한다. 미각 입력을 받는 이들 배쪽후내측핵VPM 부위는 실비우스고랑Sylvian fissure과 경계를 이루는 중심뒤이랑의 먼 외측부위로 투사한다.

전정감각 중계핵 Vestibular Relays

전정핵vestibular nuclei은 소뇌cerebellum 또는 내측세로다발MLF로 축삭을 투사한다. 내측세로다발MLF에 포함되어 있는 대부분의 신경섬유는 뇌신경 III, IV, IV의 운동핵에 종지하지만, 일부 축삭은 이 핵들을 우회하여 배쪽후외측핵VPL 부위에 도달한다. 이어서 이들 전정 입력은 중심뒤이랑으로 투사한다. 이런 신경연결이 타당하다는 의견이 있기는 하지만, 전정감각의 의식적 인식이 이들 신경로와 확실하게 연관되어 있는지에 대해서는 의문이 있다. 그 대신, 이러한 입력은 운동기능의 조절과 더 밀접하게 연관되어 있는 것으로 보이며, 전정신호의 의식적 자각은 다른 대뇌피질 부위가 담당하는 것으로 보인다.

후각 중계핵 Olfactory Relays

모든 감각계 중 후각계는 유일하게 시상thalamus을 경유하지 하지 않고 대뇌피질에 도달할 수 있다. 17장에서 설명한 대로, 이 신경로는 일차적으로 후각망울 투사(즉 승모세포 축삭mitral cell axon)를 전이상엽피질prepiriform area과 편도체주위피질periamygdalar cortex, 피질내측편도핵corticomedial amygdala으로 보내며, 이차적으로 이들 부위로부터 전전두엽피질prefrontal cortex과 중격구역septal area으로 투사한다. 그러나 후각신호는 시상을 경유하여 대뇌피질에 도달할 수 있는 병행 신경로parallel pathway도 가지고 있다. 이 신경로는 편도체amygdala와 전이상엽피질prepiriform area로부터 내측등쪽시상핵MD으로 향하는 투사로를 가지고 있으며, 이어서 전전두엽피질을 포함한 전두엽 앞쪽의 넓은 부위로 투사한다.

연합시상핵 Association Nuclei

운동기능을 매개하는 시상핵 Nuclei Mediating Motor Functions

배쪽전핵ventral anterior nucleus [VA]과 외측배쪽핵ventrolateral nucleus [VL]의 서로 다른 부위는 운동기능과 연관된 구조물로부터 입력을 받는다. 이 입력 투사로는 소뇌cerebellum와 기저핵basal ganglia으로부터 기원한다. 명확히 설명하면, 반대측 소뇌의 **치아핵**dentate nucleus에서 기원한 신경섬유는 외측배쪽핵의 뒷부분posterior part of VL으로 투사한다. 외측배쪽핵의 앞부분anterior part of VL은 창백내핵medial pallidal segment과 흑색질substantia nigra로부터 입력을 받는다. 기저핵의 두 성분은 배쪽전핵VA으로도 투사한다. 이들 부위로부터 대뇌피질 운동영역으로 향하는 투사로는 다음과 같다. 외측배쪽핵VL은 일차운동피질primary motor coretex(브로드만영역 4)과 전운동피질premotor cortex(브로드만영역 6)로 투사하며, 배쪽전핵VA은 더 넓게 브로드만영역 6에 속하는 보조운동영역suplementary motor area과 전운동피질premotor cortex로 투사한다. 따라서 배쪽전핵VA과 외측배쪽핵VL은 대뇌피질 운동영역으로 되먹임 신호를 보냄으로써 정상적인 운동이 일어나는데 필수적인 역할을 한다. 이러한 되먹임이 소실되면 심각한 운동장애가 초래된다(자세한 내용은 19장과 20장 참조). 일부 배쪽전핵VA은 비특수시상핵 기능도 수행하며 광범위하게 피질 뉴런의 흥분성에 변화를 일으킨다.

변연계와 연관된 기능을 매개하는 시상핵
Nuclei Mediating Functions Associated with the Limbic System

시상전핵anterior thalamic nucleus [A]의 신경로는 파페즈회로Papez circuit의 일부로 관여한다. 시상전핵A은 유두시상로mammillothalamic tract를 통해 해마형성체의 해마이행부피질subicular cortex과 유두체mammillary bodies로부터 입력을 받는다. 이어서 시상전핵A의 축삭은 대상피질띠피질·cingulate cortex로 투사한다. 대상피질은 해마형성체로 투사하는데, 이 완전한 순환회로를 **파페즈회로**Papez circuit라고 부른다. 24장에서 언급한 대로, 이 회로는 원래 감정행동의 조절과 연관되어 있을 것으로 생각하였다. 그러나 최근에 수행된 연구에 따르면 파페즈회로는 기억기능과 연관되어 있는 것으로 보인다.

외측등쪽핵lateral dorsal nucleus [LD]은 후두정엽피질posterior parietal cortex [PPC]로부터 입력을 받는다는 것 이외에 다른 입력은 명확히 알려져 있지 않지만, 여러 변연핵(중격구역, 해마형성체)으로부터 입력을 받는다고 생각되고 있다. 외측등쪽핵LD으로부터 나오는 출력은 대상피질을 포함한 여러 변연계 부위 및 후두정엽피질PPC로 투사하는 것이 알려져 있다. 그 기능은 잘 알려져 있지 않다.

내측등쪽(시상)핵mediodorsal thalamic nucleus [MD]은 여러 변연구조물로부터 입력을 받는다(그림 25.7). 이러한 변연구조물로는 편도체amygdala와 전이상엽피질prepriform cortex, 중격구역septal area, 전대상이랑anterior cingulate gyrus, 전전두엽피질prefrontal cortex을 들 수 있다. 내측등쪽핵MD은 두 가지 중요한 투사로를 갖는다. 첫 번째 투사로는 전전두엽피질과 전두엽 인접 부위로 많은 신경섬유를 보낸다. 두 번째 투사로(24장에서 설명함)는 중간시상midline thalamus으로 향하며 전외측시상하부anterior lateral hypothalamus의 다중시냅스 경로의 첫 가지를 형성한다. 내쪽등쪽핵MD으로 들어가는 이들 입력의 가능한 기능은 변연구조물이 시상하부 기능을 조절할 수 있는 추가적인 기반을 제공

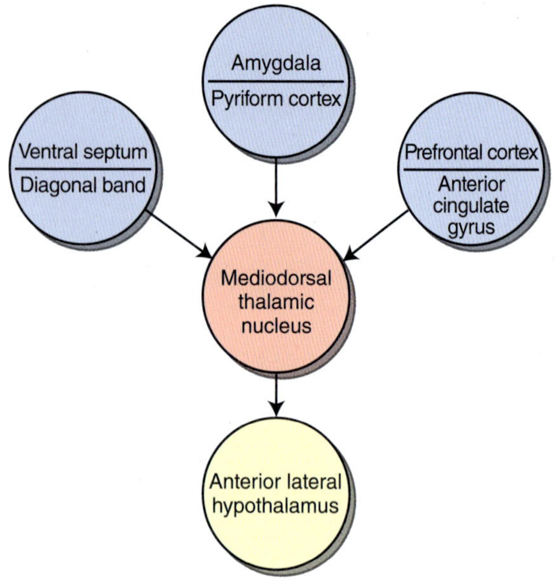

그림 25.7 내측등쪽(시상)핵. 그림은 내측등쪽핵MD으로 정보를 보내는 변연구조물과 내측등쪽핵으로부터 시상하부로 향하는 출력을 나타낸다.

하는 것이다. 또한 내측등쪽핵MD이 통증의 감정 성분을 매개한다는 증거가 임상적으로 보고되었는데, 그것은 특정 유형의 심한 통증을 경감시키기 위해 때때로 시행하는 내측등쪽핵MD의 외과적 수술로부터 얻어졌다. 이 수술을 받은 환자는 여전히 육체적으로 통증을 느끼지만, 정상적으로 심한 통증과 연관되어 나타나는 심적 괴로움은 거의 나타내지 않는다고 보고되어 있다.

복잡한 통합기능과 연관된 시상핵
Neclei Associated with Complex Integrative Functions

외측후(시상)핵lateral posterior thalamic nucleus [LP]은 주로 두정엽parietal lobe으로부터 입력을 받는다. 이 핵으로 투사하는 피질하구조물은 명확히 알려져 있지 않다. 외측후핵LP의 주요 피질투사 표적은 상두정소엽superior parietal lobule(브로드만영역 5, 7)이다. 상두정소엽은 복잡한 감각운동의 통합과 연관되어 있다는 것을 상기하자. 이들은 다른 감각피질영역으로부터 들어오는 여러 감각입력을 받아들이며, 전운동피질PMC(브로드만영역 6)과 보조운동영역SMA(브로드만영역 6)으로 투사한다. 이들 영역은 복잡한 운동과정을 구성하는 운동반응의 기획과 순서를 배열하는 것을 돕는 것으로 여겨진다. 따라서 외측후핵LP은 후두정엽피질PPC로 상당한 입력을 제공함으로써 브로드만영역 5와 7의 기능에도 기여하는 것으로 보인다.

시상베개pulvinar [P]는 주로 시각영역(위둔덕과 시각피질로부터)과 청각영역(측두엽 신피질로부터)으로부터 입력을 받는

다. 시상베개P 축삭은 광범위하게 하두정소엽inferior parietal lobule과 측두엽 인접 부위로 투사한다. 시상베개P는 청각 입력과 시각 입력, 그리고 아마도 일부 체성감각 입력을 통합하는 것으로 보인다. 이 핵은 복잡한 감각식별 학습 및 인지기능을 매개하는 것으로 생각된다.

수질판내핵 및 중간핵 Intralaminar and Midline thalamic Nuclei

중심정중핵 Centromedian Nucleus

시상의 수질판내핵intralaminar nucleus과 중간핵midline nucleus은 이 장의 앞부분과 12장, 22장에서 설명하였다. 이들 핵은 비특수시상핵을 이루고 있다. 가장 큰 비특수수질판내핵은 **중심정중핵**centromedian nucleus [CM]이다. 중심정중핵CM은 대뇌피질과 그물체로부터 들어오는 입력과 척수로부터 들어오는 통각자극, 창백내핵으로부터 들어오는 일부 신경섬유를 받아들인다. 중심정중핵CM은 기저핵으로 투사(조가비핵putamen으로 향하는 시상줄무늬투사thalamostriate projection)하는 유일한 시상핵이다. 게다가 다른 비특수시상핵과 마찬가지로 중심정중핵CM은 특수시상핵으로도 투사하므로 대뇌피질로 들어가는 감각정보의 전달에 영향을 미칠 수 있다.

시상그물핵 Thalamic Reticular Nucleus

시상그물핵reticular nucleus [R]은 다른 시상핵과 다르며 대뇌피질로 투사하지 않기 때문에 주로 사용하는 시상핵의 분류 기준에도 잘 맞지 않는다. 이 핵은 시상의 외측 부위와 등쪽 부위에 위치(외측수질판external medullary lamina 내에 위치)한다(그림 25.8). 시상그물핵R의 해부학적 위치 때문에 대부분의 피질시상섬유corticothalamic fiber는 이 핵을 통과하게 되므로 이 핵과 곁가지 연결을 형성한다. 또한 시상피질중계 뉴런은 시상그물핵 뉴런과 시냅스를 형성하는 곁가지를 낸다. 게다가 시상그물핵R으로 들어가는 시상피질섬유 및 피질시상섬유는 상호 연결되어 있다. 이러한 배열은 시상그물핵R으로 하여금 대뇌피질로부터 하행하는 정보량뿐만 아니라 피질로 상행하는 정보량을 평가할 수 있게 해준다. 시상그물핵R의 출력 뉴런이 하행 입력 또는 상행 입력을 크게 바꿀 수 있는 것은 이들이 GABA를 신경전달물질로 이용하여 특수시상핵(시상그물핵R과 시냅스를 이루고 있는)을 억제하기 때문이다. 이들 핵 간의 상호관계는 수면 및 각성 상태에도 연관되어 있을 가능성이 있다. 잠을 자는 동안, 지속적으로 시상그물핵R 뉴런이 흥분하게 되므로 시상은 기능적으로 대뇌피질을 차단하는 역할을 할 수 있다.

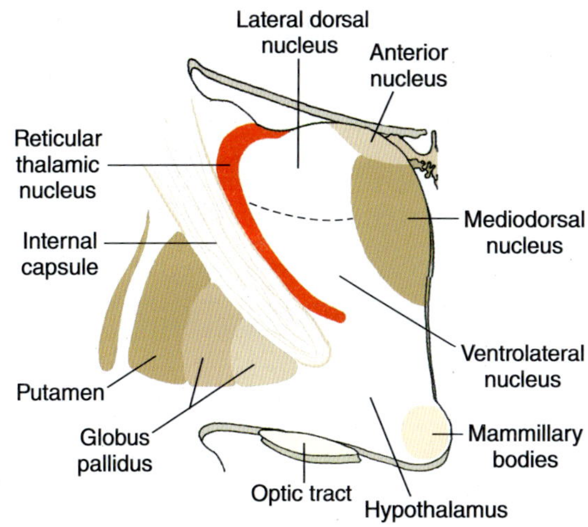

그림 25.8 시상그물핵. 시상그물핵은 속섬유막 바로 내측에 위치한다. 이 핵은 대뇌피질로 투사하지 않는다는 점에서 다른 시상핵과는 다르다. 그 대신, 이 핵에는 억제 뉴런이 존재하므로 대뇌피질로 투사하는 시상 뉴런을 조정한다.

기타 부위 (비시상 부위) Other (Nonthalamic) Regions That Project to the Cerebral Cortex

뇌간그물체 Brainstem Reticular Formation

주로 교뇌 및 중뇌에서 기원한 모노아민 섬유는 광범위한 대뇌피질로 투사하며(자세한 내용은 7장과 22장 참조), 피질 뉴런의 중요한 조정자 역할을 한다. 솔기핵 뉴런raphe neurons(주로 교뇌에 있는)에서 기원한 세로토닌 섬유는 대부분 대뇌피질 부위로 투사하여 모든 세포층에 도달한다. 또한 도파민 섬유(그림 7.11 참조)와 노르아드레날린 섬유 역시 광범위한 대뇌피질로 투사하지만 세로토닌 섬유보다는 덜 풍부하다(그림 25.9~10). 도파민 섬유는 중뇌의 배쪽피개구역ventral tegmental area [VTA]에서 기원한다. 가장 많은 섬유가 분포하는 부위는 운동영역과 전전두엽피질이다.

교뇌의 청색반점핵nucleus locus ceruleus에서 기원하는 노르아드레날린 섬유 역시 도파민 및 세로토닌 분포영역과 비슷한 대뇌피질로 광범위하게 투사한다.

전뇌 앞뇌 · Forebrain

대뇌피질은 마이네르트기저핵basal nucleus of Meynert으로부터도 많은 콜린 섬유cholinergic fiber를 받는다(24장 참조). 이들 신경섬유는 대부분의 대뇌피질에 콜린 섬유를 공급한다(그림 7.6 참조). 이 콜린신경세포의 손상은 **알츠하이머병**Alzheimer's disease과 연관되어 있다. 이 병의 원인은 알려져 있지 않다.

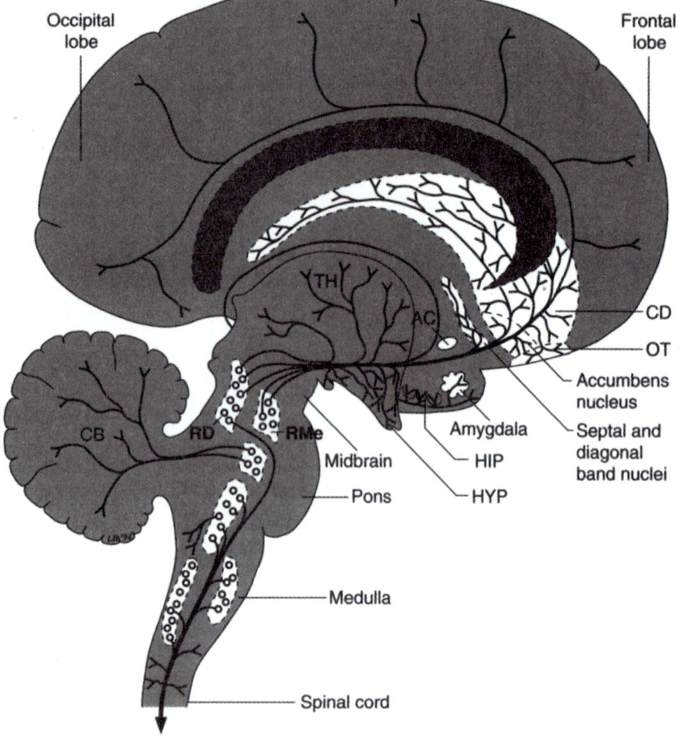

그림 25.9 세로토닌 투사로. 모식도는 교뇌 및 중뇌의 솔기핵으로부터 대뇌피질로 향하는 세로토닌 섬유의 투사경로를 나타낸다. 소뇌와 간뇌, 척수로 향하는 다른 세로토닌 투사로는 완전한 설명을 위해 나타내었다. AC, 앞맞교차; CB, 소뇌; CC, 뇌들보; CD, 꼬리핵; HIP, 해마형성체; HYP, 시상하부; OT, 후각결절; RD, 등쪽솔기핵; RMe, 정중솔기핵; TH, 시상. (From Parent A: Carpenter's Human Neuroanatomy, 9th ed. Baltimore: Williams & Wilkins, 1996, p. 518.)

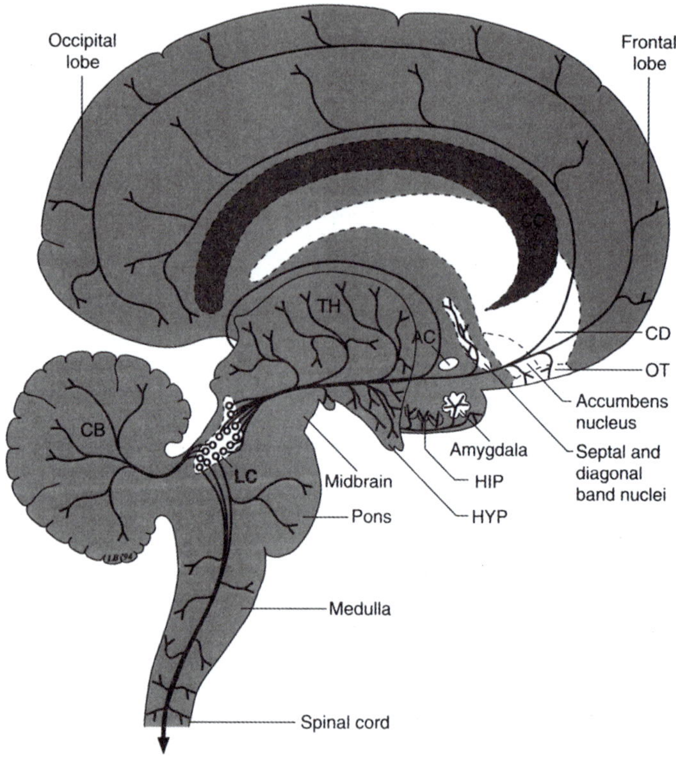

그림 25.10 노르아드레날린 투사로. 모식도는 청색반점(LC)으로부터 시상하부(HYP)와 시상(TH), 변연부위(편도체와 해마 포함)로 향하는 노르아드레날린 섬유의 투사경로를 나타낸다. 척수와 연수, 소뇌(CB)로 향하는 다른 노르아드레날린 투사로는 완전한 설명을 위해 나타내었다. AC, 앞맞교차; CC, 뇌들보; CD, 꼬리핵; OT, 후각결절. (From Parent A: Carpenter's Human Neuroanatomy, 9th ed. Baltimore: Williams & Wilkins, 1996, p. 514.)

대뇌피질의 각 부위별 기능
Localization of Function Within the Cerebral Cortex

대뇌피질의 각 부위별 기능은 실험연구와 임상연구를 통해 얻어졌다. 각각의 기본적인 기능 부위는 이 책의 뒷부분에서 설명할 것이다. 다음 몇 단락에서는 각 부위의 기본적인 기능적 특성을 간략하게 살펴본 후, 각 부위의 전반적인 기능을 평가하기 위해 임상연구를 통해 얻어진 정보를 활용할 것이다.

두정엽 마루엽 · Parietal Lobe

피질원주cortical column는 구조적 기본단위이다(그림 25.11). 하나의 피질원주 내에서 각 층에 존재하는 뉴런은 한 종류의 수용체에 가장 잘 반응하며, 모든 뉴런은 신체 표면의 동일한 국소영역에 가해진 자극에 반응한다(그림 25.11). 동일한 신체 표면을 담당하는 인접 피질원주는 감각 자극에 대해 빠르게 적응하거나 느리게 적응하는 것과 같은 다른 생리적 특성을 나타낸다.

체성감각 뉴런과 관련된 다른 특징들에도 주목해야 한다. 예를 들면, 앞에서 언급한 대로 서로 다른 체성감각피질 부위는 다른 여러 감각 유형sensory modality에 반응하는 것으로 보이기는 하지만, 한 유형의 자극에 더 잘 반응한다. 다른 감각 유형과 마찬가지로, 특정 유형의 체성감각 뉴런은 주어진 자극의 복잡한 여러 가지 측면에 반응하는 것으로 보인다. 예를 들면, 한 종류의 뉴런은 특정 신체 표면 부위에 가해진 어떤 형태의 접촉자극에도 반응할 수 있지만, 다른 더 복잡한 뉴런은 자극의 방위orientation와 방향direction에 반응할 수 있다. 이러한 반응 특성은 이들 뉴런이 더 큰 감수영역receptor field을 가진다는 것과 더 기본적인 다른 뉴런들(약간 다른 체성감각피질 부위에 위치하는)의 활동을 통합할 수 있다는 것을 암시한다. 실제로, 상대적으로 단순한 양상의 자극에 반응하는 뉴런은 브로드만영역 3에 위치하고 있고, 보다 복잡한 양상의 자극에 반응하는 뉴런은 브로드만영역 2에 위치하고 있다는 연구 결과도 보고되고 있다. 이러한 개념은 공간인식(입체적 형태의 3차원 물체를 인식[**입체인지**stereognosis]하는 데 필수적인)을 위한 신경학적 기반을 제공하고, 뉴런의 반응 속성에 복잡성을 더한다. 이러한 지각구별이 복잡하고 숙련된 움직임을 만드는 데 필수적이라는 사실을 아는 것이 중요하다.

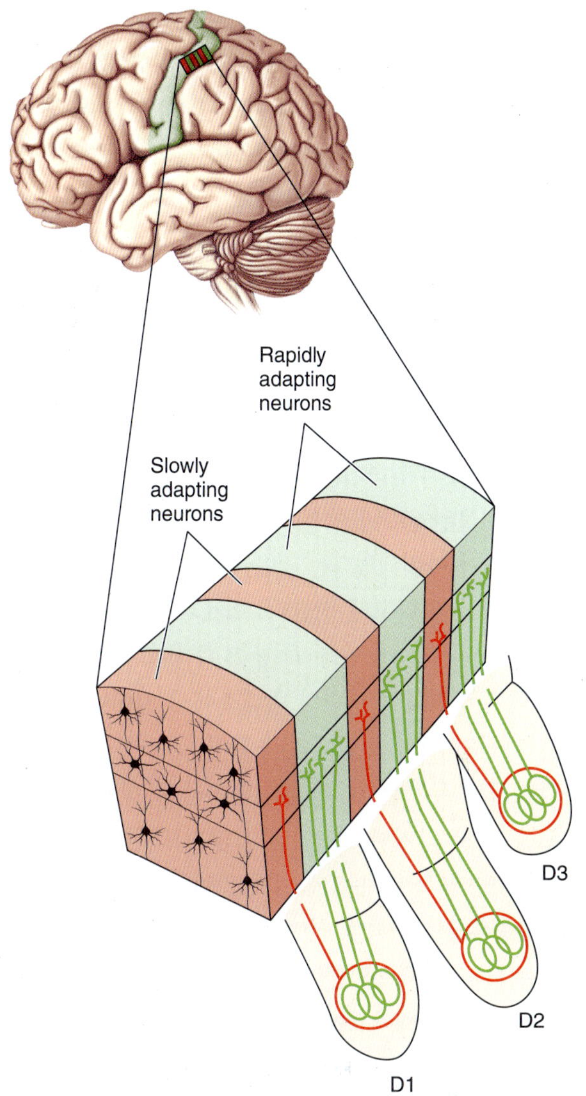

그림 25.11 체성감각피질의 원주구조. 모식도는 서로 다른 손가락(D1~D3)이 인접한 체성감각피질 부위에 분포하는 것을 나타낸다. 각 손가락이 분포하는 영역 내에는 빠르게 적응하는 피질원주(녹색)와 느리게 적응하는 피질원주(적색)가 번갈아 존재한다. 각 손가락에서 출발하는 각 수용체 입력은 각각의 독립적인 피질원주로 들어간다. (From Bear MF, et al.: Neuroscience: Exploring the Brain, 3rd ed. Philadelphia: Lippincott Williams & Wilkins, 2007, p. 401.)

병변의 결과 Effects of Lesions

복잡한 감각을 구별하기 위해서는 체성감각피질(두정엽에 존재)이 온전해야 하며, 체성감각피질은 다른 종류의 감각자극을 통합하는 뉴런 계층의 복잡성에 따라 배열되어 있다. 따라서 체성감각피질에 분포하는 여러 신경세포군의 손상이 서로 다른 유형의 질병을 유발하는 것은 당연하다. 일차체성감각피질 병변은 병변이 발생한 반대측 신체에서 감각이상paresthesia(비정상적인 얼얼한 감각)과 저린감numbness을 나타낸다. 게다가 개체에 가해진 특정 유형의 자극을 설명할 수 있는 능력을 소실시킬 뿐만 아니라 자극의 위치나 강도에 대한 구분 능력을 소실시키게 된다.

대뇌피질 감각영역으로부터 입력을 받는 다른 두정엽 및 전두엽 부위는 적합한 기억을 적절하게 작동하게 해주는 신경네트워크의 개입을 필요로 한다. 그러한 기억 환기arousal of such memories는 특정 과제를 수행하는데 필요한 이해의 기본과정이며, 이를 '인식gnosis'이라 한다. 이 과정이 손상되면 실인증agnosia과 실행증apraxia, 실어증aphasia을 포함한 여러 종류의 질병이 발생하게 된다.

실인증 인식불능증 · Agnosia

후두정엽피질PPC(대뇌피질 감각영역으로부터 입력을 받음)이라 불리는 두정엽 부위가 일반적으로 관여하는 부류의 질환을 **실인증**agnosia이라 한다. 실인증의 정의는 물체를 인식하는 데 어려움을 겪거나 물체를 인식하지 못하는 것이다. 여러 유형의 실인증이 알려져 있다.

실인증의 한 유형인 **입체실인증**astereognosia을 나타내는 환자는 병변이 있는 두정엽의 반대측 손에 있는 물체를 인식하지 못한다. 훨씬 더 흥미로운 다른 실인증은 **질병실인증**질병인식불능증 · anosognosia이다. 질병실인증 환자는 질병이 있는 것을 부인하거나 질병 자체를 인식하지 못한다. 좌측 반신불완전마비hemiparasis가 있는 질병실인증 환자는 팔다리가 마비되었다는 것을 부정하거나 자신의 몸에 그 팔다리가 없다고 주장한다. 이것과 관련된 증후군인 **감각무시**sensory (hemi-) neglect (그림 25.12 참조, 18장에서도 설명함)는 후두정엽피질 병변의 반대측에서 일어나며, 이 환자는 자신의 시야 절반에 반응하지 않으며, 촉각자극과 청각자극도 무시한다. 게다가 환자들은 신체 절반에서 면도를 하지 않거나, 옷을 입지 않기도 한다. 하두정소엽inferior parietal lobule 손상에 의해 일어나는 증후군을 **게르스트만증후군**Gerstmann syndrome이라 한다. 이 증후군의 증상으로는 (1) **손가락실인증**finger angnosia(환자는 자신 또는 타인의 다른 손가락을 인식하지 못함), (2) **실서증**쓰기언어불능증 · agraphia(환자는 글자를 쓰지 못함), (3) 좌측과 우측을 구분하지 못함, (4) **실독증**읽기언어상실증 · alexia(환자는 글을 읽는데 서툶), (5) 계산불능증acalculia을 들 수 있다.

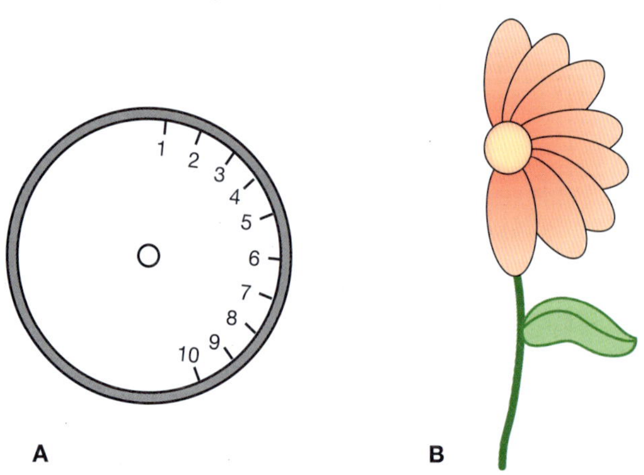

그림 25.12 좌측 감각무시를 보여주는 우측 후두정엽피질에 병변이 있는 환자가 그린 그림. 환자에게 **(A)** 시계의 전면에 보이는 숫자를, **(B)** 꽃을 그리라고 요청하였다.

실행증 행위상실증 · Apraxia

우리는 먼저 18장에서 이 질환에 대해 설명하였다. 실행증은 기본적으로 운동기능을 적절하게 수행하지 못하는 것이며, 실행증의 유형에 따라 두정엽 또는 전두엽이 침범되어 발생한다. 실행증의 한 유형을 **관념실행증**관념행위상실증 · ideational apraxia이라 부르며, 이 환자는 요구받은 과제의 순서와 실행을 어떻게 할지 개념화하는 데 어려움을 나타내지만, 순서에 포함된 독립적 움직임은 적절하게 수행할 수 있다. 이 질환은 전형적으로 후두정엽posterior parietal lobe이 침범되어 발생하지만, 후두정엽과 인접한 측두엽 및 후두엽이 침범되어 발생하는 경우도 있다. 후두정엽피질PPC은 수많은 감각정보를 받아 통합하는 역할을 하며, 전운동피질PMC과 보조운동영역SMA으로 투사함으로써 복잡한 운동과제의 실행을 위한 이들 영역의 기획 기전programming mechanisms에도 추가적으로 관여한다. 따라서 후두정엽피질PPC의 손상이 왜 관념실행증과 연관되는지 이해할 수 있다.

관념실행증이 변형된 질환을 **관념운동실행증**관념운동행위상실증 · ideomotor apraxia이라 부른다. 이 질환을 앓고 있는 환자는 자신이 어떤 행위를 하려고 하는지 명확히 알고 있지만 그 행위를 실행하지는 못한다. 이 질환은 대뇌피질 운동영역뿐만 아니라 운동영역으로 투사하는 연합섬유의 침범에 의해 생길 수 있다.

시각기능과 연관된 대뇌피질 부위
Regions Associated With Visual Functions

다른 감각계와 마찬가지로, 우리는 15장에서 시각피질이 일차시각영역과 이차시각영역, 삼차시각영역으로 이루어져 있다는 것을 설명하였다. 실제로 시각정보의 일부 처리 과정은 인접한 측두엽에서도 일어난다(이 장의 뒷부분에서 설명함). 체성감각계를 설명하면서 언급한 대로, 피질원주는 감각정보의 처리과정 및 체성감각 신호의 인식 기반을 제공하는데 매우 중요한 역할을 한다. 마찬가지로, 시각계에서도 피질원주는 시각신호의 처리과정 및 시각인식이 일어나는데 매우 중요하다.

외측무릎핵으로부터의 투사 양상
Projection Patterns From the Lateral Geniculate Nucleus

망막retina과 외측무릎핵LG은 동심원으로 된 감수영역receptive field과 그 주위에 억제영역을 가진 뉴런을 포함하고 있다. 일부 뉴런은 '중심-흥분on-center' 및 '주변-억

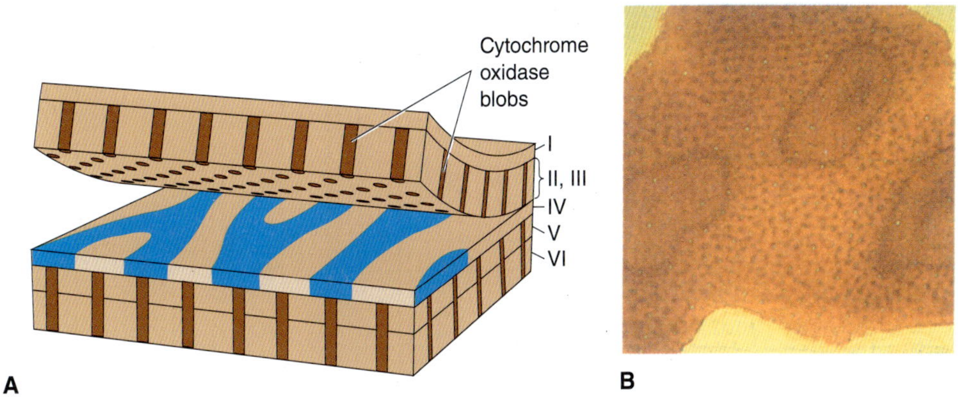

그림 25.13 시토크롬산화효소로 염색하였을 때 보이는 방울. **(A)** 그림은 원숭이 시각피질('줄무늬피질'이라고도 함)의 방울영역에서 관찰되는 시토크롬산화효소의 분포를 보여주고 있다. **(B)** 시토크롬산화효소가 강하게 염색되는 III층(A에서 관찰되는 것처럼)의 방울영역에서 촬영한 현미경사진. (From Bear MF, et al.: Neuroscience: Exploring the Brain, 3rd ed. Philadelphia: Lippincott Williams & Wilkins, 2007, p. 324.)

제off-surround'인 반면, 다른 뉴런은 '중심-억제off-center' 및 '주변-흥분on-surround'이다. 이들 각 뉴런군은 일차시각피질primary visual cortex(*V1*이라고 부르며, 이차시각영역secondary visual area을 *V2*라고 부름)에 도달하는 다른 신경로를 낸다. 몇 개의 신경로는 외측무릎핵LG의 **거대세포**뉴런magnocellular neurons과 연관되어 있고, 다른 신경로는 **소세포**뉴런parvocellular neurons과 연관되어 있다. 거대세포뉴런으로부터 기원한 신경로들은 시각 이미지의 위치location를 알아내는 것과 연관되어 있는 반면, 소세포신경로는 형태form와 색깔color을 알아내는 것과 연관되어 있다.

미토콘드리아 효소를 확인할 있는 특수염료(즉 시토크롬산화효소cytochrome oxidase)를 시각피질 부위에 가하면, 시각피질은 두 가지 염색 양상을 나타낸다. 한 가지 염색 양상은 작은 타원부위가 강하게 염색되는데, 이 부위를 **방울영역**blob areas이라 부른다. 주변 부위는 약하게 염색되며, 이 부위를 **방울사이영역**interblob areas이라 부른다(그림 25.13). 색깔처리과정color processing은 방울영역에서 일어나는 반면, 방울사이영역에는 방위원주orientation columns(각 수직원주기둥에는 공간 속의 특정 방위를 나타내는 선형 막대에 반응하는 뉴런들이 존재함)가 포함되어 있다. 따라서 외측무릎핵LG의 소세포부에서 기원한 신경로는 V1의 방울영역blob areas으로 투사하며, IV층의 특정 부위에 종지한다(그림 25.14).[1] 이 신경로는 색각color vision 처리과정과 연관되어 있다. 그러나 색각 및 형태 처리과정이 마무리되기 위해서는 추가적인 신경로 및 대뇌피질 부위의 활성이 필요하다. 이 신경로는 V1으로부터 V2(브로드만영역 18)로 향하는 연결로, 이어서 V4(브로드만영역 19), 그리고 최종적으로 하측두엽피질inferotemporal cortex로 향하는 연결로로 이루어져 있다(그림 25.15). 이 신경로는 분명히 색깔 인식과 연관되어 있으며 때때로 **소세포방울신경로**parvocellular blob stream pathway라 부른다. 외측무릎핵LG의 소세포부에서 기원하는 두 번째 신경로 역시 V1으로 투사하며, 이어서 V2로, 다시 V4로, 그리고 최종적으로 하측두엽피질inferotemporal cortex로 투사한다. 그러나 이 신경로는 형태 인식 처리과정과 연관되어 있으며, 때때로 **소세포방울사이신경로**parvocellular interblob pathway라 부른다. 외측무릎핵LG의 거대세포부에서 기원하는 세 번째 신경로는 방울사이영역을 통해 투사하여 부분적으로 IV~VI층에 종지한다. 이 부위로부터 신경섬유는 V2와 V3, 중간측두이랑middle temporal gyrus(V5)으로 투사한다(그림 25.15). 이 신경로는 물체가 움직이는 방향을 감지하는 뉴런과 연관되어 있다. 게다가 이 신경로는 내측상측두이랑medial superior temporal gyrus [MST]이라 불리는 두정엽 인접 부위로도 투사한다. 이 부위에 있는 뉴런은 다양한 움직임, 즉 선linear, 원circular 또는 공간spatial 움직임에 반응한다(그림 25.15). 전체적으로 이 신경로를 **거대세포신경로**magnocellular stream pathway라 부른다. 이들 신경로가 시각적으로

[1] 이 신경로는 일차시각피질(V1) IV층의 다른 부위(내부층sublayer)로 투사한다. IV층의 내부층은 4A와 4B, 4Cα, 4Cβ로 구분된다(그림 25.14). 외측무릎핵LG으로부터 들어오는 대부분의 거대세포(이것은 움직임을 감지함)는 4C층 상반부(4Cα)에 종지한다. 소세포방울사이신경로(모양과 공간 방위를 전달함)는 4C층 하반부(4Cβ)에 종지한다. 다른 소세포뉴런은 IV층과 II층의 다른 부위에 있는 방울영역으로 투사하여 색깔 분석을 담당한다.

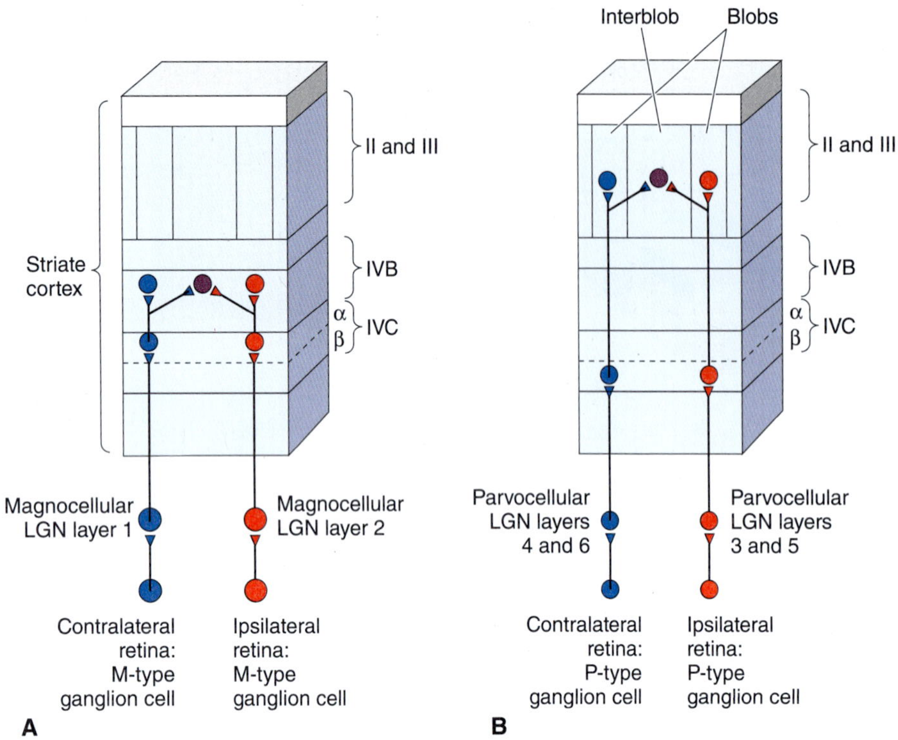

그림 25.14 시각피질로 향하는 망막투사. **(A)** IV층 상반부로 향하는 시각영상의 식별과 관련된 거대세포신경로 투사. **(B)** IV층 하반부로 향하는 시각영상의 형태와 색깔과 관련된 소세포신경로. LGN, 외측무릎핵; IVB, 시각피질 IVB층; IVC, 시각피질 IVC층. (From Bear MF, et al.: Neuroscience: Exploring the Brain, 2nd ed. Philadelphia: Lippincott Williams & Wilkins, 2001, p. 331.)

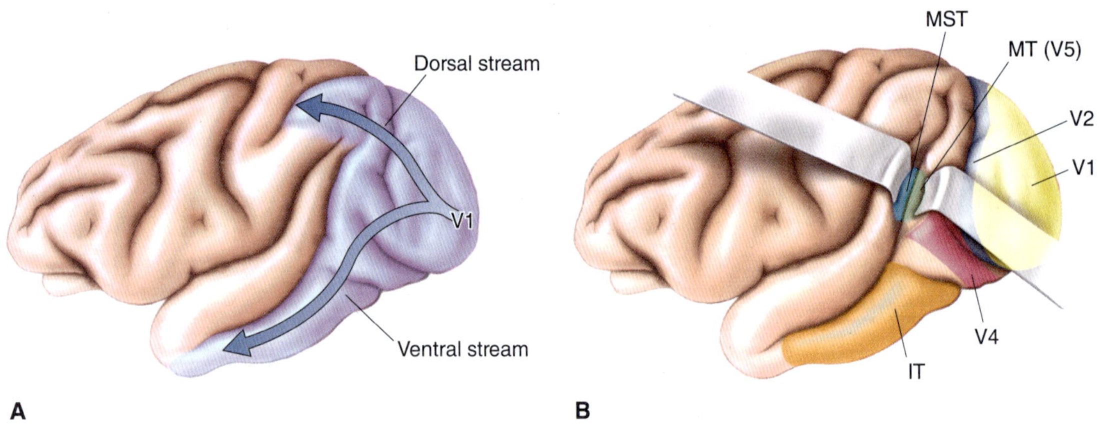

그림 25.15 시각피질 밖에서 일어나는 시각정보의 처리. **(A)** 일차시각피질로부터 두정엽(등쪽신경로)과 측두엽(배쪽신경로)으로 시각정보를 전달하는 신경섬유. **(B)** 등쪽신경로는 특정 방향으로 이동하는 물체의 움직임에 반응하는 측두엽피질 및 측두엽과 인접한 두정엽피질(중간측두이랑[MT]과 내측상측두이랑[MST])에도 전달된다. 배쪽신경로는 얼굴에 반응하는 측두엽의 하측두부위에 분포하는 뉴런으로 전달된다. (From Bear MF, et al.: Neuroscience: Exploring the Brain, 3rd ed. Philadelphia: Lippincott Williams & Wilkins, 2007, p. 333.)

물체를 인식할 때 얼마나 서로 상호작용하는가에 대해서는 알려져 있지 않다. 색깔 정보의 처리과정은 깊이와 형태, 일반적 전경-배경 관계를 매개하는 신경로와는 독립적일 것이라고 생각되고 있다. 한편, 소세포신경로(소세포방울사이신경로)는 미세한 시각구별을 가능하게 하는 방위 신호와 같은 자극을 사용할 수 있는 반면, 거대세포신경로는 같은 정보로 공간 속의 물체의 대략적인 위치를 파악할 수도 있다.

형태 인식 과정 분석 Analysis of Form Perception

연구자들이 직면한 몇 가지 기본적인 의문점은 다음과 같다. (1) 시각피질에 존재하는 뉴런은 어떻게 시각자극에 반응하는가? (2) 이러한 변화가 우리들의 물체 인식 능력과 어떻게 연관되어 있는가? 이와 같은 기본적인 의

문점에 대한 해답은 광점point of light(무릎핵 뉴런 및 망막신경절세포가 담당)이 아니라 막대형 빛bars of light(선형 특성) 및 이들의 방위에 반응하는 시각피질에 존재하는 여러 뉴런의 발견을 통해 얻어졌다.

이들 뉴런 중 한 유형을 **단순세포**simple cell라고 부른다. 이 세포는 4Cβ 내부층sublayer 근처에 위치한다. 이 내부층 내에 존재하는 별세포stellate cell는 원형 감수영역을 가지며 외측무릎핵LG으로부터 입력을 받는다. 단순세포로는 별세포군으로부터 들어오는 입력이 모여든다. 따라서 단순세포의 감수영역은 별세포보다 상당히 커지게 된다. 별세포로부터 단순세포로 들어오는 입력이 약간 다른 망막부위에 배열됨에 따라 단순세포의 통합된 반응은 여러 광점이 선으로 연결된 선형 빛"a beam of light"으로 나타나게 된다. 여기서 기억해야 할 중요한 특징은 단순세포의 감수영역은 직사각형 형태이며 특정 흥분초점excitatory focus과 주변억제부위inhibitory surround를 가진다는 점이다. 예를 들면, 그림 25.16에서 설명한 것처럼 단순세포는 수직 위치에 가해진 막대형 빛bar of light에 가장 효과적으로 반응한다. 이렇게 되는 이유는 흥분구역이 수직방향으로 배열되어 있고 그 흥분구역 양쪽에 나란히 억제구역을 가지고 있는 뉴런의 감수영역으로부터 활동이 기록되었기 때문이다. 따라서 막대형 빛이 수직위치에서 수평위치로 바뀌면 단순세포는 흥분을 멈추게 된다. 또한 이들 뉴런은 막대형 빛의 다양한 수직방향의 변화에도 반응한다(그림 15.16). 이런 방식으로 여러 뉴런군이 다양한 방위의 빛에 반응할 수 있게 된다. 결국 어떤 방위의 빛이라도 시각피질에 존재하는 일부 뉴런을 흥분시킬 수 있다.

광선light beam의 다소 다른 특성에 반응하는 **복합세포**complex cell가 발견되었다. 복합세포는 단순세포보다 더 넓은 감수영역을 갖는다는 점에서 단순세포와 차이를 보인다. 게다가 'on' 구역과 'off' 구역이 명확히 구분되어 있지 않다. 복합세포는 특정 방위의 막대형 빛에 반응하지만, 이미지가 감수영역 내에 정확히 위치해야 하는 것은 아니다(그림 25.17). 게다가 이미지가 감수영역 내에서 이동하는 것도 복합세포를 효과적으로 흥분시킬 수 있는 자극이 된다. 단순세포로부터 입력신호를 받는 복합세포의 위치는 일차시각피질에서 단순세포(주로 II, III, V, VI 층에 분포)와는 다른 층에 분포한다.

모서리 인식edge perception(물체 형태 인식의 기반이 됨)은 단순세포와 복합세포의 공동 작용에 의해 일어난다. 단순세포simple cell는 특정 감수영역 내에 존재하는 막대형 빛에 반응하는 반면, 복합세포complex cell는 동일한 방위의 광선에 반응한다는 점(다른 감수영역으로 확장되어도 됨)을 상기하자. 만일 어떤 사람의 눈이 선 또는 그림의 모서리에 초점을 맞추고 있다면, 특정 단순세포와 복합세포가 이 모서리에 반응할 것이다. 이어서 그 눈이 그림의 다른 면으로 이동하게 되면 새로운 감수영역과 연관된 다른 단순세포들이 흥분하게 되지만, 그림의 첫 부분에 반응하였던 복합세포는 초점이 그림의 다른 부분으로 약간 이동하였더라도 흥분을 계속할 수 있다. 이런 방식으로 복

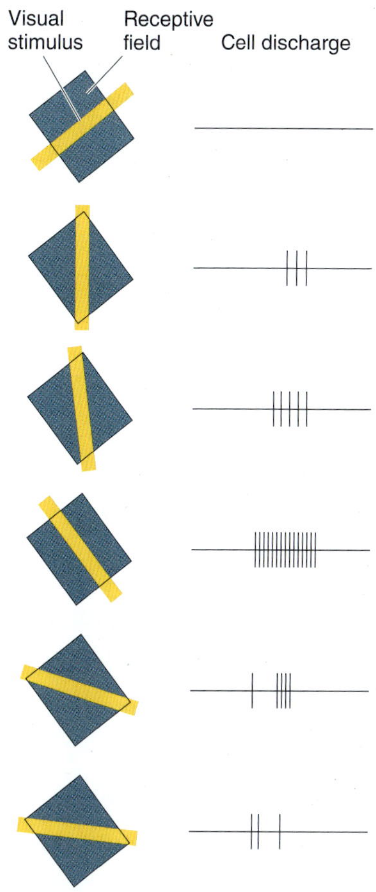

그림 25.16 방향에 민감한 단순세포. 그림은 일차시각피질에 존재하는 단순세포가 약 45° 방향의 막대형 빛에 최대로 반응한다는 것을 보여준다. 다른 각도의 막대형 빛은 훨씬 약한 신경반응을 나타내며, 최대반응을 나타내었던 각도와 반대일 경우에는 특히 그렇다. 광점으로 자극하면 피질 뉴런의 반응은 훨씬 약하며 빛을 분산시킨다. 기본 개념은 빛이 망막에 직접 닿아 이들 뉴런의 감수영역을 자극하여 동시에 흥분되는 비슷한 중심-주변 배열을 나타내는 뉴런으로 모여든다는 사실이다. 이어서 이들 신경은 시각피질의 한 뉴런으로 모여들어 길쭉한 막대모양의 흥분영역을 형성하게 된다. (From Bear MF, et al.: Neuroscience: Exploring the Brain, 3rd ed. Philadelphia: Lippincott Williams & Wilkins, 2007, p. 325.)

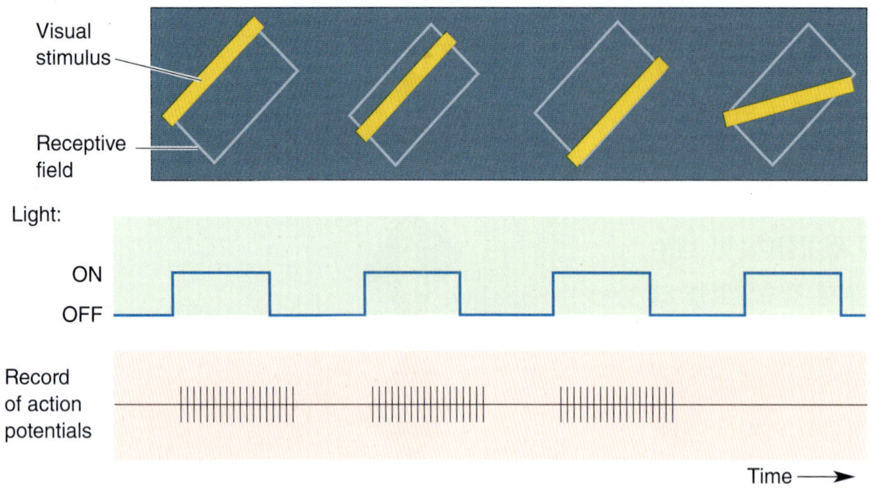

그림 25.17 복합세포. 이들 신경세포는 특정 방향의 막대형 빛에 가장 잘 반응하지만, 시각감수영역에 있는 다른 위치에서도 반응한다. (From Bear MF, et al.: Neuroscience: Exploring the Brain, 3rd ed. Philadelphia: Lippincott Williams & Wilkins, 2007, p. 329.)

합세포는 자신의 감수영역 내의 어떤 지점에 있는 이미지의 특정 부분을 인식할 수 있다. 따라서 다양한 단순세포의 작용과 복합세포의 활동이 합쳐져서 모서리edge와 가장자리borders, 경계boundaries, 대비contrasts를 인식할 수 있는 뉴런의 기반을 제공할 수 있다.

다른 증거에 따르면, 세 번째 유형의 세포가 있다고 생각되며, 이 세포는 복합세포와 비슷하게 막대형 빛이 길어질수록(특정 방위는 유지되어야 함) 흥분횟수가 증가한다. 그러나 이들 세포는 다른 복합세포와는 다른데, 그 이유는 막대형 빛이 특정 길이보다 더 길어지면 이들 뉴런은 흥분을 멈추기 때문이다. 이러한 복합세포의 변형세포를 끝멈춤세포end-stopped cell라 부른다. **끝멈춤세포**는 여러 복합세포로부터 입력을 받는 것으로 여겨지며 물체의 선길이(선분)뿐만 아니라 가장자리border와 만곡도curvature를 인식하는 것으로 보인다. 따라서 총체적 관점에서 보면, 우리는 시각계를 분석한 결과로부터 일반적 원리를 도출할 수 있다. 그 일반적 원리는, 시각신호가 시각경로 내에서 고위 구조물로 전달될 때 뉴런의 흥분 양상을 통제하는 복잡성 수준을 증가시키는 것이다. 복잡성 수준은 대개 다른 뉴런군(시각경로의 하위 구조물에 위치하는)으로부터 몰려 들어오는 입력에 따라 결정된다.

후두엽피질에 존재하는 피질원주의 특징

Features of Cortical Columns Within the Occipital Cortex

체성감각계와 마찬가지로, 시각피질 내에 존재하는 피질원주cortical columns는 각 원주기둥에 존재하는 뉴런들이 받아들이는 감각의 유사성에 따라 배열되어 있다. 그림 25.14에 나타낸 것처럼, 브로드만영역 17(일차시각피질)에는 거대세포경로magnocellular pathway와 소세포경로parvocellular pathway로부터 정보를 받는 독립적인 수직원주들이 배열되어 있다. 이것은 특정 방울사이경로는 공간 속에 위치하는 물체의 단일 방위에 반응하는 세포를 활성화시키는 원주에 종지할 것이라는 것을 의미한다. 방위원주orientation columns에는 복합세포와 단순세포가 존재하며, 이들은 방위원주 내에서 일어나는 고차원적 통합과 개념에 대한 기반을 제공한다. 방위원주는 바퀴살처럼 방사상으로 배열되어 있다. 시각피질은 이런 배열 방식으로 각기 다른 방위축을 가진 채 배열된 수많은 방위원주를 포함하고 있다. 이 배열의 중심을 **방위중심**orientation center이라 부르며, 특정 방위축은 특정 방위의 한 축을 각각 대표한다.

앞에서 설명한 대로, 피질원주는 물체의 색깔color perception(방울영역blob areas) 및 방위orientation(방울사이영역interblob areas)와 연관되어 있다. 또한 피질원주는 각 눈으로부터 들어오는 입력에 의해서도 정의할 수 있다. 하나의 안구우세원주ocular dominance column는 한쪽 눈으로부터 입력을 받으며(그림 25.18), 좌·우 각 눈으로부터 입력을 받는 안구우세원주는 교대로 배열되어 있다. 이상을 통틀어 정리하면, 몇 개의 방위원주orientation column(색각을 인식하는 방울영역과 연계되어 있음)와 몇 개의 안구우세원주ocular dominance column가 대주hypercolumn라 불리는 단위를 형성한다. 대주hypercolumn는 망막에 있는 단일 점을 분석하는 역할을 한다. 따라서 일차시각피질은 아주 많은 대주hypercolumn로 이루어져 있으며, 이들은 형태인지form perception를 가능하게 하는 전반적인 기반을 제공한다. 게다가 인접한 대주hypercolumn는 짧게 수평으로 배열된 축삭을 통해

A

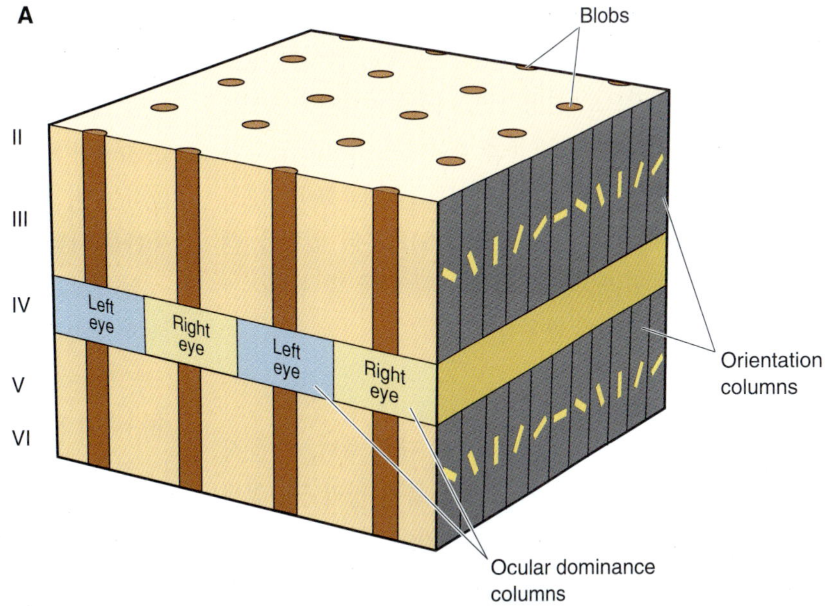

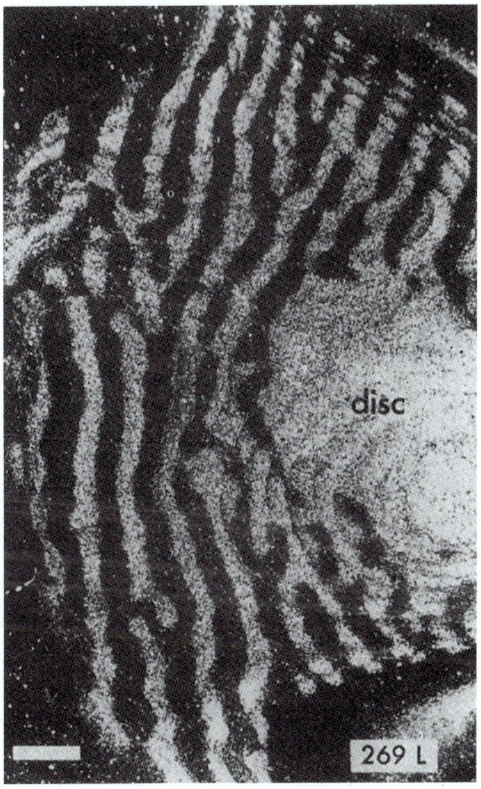

B

그림 25.18 대주와 안구우세. **(A)** 색각을 인식하는 방울영역과 함께 방위원주와 안구우세원주를 설명하는 모델로 이들을 합쳐서 대주라 부른다. **(B)** 성체 때 우측 눈을 제거한 원숭이 시각피질(영역 17)의 자가조직방사선 사진. 표지자로 좌측 눈에 주입한 3H-proline이 시각신경을 타고 브로드만영역 17로 전달된다. 자가조직방사선 사진은 안구우세원주가 균일하게 표지된 부분과 표지되지 않은 부분이 교대로 나타남을 보여준다. 동일한 색상으로 표지된 부위는 우측 눈(제거한 눈)의 맹점에 해당하는 시신경유두(단안영역)이다. (Reproduced with permission from Parent A: Carpenter's Human Neuroanatomy, 9th ed. Baltimore: Williams & Wilkins, 1996, pp. 337 [panel **A**] and 900 [panel **B**].)

서로 소통할 수 있다. 전형적으로 특정 공간 방위와 연관된 이떤 대주hypercolumn로부터 들어온 방위 정보는 동일 공간 방위와 연관된 인접 대주hypercolumn의 대응부위와 소통할 수 있다. 마찬가지로, 동일한 색깔과 연관된 인접 대주hypercolumn에 있는 방울영역 역시 서로 소통할 수 있다. 이러한 배열에 따라 고위 수준에서 시각신호의 통합이 일어날 수 있게 된다.

측두엽 신피질의 기능
Functions of the Temporal Neocortex

하측두엽피질(하측두이랑, 후두측두이랑 [방추형이랑]) Inferotemporal Cortex (Inferior Temporal and Occipitotemporal [fusiform] Gyri)

우리는 일차시각피질의 시각정보에 대한 초기 분석(선line 및 기본적인 형태 인식form perception과 관련한)에 대해 살펴보았다. 확실히, 얼굴 및 형태와 같은 이미지를 명확하게 인식하기 위해서는 더 복잡한 (또는 고차원적인) 분석이 필요해 보인다. 구체적으로 설명하면, **하측두이랑**inferior temporal gyrus은 얼굴faces 및 형태form를 인식하는 기전을 담당한다(그림 1.4 참조). 이 부위는 V4(이 부위는 교대로 일차시각피질[V1]과 이차시각피질[V2]로부터 입력을 받음)로부터 입력을 받는다. 이 부위에 존재하는 뉴런은 특히 얼굴 및 형태(시야에서의 손의 위치와 같은)에 반응한다.

중간측두이랑 Middle Temporal Gyrus

측두엽 신피질의 다른 부위도 시각의 다른 측면, 즉 움직임 감지detection of motion에 기여한다. 특정 망막 신경절세포인 M세포type M cell는 초기에는 시간에 따라 대비 변화가 일어나는 원형 영역에 반응한다. 이들 신경세포는 외측무릎핵LG의 거대세포구역magnocellular region으로 투사하며, 이어서 일차시각피질에 있는 물체의 움직임 변화에 반응하는 신경세포로 투사한다. **중간측두이랑**에 존재하는 신경세포는 일차시각피질(IV층)의 일부로부터 이러한 정보를 받아들이며 시야에 있는 물체의 움직임에 반응할 수 있게 된다. 측두엽 신피질 부위에 있는 신경세포는 이어서 물체의 움직임과 관련된 정보를 후두엽 부분으로 보내 그곳에서 물체가 움직이는 방향과 속도를 추가적으로 분석하게 된다.

상측두이랑 Superior Temporal Gyrus

상측두이랑의 등쪽면에는 헤쉴이랑transverse gyri of Heschl이 위치하며, 헤쉴이랑은 외측고랑lateral sulcus과 접하고 있다. 내측무릎핵medial geniculate nucleus [MG]으로부터 대뇌피질로 전달되는 청각신호를 받는 일차청각영역primary auditory area은 앞 가로이랑anterior transverse gyrus의 중간부위에 위치하며 브로드만영역 41에 해당한다. 뒤 가로이랑posterior transverse gyrus의 인접 부위는 브로드만영역 42를 포함하며 주로 청각연합영역auditory association area에 해당한다. 청각피질에서의 청각신호의 신경처리과정에 대해서는 시각과 마찬가지로 잘 알려져 있지 않지만, 다른 감각계와 유사한 몇 가지 특징들이 알려져 있다. 다른 감각부위와 유사하게 청각피질은 일차청각영역과 이차청각영역, 삼차청각영역을 포함하고 있으며, 이들 영역이 청각인식에 중요한 역할을 한다. 청각피질에 있는 피질 뉴런도 청각신호가 내포하고 있는 고도의 복잡성complexity에 반응한다. 예를 들면, 청각계의 하부 신경계는 특정 주파수에 반응하여 주파수별 배열 양상tonotopic organization을 나타낸다. 일차청각피질을 포함한 다른 청각피질 부위는 주파수별 배열을 나타낼 수 있지만, 청각피질에 위치하는 다른 뉴런은 주파수가 증가 또는 감소할 때 효과적으로 반응하는데, 이것은 고위 수준에서 일어나는 청각신호의 통합을 나타낸다.

일차청각피질의 한 가지 추가적인 특징에 주목해야 한다. 일차청각피질 부위는 두 가지 교대구역alternating zones 또는 교대띠alternating bands로 나눠져 있으며, 이들은 주파수별 배열 축에 직각으로 배열되어 있다. 한 구역에는 양쪽 귀에서 들어오는 자극에 반응하는 신경세포가 포함되어 있으며, 이들 역시 반대측에서 들어오는 자극에 훨씬 더 예민하게 반응한다. 두 번째 구역에는 한쪽 귀에서 들어오는 자극에 의해 흥분하고, 다른 쪽 귀에서 들어오는 자극에 의해 억제되는 뉴런이 포함되어 있다. 이러한 배열 때문에 일차청각영역은 모든 주파수에 반응할 수 있고, 양쪽 귀의 상호작용에 따른 다른 유형에도 반응할 수 있다. 따라서 이러한 종류의 기능적 구조는 시각피질에 분포하는 안구우세원주ocular dominance columns의 기능적 배열과 유사하다.

후두엽피질과 측두엽피질 부위의 병변이 초래하는 결과

Effects of Lesions of the Occipital and Temporal Regions of the Cortex

시각 결손 Visual Deficits

일차시각피질 Primary Visual Cortex

15장에서 설명한 대로, 뇌 한쪽의 시각피질(또는 모든 무릎체피질섬유geniculocortical fibers)이 완전히 손상되면 **반대쪽 동측반맹**contralateral homonymous hemianopsia(양쪽 눈의 동측 반시야에서 일어난 시각소실)이 생긴다. 새발톱고랑calcarine sulcus의 아래부분에 국한된 병변은 **위쪽 사분맹**upper quadrantanopia을 초래한다. 병변이 뇌의 좌측을 침범하면 **위쪽 오른쪽 사분맹**right upper quadrananopia이 초래된다. 병변이 새발톱고랑의 윗부분을 침범하면 **아래쪽 사분맹**lower quadrantanopia(양쪽 눈의 1/4 시야의 시각소실)이 초래된다.

이차시각영역(후두엽피질에 위치하는)

Secondary Visual Areas (in Occipital Cortex)

이차시각영역에 병변이 생기면 **시각실인증**시각인식불능증·visual agnosia(물체의 의미 또는 용도를 이해하지 못함) 및 **색채실인증**색채인식불능증·color agnosia(물체의 색깔을 인식하지 못하며, 색깔의 명칭을 말하지 못하고, 색깔을 구별하지 못함)을 포함한 다양한 시각 결손이 일어날 수 있다.

하측두엽피질 Inferotemporal Cortex

이 부위에 병변이 생기면 친숙한 다른 사람의 신체적 특징을 설명할 수 있음에도 불구하고, 그 사람의 얼굴을 인식하지 못하는 증상이 나타난다. 이 질환을 **얼굴인식불능증**prosopagnosia이라 부르며 하측두엽피질 inferotemporal cortex의 병변과 연관되어 있다. 이러한 병변은 그림의 모양과 윤곽, 모서리에 대한 정보를 매개하는 시각피질의 망울사이영역interblob region으로부터 입력을 받는 신경세포를 파괴하는 것으로 보인다.

중간측두엽피질 Middle Temporal Cortex

앞에서 언급한 대로, 중간측두엽피질에 있는 신경세포는 물체의 움직임에 반응한다. 이 부위에 병변이 생기면 **움직임인식불능증**movement agnosia이라 불리는 질환을 유발할 수 있는데, 이 질환을 가진 환자는 가만히 있는 물체와 움직이는 물체를 구분하지 못한다. 이 환자들은 멀리 떨어져 있는 사람과 가까이 있는 사람을 모두 인식할 수 있지만, 이 사람들의 움직임은 인식할 수 없다.

청각 결손: 상측두엽피질 Auditory Deficits: Superior Temporal Cortex

양쪽 청각피질의 병변은 음색tones 또는 소리hear sound를 구별하는 능력에는 크게 영향을 미치지 않는다. 그러나 이러한 병변은 소리의 양상을 해석하는 능력을 떨어뜨리는 것으로 보인다. 이러한 결손이 있으면 동물 소리와 사람의 언어, 기계 소리(경적, 종소리)를 인식하지 못할 수도 있다. 이 질환은 때때로 **청각실인증**청각인식불능증·acoustic agnosia이라고도 불린다.

언어 장애와 연관된 대뇌피질 부위
Regions Associated With Speech Deficits

측두엽-두정엽 부위 (베르니케영역)
Temporal-Parietal Region (Wernicke's Area)

상측두엽이랑 및 이 부위와 인접한 두정엽(각이랑angular gyrus, 모서리위이랑supramarginal gyrus)을 침범한 병변은 수용성실어증수용성언어상실증·receptive aphasia, 감각실어증감각언어상실증·sensory aphasia 또는 유창실어증유창언어상실증·fluent aphasia이라 불리는 질환을 일으킨다. 감각실어증 환자는 문어written language 또는 구어spoken language를 모두 이해할 수 없다. 이들은 말을 할 수는 있지만, 의미가 통하는 말을 할 수는 없다.

전두엽 (브로카영역) Frontal Lobe (Broca's Area)

운동실어증운동언어상실증·motor aphasia 또는 비유창실어증비유창언어상실증·nonfluent aphasia이라 불리는 다른 유형의 실어증은 하전두이랑 뒷부분(이 부위를 **브로카**영역Broca's area이라 함)의 병변에 의해 발생한다. 운동실어증 환자는 말로 생각을 표현할 수 없다. 감각실어증 및 운동실어증을 공부하면서 두 가지 점에 주목해야 한다. 첫째는 브로카영역Broca's area과 베르니케영역Wernicke's area은 활꼴다발arcuate fasciculus이라 불리는 신경로를 통해 서로 소통할 수 있으므로 기

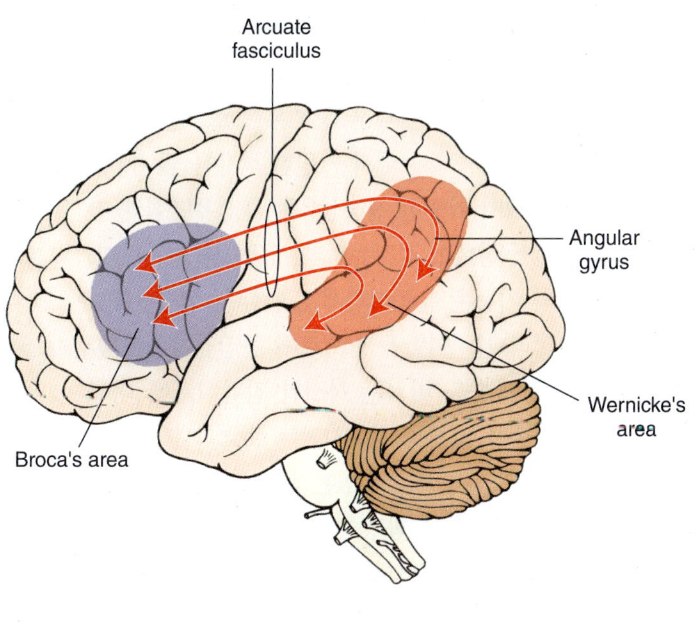

그림 25.19 베르니케영역과 브로카영역의 관계. 그림은 좌측 대뇌반구에 있는 브로카영역과 베르니케영역의 위치를 나타낸다. 두 영역은 상호 연결되어 있으며, 이들 사이의 신경다발을 활꼴다발이라 부른다.

능적으로 서로 연결되어 있다는 점이다(그림 25.19). 둘째는 두 유형의 실어증은 모두 우세대뇌반구dominant hemisphere가 침범되었을 때에만 발생된다는 점이다(우세대뇌반구에 대해 설명한 544~546쪽 참조).

전두엽의 기능 Functions of the Frontal Lobe

대뇌피질 운동영역 Motor Regions of the Cortex

전두엽 운동영역의 구조적·기능적 특성에 대해서는 18장에서 자세히 설명하였으며, 여기서는 간략히 다룬다.

대뇌피질의 운동영역으로는 세 부위(일차운동피질primary motor cortex [브로드만영역 4], 보조운동영역supplemental motor area [브로드만영역 6], 전운동영역premotor area [브로드만영역 6])가 알려져 있다. 중심앞이랑precentral gyrus에서 피질척수로corticospinal tract 성분이 기원하며, 이 신경로는 주로 원위부 근육의 정교한 수의운동 조절에 필수적인 역할을 한다. 중심앞이랑은 신체 부위별 대응 배열을 나타내며, 운동호먼큘러스motor homunculus는 그림 18.3에 나타내었다. 그림 18.3에서 보이는 것처럼, 머리 부위의 운동기능(피질뇌간로corticobulbar tract)은 중심앞이랑의 배쪽외측 부위에 배당되어 있다. 손과 손가락은 피질의 등쪽 부위에 배당되어 있고, 하지는 대뇌반구의 내측 부위에 배당되어 있다. 중심앞이랑에서 기원한 신경섬유는 척수에 있는 짧은 개재뉴런을 통해 척수전각세포와 시냅스를 형성한다. 하행성 피질 뉴런은 다른 입력들에 의해 지속적으로 조정된다. 이러한 입력으로는 움직임과 연관된 사지 부위로부터 들어오는 감각(자각 고유감각)신호뿐만 아니라 다른 운동영역으로부터 들어오는 입력을 들 수 있다. 논의 중인 운동영역으로는 소뇌cerebellum와 기저핵basal ganglia, 보조운동영역supplemental motor area을 들 수 있다.

피질척수로를 구성하는 다른 성분은 브로드만영역 6과 중심뒤이랑postcentral gyrus에서 기원한 섬유를 들 수 있다. 중심뒤이랑에서 기원한 신경섬유는 후섬유단핵과 척수후각 높이에서 상행성 감각뉴런과 시냅스를 형성한다. 이 하행성분의 기능은 운동피질에 도달할 수 있는 과잉 감각신호를 걸러내는 역할을 함으로써 중심앞이랑에 있는 운동뉴런에 영향을 미치는 적절한 감각신호에 대해 중심 흥분 및 주변 억제를 강화시키는 순효과를 일으키는 것이다. 브로드만영역 6에 있는 보조운동영역 및 전운동영역은 복잡한 운동 과정(걷기, 글쓰기, 신발끈 매기)에 꼭 필요한 운동반응의 순서를 정하는 편성 기전programming mechanisms에 관여한다. 이들 영역으로부터 나오는 출력은 척수 및 중심앞이랑으로 향한다. 브로드만영역 6에 분포하는 뉴런의 작용은 후두정엽피질PPC의 통합된 출력신호에 의존하며, 후두정엽피질은 체성감각신호 및 시각신호를 모두 받는다(그림 18.6 참조, 그림 25.20).

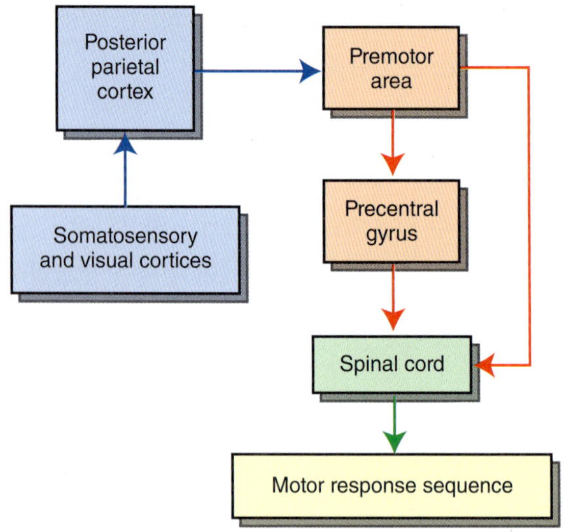

그림 25.20 운동영역으로 들어가는 피질 입력. 모식도는 체성감각피질 및 시각피질로부터 후두정엽피질로 들어가는 입력뿐만 아니라 후두정엽피질과 전운동영역·중심앞이랑·척수의 상관관계를 나타낸다. 이 상관관계의 의미는 (1) 후두정엽피질이 여러 종류의 감각정보를 통합하며, (2) 이들 신호는 통합된 후 이어서 전운동영역으로 전달된다는 것이다. 이런 방식으로 후두정엽피질은 어떤 주어진 운동과제와 관련한 움직임의 순서를 편성하는 데 관여한다. 이 기전이 손상되면 운동기능이 손상되므로 실행증이 초래된다.

두 가지 추가적인 운동영역에 대해서도 주목해야 한다. 한 부위는 하전두이랑 뒷부분에 위치하는 브로카영역Broca's area이다. 앞에서 설명하였지만, 이 부위의 기능은 언어 표현과 연관되어 있다. 두 번째 부위는 중간전두이랑 중 브로드만영역 6의 앞쪽에 위치하는 **전두안구영역**frontal eye fields (브로드만영역 8)이다. 전두안구영역은 안구운동의 수의적 조절을 조정한다. 전두안구영역으로부터 뇌신경핵(외안근을 지배하는)으로 투사하는 신경로는 밝혀져 있지 않으며, 전두안구영역은 위둔덕superior colliculus을 통해 간접적으로 수평주시중추horizontal gaze center(교뇌그물체pontine reticular formation에 위치)로 축삭을 보내어 안구운동을 조절하는 것으로 보인다. 구체적으로 설명하면, 전두안구영역은 같은쪽 위둔덕으로 투사한 후, 이어서 반대측 정중곁교뇌핵paramedian pontine nucleus (수평주시중추horizontal gaze center)으로 투사한다. 따라서 우측 브로드만영역 8이 자극될 경우 좌우 안구가 좌측 방향으로 움직이게 된다. 브로드만영역 8이 손상되면 좌우 안구는 병변 방향으로 돌아가게 된다.

후두안구영역occipital eye field이 존재한다는 것도 알고 있어야 한다. 후두엽피질의 일부를 자극하면 반대측으로 안구의 동향편위가 일어나며, 이 부위에 병변이 생기면 병변 방향으로 동향편위가 일어난다. 안구운동에 대한 후두엽의 조절은 반사적으로 일어나며 추적중추tracking center 역할을 하는 것으로 여겨진다. 이들의 기능은 위둔덕으로 내려가는 하행섬유를 통해 일어난다.

하행성 피질신경로 요약 및 정리

Summary and Review of Descending Cortical Pathways

일차하행운동신경로는 다음과 같다.

1. **피질척수로**corticospinal tract: 이 신경로는 브로드만영역 4, 6, 3, 1, 2에서 기원하여 반대측 척수의 전체 높이까지 주행한다. 피질척수로의 기본적인 기능은 운동을 수의적으로 조절하는 것이다.
2. **피질뇌간로**corticobulbar tract: 이 신경로는 중심앞이랑과 중심뒤이랑의 머리담당 부위에서 기원하여 주로 양쪽의 뇌신경운동핵으로 투사한다. 피질뇌간로의 일차적 기능은 머리 부위에서 일어나는 운동(얼굴 표정, 혀 운동, 발성, 턱 운동[턱 열고 닫기], 눈 깜박이기, 찡그리기)을 수의적으로 조절하는 것이다.
3. **피질줄무늬체섬유**corticostriate fibers: 이들 신경섬유는 광범위한 대뇌피질(대부분은 전두엽에서 기원)에서 기원한다. 이들은 주로 새줄무늬체neostriatum로 입력되며, 글루탐산glutamate을 신경전달물질로 이용한다. 이 신경로는 기저핵과 연관된 대뇌피질 운동영역의 전반적인 되먹임회로의 원심가지(기저핵으로 가는)이다.
4. **피질그물섬유**corticoreticular fibers: 이들 신경섬유는 주로 대뇌피질의 감각운동영역에서 기원하여 교뇌 및 연수의 거대세포뉴런(즉 뇌간운동영역)으로 투사한 후, 그곳에서 그물척수로가 출발한다. 이런 방식으로 대뇌피질은 정상적으로 그물체가 관여하는 폄근 운동 기능을 조절할 수 있다.
5. **피질적색섬유**corticorubral fibers: 이들 신경섬유는 주로 감각운동피질에서 기원한다. 정상적으로 적색척수로는 상지(사람에서)의 굽힘근 운동뉴런의 활동을 조절하므로 피질적색섬유는 감각운동피질이 굽힘근 운동계에도 영향을 미칠 수 있는 수단을 제공한다. 피질적색로는 목 및 상지에 분포하는 굽힘근 운동계를 조절하는 피질척수로의 유사회로라고 볼 수 있다.
6. **피질교뇌섬유**corticopontine fibers. 이 신경섬유는 모든 대뇌피질 부위에서 기원하지만, 대부분은 전두엽으로부터 나온다. 이 신경로는 소뇌심부핵(이 핵은 이어서 반대측 소뇌전·후엽으로 투사함)에 종지하므로 대뇌피질이 반대측 소뇌피질에 중요한 입력(계획된 운동과 관련된)을 제공할 수 있는 수단을 제공해준다.
7. **피질시상섬유**corticothalamic fibers: 이들 신경섬유는 특수시상핵으로부터 입력을 받는 모든 대뇌피질 부위로부터 기원한다. 이들 신경섬유는 정보를 보냈던 시상으로 다시 투사한다. 따라서 외측무릎핵과 시각피질 같은 구조물들은 다른 부위(외측배쪽핵VL과 중심앞이랑; 내측등쪽시상핵MD과 전전두엽피질)와 상호 연결된다. 이러한 하행성 피질시상섬유는 피질로 입력을 보냈던 각 시상핵으로 다시 입력을 보내는 되먹임 기능을 할 가능성이 높다.
8. **피질둔덕투사로**corticocollicular projection **및 이와 연관된 투사로**: 이들 투사로는 앞에서 설명하였으므로 간략히 설명하면, 이들은 전두안구영역과 후두안구영역에서 기원하여 위둔덕과 수평주시중추가 있는 교뇌 부위로 투사하여 각각 전두안구영역과 후두안구영역으로부터 전달된 수의적 안구운동과 불수의적 안구운동을 조정한다.

전두엽 운동영역의 병변

Lesions of the Motor Regions of the Frontal Lobe

대뇌피질 운동영역에 병변이 생겼을 때 나타나는 결과에 대해서 앞에서 설명하였다(18장 참조). 간략히 설명하면, 운동피질에 중간 크기에서 큰 크기의 병변이 생기면 **상위운동신경원증후군**upper motor neuron syndrome(이와는 대조적으로, 작은 운동피질 병변은 이완마비flaccid paralysis를 일으킨다고 보고됨)이 초래될 것이다. 상위운동신경원증후군은 반대측 팔다리마비limb(s) paralysis와 반사항진hyperreflexia, 근육긴장항진hypertonia, 바빈스키징후Babinski sign를 나타내는 것이 특징이다. 일부 브로드만영역 6의 병변은 **실행증**apraxia을 유발할 수 있는데, 실행증은 특정 유형의 복잡한 학습된 운동을 수행할 수 없는 질병이다(18장 참조). 실행증은 아마도 운동 실행에 필요한 편성 기전programming mechanism이 소실되어 일어나는 것으로 생각하고 있다. 하전두엽피질 뒷부분(브로카영역Broca's area)의 병변은 운동실어증expressive or motor (nonfluent) aphasia을 초래할 것이다. 앞에서 언급한 대로, 이 질환은 생각을 의미 있는 말로 표현하는데 어려움을 나타내는 것이 특징이다.

전전두엽피질의 기능 Functions of the Prefrontal Cortex

전전두엽피질의 기능에 대해서는 14장에서 설명하였으므로 여기서는 간략히 설명한다. 전전두엽피질은 두정엽과 측두엽, 후두엽 피질의 감각부위를 포함하여 모든 대뇌피질 부위로부터 입력을 받는다. 또한 전전두엽피질은 뇌간의 모노아민신경핵과 변연계로부터도 입력을 받는다. 또한 전전두엽피질은 새줄무늬체neostriatum와 시상하부hypothalamus(직·간접적으로), 내측등쪽시상핵MD, 뇌간핵brainstem nuclei(감각기능과 운동기능, 자율신경기능을 매개하는)을 포함한 다양한 뇌 부위로 광범위하게 투사한다. 이러한 투사로는 전전두엽피질이 내장기능과 감정기능, 인지기능의 조절에 중요한 역할을 수행할 수 있는 해부학적 기반이 된다.

동물실험(고양이)로부터 얻은 연구 결과에 따르면, 전전두엽피질을 자극할 경우 고양이의 포식공격행동predatory attack behavior과 방어적분노행동defensive rage behavior이 강하게 억제된다는 것이 알려져 있다. 이 현상은 내측등쪽시상핵MD과 중간시상핵을 경유하여 시상하부로 향하는 다중시냅스 신경로를 통해 매개된다. 사람에서 전전두엽피질이 손상될 경우 다양한 증상을 일으킨다. 어떤 경우에는 감정반응의 전반적 소실 또는 감소를 나타내고(특히 전전두엽절개술prefrontal lobotomy을 시행한 후), 다른 경우에는 피네아스 게이지Phineas Gage 증례에서 처음으로 설명된 것처럼 감정반응이 고조된다(24장 참조). 또한 전전두엽병변은 상당한 지적기능의 변화도 일으킨다. 이러한 변화의 예로는 (1) 동물은 지연교번과제delayed alternation tasks를 적절히 수행하지 못하며, (2) 인식장애perceptual deficits (신체가 기울어져 있을 때 수직방향을 정확히 인식하지 못하는 것과 같은)를 나타내고, (3) 문제해결을 할 때 원안을 고집하거나 온당치 못한 전략을 고수하려는 경향을 나타낸다. 이러한 장애는 전전두엽피질과 다른 대뇌피질 부위를 연결하는 신경로가 끊겨 일어나는 것으로 보인다.

대뇌피질의 전반적 기능: 우세대뇌반구, 피질흥분성, 그리고 학습과 기억

General Functions of the Cerebral Cortex: Cerebral Dominance, Cortical Excitability, and Learning and Memory

우세대뇌반구 Cerebral Dominance

우리가 이 장에서 설명하였던 것처럼 대뇌피질은 매우 광범위한 기능에 관여한다. 이들 기능은 뇌 양쪽이 모두 관여하기는 하지만 양쪽 뇌가 동등한 기능을 하는 것은 아니다. 어떤 기능은 뇌의 한쪽이 다른 쪽 뇌보다 더 주도적으로 작용하고 더 많은 신경세포들이 그 기능에 관여한다. 어떤 기능과 관련하여 **우세대뇌반구**가 존재한다고 말할 수 있다. 그러나 비우세대뇌반구 역시 그 기능을 수행할 수는 있다(기능은 약함).

대뇌반구 사이에서 정보를 전달하는 뇌들보의 역할

Role of the Corpus Callosum in Hemispheric Transfer of Information

한쪽 뇌에 필요한 정보는 일반적으로 반대쪽 피질의 동형피질 부위(상응 부위)로 전달될 수 있다. 한쪽 대뇌피질로부터 반대쪽 피질로 이러한 정보를 전달하는 신경섬유의 대부분은 뇌들보corpus callosum에 포함되어 있다. 뇌들보섬유callosal fibers는 해당 대뇌피질의 II층과 III층에 분포하는 피라미드세포로부터 기원하여 동형피질homotypical cortex의 더 표층에 종지한다.

피질 대부분은 반대쪽에 있는 동형피질 부위와 신경연결을 가지고 있다. 그러나 일부 구역은 이러한 신경연결이 미약하거나 없는 경우도 있다. 이런 부위로는 일부 시각피질과 팔다리 원위부와 연관된 일차감각영역 및 일차운동영역을 들 수 있다. 비록 각 대뇌반구는 신체 한쪽 팔다리의 상태에 대한 정보를 받아들이기는 하지만, 원위부 근육과 같은 신체 특정 부위는 양쪽 대뇌반구가 다소 독립적인 기능을 하므로 이런 현상이 일어난다. 비교해 보면, 목과 몸통 같은 한쪽 신체의 근위부는 반대쪽 동일부위와 협동하여 기능을 나타낸다. 따라서 상대적으로 많은 뇌들보섬유가 한쪽 감각피질 및 운동피질과 연결되어 있는 신체 부위와 연관된 피질부위로부터 기원한다.

뇌들보를 통해서 한쪽 대뇌반구에서 반대쪽 대뇌반구로 정보가 전달되는 의미에 대한 설명은 로저 스페리Roger Sperry(이 공로로 그는 1981년 노벨상을 수상하였음)가 하였던 일련의 연구에 의해 증명되었다. 한 연구에서, 원숭이에게 시각식별과제visual discrimination task를 훈련(원숭이가 두 종류의 물건을 구별하면 보상으로 음식을 제공하면서 훈련시킴)시켰다. 실험동물의 시각교차optic chiasm와 앞맞교차anterior commissure, 뇌들보corpus callosum를 손상시켰다(분리뇌 실험split-brain preparation이라 함). 시각교차가 절단되었기 때문에 각 눈의 정보는 비교차 측두망막섬유를 통해 동측 대뇌반구에만 전달된다. 그 다음, 한쪽 눈을 가린 다음 연습과제를 동물에게 제시한다. 예를 들면, 좌측 눈을 가렸다면 정보는 오직 우측 눈을 통해 우측 대뇌반구로만 전달된다. 실험동물과 대조동물(뇌들보가 온전한 동물) 모두는 좌측 눈을 가린 채 어떤 과제를 명확히 학습한다. 이어서 실험동물의 오른쪽 눈을 가리고 검사를 하면 학습의 증거가 존재하지 않는다. 이와는 반대로, 대조동물에서 우측 눈을 가린 후 시행한 비슷한 검사에서 명확하게 학습이 일어난 것이 증명되었는데, 이것은 실제로 한쪽 대뇌반구로부터 반대쪽으로 정보가 전달되었다는 것을 나타낸다.

한쪽 대뇌반구로부터 반대쪽으로 정보가 전달된다는 유사한 종류의 증거를 스페리Sperry가 찾았는데, 스페리는 체성감각(촉각, 운동감각)과 같은 다른 감각을 이용해야 하는 식별과제를 이용하였다. 또한 이들 연구를 통해서 뇌들보 팽대 근위부가 시각식별과 관련된 정보 전달에 중요한 역할을 하는 반면, 두정엽과 그 인접 전두엽을 연결하는 뇌들보 몸통은 체성감각 식별이 관여하는 과제에 필수적이라는 것이 밝혀졌다.

우세대뇌의 예 Examples of Cerebral Dominance

우세대뇌 현상은 동물과 사람 모두에게서 존재한다. 사람의 우세대뇌반구에 대한 많은 지식들은 심한 뇌전증을 앓고 있던 사람에서 뇌전증 활동이 전체 대뇌피질로 전파되는 것을 막기 위해 뇌들보를 외과적으로 절단한 환자로부터 얻어졌다.

비록 특정 뇌기능의 외측화lateralization는 다양한 피질 기능에서 나타나지만(그림 25.21), 정상적으로 양쪽 대뇌피질은 여러 기능을 성공적으로 수행하기 위해 함께 작용을 나타내는 것으로 보인다. 그러나 한쪽 뇌는 특정 기능에 대해 다른 쪽보다 아주 고도로 우세하다. 대표적인 예는 말하기speech의 경우로, 말하기는 기본적으로 좌측 대뇌반구가 담당하고 있다. 예를 들면, 좌측 대뇌반구를 침범당한 뇌졸중 환자는 우측 대뇌반구에서 발생한 뇌졸중 환자보다 훨씬 더 심한 언어장애speech deficits를 나타낸다. 실제로, 다양한 유형의 실어증aphasia(앞에서 설명함)이 좌측 대뇌반구에 뇌졸중이 생겼을 때 발생하게 된다. 언어와 관련한 우세대뇌의 다른 예는 분리뇌 환자에서 증명되었다. 예를 들면, 환자가 자신의 오른손에 물건을 쥐고 있을 때, 눈으로 보지 않았더라도 그 물건의 이름을 말하는 것은 그리 어렵지 않다. 그러나 왼손에 쥐고 있는 물건의 이름을 말할 수는 없다. 이러한 관찰에 대한 예상되는 설명은 오른손에서 들어온 감각은 좌측 대뇌반구로 들어가고, 좌측 대뇌반구는 언어의 우세반구이다. 우측 대뇌반구는 언어에 거의 작용을 나타내지 않기 때문에 왼손에 물건을 쥐고 있는 경우에는 물건의 이름을 말하는데 큰 어려움을 나타낸다. 그럼에도 불구하고 이 사람은 말로는 표현하지 못하지만 물건의 특성을 이해하였다는 일부 징후를 나타낸다. 예를 들면, 환자에게 여러 물건 중에서 연필을 고르라고 주문하면 그는 큰 어려움 없이 연필을 고를 수 있다. 언어와 말하기 이외에, 우세대뇌는 여러 다른 기능을 나타낸다. 가장 흔히 관찰되는 기능은 **잘 쓰는 손**손잡이·handedness이 존재한다는 것이다. 대부분의 사람들은 오른손을 잘 쓰므로 좌반구우세이다. 오른손잡이인 사람의 95%는 언어중추가 좌측 대뇌반구에 존재한다. 왼손잡이일 경우, 언어중추가 좌측 대뇌반구에 존재하는 경우가 75%이다. 잘 쓰는 손이 생기는 이유는 아마도 비우세반구에 비해 우세반구의 해부학적 모양이 다르기 때문일 수 있다는 것이 제안되었다. 이러한 모양 차이의 의미는 확실하지 않다. 그 외에도 잘 쓰는 손이 생기는 이유는 학습과 사회적 조건에 의해서도 영향을 받는다. 실제로 사람들은 매우 흔히 비우세반구와 연관된 손을 다른 손처럼 효과적으로 사용할 수 있도록 학습하는데, 이것은 두 대뇌반구 간에 의미 있게 정보교환이 일어난다는 것을 나타낸다. 또한 잘 쓰는 손handedness은 언어우세반구와 밀접하게 연관되어 있다. 거의 모든 오른손잡이는 좌측 반구가 언어와 잘 쓰는 손 모두에 우세하다. 한편, 대부분의 왼손잡이는 우측 반구에 잘 쓰는 손 우세 기능이 존재하고, 좌측 반구에 언어 우세 기능이 존재한다.

또한 좌측 반구는 숫자 계산과 글·편지(우시야right visual field의)의 시각적 인식에 더 우세한 것으로 보인다. 우측 반구는 공간 디자인과 감정 표현, 음악 이해, 복잡한 시

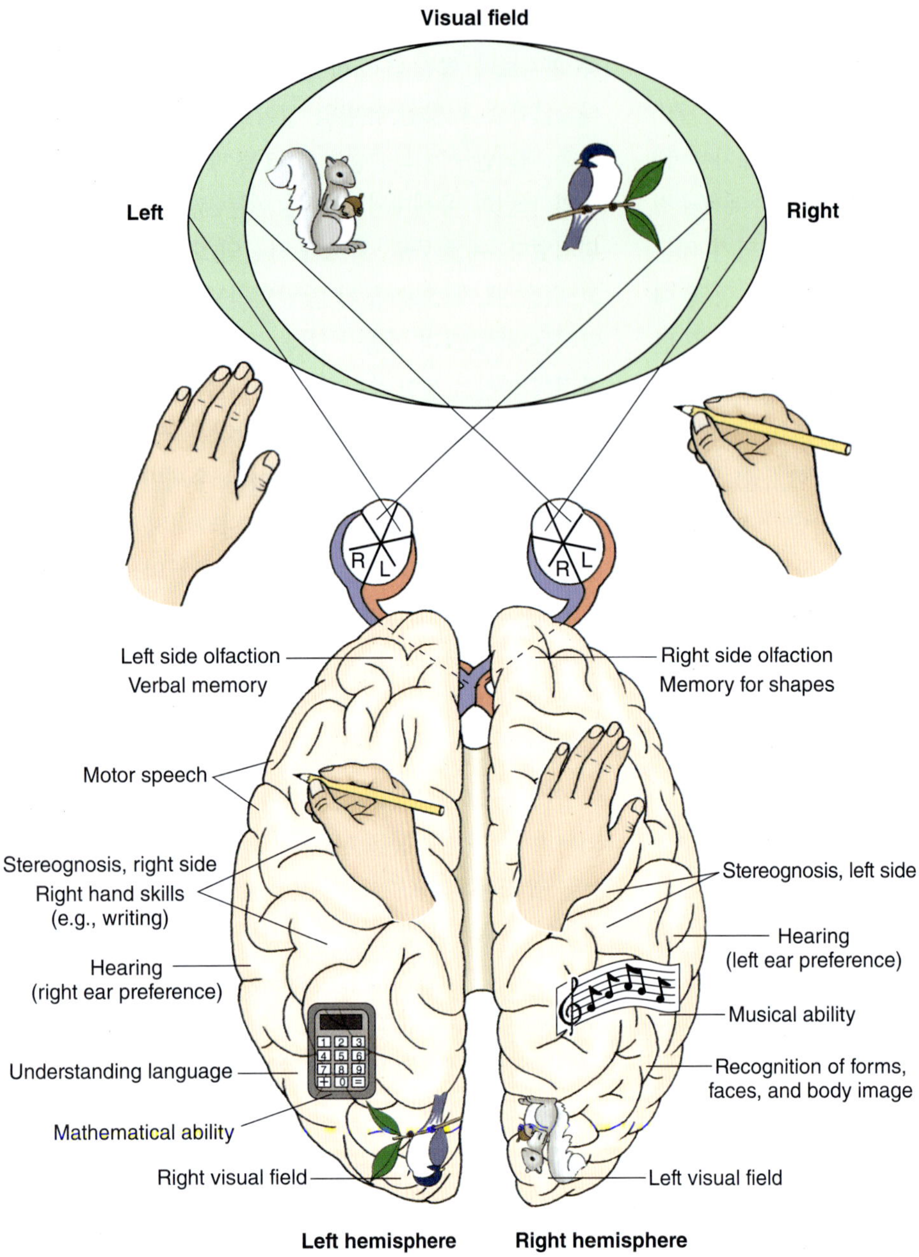

그림 25.21 대뇌피질 기능의 외측화. 모식도는 각 대뇌피질이 담당하는 서로 다른 기능을 보여주고 있다. 이러한 결과는 뇌들보가 절단된 환자들이 나타내는 임상 증례를 통해 얻어진 것이다.

각적 양상, 언어의 감정적 측면에 더 우세한 것으로 보인다.

각 대뇌반구에 존재하는 기억과 언어를 결정하기 위해 **와다검사** Wada test라 불리는 검사법(신경과의사인 와다 Wada의 이름을 땀)이 개발되어 있다. 이 검사에서, 바르비투르산염 barbiturate과 아모바르비탈 sodium amobarbital을 카테터를 통해 한쪽 대뇌반구로 들어가는 내경동맥 internal carotid artery에 주입하여 그 대뇌반구와 관련된 기억 기능을 차단한다. 약물을 투여하기 전·후에 환자에게 기억 및 언어 검사를 시행한다. 약물효과가 소실된 후 환자의 회상능력을 다시 검사하여 회상하지 못한 기억기능과 관련된 대뇌반구를 알아낼 수 있다.

피질흥분성: 요약 Cortical Exciatability: A Summary

특정 대뇌피질 부위의 흥분성은 다른 피질부위로부터 받은 입력 유형을 포함한 여러 요인에 의해 좌우된다. 피질흥분성에 상당한 영향을 미치는 한 유형의 입력은 특수시상 구심섬유로부터 들어온다. 이들 입력은 처음에는 IV층에 분포하는 피질 뉴런을 직접적으로 흥분시키며, 결국에는 초기 입력을 받는 부위와 연관된 해당 피질원주에 포함된 대부분(전체는 아님)의 뉴런을 흥분시킨다. 피질 흥분의 두 번째 원천은 시상과 뇌간으로부터 들어오는 비특수 구심섬유이다. 시상구심섬유는 중심정중핵CM과 일부 배쪽전핵VA과 같은 비특수시상핵으로부터 기원한다. 뇌간구심섬유는 모노아민신경세포군(세로토닌과 도파민, 노르에피네프린을 포함하는 신경세포군)으로부터 기원한다. 이들 두 유형의 입력은 피질 뉴런의 활동을 조정하는 역할을 하며 피질흥분성을 상당히 변화시킨다. 피질 입력의 세 번째 원천은 전뇌기저부에 분포하는 **마이네르트 기저핵**nucleus basalis of Meynert에서 기원하는 콜린섬유이다. 콜린섬유는 일반적으로 흥분성이다. 따라서 광범위한 대뇌피질로 들어가는 이들 입력은 아마도 피질흥분성을 상당히 증가시키는 역할을 할 것으로 생각된다.

마지막으로, 피질 뉴런의 흥분은 국소 개재뉴런의 작용에도 의존하며, 이들은 흥분성이거나 억제성이다. 많은 피질 개재뉴런은 흥분성이며 신경전달물질로 흥분성 아미노산을 이용하는 것 같다. 억제성 개재뉴런은 주로 신경전달물질로 GABA를 이용하는 것으로 보이지만, 신경펩티드(예, 소마토스타틴, 콜레시스토키닌)도 함께 분포하고 있다. 실제로, 현재 뇌전증의 발생이 글루탐산 활동의 증가에 의해 일어나는지, 아니면 GABA 활동의 감소에 의해 일어나는지, 아니면 둘 다에 의해 일어나는지에 대한 핵심적인 의문이 존재한다.

학습과 기억 Learning and Memory

학습learning은 새로운 정보를 획득하는 과정으로 정의할 수 있고, 기억memory은 이러한 정보를 검색하거나 저장하는 과정으로 정의할 수 있는 반면, 망각forgetting은 이러한 정보를 잃어버리는 과정이다.

여러 가지 관점에서 기억을 정의할 수 있다. 첫 번째 정의는 시간 변화와 관련된 것이고, 두 번째 정의는 의식적 인식의 질적 특성과 관련되어 있다. 시간적 관점과 관련하여 다음과 같은 개념이 발달되었다. **즉시기억**immediate memory은 어떤 일이 일어난 지 몇 초 후에 그 일을 회상하는 것을 말한다. **단기기억**short-term memory은 어떤 일이 일어난 지 몇 분 후에 그 일을 기억하는 것이다. **작업기억**working memory은 단기기억의 일종으로 과제를 완수하기 위해 몇 분 동안 작업과정의 순서를 회상하는 데 필요하다. 한 가지 예는 과제를 완수하기 위해 필요한 일련의 연속적인 근사값이 만들어지는 것이다. 과제를 성공적으로 완료하기 위해서는 정확하게 일어난 반응뿐만 아니라 오차가 일어난 반응을 포함한 이전 반응 양상에 대한 지식과 회상을 필요로 한다. **장기기억**long-term memory은 어떤 일이 일어난 후 몇 주, 몇 달 또는 몇 년 동안 그 일을 기억하고 있는 것을 말한다. 일반적으로 장기기억이 일어나기 위해서는 시냅스 구조의 변화 또는 시냅스 효율성의 변화가 일어나야 하는 것으로 생각하고 있다. 확실히 어떤 시점에 단기기억은 장기기억으로 변환된다. 이러한 변환을 일으키는 기전에 대해서는 여전히 잘 모른다.

의식적 인식의 질적 특성을 나타내는 두 번째 관점에 따라 기억을 두 범주로 나눌 수 있다. 첫 번째 범주는 **서술기억**declarative memory이라 부르며 주소, 특정 위치로 가는 방향 또는 일련의 숫자(예, 전화번호, 신용카드 번호, 주민등록번호)와 같은 어떤 사실에 대한 기억을 말한다. 서술기억의 주요 특징은 사람이 의식적으로 그 정보를 기억한다는 점이다. 두 번째 범주는 **절차기억**procedural memory이다. 절차기억은 어떤 과제(농구공 넣기, 스키 타기, 야구공 치기)를 수행하는 데 관여하는 절차에 대한 기억을 말하며, 의식적으로 인식하지 않아도 된다는 점에서 서술기억과 다르다.

정보는 저장retaining되고 이어서 망각forgetting된다. 망각은 새로운 정보를 학습할 수 있게 해주는 정상적이고 유용한 과정이며, 그 정보가 중요하지 않거나 덜 중요할 때는 특히 그렇다. 망각이 병적으로 일어날 때, 이것을 **기억상실**amnesia이라 부른다. 기억상실은 가장 일반적으로 측두엽(특히 해마 또는 내측시상 부위)을 침범한 머리손상 또는 뇌혈관사고 후에 가장 흔히 발생할 수 있다. 옛 기억을 회상하는 것이 어려운 것을 **후향기억상실**사건전기억상실·retrograde amnesia이라 부른다. 새로운 기억을 형성하는 것이 어려운 것을 **전향기억상실**사건후기억상실·anterograde amnesia이라 부른다. 알츠하이머병 환자는 전형적으로 이러한 두 유형의 기억상실을 나타낸다. 해마가 손상되었거나 다른 파페즈회로가 손상된 사람은 새로운 전향기억을 형성하는 데 큰 어려움을 보이는 전향기억상실을 나타낸다.

명백히 대뇌피질이 관여하는 다른 일반적인 기능이 있다. 이러한 기능들로는 수면과 각성, 뇌파, 뇌전증을 들 수 있다. 이들 주제는 22장과 24장에서 자세히 다루었으므로 여기서는 생략한다. 그러나 대뇌피질의 다양한 기능을 좀 더 완전하게 이해할 수 있도록 다시 한 번 이들 주제를 정리하기 바란다.

임상 증례

시상 Thalamus

병력

노마Norma는 75세 여성으로 몇 달 전에 발생한 뇌졸중으로 우측 신체(팔, 얼굴, 몸통, 다리)에 저린감numbness이 생겼다. 이러한 저린감은 시간이 지나면서 다소 좋아졌지만 완전히 회복되지는 않았다. 어느 날, 그녀는 자신의 오른팔이 문에 스치는 것만으로도 매우 아프다는 것을 느꼈다. 그녀는 단순한 기우일 것이라 생각하여 왼손으로 오른팔을 만졌고, 이 또한 매우 아팠다. 그녀는 한 번 더 뇌졸중이 발생할까 두려워 바로 병원의 신경과의사를 찾아갔다.

진찰

신경과의사는 노마를 진찰하였고 그녀의 우측 신체에서 전반적으로 통각과 온도감각, 진동감각이 감소되어 있는 것을 발견하였다. 감각소실 정도는 몇 달 전과 차이를 보이지는 않았다. 그러나 그녀는 여러 자극에 대해서도 큰 불편감과 약간의 정서불안감을 호소했다. 이 통증은 자극 강도에 비례하지는 않았다. 예를 들면, 그녀의 우측 팔에 가벼운 접촉 자극을 가했을 때 그녀는 칼에 찔렸을 때와 비슷한 정도의 통증을 느껴 비명을 질렀다. 나머지 검사는 정상이었다.

신경과의사는 노마에게 또 다른 뇌졸중이 발생한 것은 아니라고 생각한다고 말하였지만, 뇌종양 또는 뇌출혈을 배제하기 위해 그녀의 머리 부위의 컴퓨터단층촬영을 의뢰하였다. 또한 신경과의사는 그녀에게 머리 컴퓨터단층촬영에서 새로운 소견이 없으면 통증 조절에 도움이 되는 새로운 약제를 사용할 수 있을 것이라고 말하였다.

설명

노마의 머리 컴퓨터단층촬영에서 좌측 배쪽시상에서 오래된 뇌졸중 소견이 보였지만 새로운 병변은 보이지 않았다. 시상의 배쪽후외측핵VPL을 침범한 뇌졸중은 **시상통증증후군**thalamic pain syndrome 또는 **데제린-루시증후군**Dejerine-Roussy syndrome이라 불리는 질병을 일으키는데, 이 증후군은 대개 뇌졸중이 생긴 지 몇 달 후에 발생한다. 병변 반대측 신체에서 감각소실이 일어나지만, 병변 부위의 통증이나 불편감은 가해진 자극에 비해 너무 크게 나타난다. 정서불안감은 이 증상을 악화시킨다. 일부 환자는 '칼로 찌르는 듯한 통증' 또는 '뜨거운 감각'이 나타난다고 말한다. 저린감이 해소되면 통증도 약해질 수 있다. 이 증후군은 두정엽 백색질 병변에 의해서도 발생할 수 있으며, 이 증후군은 구심감각 흥분파의 불균형에 의해 일어나는 것으로 생각하고 있다.

과거에는, 과도한 통증을 나타내는 경우에 신경외과적으로 시상의 배쪽후외측핵VPL을 절제하는 수술을 하기도 하였다. 삼환계항우울제tricyclic antidepressants가 개발되면서 이 약물을 처방하는 것이 도움이 된다. 이 약물의 메틸형methylated form이 세로토닌 재흡수을 효과적으로 차단한다. 세로토닌은 통증 조절제이므로 세로토린 재흡수 차단이 세로토닌 작용을 향상시키고 통증을 완화시키는 내인성 아편제제의 작용을 촉진하는 것으로 여겨지고 있다.

대뇌피질 Cerebral Cortex

병력

준June은 65세 여성으로 건강하게 지내왔다. 어느 날, 공원을 산책하던 중 그녀는 자신의 우측 손가락에서 경련이 일어나는 것을 알아차렸으며, 이 경련은 이어서 우측 손, 그 다음은 팔과 어깨를 거쳐 다리로 순차적으로 전달되었다. 그녀는 곧 의식을 잃었기 때문에 이러한 순차적인 경련 이외에는 아무 것도 기억하지 못하였다. 어떤 사람이 그녀가 땅에 쓰러지는 것을 목격하였는데, 그녀는 쓰러지면서 날카로운 소리를 내었으며 목이 뒤로 젖혀졌다. 이어서 그녀의 양쪽 팔과 다리에서 대략 1~2분 동안 경련이 나타난 후 갑자기 멈췄다. 이러한 일련의 일이 일어나는 동안 그녀는 방광 조절을 소실하였다. 옆에 있던 사람이 그녀에게 괜찮으냐고 물었을 때, 그녀는 눈을 떴지만 중얼거린 후 다시 눈을 감았다. 옆에 있던 사람이 앰뷸런스를 불렀으며 준은 근처의 병원으로 이송되었다.

진찰

한 의사가 응급실 입구에서 준을 보았으며 무슨 일이 있었느냐고 물었다. 이때 준은 약간 졸린 상태였지만 질문에는 적절하게 대답할 수 있었다. 그녀의 말은 유창하였고 문법적으로 맞게 말하였다. 그녀는 현재 몇 월인지 알고 있었지만 요일이나 자신이 어디에 있는지 알지 못하였다. 나머지 검사는 정상이었다. 그 의사는 준의 머리 부위의 컴퓨터단층촬영을 의뢰하였고 채혈을 하였다.

설명

준은 발작을 겪었으며, 발작은 국소적으로 좌측운동이랑(좌측 중심앞이랑)에서 시작되었고 이어서 좌측 운동이랑의 위쪽 방향으로 전파된 후 이차적으로 대뇌피질 전체로 전파되었다. 팔다리 경련이 그 팔다리의 다른 부위나 신체의 다른 부위로 확산되는 현상을 **잭슨발작**Jacksonian march이라 부른다. 이 현상은 휴링스 잭슨Hughlings Jackson의 이름을 따서 명명되었는데, 그는 신경외과의사로 대뇌피질의 지도 제작과 **호먼큘러스**homunculus('난장이little man'라는 의미임)라 불리는 신피질의 신체 부위별 대응 배열에 대한 기술에 중요한 역할을 하였다. 그는 잭슨발작을 나타내는 환자를 관찰하여 각 운동이랑 부위에 배치된 신체 부위를 알아내는 데 도움을 받았다.

때때로, 발작 흥분파는 다른 피질 부위로 전파되는데, 뇌들보회로와 맞교차회로, 간혹 시상회로를 통해 인접 부위로 전파되어 결국에는 넓은 피질부위로 전파되어 전 신체의 움직임을 유발하게 된다. 이런 증상은 대발작generalized seizure과 함께 일어난다. 고주파로 피질 뉴런(일반적으로 피라미드세포)을 자극하여 발작을 유발할 수 있는데, 이 고주파 자극은 많은 신경세포에 동시적인 흥분을 일으킨다. 이들 세포가 발작유발부위로 작용하는 이유는 (1) 발동기pacemaker와 유사한 느린 탈분극을 일으킬 수 있는 내인성 세포막 특성, (2) 신경세포 사이의 흥분성이 높은 연결, (3) 억제성 조절기전 소실을 들 수 있다. 여러 이유(피질 근처 또는 피질에 있는 자극병변, 대사 이상, 약물 중단, 뇌졸중, 중추신경계 감염)로 신경세포에서는 발작이 유발될 수 있다. 흔히, 발작이 발생한 후에는 억제가 일어나므로 이에 따라 **발작 후 단계**postictal state에는 졸음drowsiness을 나타내게 된다. 준의 머리 부위 컴퓨터단층촬영 결과, 중심앞이랑 위에서 수막

임상 증례 Clinical Case (계속)

종meningioma이 발견되었다. 그녀에게 페니토인phenytoin(나트륨통로 Na^+ channel를 차단하고 칼륨K^+ 이동을 촉진시켜 발작을 방지함)을 투여하여 뉴런의 흥분성을 낮추었다. 준은 종양을 제거하는 수술을 받기 위해 병원에 입원하였다.

연습문제

질문

각 문항에서 가장 알맞은 답을 고르시오.

1. 어떤 환자가 사회적으로 부적절한 반응을 억제하지 못하는 등 다양한 행동장애와 언어장애를 나타내고 있다. 이러한 환자는 어떤 뇌 부위의 병변으로 인해 치매가 발생할 가능성이 높다. 어느 부위인가?
   a. 두정엽-후두엽 부위parieto-occipital region
   b. 전두엽피질frontal cortex
   c. 하측두엽피질inferior temporal cortex
   d. 뇌들보corpus callosum
   e. 꼬리핵caudate nucleus

2. 20명의 환자 중 1명에서 발작 활동이 전파되는 것을 차단하기 위해 뇌들보를 손상시켰다. 이 환자는 뇌기능의 어떤 특성을 공부하기 위한 연구에 참여해 달라는 요청을 받았다. 이 연구의 목적은 무엇인가?
   a. 언어기능을 매개하는 대뇌피질 부위의 확인
   b. 뇌들보가 어떻게 시각기능을 매개하는지 확인
   c. 우세대뇌의 다양한 특성 확인
   d. 손가락 운동을 매개하는 피질부위의 확인
   e. 시상피질 연결 관계 파악

3. 어떤 환자가 우측 다리에서 운동장애와 근력약화, 체성감각 소실을 나타낸다. 이러한 증상의 원인은 생각되는 것은?
   a. 좌측 전두엽 발작
   b. 좌측 전전두엽피질 종양
   c. 우측 소뇌반구 종양
   d. 좌측 전대뇌동맥의 출혈성 뇌졸중
   e. 자동차사고로 인한 좌측 전두엽 뇌진탕

문항 4와 5

어떤 68세 남성이 이지럼을 나타낸 후 응급실에 왔다. 응급실에서, 이 환자는 자신의 우측 팔이나 다리를 움직이지 못했고, 말speech은 불분명하였다. 혀를 내밀어 보라고 하였을 때, 그의 혀는 우측으로 편위되었고, 마찬가지로 환자의 턱도 우측으로 처졌다. 신체 양쪽의 감각기능과 신체 좌측의 운동기능은 정상이었다.

정답 및 설명

1. 정답: b

전두엽피질(특히 전전두엽피질)은 감정행동의 조절과 인지기능에 중요한 역할을 한다. 전두엽 일부(브로카영역)와 측두엽 윗부분(베르니케영역)은 언어의 운동성분과 감각성분을 매개한다. 두정엽-후두엽 부위 또는 하측두엽피질은 이들 기능과 직접적인 관계가 없다. 뇌들보는 한쪽 대뇌피질로부터 다른쪽 대뇌피질로 정보를 전달하는 기능을 하며, 꼬리핵은 운동기능의 인지적 측면과 연관되어 있다.

2. 정답: c

우세대뇌에 관해 최근에 얻어진 지식의 대부분은 발작 활동의 전파를 줄이기 위해 뇌들보를 절단한 환자를 대상으로 한 연구를 통해 이루어졌다. 이들 환자는 음악과 언어, 수학, 공간인식과 같은 다양한 기능 관점에서 어느 대뇌피질이 우세한지 알아보는데 이상적이다. 뇌들보는 시각정보 및 손가락 운동에 관련한 정보의 전달에는 거의 역할을 하지 않는다. 뇌들보의 제거는 언어기능을 담당하는 대뇌피질의 여러 부위를 확인하는 데 필요하지 않다. 또한 뇌들보 절단은 시상피질연결(이들 신경로는 일반적으로 같은쪽 뇌에서 정보를 전달함)을 조사하는데 어떤 역할도 제공할 수 없다.

3. 정답: d

전대뇌동맥은 부분적으로 대뇌피질에 있는 다리 담당 부위와 연관된 운동뉴런 및 체성감각뉴런에 혈액을 공급한다. 좌측 전대뇌동맥을 침범한 뇌졸중은 좌측 내측감각운동부위에 존재하는 뉴런을 손상시키므로 우측 다리에서 근력약화와 감각소실을 일으킨다. 다른 답가지는 대뇌피질의 다른 부위에 혈액을 공급하는 동맥으로 다리 담당 부위의 감각운동 조절에는 관여하지 않으므로 정답이 아니다.

연습문제 (계속)

4. 이 환자에서 뇌졸중이 일어난 혈관은?
   a. 전대뇌동맥 anterior cerebral artery
   b. 중간대뇌동맥 middle cerebral artery
   c. 후대뇌동맥 posterior cerebral artery
   d. 전척수동맥 anterior spinal artery
   e. 척추동맥 vertebral artery

5. 이 환자에서 뇌졸중이 일어난 부위는?
   a. 우측 중심앞이랑 right precentral gyrus
   b. 좌측 중심뒤이랑 left postcentral gyrus
   c. 좌측 속섬유막 left internal capsule
   d. 우측 속섬유막 right internal capsule
   e. 좌측 연수피라미드 left medullary pyramids

4와 5. 정답: **4-b, 5-c**

중간대뇌동맥의 렌즈줄무늬체동맥 분지 lenticulostriate branches는 속섬유막(뒤다리 및 무릎 포함)에 혈액을 공급한다. 여기서 핵심은 이 부위의 속섬유막에는 이 환자가 침범당한 부위인 머리와 몸통 및 사지의 기능을 매개하는 피질뇌간로와 피질척수로가 포함되어 있어 우측 중심마비 right central palsy를 일으킨다는 것이다. 따라서 이 질문에 제시된 답가지 중에서 중간대뇌동맥만 정답인데, 그것은 이들의 분지가 이 부위에 혈액을 공급하고 다른 동맥은 이들 기능을 매개하는 신경섬유에 혈액을 공급하지 않기 때문이다. 전척수동맥과 척추동맥은 모두 연수 높이에 존재하는 반면, 턱 운동을 조절하는 피질뇌간섬유는 교뇌 높이에서 출현한다. 전대뇌동맥은 대뇌피질 내측부위를 통해 주행하며, 이 혈관은 언어를 매개하는 뉴런(피질 외측부에 존재)에 혈액을 공급하지 않는다. 문항 4의 설명에서 언급한 대로, 중간대뇌동맥의 분지는 속섬유막의 하행섬유에 혈액을 공급하는데, 이들 신경섬유는 이 환자에서 손상된 운동기능과 연관되어 있다. 뇌 우측에 있는 신경다발을 침범하는 다른 답가지들은 오답인데, 그것은 이 증례는 신체의 우측이 침범되기 때문이다. 좌측 중심뒤이랑은 운동기능과 직접 관련이 없으며, 좌측 연수피라미드는 피질뇌간로가 얼굴신경 운동핵으로 가기 위해 출현하는 높이보다 더 아래에 있다.

요 약

주요 시상핵 및 이들과 대뇌피질과의 관계

시상핵	구심연결	원심연결	기능 (알려져 있는)
특수시상핵			
배쪽후외측핵 (VPL)	척수시상로, 내측섬유띠	중심뒤이랑 (내측 2/3)	사지·몸통으로부터 올라오는 통각과 온도감각, 촉각, 압력감각, 자각 고유감각 전달
배쪽후내측핵 (VPM)	삼차시상로	중심뒤이랑 (외측 부위)	머리로부터 올라오는 통각과 온도감각, 촉각, 압력감각, 자각 고유감각 전달
내측무릎핵 (MG)	아래둔덕(아래둔덕팔을 통해 들어옴)	상측두이랑에 존재하는 브로드만영역 41, 42(청각피질)	청각 인식과 식별에 필요한 청각중계
외측무릎핵 (LG)	망막	후두엽피질에 존재하는 브로드만영역 17 (새발톱고랑의 아래·위 부위)	시각 및 시각인식에 필요한 시각중계
내측등쪽시상핵 (MD)	후각핵, 편도체(아래에 있는 다른 입력 참조)	전전두엽피질 (아래에 있는 다른 입력 참조)	후각 중계(후각핵으로부터 전전두엽피질로 향하는 직접 투사로도 존재함)
연합핵 및 기타 핵			
배쪽전핵 (VA)	흑색질과 창백내핵	전운동영역과 보조운동영역을 이루는 브로드만영역 6으로 광범위하게 투사함	운동기능이 일어나는 데 필요한 운동피질부위로 되먹임 경로를 제공하고; 광범위한 대뇌피질 흥분성 변화를 일으키는 비특수핵 역할도 함
외측배쪽핵 (VL)	흑색질, 창백내핵 그리고 소뇌 치아핵	각각 운동영역(브로드만영역 4)과 전운동영역(브로드만영역 6)	운동기능이 일어나는 데 필요한 운동피질부위로 되먹임 신경로를 제공함
시상전핵 (Anterior nucleus)	유두체와 해마형성체	후대상이랑	변연계 중계핵 (주로 기억 기능과 연관됨)
내측등쪽시상핵 (MD)	편도체와 중격구역, 후각핵, 전전두엽피질로부터 변연계로 들어가는 입력	전전두엽피질을 포함한 광범위한 전두엽	전전두엽피질 및 이 피질과 관련된 피질부위로 가는 변연계 중계핵
시상베개 (Pulvinar)	위둔덕, 시각피질, 청각피질	하두정소엽	인지기능과 식별기능을 매개하는 감각신호 통합
중심정중핵 (Centromedian nucleus)	그물체와 통각자극(척수로부터)	광범위한 대뇌피질(조가비핵으로도 투사함)	대뇌피질의 흥분성 수준 조정; 수면과 각성 상태 조절 그리고 감각인식을 도움

요 약

대뇌피질의 기능적 부위: 임상 연관성

피질영역	브로드만영역 (일차부위)	병변의 결과
중심앞이랑과 전운동피질 (Precentral gyrus and premotor cortex)	4, 6	상위운동신경원 마비
중심앞이랑의 외측부위 및 그 인접 부위 (브로카영역) (Lateral aspect of (and adjoin) precentral gyrus (Broca's area))	4, 44, 45	브로카(운동) 실어증
전운동영역과 보조운동영역 (Premotor and supplementary areas)	6	관념운동실행증
전전두엽피질(Prefrontal cortex)	10, 11, 32	감정행동의 심각한 변화; 공격 성향; 주요 인지장애
후대상이랑(Posterior cingulate gyrus)	23	인지(기억) 장애
전대상이랑(Anterior cingulate gyrus)	24	감정장애; 자율신경조절 변화
일차체성감각피질(Primary somatosensory cortex)	3, 1, 2	입체인식불능; 감각이상(저린감); 자극이 가해진 위치를 알지 못하고 자극 강도를 분석하지 못함
후두정엽피질(Posterior parietal cortex)	5, 7	실행증; 감각무시(우측 뇌에 병변이 있을 때만)
하두정소엽(Inferior parietal lobule)	40, 30	게르스트만증후군; 베르니케실어증 (하두정소엽과 상측두이랑 경계부위에 병변이 있을 경우)
상측두이랑(Superior temporal gyrus)	41, 42	소리의 양상을 이해하지 못함(또는 언어와 동물소리, 기계소리[경적 또는 종소리]를 인식하지 못함)
중간측두이랑(Middle temporal gyrus)	21	사람이나 자동차의 움직임을 인식하지 못함(서 있는 물체는 인식할 수 있음)
하측두이랑(Inferior temporal gyrus)	20	얼굴을 인식하지 못함(얼굴인식불능증)
일차시각피질 (새발톱고랑의 아래·위 부위) (Primary visual cortex [areas on both banks of calcarine sulcus])	17	동측 반맹
새발톱고랑의 아랫부위(Lower bank of calcarine sulcus)	17, 18	위쪽 사분맹
새발톱고랑의 윗부위(Upper bank of calcarine sulcus)	17, 18	아래쪽 사분맹

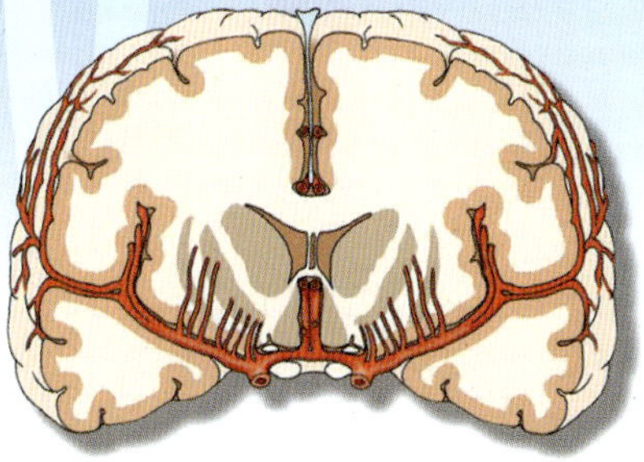

26

중추신경계 혈액 공급
Blood Supply of the Central Nervous System

개요

- 뇌동맥 Arterial Supply of the Brain
  - 내경동맥 속목동맥·Internal Carotid Artery
    - 안동맥 눈동맥·*The Ophthalmic Artery*
    - 후교통동맥 *The Posterior Communicating Artery*
    - 전맥락동맥 *The Anterior Choroidal Artery*
    - 전대뇌동맥 *The Anterior Cerebral Artery*
      - 전교통동맥 The Anterior Communicating Artery
      - 내측선조체동맥 (휴브너되돌이동맥) The Medial Striate Artery (Recurrent Artery of Heubner)
      - 안와가지 The Orbital Branches
      - 전두극가지 The Frontopolar Branches
      - 뇌량변연동맥 뇌들보주변동맥·The Callosomarginal Artery
      - 뇌량주위동맥 뇌들보주위동맥·The Pericallosal Artery
      - 내두정엽동맥 The Internal Parietal Artery
    - 중간대뇌동맥 *The Middle Cerebral Artery*
      - 렌즈선조체가지 The Lenticulostriate Branches
      - 안와전두엽동맥 The Orbitofrontal Artery
      - 중심전고랑가지 및 중심고랑가지 The Precentral (Pre-Rolandic) and Central (Rolandic) Branches
      - 전·후 두정엽동맥 The Anterior and Posterior Parietal Artery
      - 각이랑동맥 The Angular Artery
      - 전·중간·후 측두엽동맥 The Anterior, Middle, and Posterior Temporal Artery
  - 척추동맥-뇌기저동맥계 Vertebra-Basilar Circulation
  - 척추동맥 The Vertebral Artery
    - 전척수동맥 *The Anterior Spinal Artery*
    - 후하소뇌동맥 *The Posterior Inferior Cerebellar Artery*
    - 후척수동맥 *The Posterior Spinal Artery*
  - 뇌기저동맥 The Basilar Artery
    - 전하소뇌동맥 *The Anterior Inferior Cerebellar Artery*
    - 미로동맥 (내이동맥) *The Labyrinthine Artery (Internal Auditory Artery)*
    - 교뇌동맥 *The Pontine Arteries*
    - 상소뇌동맥 *The Superior Cerebellar Artery*
    - 후대뇌동맥 *The Posterior Cerebral Artery*

학습목표

이 장을 공부한 학생들은

1. 뇌에 혈액을 공급하는 주요 동맥(내경동맥, 척추동맥) 및 이들의 가지를 설명할 수 있어야 한다.
2. 이들 동맥에 의해 혈액을 공급받는 주요 신경 구조물을 설명할 수 있어야 한다.
3. 대뇌동맥고리(윌리스고리)를 설명할 수 있어야 한다.
4. 경막의 정맥동과 뇌의 주요 정맥을 설명할 수 있어야 한다.
5. 척수에 분포하는 동맥과 정맥을 설명할 수 있어야 한다.

개요 (계속)

중추신경계는 우리 몸에서 대사기능이 가장 활발한 장기 중의 하나이다. 뇌에 공급되는 혈류량은 뇌의 대사요구량과 일치하여야 한다. 100 g의 뇌 조직이 1분 동안 공급받는 혈류량은 약 50 mL이다. 따라서 평균적인 뇌(1,400~1,500 g)는 정상적으로 700~750 mL/min의 혈액을 공급받는다. 중추신경계에 대한 혈액 공급이 잠시라도 끊기면 심각한 신경기능 장애가 나타날 수 있다. 100 g의 뇌 조직이 1분 동안 공급받는 혈류량이 25 mL(정상의 50%)로 감소되면 허혈반음영ischemic penumbra(뇌세포 소실을 일으킬 정도의 심각한 혈액공급 부족 상태)이 발생하는 것으로 생각되고 있다. 100 g의 뇌 조직이 1분 동안 공급받는 혈류량이 8 mL로 감소되면 거의 모든 뇌세포는 기능을 소실한다. 뇌 혈류가 차단되면 10초 이내에 의식소실이 일어난다. 혈관 문제로 발생하는 신경학적 결손은 27장에서 설명한다. 이 장에서는 중추신경계에 혈액을 공급하고 배출하는 동맥과 정맥에 대해 설명한다.

뇌동맥 Arterial Supply of the Brain

뇌에 대한 혈액 공급은 두 개의 동맥, 즉 (1) **내경동맥**internal carotid artery, (2) **척추동맥**vertebral artery에 의해 이루어진다. 이들 동맥과 이들의 동맥가지는 쌍을 이뤄 양쪽 뇌에 혈액을 공급한다. 뇌기저동맥뇌바닥동맥·basilar artery(이 장의 뒷부분에서 설명함)은 뇌의 배쪽 중간선에 존재하는 단일 동맥이다. 뇌기저동맥의 가지들도 역시 쌍을 이뤄 분포한다. 뇌에 혈액을 공급하는 동맥의 시작점과 이들의 주요 가지, 그리고 이들에 의해 혈액을 공급받는 신경 구조물은 다음 단락에서 설명한다.

내경동맥 속목동맥·Internal Carotid Artery

내경동맥(그림 26.1)은 갑상연골 높이에서 양쪽의 총경동맥온목동맥·common carotid artery으로부터 분지하여 경동맥관carotid canal을 통해 두개강cranial cavity 속으로 들어간다. 내경동맥은 시신경optic nerve의 바로 배쪽에서 경질막dura을 뚫고 들어간다. 각 내경동맥의 주요 두개내가지intracranial branches는 다음 단락에서 설명한다.

안동맥 눈동맥·The Ophthalmic Artery

안동맥(그림 26.1)은 시신경공optic foramen을 통해 안와orbit로 들어간 후 **망막중심동맥**central artery of retina(망막과 경질막에 혈액을 공급함)을 낸다. 안동맥 혈류가 차단되면 동측 안구에서 시력소실이 일어난다.

후교통동맥 The Posterior Communicating Artery

후교통동맥(그림 26.1)은 **시신경교차**optic chiasm 높이에서 분지하여 후방으로 주행한 후 후대뇌동맥posterior cerebral artery과 합류한다. 후교통동맥에서 분지한 작은 가지들은 뇌하수체hypophysis와 깔때기infundibulum, 시상하부(일부분), 시상, 해마에 혈액을 공급한다.

전맥락동맥 The Anterior Choroidal Artery

전맥락동맥(그림 26.1)은 시신경교차 부근에서 분지하여

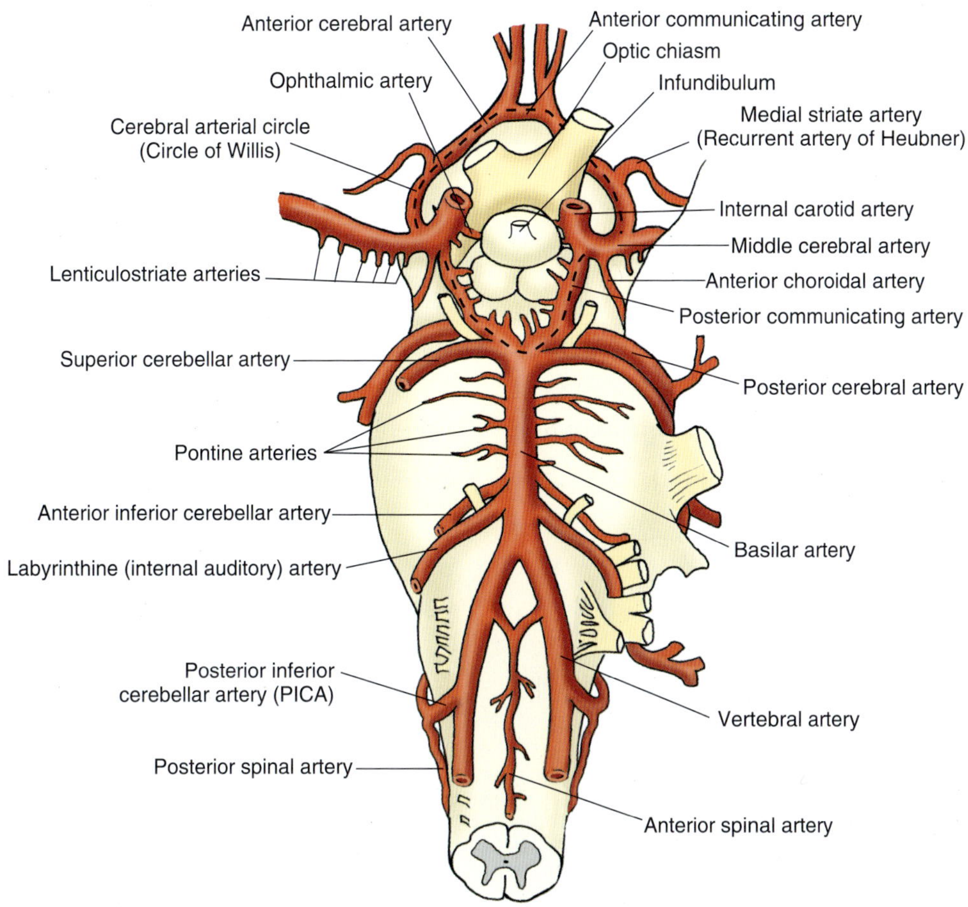

그림 26.1 내경동맥과 척추동맥-뇌기저동맥계. 내경동맥의 주요 가지는 안동맥과 후교통동맥, 전맥락동맥, 전대뇌동맥, 중간대뇌동맥이다. 척추동맥의 주요 가지는 전척수동맥과 후하소뇌동맥이다. 뇌기저동맥은 두 척추동맥이 만나서 형성되며, 이들의 주요 가지는 전하소뇌동맥과 교뇌동맥, 상소뇌동맥, 후대뇌동맥이다. 대뇌동맥고리(윌리스고리; 흑색 점선으로 표시함)에 주목하자. 시신경교차와 깔때기는 방향을 제시할 목적으로 나타내었다.

외측뇌실 하각inferior horn of lateral ventricle의 맥락얼기choroid plexus와 **시각로**optic tract, **속섬유막**internal capsule(일부분), **해마형성체**hippocampal formation, **창백핵**globus pallidus, 외측 시상lateral portions of thalamus에 혈액을 공급한다.

전대뇌동맥 The Anterior Cerebral Artery

내경동맥은 시신경교차 바로 외측 부위에서 **전대뇌동맥**anterior cerebral artery(약간 작음)과 중간대뇌동맥middle cerebral artery(좀 더 큼)으로 분지된다(그림 26.1). 전대뇌동맥은 반구간틈새interhemispheric fissure를 통해 앞쪽으로 주행한다. 전대뇌동맥은 대뇌반구 내측부위(전두엽과 두정엽의 일부)에 혈액을 공급한다. 이 동맥은 또한 일부 중심뒤이랑postcentral gyrus(반대쪽 다리에서 올라오는 감각정보를 처리하는 부위)과 일부 중심앞이랑precentral gyrus(반대쪽 다리의 운동을 조절하는 부위)에도 혈액을 공급한다. 한쪽 전대뇌동맥이 막힐 경우 반대쪽 다리의 운동조절 소실(마비paralysis)과 감각소실이 일어난다. 전대뇌동맥 폐쇄occlusion와 연관된 증상은 대뇌피질이 담당하는 신체 부위별 대응 배열에 부합한다. 다리와 발은 중심앞이랑 및 중심뒤이랑의 내측면에 배열되어 있다. 신체 부위를 대뇌피질에서의 분포 범위에 따라 그려보면 신체 비례와 맞지 않는 그림이 되는데, 이것을 흔히 **호먼큘러스**축소인간·homunculus라고 부른다(자세한 내용은 18장 참조). 전대뇌동맥에 의해 혈액을 공급받는 기타 구조물로는 후각망울olfactory bulb과 후각로olfactory tract, 전시상하부anterior hypothalamus, 꼬리핵caudate nucleus(일부분), 속섬유막internal capsule, 조가비핵putamen, 중격핵septal nuclei을 들 수 있다.

전교통동맥 The Anterior Communicating Artery

전교통동맥은 시신경교차 부위에서 양쪽 전대뇌동맥anterior cerebral artery을 연결한다(그림 26.1). 전교통동맥과 전대뇌동맥에서 분지한 작은 동맥들이 거의 직각 방향으로 뇌 조직을 관통하여 들어간 후 전시상하부(시각전구역preoptic area, 시각교차상구역suprachiasmatic area)에 혈액을 공급한다.

전대뇌동맥의 주요 가지는 다음 단락에서 설명한다.

내측선조체동맥 (휴브너되돌이동맥)
The Medial Striate Artery (Recurrent Artery of Heubner)

내측선조체동맥(그림 26.1)은 휴브너되돌이동맥이라고도 불리며, 이 동맥은 시신경교차 부위에서 전대뇌동맥으로부터 분지한 후 꼬리핵 머리의 전내측부 및 속섬유막과 조가비핵, 중격핵 일부에 혈액을 공급한다. 내측선조체동맥과 렌즈선조체동맥lenticulostriate artery은 관통질perforated substance을 뚫고 들어간다.

안와가지 The Orbital Branches

안와가지(그림 26.2)는 전대뇌동맥에서 분지하여 전두엽의 안와면과 내측면에 혈액을 공급한다.

전두극가지 The Frontopolar Branches

전대뇌동맥의 **전두극가지**(그림 26.2)는 전두엽의 내측 부위와 대뇌피질의 외측 볼록면lateral convexity에 혈액을 공급한다.

뇌량변연동맥 뇌들보주변동맥 · The Callosomarginal Artery

뇌량변연동맥(그림 26.2)은 전대뇌동맥에서 분지한다. 중심옆동맥paracentral artery은 뇌량변연동맥으로부터 나온다. 뇌량변연동맥 및 이들의 가지는 중심옆소엽paracentral lobule과 일부 띠이랑cingulate gyrus에 혈액을 공급한다.

뇌량주위동맥 뇌들보주위동맥 · The Pericallosal Artery

뇌량주위동맥(그림 26.2)은 뇌량뇌들보 · corpus callosum의 등쪽 경계를 따라 뒤쪽으로 이어져 쐐기앞소엽precuneus(중심옆소엽 뒤에 위치하고 있는 두정엽 부위)에 혈액을 공급한다.

내두정엽동맥 The Internal Parietal Artery

전대뇌동맥은 뒤쪽으로 뇌량주위고랑pericallosal sulcus까지 이어져 내두정엽동맥을 형성한다.

중간대뇌동맥 중대뇌동맥 · The Middle Cerebral Artery

앞에서 설명한 대로, 내경동맥은 시신경교차 바로 외측 부위에서 작은 전대뇌동맥과 큰 **중간대뇌동맥**으로 분지된다(그림 26.1, 26.3A). 중간대뇌동맥의 가지들은 대뇌피질의 외측 볼록면(측두엽, 전두엽, 두정엽, 후두엽 부위)에 혈액을 공급한다. 중간대뇌동맥은 다음과 같은 주요 가지를 낸다.

렌즈선조체가지 렌즈줄무늬체가지 · The Lenticulostriate Branches

렌즈선조체가지(그림 26.1, 26.3A)는 중간대뇌동맥의 첫 번째 가지들이다. **렌즈선조체가지**는 조가비핵putamen과 꼬리핵caudate nucleus, 속섬유막 전각anterior limb of internal capsule에 혈액을 공급한다.

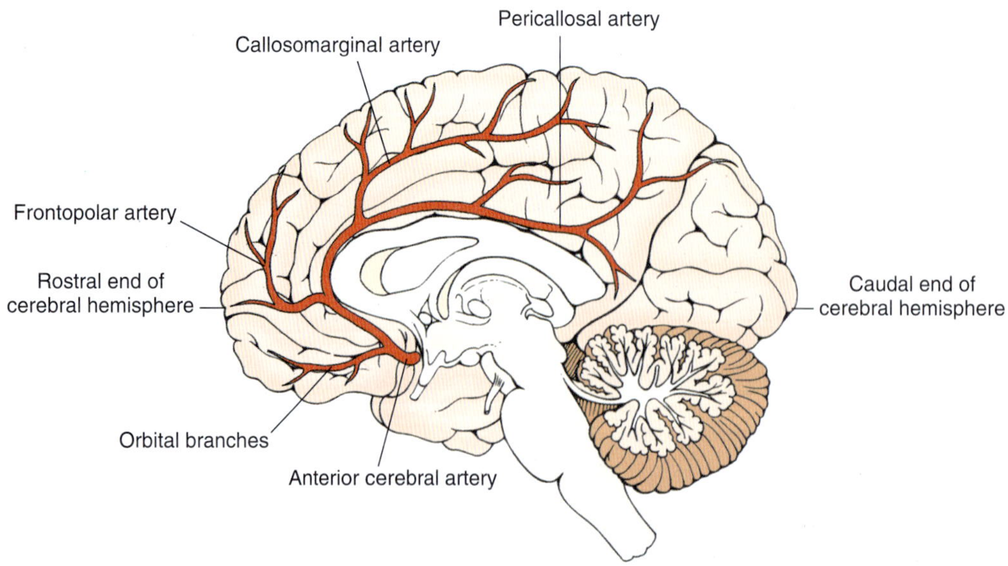

그림 26.2 전대뇌동맥의 주요 가지(내측에서 관찰함). 주요 가지로는 안와가지와 전두극가지, 뇌량변연동맥, 뇌량주위동맥을 들 수 있다. 대뇌반구의 입쪽 및 꼬리쪽 말단은 방향을 제시할 목적으로 나타내었다.

A

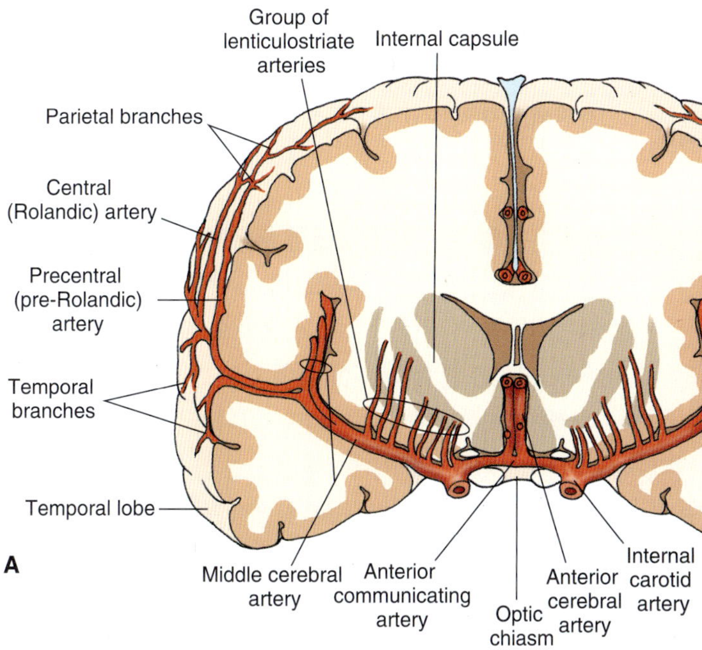

B

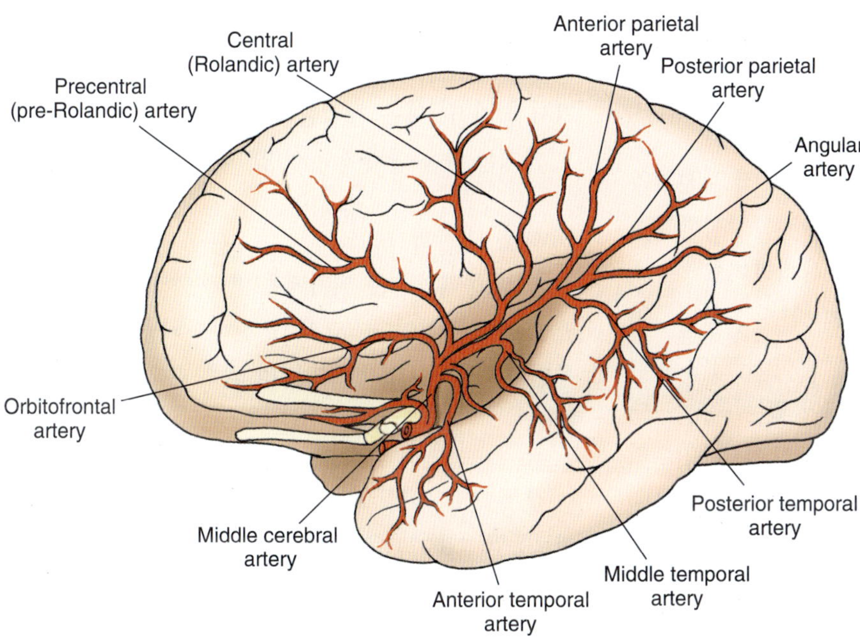

그림 26.3 중간대뇌동맥의 주요 가지. **(A)** 렌즈선조체가지와 중심전고랑가지, 중심고랑가지, 두정엽가지, 측두엽가지를 볼 수 있는 관상단면. 내경동맥과 전대뇌동맥, 전교통동맥, 시신경교차, 속섬유막, 측두엽은 방향을 제시할 목적으로 나타내었다. **(B)** 전측두엽동맥과 중간측두엽동맥, 후측두엽동맥, 각이랑동맥, 후두정엽동맥, 전두정엽동맥, 중심고랑동맥, 중심전고랑동맥, 안와전두엽동맥의 모습.

안와전두엽동맥 The Orbitofrontal Artery

안와전두엽동맥은 일부 전두엽에 혈액을 공급한다(그림 26.3B).

중심전고랑가지 및 중심고랑가지 Precentral (Pre-Rolandic) and Central (Rolandic) Branches

중심전고랑동맥precentral artery(롤란드틈새전동맥pre-Rolandic artery)과 **중심고랑동맥**central artery(롤란드틈새동맥Rolandic artery)은 여러 전두엽 부위에 혈액을 공급한다(그림 26.3, A와 B).

전·후 두정엽동맥 The Anterior and Posterior Parietal Artery

전두정엽동맥anterior parietal artery과 **후두정엽동맥**posterior parietal artery은 여러 두정엽 부위에 혈액을 공급한다(그림 26.3B).

각이랑동맥 The Angular Artery

각이랑동맥(그림 26.3B)은 **각이랑**angular gyrus에 혈액을 공급한다.

전·중간·후 측두엽동맥 The Anterior, Middle, and Posterior Temporal Arteries

전측두엽동맥anterior temporal artery과 중간측두엽동맥middle temporal artery, 후측두엽동맥posterior temporal artery은 여러 측두엽 부위에 혈액을 공급한다. 후측두엽동맥의 가지들은 후두엽 외측 부위에도 혈액을 공급한다.

척추동맥-뇌기저동맥계 Vertebro-Basilar Circulation

이 동맥계는 두 개의 척추동맥vertebral artery과 하나의 뇌기저동맥basilar artery(두 개의 척추동맥이 합쳐져 형성됨), 그리고 이들의 가지들로 이루어져 있다(그림 26.1). 이 동맥계는 연수와 교뇌, 중뇌, 그리고 소뇌에 혈액을 공급한다. 척추동맥의 여러 가지들은 다음 단락에서 설명한다.

척추동맥 The Vertebral Artery

각 척추동맥(그림 26.1)은 쇄골하동맥subclavian artery에서 분지하는 첫 번째 가지이다. 척추동맥은 6번째 목척추뼈의 가로구멍transverse foramen으로 들어간 후, 이 구멍을 통해 상부 척추로 올라가고, 최종적으로 큰구멍foramen magnum을 통해 두개골 속으로 들어간다. 두개골 내의 연수 높이에서, 각 척추동맥은 전척수동맥anterior spinal artery과 후하소뇌동맥posterior inferior cerebellar artery, 후척수동맥posterior spinal artery을 낸다.

전척수동맥 The Anterior Spinal Artery [ASA]

두 척추동맥이 합류되는 부위에서, 두 개의 작은 분지가 나온 후 합쳐져서 하나의 **전척수동맥**ASA을 형성한다(그림 26.1). 전척수동맥은 내측연수구조물(피라미드pyramid, 내측섬유띠medial lemniscus, 내측세로다발MLF, 혀밑신경핵hypoglossal nucleus, 하올리브핵inferior olivary nucleus)에 혈액을 공급한다. 연수 피라미드에 포함되어 있는 축삭은 대뇌피질에서 기원한다는 점을 상기하자(1장 참조). 연수의 꼬리쪽 말단 부위(척수와의 연결지점 근처)에서 피라미드에 포함된 대부분의 신경섬유는 피라미드교차pyramidal decussation를 통해 반대편으로 넘어간다.

후하소뇌동맥 The Posterior Inferior Cerebellar Artery [PICA]

후하소뇌동맥PICA은 척추동맥에서 분지된 후 외측연수부위(척수시상로spinothalamic tract, 후척수소뇌로dorsal spinocerebellar tract, 전척수소뇌로ventral spinocerebellar tract, 하행성 교감신경로descending sympathetic tract, 삼차신경하행로descending tract of cranial nerve V, 의문핵nucleus of ambiguus)에 혈액을 공급한다(그림 26.1). 후하소뇌동맥이 막히면 발렌버그증후군Wallenberg's syndrome(의문핵이 위치하는 외측연수부위 손상)이 발생한다. 의문핵(후두근 지배)이 손상됨으로써 **발성장애**dysphonia(후두근의 협동장애로 언어 표출이 어려움)와 **조음장애**dysarthria(말할 때 드문드문 경련이 일어나 발음하는 것이 어려움), **연하곤란**dysphagia(삼키는 것이 어려움)이 발생하게 된다. 후하소뇌동맥은 소뇌벌레부위vermal region와 소뇌반구 하외측면에도 혈액을 공급한다.

후척수동맥 The Posterior Spinal Artery [PSA]

후척수동맥PSA은 약 25%에서 두개골 내 척추동맥vertebral artery의 첫 번째 가지이다. 그러나 대부분(75%)은 후하소뇌동맥posterior inferior cerebellar artery으로부터 나온다(그림 26.1). 꼬리쪽 연수에서, 이 동맥은 널판다발fasciculus gracilis과 쐐기다발fasciculus cuneatus뿐만 아니라 널판핵gracile nucleus과 쐐기핵cuneate nucleus, 삼차신경 척수핵spinal trigeminal nucleus, 아래소뇌다리ICP(등쪽 및 입쪽 부위), 고립로핵solitary nucleus(일부분), 미주신경 등쪽핵dorsal motor nucleus of vagus nerve에 혈액을 공급한다.

뇌기저동맥 뇌바닥동맥 · The Basilar Artery

두 척추동맥vertebral artery은 교뇌의 꼬리쪽 경계에서 합쳐져서 뇌기저동맥을 형성한다(그림 26.1). 뇌기저동맥의 주요 가지는 다음 단락에서 설명한다.

전하소뇌동맥 The Anterior Inferior Cerebellar Artery [AICA]

전하소뇌동맥AICA은 뇌기저동맥basilar artery에서 분지하는 맨 아래쪽 가지이다(그림 26.1). 전하소뇌동맥은 소뇌의 배쪽면과 아랫면, 그리고 교뇌의 외측 부위에 혈액을 공급한다.

미로동맥 (내이동맥) The Labyrinthine (Internal Auditory) Artery

미로동맥(그림 26.1)은 대개 전하소뇌동맥AICA으로부터 분지하며, 달팽이와우 · cochlea와 미로labyrinth에 혈액을 공급한다.

교뇌동맥 The Pontine Arteries

여러 쌍의 **교뇌동맥**(그림 26.1)이 뇌기저동맥basilar artery으로부터 나온다. 일부 교뇌동맥(정중옆동맥paramedian arteries)은 바로 교뇌로 들어가 하부 교뇌와 상부 교뇌의 내측부위에 혈액을 공급한다. 이 부위에는 교뇌핵pontine nuclei과 피질교뇌섬유corticopontine fibers, 피질척수로corticospinal tract, 피질뇌간로corticobulbar tract, 배쪽교뇌피개ventral pontine tegmentum(일부분), 내측섬유띠medial lemniscus (일부분)가 위치한다. 일부 교뇌동맥(짧은휘돌이동맥short circumferential arteries)은 교뇌 주위에서 짧게 주행한 후, 배쪽외측교뇌ventrolateral pons의 쐐기모양영역wedge-shaped area에 혈액을 공급한다.

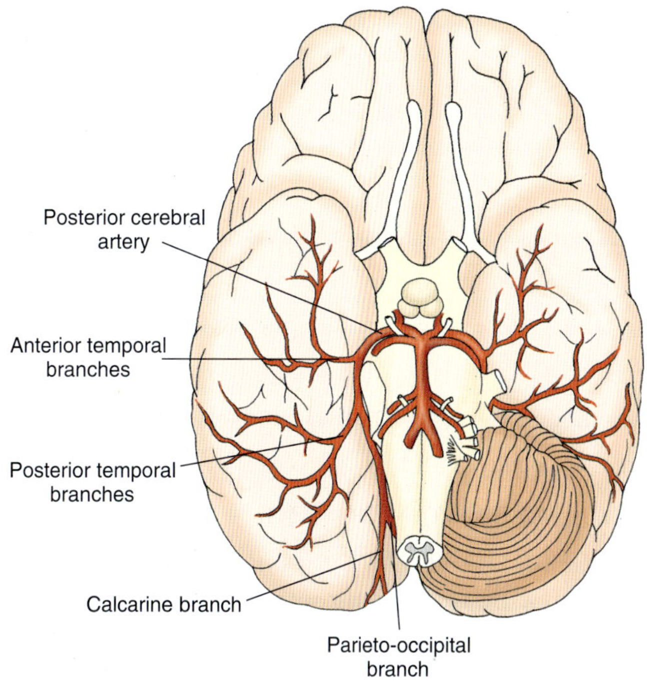

그림 26.4 후대뇌동맥의 주요 가지. 주요 가지로는 전측두엽가지와 후측두엽가지, 두정후두엽가지, 새발톱고랑동맥을 들 수 있다.

긴휘돌이동맥long circumferential arteries은 대부분의 입쪽 및 꼬리쪽 교뇌피개와 중뇌피개 외측 부위에 혈액을 공급한다.

상소뇌동맥 The Superior Cerebellar Artery

상소뇌동맥(그림 26.1)은 뇌기저동맥basilar artery이 나뉘는 지점 바로 아래에서 나와 입쪽 교뇌와 꼬리쪽 중뇌, 소뇌 윗면에 혈액을 공급한다. 이 동맥은 일부 아래소뇌다리ICP와 일부 중간소뇌다리MCP, 내·외측 섬유띠, 일부 삼차신경 척수핵, 일부 삼차신경 척수로, 척수시상로, 위소뇌다리SCP에 혈액을 공급한다.

후대뇌동맥 The Posterior Cerebral Arteries

후대뇌동맥은 뇌기저동맥basilar artery의 말단 분기점에서 나온다(그림 26.1). 후대뇌동맥의 가지는 중뇌 대부분과 시상, 시상밑핵subthalamic nucleus에 혈액을 공급한다(그림 26.4). 이 동맥의 주요 가지는 다음 단락에서 설명한다.

시상무릎가지thalamogeniculate branch(**시상관통가지**thalamo-perforating branch)는 각 후대뇌동맥의 시작 부위에서 나와 내측 시상과 제3뇌실 벽에 혈액을 공급한다.

내측후맥락가지medial posterior choroidal branch와 **외측후맥락가지**lateral posterior choroidal branch는 제3뇌실의 맥락조직tela choroidea, 맥락얼기choroid plexus, 대뇌다리cerebral peduncle, 뇌활fornix, 시상thalamus, 꼬리핵caudate nucleus에 혈액을 공급한다. **전측두엽가지**anterior temporal branch와 **후측두엽가지**posterior temporal branch, **두정후두엽가지**parieto-occipital branch는 측두엽과 내측 후두엽, 하후두엽에 혈액을 공급한다.

새발톱고랑동맥calcarine artery은 **일차시각피질**primary visual cortex에 혈액을 공급한다.

대뇌동맥고리 (윌리스고리) Cerebral Arterial Circle (Circle of Willis)

대뇌동맥고리(그림 26.1)는 시각교차optic chiasm와 뇌하수체 깔때기infundibulum of pituitary를 둘러싸고 있다. 대뇌동맥고리는 내경동맥과 뇌기저동맥(말단가지)이 만나 형성된다. 전교통동맥anterior communicating artery은 2개의 전대뇌동맥anterior cerebral artery을 연결한다(반원이 형성됨). 완전한 고리는 내경동맥으로부터 나온 후교통동맥posterior communicating artery(시신경교차 부위에서 나옴)이 뒤쪽으로 주행하여 후대뇌동맥posterior cerebral artery(뇌기저동맥이 둘로 나뉜 직후 나옴)과 연결되어 완성된다. **윌리스고리**circle of Willis는 20%의 사람에게서만 뚜렷하게 관찰된다. 윌리스고리가 뚜렷한 경우, 이 동맥계는 시상하부와 뇌하수체, 깔때기, 시상, 꼬리핵, 조가비핵, 속섬유막, 창백핵, 맥락얼기(외측뇌실), 측두엽에 혈액을 공급한다. 내경동맥 또는 척추동맥-뇌기저동맥계를 통해 흐르는 혈류량이 감소할 경우 윌리스고리를 통한 우회로가 혈류가 부족한 뇌 영역으로 혈액을 공급한다.

분수계영역 分水界領域·Watershed Brain Areas

뇌의 일반적인 동맥혈액 공급 양상은 다음과 같이 정리할 수 있는데, 일부 동맥은 뇌의 외측 부위로부터 내측 부위로 혈액을 공급하는 반면, 일부 동맥은 뇌의 내측 부위로부터 외측 부위로 혈액을 공급한다. 예를 들면, 중간대뇌동맥 가지(안와전두엽동맥, 중심전고랑동맥, 중심고랑동맥, 두정엽동맥, 측두엽동맥) 및 후대뇌동맥(측두엽가지, 새발톱고랑동맥, 두정후두엽가지)의 혈류는 대뇌반구의 외측 부위로부터 내측 부위로 흐른다(그림 26.5). 전대뇌동맥 가지(전두극가지, 뇌량변연동맥, 뇌량주위동맥)의 혈류는 내측 부위로부터 외측 부위로 흐른다(그림 26.5). 뇌의 분수계영역watershed area은 두 개 이상의 동맥 원위부로부터 혈액을 공급받는 부위이다(그림 26.5). 분수계영역이 두 개 이상의 동맥으로부터 혈액을 공급받음으로써 생기는 이점은 한 동맥의 혈류가 차단되더라도 다른 동맥(들)을 통해 뇌조직의 대사요구량을 충족시킬 수 있다는 점이다. 한편, 뇌 혈류량이 전반적으로 감소할 경우에는 분수계영역에 속하는 뇌조직의 관류량은 감소하게 되며, 이에 따라 분수계영역은 허혈ischemia 및 뇌졸중stroke에 더욱 취약한 상태에 놓이게 된다(27장 참조).

경질막의 동맥 Arteries of the Dura

뇌막동맥meningeal artery은 해면정맥동cavernous sinus을 통과하면서 내경동맥으로부터 분지된다. 주로 경질막dura에 혈액을 공급하는 동맥은 **중간뇌막동맥**middle meningeal artery이다. 중간뇌막동맥 앞부분은 4개의 뼈(두정골parietal bone, 측두골temporal bone, 접형골sphenoid bone·나비뼈, 전두골frontal bone)가 만나는 관자놀이점pterion 바로 아래에서 주행한다. 관자놀이점은 전두골 광대돌기zygomatic process of frontal bone에서 약 3 cm 정도 떨어진 꼬리쪽 및 약간 등쪽에 위치하며, 두개골 중 가장 약한 부위이다. 따라서 뇌막동맥의 앞부분은 취약한 두개골 부위에 위치하고 있으므로 관자놀이점이 충격을 받을 경우 중간뇌막동맥이 파열되어 경막외혈종epidural hematoma이 발생할 수 있다. 전뇌막동맥anterior meningeal artery은 앞머리뼈우묵anterior fossa에 위치하고 있는 경질막dura에 혈액을 공급하고, 후뇌막동맥posterior meningeal artery은 뒤머리뼈우묵posterior fossa에 위치하고 있는 경질막에 혈액을 공급한다.

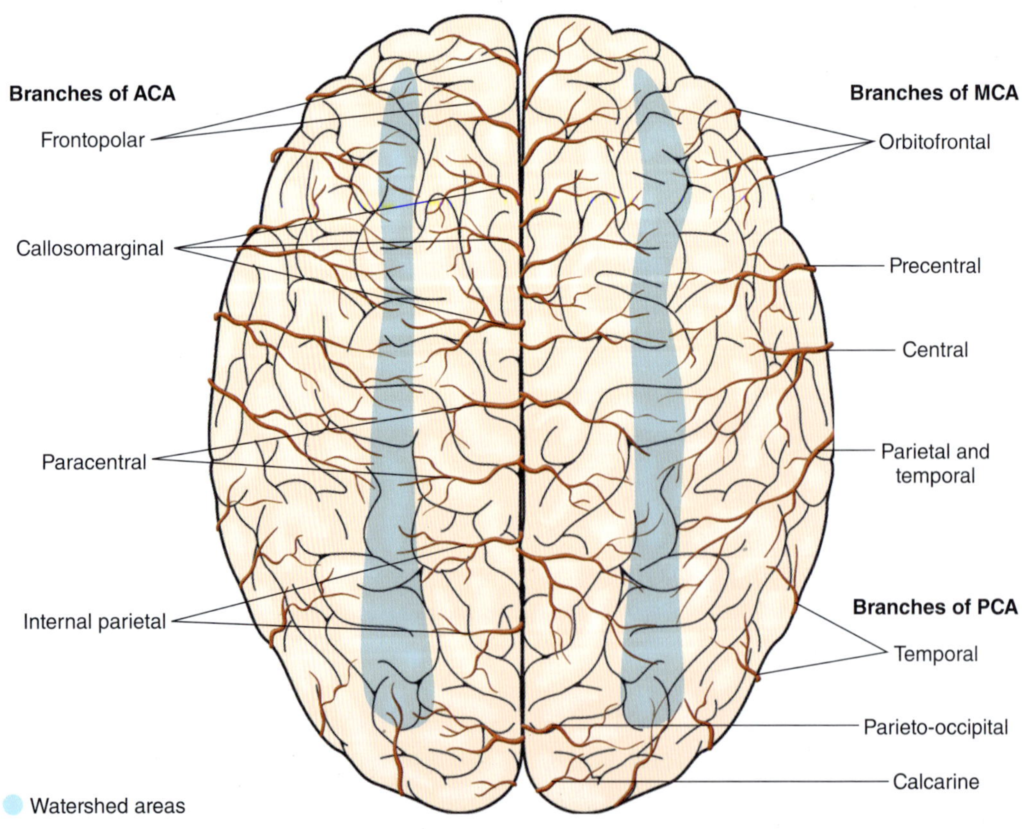

그림 26.5 대뇌반구에서 전대뇌동맥과 중간대뇌동맥, 후대뇌동맥의 일반적인 분지 양상(등쪽면).

뇌정맥 Venous Drainage of the Brain

뇌를 관류한 혈액은 경막정맥동dural sinus으로 빠져나가는 정맥계에 의해 배출된다. 경막정맥동은 좌·우 내경정맥internal jugular vein으로 배출된다.

정맥동 The Sinuses

상시상정맥동 The Superior Sagittal Sinus

상시상정맥동(그림 26.6)은 대뇌낫falx cerebri의 상부 경계를 따라 위치하고 있으며, 정맥동합류confluence of sinuses 부위로 배출된다.

하시상정맥동 The Inferior Sagittal Sinus

하시상정맥동(그림 26.6B)은 대뇌낫의 하부 경계에 위치하고 있다. **갈렌큰대뇌정맥**great cerebral vein of Galen은 하시상정맥동과 합류하여 **곧은정맥동**직정맥동·straight sinus을 형성하며(그림 26.6B), 곧은정맥동은 뒤쪽으로 주행한 후 정맥동합류confluence of sinuses 부위에서 상시상정맥동의 꼬리쪽 말단부위로 배출된다.

가로정맥동 횡정맥동·The Transverse Sinuses

가로정맥동(그림 26.6)은 **정맥동합류**confluence of sinuses 부위의 양쪽에서 기원한다. 각 가로정맥동은 외측과 입쪽으

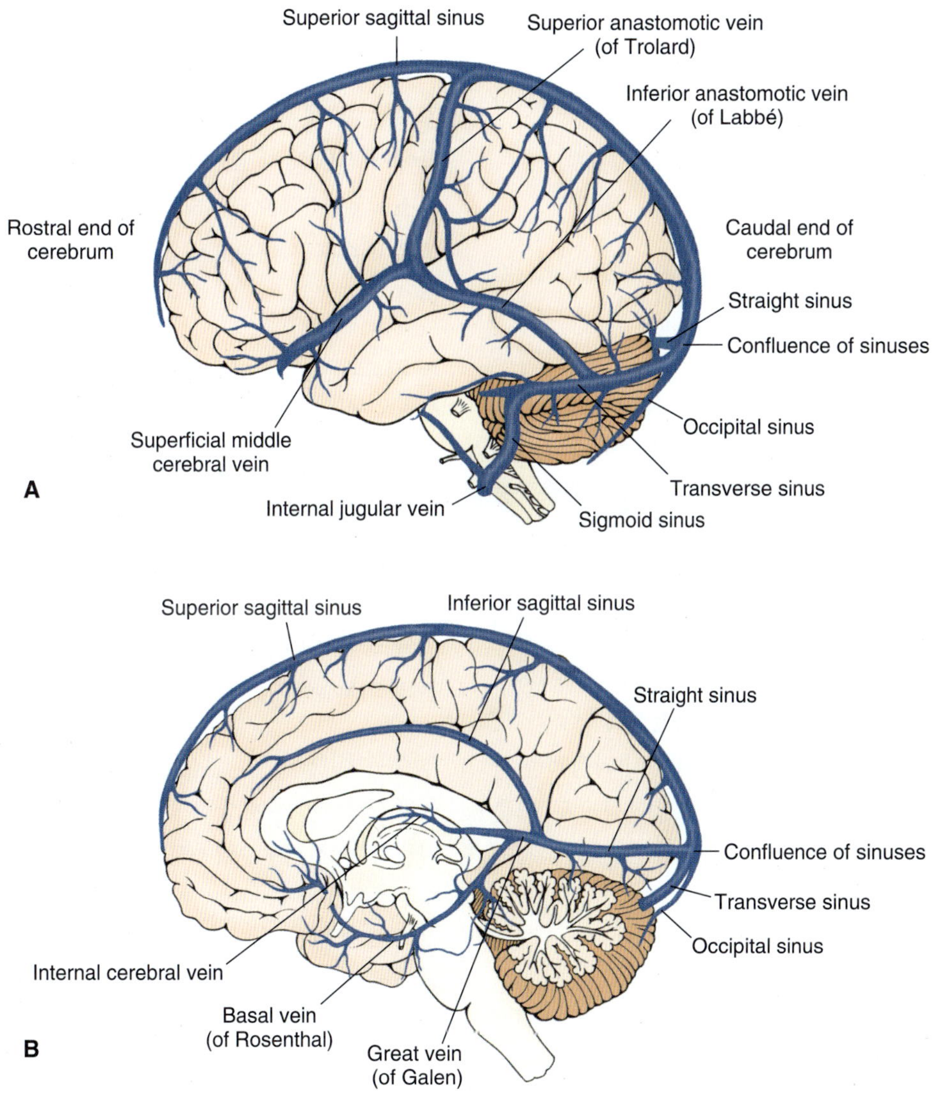

그림 26.6 주요 경막정맥동과 정맥. **(A)** 이 그림에서 보이는 주요 경막정맥동은 상시상정맥동과 곧은정맥동, 후두정맥동, 가로정맥동, 구불정맥동을 들 수 있다. 상시상정맥동과 곧은정맥동, 가로정맥동, 후두정맥동은 정맥동합류에 모인다. 주요 정맥으로는 얕은중간대뇌정맥과 상연결정맥(트롤라르정맥), 하연결정맥(라베정맥)을 들 수 있다. **(B)** 이 그림에서 보이는 주요 경막정맥동으로는 상시상정맥동과 하시상정맥동, 곧은정맥동, 후두정맥동, 가로정맥동, 정맥동합류를 들 수 있다. 이 그림에서 보이는 주요 정맥으로는 갈렌큰대뇌정맥과 뇌기저정맥(로젠탈정맥), 내대뇌정맥을 들 수 있다.

로 주행한 후 곡선을 그리며 아래로 내려가 **구불정맥동**sigmoid sinus을 형성한 후 동측 내경정맥으로 배출된다(그림 26.6A).

정맥동합류 The Confluence of Sinuses

정맥동합류에서 상시상정맥동과 곧은정맥동, 가로정맥동, 후두정맥동이 만난다(그림 26.6). 후두정맥동occipital sinus은 큰구멍foramen magnum으로부터 올라온다.

해면정맥동 The Cavernous Sinuses

해면정맥동은 접형골나비뼈·sphenoid bone 양쪽에 위치한다. 안정맥ophthalmic vein과 얕은중간대뇌정맥superfial middle cerebral vein이 해면정맥동으로 배출된다.

접형두정정맥동 Sphenoparietal Sinuses

접형두정정맥동은 접형골나비뼈·sphenoid bone 아래에 위치하고 있으며 해면정맥동으로 배출된다.

대뇌정맥 The Cerebral Veins

대뇌정맥은 일반적으로 얕은대뇌정맥superficial cerebral vein과 깊은대뇌정맥deep cerebral vein으로 나뉜다.

얕은대뇌정맥 The Superficial Cerebral Veins

얕은대뇌정맥에는 3가지 주요 정맥이 있다(그림 26.6A). (1) **얕은중간대뇌정맥**superficial middle cerebral vein은 외측고랑을 따라 주행하면서 측두엽 혈액을 해면정맥동으로 배출시킨다. (2) **상연결정맥**상문합정맥·트롤라르정맥·superior anastomotic vein of Trolard은 가장 큰 얕은정맥이며, 이 정맥은 두정엽을 지나 상시상정맥동으로 배출되며, 얕은중간대뇌정맥을 상시상정맥동과 연결한다. (3) **하연결정맥**하문합정맥·라베정맥·inferior anastomotic vein of Labbé·은 얕은중간대뇌정맥을 가로정맥동과 연결한다. 이 정맥은 가로정맥동으로 배출되는 가장 큰 정맥이다. 이 정맥은 측두엽을 가로질러 주행한다.

깊은대뇌정맥 The Deep Cerebral Veins

깊은대뇌정맥은 3가지 주요 정맥, 즉 (1) 갈렌큰대뇌정맥great cerebral vein of Galen, (2) **뇌기저정맥**로젠탈정맥·basal vein of Rosenthal, (3) **내대뇌정맥**internal cerebral vein으로 이루어져 있다(그림 26.6B). 갈렌큰대뇌정맥은 짧은 정맥(약 2 cm)으로 뇌들보 팽대splenium of corpus callosum 부위에서 2개의 내대뇌정맥이 만나 형성된다. 이 정맥은 뒤쪽으로 주행한 후 하시상정맥동을 만나 곧은정맥동을 형성하며, 곧은정맥동은 정맥동합류로 배출된다. 뇌기저정맥은 전두엽 안와면과 앞 뇌들보부위, 입쪽 띠이랑, 뇌섬엽, 덮개피질(언어운동영역), 배쪽 선조체로부터 정맥혈액을 받는다. 뇌바닥정맥은 갈렌큰대뇌정맥으로 배출된다. 내대뇌정맥은 시상과 선조체, 꼬리핵, 속섬유막, 맥락얼기, 해마로부터 정맥혈액을 받는다. 소뇌와 연수는 갈렌큰대뇌동맥great cerebral vein of Galen뿐만 아니라 곧은정맥동straight sinus과 가로정맥동transverse sinus, 상·하 **바위정맥동**petrosal sinus으로 들어가는 정맥계에 의해 배출된다.

척수 The Spinal Cord

동맥 Arteries

후척수동맥 Posterior Spinal Arteries [PSA]

앞에서 설명한 대로, 대부분의 경우 **후척수동맥**PSA은 후하소뇌동맥PICA으로부터 기원한다(그림 26.7A). 후척수동맥은 척수후근 내측으로 척수의 등쪽외측면을 따라 하행한다.

전척수동맥 Anterior Spinal Artery [ASA]

척추동맥vertebral artery이 연수의 배쪽외측면을 따라 상행하면서 두 개의 작은 가지를 낸다. 이들 가지는 합쳐져 하나의 전척수동맥ASA을 형성한 후 척수 배쪽면의 중간선을 따라 주행한다(그림26.7A). 전척수동맥의 가지는 척수 속으로 들어가 전정중틈새동맥sulcal artery을 형성하며, 이들 동맥은 척수의 앞쪽 백색질anterior white matter과 대부분의 회색질gray matter에 혈액을 공급한다.

척수수질동맥 The Spinal Medullary Arteries

동맥가지들이 중간중간 분절동맥segemental artery으로부터 기원하며, **전척수수질동맥**anterior spinal medullary artery과 **후척수수질동맥**posterior spinal medullary artery으로 분지된다. 이들 동맥은 후척수동맥PSA 및 전척수동맥ASA과 교통하며 가슴척수와 허리척수, 엉치척수에 혈액공급을 증가시킨다.

뿌리동맥 근동맥·Radicular Arteries

각 척추분절 부위에서 뿌리동맥radicular artery은 인접한 동맥(쇄골하동맥[목부위], 늑간동맥[가슴부위], 허리동맥, 엉치동맥)으로부터 기원한다. 척추분절에서 기원한 뿌리동맥은 해당 추간공intervertebral foramina을 통하여 척주관spinal

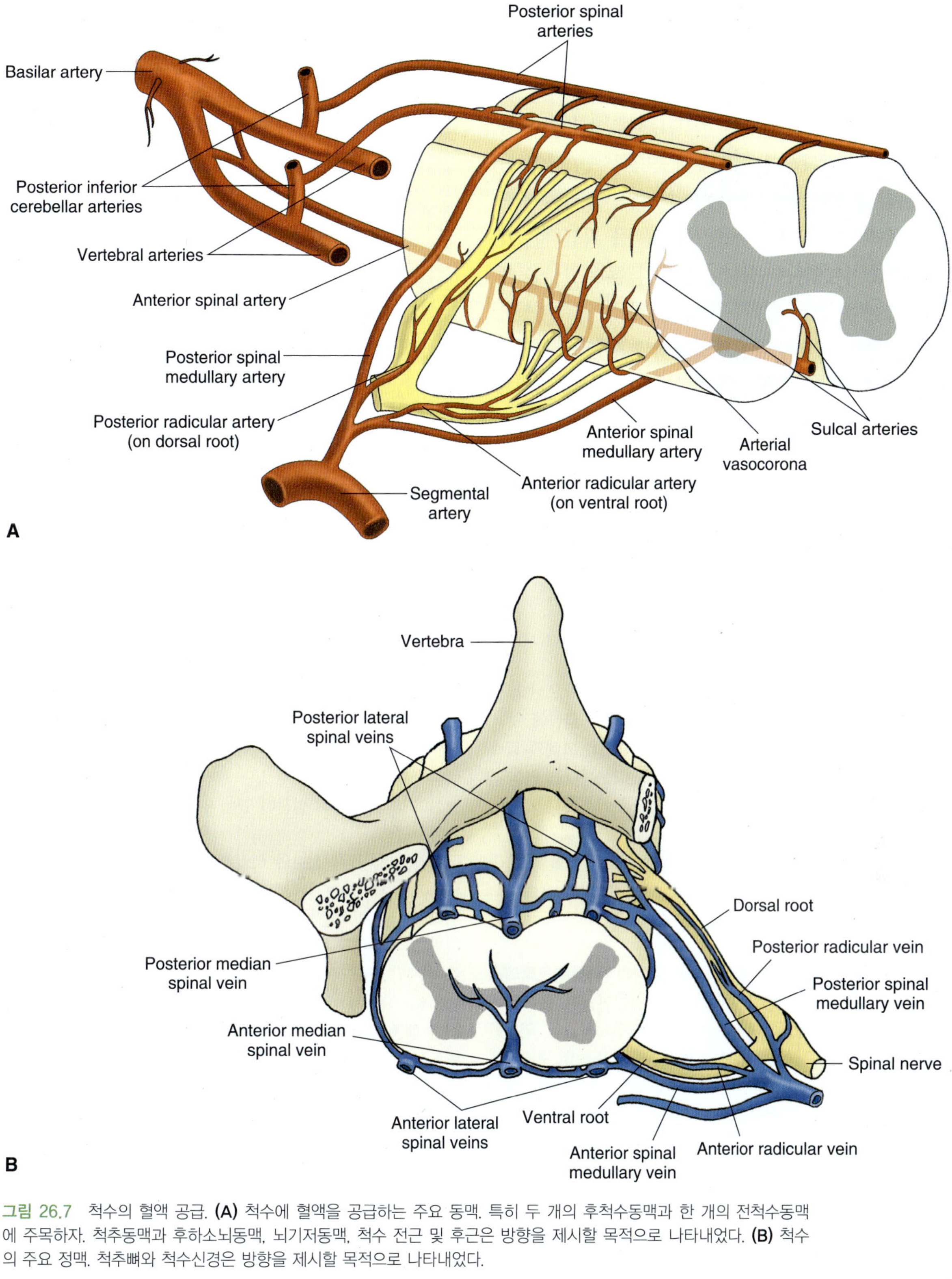

그림 26.7 척수의 혈액 공급. **(A)** 척수에 혈액을 공급하는 주요 동맥. 특히 두 개의 후척수동맥과 한 개의 전척수동맥에 주목하자. 척추동맥과 후하소뇌동맥, 뇌기저동맥, 척수 전근 및 후근은 방향을 제시할 목적으로 나타내었다. **(B)** 척수의 주요 정맥. 척추뼈와 척수신경은 방향을 제시할 목적으로 나타내었다.

canal 속으로 들어간다. 작은뿌리동맥small radicular artery은 척수에 도달하지 못하며 척수에서 빠져나오는 척수신경뿌리에 혈액을 공급하는 반면, 큰뿌리동맥larger radicular artery은 척수와 척수신경뿌리에 혈액을 공급(뿌리수질동맥radiculomedullary artery이라 함)한다.

다른 뿌리동맥에 비해 훨씬 큰 뿌리동맥radicular artery은 대개 좌측(주로 늑간동맥[T9~T12] 또는 허리동맥[L1] 부위)에서 기원한다. 동맥은 좌측 T9~L1 추간공을 통해 척주관으로 들어가 U자형을 이룬 후 T4~T6 높이까지 상행한 후 그곳에서 전척수동맥과 연결된다. 이 뿌리동맥을 **아담키비츠동맥**artery of Adamkiewicz이라 부르며, 전척수동맥ASA에 많은 혈액을 공급한다. 척수의 하부 1/3에 대한 혈액 공급은 이 동맥이 담당한다. 흉복부대동맥류thoracoabdominal aneurysm 또는 흉부대동맥류descending thoracic aortic aneurysm 환자에서 동맥류를 치료하는 동안 이 동맥을 확인하는 것은 매우 중요한데, 그 이유는 이 동맥의 혈류 차단을 피할 수 있기 때문이다. 흉복부대동맥류 또는 흉부대동맥류를 치료하는 동안, 아담키비츠동맥의 혈류가 차단될 경우, 수술 후 허리엉치척수의 척수허혈 및 척수경색의 원인이 될 수 있으며, 이럴 경우 하반신마비paraplegia가 초래된다.

정맥 Veins

척수의 배쪽 부위를 보면, **전정중척수정맥**anteromedian spinal vein이 중간선을 따라 위치하고 있으며, 2개의 **전외측척수정맥**anterolateral spinal vein이 전근ventral root 부착 지점을 따라 위치하고 있다(그림 26.7B). 등쪽 부위를 보면, **후정중척수정맥**posteromedian spinal vein이 중간선을 따라 위치하고 있고, 2개의 **후외측척수정맥**posterolateral spinal vein이 후근dorsal root 부착 지점을 따라 위치하고 있다. 후정중정맥과 후외측정맥은 후척수수질정맥posterior spinal medullary vein 및 뿌리정맥radicular vein으로 배출된다. 전정중정맥 및 전외측정맥은 전척수수질정맥anterior spinal medullary vein 및 뿌리정맥으로 배출된다.

임상 증례

병력

스탠Stan은 78세 남자이며, 그의 가족들이 스탠이 갑자기 좌측 팔다리를 사용하지 않는 것을 보고 함께 응급실에 왔다. 게다가 그는 약간의 행동변화를 나타내기 시작했다. 그에게 좌측 신체를 움직이지 못하는 것에 대해 물었을 때, 그는 "나는 괜찮다. 당신 도대체 왜 그러냐?"라고 말하였다. 그는 평소 매우 협조적인 사람이었지만, 점점 더 소극적으로 변하였고, 화를 잘 내기 시작했다. 응급실에 도착한 당일 아침, 그는 우측 얼굴만 면도를 하였고, 우측 머리만 빗질을 하였으며, 우측 발에만 양말과 신발을 신었다.

진찰

신경과의사는 스탠을 진찰한 후 그의 목 부위의 우측 경동맥에서 큰 **잡음**bruit(우르릉거리는 소리)이 들리는 것을 발견하였다. 환자에게 왼손을 보여 달라고 하였을 때, 스탠은 질문을 무시하였다. 의사가 그의 왼손을 들고 누구의 손이냐고 물었을 때, 본인 손이 분명한데도 불구하고 그는 자신의 손이 아니라고 말하였으며 그 손은 의사의 손이라고 주장하였다. 환자 시야의 좌측 외측부분에서 손을 흔들었을 때 그는 눈을 깜박이지 않았으며, 시계를 그려 보라고 했을 때 그는 시계 오른쪽 숫자만 그렸다. 그는 그가 그린 시계에 아무 문제도 없다고 말하였다. 이마를 제외한 그의 좌측 얼굴은 처졌고, 이마 부위는 대칭을 이루고 있었으며, 좌측 신체에서 약간의 움직임이 있기는 하였지만 매우 드물었다. 그의 좌측 발의 발바닥 외측부를 긁었을 때, 엄지발가락은 발등 쪽으로 젖혀졌고후방굽힘·dorsiflexion, 다른 발가락은 펴졌다fanning.

설명

스탠은 전형적인 우측 마루엽 뇌졸중right parietal stroke(가장 흔히 상두정소엽superior parietal lobule을 침범함)의 예를 보이고 있다. 막힌 동맥은 우측 중간대뇌동맥이다. 중간대뇌동맥은 거의 직선을 이루며 내경동맥과 연결되어 있으므로 내경동맥으로부터 떨어져 나온 작은 색전embolus은 흔히 중간대뇌동맥으로 유입된다. 우측 목부위에서 들렸던 잡음은 경동맥 속에 있던 **혈전**thrombus에 의해 발생하였을 가능성이 높다. 혈액이 혈전이 있는 부위를 통과할 때 잡음이 들리게 된다.

두정엽은 일차감각정보와 이차감각정보를 처리하는 부위이다. 이 부위에서 처리하는 감각정보의 한 종류는 공간 속에 존재하는 물체의 위치를 파악할 수 있는 능력을 제공한다. 우측 두정엽에 병변이 발생한 사람은 '우측 세상right-sided world'에 살게 되며 자신의 좌측 신체와 좌측 공간에 존재하는 모든 물체를 무시(인식하지 못하므로 마치 무시하는 듯하다는 의미임)하게 된다. 정동둔마dulling of affect를 포함한 행동변화도 이 병변에 의해 초래된다. 이들 환자는 점점 덜 협조적으로 바뀔 수 있으며, 이러한 이상을 알기 전에 다양한 교통사고(좌측 공간에 있는 물체와의 충돌 등)를 겪게 된다. 외측 시야에서 들어온 섬유는 반대측 두정엽을 통해 주행하므로 이 부위에서 발생한 뇌졸중은 흔히 시야장애를 동반하며, 환자는 이 시야의 자극(손을 흔듦)에 대해 눈을 깜박이지 않는다. 운동이랑 역시 이 동맥의 경색에 의해 영향을 받을 수 있으므로 상위운동신경원의 약화를 의미하는 바빈스키징후Babinski sign와 같은 운동장애가 나타나게 된다.

연습문제

질문

각 문항에서 가장 알맞은 답을 고르시오.

1. 뇌 경질막에 혈액을 공급하는 동맥은?
   a. 후교통동맥posterior communicating artery
   b. 전맥락동맥anterior choroidal artery
   c. 후대뇌동맥posterior cerebral artery
   d. 안동맥ophthalmic artery
   e. 중간뇌막동맥middle meningeal artery

2. 꼬리핵 머리의 전내측부위와 속섬유막(일부분), 조가비핵, 중격핵에 혈액을 공급하는 동맥은?
   a. 전교통동맥anterior communicating artery
   b. 중간대뇌동맥middle cerebral artery
   c. 내측선조체동맥medial striate artery (휴브너되돌이동맥recurrent artery of Heubner)
   d. 전하소뇌동맥anterior inferior cerebellar artery
   e. 후하소뇌동맥posterior inferior cerebellar artery

3. 대뇌동맥고리circle of Willis에 대한 설명으로 옳은 것은?
   a. 교뇌와 연수에 일차적으로 혈액을 공급한다.
   b. 2개의 척추동맥을 포함하고 있다.
   c. 대부분의 뇌척수액이 생성되는 부위이다.
   d. 상소뇌동맥은 이 대뇌동맥고리로부터 기원한다.
   e. 시신경교차와 회색융기tuber cinereum, 대뇌다리사이부위interpeduncular region를 둘러싸고 있다.

4. 내측연수구조물(피라미드pyramid, 내측섬유띠medial lemniscus, 내측세로다발medial longitudinal fasciculus, 혀밑신경핵hypoglossal nucleus, 하올리브핵inferior olivary nucleus을 포함하고 있음)에 혈액을 공급하는 동맥은?
   a. 후척수동맥posterior spinal artery
   b. 전척수동맥anterior spinal artery
   c. 렌즈선조체가지lenticulostriate branch (중간대뇌동맥 가지)
   d. 내측선조체동맥medial striate artery
   e. 뇌량변연동맥callosomarginal artery

5. 입쪽 교뇌피개와 꼬리쪽 교뇌피개, 외측 중뇌피개에 혈액을 공급하는 동맥은?
   a. 정중옆가지paramedian branch (뇌기저동맥 가지)
   b. 긴휘돌이가지long circumferential branch (뇌기저동맥 가지)
   c. 상소뇌동맥superior cerebellar artery
   d. 새발톱고랑동맥calcarine artery
   e. 후척수동맥posterior spinal artery

정답 및 설명

1. 정답: e
경질막에 일차적으로 혈액을 공급하는 동맥은 중간뇌막동맥이다.

2. 정답: c
내측선조체동맥(휴브너되돌이동맥)은 시신경교차 부위에서 전대뇌동맥으로부터 나와서 꼬리핵 머리의 전내측부위에 혈액을 공급한다.

3. 정답: e
대뇌동맥고리(윌리스고리)는 시신경교차와 깔때기(뇌하수체의) 주위를 감싸고 있다. 이 고리는 내경동맥 가지들과 뇌기저동맥의 말단가지들이 연결되어 형성된다. 윌리스고리를 형성하는 동맥으로는 전교통동맥과 후교통동맥, 후대뇌동맥을 들 수 있다. 척추동맥과 상소뇌동맥은 대뇌동맥고리에 포함되지 않으며, 이들은 정상 상황에서 교뇌와 연수에 혈액을 공급하지 않는다. 윌리스고리가 뚜렷한 경우(약 20%), 이 고리는 시상하부와 뇌하수체, 깔때기, 시상, 꼬리핵, 조가비핵, 속섬유막, 창백핵, 외측뇌실 맥락얼기, 측두엽에 혈액을 공급한다. 뇌와 척수에 존재하는 약 70%의 뇌척수액은 외측뇌실 맥락얼기에서 생성된다.

4. 정답: b
두 개의 작은 동맥이 두 척추동맥이 합류되는 지점에서 기원하며, 이들이 합쳐져 전척수동맥을 형성한다. 이 동맥은 내측연수구조물(피라미드, 내측섬유띠, 내측세로다발, 혀밑신경핵, 하올리브핵을 포함)에 혈액을 공급한다. 피라미드 속에 포함되어 있는 축삭은 대뇌피질에서 기원한다. 연수-척수 이음부에서 피라미드에 포함되어 있는 대부분의 신경섬유는 피라미드교차를 통해 반대편으로 넘어간다.

5. 정답: b
긴휘돌이동맥은 뇌기저동맥에서 기원하여 입쪽 교뇌피개와 꼬리쪽 교뇌피개, 외측 중뇌피개에 혈액을 공급한다.

요 약

뇌의 주요 동맥

주요 가지	주요 세부가지	혈액을 공급받는 주요 뇌 구조물
내경동맥		
안동맥 (Ophthalmic artery)		망막, 뇌 경질막
후교통동맥 (Posterior communicating artery)		뇌하수체, 깔때기, 시상하부(일부분), 시상, 해마
전맥락동맥 (Anterior choroidal artery)		맥락얼기, 시각로, 속섬유막(일부분), 해마형성체, 창백핵, 외측 시상
전대뇌동맥 (Anterior cerebral artery)	–	대뇌반구 내측면(전두엽, 두정엽, 중심뒤이랑, 중심앞이랑 포함)
	전교통동맥 (Anterior communicating artery)	양쪽 전대뇌동맥을 연결함
	내측선조체동맥 (휴브너되돌이동맥) (Medial striate artery [recurrent artery of Heubner])	꼬리핵 머리(전내측부), 속섬유막(일부분), 조가비핵(일부분), 중격핵(일부분)
	안와가지 (Orbital branches)	전두엽의 안와면과 내측면
	전두극가지 (Frontopolar branches)	전두엽의 내측부위, 대뇌반구의 외측 볼록면
	뇌량변연동맥 (Callosomarginal)	중심옆소엽과 띠이랑(일부분)
	뇌량주위동맥 (Pericallosal artery)	쐐기앞소엽(두정엽 부위[중심옆소엽 뒤쪽 및 후두엽 근위부에 위치])
중간대뇌동맥 (Middle cerebral artery)	–	대뇌반구의 외측 볼록면(측두엽, 전두엽, 두정엽, 후두엽 포함), 중간대뇌동맥에 의해 혈액을 공급받는 중요한 신경 구조물로는 브로카언어영역과 전전두엽피질, 일차청각연합영역(베르니케영역과 모서리위이랑, 각이랑 포함)을 들 수 있음
	렌즈선조체동맥 (Lenticulostriate branches)	조가비핵, 꼬리핵, 속섬유막 전각
	안와전두엽동맥 (Orbitofrontal artery)	전두엽 일부
	중심전고랑가지와 중심고랑가지 (Precentral [pre-Rolandic] and central [Rolandic] branches)	일차감각피질과 일차운동피질
	전두정엽가지와 후두정엽가지 (Anterior and posterior parietal branches)	두정엽 일부
	각이랑가지 (Angular branch)	각이랑
	전·중간·후 측두엽가지 (Anterior, middle, and posterior temporal branches)	측두엽 일부와 후두엽 외측부위

주요 가지	주요 세부가지	혈액을 공급받는 주요 뇌 구조물
척추동맥		
전척수동맥 (Anterior spinal artery)	–	내측연수구조물(피라미드, 내측섬유띠, 내측세로다발, 혀밑신경핵, 하올리브핵 포함)
후하소뇌동맥 (Posterior inferior cerebellar artery [PICA])	–	외측연수구조물(척수시상로, 후척수소뇌로, 전척수소뇌로, 교감신경 하행로, 삼차신경 척수로, 삼차신경 척수핵, 미주신경 등쪽핵, 의문핵 포함)
후척수동맥 (Posterior spinal artery [PSA])	–	꼬리쪽 연수구조물(널판다발, 쐐기다발, 널판핵, 쐐기핵, 삼차신경 척수핵, 아래소뇌다리[등쪽 및 꼬리쪽 부위], 고립로[일부분], 미주신경 등쪽핵[일부분] 포함)
뇌기저동맥		
전하소뇌동맥 (Anterior inferior cerebellar artery [AICA])	–	소뇌의 배쪽면과 아랫면, 외측교뇌
미로동맥 (내이동맥) (Labyrinthine [internal auditory] artery)	–	달팽이, 미로
교뇌동맥 (Pontine arteries)	정중옆가지 (Paramedian branches)	하부 교뇌 및 상부 교뇌의 내측부위(교뇌핵, 피질교뇌섬유, 피질척수로, 피질뇌간로, 배쪽교뇌피개[일부분], 내측섬유띠[일부분])
	짧은휘돌이가지 (Short circumferential branches)	배쪽외측교뇌의 쐐기모양영역
	긴휘돌이가지 (Long circumferential branches)	입쪽·꼬리쪽 교뇌피개(대부분), 외측중뇌피개
상소뇌동맥 (Superior cerebellar artery)	–	입쪽 교뇌, 꼬리쪽 중뇌, 소뇌 윗면(위소뇌다리[일부분], 중간소뇌다리[일부분], 내측섬유띠, 외측섬유띠, 삼차신경 척수핵[일부분], 삼차신경 척수로[일부분], 척수시상로 포함)
후대뇌동맥 (Posterior cerebral artery)	–	중뇌(대부분), 시상, 시상밑핵
	전·후 측두엽가지, 두정후두엽가지 (Anterior and posterior temporal artery; parieto-occipital artery)	측두엽, 내측후두엽, 하후두엽
	새발톱고랑동맥 (Calcarine artery)	일차시각피질

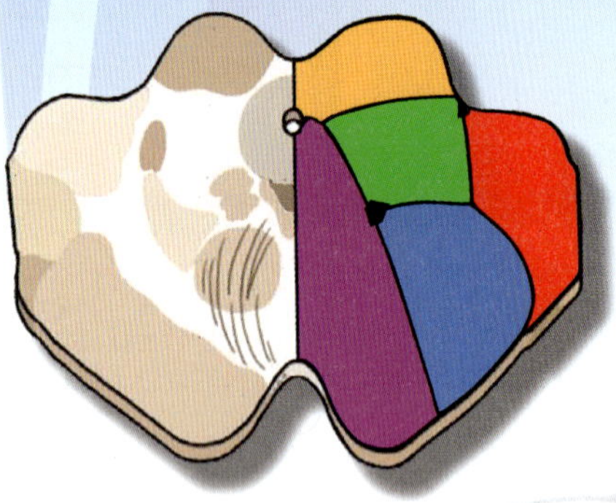

27

혈관증후군
Vascular Syndromes

개요

- 신경영상기법 Neuroimagings
  - 컴퓨터단층촬영술 Computed Tomography [CT]
  - 자기공명영상 Magnetic Resonance Imaging [MRI]
    - 기능자기공명영상 *Functional Magnetic Resonance Imaging [fMRI]*
  - 자기공명혈관조영술 Magnetic Resonance Angiongraphy [MRA]
  - 자기공명분광법 Magnetic Resonance Spectroscopy [MRS]
  - 양전자방출단층촬영술 Positron Emission Tomography [PET]
  - 단일광자방출단층촬영술 Single-Photon Emission Computed Tomography [SPECT]
  - 혈관조영술(동맥조영술) Angiography (Arteriography)
- 혈관증후군 Vascular Syndromes
  - 뇌혈관증후군 Cerebral Vascular Syndromes
    - 전대뇌동맥증후군 *Anterior Cerebral Artery Syndrome*
    - 중간대뇌동맥증후군 *Middle Cerebral Artery Syndrome*
    - 후대뇌동맥증후군 *Posterior Cerebral Artery Syndrome*
  - 중뇌혈관증후군 Midbrain Vascular Syndromes
    - 웨버증후군 *Weber's Syndrome*
    - 클로드증후군 *Claude's Syndrome*
    - 파리노증후군 *Parinaud's Syndrome*
    - 베네딕트증후군 *Benedikt's Syndrome*
    - 상소뇌동맥증후군 *Superior Cerebellar Artery Syndrome*
  - 교뇌혈관증후군 Pontine Vascular Syndromes
    - 꼬리쪽교뇌기저부증후군 *Caudal Basal Pontine Syndrome*
    - 감금증후군 *Locked-in Syndrome*
    - 내측교뇌피개증후군 *Medial Tegmental Pontine Syndrome*
    - 꼬리쪽교뇌피개증후군 *Caudal Tegmental Pontine Syndrome*
    - 하나반증후군 *One-and-a-Half Syndrome*
    - 입쪽교뇌기저부증후군 *Rostral Basal Pontine Syndrome*
    - 등쪽외측교뇌피개증후군 *Dorsolateral Tegmental Pontine Syndrome*
    - 입쪽교뇌피개증후군 *Rostral Tegmental Pontine Syndrome*
  - 연수혈관증후군 Medullary Vascular Syndromes
    - 외측연수증후군 *Lateral Medullary Syndrome*
    - 내측연수증후군 *Medial Medullary Syndrome*
    - 등쪽연수증후군 *Dorsal Medullary Syndrome*

학습목표

이 장을 공부한 학생들은

1. 주요 신경영상기법을 열거하고 각각의 원리를 설명할 수 있어야 한다.
2. 다른 혈관증후군들의 중요한 특징들을 설명할 수 있어야 한다.
3. 뇌졸중의 중요한 특징들을 설명할 수 있어야 한다.

개요 (계속)

이 장의 주요 주제는 뇌의 여러 부위에 생기는 가장 흔한 혈관증후군들에 대해 알아보는 것이다. 혈관 폐색vascular occlusion은 뇌병변brain lesion을 유발하는 가장 흔한 원인인데, 뇌에서 발생하는 가장 흔한 혈관 폐색의 원인은 혈전증thrombosis 또는 색전증embolism이다. 이 장은 혈액공급이 충분하지 못한 중추신경계 부위를 찾기 위해 흔히 이용하는 영상기법들에 대한 간략한 설명으로 시작한다. 이러한 영상 정보들은 뇌에 혈액을 공급하는 동맥 폐색에 의해 발생하는 뇌경색cerebral infarction의 위치와 크기에 따라 감각 이상과 운동 이상, 신경학적 결손의 임상 증상이 결정되기 때문에 중요하다. 그리고 이어서 여러 뇌 부위에 가장 흔히 발생하는 혈관증후군에 대해 설명한다.

뇌 혈관계를 통해 흐르는 혈액은 중추신경계에 산소와 포도당, 기타 영양분을 공급하는 중요한 기능을 한다. 또한 뇌혈류를 통해 이산화탄소와 젖산, 기타 대사산물들의 제거도 일어난다. 26장에서 언급한 것과 같이, 뇌로 유입되는 혈액량은 분당 약 700~750 mL이다. 이 혈액의 절반 정도는 내경동맥속목동맥·internal carotid artery을 통해서 공급(약 350 mL/min)되고, 나머지는 척추동맥vertebral artery을 통해서 공급된다. 중추신경계에 혈액을 공급하는 하나 또는 그 이상의 혈관들이 완전히 또는 부분적으로 막힐 경우 심각한 신경학적 결손이 초래된다. 결손의 정도는 막힌 혈관의 위치나 영향을 받는 중추신경계의 부위에 따라 다양하게 나타난다.

신경영상기법 Neuroimaging

최근 여러 신경영상기법들이 다양한 뇌 부위의 혈류장애나 혈류 변동을 찾기 위해 이용되고 있다. 사람의 신경계를 관찰할 수 있게 해 주는 여러 종류의 영상기법(비침습적기법, 침습적기법)이 개발되어 있다. 신경학적 문제를 나타내는 환자의 초기 검사에는 먼저 비침습적 검사를 이용한다. 가장 흔히 이용하는 비침습적 신경영상기법은 컴퓨터단층촬영술CT과 자기공명영상MRI이다. 이들보다는 덜 이용되는 방법으로는 자기공명혈관조영술magnetic resonance angiography, 자기공명분광법magnetic resonance spectroscopy, 양전자방출단층촬영술positron emission tomograhpy, 단일광자방출단층촬영술single-photon emission computed tomography을 들 수 있다.

컴퓨터단층촬영술 Computed Tomography [CT]

재래식X선촬영술conventional x-ray radiography은 여러 가지 제한점이 있다. 먼저, X선은 환자의 3차원적 해부학 정보를 단지 2차원 영상으로만 표현할 수 있다. 둘째, 연조직 대조soft-tissue contrast가 어렵다. 셋째, X선은 상대적으로 방사선 피폭량이 많다. 이런 제한점들 때문에 컴퓨터단층촬영술과 같은 다른 신경영상기법들이 개발되게 되었다.

CT스캔은 기본적으로 X선 원리를 이용한다. X선 장치(그림 27.1A)는 음전하로 충전된 전극(**음극**cathode: 전자electron의 원천)과 양전하로 충전된 전극(**양극**anode: 전자electron의 표적)으로 구성되어 있다. 진공관evacuated envelope 내에 존재하는 두 전극 사이에서 큰 전위차가 발생한다. 전자들은 음극cathode으로부터 방출되어 양극anode을 향하여 가속된다. 전자들은 전위차를 가로질러 진행하므로 운동에너지를 보유한다. 이 전자들이 양극의 양전하에 의해 형성된 큰 전기장에 접근하게 되면 속도가 감속되면서 운동에너지를 소실하게 되고, 이때 고에너지의 X선x ray이 발생하게 된다. X선관x-ray tube에서 방출된 X선은 환자의 한쪽에 균등하게 분포한다. 환자의 몸속에서 X선은 흡수와 산란에 의해 약화되어 X선 분포가 바뀌게 된다. 전달된 X선의 형태가 환자의 다른 한쪽에 위치한 검출

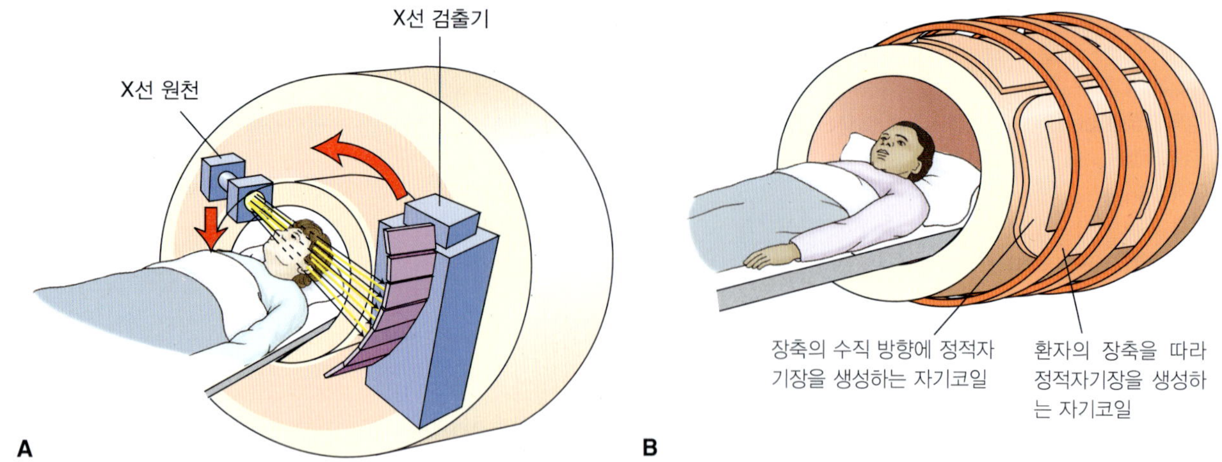

그림 27.1 신경영상기법 장비. (A) 컴퓨터단층촬영 장비. (B) 자기공명영상 장비. 자세한 설명은 본문 참조.

기detectors(재래식 X선 필름 또는 이와 유사한 기구)에 의해 영상으로 만들어진다. 환자 몸속의 두꺼운 구조물은 X선을 더욱 많이 약화시킨다. 그 결과 소량의 X선만이 검출기에 도달하게 되므로 사진의 해당 부위는 광학밀도가 낮아지게 된다. 그러므로 광학밀도의 낮음lower optical density과 높음higher optical density은 각각 사진 상에 백white과 흑black으로만 나타난다.

머리에서 CT 스캔을 할 때, 움직이는 X선관은 환자의 머리 주변을 회전한다. 매우 민감한 검출기는 X선관의 반대쪽에 위치한다. 검출기의 민감도가 매우 높기 때문에 요구되는 노출 시간이 짧으므로 방사선에 의한 손상 위험 역시 더 낮아진다. 컴퓨터단층촬영스캐너CT scanner는 환자 머리의 목표 부위에서 수많은 영상(100~1,200 개)을 얻는다. 검출기detectors는 얇은 선을 따라 조직 주변의 데이터를 얻는다. 단층영상은 환자의 신체 절편body slice(X선이 통과한)을 나타낸 영상이다. 환자가 누워 있는 테이블이 조금씩 움직여 다른 위치의 신체 절편을 X선 방출경로에 위치시킨다. 따라서 다른 신체 절편으로부터 일련의 X선 데이터들이 얻어진다. 이 데이터들은 컴퓨터에 의해 단층촬영영상으로 변환된다. 환자의 머리를 이러한 방식으로 촬영하면 전체 뇌의 여러 다른 평면의 단층영상을 얻을 수 있다. 그러므로 원하는 어떤 평면에 대해서라도 내부 구조를 볼 수 있게 된다.

그림 27.2에는 한 수평면축면·axial plane에서 얻은 컴퓨

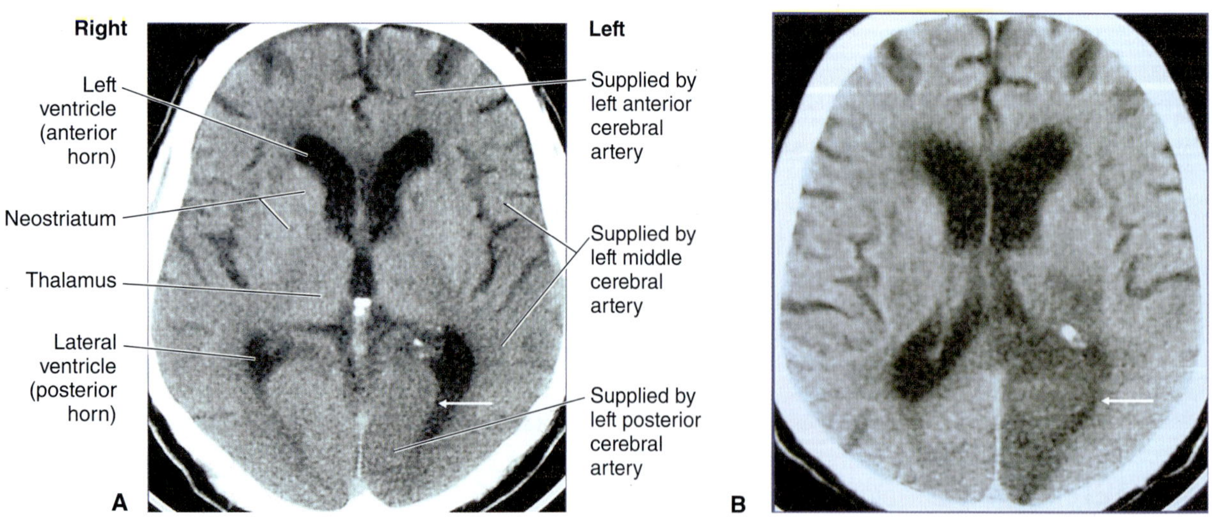

그림 27.2 급성뇌경색을 보여주는 컴퓨터단층영상. (A) 우측 동측반맹이 나타난 6시간 후 촬영한 수평면 컴퓨터단층영상(초급성뇌경색). 좌측 후대뇌동맥의 색전증에 의해 경색이 일어난 좌측 시각피질의 회색질-백색질 대조가 미세하게 소실(화살표)되어 있다. (B) 48시간 후(초기 증상들이 나타난 지)에 촬영한 컴퓨터단층영상(수평면)에서는 경색이 일어난 좌측 시각피질의 회백질과 백색질에서 뚜렷한 저음영이 관찰된다(화살표). 변화가 빠르게 진행되는 것이 뇌경색의 특징이다. 다른 혈관으로부터 혈액을 공급받는 뇌 부위에 대한 표지는 A와 B에서 동일하다. (Courtesy of Dr. Leo J. Wolansky, Department of Radiology, New Jersey Medical School.)

터단층영상을 보여주고 있다. 그림은 급성뇌경색acute cerebral infarction을 나타낸다. 컴퓨터단층영상은 우측반맹right hemianopsia이 나타난 6시간 후에 얻은 것이다. 뇌경색은 좌측 후대뇌동맥PCA의 색전증embolism에 의해 좌측 시각피질에서 일어났으며, 경색이 일어난 좌측 시각피질에서는 회색질-백색질 대조gray-white contrast가 미세하게 감소되어 있다(그림 27.2A). 뇌경색 발병 48시간 이후에는 회색질과 백색질에서 뚜렷한 **저음영**hypodensity이 관찰된다(그림 27.2B).

자기공명영상 Magnetic Resonance Imaging [MRI]

핵자기공명nuclear magnetic resonance [NMR] 원리를 기반으로 하는 자기공명영상MRI은 분자에 대한 화학적·물리적·현미경적 정보들을 이용하는 영상기법이다. 인체에 포함되어 있는 물은 많은 수소 원자로 이루어져 있다. 수소 원자의 핵은 단일 양성자proton로 구성되어 있다. 양성자는 핵이 핵자기공명 신호NMR signal를 생산하게 하는 작은 자기장을 가지는데 이를 '스핀spin'이라 부른다. 수소 양성자의 핵에 의해 생산되는 핵자기공명 신호가 자기공명영상을 만드는 데 이용된다. 자기공명영상 장치에서(그림 27.1B), 단계적인 자기경사도를 가진 두 개의 축이 공간적 자기장 변동을 형성한다. 모든 원자핵이 자기장에 의해 정렬되면, 짧은 무선주파수 펄스를 가한다. 원자핵들은 자기장에 의해 형성된 정렬로 되돌아가며 진동 패턴으로 에너지를 방출한다. 에너지가 두 개의 이완상수relaxation constant (T1, T2)에 따라 짧은 시간 동안 흥분된 조직으로부터 방출된다. 방출된 무선주파수(진동하는 핵으로부터 방출된)는 예민한 검출기에 의해 감지되고, 이 신호의 신호강도signal intensities 및 자기경사도magentic gradient 영상변수들이 자기공명영상 장치에 부착된 컴퓨터에 의해 공간적 위치spatial locations로 변환된다. 이렇게 얻어진 정보를 종합하여 조직의 세밀한 영상을 구현한다. 따라서 뇌와 척수와 같은 특정 구조물의 영상을 위치에 따라 3차원으로 재현할 수 있다.

흔히 이용되는 자기공명영상 기법은 다음과 같다.

1. T1강조영상T1-weighted imaging [T1-WI]: 뇌척수액CSF은 뇌조직brain tissue에 비해 낮은 신호강도를 나타낸다.
2. T2강조영상T2-weighted imaging [T2-WI]: 뇌척수액은 뇌조직에 비해 높은 신호강도를 나타낸다.
3. 스핀밀도강조영상spin density-weighted imaging: 뇌척수액은 뇌조직과 유사한 신호강도를 나타낸다.
4. 기울기에코영상gradient echo imaging: 초기 출혈 변화를 찾는 데 가장 높은 민감도를 보인다.
5. 확산강조영상diffusion-weighted imaging [DWI]: 이 기법에서, 각 영상 요소의 강도는 해당 위치에서의 물 확산 속도rate of water diffusion에 의해 결정된다. 확산강조영상DWI은 T1강조영상이나 T2강조영상과 비교하여 뇌졸중 이후 뇌조직의 초기 변화에 가장 민감하다.
6. 관류강조영상perfusion-weighted imaging [PWI]: 이 기법에서, 뇌 조직으로 침투하는 자기공명 조영제MR contrast의 통과 정도를 기반으로 혈류역학적 강조 영상을 얻는다.
7. 액체감쇄반전회복영상fluid attenuated inversion recovery [FLAIR]: 이 기법은 액체(예, 뇌척수액)에서 기원한 신호를 억제하는 데 이용된다.

자기공명영상의 몇 가지 예를 다음 단락에서 설명한다.

그림 27.3은 교뇌협부isthmus of the pons의 축면axial plane (수평면horizontal plane) 자기공명영상이다. 중뇌수도관aqueduct에서 관찰되는 **저신호강도**hypointensity는 뇌실막밑 정맥계subependymal venous system에 생기는 정맥혈관종venous angioma에서 나타나는 결과와 일치한다(그림 27.3A). 아래소뇌다리inferior cerebellar peduncle를 가로지르는 단면에서는 정맥혈관종의 지류와 좌측 소뇌반구에 생긴 이들과 연관된 해면혈관종cavernous angioma을 볼 수 있다(그림 27. 3B).

그림 27.4는 선천성 시신경위축congenital optic atrophy 환자의 관상면coronal plane에서 얻은 자기공명영상이다. 좌측 시신경left optic nerve의 수조분절cisternal segment은 정상보다 작으며 비정상적인 **고신호강도**hyperintensity를 보인다. 이 환자는 단안 시각장애monocular visual abnormality를 나타낸다.

그림 27.5는 이소성신경뇌하수체증ectopic neurohypophysis을 앓고 있는 환자의 시상면sagittal plane 자기공명영상이다. 뇌하수체줄기pituitary stalk가 유리인자releasing factors를 뇌하수체전엽anterior pituitary gland으로 운반할 수 없는 경우, 범뇌하수체저하증panhypopituitarism이 발생한다. 분비과립secretory granules으로부터 발생한 **고신호강도**hyperintensity가 자기공명영상에서 관찰된다. 안장위부위suprasellar region(시각교차시신경교차·optic chiasm, 종말판lamina terminalis, 앞맞교차anterior commissure, 유두체mammillary body)의 자세한 해부학적 구조는 그림 27.6에서 볼 수 있다.

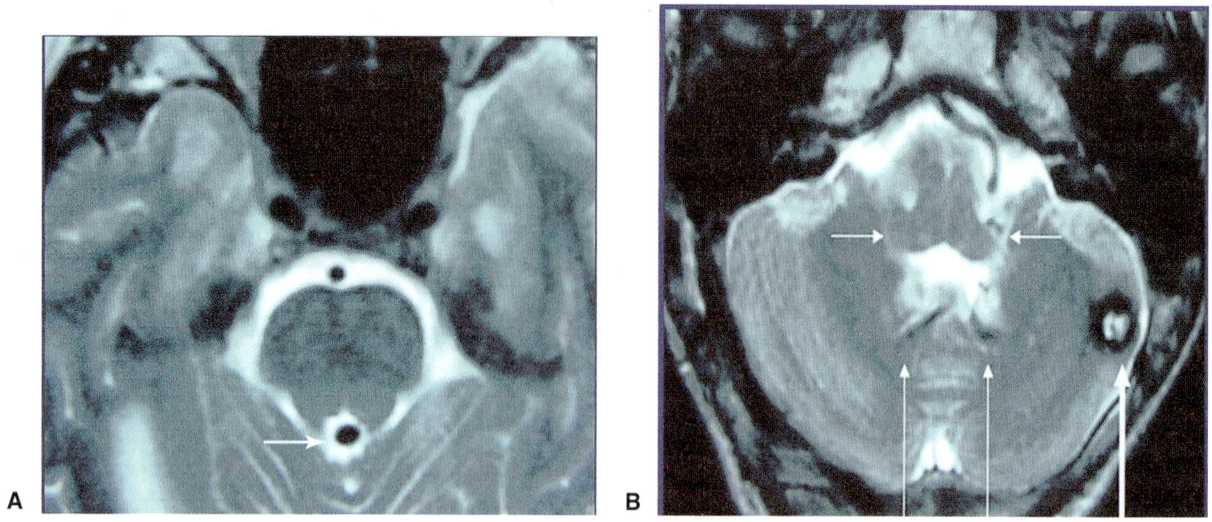

그림 27.3 정맥혈관종(중뇌 수도관 속에 있는)을 가지고 있는 환자의 자기공명영상. **(A)** 교뇌협부를 지나는 축면에서 정맥혈관종(중뇌 수도관 속[화살표]의 뇌실막밑 정맥계에서 생긴)과 일치하는 저신호강도를 볼 수 있다. **(B)** 아래소뇌다리(짧은 화살표)를 지나는 축면에서는 정맥혈관종의 지류(긴 화살표)를 볼 수 있고, 이것과 연관된 해면혈관종(굵은 화살표; 좌측 소뇌반구에서 생긴)을 볼 수 있다. (Courtesy of Dr. Leo J. Wolansky, Department of Radiology, New Jersey Medical School.)

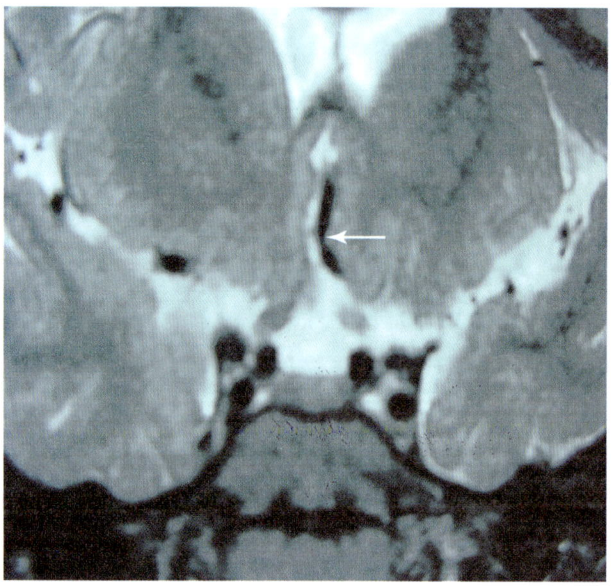

그림 27.4 선천성 시신경위축 환자의 자기공명영상. 영상은 관상면에서 얻었다. 좌측 시신경의 수조분절(화살표)은 정상보다 작으며 비정상적인 고신호강도를 보인다. 이 환자는 단안 시각장애를 나타내었다. (Courtesy of Dr. Leo J. Wolansky, Department of Radiology, New Jersey Medical School.)

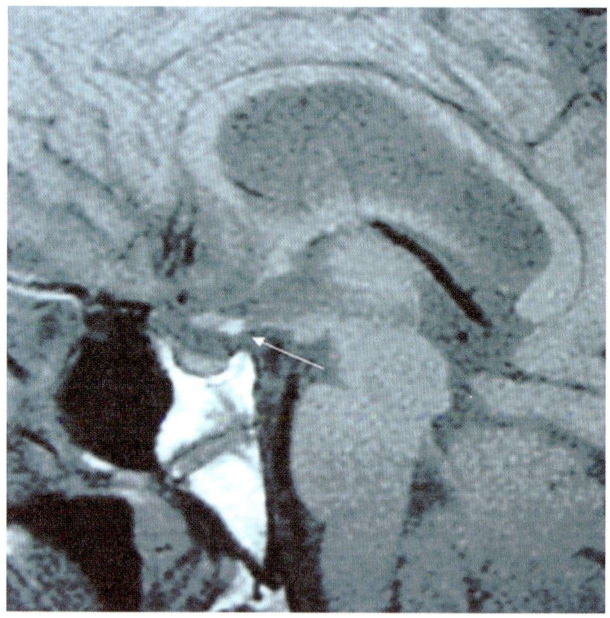

그림 27.5 이소성신경뇌하수체증 환자의 자기공명영상. 범뇌하수체저하증(비정상 부위에서 분비된 유리인자는 뇌하수체줄기를 통해 앞뇌하수체로 전달될 수 없으므로 범뇌하수체저하증이 발생함)이 발생한 증례의 시상면 자기공명영상이다. 분비과립으로부터 발생한 고신호강도(화살표)를 볼 수 있다. (Courtesy of Dr. Leo J. Wolansky, Department of Radiology, New Jersey Medical School.)

기능자기공명영상

Functional Magnetic Resonance Imaging [fMRI]

혈류 변화를 감지함으로써 뇌 활성을 평가하는 자기공명영상 기법을 기능자기공명영상fMRI(일종의 뇌 활성화 기능영상)이라 부른다. 특정 뇌 부위의 혈류량은 그 부위가 활성화되면 증가하게 된다. 신경세포의 활동 증가가 일어나기 위해서는 포도당에 의해 제공되는 에너지를 필요로 한다. 뇌는 포도당을 저장하지 않는다. 활성화된 뇌 부위로 더 많은 혈액이 공급되면 해당 부위로 더 많은 포도당과 산소(적혈구에 존재하는 산소화된헤모글로빈oxygenated Hb에 의

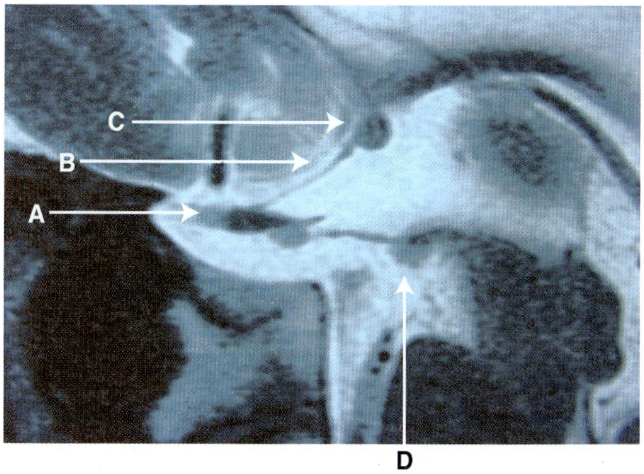

그림 27.6 자기공명영상은 *(A)* 시각교차, *(B)* 종말판, *(C)* 앞맞교차, *(D)* 유두체를 포함한 안장위부위의 자세한 해부학 구조를 보여준다. (Courtesy of Dr. Leo J. Wolansky, Department of Radiology, New Jersey Medical School.)

해)가 운반된다. fMRI 기법에서, BOLD 대비BOLD contrast(BOLD는 혈액 산소농도 의존blood-oxygen level-dependent의 약어)를 이용하여 뇌혈류 변화(뇌세포가 사용하는 에너지량을 반영함)를 영상으로 구축함으로써 뇌 또는 척수의 신경활동정도를 나타낼 수 있다. fMRI는 산소가 풍부한 혈액oxygen-rich blood과 산소가 부족한 혈액oxygen-poor blood 간의 자기화magnetization 변화를 측정한다. 산소가 풍부한 헤모글로빈oxygen-rich Hb은 자기장에 의해 약하게 밀려나는 반면, 산소가 부족한 헤모글로빈oxygen-poor Hb은 자기장에 끌려간다. 산소화된 헤모글로빈과 탈산소화된 헤모글로빈의 자성특성magnetic properties의 차이로 인해 MRI 신호의 변화를 측정할 수 있다. 서로 다른 뇌 부위에서의 활성 강도는 색color으로 표시된다(따라서 뇌 부위의 활성 강도를 그림으로 나타낼 수 있음). 신경외과의사들은 뇌종양을 제거할 때 필수적인 기능(운동, 감각, 언어 등)을 담당하는 뇌 부위를 피하기 위해 fMRI를 이용한다. 또한 fMRI는 임상의사들이 두부(머리와 뇌) 손상과 종양, 뇌졸중에 의한 영향을 알아내기 위해서도 이용한다.

자기공명혈관조영술 Magnetic Resonance Angiography [MRA]

자기공명혈관조영술MRA은 뇌혈관을 볼 수 있는 비침습적 기법이다. MRA의 기본적 원리는 MRI와 유사하며, MRA는 혈액에 분포하는 핵에서 일어나는 스핀spin의 거시적 변화를 측정한다. 이 기법은 혈액이 조직과 달리 계속 흐르고 그에 따라 주변 조직과는 다른 신호를 생성한다는 사실을 이용한다. MRA는 훨씬 덜 침습적이기 때문에 뇌졸중 환자에게 재래식 혈관촬영술conventional angiography을 하기 전에 주로 이용된다. MRA는 혈류 속도가 상대적으로 빠른 혈관(예, 경동맥carotid artery과 근위부 두개내 혈관proximal intracranial vessel)을 관찰하는 데 유용하다. 동맥 및 정맥동venous sinus에 있는 큰 죽상경화판atherosclerotic plaque, 협착 또는 폐색을 선별검사screening할 때도 MRA를 이용할 수 있다. 컴퓨터 처리과정을 이용하여 MRA를 3차원 영상으로 만들 수 있다. 그러나 혈류 속도가 느린 혈관에서는 MRA 영상의 해상도가 재래식 혈관촬영술conventional angiography보다 더 낮다.

자기공명분광법 Magnetic Resonance Spectroscopy [MRS]

핵자기공명분광법NMR spectroscopy이라고도 불리는 자기공명분광법MRS은 화학 실험실에서 서로 다른 화학물질을 구분하기 위해 이용하던 방법이다. 각각의 물질은 자기장을 차폐하는 정도가 약간씩 다르며 이에 따라 순자기장net magnetic field을 고유하게 변화시킨다. MRS는 현재 특정 뇌 부위에 존재하는 특정 신경전달물질 및 기타 물질을 알아내기 위한 신경과학 연구에 이용되고 있다. 언젠가 어떤 물질이 존재하거나 존재하지 않는다는 사실이 특정 신경질환의 표지자 역할을 할지도 모른다.

양전자방출단층촬영술 Positron Emission Tomography [PET]

양전자방출단층촬영술PET은 혈관 속으로 불안정한 **방사선핵종**radionuclide으로 표지된 분자를 포함하고 있는 용액을 주사한다. 불안정한 방사선핵종에 존재하는 과량의 양성자proton들은 방사능붕괴radioactive decay에 의해 중성자neutron로 변환된다. 이러한 변환이 일어나는 동안, 양전자positron(양전하로 충전된 전자)들이 방출된다. 양전자는 전자electron와 충돌하여 두 개의 광자photon를 방출하며, 이 광자는 검출기detector(머리 주위에 위치하고 있는)에 의해 감지된다. 뇌혈류는 대개 산소-15로 표지한 물(^{15}O-labeled water)을 주입하여 측정하고, 포도당 이용glucose utilization은 불소-18로 표지한 2탈산소포도당(Fluorine-18-labeled 2-deoxyglucose)을 주입하여 측정한다. 주어진 과제(예, 시각자극)에 의해 특정 뇌 부위가 활성화되면 그 부위의 뉴런 활동과 혈류량, 포도당 이용량이 증가한다. 발작seizure 환자에서 병변 부위를 알아내기 위해 흔히 사용하는 방사선핵종은 불소-18 탈산소포도당(^{18}F-deoxyglucose)이다. 이 방사선표지물질이 병변 부위의 포도당을 대체한다. 불안정한 방사선동위원소가 붕괴하는 경우, 양전자가 생성되고 이들은 전자와 충돌한다. 이러한 충돌에 의해 두 입자(양전자, 전자)가 파괴되므로 두 개의 감마선gamma ray을 방출하며, 이 감마선을 특수 검출기를 이용하여 검출한다. 이러한 방식으로 양전자-전자 충돌 부위(대사활동이 왕성한 부위에 해당함)를 시각적으로 관찰할 수 있다. 과도하게 흥분하였거나 떨고 있는shivering 환자에게 PET 스캔을 한 경우 가양성false positive 소견을 나타낼 수 있다는 점을 기억해야 한다. 따라서 과도한 흥분이나 떨고 있는 환자는 PET 스캔 전에 적절한 조치를 하여야 한다. PET는 뇌종양을 발견하기 위해서도 이용하는데, 그 이유는 악성세포는 상대적으로 많은 포도당을 섭취하기 때문이다.

단일광자방출단층촬영술
Single-Photon Emission Computed Tomography [SPECT]

단일광자방출단층촬영술SPECT은 PET 스캔보다 덜 비싸고 덜 복잡하다. 특정 방사선핵종radionuclide(예, hexamethyl-propyleneamineoxime)을 주입한 후 감마카메라장비gamma camera technology를 이용하여 국소 뇌혈류량을 측정한다. SPECT는 뇌 특정 부위의 혈류 장애 또는 혈류를 변화시킬 수 있는 많은 신경질환(예, 뇌졸중stroke)의 진단에 보조적으로 이용된다.

혈관조영술 (동맥조영술) Angiography (Arteriography)

혈관조영술은 대개 대퇴동맥femoral artery에 특수하게 고안된 카테터catheter를 삽입하여 시행한다. 이어서 카테터를 투시장치를 통해 관찰하면서 대동맥활aortic arch까지 밀어 넣는다. 그런 다음 카테터 끝을 조정하여 검사하고자 하는 혈관(예, 내경동맥 또는 척추동맥)의 입구로 향하게 한다. 이어서 방사선비투과 조영제radiopaque contrast material(예, 요오드표지염료iondinated dye)를 카테터를 통해 주입한 후 X선 사진을 빠르게 촬영(조영제가 순차적으로 동맥 [동맥기arterial phase], 모세혈관 [모세혈관기 capillary phase], 정맥 [정맥기 venous phase]을 지나는 시간에 맞춰서)한다. 혈관을 관찰(시각화)하기 위해 사진기술photographic technique(즉 감산기법subtraction technique)이 이용된다. 조영제에 알레르기 반응을 일으키는 환자에게는 조영제를 주입하지 않아야 한다. 대개 X선 대조사진(조영제를 주입하기 전에 찍은 사진)을 반전시켜 뼈가 어둡게 나타나는 양성사진(반전대조영상revese-contrast image)을 만든다. 반전대조영상revese-contrast image을 조영제 주입 후에 찍은 X선영상과 중첩시킨다. 그런 다음 두 영상을 합친 사진을 만든다. 일반적으로, X선영상은 혈관을 선명하게 보기 위해 디지털 방식으로 가공된다.

혈관조영술은 혈관의 구조적 이상(예, 협착stenosis과 폐색occlusion, 기형malformation, 동맥류aneurysm), 두개내혈관의 전위displacement, 혈류 양상의 변화(예, 혈전thrombus에 의해 주요 혈관이 막힐 경우 작은 분지를 통한 우회 혈류량이 증가될 수 있음)를 찾는 데 이용된다. 혈전에 의한 주요 혈관의 폐색에 의해 촉진되는 작은 분지들의 곁순환 혈류 같은 혈류 형태의 변화를 찾는 데 이용된다.

혈관조영술은 침습적 검사에 해당하며 일부 환자에서 뇌졸중을 유발하기도 한다. 게다가 간혹 동맥천자 부위에서 출혈이 발생하기도 한다. 경우에 따라서는 천자 부위의 대퇴동맥 폐색이 일어나 다리의 허혈을 유발할 수도 있다. 따라서 동맥천자 부위는 시술이 종료된 후 최소 24시간 동안은 주의 깊게 검사하고 관찰하여야 한다. 앞에서 언급한 대로, 재래식 혈관조영술은 침습적 검사법이기 때문에 두개내혈관 관찰은 먼저 비침습적 검사법(예, MRA 또는 CT스캔)을 이용한다. 그러나 혈액과 중추신경계의 X선 밀도가 유사하기 때문에 정상 CT스캔으로는 혈관을 선명하게 관찰할 수 없다. 따라서 혈관을 선명하게 관찰하기 위해 대개 CT스캔 전에 정맥 속으로 조영제를 주입한다. CT스캔을 컴퓨터로 처리함으로써 3차원적으로 재구성된 동맥과 정맥의 영상을 관찰할 수 있다.

혈관증후군 Vascular Syndromes

중추신경계 부위는 서로 다른 동맥에 의해 혈액을 공급받고 있으며, 이에 대해서는 26장에서 자세히 설명하였다. 가장 흔히 침범되는 동맥에 의해 혈액을 공급받는 중추신경계 부위와 이들 혈관이 막힌 후 발생하는 신경학적 결손에 대해서 다음 단락에서 설명한다.

뇌혈관증후군 Cerebral Vascular Syndromes

대뇌피질은 다음 혈관들에 의해 혈액을 공급 받는다(26장 참조).

전대뇌동맥앞대뇌동맥 · anterior cerebral artery: 이 동맥과 이 동맥의 가지들은 대뇌반구의 전두엽 및 두정엽 내측 부위와 등쪽 부위에 혈액을 공급(중심뒤이랑postcentral gyrus [반대측 다리로부터 올라오는 감각정보를 처리하는 부위]과 중심앞이랑precentral gyrus [반대측 다리로 향하는 운동뉴런의 출발 부위] 포함)한다. 전대뇌동맥에 의해 혈액을 공급받는 대뇌피질 부위를 그림 27.7에 나타내었다(그림 26.2 참조).

전교통동맥앞교통동맥·anterior communicating artery은 양쪽의 전대뇌동맥을 연결한다. 뇌동맥류intracranial aneurysm는 전교통동맥 또는 이음부(전교통동맥과 전대뇌동맥이 만나는 부위)에서 흔히 발생(20~25%)한다. 이들 동맥류는 시각교차에 인접해있기 때문에 시야장애의 원인이 될 수 있다.

중간대뇌동맥중대뇌동맥·middle cerebral artery: 이 동맥과 이 동맥의 가지들은 중심앞이랑(일차운동영역)과 전운동영역, 체성감각영역, 청각영역, 두정엽 연합영역에 혈액을 공급한다. 중간대뇌동맥에 의해 혈액을 공급받는 대뇌피질 부위를 그림 27.7에 나타내었다(그림 26.3 참조).

후대뇌동맥뒤대뇌동맥·posterior cerebral artery: 이 동맥은 대부분의 중뇌midbrain와 시상thalamus뿐 아니라 시상밑핵subthalamic nucleus에도 혈액을 공급한다(그림 27.7; 그림 26.4 참조). 이 동맥은 중뇌를 돌아 주행한 후 3개의 주요 가지(전측두엽동맥앞관자동맥·anterior temporal artery, 후측두엽동맥뒤관자동맥·posterior temporal artery, 두정후두엽동맥마루뒤통수동맥·parieto-occipital artery)를 내어 측두엽temporal lobe과 하후두엽inferior occipital lobe에 혈액을 공급한다. 후대뇌동맥 가지인 **새발톱고랑동맥**calcarine artery(그림 26.4)은 일차시각피질에 혈액을 공급한다.

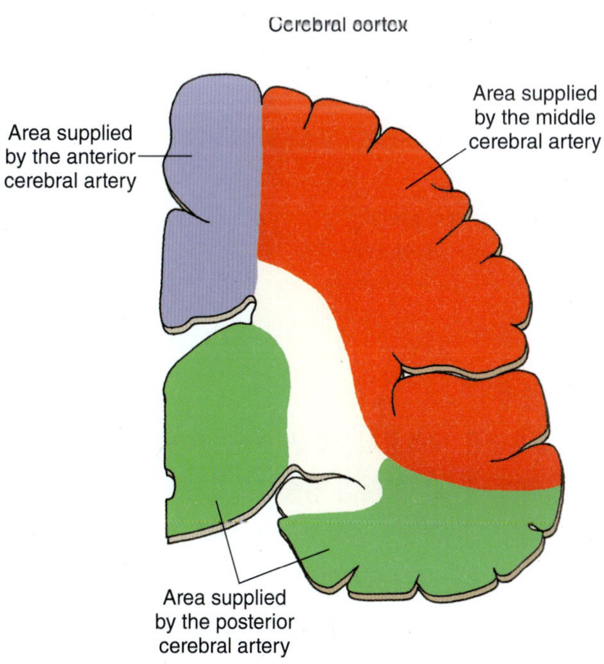

그림 27.7 전대뇌동맥(청색)과 중간대뇌동맥(적색), 후대뇌동맥(녹색)의 혈액공급 영역을 보여주는 대뇌피질 관상단면.

전뇌forebrain 부위의 혈액공급 양상을 그림 27.8에 개략적으로 나타내었다. 다음에 설명할 혈관증후군들은 앞에서 설명한 동맥들의 혈류 차단에 의해 발생한다.

전대뇌동맥증후군 Anterior Cerebral Artery Syndrome

전대뇌동맥증후군은 하나의 전대뇌동맥 줄기에서 혈류가 차단되어 발생하며, 그 결과 중심앞이랑이 손상되어 주로 반대측 다리 마비(반대측 반신마비contralateral hemiplegia)가 초래된다. 양측 전대뇌동맥이 모두 막히면 양측 하지에서 심한 마비(양측마비bilateral paralysis)가 나타난다. 중심뒤이랑의 허혈 손상은 주로 다리에 심한 감각장애를 유발한다.

중간대뇌동맥증후군 Middle Cerebral Artery Syndrome

중간대뇌동맥증후군은 이 동맥의 줄기에서 혈류가 차단되어 발생하며, 그 결과 주로 팔과 얼굴에서 반대측 반신마비contralateral hemiplegia가 초래(중심앞이랑의 외측부위에 팔 지배 영역이 존재하기 때문)된다. 25장에서 설명한 대로, 반대측 신체에서 감각소실(서로 다른 자극의 강도를 구분하지 못함)이 나타날 수 있다. 좌반구가 손상될 경우, 실어증aphasia이 나타날 수 있다(언어중추가 좌반구의 외측 부위에 위치하기 때문).

그림 27.9A에는 좌측 중간대뇌동맥이 막힌 환자의 CT 혈관조영 영상CT angiogram을 나타내었다. 같은 환자의 대뇌피질 변화를 보여주는 뇌 CT 영상은 그림 27.9B에 나타내었다.

후대뇌동맥증후군 Posterior Cerebral Artery Syndrome

후대뇌동맥증후군은 후대뇌동맥의 가지인 새발톱고랑동맥calcarine artery이 막혀 발생하며, 새발톱고랑동맥은 시각피질의 상·하부upper and lower banks of visual cortex에 혈액을 공급하므로 반맹hemianopsia을 일으킨다(그림 26.4, 그림 15.10). 우측 동측반맹right homonymous hemianopsia(좌측 후대뇌동맥 색전embolization에 의해 발생)이 나타난 후 6시간과 48시간에 촬영한 CT영상을 그림 27.2의 A와 B에 각각 나타내었다. 경색이 발생한 좌측 시각피질의 백색질-회색질 대비gray-white contrast의 미세한 감소와 회색질·백색질의 심한 저음영hypointensity은 동측반맹이 발생한 후 6시간과 48시간에 각각 관찰된다. 다른 증상들은 '웨버증후군Weber's

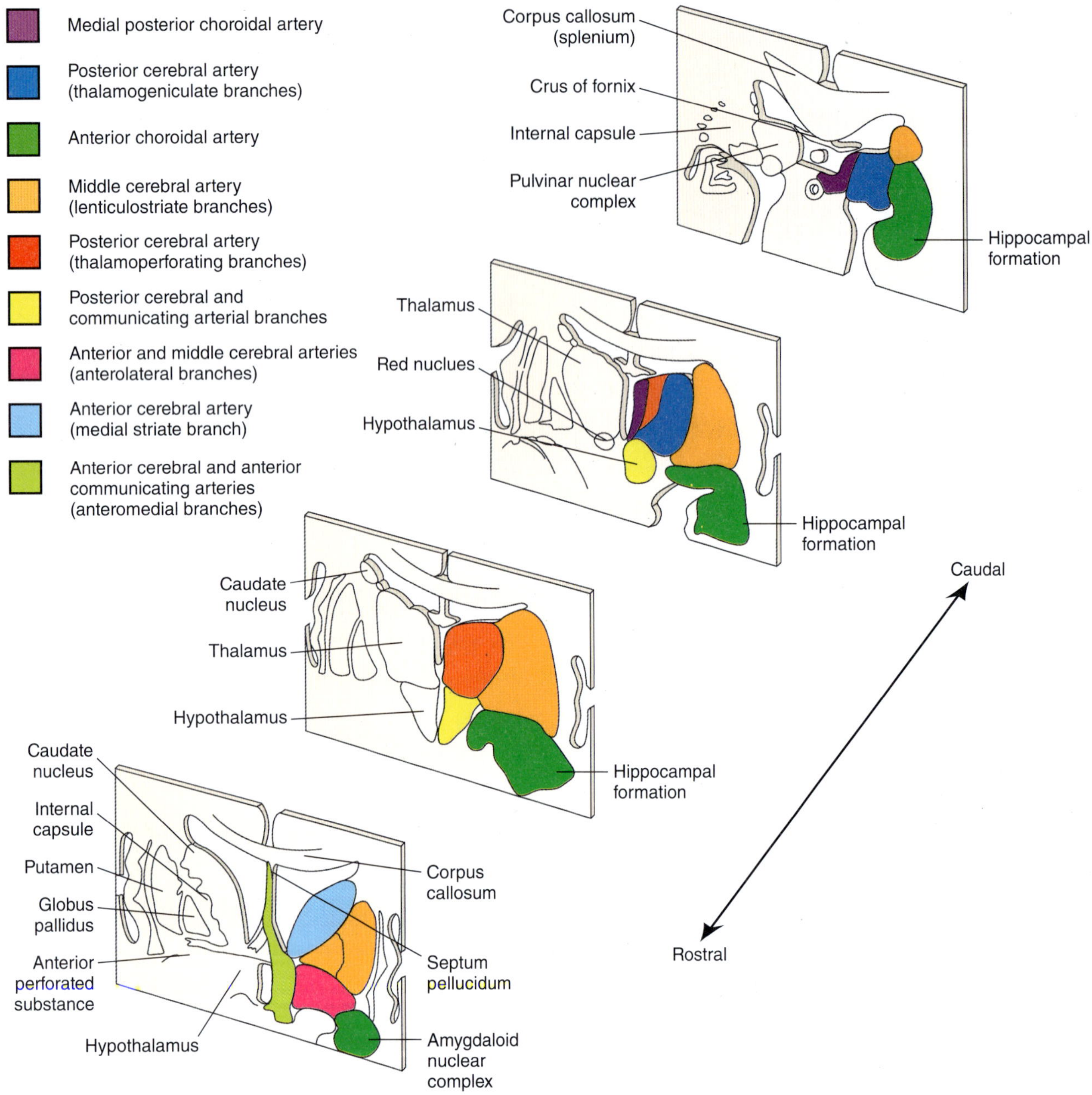

그림 27.8 전뇌의 동맥혈액 공급 모식도. 중요한 구조물들은 각 모식도의 왼편에 나타내었고, 동맥혈액의 공급 양상은 각 그림의 오른편에 나타내었다. (Adapted from Haines DE: Neuroanatomy, An Atlas of Structures, Sections and Systems, 6th ed. Baltimore: Lippincott Williams & Wilkins, 2004, p. 159.)

syndrome'을 다룰 때 설명한다.

중뇌혈관증후군 Midbrain Vascular Syndrome

여러 중뇌 부위의 동맥 공급을 그림 27.10에 대략적으로 나타내었다. 후대뇌동맥posterior cerebral artery은 뇌기저동맥basilar artery의 말단 분기 지점에서 기원한다(그림 26.1 참조). 중뇌에 분포하는 후대뇌동맥 가지들의 폐색occlusion은 다음과 같은 중뇌혈관증후군을 일으킨다.

웨버증후군 Weber's Syndrome

웨버증후군은 **내측중뇌증후군**medial midbrain syndrome이라고도 불리며, 후대뇌동맥의 정중곁가지paramedian branch의 폐색에 의해 발생하며, 편측unilateral 배쪽 중뇌를 손상시킨다. 웨버증후군은 동측 외전마비와 수직주시마비, 동공확대(동안신경 손상에 의해 나타남), 반대측 얼굴과 팔다리 마비(피질척수로와 피질뇌간로 손상에 의해 나타남)를 나타내는 것이 특징이다.

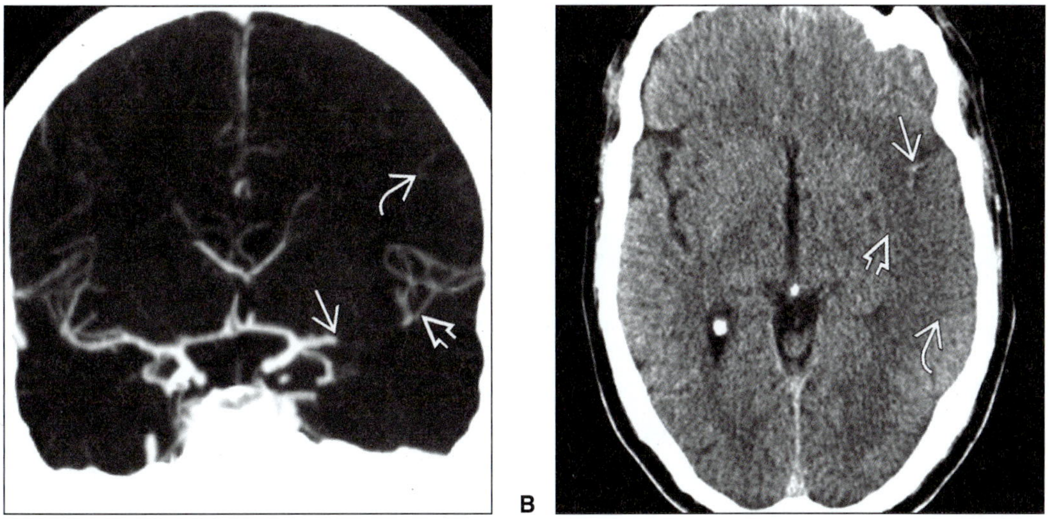

그림 27.9 **(A)** 좌측 중간대뇌동맥의 갑작스런 조영소실(화살표)을 보이는 CT 혈관조영 영상. 원위부 중간대뇌동맥(굽은 화살표)이 조영되는 것은 전대뇌동맥의 연질막가지(분수계피질영역에 존재함)로부터 혈액이 거꾸로 공급된다는 것을 나타낸다. **(B)** 근위부 중간대뇌동맥 속으로 혈전이 확장되어 있는 것을 보여주는 같은 환자에서 촬영한 뇌 컴퓨터단층영상(실비우스틈새에서 '점' 모양의 고음영[화살표로 표시]을 볼 수 있음). 피질 표면에서 보이는 뇌실질의 저음영은 굽은 화살표로 표시하였다. 화살촉은 '뇌섬엽리본'징후와 함께 실비우스틈새에 있는 뇌척수액의 소실을 나타낸다. (Reproduced from Osborn AG: Osborn's Brain Imaging, Pathology and Anatomy. Baltimore: Lippincott Williams & Wilkins, 2013, p. 184.)

클로드증후군 Claude's Syndrome

편측unilateral 중뇌 피개tegmental midbrain 손상은 **클로드증후군**을 일으킨다. 이 증후군은 동측에서 동안신경 마비(동안신경핵 손상)를, 반대측에서 운동실조ataxia와 떨림tremor을 나타내는 것(위소뇌다리SCP 손상)이 특징이다.

파리노증후군 Parinaud's Syndrome

파리노증후군은 **주시마비증후군**gaze palsy syndrome, **중뇌수도관증후군**Sylvian aqueduct syndrome 또는 **중뇌증후군**midbrain syndrome이라고도 불린다. 동측 중뇌 병변에 의해 이 증후군이 발생하며, 상방수직주시upward vertical gaze 장애와 **동공빛반사**pupillary light reflex 소실(덮개앞핵pretectal nucleus 손상)을 나타내는 것이 특징이다(15장 참조).

베네딕트증후군 Benedikt's Syndrome

베네딕트증후군은 배쪽 중뇌ventral midbrain와 중뇌 피개tegmental midbrain에 함께 병변이 생겨 발생한다. 이 증후군은 안구운동불완전마비oculomotor paresis(동안신경 뿌리 손상)와 운동실조ataxia, 근력약화weakness(적색핵red nucleus과 위소뇌다리SCP 손상)를 나타낸다(11장 참조).

상소뇌동맥superior cerebellar artery은 뇌기저동맥basilar artery 분기 지점 바로 뒤에서 기원한다(그림 26.1 참조). 이 동맥은 입쪽 교뇌, 꼬리쪽 중뇌, 소뇌 위쪽면에 혈액을 공급한다. 이 동맥의 폐색은 중뇌혈관증후군으로 분류되는 상소뇌동맥증후군superior cerebellar artery syndrome을 발생시킨다.

상소뇌동맥증후군
위소뇌동맥증후군 · Superior Cerebellar Artery Syndrome

상소뇌동맥증후군의 증상은 (1) 동측 얼굴에서 나타나는 통각소실 및 온도감각소실(삼차신경핵 및 삼차신경 척수로 손상에 의해 나타남), (?) 병변 동측에서 세 징후(동공수축, 위눈꺼풀 처짐, 안구 함몰)를 특징적으로 나타내는 호너증후군Horner's syndrome(안구에 분포하는 하행성 교감신경로의 손상으로 부교감신경의 흥분이 과도해져 나타남), (3) 반대측 통각과 온도감각 소실(척수시상로 손상), (4) 동측 팔다리의 운동실조(각각 위소뇌다리SCP 및 인접한 소뇌원심섬유의 손상에 의해 나타남)를 들 수 있다.

교뇌혈관증후군 Pontine Vascular Syndromes

교뇌 각 부위의 혈액 공급을 그림 27.11에 나타내었다. 교뇌에 혈액을 공급하는 동맥으로는 뇌기저동맥basilar artery의 가지(정중옆가지정중옆동맥 · paramedian branch, 긴휘돌이동맥긴회선동맥 · long circumferential branch)와 전하소뇌동맥앞아래소뇌동맥 · anterior inferior cerebellar artery [AICA]의 가지, 상소뇌동맥위소뇌동맥 · superior cerebellar artery의 가지를 들 수 있다(그림 26.1). 교뇌의 정중옆동맥정중곁동맥 · paramedian artery은 뇌기저

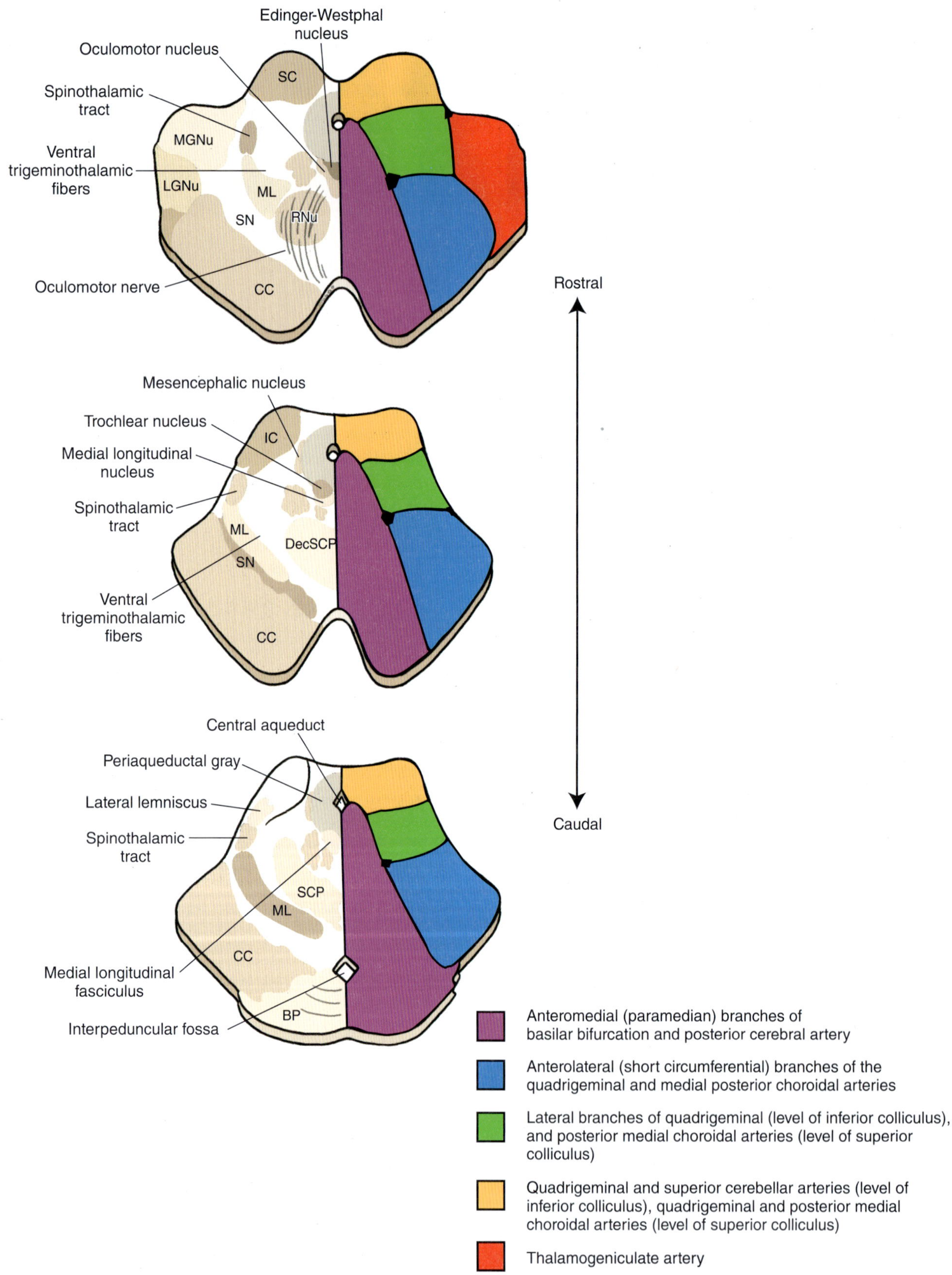

그림 27.10 중뇌의 동맥혈액 공급 모식도. 중요한 구조물은 각 모식도의 왼편에 나타내었고, 동맥혈액의 공급 양상은 각 모식도의 오른편에 나타내었다. BP, 교뇌기저부; CC, 대뇌다리기저부; DecSCP, 위소뇌다리교차; IC, 아래둔덕; LGNu, 외측무릎핵; MGNu, 내측무릎핵; ML, 내측섬유띠; RNu, 적색핵; SC, 위둔덕; SCP, 위소뇌다리; SN, 흑색질. (From Haines DE: Neuroanatomy, An Atlas of Structures, Sections and Systems, 6th ed. Baltimore: Lippincott Williams & Wilkins, 2004, p. 137.)

동맥에서 기원하며, 꼬리쪽 교뇌 및 입쪽 교뇌의 내측부에 혈액을 공급한다. **짧은휘돌이동맥**짧은회선동맥 · short circumferential arteries은 배쪽외측교뇌에 혈액을 공급(쐐기 모양을 이룸)한다. 긴휘돌이동맥은 교뇌피개(입쪽 교뇌, 꼬리쪽 교뇌) 대부분과 중뇌피개 외측부에 혈액을 공급한다. **전하소뇌동맥**AICA은 소뇌의 배쪽면과 꼬리쪽 교뇌의 외측부위에 혈액을 공급한다. 교뇌에 혈액을 공급하는 각 혈관의 폐색에 의해 다음과 같은 증후군이 발생한다.

꼬리쪽교뇌기저부증후군 Caudal Basal Pontine Syndrome

정중옆동맥paramedian arteries과 긴휘돌이동맥long circumferential arteries의 폐색은 꼬리쪽교뇌기저부증후군을 일으킨다. 이 증후군은 반대측 상위운동신경원마비UMN paralysis(피질척수로corticospinal tract 손상에 의해 발생)와 동측 얼굴 근력약화facial weakness(얼굴신경핵 손상에 의해 발생), 동측 주시불완전마비gaze paresis(교뇌 주시중추와 외전신경핵 손상에 의해 발생)를 나타내는 것이 특징이다(10장 참조).

감금증후군 Locked-in Syndrome

뇌기저동맥basilar artery의 가지인 정중옆동맥paramedian arteries과 짧은휘돌이동맥short circumferential arteries의 폐색으로 인해 교뇌의 배쪽절반에 발생한 병변은 **감금증후군**을 일으킬 수 있다. 이 증후군은 모든 운동기능 마비(배쪽 교뇌를 지나는 피질척수로 손상에 의해)와 발성불능aphonia(교뇌기저부를 통과하는 피질뇌간섬유corticobulbar fibers 손상에 의해)을 나타내는 것이 특징이다. 이들 환자는 안구의 수직주시vertical gaze와 눈깜박임blinking으로 의사소통을 할 수 있다(이 두 가지 기능은 보존되어 있음; 10장 참조).

내측교뇌피개증후군 Medial Tegmental Pontine Syndrome

내측교뇌피개증후군에서, 손상되는 구조물들은 외전신경핵abducens nucleus, 외전신경abducens nerve, 얼굴신경 무릎genu of facial nerve, 그리고 내측섬유띠medial lemniscus이다. 정중옆동맥(뇌기저동맥의 가지)의 폐색이 이들 구조물에 영향을 미치는 것으로 보인다(그림 27.11). 이 증후군은 동측 외전신경마비와 외측주시마비, 동측 얼굴마비, 그리고 반대측 감각(운동감각, 분별촉각) 소실을 나타내는 것이 특징이다(10장 참조).

꼬리쪽교뇌피개증후군 Caudal Tegmental Pontine Syndrome

꼬리쪽교뇌피개증후군은 꼬리쪽 교뇌에 생긴 병변에 의해 발생한다. 침범되는 구조물은 피질척수로corticospinal tract(반대측 반신불완전마비contralateral hemiparesis를 일으킴)와 외전신경핵abducens nucleus(동향주시마비conjugated gaze palsy를 일으킴), 얼굴신경 및 얼굴신경핵facial nerve & nucleus(얼굴 근육의 근력약화를 일으킴)이다. 꼬리쪽 교뇌에 분포하는 이들 구조물에 혈액을 공급하는 정중옆동맥(뇌기저동맥의 가지)의 폐색에 의해 이러한 증상들이 생긴다(그림 27.11; 10장 참조).

하나반증후군 One-and-a-Half Syndrome

하나반증후군을 일으키는 병변은 대개 정중옆동맥(뇌기저동맥의 가지)의 폐색에 의해 발생하며, 정중옆동맥은 등쪽 정중옆 교뇌피개에 혈액을 공급한다(그림 27.11). 외전신경핵 손상에 의해 동측주시마비ipsilateral gaze palsy가 나타난다. 내측세로다발MLF 손상에 의해 핵간안근마비internuclear ophthalmoplegia(병변 동측 안구의 내전마비adduction paralysis와 외전하려는 안구에서 안진nystagmus이 나타남)가 나타난다(10장 참조).

입쪽교뇌기저부증후군 Rostral Basal Pontine Syndrome

긴휘돌이동맥long circumferential arteries(뇌기저동맥의 가지)과 전하소뇌동맥AICA의 폐색은 입쪽 교뇌(삼차신경trigeminal nerve이 위치함)에 병변을 일으킨다. **입쪽교뇌기저부증후군**은 동측 삼차신경 손상에 따라 얼굴 부위의 감각 및 운동 증상을 일으키고 상위운동신경원UMN 손상에 따라 반대측 반신마비contralateral hemiplegia를 나타내는 것이 특징이다(10장 참조).

등쪽외측교뇌피개증후군 Dorsolateral Tegmental Pontine Syndrome

등쪽외측교뇌피개증후군은 한쪽(좌우 어느 한쪽)의 등쪽외측교뇌피개dorsolateral pontine tegmentum와 반대쪽의 등쪽외측연수dorsolateral medulla 병변에 의해 나타난다. 이 증후군은 몸 전체에서 해리성 감각소실dissociated sensory loss(통각과 온도감각은 소실되고, 진동감각과 위치감각은 보존됨)을 나타내는 것이 특징이다. 해리성 감각소실이 일어나는 이유는 삼차신경로trigeminal tract와 척수시상로spinothalamic tract는 양쪽 모두 손상되지만, 내측섬유띠medial lemniscus는 보존되기 때문인 것으로 보인다. 교뇌피개를 통해 소뇌로 향하는 신경섬유의 손상은 사지limbs와 몸통trunk에서 운동실조ataxia를 일으킨다. 이 증후군은 한쪽(좌우 어느 한쪽) 전하소뇌동맥AICA과 반대쪽 후하소뇌동맥PICA의 폐색에 의

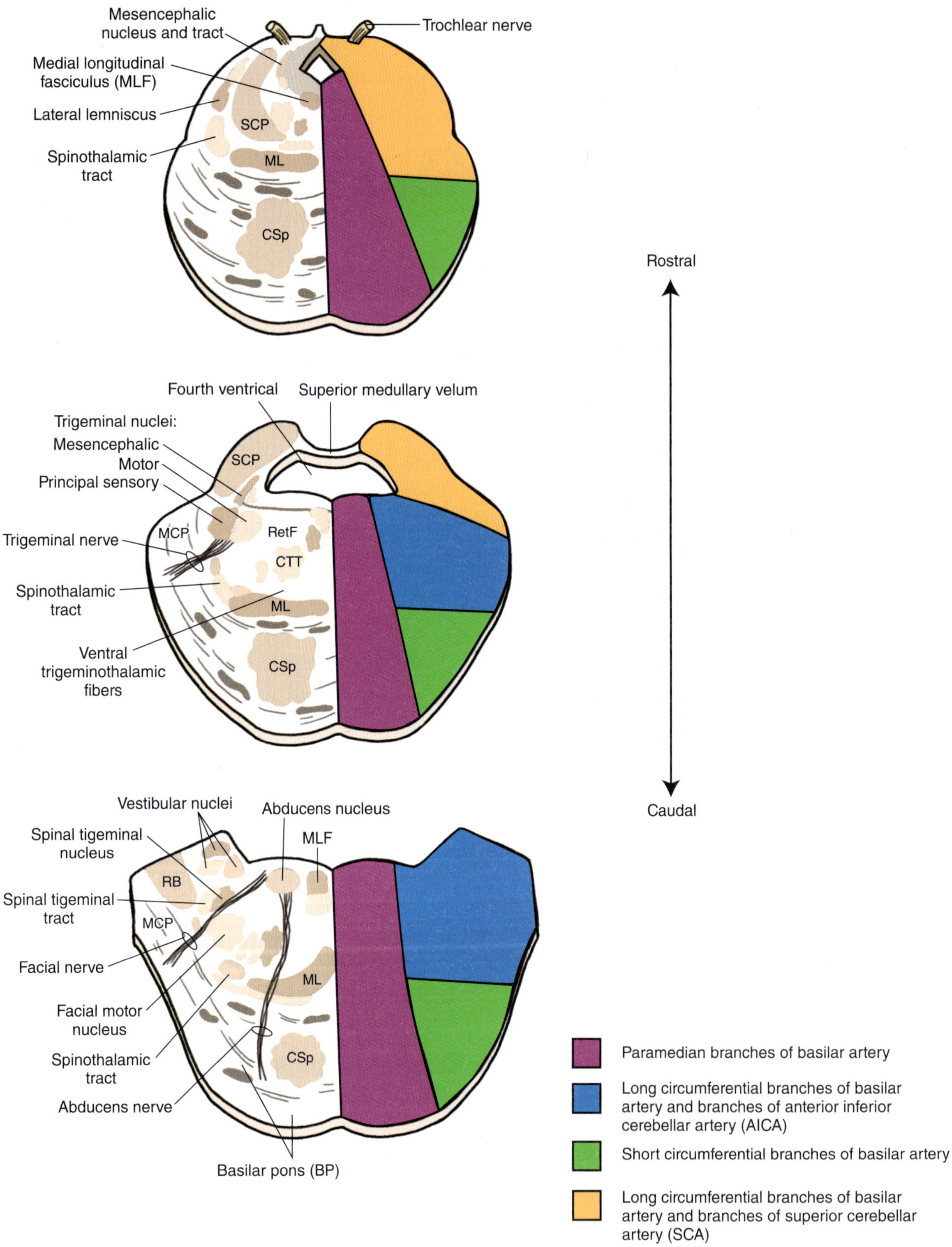

그림 27.11 교뇌의 동맥혈액 공급 모식도. 중요한 구조물은 각 모식도의 왼편에 나타내었고, 동맥혈액의 공급 양상은 각 모식도의 오른편에 나타내었다. CSp, 피질척수섬유; CTT, 중심피개로; MCP, 중간소뇌다리; ML, 내측섬유띠; RB, 밧줄모양체(아래소뇌다리); RetF, 그물체; SCP, 위소뇌다리. (From Haines DE: Neuroanatomy, An Atlas of Structures, Sections and Systems, 6th ed. Baltimore: Lippincott Williams & Wilkins, 2004, p. 125.)

해 발생한다.

입쪽교뇌피개증후군 Rostral Tegmental Pontine Syndrome

입쪽교뇌피개증후군은 입쪽 교뇌 병변에 의해 발생하며, 침범되는 구조물은 내측섬유띠medial lemniscus와 내측세로다발MLF, 척수시상로spinothalamic tract, 피질척수로corticospinal tract, 소뇌섬유cerebellar fibers이다. 피질척수로는 교뇌 피개에 위치하고 있지 않지만, 병변이 교뇌 피개에만 국한되어 있지 않을 경우 피질척수로의 등쪽 부위가 손상될 수 있다. 증상으로는 안근마비ophthalmoplegia(내측세로다발MLF 손상에 의해 일어남), 반대측 반신불완전마비contralateral hemiparesis(피질척수로 손상에 의해 일어남), 반감각소실hemisensory loss(척수시상로와 내측섬유띠 손상에 의해 일어남), 동측 운동실조ipsilateral ataxia(소뇌섬유 손상에 의해 일어남)를 들 수 있다. 교뇌 피개에 혈액을 공급하는 상소뇌동맥과 정중옆동맥(뇌기저동맥의 가지)의 폐색에 의해 이 증후군이 발생한다(10장 참조).

연수혈관증후군 Medullary Vascular Syndromes

여러 연수 높이의 혈액 공급을 그림 27.12에 나타내었다. 연수에 혈액을 공급하는 하나 이상의 혈관이 막히면 다음에 설명하는 증후군이 발생한다.

외측연수증후군 Lateral Medullary Syndrome

외측연수증후군은 **발렌버그증후군**Wallenberg's syndrome이라고도 불린다(9장 참고). 이 증후군은 후하소뇌동맥PICA의 폐색에 의해 발생한다. 외측연수증후군은 다음과 같은 증상들을 나타내는 것이 특징이다(10장 참조). (1) 언어장애dysphasia(말할 때 조정 부족이 나타남)와 조음장애dysarthria(정확하게 발음하지 못함), 연하장애dysphagia를 나타냄(이 모든 증상들은 의문핵nucleus ambiguus의 손상에 의해 후두근laryngeal muscles이 마비되어 발생함), (2) 동측 얼굴face에서 나타나는 통각 및 온도감각 소실(삼차신경핵과 삼차신경척수로 손상에 의해 일어남), (3) 반대측 신체body(사지·몸통)에서 통각 및 온도감각 소실(척수시상로 손상에 의해 나타남), (4) 현기증vertigo과 구역nausea, 구토vomiting, 안진nystagmus(전정핵 부위의 손상에 의해 나타남), (5) 동측 **호너증후군**Horner's syndrome(외측 연수를 통해 하행하는 시상하부척수섬유 손상에 의해 나타남), (6) 동측 운동실조ataxia 및 팔다리실조limb ataxia(소뇌 손상에 의해 나타남).

내측연수증후군 Medial Medullary Syndrome

내측연수증후군은 **데제린증후군**Dejerine's syndrome이라고도 불린다. 이 증후군은 피라미드pyramid와 내측섬유띠medial lemniscus, 혀밑신경섬유hypoglossal nerve fiber에 존재하는 병변에 의해 발생한다. 증상으로는 반대측 신체body(사지·몸통)에서 올라오는 자각 고유감각과 촉각, 압력감각 소실; 반대측 신체의 상위운동신경원마비UMN paralysis; 동측 혀 마비, 동측 혀 편위(혀를 내밀 때 병변 쪽으로 혀가 편위됨)를 들 수 있다. 이 증후군은 전척수동맥anterior spinal artery이나 정중옆가지parmedian branches(척추동맥vertebral artery의 가지)가 막혀 발생한다(9장 참조).

등쪽연수증후군 Dorsal Medullary Syndrome

등쪽연수증후군을 일으키는 병변은 아래소뇌다리ICP 및 전정핵vestibular nuclei에 위치한다. 증상으로는 안진nystagmus과 현기증vertigo, 구토vomiting(이 세 증상은 전정핵 손상에 의해 나타남); 그리고 운동실조ataxia(척수와 뇌간 부위에서 기원하는 구심섬유 손상으로 인해 나타남)를 들 수 있다. 이 증후군은 후하소뇌동맥PICA의 내측가지medial branch가 막혀 생긴다(9장 참조).

혈종 Hematomas

경막외혈종 경질막바깥혈종 · Epidural Hematoma

두부외상head injury은 두개골로부터 경질막의 골막층periosteal dura을 느슨하게 만들 수 있고, 그럴 경우 동맥(예, 중간뇌막동맥middle meningeal artery)이 손상되므로 혈액이 새어나와 **경막외혈종**이 생긴다. 환자는 대개 두통headache과 지남력장애방향감장애 · disorientation, 졸음증기면 · lethargy을 경험하게 된다.

경막하혈종 경막밑혈종 · Subdural Hematoma

정상적으로, 경질막경막 · dura과 거미막지주막 · arachnoid 사이에는 공간이 존재하지 않으며, 정맥가지들이 거미막밑공간지주막하공간 · subarachnoid space을 통과하여 경막정맥굴dural sinuses로 들어간다. 두부외상은 이 정맥들을 손상시킬 수 있으며, 그럴 경우 경질막과 거미막 사이로 혈액이 새어나와 **경막하혈종**이 생기게 된다.

거미막밑출혈 Subarachnoid Hemorrhage

두부외상은 두개내 동맥류intracranial aneurysm(동맥이나 정맥이

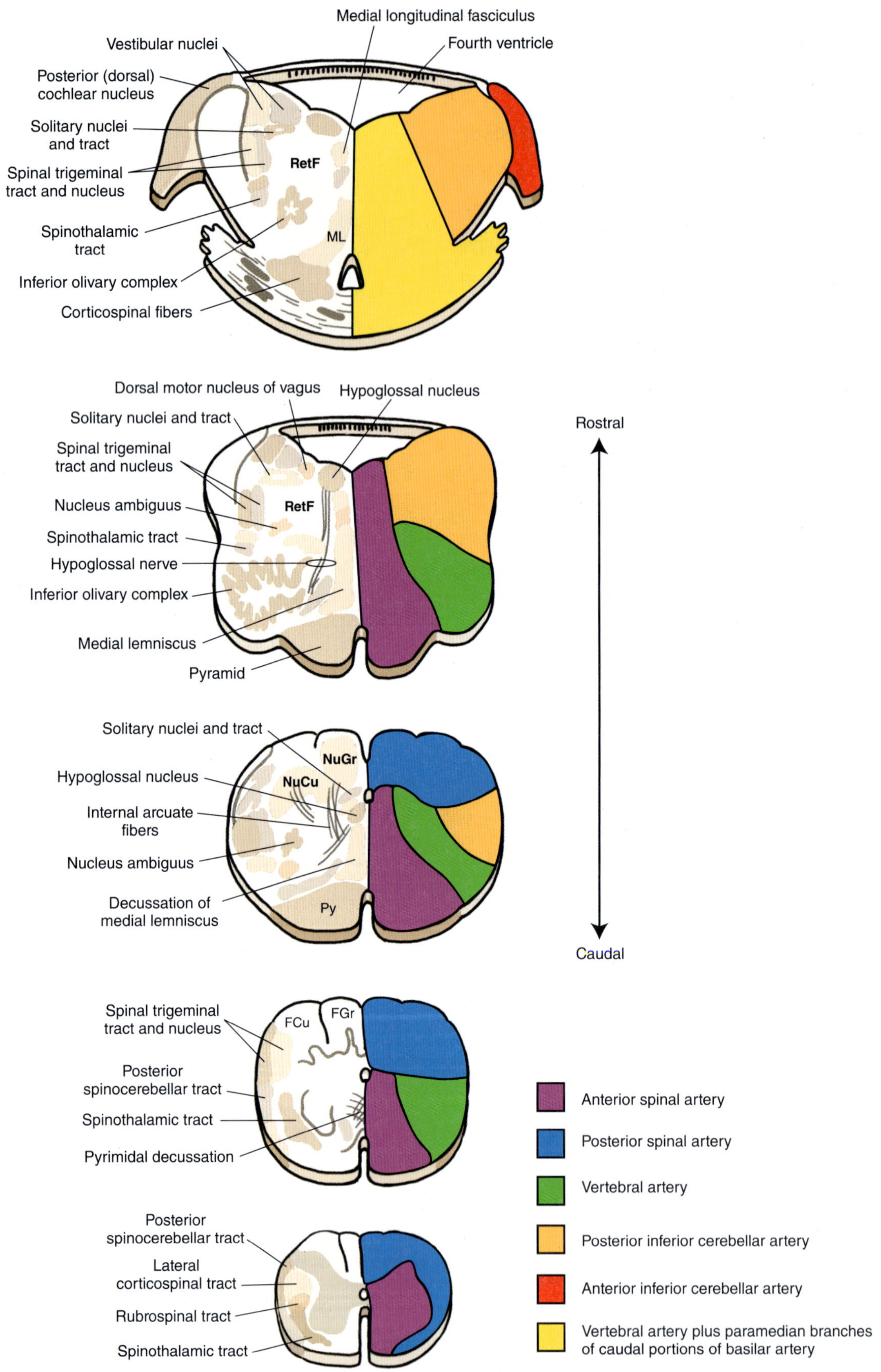

그림 27.12 연수의 동맥혈액 공급 모식도. 중요한 구조물은 각 모식도의 왼편에 나타내었고, 동맥혈액의 공급 양상은 각 모식도의 오른편에 나타내었다. FCu, 쐐기다발; FGr, 널판다발; ML, 내측섬유띠; NuCu, 쐐기핵; NuGr, 널판핵; Py, 피라미드; RetF, 그물체. (From Haines DE: Neuroanatomy, An Atlas of Structures, Sections and Systems, 6th ed. Baltimore: Lippincott Williams & Wilkins, 2004, p. 111.)

국소적으로 확장되어 볼록해진 것으로 혈관벽이 약해짐)를 파열시키는 원인이 될 수 있으며, 그럴 경우 거미막밑공간으로 혈액이 새어나오게 된다. 동맥류aneurysm는 선천적으로 가지고 있기도 하지만 병적과정에 의해 생기기도 한다. 새어나온 혈액은 거미막밑공간에 격리되어 있을 수도 있고, 수조cisterns에 모이기도 한다. **거미막밑출혈**은 심한 두통과 구역·구토를 동반하며, 결국에는 의식소실을 일으킨다.

뇌졸중 腦卒中·Stroke

뇌혈관을 침범하는 질환들은 **뇌졸중**의 원인이 될 수 있는데, 뇌졸중은 적어도 24시간 이상 지속되는 신경학적 결손이 갑자기 나타나는 것이 특징이다. 뇌졸중은 혈관의 막힘(허혈성 뇌졸중ischemic stroke) 또는 혈관의 파열(출혈성 뇌졸중hemorrhagic stroke)에 의해 발생할 수 있다. 허혈성 뇌졸중은 대개 뇌혈관의 죽상경화병변atherosclerotic lesions이나 혈전증thrombosis에 의해 발생한다. 여러 혈관 폐색에 의해 발생하는 신경학적 결손에 대해서는 이 장에서 이미 설명하였다. 출혈성 뇌졸중은 대개 지속적인 고혈압 또는 뇌혈관 동맥류에 의해 발생한다. 뇌 표면에서 출혈이 발생할 경우, 이것을 **뇌실질바깥출혈**extraparenchymal hemorrhage이라 부른다. 예를 들면, 일부 사람들은 선천적으로 윌리스동맥고리circle of Willis에 동맥류를 가지고 있으며, 이럴 경우 동맥류가 파열되어 거미막밑출혈을 일으킬 수 있다. 뇌실질 속에서 출혈이 일어날 경우 뇌 조직에 피떡blood clot(혈종hematoma)이 형성된다. 혈종은 인접 뇌 조직으로 흘러들어가는 혈류를 차단할 수 있다.

뇌로 들어가는 혈류량이 불충분한 경우를 **뇌허혈**brain ischemia이라 하며, 뇌허혈 상태에서는 뇌 조직으로 공급되는 산소와 포도당이 감소된다. 그뿐만 아니라, 혈류량 감소로 인하여 독성대사물질(예, 젖산lactic acid)이 효과적으로 제거되지 못한다. 뇌로 들어가는 산소화된 혈액oxygenated blood이 부족해져 뇌 전반적으로 허혈이 발생함으로써 일어나는 일시적 의식소실을 **실신**syncope이라 부른다. 허혈 상태가 지속되면 신경세포가 죽게 되며 이를 **뇌경색**brain infarction이라 부른다. '뇌허혈'이라는 용어는 '뇌무산소증brain anoxia'(조직이 산소를 공급받지 못하는 상태)과 구분되어야 한다. 허혈 증상이 짧게 지속(대개 5~30분 정도 지속되며, 최대 24시간을 초과하지는 않음)되고, 국소부위focal(전반적 허혈generalized ischemia에 대한 반대 의미)에서 발생한 경우를 **일과성 허혈발작**transient ischemic attack [TIA]이라 한다. 대부분의 증례에서, 일과성허혈발작TIA은 경동맥분기carotid bifurcation에 있던 뭉크러진 죽상경화판에서 떨어져 나온 색전emboli에 의해 발생한다. 간혹, 죽상경화판atherosclerotic plaque에 의한 내경동맥internal carotid artery의 혈류량 감소가 같은쪽 망막의 혈액 공급을 일시적으로 차단시키는 원인이 될 수 있으며, 그럴 경우 일과성 단안실명transient monocular blindness을 일으킬 수 있다. 일과성 허혈발작을 치료를 하지 않을 경우 20~35%에서 영구적 뇌경색으로 진행할 수 있으므로 조기 진단이 필요하다.

경동맥 협착carotid stenosis이 있는 환자는 뇌졸중을 예방하기 위해 혈소판 응집을 차단하거나 억제하는 약물(예, 아스피린aspirin)을 복용해야만 한다. 경동맥이 많이(70% 이상) 좁아진 환자는 **경동맥내막절제술**carotid endarterectomy이라 불리는 혈관 수술이 도움이 된다. 경동맥내막절제술은 총경동맥common carotid artery과 외경동맥external carotid artery(일부분)을 세로로 절개한 다음 죽상경화판을 제거한다. 그러나 이러한 혈관 수술은 수술 부위에 생긴 혈전thrombi이 수술 후 떨어져 나와 뇌졸중을 일으킬 위험성이 있다.

일과성 허혈발작TIA과 뇌졸중stroke을 치료하는 데 이용하는 약물로는 항혈소판제(예, 아스피린aspirin, 클로피도그렐clopidogrel, 티로피반tirofiban)와 항응고제(예, 헤파린heparin, 와파린warfarin), 혈전용해제(예, 스트렙토키나아제streptokinase, 우로키나아제urokinase, 조직플라스미노겐활성제tissue plasminogen activator [t-PA])를 들 수 있다. 아스피린의 작용기전(혈소판 응집을 차단하거나 억제하는 기전)은 다음과 같이 정리할 수 있다. 정상적으로, 아라키돈산arachidonic acid(20개의 탄소를 포함하는 지방산)은 포스포리파아제phospholipase에 의해 세포막에 있는 인지질로부터 동원된다. 아라키돈산은 이어서 시클로옥시게나아제cyclooxygenase [COX]에 의해 산소를 공급받아 프로스타글란딘(트롬복산A2 thromboxane A2)을 형성한다. 병적인 상황에서, 트롬복산A2(혈소판에서 유리된)는 혈소판 응집을 촉진한다. 저용량 아스피린(81 mg)은 COX에 비가역적으로 아세틸기를 붙여acetylation 혈소판의 트롬복산 합성을 억제한다. 혈소판의 트롬복산 합성 감소에 따라 트롬복산이 덜 유리되므로 혈소판 응집이 방지되거나 감소하게 된다. 또한 ADP(병적인 상황에서 혈소판으로부터 유리됨)도 혈소판을 응집시키는 역할을 한다. 클로피도그렐clopidogrel [Plavix]과 같은 약물은 ADP 형성을 차단하며, 따라서 혈소판 응집을 방지하거나 감소시킨다. 혈소판

세포막에 있는 당단백질수용체glycoprotein [GP] receptor(예, GP IIb/IIIa)는 피브리노겐fibrinogen이나 다른 분자와 결합하여 혈전 형성을 촉진한다. 이러한 당단백질수용체GP receptor가 활성화되면 혈소판 응집이 촉진된다. 최근에, 혈소판 응집을 예방하기 위해 혈소판에 분포하는 당단백질수용체를 차단하는 약물이 개발되었다. 예를 들면, 티로피반tirofiban [Aggrastat]은 혈소판에 분포하는 GP IIb/IIIa 수용체를 차단하여 혈소판 응집을 막는다. 앞에서 언급한 대로, 혈전용해제thrombolytic drugs(예, 스트렙토키나아제streptokinase, 우로키나아제urokinase, 조직플라스미노겐활성제t-PA)는 혈전blood clot·thrombi을 용해시키므로 뇌졸중 치료에 유용하다.

그림 27.13A는 뇌졸중 발생 3시간 후에 촬영한 CT 영상인데, 우측 기저핵에서 저음영hypodensity이 관찰된다(좌측은 정상임). 동맥으로 혈전용해제를 투여한 지 24시간 후에 MRI를 촬영하였는데, 우측 기저핵에서 고신호강도hyperintensisty가 관찰된다(그림 27.13B).

분수계뇌졸중 Watershed Stroke

전신 혈압이 감소하거나 혈액량이 감소할 경우, 분수계영역watershed areas(두 개 이상의 주요 동맥 영역이 만나는 경계구역)의 혈액 공급은 감소되거나 차단될 수 있다. 분수계영역은 이 부위에 혈액을 공급하는 동맥 원위부에 위치하고 있으므로 전신 혈압이나 혈류량이 감소하면 이 영역으로 가는 혈류량이 감소하여 '분수계뇌졸중'이 발생한다. **분수계뇌졸중**watershed stroke에서, 두 개 이상의 주요 혈관들이 만나는 원위부 틈새에서 뇌허혈이 발생한다. 허혈뇌졸중의 10% 정도는 분수계뇌졸중이다.

분수계뇌졸중의 증상은 침범된 뇌 부위에 따라 다르게 나타난다. 대뇌피질이 손상될 경우, 실어증aphasia(읽기, 쓰기 또는 말하기 장애), 혼동confusion, 의식소실loss of consciousness, 사지 근위부의 근력약화, 그리고 양쪽 눈의 시력소실이 나타난다. 소뇌가 손상될 경우, 운동기능 장애가 나타난다. 뇌간이 손상될 경우, 이 부위에서 기원하는 여러 뇌신경 기능이 손상되고, 호흡 및 균형 장애, 눈꺼풀처짐안검하수·ptosis, 얼굴 감각저하가 나타날 수 있다.

분수계뇌졸중은 대개 다음 뇌 부위에서 발생한다.

1. 피질분수계뇌졸중cortical watershed strokes [CWS]: 이 뇌졸중은 전대뇌동맥ACA과 중간대뇌동맥MCA, 후대뇌동맥PCA으로부터 혈액을 공급받는 피질 영역에 발생한다(그림 27.14, A~C).
2. 내분수계뇌졸중internal watershed strokes [IWS]: 이 뇌졸중은 외측뇌실 주위의 백색질과 외측뇌실 등쪽부위, 즉 중간대뇌동맥MCA의 심부가지와 표재가지 분포영역 사이 또는 중간대뇌동맥MCA의 표재가지와 전대뇌동맥ACA 분포영역 사이에서 발생한다(그림 27.14D, 그림 27.15).

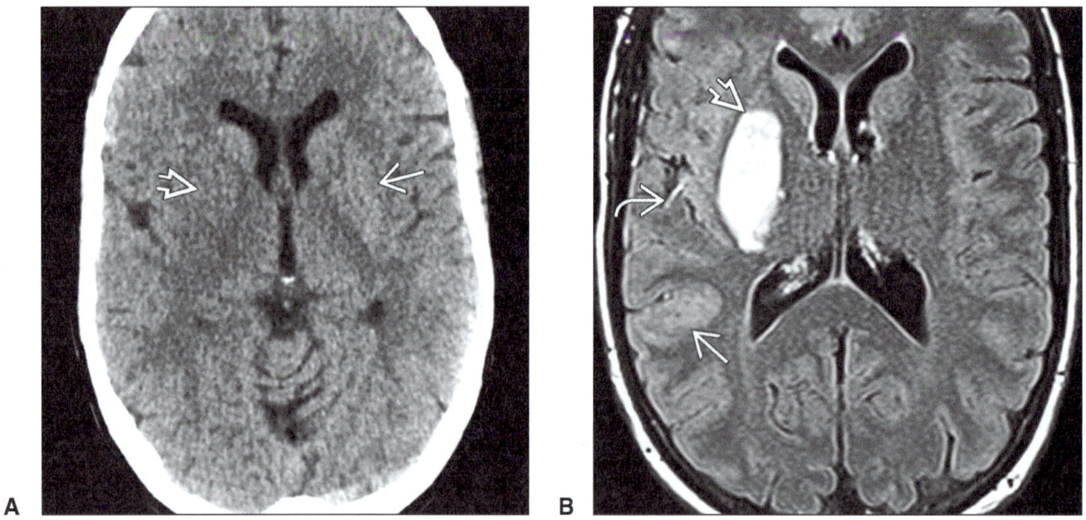

그림 27.13 **(A)** 뇌졸중 발생 3시간 후에 촬영한 컴퓨터단층영상: 좌측(화살표)과 비교하여 우측 기저핵(화살촉)에서 저음영이 관찰되는 것에 주목하자. **(B)** 혈전용해제를 동맥으로 투여한 지 24시간 후에 촬영한 자기공명영상: 기저핵(화살촉)에서 약간의 부종과 함께 매우 강한 고신호강도가 나타나고, 중간대뇌동맥 영역에 분포하는 이랑에서 고신호강도(화살표)가 나타나며, 혈류가 느린 혈관에서 고신호강도(굽은 화살표)가 나타나는 것에 주목하자. (Reproduced from Osborn AG, Osborn's Brain Imaging, Pathology and Anatomy. Baltimore: Lippincott Williams & Wilkins, 2013, p. 185.)

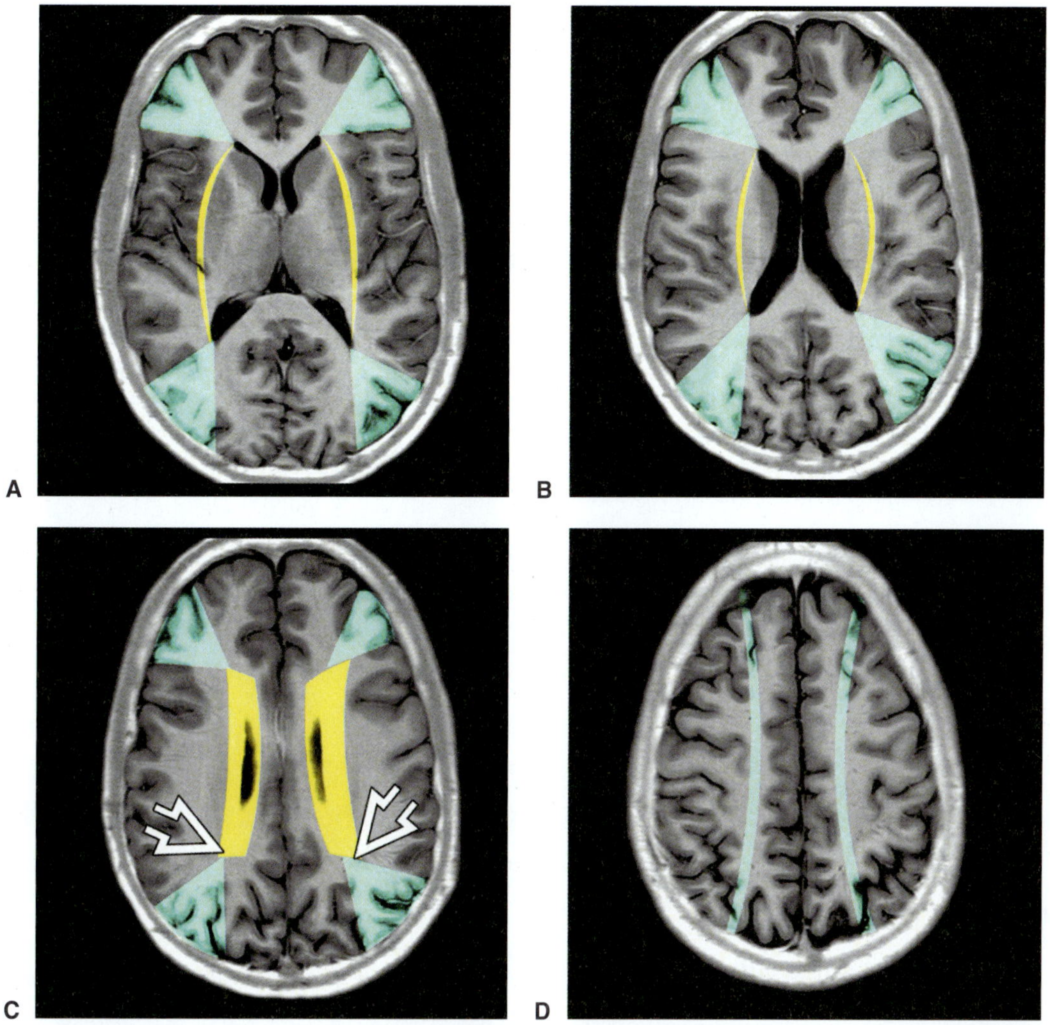

그림 27.14 (A~C) 피질 분수계영역을 보여주는 자기공명영상. 쐐기모양의 부위(밝은 청색)는 전대뇌동맥과 중간대뇌동맥, 후대뇌동맥에 의해 혈액을 공급받는 영역 사이의 경계구역이다. 황색 영역은 관통동맥과 주요 혈관 사이의 내분수계영역을 나타낸다. 화살촉으로 표시된 경계구역은 전대뇌동맥과 중간대뇌동맥, 후대뇌동맥의 합류 지점을 나타낸다. **(D)** 곧은 밝은 청색 영역은 피질분수계영역을 나타낸다. (Reproduced from Osborn AG: Osborn's Brain Imaging, Pathology and Anatomy. Baltimore: Lippincott Williams & Wilkins, 2013, p. 200.)

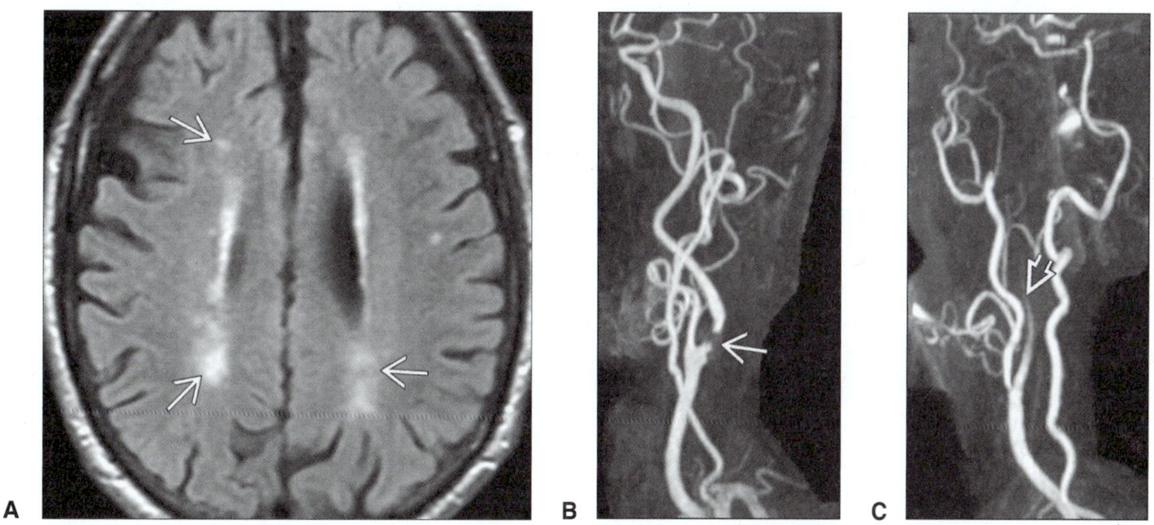

그림 27.15 **(A)** 좌측 대뇌반구에서 일과성허혈발작을 겪은 중년 여성의 자기공명영상으로 외측내실 위쪽과 뒤쪽에 반점모양의 심부 백색질 고신호강도(화살표)가 관찰된다. **(B)** 좌측 내경동맥에 심한 협착(화살표), **(C)** 우측 내경동맥의 폐색(화살촉)를 보이는 같은 환자의 자기공명혈관영상. (Reproduced from Osborn AG: Osborn's Brain Imaging, Pathology and Anatomy. Baltimore: Lippincott Williams & Wilkins, 2013, p. 201.)

임상 증례

병력

조이스 Joyce는 76세 여성으로 만성 고혈압을 앓고 있다. 어느 날 아침, 그녀는 집에서 걷던 중 갑자기 쓰러져 응급실로 후송되었다. CT와 MRI로 그녀의 머리를 촬영하였고, 뇌혈관조영촬영을 하였다. 그녀는 이어서 신경과로 옮겨졌다.

진찰

신경학적 검사 결과, 조이스는 근육간대경련 myoclonus(손의 빠른 움직임)과 조음장애 dysarthria, 안진 nystagmus, 호너증후군 Horner's syndrome, 반대측 통각 및 온도감각 소실을 나타내었다. 그녀는 또한 우측 손에서 떨림 tremor을 나타냈다. 환자 머리에서 촬영한 MRI 스캔과 뇌혈관조영 영상, 신경학적 검사에서 뇌졸중(우측 상소뇌동맥 superior cerebellar artery이 침범됨)으로 밝혀졌다.

설명

상소뇌동맥증후군의 주요 증상으로는 동측 활동떨림 ipsilateral intention tremor과 사지실조 limb ataxia, 호너증후군 Horner's syndrome, 반대측 통각 및 온도감각의 부분적 소실, 안진 nystagmus이다. 상소뇌동맥은 위소뇌다리 SCP와 소뇌 등쪽면, 입쪽 교뇌피개, 일부 중뇌(동안신경 oculomotor nerve과 활차신경 trochlear nerve, 내측세로다발 MLF을 포함함)에 혈액을 공급한다.

거미막밑출혈 또는 뇌내출혈 여부를 확인하기 위해 머리에서 CT와 MRI를 촬영하였다. 지속적인 출혈이 있을 경우에는 조이스를 신경외과의사에게 치료받게 해야 한다. 뇌혈관조영 영상은 동맥류를 확인하기 위함이다. 이 증례에서, 소뇌 등쪽부위와 위소뇌다리, 입쪽 교뇌를 침범하는 출혈이 관찰되었다. 신경과에 입원한 지 얼마 후 조이스의 상태는 안정되었고, 그녀를 재활의학과로 보냈다. 상소뇌동맥에 국한된 병이었기 때문에 환자는 6개월 이내에 상당한 회복을 보였고 집으로 돌아갈 수 있었다.

연습문제

질문

각 문항에서 가장 알맞은 답을 고르시오.

1. 모식도는 뇌졸중으로 응급실에 온 65세 여성의 대뇌피질 단면을 나타낸 것이다. 환자를 진료한 신경과의사는 모식도에 이 환자의 뇌경색 부위를 짙게 표시하였다. 어느 동맥이 이 모식도에서 짙게 표시한 부위의 경색을 일으킬 수 있는가?

대뇌피질

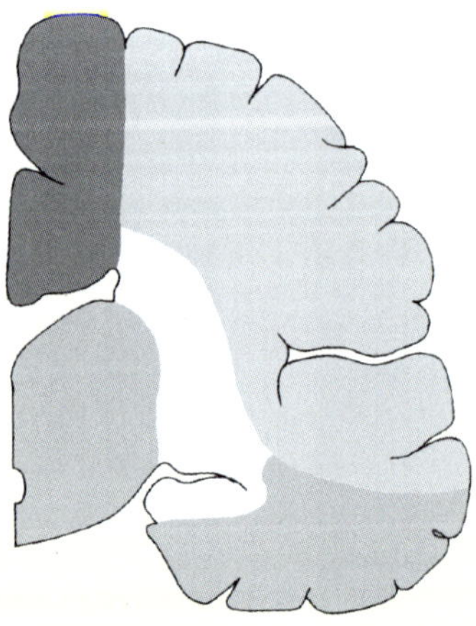

a. 전대뇌동맥 anterior cerebral artery
b. 중간대뇌동맥 middle cerebral artery
c. 후대뇌동맥 posterior cerebral artery
d. 전맥락동맥 anterior choroidal artery
e. 상소뇌동맥 superior cerebellar artery

정답 및 설명

1. 정답: **a**

짙게 표시한 영역은 전대뇌동맥에 의해 혈액을 공급받는 부위이다. 이 부위는 대뇌반구의 등쪽 및 내측 부위로 이루어져 있으며, 전두엽 및 두정엽 부위와 중심앞이랑과 중심뒤이랑을 포함하고 있다. 전대뇌동맥이 막히면 반대측 반신마비 contralateral hemiplegia(팔 마비보다는 다리 마비가 더 심함)와 반대측 감각장애 증상을 나타낸다.

연습문제 (계속)

2. 그림은 70세 뇌졸중 환자의 대뇌피질 단면을 나타낸 것이다. 짙게 표시한 부위는 어느 동맥의 폐색에 의한 병변을 나타내는가?

대뇌피질

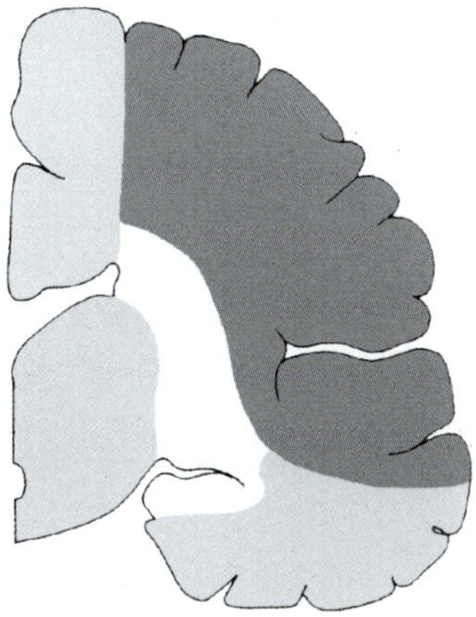

a. 전대뇌동맥anterior cerebral artery
b. 중간대뇌동맥middle cerebral artery
c. 후대뇌동맥posterior cerebral artery
d. 전맥락동맥anterior choroidal artery
e 상소뇌동맥superior cerebellar artery

3. 모식도는 응급실에서 뇌졸중으로 진단받은 55세 남성의 연수 단면을 나타낸 것이다. 짙게 표시한 부위의 경색은 어느 동맥의 폐색에 의해 발생할 수 있는가?

연수

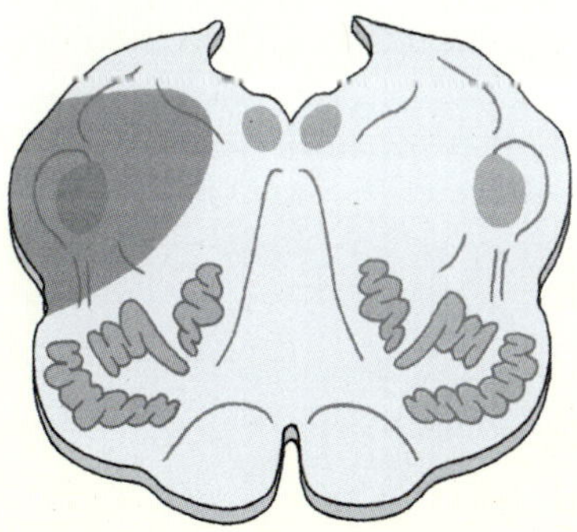

a. 후하소뇌동맥posterior inferior cerebellar artery
b. 정중옆동맥 (뇌기저동맥 가지)paramedian branches of the basilar artery
c. 후대뇌동맥posterior cerebral artery
d. 전대뇌동맥anterior cerebral artery
e. 상소뇌동맥superior cerebellar artery

2. 정답: b
짙게 표시한 영역은 중간대뇌동맥에 의해 혈액을 공급받는 부위이다. 이 부위는 볼록한 대뇌반구의 외측면 뿐만 아니라 측두엽과 전두엽, 두정엽, 후두엽 부위의 일부를 포함한다. 이 동맥이 막히면 반대측 반신마비contralateral hemiplegia(다리 마비보다는 팔 마비가 더 심함)와 반대측 감각소실(서로 다른 감각 강도를 구분하지 못함), 실어증aphasia을 나타낸다.

3. 정답: a
짙게 표시한 영역은 후하소뇌동맥PICA으로부터 혈액을 공급받는 부위이다. 이 부위는 외측연수 구조물(척수시상로spinothalamic tract, 적색척수로rubrospinal tract, 삼차신경 척수핵spinal trigeminal nucleus, 삼차신경 척수로spinal trigeminal nucleus, 미주신경 등쪽핵dorsal motor nucleus of vagus, 일부 소뇌반구parts of cerebellar hemisphere 포함)로 이루어져 있다. 이 동맥이 막힐 경우 나타나는 일부 결손으로는 발렌버그증후군Wallenberg's syndrome(외측연수증후군: 동측 얼굴의 온도감각 및 통각 소실과 어지럼, 구역, 구토, 안진을 나타내는 것이 특징임)과 동측 호너증후군, 동측 보행실조와 사지실조, 반대측 통각과 온도감각 소실을 들 수 있다.

연습문제 (계속)

4. 모식도는 뇌졸중 환자의 하부 교뇌 단면을 나타낸 것이다. 짙게 표시한 부위는 어느 동맥의 폐색에 의한 병변을 나타내는가?

하부 교뇌

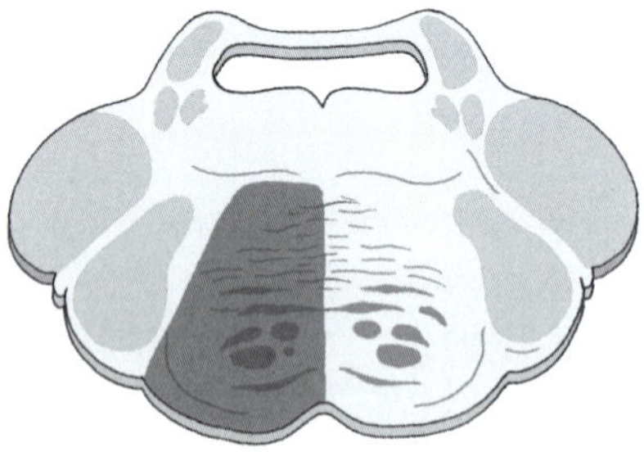

a. 후하소뇌동맥 posterior inferior cerebellar artery
b. 전하소뇌동맥 anterior inferior cerebellar artery
c. 정중옆동맥 (뇌기저동맥 가지) paramedian branches of the basilar artery
d. 전대뇌동맥 anterior cerebral artery
e. 상소뇌동맥 superior cerebellar artery

5. 모식도는 68세 뇌졸중 환자의 상부교뇌를 나타낸다. 짙게 표시한 부위는 어느 동맥의 폐색에 의한 경색을 나타내는가?

상부 교뇌

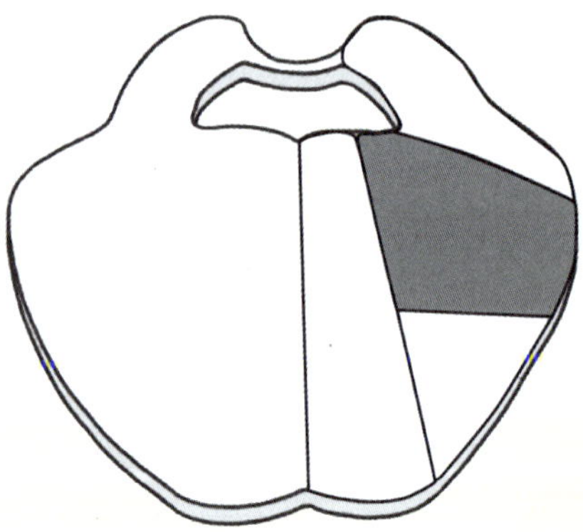

a. 전대뇌동맥 anterior cerebral artery
b. 중간대뇌동맥 middle cerebral artery
c. 후대뇌동맥 posterior cerebral artery
d. 전맥락동맥 anterior choroidal artery
e. 긴휘돌이동맥 (뇌기저동맥 가지)과 전하소뇌동맥 가지
long curcumferential branches of basilar artery and branches of anterior inferior cerebellar artery

4. 정답: c
짙게 표시한 영역은 정중옆동맥 paramedian branches(뇌기저동맥의 가지)으로부터 혈액을 공급받는 부위이다. 이 부위는 교뇌 내측 부위(교뇌핵 pontine nucleus, 피질교뇌로 corticopontine tract, 피질척수로 corticospinal tract, 피질뇌간로 corticobulbar tract를 포함함)를 포함하고 있다.

5. 정답: e
짙게 표시한 영역은 긴휘돌이동맥 long circumferential branches(뇌기저동맥의 가지)과 전하소뇌동맥 AICA 가지로부터 혈액을 공급받는다. 이들 동맥이 막히면 입쪽 교뇌(삼차신경 trigeminal nerve을 포함함) 병변이 발생한다. 환자는 동측 삼차신경이 담당하는 감각 및 운동 증상을 나타내고, 반대측 상위운동신경원이 담당하는 반신마비를 나타낸다. 자세한 내용은 본문을 참조할 것.

요 약

혈관증후군

증후군	막힌 동댁	병변·증상
대뇌 혈관증후군		
전대뇌동맥증후군 (Anterior cerebral artery syndrome)	전대뇌동맥	한쪽 혈관 폐색: 중심앞이랑 손상; 반대측 다리 마비 양쪽 혈관 폐색: 양측 다리 마비; 주로 다리의 감각이상
중간대뇌동맥증후군 (Middle cerebral artery syndrome)	중간대뇌동맥	반대측 반신마비(특히, 오른쪽 팔과 얼굴); 반대측 감각이상-서로 다른 자극의 강도를 구분하지 못함; 실어증(언어중추가 위치한 좌측 대뇌반구 손상)
후대뇌동맥증후군 (웨버증후군 참조) (Posterior cerebral artery syndrome; see also Weber's syndrome)	후대뇌동맥(시각피질에 혈액을 공급하는 새발톱고랑동맥)	반맹(시각피질 손상); 웨버증후군 증상도 나타냄
중뇌 혈관증후군		
웨버증후군 (내측중뇌증후군) (Weber's syndrome [medial midbrain syndrome])	후대뇌동맥(정중옆가지)	배쪽 중뇌의 편측 손상; 동측 안구의 내전 및 수직주시 불완전반마비; 동공확대(동안신경 손상); 반대측 얼굴과 팔다리의 불완전마비(피질척수로 및 피질뇌간로 손상)
클로드증후군 (Claude's syndrome)	후대뇌동맥(정중옆가지)	중뇌 피개의 편측 손상; 동측 안구운동 불완전마비(동안신경 손상); 반대측 운동실조 및 떨림(위소뇌다리 손상)
파리노증후군 (주시마비증후군, 중뇌수도관증후군, 중뇌증후군) (Parinaud's syndrome [gaze palsy syndrome, Sylvian aqueduct syndrome, midbrain syndrome])	후대뇌동맥(정중옆가지)	등쪽 중뇌 병변; 상방수직주시 장애, 동공빛반사 소실(덮개앞구역 손상)
베네딕트증후군 (Benedikt's syndrome)	후대뇌동맥(정중옆가지)	중뇌 피개의 배쪽부위 및 외측부위의 복합 병변; 안구운동 불완전마비(동안신경 잔뿌리 손상); 근력약화 및 운동실조(적색핵과 위소뇌다리 손상)
상소뇌혈관증후군 (Superior cerebellar artery syndrome)	상소뇌동맥	동측 얼굴의 통각 및 온도감각 소실(삼차신경 척수로와 삼차신경 척수핵 손상); 동측 호너증후군(동측 안구의 축동과 눈꺼풀처짐, 안구함몰[하행성 교감신경로 손상에 의해 발생]); 반대측 통각 및 온도감각 소실(척수시상로 손상), 동측 사지실조 및 보행실조(위소뇌다리 손상)

요 약

혈관증후군 (계속)

증후군	막힌 동맥	병변·증상
교뇌 혈관증후군		
꼬리쪽교뇌기저부증후군 (Caudal basal pontine syndrome)	정중옆가지 및 긴휘돌이동맥	반대측 상위운동신경원 마비(피질척수로 손상), 동측 얼굴의 근력약화 또는 마비(얼굴신경핵 손상), 동측주시마비(교뇌주시중추 및 외전신경핵 손상)
감금증후군 (Locked-in syndrome)	정중옆가지 및 짧은휘돌이동맥	교뇌의 배쪽 절반 손상; 모든 운동 마비(배쪽교뇌를 지나는 피질척수로 손상), 발성불능(교뇌기저부를 지나는 피질뇌간로섬유 손상); 수직주시와 눈깜박임은 보존됨(이들 기능을 이용하여 환자들은 의사소통을 할 수 있음)
내측교뇌피개증후군 (Medial tegmental pontine syndrome)	정중옆가지(뇌기저동맥의 가지)	외전신경과 외전신경핵, 얼굴신경 무릎, 내측섬유띠 손상; 동측 외전신경 마비, 외측주시마비, 동측 얼굴마비, 반대측 운동감각·분별촉각 소실
꼬리쪽교뇌피개증후군 (Caudal tegmental pontine syndrome)	정중옆가지(뇌기저동맥의 가지)	꼬리쪽 교뇌 병변; 반대측 반신불완전마비(피질척수로 손상), 동향주시마비(외전신경핵 손상), 얼굴근육 근력약화(얼굴신경핵 또는 얼굴신경섬유 손상)
하나반증후군 (One-and-a-half syndrome)	등쪽 정중옆교뇌피개에 혈액을 공급하는 정중옆가지(뇌기저동맥 가지)	동측 주시마비(외전신경핵 손상), 핵간안근마비(내측세로다발 손상으로 인해 동측 안구의 내전마비 및 안구를 외전하려고 할 때 안진이 발생함)
입쪽교뇌기저부증후군 (Rostral basal pontine syndrome)	긴휘돌이동맥(뇌기저동맥 가지)과 전하소뇌동맥	삼차신경을 침범한 입쪽 교뇌 병변; 동측 삼차신경 감각 및 운동 증상, 반대측 상위운동신경원 반신마비
등쪽외측교뇌피개증후군 (Dorsolateral tegmental pontine syndrome)	한쪽 전하소뇌동맥, 반대쪽 후하소뇌동맥	한쪽 등쪽외측교뇌피개 및 반대쪽 등쪽외측연수 병변; 신체(몸통·사지)에서 해리성 감각소실(통각과 온도감각은 소실되지만, 위치감각과 진동감각은 보존됨)을 나타냄; 양쪽 삼차신경로 및 시상척수로손상(내측섬유띠는 보존됨)에 의해 해리성 감각소실이 나타남; 사지와 몸통의 운동실조(소뇌로 들어가는 신경섬유 손상)
입쪽교뇌피개증후군 (Rostral tegmental pontine syndrome)	입쪽교뇌에 혈액을 공급하는 상소뇌동맥과 정중옆가지(뇌기저동맥 가지)	입쪽 교뇌 병변; 내측섬유띠와 내측세로다발, 척수시상로, 피질척수로, 소뇌섬유가 손상됨; 안근마비(내측세로다발 손상), 반대측 반신불완전마비(피질척수로 손상), 반감각소실(척수시상로와 내측섬유띠 손상), 동측 운동실조(소뇌 섬유 손상)
연수 혈관증후군		
외측연수증후군(발렌버그증후군); 9장 참조 (Lateral medullary syndrome)	후하소뇌동맥	언어장애(말할 때 나타나는 조정장애), 조음장애, 삼킴장애(의문핵 손상에 의한 후두근육 마비); 동측 얼굴의 통각 및 온도감각 소실(삼차신경 척수로와 삼차신경 척수핵 손상); 반대측 통각 및 온도감각 소실(척수시상로 손상); 현기증과 구역, 구토, 안진(전정핵 손상); 동측 호너증후군(하행성 시상하부-척수 섬유 손상); 동측 보행실조 및 사지실조(소뇌 손상)
내측연수증후군(데제린증후군); 9장 참조 (Medial medullary syndrome)	전척수동맥 또는 정중옆가지(척추동맥의 가지)	피라미드와 내측섬유띠, 설하신경섬유의 병변; 반대측 신체의 자각 고유감각과 촉각, 압력감각 소실; 반대측 사지의 상위운동신경원 마비; 동측 혀 마비; 혀를 내밀었을 때 병변 쪽으로 혀 편위
등쪽연수증후군; 9장, 13장, 16장 참조 (Dorsal medullary syndrome)	후하소뇌동맥의 내측가지	아래소뇌다리와 전정신경핵 병변; 안진과 현기증, 구토(전정핵 손상 때문에 나타남), 그리고 운동실조(척수와 뇌줄기에서 기원하는 구심섬유 손상 때문에 나타남)가 나타남

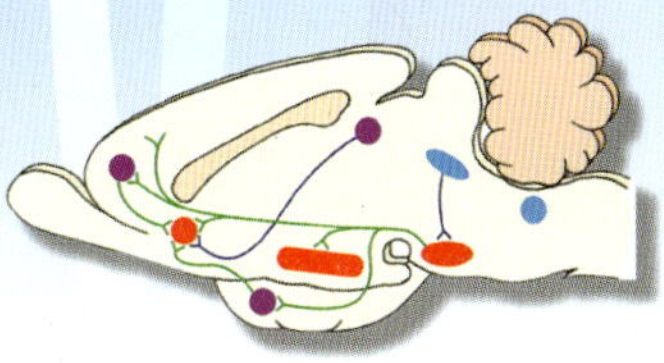

28 정신행동장애 Behavioral and Psychiatric Disorders

개요

- 조현병 調絃病·Schizophrenia
  - 행동 양상 Behavioral Aspects
  - 주요 아형 Major Subtypes
    - 편집형조현병 *Paranoid Schizophrenia*
    - 붕괴형(파과형)조현병 *Disorganized (Hebephrenic) Schizophrenia*
    - 긴장형조형병 *Catatonic Schizophrenia*
    - 미분화형조현병 *Undifferentiated Schizophrenia*
  - 발병 과정 Course of Development
  - 유전적 요인 Hereditary Factors
  - 뇌 이상 Brain Abnormalities
  - 신경화학적 요인들 Neurochemical Factors
    - 도파민 *Dopamine*
    - 세로토닌 *Serotonin*
    - 기타 신경전달물질 *Other Transmitters*
  - 약물 치료 Drug Treatments
- 우울증 및 기타 기분장애 Depression and Other Mood Disorders
  - 주요우울장애 Major Depressive (Unipolar) Disorder
  - 양극성장애 Bipolar Disorder
  - 기분저하증과 순환기분장애 Dysthymia and Cyclothymia
  - 유전적 요인 Hereditary Factors
  - 뇌 이상 Brain Abnormalities
  - 신경생화학적 요인 및 약물 치료 Neurochemical Factors and Drug Treatments
    - 도파민 *Dopamine*
    - 노르에피네프린 *Norepinephrine*
    - 세로토닌 *Serotonin*
  - 양극성장애 치료를 위한 리튬의 역할 The Role of Lithium for Treatment of Bipolar disorder
  - 신경내분비 기능과 수면 Neuroendocrine Function and Sleep
- 불안장애와 약물치료 Anxiety Disorders and Drug Treatments
  - 공황장애 Panic Disorder
  - 강박장애 Obsessive-Compulsive Disorder
  - 외상후스트레스장애 Posttraumatic Stress Disorder
  - 범불안장애 Generalized Anxiety Disorder

학습목표

이 장을 공부한 학생들은 다음 내용을 이해하고 설명할 수 있어야 한다.

1. 주요 정신행동장애(조현병, 우울증, 불안, 중독)의 행동 및 임상적 특징
2. 정신행동장애가 발현되는데 관여하는 주요 신경전달물질
3. 정신행동장애를 치료하는 데 사용되는 약물의 이론적 근거
4. 정신행동장애와 연관된 뇌 부위

개요 (계속)

인간의 행동을 구성하는 다양한 과정의 신경학적 기초에 대한 이해는 지난 수십 년 동안 상당한 진전이 있었다. 이러한 과정에 해당하는 예로는 감각sensation과 지각perception, 운동기능motor functions, 학습learning, 기억memory, 기분상태mood states를 들 수 있다. 인간 행동의 신경학적 기반에 대한 지식이 폭발적으로 증가함에 따라 사고장애thought disorder와 기분장애mood disorder, 불안장애anxiety disorder에 대한 이해 역시 증가하게 되었다. 그러나 새로운 지식 습득은 다소 정체되었는데, 그 이유는 여러 질환을 정확하게 정의하지 못하였을 뿐만 아니라 사람에서는 잘 조직된 연구를 수행하기 어려웠기 때문이다. 예를 들면, '조현병schizophrenia'은 단일 질환을 나타내는 것이 아니라 여러 질병 상태를 아우르는 용어이다. 그 결과, 조현병 연구는 이 질환과 관련된 동질적인 집단을 대상으로 하였기보다는 이질적 집단을 대상으로 진행하였을 가능성이 높다. 조현병 연구를 하는데 동반되는 또 다른 주요 문제는 환자가 나타내는 행동장애(신경기능 및 행동기능과 관련된)가 치료약물의 장기효과에 의해 나타난 것인지 분간하는 것이 매우 어렵다는 점이다. 그럼에도 불구하고, 이 장에서 우리는 행동장애에 대해 현재 우리가 알고 있는 지식과 이들 질환을 치료하는 데 이용하는 약물 및 관련 치료법의 사용근거를 알아보고 정리해 보고자 한다.

조현병 調絃病 · Schizophrenia

행동 양상 Behavioral Aspects

조현병schizophrenia은 정신병psychosis으로서 사고 과정에 장애(현실검증 능력이 떨어짐)를 나타낸다. 조현병의 일반적 기준(일반적인 진단기준)은 망상적 사고delusional thought process(잘못된 확신), 언어장애, 외모장애, 행동장애, 환각hallucination(존재하지 않는 감각을 인식하는 것으로 대부분은 환청auditory hallucination을 경험함), 무감동apathy, 감정 결핍, 긴장증적 자세catatonic posture 중 하나 이상을 나타내는 것이다. 조현병 환자는 전반적으로 외부 세계를 적절하게 인식하는 데 장애를 나타낸다.

주요 아형 Major Subtypes

편집형조현병 Paranoid Schizophrenia

편집형조현병을 앓고 있는 환자는 전형적으로 환각(주로 환청을 경험함) 또는 망상delusion(피해망상[괴롭힘을 당하고 있다는 망상], 과대망상[기고만장함, 특수임무를 맡고 있다는 망상])에 집착한다.

붕괴형(파과형) 조현병 Disorganized (Hebephrenic) Schizophrenia

붕괴형조현병은 정동둔마flat affect(감정 표현이 결여된 상태로 대부분 표현이 부적절하고 앞뒤가 맞지 않음)를 나타내는 것이 특징이다. 언어는 앞뒤가 맞지 않고, 일관성이 없으며, 횡설수설한다. 망상과 환각은 이 아형의 조현병에서는 덜 중요하다.

긴장형조현병 Catatonic Schizophrenia

긴장형조현병은 다음 중 하나 이상의 증상을 나타내는 것이 특징이며, 증상으로는 혼미stupor와 주위 환경에 대한 반응 감소, 목적 없는 움직임purposeless motor activity, 경직된 자세rigidity of posture(이상한 자세를 취함), 지시 거부, 외부에서 부과한 자세로 신체 유지하기를 들 수 있다. 치료법이 발달함에 따라 현재 긴장형조현병은 매우 드물다.

미분화형조현병 Undifferentiated Schizophrenia

미분화형조현병 환자는 앞에서 설명한 다른 유형의 조현병 증상을 하나 이상 나타내지만 명확히 어떤 아형인지 알 수 없는 경우이다.

발병 과정 Course of Development

조현병의 발병 과정은 3단계로 나눌 수 있다. 조현병이 향후에 발병할 가능성을 나타내는 병전징후premorbid signs가 첫 단계 이전에 나타난다. 이들 징후로는 분열성행동schizoid behavior(수동적·내향적 행동을 나타내는 것이 특징임)을 보이는 것을 들 수 있으며, 이에 따라 환자들은 사람들과 어울리지 않고 틀어박혀 생활하게 된다. 발병 첫 단계인 **전구기**prodromal phase에는 전구징후prodromal signs가 나타나는데, 이들 징후는 대개 첫 번째 정신병 삽화episode 이전에 나타난다. 환자는 먼저 육체적 고통(근육통, 두통 등)을 나타낼 뿐만 아니라 종교와 철학, 주술에 관심이 많아진다. 또한 기이한 사고와 지각 왜곡distorted perception을 나타내기도 하며, 이상한 말을 하기도 한다. 두 번째 단계인 **정신병단계**psychotic stage에서는 환자는 현실과 괴리된다. 이러한 현실과의 괴리는 양성증상positive symptoms(환각 [주로 환청]과 망상 [피해망상] 포함)과 음성증상negative symptoms(사고 와해 [사고의 정상적인 연계 소실, 빈약한 언어, 정동소실loss of affect] 포함)으로 표현된다. 정신병 삽화 사이 기간인 **잔류기**residual phase 동안에는 환자의 현실검증 능력은 회복된다. 그러나 잔류기에도 환자는 정동둔마flat affect를 나타내고, 사람들과 어울리지 않고 틀어박혀 지내며, 기이하거나 특이한 생각(정상 패턴에서 벗어난)을 지속적으로 한다.

유전적 요인 Hereditary Factors

조현병의 병인을 고려하는데 있어, 가장 중요한 발견 중 하나는 이 질병의 유전적 소인genetic predisposition을 발견한 것이다. 1930년대에 진행된 잘 알려져 있는 일련의 연구에서, 일란성쌍둥이와 이란성쌍둥이 간의 조현병 발병률을 비교하였다. 일란성쌍둥이의 유전체genome는 거의 동일하지만, 이란성쌍둥이의 유전체는 대략 50%만 서로 공유하고 있다. 이 연구에서 얻은 가장 중요한 결과는 조현병과 관련하여 쌍둥이 사이에는 일치하는 점이 적지 않다는 것이다. 일란성쌍둥이 중 한 명이 조현병인 경우, 나머지 한 명에서 조현병이 발생하는 경우는 45~50%였다. 이와는 달리, 이란성쌍둥이 중 한 명이 조현병인 경우, 나머지 한 명에서 조현병이 발생하는 경우는 10~15%였다.

이러한 결과들은 조현병 발병이 유전적 요인과 관련되어 있다는 것을 뒷받침하기는 하지만, 그렇다고 환경적 요인을 배제할 수는 없다(연구에 참여한 일란성쌍둥이의 환경이 이란성쌍둥이보다 더 유사할 가능성이 충분히 있음). 따라서 환경적 변수와 유전적 변수를 분리하기 위해 다른 연구들이 진행되었다. 이러한 연구를 수행한 연구자들에 의해 두 가지 사실(① 양부모에 의해 양육된 쌍둥이와 친부모에 의해 양육된 쌍둥이의 조현병 발병률이 비슷함, ② 친부모가 조현병을 앓고 있는 입양된 어린이에서 조현병 발병률이 더 높음)이 밝혀졌다.

그러므로 이러한 결과는 유전적 요인이 조현병 병인에 중요한 역할을 한다는 것을 확실히 나타낸다. 최근의 연구에 따르면, 조현병의 유전은 여러 유전자gene의 조합에 의해 일어난다는 것이 제안되었다. 일부 연구는 19번 염색체(단완short arm)와 X 염색체, 5번 염색체(장완long arm), 11번 염색체, 18번 염색체가 관련되어 있음을 보여주었다. 다른 연구는 6번 염색체와 22번 염색체(장완long arm)가 관련되어 있음을 보여주었다.

이러한 증거들이 유전적 요인이 관여한다는 것을 지지하기는 하지만, 당연히 사회심리적 요인도 중요한 역할을 한다는 점을 꼭 기억해야 한다. 조현병의 병인 이해(대안적으로)를 돕는 정신분석이론과 정신역동이론, 학습이론에 관한 수많은 문헌들(이 책 범주를 벗어난 영역임)이 존재한다.

뇌 이상 Brain Abnormalities

뇌기능 이상으로 인해 조현병이 발병한다는 관점을 지지하는 사람들은 특정 뇌 부위의 신경세포 소실(자궁 속에서부터 시작하여 출생 후에도 지속되는)에 기반한 여러 신경병리적 과정을 제안하였다. 이러한 관점에 대한 근거는 조현병 환자들이 아동기 또는 청소년기에 흔히 인지이상과 행동이상을 나타내고, 성인시기에 조현병으로 진단된 사람들에서도 그와 관련된 뇌 병리 요소들이 확인된다는 것에 기반하고 있다.

조현병 환자에서 나타나는 잘못된 적응적 발달을 보이는 뇌 부위가 최근 관심을 받고 있다. 가장 인상적인 연구결과 중 하나는 쌍둥이를 대상으로 하였던 자기공명영상MRI을 이용한 연구였다. 이 연구에서 쌍둥이 중 한 명은 정상이고, 다른 한 명은 조현병으로 진단된 경우, 조현병을 앓고 있는 한 명에서만 외측뇌실lateral ventricle이 커져 있다는 것을 관찰하였다(조현병을 앓고 있지 않은 다른 한 명은 그렇지 않음). 외측뇌실의 확장은 외측뇌실 근위부에 위치한 구조물의 손상에 의해 일어난다. 이러한 구조물로는 해마형성체hippocampal formation와 편도체amygdala, 띠이랑cingulate gyrus, 일부 창백핵pallidum(배쪽 부위 일부)을 들 수 있다. 조현병 환자의 뇌 부검 소견에 따르면, 해마형성체와 편도체, 해마곁이랑parahippocampal gyrus, 전전두엽피질prefrontal cortex의 크기가 감소되어 있다.

감정행동을 조절하는 변연구조물이 조현병의 발병에 관여할지도 모른다는 의문이 제기되어 왔다. 조현병과 기저핵basal ganglia의 연관성은 두 가지 요인에 기반을 두고 있는데, 첫 번째 요인은 이 구조물이 전전두엽피질prefrontal cortex과 광범위한 연결을 갖고 있다는 점이고, 두 번째 요인은 많은 조현병 환자들은 기저핵 질환과 연관된 운동 특성을 나타낸다(약물치료를 하지 않더라도)는 점이다. 전전두엽피질은 여러 가지 이유로 조현병과 연관되어 있다. 첫 번째 이유는 조현병 환자에서는 전전두엽피질의 신경세포가 소실되어 있다는 점이다. 두 번째 이유는 전전두엽피질은 인지기능에 중요한 (또는 결정적인) 기능을 한다고 알려져 있는데, 조현병 환자는 인지기능이 상당히 손상되어 있다는 점이다. 세 번째 이유는 현재 가장 대두되고 있는 신경화학 가설인 도파민 가설dopamine hypothesis이 변연·피질구조물(전전두엽피질을 포함하는)에서의 도파민의 역할 및 관계에 초점을 맞추고 있다는 점이다. 도파민 가설은 다음 단락에서 좀 더 자세히 설명할 것이다. 그러나 이 질환과 특정 뇌 부위가 연결되어 있다는 명백한 증거는 아직 밝혀져 있지 않다는 점을 알아야 한다. 조현병의 발병에는 주로 전뇌forebrain에 분포하는 여러 신경세포군의 기능 이상이 관여하지만, 뇌간의 모노아민신경세포군도 관여할 수 있다는 증거가 존재한다.

신경화학적 요인 Neurochemical Factors

조현병의 신경화학적 요인에 대한 많은 연구를 통해 이 질환과 연관되어 있을 가능성이 있는 다양한 신경전달물질이 알려져 있다.

도파민 Dopamine

조현병을 설명하기 위한 **도파민 가설**dopamine hypothesis은 지난 20년에 걸쳐 진행된 많은 연구를 촉발시켰다. 이 가설을 가장 간단히 설명한다면, 과도한 도파민 활동에 의해 조현병이 발생한다는 것이다. 이 가설을 지지하는 여러 증거는 다음과 같다. (1) 항정신병약물antipsychotics(예, 클로르프로마진chlorpromazine)은 환각과 망상, 기이한 생각을 감소시키므로 조현병을 효과적으로 치료하는데 이용되는데, 이 약물들은 도파민 D_2 수용체를 차단한다. 현재 5종의 **도파민** 수용체(D_1, D_2, D_3, D_4, D_5)가 밝혀져 있지만, 많은 항정신병약물은 D_2 수용체에 높은 친화성(이것은 D_2 수용체가 이들 약물이 작용하는 주요 부위임을 암시함)을 나타낸다. (2) 고농도 암페타민amphetamine(도파민 및 다른 생체아민을 유리시킴)을 장기간 투여하면 조현병-유사 증상이 나타난다. (3) 조현병과 연관되어 있는 전전두엽피질 및 변연계 같은 특정 뇌 부위는 각각 **중뇌피질경로**mesocortical pathway와 **중뇌변연경로**mesolimbic pathway로부터 많은 도파민 입력을 받는다. 도파민 가설이 여전히 일반적이기는 하지만, 일부 결과는 이 가설에 부합하지 않는다. 이러한 결과로는 (1) 관련된 뇌 부위 또는 뇌척수액CSF에서 조현병과 도파민(또는 호모바닐린산homovanillic acid [도파민의 산성 대사물]) 간에는 연관성이 없다는 점, (2) 정상 대조군과 비교하였을 때, 약물치료를 하지 않은 조현병 환자의 도파민 D_2 수용체 밀도 변화와의 연관성을 알아보려는 시도에서 결과에 일관성이 없다는 점을 들 수 있다. 게다가 어떤 도파민 기전에 의해 조현병-유사 증상이 촉발되는지에 대해서도 명확히 이해하지 못하고 있다. 앞에서 언급한 대로, 여러 초기 견해들은 조현병이 도파민의 과도한 유리와 연관되어 있다고 가정하였다. 나중에 제시된 여러 견해들에 의해 다음 중 하나 이상의 사실이 암시됨으로써 초기 가설은 변경이 필요하게 되었는데, 그 사실은 (1) D_3 수용체 또는 D_4 수용체가 관여한다는 점(이들은 흥분성이 아니라 억제성으로 보임), (2) 조현병 환자에서 도파민 수용체 밀도가 감소한다는 점, (3) 전전두엽피질과 관련된 중뇌피질도파민계mesocortical dopamine system의 활성이 감소한다는 점(원래는 이 부위에서 도파민 활성이 증가되어 있다고 생각하였음), (4) 중뇌피질도파민계mesocortical dopamine system의 활성 감소와 함께 중뇌변연도파민계mesolimbic dopamine system의 활성 증가가 조현병과 연관되어 있다는 점이다.

세로토닌 Serotonin

세로토닌은 기분장애mood disorder와 명확히 연관되어 있지만(598쪽의 설명 참조), 다수의 문헌에서 세로토닌은 인지발달장애 뿐만 아니라 조현병과 관련된 양성증상과 음성증상의 전개에도 중요한 역할을 할 것으로 제안하고 있다. 세로토닌 결핍에 의해 조현병이 발생한다는 이 가설은 주로 리세르그산 디에틸아미드lysergic acid diethylamide [LSD](이 약물은 5-HT 수용체의 길항제로서 환시visual hallucination를 일으키는 것으로 여겨지고 있으며, 이러한 현상은 조현병과 약간 연관됨)를 이용한 연구에 기반을 두고 있다. 후속 연구에 따르면, LSD는 길항제가 아니라 5-HT_{2A} 수용체에 대한 작용제 성향을 나타냈다.

세로토닌 가설serotonin hypothesis을 지지하는 더 중요한 증거는 약물 연구로부터 얻어졌다. 예를 들면, 클로자핀clozapine(5-HT_{2A} 수용체의 강력한 길항제 및 도파민 D_2 수용체의 약한 길항제)은 조현병의 양성증상을 치료하는데 효과적인 것으로 나타났다. 그러나 클로자핀은 히스타민 수용체histamine receptor에도 높은 친화성을 나타내고, 전두엽(쥐에서)에서의 세포 밖 아세틸콜린 농도를 증가시킬 수 있으므로 이 약물의 긍정적인 효과는 5-HT와 다른 신경전달물질계와의 상호작용을 통해 나타났을 가능성이 높다. 세로토닌 가설을 지지하는 다른 증거로는 조현병 환자의 전전두엽피질과 대상피질cingulate cortex, 시각피질, 측두엽피질에서 5-HT_{2A} 수용체의 결합이 감소된다는 결과와 이들 환자의 대뇌피질 및 해마에서 5-HT_{1A} 수용체 밀도가 증가된다는 결과 등을 들 수 있다. 이들 수용체 아형에 대한 길항 효과는 조현병 발생과 관련된 여러 과정에 협동 효과를 나타낼 가능성이 있다. 그렇지만 조현병이 세로토닌의 분비 증가에 의해 발생하는지 아니면 감소에 의해 발생하는지는 여전히 불확실한 상태이며 이에 대한 추가 연구가 필요하다.

기타 신경전달물질 Other Transmitters

연구자들은 조현병의 발병에 다른 신경전달물질이 관여하는지 알아보는 시도를 하였다. 감마아미노부티르산GABA과 아세틸콜린, 여러 흥분성 아미노산의 역할을 알아보기 위한 연구의 결과들은 대개 상충하였고 평가하기 어려웠다. 최근에 진행된 여러 연구에서는 조현병의 발병에 신경펩티드(예, 뉴로텐신neurotensin, 콜레시스토키닌CCK)가 관여하는지 알아보고자 하였다. 이들 펩티드를 연구하게 된 일차적 배경은 이들이 중뇌 및 전뇌(대뇌피질 포함)에서 흔히 도파민과 함께 분포하고 있기 때문이다. 그러나 연구가 완료되지는 않았지만 이들 펩티드에 대한 지금까지의 결과는 모순적이다. 추가적으로 최근의 연구 결과에 따르면 글루탐산glutamate의 전달 이상이 조현병과 연관되어 있을 수 있다는 것이 제시되었다. 따라서 조현병을 치료하기 위해 글루탐산 작용제glumate agonists를 투여하는 것을 제안하고 있다.

요약하면, 지난 수십 년간 진행한 여러 연구 결과는 조현병 발병에 중요한 작용을 하는 신경전달물질로 도파민계의 변화를 제안하였고, 세로토닌계의 변화도 관여할 가능성을 제안하였다. 조현병은 일종의 복합 질환이고, 이들 신경전달물질계가 다른 신경전달물질과 상호 작용을 하므로 조현병 발병은 단일 신경전달물질에 한정된 이상은 아니라고 해석하는 것이 더 합리적이다.

약물 치료 Drug Treatments

정형 항정신병약물typical antipsychotics은 일반적으로 정신병psychosis(특히 조현병)을 치료하기 위해 1950년대에 처음으로 개발되었다. 정형 항정신병약물의 예로는 플루텐티졸flupenthixol과 클로르프로마진chlorpromazine [소라진Thorazine], 페노티아진phenothiazine을 들 수 있다. 이후에, 조현병을 치료하기 위해 주로 5-HT 수용체와 도파민 수용체에 작용하는 2세대 약물(비정형 항정신병약물atypical antipsychotics이라 함)이 개발되었다. 여기에 속하는 약물로는 아리피프라졸aripiprazole(5-HT_2 수용체 길항제, 5-HT_{1A} 수용체, 도파민 D_2 수용체 작용제)과 클로자핀clozapine(도파민 수용체에 친화성을 나타냄), 리스페리돈risperidone(도파민 D_2 수용체에 친화성을 나타내는 강한 도파민길항제), 올란자핀olanzapine(5-HT_2 수용체에 친화성을 나타냄)을 들 수 있다.

우울증 및 기타 기분장애 Depression and Other Mood Disorders

일반적으로, 사람들은 우울한 상태에서부터 정상 상태 그리고 고양된 상태에 이르기까지 다양한 감정emotions을 경험하게 된다. '정상'이라고 불리는 사람(정상인)과 '기분장애'를 가진 사람(기분장애 환자) 간의 기본적인 차이점 중 하나는 정상인은 자신의 감정을 조절할 수 있다고 느끼는 반면, 기분장애 환자는 자신을 감정을 조절할 수 없다고 느끼는 점이다. 기분장애는 여러 형태(단극성장애unipolar disorder [우울증depression 또는 기분저하증dysthymia], 양극성장애bipolar disorder [조증躁症·mania, 우울증depression, 순환기분장애cyclothymia])로 나타날 수 있다. 이들 기분장애는 환자의 감정 상태의 장애를 말하며, 종종 매우 괴로워하며 적절한 기능을 수행하는데 어려움을 초래한다.

주요우울장애 Major Depressive (Unipolar) Disorder

주요우울장애는 그 행동적 복잡성과 개개인마다 나타나는 차이 때문에 여러 가지 질병 상태가 반영된 것이라 여겨진다. 그럼에도 불구하고, 일반적으로 주요우울장애 환자들은 공통적인 증상들을 가지고 있다. 전형적으로 환자는 슬픔sadness과 무력감helplessness, 죄책감guilty을 나타내며, 자존감esteem이 낮다. 이들 환자는 자발성motivation이 부족하며, 식욕저하와 체중감소, 불면증, 불안감, 자살사고suicidal ideation를 나타낸다.

주요우울장애major depressive disorder는 다른 특징들도 나타내는데, 이러한 특징 중 몇 가지만 여기서 다루고자 한다. 일부 환자들은 질병을 부정하며, 내원하는 경우 정신과의사보다는 모호한 신체증상을 이유로 일반 의사를 찾는다. 이런 상태를 가면우울증masked depression이라 한다. 계절에 따라 우울장애가 나타나는 것을 계절성정동장애seasonal affective disorder라고 하며, 이 유형은 겨울철(일조량이 부족한 시기)에 더 흔히 발병한다. 앞에서 언급한 대로, 이들은 자살할 가능성이 높다. 다양한 요인들이 우울증 환자들의 자살성향에 관여한다. 자살성향을 높이는 요인으로는 이전의 심각한 자살 시도 경험과 가족력(우울증), 부모 중 자살한 사람이 있는 경우를 들 수 있다. 다른 요인으로는 심각한 의학적 문제(예, 암에 걸린 경우)를 가진 경우와 약물 남용, 이혼, 특정 나이(청소년, 65세 이상의 남성), 심각한 우울증의 초기 회복단계에 있는 사람, 충동성, 절망, 정신병적 증상을 가진 심한 우울증을 나타내는 경우를 들 수 있다.

양극성장애 Bipolar Disorder

양극성장애는 뚜렷한 두 가지 삽화episodes(고양된 기분elevated mood, 우울증depression)를 나타내는 것이 특징이며, 제I형 양극성장애bipolar I disorder와 제II형 양극성장애bipolar II disorder로 나눈다. 제I형 양극성장애는 질병의 경과 중 우울증과 조증(명확한) 증상을 나타내는 것이 특징이다. 조증 증상으로는 쉽게 화를 내고 짜증을 내며(즉 충동적으로 그리고 과민하게 반응함), 유별난 옷차림, 공격적 행동, 과대망상 및 권력망상, 극도의 행복감, 고양되고 과민한 또는 확장된 기분, 수면 욕구 감소, 과도한 자존감, 수다스러움, 사소한 자극을 주었을 때 주의가 산만함, 즐거움을 주는 활동에 대한 과도한 몰입(이러한 활동은 즐겁기는 하지만 필연적으로 부정적인 결과를 초래함; 예, 문란한 성적 행동, 과소비)을 들 수 있다. 제II형 양극성장애는 질병의 경과 중 우울증depression과 경조증hyopmania(기능에 부정적인 영향을 미치지 않는 고양된 기분)을 나타낸다.

기분저하증과 순환기분장애 Dysthymia and Cyclothymia

기분저하장애dysthymic disorder의 주요 특징은 대부분의 시간(하루 중 대부분의 시간 및 거의 매일) 동안 약간 우울한 상태가 지속되는 것인데, 뚜렷이 구분되는 삽화episodes 없이(양극성장애는 뚜렷이 구분되는 삽화가 존재함) 2년 이상 지속된다. 기분저하증 환자는 과민성(화를 잘 냄), 분노, 죄책감, 사회로부터의 격리, 또는 활동성 및 생산성 장애를 나타내기도 한다.

순환기분장애cyclothymic disorder의 주요 특징은 기본적으로 경도의 제II형 양극성장애(경도의 우울증과 경조증 삽화를 2년 이상 나타냄)를 나타내는 것이다. 그러나 제II형 양극성장애에 비하여 순환기분장애는 명확하게 구별되는 삽화가 없다.

유전적 요인 Hereditary Factors

여러 연구 결과에 따르면, 유전 요인도 우울증과 양극성장애에서 중요한 역할을 할 수 있다고 제안되고 있다. 하나의 증거는 주요우울장애 환자의 가까운 친족(부모 또는 가족으로 연구에 참여한 사람)이 대조군에서의 비슷한 친족관계에 있는 사람보다 주요우울장애를 앓을 가능성이 훨씬 높다는 연구 결과에 기반하고 있다. 이와 유사한 연구 결과들이 양극성장애를 앓고 있는 사람들에서도 보고되었다. 게다가 우울증과 관련한 일란성쌍둥이의 일치율concordance rate은 이란성쌍둥이보다 훨씬 높다. 그러나 이들 질환과 특정 염색체 변이와의 연관성을 발견하려고 하였던 연구에서는 아직까지 확실한 결과를 얻지 못하였으며, 염색체 분석을 통한 관련 유전인자를 찾아내는 연구가 더 필요하다.

뇌 이상 Brain Abnormalities

일반적으로, 우울증 및 이와 관련된 질환과 연관된 특정 뇌 부위을 찾기 위해 시도한 연구결과는 아직 결론에 이르지 못하였지만, 양전자방출단층촬영 영상PET scan및 자기공명영상MRI scan을 이용(27장 참조)한 연구에 따르면 전전두엽피질prefrontal cortex이 관여한다는 증거가 제시되었다. 전전두엽피질은 직·간접적으로 시상하부hypothalamus와 편도체amygdala, 중뇌 수도관주위회색질PAG로 신경섬유를 보내며, 이들 뇌 부위는 감정 행동의 조절에 많이 관여한다. 전전두엽피질이 우울장애와 연관되어 있다는 것은 이 뇌 부위에 병변을 일으켰을 때 공격성이 증가하고, 사고과정과 합리적인 의사결정이 와해되는 연구결과에 의해 뒷받침되고 있다. 그렇지만 또 다른 뇌 부위의 기능이상이 우울장애에 관여하는지 알아보기 위한 추가적인 연구가 필요하다.

신경화학적 요인 및 약물치료
Neurochemical Factors and Drug Treatments

모노아민신경세포가 전뇌로 광범위하게 투사한다는 사실(그림 28.1~2)을 기반으로 우울증 및 기타 기분장애의 병인을 알아보기 위한 몇몇 연구가 여러 생체아민의 역할에 초점을 맞추어 진행되었다. 실제로, 우울증의 가장 오래된 가설 중 하나는 **카테콜아민 가설**catecholamine hypothesis인데, 이 가설에 따르면 우울증depression은 뇌 부위(특히 주요 시냅스 부위)에서 카테콜아민이 부족하여 발생하고, 조증mania은 뇌 부위(특히 주요 시냅스 부위)에서 카테콜아민이 과도하게 증가하여 발생한다. 이 가설은 일반적으로 원래 주장이 그대로 인정되고 있지는 않지만, 많은 후속 연구를 촉발시켰다. 여러 후속 연구에 의해 이 가설이 확장되어 세로토닌도 이 가설에 포함되게 되었다.

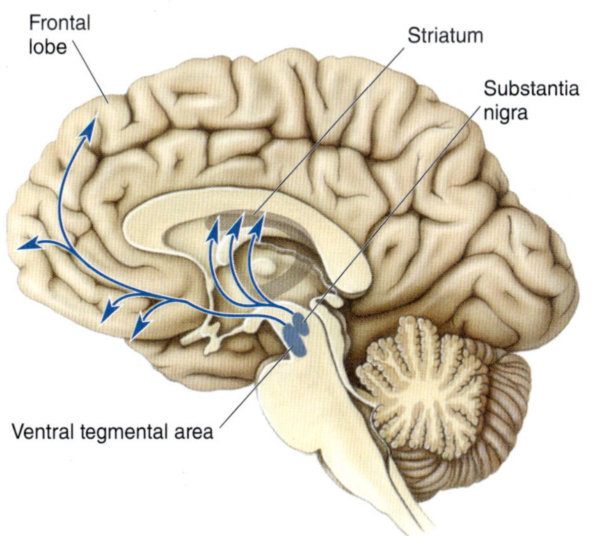

그림 28.1 도파민신경로와 우울증. 모식도는 주요 도파민신경로의 분포 영역을 나타낸다. (From Bear MF, et al.: Neuroscience: Exploring the Brain, 3rd ed. Philadelphia: Lippincott Williams & Wilkins, 2007, p. 682.)

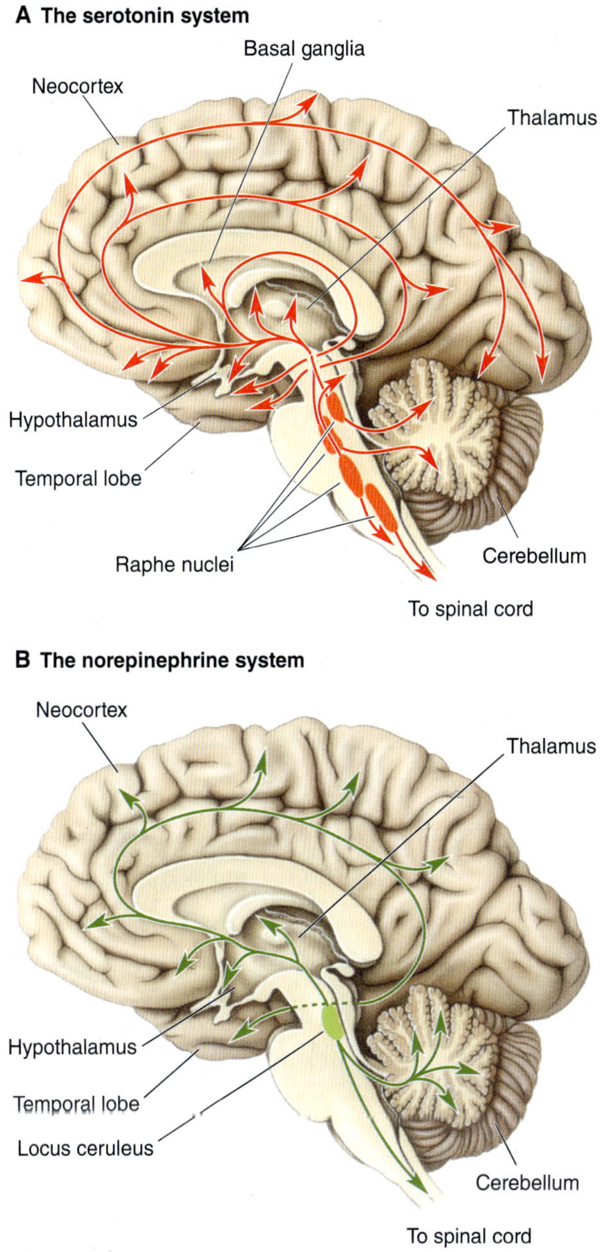

그림 28.2 우울증에 관여하는 세로토닌신경로와 노르에피네프린신경로. 모식도는 **(A)** 솔기핵에서 기원한 세로토닌신경로, **(B)** 청색반점 및 기타 뇌간 그물체 부위에서 기원한 노르에피네프린신경로를 나타낸다. 이 두 가지 모노아민계는 모든 중추신경계 부위로 투사하지만, 주로 전뇌로 투사한다. (From Bear MF, et al.: Neuroscience: Exploring the Brain, 3rd ed. Philadelphia: Lippincott Williams & Wilkins, 2007, p. 672.)

도파민 Dopamine

도파민이 우울장애에 관여한다는 생각을 지지하는 주장은 여러 연구결과로부터 유래하였다. 첫째, 레세르핀reserpine(모노아민 저장고를 고갈시키는 약물이며, 원래는 조현병과 고혈압을 치료하는데 사용함)이 우울증-유사 증상depressive-like symptoms을 일으킨다는 실험 결과이다. 그러나 항정신병약물neuroleptics(도파민 수용체를 차단한다고 알려져 있음)은 우울증을 일으키지 않는다. 둘째, 파킨슨증Parkinsonism(도파민 결핍에 의해 발생함)은 가끔 우울증(물론 다른 요인도 관여하지만)과 연관되어 있다는 점이다. 셋째, 도파민 농도를 증가시키는 약물(티로신tyrosine, 암페타민amphetamine)은 우울증 증상을 경감시키는 경향을 나타낼 뿐만 아니라 경조증hypomania을 일으키기도 한다는 점(이러한 현상은 도파민의 전구물질인 레보도파L-DOPA를 투여하였을 때 나타남)이다. 마찬가지로, 도파민 길항제는 경조증(양극성질환과도 연관되어 있음)을 치료하는데 효과적이다.

노르에피네프린 Norepinephrine

노르에피네프린과 관련하여, 우울장애에 도파민이 관여한다는 여러 주장들은 노르에피네프린도 연관되어 있음을 나타내는데, 왜냐하면 일부 약물은 도파민과 노르에피네프린에 모두 영향을 미치고, 다른 약물은 모든 모노아민에 영향을 미치기 때문이다. 게다가 여러 약물(예, 벤라팍신venlafaxine hydrochloride [Effexor]: 강력한 **세로토닌-노르에피네프린** 재흡수 억제제serotonin-norepinephrine reuptake inhibitor [SNRI])은 항우울작용을 나타낸다. 연구 결과에 따르면, β-아드레날린수용체의 하향조절과 항우울반응 사이에 상관관계가 있다는 것이 밝혀져 있다.

세로토닌 Serotonin

최근 몇 년 사이에, 우울장애에서 세로토닌의 역할이 상당히 주목을 받게 되었다. 도파민 및 노르에피네프린과 유사하게, 세로토닌은 다양한 전뇌 부위에 광범위하게 분포(정상적으로 기분장애와 연관된 부위를 포함하여)하고 있다. 우울증에 관여하는 핵심 신경전달물질로서 세로토닌을 발견하게 된 가장 놀라운 실험 결과는 이 질환을 치료하기 위해 사용하였던 선택적 세로토닌 재흡수 억제제selective serotonin reuptake inhibitor [SSRI]를 투여한 후 환자의 병세가 호전된 것이었다. 이러한 약물의 예로는 플루옥세틴fluoxetine [Prozac]과 세르트랄린sertraline [Zoloft]을 들 수 있다. 이외에도 세로토닌 농도 또는 세로토닌 수용체에 영향을 미치는 여러 종류의 항우울제들이 있다. 한 종류의 항우울제로는 모노아민산화효소억제제monoamine oxidase inhibitors (예, 이프로니아지드iproniazid)를 들 수 있으며, 이들 약물은 세로토닌(그리고 다른 모노아민) 농도를 유지시키거나 증가시켜 효과적인 항우울효과를 나타낸다. 마찬가지로, **삼환계 항우울제**tricyclic compounds(예, 아미트립틸린amitriptiline: 모노아민 농도를 증가시킴)는 우울상태를 완화하는데 도움을 준다.

우울증에서의 세로토닌 가설을 지지하는 다른 연구 결과들이 있다. 이들 연구 결과는 (1) 세로토닌 고갈이 우울증 개시와 연관되어 있고, (2) 특정 환자에서 뇌척수액 내의 낮은 5-HIAA5-hydroxy-indoleacetic acid 농도는 자살과 연관되어 있으며, (3) 자살한 사람의 전전두엽피질에서 5-HT_{1A} 수용체와 5-HT_{2A} 수용체에 변화가 있다는 사실을 밝혔다.

양극성장애 치료제로서 리튬의 역할
The Role of Lithium for Treatment of Bipolar Disorder

약 30년 동안, 리튬은 양극성장애 치료제로 사용되었다. 리튬은 조증기manic phase의 강도와 재발, 기간을 감소시킬 뿐만 아니라 우울기depressive phase에도 치료 효과를 나타낸다고 보고되었다. 그러나 리튬이 치료 효과를 나타내는 특정 기전은 아직 알려져 있지 않다. 그럼에도 불구하고, 연구 결과에 따르면 리튬은 신경조직에 다양한 효과를 나타낸다는 것이 밝혀져 있다. 이들 중 일부 효과로는 (1) G-단백질의 발현, adenylyl cyclase 및 모노아민 수용체의 변화, (2) 카테콜아민의 유리와 재흡수의 변화, (3) 뇌 포스포이노시티드계phosphoinositide system에 대한 영향을 들 수 있다. 이러한 변화들이 리튬이 나타내는 약물 효과(조증과 우울증의 치료 및 예방 효과)의 기전으로 작용할 가능성이 있다.

신경내분비 기능과 수면
Neuroendocrine Function and Sleep

우울장애를 앓고 있는 환자는 또한 신경내분비 이상과 수면장애를 경험하게 되며, 그렇게 됨으로써 결국 정신건강뿐만 아니라 신체건강에도 심각한 영향을 끼칠 수 있다.

신경내분비 기능과 관련하여, 갑상샘 활동과 생식 활동, 부신호르몬 활동에서 발생하는 중요한 변화들이 종종 보고되고 있다. 흔히 시상하부로부터 유리되는 뇌하수체전엽호르몬, 갑상샘자극호르몬thyrotropin, 갑상샘자극호르몬유리호르몬thyrotropin-releasing hormone 양이 감소된다.

이런 이유로, 단극성장애 및 양극성장애를 앓고 있는 환자에게 갑상샘호르몬 치료를 하는 것은 도움이 되는 것으로 밝혀져 있다. 생식호르몬과 관련하여, 남성에서는 난포자극호르몬FSH과 황체형성호르몬LH, 테스토스테론testosterone의 기저농도basal level가 감소한다. 따라서 부신안드로겐adrenal androgen인 디히드로에피안드로스테론DHEA은 남성 노인의 우울증 치료에 도움이 될 수 있다. 월경전우울증premenstrual depression과 폐경우울증menopausal depression, 분만후우울증postpartum depression을 앓고 있는 여성에게는 에스트로겐estrogen 치료가 효과를 보일 가능성이 있다.

주요 우울증 발병 시간과 뇌실곁핵PVN(시상하부핵)에 의해 조절되는 코르티솔cortisol의 과다분비(코르티솔은 뇌하수체호르몬인 부신피질자극호르몬ACTH에 의해 유리됨) 간에 연관성이 있다는 것은 확정된 연구결과이다. 우울증 환자의 부검 결과에 따르면, 소변과 혈액에서 코르티솔 농도가 증가되어 있을 뿐만 아니라 시상하부의 코르티코트로핀분비호르몬CRH 농도 역시 높다. 이러한 관찰 결과는 CRH 억제제를 투여하면 우울증 증상이 완화될 수 있다는 것을 나타낸다.

수면장애 역시 우울장애 환자에서 흔히 나타난다. 수면장애의 예로는 렘수면 잠복기REM sleep latency 감소(22장 참조)와 렘수면 기간length of REM sleep 연장, 조조 각성early morning awakening, 수면시작시간onset of sleep 지연, 낮은 수면 효율을 들 수 있다.

불안장애와 약물 치료
Anxiety Disorders and Drug Treatments

불안anxiety(우리들이 살아가면서 부딪히는 실제 위험 상황 또는 위험으로 느끼는 상황에 대한 정상적 반응)은 사람에게 실제적이고 필요한 적응반응이다. 그러나 불안반응이 객관적으로 불안 반응을 일으키지 않는 환경 자극이나 인지된 자극에 반응하여 나타나거나, 행동을 방해할 정도로 불안반응을 나타낸다면, 이 불안은 비정상적이므로 행동장애의 하나로 여기게 된다. 실제로 모든 정신질환에서 불안반응은 가장 흔히 나타나며, 많은 다른 정신장애의 증상이기도 하다.

정신장애 진단·통계 편람Diagnostic and Statistical Manual of Mental Disorders [DSM-IV]에는 불안장애가 별도의 정신장애 범주로 분류되어 있다. 불안장애의 주요 범주로는 공황발작panic attack과 강박장애obsessive-compulsive disorder, 외상후스트레스장애posttraumatic stress disorder, 범불안장애generalized anxiety disorder를 들 수 있다. 이어서 이들 각각의 불안장애와 함께 관련된 신경화학적 기전을 간략하게 설명하고자 한다.

공황장애 Panic Disorder

DSM-IV에 따르면, 공황발작panic attack은 '독립적으로 나타나는 극심한 공포 또는 불편감'으로 정의한다. 공황발작 지속시간은 대략 30분 이내이며, 환자는 전형적으로 호흡곤란과 두근거림, 발한sweating, 떨림trembling, 공포fear(미치거나 죽을 것 같은)를 나타낸다. 공황발작 삽화episodes of panic attack가 반복되는 것을 **공황장애**panic disorder라고 한다. 공황장애는 간혹 **광장공포증**agoraphobia(익숙한 장소를 벗어나는 것을 두려워 함)을 동반하기도 한다. 광장공포증 환자는 복잡한 거리나 폐쇄된 공간(터널, 엘리베이터, 교량 등)에 들어갈 때, 친구 또는 가족의 동행을 필요로 한다.

다양한 연구 결과에 따르면, 공황장애에 유전적 요인이 관여할 수 있다는 몇 가지 증거가 있다. 일차친족first-degree relatives(DNA를 50% 이상 공유하는 가족: 형제자매 [같은 부모로부터 태어난], 부모, 자식)이 공황장애를 나타낼 경우(일차친족이 다른 정신질환을 앓고 있을 경우와 비교하여), 공황장애 위험성이 훨씬 더 높다. 게다가 쌍둥이를 대상으로 하였던 연구에서는 이란성쌍둥이 보다는 일란성쌍둥이 사이의 공황장애 일치율이 훨씬 더 높았다.

공황장애를 앓고 있는 일부 환자에게 젖산나트륨sodium lactate(CCK작용제CCK agonist)을 투여하거나 이산화탄소를 흡입시켜 공황발작을 유도할 수 있다. 또한 공황장애 환자들은 카페인caffeine과 α_2-아드레날린수용체 길항제(요힘빈yohimbine)에 의해서도 공황발작을 일으킨다. 정상인은 이들 약물에 의해 공황발작을 일으키지 않는다. 공황장애의 신경생물학적 기전은 잘 알려져 있지 않으며, 이러한 유형의 불안장애를 매개하는 특정 뇌 부위에 대해서도 거의 알려진 것이 없다.

공황장애를 치료하기 위한 다양한 접근법이 이용되고 있다. 한 가지 접근법은 인지치료 및 기타 행동치료를 적용한 것이었다. 이 접근법은 성공적이었으며, 이러한 치료를 받은 사람들은 증상이 장기적으로 완화long-lasting remission되었다. 다른 성공적인 접근법으로는 약물치료를 들 수 있다. 일부 보고에 따르면, 가장 효과적인 접근법은 약물치료와 인지치료(또는 기타 행동치료)를 병행하는 것이라고 제안되었다. 약물치료와 관련하여, 공황장애를 치료하는데 가장 효과적인 약물은 **선택적 세로토닌 재흡수 억제제**SSRIs이다. SSRIs는 여러 다양한 효과를 나타내지만, 일반적으로 파록세틴paroxetine [Paxil], 세르트랄린sertraline, 플루복사민fluvoxamine [Luvox]과 같은 약물들은 최근까지 사용되고 있으며, 상당히 효과가 좋다.

다른 종류의 약물들도 사용되고 있으며, 약물의 효과는 다양하다. 한 종류의 약물로는 **벤조디아제핀**benzodiazepines (로라제팜lorazepam [Avitan])을 들 수 있으며, 이 약물은 공황장애 증상에 빠르게 작용한다. 벤조디아제핀은 공황장애를 치료하는 일차 치료약으로 사용되었지만, 최근에는 SSRIs로 대체되었다. 벤조디아제핀의 장기 투여와 관련된 문제는 약물남용과 약물의존성, 인지기능 저하를 유발할 수 있다는 점이다. **삼환계 항우울제**tricyclic antidepressant drugs(예, 클로미프라민clomipramine)와 SSRIs(예, 파록세틴paroxetine)도 공황장애 치료에 효과적으로 사용되고 있다. 다른 종류의 약물인 모노아민산화효소억제제monoamine oxidase inhibitor(예, 페넬진phenelzine [Nardil])도 사용되고 있지만 효과를 보기 위해서는 고용량을 투여해야 한다.

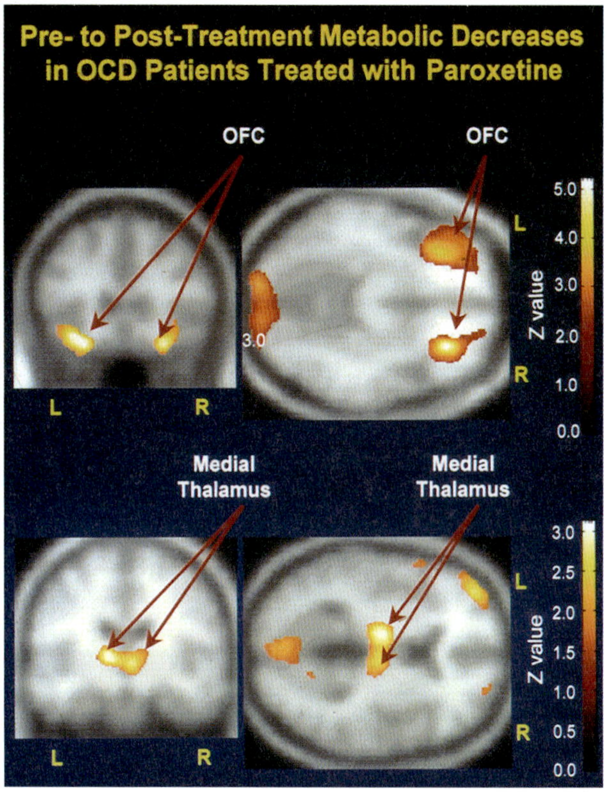

그림 28.3 강박장애 환자를 효과적인 약물로 치료한 전·후의 [^{18}F]플루오로데옥시글루코스 양전자방출단층촬영 영상(꼬리핵의 중간 위치에서 절단한 수평단면). 영상은 포도당대사율을 나타내기 위해 각 픽셀에 등록된 포도당대사율을 전체 뇌의 포도당대사율로 나누어 처리하였다. OFC, 안와전두피질; L, 좌측; R, 우측. (Courtesy of Dr. L. Baxter.)

강박장애 Obsessive-Compulsive Disorder [OCD]

DSM-IV에서는 **강박장애**를 '반복적인 강박사고obsession 또는 강박행위compulsion(너무 많은 시간을 소비하는 또는 장애·곤란을 초래하는)'로 정의한다. 강박사고는 불안 수준을 높이는 반복적인 감각sensation, 사고thought, 느낌feeling 또는 발상idea인 반면; 강박행위는 불안 수준을 낮추는 행위(예, 어떤 물체에 접촉한 후 자신을 손을 씻고 싶은 욕구)이다. 이들 반응은 매우 비이성적이고 현실에 부합하지 않기 때문에 강박장애는 사람을 무능력하게 만들며 많은 시간을 소모하게 만든다.

강박장애와 연관된 뇌 부위를 알아내기 위해 다수의 뇌영상 연구가 진행되었다. 대부분(전부는 아님)의 연구결과에서 안와전두피질orbitofrontal cortex [OFC] 및 인접 전전두엽피질prefrontal cortex(등쪽외측부위dorsolateral aspect, 내측부위medial aspect)이 핵심적인 역할을 하는 것으로 밝혀졌다(그림 28.3). 안와전두피질OFC과 연관되어 있는 여러 다른 부위들(꼬리핵caudate nucleus [전전두엽피질로부터 많은 신경섬유를 받음], 대상피질cingulate cortex, 일부 등쪽 시상dorsal thalamus)도 이 질환과 연관되어 있다.

신경화학적 연구와 임상 연구에 따르면, 세로토닌(세로토닌 약물serotonergic drugs이 다른 종류의 약물에 비해 더 효과적이기 때문)이 이 질환에서 일부 역할을 한다는 점을 지지하고 있다. 특히 SSRIs는 강박장애를 치료하는데 있어 행동치료behavioral (conditioning) therapy 만큼 효과적이다. 이것은 하행성 세로토닌계 조절장애가 강박장애에 관여하며, 정신치료psychotherapy가 세로토닌 농도를 정상 수준으로 재조정할 수 있다는 것을 암시한다.

외상후스트레스장애 Posttraumatic Stress Disorder [PTSD]

DSM-IV에서는 **외상후스트레스장애**PTSD를 개인이 어떤 사건(생명을 위협할 수도 있는)을 경험한 후 발생하는 일련의 증상으로 정의한다. 이러한 정신적 외상을 경험한 후, 그 사람은 공포감과 무력감을 나타내며, 이때 이 사람은 그 사건을 떠올리지 않으려 노력하지만 결국 다시 사건이 되살아난다. 외상후스트레스장애로 진단되기 위해서는 증상이 한 달 이상 지속되어야 한다. 외상후스트레스장애를 일으킬 수 있는 사건 유형은 대부분의 사람들에게 영향을 미칠 수 있는 사건(예, 토네이도, 허리케인, 강간 또는 다른 부적절한 성적 행위, 전쟁 경험, 폭행, 매우 심각한 사고)이다. 환자들은 자신의 생각이나 꿈에서 그 사건을 재경험하는데, 환자들은 이러한 일이 일어나는 것을 막기 위해 필사적으로 노력한다. 그 결과, 환자는 불안과 우울, 인지기능 장애, 과다각성, 반응 저하를 나타내기도 한다.

많은 다른 신경전달물질계가 이들 장애와 연관되어 있을 것이라고 제안되었는데, 약물 연구에 따르면 노르아드레날린계가 관련되어 있을 가능성이 특히 높다. 예를 들면, 노르아드레날린 전달을 감소시키는 약물(클로니딘clonidine, 프로프라놀롤propranolol)을 투여하면 외상후스트레스장애의 일부 증상이 효과적으로 감소된다.

범불안장애 Generalized Anxiety Disorder [GAD]

DSM-IV에서는 **범불안장애**GAD를 6개월 동안 대부분의 시간을 여러 사건들에 관한 걱정 또는 불안으로 보내는 것으로 정의한다. 불안을 통제하는 것에 어려움을 느끼며, 수면장애와 과민성, 안절부절, 근긴장을 동반한다. 불안을 통제하기 어렵기 때문에 일상생활에 문제가 발생할 수 있다. 다시 말해, 범불안장애는 전반적으로 모든 일에 과도한 불안을 나타낸다는 점에서 정상적인 불안과 구분된다.

여러 종류의 약물을 범불안장애 치료에 사용하기는 하지만, 일차 선택약은 벤조디아제핀benzodiazepine이다. 이들 약물의 예로는 디아제팜diazepam [Valium]과 클로르디아제폭사이드chlordiazepoxide [Librium]를 들 수 있다. 이들 약물은 $GABA_A$ 수용체와 상호작용하기 때문에 염소통로Cl^- channel를 개방시켜 막전위를 변화시키게 된다(그림 28.4). 순효과net effect는 과분극hyperpolarization을 일으키는 것이며, 이에 따라 시냅스이후뉴런postsynaptic neurons이 억제된다. 벤조디아제핀은 $GABA_A$ 수용체의 친화력을 증가시키므로 염소통로의 개방 빈도를 증가시키므로 GABA성 전달GABAergic transmission을 촉진하게 된다. GABA 수용체의 역작용제inverse agonists(예, β-카르볼린β-carbolines과 연관된 약물; 이들은 GABA 수용체의 벤조디아제핀 부위에 결합하여 GABA성 전달을 감소시킴)를 이용하여 불안을 야기한 연구결과에 의해, GABA계가 불안을 조절하는데 관여한다는 것이 밝혀졌다.

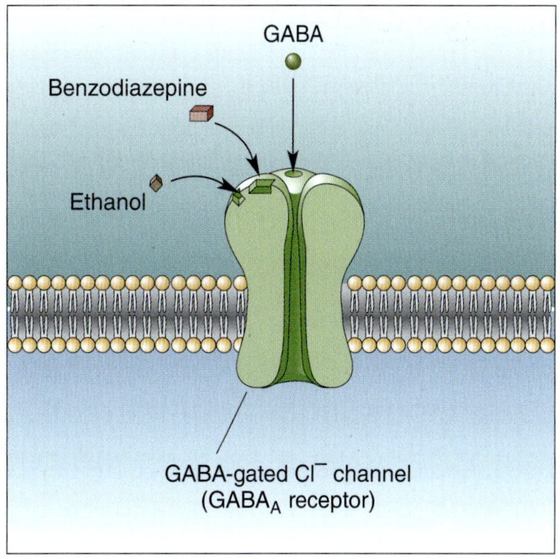

그림 28.4 벤조디아제핀과 에탄올, GABA 수용체들. 벤조디아제핀과 에탄올은 GABA 수용체의 $GABA_A$ 소단위에 작용한다. GABA가 $GABA_A$ 수용체에 결합하면 염소통로가 개방되어 염소가 유입되므로 세포는 과분극된다. 벤조디아제핀(예, 디아제팜)은 GABA에 대한 수용체의 친화력을 증가시키므로 염소전도도와 과분극 전류를 증가시킨다. 이런 이유로 이 약물은 불안장애를 효과적으로 치료하는데 이용된다. (From Bear MF, et al.: Neuroscience: Exploring the Brain, 3rd ed. Philadelphia: Lippincott Williams & Wilkins, 2007, p. 671.)

불안반응과 연관되어 있을 가능성이 있는 다른 신경전달물질계를 고려하는데 있어, 기초·임상연구에 의해 세로토닌도 불안반응을 조절할 수 있다는 증거가 제시되었다. 예를 들면, 부스피론buspirone [Buspar] (부분적인 $5\text{-}HT_{1A}$ 작용제; $GABA_A$ 벤조디아제핀 수용체에 직접적인 작용을 나타내지 않으며 도파민 수용체에만 약하게 작용하는 약물)은 특히 불안의 인지 증상cognitive symptoms(신체 증상somatic symptoms과는 대조적으로)을 감소시키는데 효과적이다. 게다가 특이적 작용제에 의한 $5\text{-}HT_2$ 수용체의 활성은 불안을 유발하는 작용을 나타내었는데, 이것은 불안반응의 조절에 세로토닌계가 복잡하게 얽혀 있음을 시사한다.

몇 가지 신경펩티드가 불안반응에 관여하는 것이 최근에 알려졌다. 이러한 신경펩티드로는 콜레시스토키닌CCK(공황장애 설명 참조)과 서브스탠스P substance P, 아편제제opiates를 들 수 있다. CCK와 서브스탠스P는 불안을 유발하는 특성을 보이는 반면, 아편제제는 불안을 해소하는 특성을 나타낸다. 불안을 조절하는 이들 약물의 작용 기전은 아직 밝혀져 있지 않다. 정리하면, 불안반응은 단일 신경전달물질계에 의해 조절되는 것이 아니라 다양한 신경전달물질에 조절되는 것으로 보인다.

자폐증스펙트럼장애
Autism-Spectrum Disorders

자폐증스펙트럼장애는 여러 발달 장애가 함께 나타나는 장애로서 자폐증autism과 아스퍼거증후군Asperger syndrome을 포함하고 있다. 이들 장애는 전형적으로 의사소통에 장애를 보이고, 똑같은 행동을 반복적으로 하며, 사회성이 부족한 것이 특징이다. 아스퍼거증후군은 자폐증에 비해 인지발달의 지연이 덜하다는 점에서 다르다. 이들 장애의 중요한 특징은 사회성 발달에 장애를 나타낸다는 것이다. 이들 장애는 이르면 1~2세 때 나타날 수 있고, 증상은 발병 후 2년이 지나면서 더욱 뚜렷해진다. 일부 증상으로는 대화를 지속하기 어렵고, 상동적이고 반복적인 언어 및 운동반응을 나타내며, 특정 물체에 대한 집착, 구어 발달 지연, 감각자극에 대한 감정반응(정상적인 어린이가 나타내는) 결핍, 다른 어린이와의 관계 발달(해당 나이 및 발달 단계에 맞는) 장애, 주어진 일상생활에서 유연하지 못한 반응을 들 수 있다.

이들 장애의 정확한 원인은 아직 알려져 있지 않으며, 다만 유전요인이 관여할 가능성(형제자매가 자폐증을 앓고 있을 경우 정상군에 비해 자폐증을 앓을 가능성이 상당히 높으므로)이 있다. 다양한 유전자들이 세로토닌, GABA, 글루탐산glutamate과 관련된 신경전달뿐만 아니라 시냅스 형성 및 그 기능에 영향을 미친다는 것이 제안되어 있다. 이들 장애와 연관되어 있을 가능성이 있는 여러 유전자로는 뉴로리긴3 neuroligin 3과 뉴로리긴4 neuroligin 4, 뉴렉신1 neurexin 1을 들 수 있다. 자폐증스펙트럼장애로 진단받은 어린이의 약 25%는 발작seizure(선천대사장애에 의해 나타날 가능성이 높음)도 나타내고 있다. 이들 장애를 앓고 있는 어린이는 수면장애와 졸음증, 공격성, 운동장애(보행장애, 자세이상, 조정장애도 나타냄)를 나타내기도 한다.

자폐증스펙트럼장애가 뇌(소뇌와 꼬리핵 같은) 무게 및 부피 증가와 연관되어 있다는 몇몇 증거가 있다. 수용성 언어와 공격성, 감정기능, 사회인식은 측두엽의 다른 부위의 기능과 부분적으로 연관되어 있으므로 측두엽 부위가 자폐증스펙트럼장애에 관여하는 것으로 제안되었다.

자폐증스펙트럼장애는 다양한 질환을 포함하고 있기 때문에 이 질환을 효과적으로 치료할 수 있는 단일 치료법은 존재하지 않는다. 사용되고 있는 치료전략으로는 행동요법(행동분석을 하여 교육적으로 개입)과 구조화된 교육(즉 조작조건화operant conditioning), 발달모델(특정 발달과정을 표적으로 하는)을 들 수 있다.

물질남용과 뇌 기능
Substance Abuse and Brain Function

물질남용은 물질을 비정상적으로 사용함으로써 인간 삶의 물리적·사회적·직업적 측면을 손상시키는 것으로 정의할 수 있다. 물질남용과 밀접하게 연관된 개념은 의존과 내성이다. **의존**dependence은 물질남용뿐만 아니라 금단증상(물질 섭취를 멈추거나 줄였을 때 나타나는 증상)을 함께 보이는 경우를 말한다. **내성**tolerance은 이전에 특정 용량의 약물을 투여하여 생겼던 어떤 정신적 상태가 이후에 같은 용량을 투여하였음에도 불구하고 그 정신적 상태를 유발할 수 없는 것을 말한다. 따라서 이 사람들은 물질에 대한 동일한 정신적 효과를 얻기 위해 약물 용량을 증가시키게 된다.

남용되고 있는 물질은 매우 다양하다. 중추신경계 기능을 활성화(각성 고조, 초조, 약간의 기분 향상, 심박수 증가, 식욕 감소, 그리고 공격성을 유발함)시키는 약물을 **정신자극제**psychostimulants라 부른다. 정신자극제로는 카페인caffeine과 암페타민amphetamines, 코카인cocaine, 니코틴nicotine을 들 수 있다. 이와는 반대로, 중추신경계 기능을 전반적으로 억제(GABA성 억제계에 작용하는 약물일 가능성이 높음)시키는 약물을 **진정제**sedatives라 부른다. 진정제에 속하는 예로는 알코올alcohol과 바르비투르산염barbiturates, 벤조디아제핀benzodiazepines을 들 수 있다. 진정제는 기분을 약간 좋게 하며, 진정, 수면, 행동 탈억제, 불안 감소를 일으킨다. 약물남용을 일으키는 다른 종류의 약물로는 (1) 마약narcotics 또는 아편유사체opioid drugs(예, 헤로인heroin, 모르핀morphine), (2) 환각제hallucinogens(예, LSD, 펜시클리딘phencyclidine [합성헤로인"angel dust"], 브로모크립틴bromocriptines [파킨슨병 치료제로 사용한 경우]), (3) 대마초cannabis(마리화나marijuana)를 들 수 있다.

신경기전 Neural Mechanisms

남용된 약물이 어떤 기전을 통해 중독성을 나타내는지 알아보기 위해 두 단계의 분석을 하였다. 첫 번째 접근법은 보상효과(여러 약물이 나타내는)를 나타내는 분자수준의 작용부위를 확인하고자 하였다. 두 번째 접근법은 이들 약물의 보상효과를 매개하는 신경회로를 확인하고자 하였다.

분자수준의 작용부위 Molecular Sites

아편수용체 결합부위에 대한 특성을 알아 보기 위해 상당히 많은 연구가 진행되었다. 아편수용체에 관한 자세한 내용 및 이 단락에서 설명하는 다른 내용들은 7장에서 설명하였다. 간략히 설명하면, μ-수용체는 보상과 내성, 신체 의존성과 관련된 모르핀morphine의 일차적 부위로 생각되고 있다. 예를 들면, μ-수용체를 녹아웃(특정 유전자를 없앤)시킨 생쥐에서는 모르핀의 보상작용이 나타나지 않는다. 이 결과는 μ-수용체 활성이 다른 종류의 G단백질(다른 기능도 가지고 있을 수 있음)을 경유하여 매개된다는 것을 암시한다.

상당한 주목을 받고 있는 다른 남용 약물은 코카인cocaine이다. 코카인과 모노아민운반체(특히 도파민운반체)가 연관되어 있다는 것을 나타내는 증거가 있다. 도파민운반체를 발현하는 도파민신경세포의 병변은 또한 코카인의 보상작용을 소실시킨다. 코카인(그리고 모르핀도 마찬가지)의 보상 특성의 효율성은 이들을 투여하는 속도와 연관되어 있는 것으로 보아 도파민운반체 기능은 특정 뇌 부위의 인산화를 통해 매개되는 것으로 여겨지고 있다. 이를 매개하는 신경회로를 명확히 이해하지는 못하고 있지만, 노르에피네프린(청색반점locus ceruleus에 분포하는 신경세포로부터 유리됨)이 의지핵nucleus accumbens에 분포하는 신경세포의 활동을 촉진하며 이에 따라 보상기전이 촉진된다는 것을 암시하는 증거들이 있다.

다른 남용 약물의 수용체 기전은 덜 알려져 있다. 여러 종류의 대마초 수용체canabinoid receptor가 말초 부위와 중추신경계 내에서 발견되지만, 대마초 수용체와 마리화나marijuana가 상호작용하는 정확한 뇌 부위 및 특정 위치는 아직 알려져 있지 않다. 마찬가지로, 니코틴의 작용과 관련하여 니코틴은 시냅스이전 니코틴성 아세틸콜린수용체을 통해 작용하는 것으로 여겨지지만, 이 약물이 상호작용하는 정확한 뇌 부위는 알려져 있지 않다. 바르비투르산염 및 벤조디아제핀과 관련하여, 이들 물질은 $GABA_A$ 수용체를 통해 작용하지만, 정확한 상호작용 부위는 GABA 수용체 자체보다는 GABA 소단위의 특성과 더 밀접하게 관련되어 있을 것으로 보인다. 펜시클리딘은 글루탐산-작동 이온통로glutamate-gated ion channels 중 NMDA 수용체와 결합하는 반면, LSD는 세로토닌 수용체와 결합한다는 것이 알려져 있다. 이와는 반대로, 알코올 작용은 더 다양한 수용체를 통해 매개되는 것으로 보인다. 다양한 연구에 의해 알코올(에탄올)의 부작용은 GABA 수용체(그림 28.4)와 글루탐산 수용체를 통해 매개된다는 증거가 제시되었다. 그러나 다른 연구자들은 모노아민 수용체 및 신경펩티드 수용체도 관여한다는 증거를 제시하였다. 이렇게 상충되는 결과가 도출된 이유는 알코올이 일단 혈액뇌장벽BBB을 통과한 후에는 다양한 뇌 부위에 광범위하게 분포되어 있는 다양한 수용체를 통해 작용을 나타낼 수 있기 때문이다. 이런 이유로 알코올의 보상 특성과 관련된 특정 뇌 부위를 찾아내는 것은 매우 어렵다.

약물의 보상효과를 매개하는 뇌 회로 Brain Circuits Mediating the Rewarding Effects of Drugs

여러 남용 약물의 보상 특성(이러한 약물을 사용하게 만드는 기분을 좋게 하는 양성 되먹임)과 연관된 뇌 부위에 대한 우리의 지식은 초기 연구(설치류에서 전기 자기자극 실험을 통해 특정 뇌부위를 알아낸)를 통해 얻어졌다. 전기 자기자극 실험electrical self-stimulation으로 알아낸 가장 효율적인 부위 중 하나는 배쪽피개구역ventral tegmental area [VTA]이다. 자기자극술self-stimulation procedure의 필수요소는 동물에게 보상으로 막대기를 누르도록 학습시키는 것이다. 이때, 보상은 저전류 자극을 뇌의 특정영역(즐겁고 긍정적인 보상 특성을 나타낼 것으로 추정되는 부위)에 가하는 것이다. 구체적으로, 문제의 부위에 존재하는 신경세포들은 대부분 도파민신경세포이며, 이들은 내측전뇌다발MFB을 통해 다양한 전뇌부위(의지핵nucleus accumbens, 변연구조물, 대뇌피질)로 투사한다. 배쪽피개구역VTA이 약물의 보상효과를 나타내는 뇌 회로의 일부라는 주장이 있으며, 다음의 사실들이 그 증거로 제시되고 있다. (1) 내측전뇌다발MFB에 병변이 생기면 남용 약물(코카인과 암페타민 같은)의 보상효과가 감소되고, (2) 이들 약물은 전기 자기자극 속도를 증가시키며, (3) 정맥으로 남용 약물(모르핀, 코카인, 암페타민)을 투여하면 배쪽피개섬유 말단(특히 의지핵 내)에서 도파민 유리가 증가된다.

모르핀의 보상작용과 관련된 신경회로에 관한 한 가지 가능성은 중뇌 수도관주위회색질PAG에서 기원한 섬유는 배쪽피개구역VTA으로 투사하여 GABA신경세포(다양한 전뇌 부위[의지핵 포함]로 투사하는 도파민신경세포를 억제하는

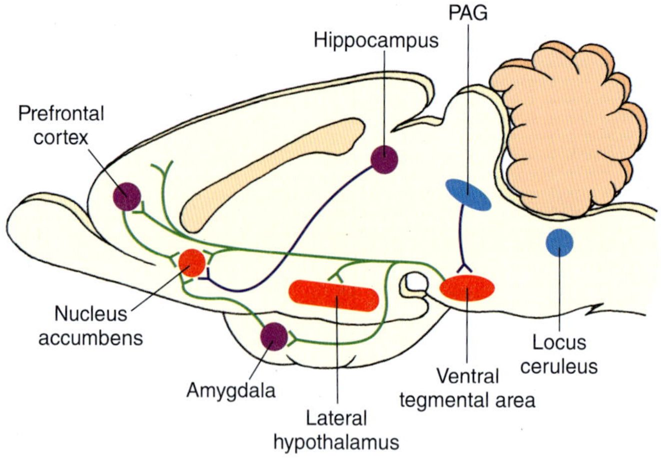

그림 28.5 핵심 뇌 보상회로. 뇌내자기자극은 내측전뇌다발을 따라 전달되며, 이 신경다발은 의지핵을 외측시상하부와 배쪽피개구역, 편도체, 전전두엽피질, 수도관주위회색질, 뇌간모노아민세포군과 연결시킨다. 약물 작용 부위는 주로 의지핵인 것으로 여겨진다. 다양한 기전들이 이 시스템에 포함되어 있다. 그러한 기전 중 하나는 엔케팔린투사로(수도관주위회색질로부터 배쪽피개구역으로 향하는)로서 이 신경로는 배쪽피개구역에 분포하는 GABA신경세포(그림에는 표시하지 않음; 정상적으로 배쪽피개구역에 분포하는 도파민신경세포를 억제함)를 억제한다. 따라서 수도관주위회색질이 흥분하게 되면 GABA성 억제기전이 억제되므로 전뇌 표적부위(의지핵 포함)로 도파민 유리가 증가하게 된다. 두 번째 가능성은 변연구조물(예, 편도체, 해마형성체, 전전두엽피질)로부터 들어오는 입력(글루탐산 기전을 이용할 가능성이 높음)이 관여하는 것이다. 이러한 기전은 이어서 의지핵(남용 약물에 대해 보상 특성을 나타내게 함)에 분포하는 신경세포를 흥분시킬 수 있다. 세 번째는 청색반점(넓은 전뇌 부위[의지핵 포함]로 노르아드레날린 신경투사를 보냄)이 관여할 가능성이 있다는 것이다. 이들 노르아드레날린신경세포의 작용은 보상기전과 관련된 의지핵에 분포하는 신경세포를 더욱 흥분시키는 역할을 할 수 있다.

역할을 함)를 억제시키는 것이다. 따라서 중뇌 수도관주위회색질PAG의 활성은 배쪽피개구역VTA에 분포하는 도파민신경세포의 흥분(이 구역에 존재하는 GABA신경세포가 억제되므로)을 유도하게 된다. 도파민이 의지핵nucleus accumbens으로 유리되면 특정 남용 약물을 섭취하였을 때 나타나는 보상 기전이 유발되는 것으로 여겨진다. 게다가 변연구조물limbic structures 같은 뇌 부위로부터 기원한 글루탐산신경세포glutamate neurons도 의지핵으로 투사한다. 이들 변연 신경세포의 흥분성 작용은 의지핵에 있는 신경세포를 자극하여 남용 약물의 보상기전을 강화할 수 있다(그림 28.5).

이러한 결과들은 여러 남용 약물이 동일한 신경회로(물론 세부기전은 다를 수 있음)를 통해 작용할 수 있다는 것을 제시한다. 예를 들면, 특정 약물들(예, 코카인)은 도파민 운반체를 차단함(이렇게 되면 시냅스틈새에 도파민이 남아 있게 되므로 도파민의 작용시간을 효과적으로 증가시킬 수 있음)으로써 의지핵의 도파민 신경 말단에서 유리되는 도파민 농도를 증가시킬 수 있다. 이와는 반대로, 모르핀morphine은 동일한 배쪽피개회로ventral tegmental circuit에 작용하기는 하지만 다른 기전(즉 GABA신경세포[이 신경세포는 정상적으로 배쪽피개구역VTA에 분포하는 도파민신경세포를 억제함]를 억제하여)을 통해 작용을 나타낸다(그림 28.5). 왜 이들 남용 약물이 동일한 회로에 작용하는 것일까? 한 가지 가능한 해답으로는 다양한 생물체의 뇌 속에는 특정 뇌 회로가 존재하고, 이 뇌 회로가 쾌락을 유발하는 활동(예, 섭식feeding, 음주drinking, 성행동sexual behavior)을 하는 동안 활성화된다는 것이다. 그렇게 하여 활성화된 뇌 회로는 이들 활동(강한 동기를 가진)과 관련하여 긍정적이고 보상적인 특성을 제공하게 된다. 따라서 남용 약물은 동일한 신경회로를 통해 긍정적인 보상 특성을 만들어 낼 수 있게 된다.

임상 증례

병력

해리Harry는 57세의 신경과의사이며 지난 20년간 미국 동부에 있는 의과대학에서 교수로 근무하고 있다. 현재 그는 정교수인데, 교수로 승진할 수 있었던 것은 그의 연구 프로젝트가 연방정부의 연구비를 지속적으로 받아 연구력을 인정받았고, 그의 강의 능력이 학생과 교수로부터 모두 인정받았으며, 임상의사로서 훌륭하다는 평판을 유지하고 있었기 때문이다. 최근 해리는 신경과 주임교수를 선임하는 과정 중 임시주임교수interim chairman로 임명받았다. 임시주임교수 역할을 수행하는 지난 몇 달간 해리는 체중이 많이 줄었고 잠을 이루기 어려웠다. 게다가 그는 다른 사람들에게 거의 관심을 보이지 않았고, 남들과 잘 어울리지 않았다. 그는 이 기간 동안 연구능력 및 임상실적도 점점 나빠졌다. 최근 몇 주 내에 실험실에서 그는 매우 화를 잘 내었으며, 어떤 경우에는 직원에게 까지 화를 내었고, 대학원생(실험실에서 실수를 한 대학원생)에게도 신발을 집어 던졌다고 보고되었다.

진찰

한 친구가 해리의 별난 행동을 알아차렸으며, 해리에게 정신과의사에게 가볼 것을 권유하였다. 진찰을 한 후 정신과의사는 해리가 정동둔마flat affect와 우울감이 있다는 것을 기록하였다. 정신과의사는 즉시 그를 신경과의사에게 보냈으며, 신경과의사는 그의 머리 부위의 양전자방출단층촬영PET을 의뢰하였다. PET 영상에서는 혈류량이 감소되어 있었으며, 특히 전전두엽피질 부위에서 심하였다.

설명

이 증례에서 해리의 진단명은 우울증depression이었다. PET 영상에서 관찰되는 전전두엽피질 부위의 혈류량 감소는 우울증 환자에서 나타나는 특징이다. 수년 동안, 카테콜아민이 우울증 발현에 중요하다고 생각되어 왔다. 이러한 관점은 현재도 유효하기는 하지만, 더 최근의 연구결과(기초연구 및 임상연구를 통해 축적된)에 따르면, 신경전달물질인 세로토닌이 우울장애의 조절에 중요한 역할을 한다는 것이 제시되었다. 게다가 세로토닌성 약물로 우울장애를 치료한 결과 상당히 효과적이었다. 세로토닌 가설을 간략히 설명하면, 세로토닌의 농도 감소는 우울증의 개시 및 유지(그리고 5-HT 수용체의 상향조절)와 연관되어 있는 반면, 세로토닌의 농도 증가는 우울증의 완화 remission와 연관되어 있다. 게다가 항우울제로 치료하면 5-HT_2 수용체의 하향조절이 일어난다는 사실이 알려졌다.

그에 맞춰, 해리에게 세로토닌 재흡수 억제제를 1개월(증상이 개선되기 전) 동안 투여하였다. 치료제를 투여한 후 증상이 개선되기까지 일정한 시간이 소요되는 것은 G단백질이 이차전령계(세포 내에 존재하는)를 조정하여 신호전달과정에 영향을 미치기 위해 시간이 필요하다는 것을 나타낸다. 이러한 효과를 나타낼 것으로 추정되는 가장 의미 있는 뇌 부위는 변연구조물이며, 아마도 전전두엽피질이 가장 중요할 것이다. 약물 치료의 효과는 세로토닌 농도와 세로토닌 수용체를 정상 수준으로 회복시키는 것으로 추정된다.

두 달 후, 해리는 임시주임교수를 사직하였고 다시 실험실과 진료실로 돌아갔다. 직장 환경의 변화와 함께 세로토닌 재흡수 억제제 및 발프로산valproic acid(이 약물은 기분안정제mood stabilizer임)의 투여로 그의 기분과 괴팍함은 호전되었고 점점 안정화되었다. 마찬가지로, 그는 우울증 이전에 보였던 것과 비슷한 수준으로 일을 할 수 있게 되었다. 의사는 해리에게 처방약을 당분간 복용하고, 주임교수 업무를 맡지 말고, 이후에는 점차 약물량을 줄이는 것을 추천했다.

연습문제

질문

각 문항에서 가장 알맞은 답을 고르시오.

1. 사무실 관리자로 일하던 어떤 25세 남성이 지난 8개월 간 평소와 다르게 행동하기 시작하였다. 그는 사무실에 있는 사람들이 여러 차례 자신을 비웃고 있으며, 다른 사람이 항상 자신을 감시한다고 말했다. 그는 대인관계에 어려움을 보였고, 이로 인해 많은 사람들과 다투었다. 그는 유명한 역사적 인물이 자신에게 말을 하는 소리가 들린다고 하였다. 그는 항상 옷차림을 말쑥하게 차려 입고 다녔지만, 지난 몇 달 동안 그의 옷차림은 추레하게 변했다. 최근 그는 면도를 거의 하지 않았고, 대체로 더러운 옷을 입기 시작하였다. 마침내 그는 괴상한 행동으로 인해 병원에 입원하게 되었다. 뇌 자기공명영상 촬영을 포함한 신경과 검사와 일반검사, 정신과적 검사를 하였다. 뇌 자기공명영상을 분석해 보면 어느 부위의 기능이상을 발견할 수 있을까?

정답 및 설명

1. 정답: a

편집망상paranoid delusions과 환청auditory hallucinations, 지저분한 옷차림poor dress habits을 나타내는 것은 모두 조현병의 특징이다. 뇌 영상 및 다른 접근법에 의해 조현병은 전전두엽피질의 기능 이상과 연관되어 있음이 밝혀져 있다. 다른 대뇌피질이나 시상, 중뇌 수도관주위회색질의 기능이상이 조현병과 연관되어 있다는 증거는 없다.

연습문제 (계속)

a. 전전두엽피질prefrontal cortex
b. 후두엽피질occipital cortex
c. 상두정엽피질superior parietal cortex
d. 시상thalamus
e. 중뇌 수도관주위회색질midbrain PAG

2. 최근 정치학 박사학위를 받은 어떤 29세 여성이 워싱턴 DC 주정부에서 일하게 되었다. 약 6개월 후, 그녀는 직장생활과 다른 활동에 흥미를 잃었다. 그녀가 직장에 출근하였을 때 그녀는 거의 일을 하지 않고, 종종 창밖을 멍하니 쳐다보고는 슬퍼서 울기 시작했다. 또한 그녀는 다른 증상들(피로감, 무력감, 운동거부, 수면 장애, 체중 소실, 집중력 저하)도 나타내기 시작하였다. 그녀의 고용주의 요청으로 그녀는 검사를 받기 위해 병원에 입원하였다. 이 질환을 유발한 신경화학적 원인을 찾기 위해 하였던 뇌 부위에서의 검사에서 나타났을 것으로 보이는 결과는?
a. 도파민 과잉
b. 흥분성 아미노산 부족
c. GABA 과잉
d. 세로토닌 부족
e. 엔케팔린 과잉

3. 리튬lithium은 어떤 질환의 치료에 효과를 나타내고 있는가?
a. 건강염려증hypochondriasis
b. 양극성장애bipolar disorder
c. 불안anxiety
d. 조현병schizoprenia
e. 강박장애obsessive-compulsive disorder

4. 벤조디아제핀은 불안반응 치료에 효과를 나타낸다. 이들은 무엇과 일차적으로 상호작용함으로써 효과를 나타내는가?
a. $GABA_A$ 수용체
b. CCK 수용체
c. 서브스탠스P
d. 카테콜아민 수용체
e. NMDA 수용체

5. 코카인의 약물역동 작용은 무엇인가?
a. 글루탐산 재흡수 차단
b. GABA 재흡수 차단
c. 도파민 재흡수 차단
d. 아세틸콜린 수용체 활성화
e. 아편유사체 수용체 활성화

2. 정답: d
이 환자는 우울증으로 진단받았다. 이 환자가 나타내는 행동 양상(일에 대한 흥미 소실, 아무 일도 하지 않고 앉아 있기, 슬픈 표정, 체중 소실, 피로감, 잠자는데 어려움)은 모두 주요 우울증과 연관된 증상이다. 이러한 행동 양상들은 이 문항에서 열거된 다른 정신행동장애의 특징은 아니다. 최근의 연구는 우울증에서의 여러 신경전달물질의 작용에 초점을 맞추고 있다. 다양한 신경전달물질이 우울증의 발현에 역할을 나타내는 것으로 보이지만, 일반적으로 답가지에 열거된 신경전달물질 중 세로토닌이 가장 중요한 역할을 하는 것으로 생각하고 있다. 이들 연구는 모노아민 농도가 정상보다 낮은 것이 우울증과 연관되어 있다고 제안하였다. 특히 선택적 세로토닌 재흡수 억제제SSRIs를 투여하면 우울증이 효과적으로 조절된다는 것이 밝혀진 후 세로토닌은 상당히 각광을 받고 있다. 답가지에 열거된 아미노산과 신경펩티드는 아직까지 우울증과 연관되어 있다는 것이 알려져 있지 않다. 우울장애는 도파민 농도 증가와 연관되어 있지 않다.

3. 정답: b
리튬은 양극성장애의 조증기와 우울증기 치료에 효과적이며, 답가지에 열거된 다른 장애에는 사용하지 않는다. 우울증과 강박장애에는 세로토닌 재흡수 억제제가 일차 선택약으로 사용된다. 불안반응을 나타내는 환자에게는 우선 항불안제(예, 벤조디아제핀)를 투여하고, 장기적으로는 SSRIs를 투여한다. 조현병에는 대개 항정신병약을 처방한다. 건강염려증에는 심리치료가 치료전략이다.

4. 정답: a
벤조디아제핀은 $GABA_A$ 수용체와 상호작용하여 염소통로Cl^- channel를 개방시킴으로써 막전위를 변화시킨다. 막전위는 과분극되고 시냅스이후뉴런은 억제된다. 게다가 벤조디아제핀은 $GABA_A$ 수용체의 친화력을 증가시켜 염소통로의 개방 빈도를 증가시키므로 GABA성 전달을 촉진한다. 다른 답가지들은 흥분성 신경전달물질과 연관된 수용체이다. 이들 수용체의 활성은 불안을 해소하는 것이 아니라 불안을 유도하므로 불안장애 치료에 사용할 수 없다.

5. 정답: c
코카인의 주요 약물역동효과 중 하나는 도파민 재흡수를 차단하는 것이다. 순효과로는 뇌에서 도파민 농도가 증가하는 것이며, 이에 따라 도파민은 뇌 특정회로와 상호작용하여 보상효과를 일으키므로 중독이 일어난다. 답가지에 열거된 다른 신경전달물질은 코카인 또는 중독성을 나타내는 다른 물질에 의해 특정 방식으로 영향을 받는 것이 알려져 있지 않다.

요 약

정신행동장애: 뇌 부위, 신경전달물질, 약물치료

정신행동장애	관련 뇌 부위	관련 신경전달물질	흔히 사용되는 치료약물
조현병 (Schizophrenia)	전전두엽피질, 변연구조물, 기저핵(가능성 존재)	DA↑, 5-HT↓, glutamate↓	비정형 항정신병약(예, aripirazole, clozapine, risperidone, olanzapine); 글루탐산성 (작용제) 약물
우울증 및 기타 기분장애 (Depression and other mood disorders)	전전두엽피질	NE↓, 5-HT↓	벤라팍신; 모노아민산화효소억제제(NE 및 5-HT에 작용하는); 5-HT 재흡수 억제제(예, fluoxetine [Prozac], sertraline [Zoloft]); 리튬
불안장애 (Anxiety disorders)	대부분의 불안장애에 대해서는 확실하게 알려져 있지 않지만, 강박장애에서는 전전두엽피질이 관여할 수 있음	특정 불안장애가 특정 신경전달물질계와 연관되어 있다는 것은 알려져 있지 않지만, 외상후스트레스장애는 NE가 관여하는 것으로 보임	공황장애: SSRIs, 벤조디아제핀, 삼환계 항우울제; 강박장애: SSRIs; 외상후스트레스장애: 클로니딘, 프로프라놀롤; 범불안장애: 벤조디아제핀, 부스피론(부분적 $5\text{-}HT_{1A}$ 작용제)
약물남용 (Substance abuse)	배쪽피개구역, 외측시상하부, 의지핵	모르핀은 μ-수용체; 니코틴은 니코틴성 아세틸콜린 수용체; 바르비투산염은 $GABA_A$ 수용체를 통해 작용; 모르핀과 코카인, 암페타민은 의지핵에서의 도파민 유리와 연관되어 있음	치료 방법은 중독행동에 따라 다양함; 일차적 방법은 약물치료 자체보다는 행동치료(약물 복용을 중단시키는 방향으로)에 맞춰져 있음

DA, 도파민; 5-HT, 세로토닌; NE, 노르에피네프린; GABA, 감마아미노부티르산

찾아보기

ㄱ

ㄷ

ㅂ

ㅅ

ㅇ

ㅊ

ㅋ

ㅌ

ㅍ

ㅎ

기타

영문

A

B

C

D

G

H

I

J

K

L

M

N

O

Q

R

S

T

U

V

W

X

Z

ETC